DIE PROGNOSE CHRONISCHER ERKRANKUNGEN

LONG-TERM OBSERVATIONS OF CHRONIC DISEASES

HERAUSGEGEBEN

VON

FRIEDRICH LINNEWEH

MIT 91 ABBILDUNGEN

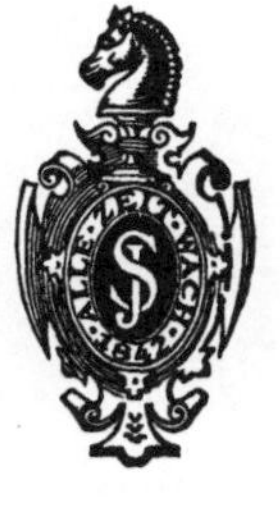

SPRINGER-VERLAG

BERLIN · GÖTTINGEN · HEIDELBERG

1960

ISBN-13: 978-3-642-92789-8   e-ISBN-13: 978-3-642-92788-1
DOI: 10.1007/978-3-642-92788-1

Vorwort

Die Spezialisierung der klinischen Medizin und ihre Aufsplitterung in die verschiedensten Fachdisziplinen war eine notwendige Voraussetzung für ihre Weiterentwicklung, doch hat sie den Nachteil mit sich gebracht, daß die Kontinuität der Krankenbetreuung im Verlaufe chronischer Erkrankungen mehrfach unterbrochen und die Registrierung der Krankengeschichte in verschiedene Hände gelegt wird. Daraus mußte eine mangelnde Übersicht langfristiger Krankheitsverläufe resultieren, an der die klinische Medizin unserer Zeit leidet. Der Hausarzt übersieht davon eine Anzahl, doch reicht diese nicht aus, um allgemeingültige Rückschlüsse auf die Krankheitsprognose zu ziehen. Es ist notwendig, unsere intuitiv gewonnenen Urteile durch statistisch begründete Angaben zu ergänzen.

Prognostische Erfahrungen können auf sorgfältiger Einzelbeobachtung unter Berücksichtigung individueller Faktoren oder auf der statistischen Auswertung eines großen Krankengutes beruhen. Letzteres entspricht der Grobeinstellung eines Fernglases, während die Individualprognose eher die Feinregulierung bedeutet. Das heißt aber zugleich, daß die eine Methode nicht auf die andere verzichten kann, also auch die Kenntnis zahlenmäßig begründeter Erfahrungen notwendig ist. Diese müssen dem Arzt mit Hilfe des Schrifttums zugänglich sein, jene gewinnt er am besten durch eigene praktische Erfahrung.

Während die Prognose für den Kranken eine Schicksalsfrage ist — diese aber von vielen Ärzten ohne ausreichende Sachkenntnis beantwortet werden muß —, bedeuten prognostische Erfahrungen für den Arzt einen unentbehrlichen Wertmesser seiner Therapie, besonders wenn die therapeutischen Empfehlungen schnell wechseln oder mehrere Therapiearten miteinander rivalisieren. Der vielbeschäftigte Arzt sieht vornehmlich Episoden des Krankheitsverlaufes und muß sich mit therapeutischen Augenblickserfolgen begnügen, ohne das weitere Schicksal der Kranken immer im einzelnen verfolgen zu können. Zum wirklichen Verständnis einer Krankheit und ihrer vollständigen Bewertung gehört aber der Gesamtverlauf. Langfristige Beobachtungen können auch zur Prüfung der ätiologischen und pathogenetischen Einheit eines Krankheitsbildes herangezogen werden, um nur eine der weiteren Perspektiven der klinischen Bedeutung der Spätprognose anzudeuten.

Diese kurzen Hinweise genügen, um zu zeigen, wie wichtig die Sammlung und der Erfahrungsaustausch langfristiger Beobachtungen von Kranken ist, besonders in den Phasen schneller therapeutischer Fortschritte. CURT OEHME stellte schon 1929 in seiner Heidelberger Antrittsvorlesung fest, daß eine systematische Darstellung der Prognose in der Neuzeit fehle; wieviel mehr muß dies, nach drei weiteren, den letzten Jahrzehnten zutreffen! Selbst die Lehr -und Handbücher mit ihren spärlichen und vagen Angaben über die Spätprognose chronischer Erkrankungen lassen diese Lücken deutlich werden. Es muß deshalb angestrebt werden, die Fundamente auf diesem wichtigen Teilgebiet klinischer Medizin auszubauen.

Das vorliegende Buch soll eine Übersicht unseres heutigen Wissens über langfristige Krankheitsverläufe geben und gleichzeitig eine Anregung sein, das prognostische Denken in Praxis, Lehre und Forschung zu fördern.

Die Buchbeiträge sind größtenteils aus Referaten entstanden, die auf einem gemeinsam mit Prof. H. SCHWIEGK, I. Med. Klinik der Universität München, veranstalteten Symposium über die Spätprognose chronischer Erkrankungen gehalten wurden. Es werden vornehmlich solche Krankheiten besprochen, die schon im Kindes- oder frühen Erwachsenenalter beginnen und eine besonders langfristige Prognose, teils infolge Defektheilung oder Spätschäden, haben. Bei manchen entscheidet sich die Spätprognose der chronischen Erkrankungen innerhalb weniger Jahre, bei anderen erst im Laufe mehrerer Dezennien. Krebs und Tuberkulose sind bei dieser Auslese unberücksichtigt geblieben, weil sie auf Grund ihrer besonderen soziologischen Bedeutung prognostisch am besten erforscht sind.

Den Mitarbeitern bin ich für die zahlreichen Beiträge aus ihren speziellen Interessengebieten zu großem Dank verpflichtet.

Marburg a. d. Lahn, Januar 1960   FRIEDRICH LINNEWEH

Preface

The division of clinical medicine into specialities entails the disadvantage for the patient of being treated by a number of different doctors in the course of his life, with at best the family doctor knowing his entire case history. The continuity of treatment is interrupted when the patient visits a number of specialists and the case records are divided between a number of people. As a result, each doctor gets out of touch with the other's problems and there is no clear picture of the life-long course of the disease.

The prognosis is the forecast of the course of a disease on the basis of collective experience; it can be based on individual observations (individual prognosis),or on the statistical evaluation of a large number of cases (prognosis of the disease). The latter resembles the rough adjustment of a telescope, while the individual prognosis is comparable to its fine adjustment. At the same time, one method cannot do without the other, and statistical knowledge is necessary to provide an objective criterion. This can be gained from medical literature, whilst the only source of individual prognosis is still the doctor's own experience.

The long-term prognosis is a matter of vital importance to the patient, and for the doctor it provides an essential test of the value of his treatment. This is of great importance in cases where the recommended therapy frequently changes or where there are rival forms of therapy. The modern doctor too often sees a disease as a series of episodes and is satisfied with momentary therapeutic success without considering the future fate of his patient.

These considerations indicate the value of collecting and exchanging long-term observations of various patients, especially in this time of rapid therapeutic progress. C. OEHME stated in his inaugural lecture at Heidelberg in 1929 that one could search in vain for a systematic account of prognosis in recent times.

This book is intended as a contribution to this important section of clinical medicine; the vague and inadequate information on this point in the medical textbooks shows how much remains to be done. The contributions to the book are derived from papers read to a symposium arranged jointly with Prof. SCHWIEGK, I. Med. Klinik of Munich University, on the long term prognosis of chronic diseases. In this book only a selection of diseases has been included, primarily diseases of childhood and youth, as these have the longest-term prognosis. Certain major diseases, such as cancer and tuberculosis, are not included, as their sociological importance has caused them to be so intensively studied.

Marburg/Lahn (Germany), January 1960   FRIEDRICH LINNEWEH

Inhaltsverzeichnis

I. Blut und blutbildende Organe

II. Kreislauf

III. Niere

VI. Nervensystem einschließlich statische und geistige Entwicklung

I. Blut und blutbildende Organe

1a. Katamnestische Beobachtungen bei Antikörpermangelsyndrom

Von

K. STAMPFLI, S. BARANDUN und G. RIVA

Das Unvermögen des Organismus, humorale Antikörper zu bilden, führt zu charakteristischen klinischen Ausfallserscheinungen, welche wir seinerzeit unter dem Begriff *Antikörpermangelsyndrom* (AMS) zusammengefaßt haben. Hierbei handelt es sich nicht um einen einheitlichen „Morbus sui generis“, sondern um einen Symptomenkomplex, welchem verschiedene Ursachen zugrunde liegen können. So kann ein AMS isoliert als Heredopathie bzw. idiopathisch oder in Begleitung verschiedener bekannter Krankheiten (Neoplasien des lymphoreticulären Gewebes, degenerative Krankheiten usw.) auftreten. Die häufigste Form stellt das transitorische AMS dar, welches bei Säuglingen zu einer Zeit auftritt, in welcher schon physiologischerweise eine Hypogammaglobulinämie und ein relativer Antikörpermangel bestehen. Eine allseitig befriedigende, ätiologische Einteilung der Antikörpermangelzustände begegnet heute noch großen Schwierigkeiten, da die eigentlichen Ursachen des Leidens meist unbekannt sind.

Unter Berücksichtigung der eigenen Kasuistik (41 Patienten) sowie der im Schrifttum bis Ende 1958 niedergelegten Erfahrungen (232 Fälle) lassen sich beim heutigen Stande des Wissens im wesentlichen drei Hauptgruppen unterscheiden:

I. Die isolierten (idiopathischen) Formen des AMS: Darunter verstehen wir diejenigen Formen, bei welchen das AMS die Hauptkrankheit darstellt bzw. darzustellen scheint. Das Syndrom kann bei Kindern (kongenitales AMS) oder bei Erwachsenen („erworbenes“ AMS) auftreten und mit vermindertem oder normalem Serumgammaglobulingehalt einhergehen. Das kongenitale AMS wird in eine Form mit und eine ohne ausgesprochene Lymphopenie unterteilt, wobei jeweils noch zwischen sicheren familiären und sporadisch auftretenden Krankheitsbildern unterschieden wird.

II. Die Begleitformen (symptomatische Formen) des AMS: Diese Hauptgruppe umfaßt Antikörpermangelzustände, welche in Begleitung verschiedener bekannter Krankheiten (chronischer Lymphadenose, Myelom, Morbus Waldenström, Nephrose, generalisierte Vaccine usw.) auftreten. Ob diese Formen als „symptomatische“, d. h. als Folgeerscheinungen der bekannten Krankheiten, anzusprechen sind oder ob die letzteren den eigentlichen Ursachen des AMS untergeordnet sind, entzieht sich in vielen Fällen unserer Kenntnis.

Tabelle 1. *Anzahl der verstorbenen Patienten mit AMS* (nach den verschiedenen Formen eingeteilt). Gesamtzahl 265 Fälle (224 Fälle der Literatur und 41 eigene Fälle)

Formen des AMS	isolierte Formen				Begleit-formen	Früh-kindliche transi-torische Formen	nicht näher klassifi-zierbare Formen
	kongenital						
	ohne ausgesprochene Lymphopenie		mit ausge-sprochen. Lympho-penie	erworben			
	familiär	sporadisch					
Anzahl der Fälle:							
Literatur	28	44	5	73	38	25	11
eigene	4	3	14	11	7	2	—
davon gestorben	9	10	19	14	11	4	3

III. Die transitorischen Formen des AMS: Diese dritte Gruppe muß von den ersten beiden abgegrenzt werden, da sie fast ausschließlich im frühen Kindesalter beobachtet wird. Es bestehen Anhaltspunkte dafür, daß es sich bei diesen Zustandsbildern um eine über das normale Maß hinausgehende Form der schon physiologischerweise in der Frühphase des extrauterinen Lebens bestehenden Insuffizienz der Antikörper- und Gammaglobulinsynthese handelt.

Tabelle 2. *Antikörpermangelsyndrom*: *Eigene Kasuistik*

Form des AMS	Fall	Alter Jahre	Klin. Beginn des AMS	Alter, in welchem Diagnose gestellt wurde	Gestorben im Alter von
Kongenitale Form des AMS *ohne* ausgesprochene Lymphopenie	1		6 Monate	6$^1/_2$ Jahre	8$^1/_2$ Jahre
	2		6 Monate	1$^3/_4$ Jahre	2$^1/_2$ Jahre
	3	8	5 Monate	8 Jahre	
	4	5	5 Jahre	2$^1/_2$ Jahre	
	5		7 Jahre	13 Jahre	13 Jahre
	6	11	4 Monate	8 Jahre	
	7	5$^1/_2$	2 Monate	3$^1/_2$ Jahre	
Kongenitale Form des AMS *mit* ausgesprochener Lymphopenie	8		Nach Geburt	7 Monate	7 Monate
	9		7 Wochen	post mortem	5 Monate
	10		7 Wochen	post mortem	3$^1/_2$ Monate
	11		5 Monate	post mortem	6 Monate
	12		4 Wochen	post mortem	6 Monate
	13		1 Woche	2 Wochen	4$^1/_2$ Monate
	14		6 Wochen	post mortem	9 Wochen
	15		3 Wochen	post mortem	6 Wochen
	16		4 Monate	5 Monate	5$^1/_2$ Monate
	17		Nach Geburt	post mortem	4 Monate
	18		2 Monate	post mortem	3 Monate
	19		5 Wochen	6 Wochen	3 Monate
	20		10 Wochen	3$^1/_2$ Monate	1$^1/_2$ Jahre
	21		10 Wochen	7$^1/_2$ Monate	8$^1/_2$ Monate
Erworbene Form des AMS bei Jugendlichen und Erwachsenen	22	37	2 Jahre	35 Jahre	
	23	27	6 Monate	25 Jahre	
	24	40	6 Jahre	38 Jahre	
	25		2 Jahre	23 Jahre	23 J. (Unfall)
	26	61	28 Jahre	59 Jahre	
	27	36	32 Jahre	36 Jahre	
	28	40	3 Monate	37 Jahre	
	29	63	35 Jahre	63 Jahre	
	30	29	18 Jahre	27 Jahre	
	31		20 Jahre	29 Jahre	34 Jahre
	32	48	Kleinkind	48 Jahre	
Begleitform (symptomatische Form) des AMS	33	72	70 Jahre	72 Jahre (M. Waldenström)	
	34	53	46 Jahre	50 Jahre (M. Waldenström)	
	35	66	66 Jahre	66 Jahre (γ-Myelom)	
	36	60	54 Jahre	58 Jahre (Paraproteinäm. Hypergammaglobulinämie)	
	37	65	64 Jahre	65 Jahre (Chron. Lymphadenose)	69 Jahre
	38	68	68 Jahre	68 Jahre (Chron. Lymphadenose)	
	39		3 Monate	1$^1/_4$ Jahre (Nephritis mit nephrot. Syndrom)	1$^1/_2$ Jahre
Frühkindliche transitorische Form	40	1$^1/_2$	2$^1/_2$ Monate	2$^1/_2$ Monate	
	41	3$^1/_2$	2$^1/_2$ Monate	2$^1/_2$ Monate	

In Tab. 1 haben wir die Letalität bei 265 Fällen von AMS (224 Fälle der Literatur und 41 eigene Beobachtungen) und in Tab. 2 die Letalität innerhalb der eigenen Kasuistik (41 Fälle) zusammengestellt.

I. Die isolierten (idiopathischen) Formen des AMS

1 a. Die kongenitalen Formen des AMS ohne ausgesprochene Lymphopenie: α) *Familiäre Formen* (Tab. 1: 1. Kol., Tab. 2: Fälle 1—4). Das mehrfache Vorkommen eines a- bzw. hypogammaglobulinämischen AMS in Sippen und Familien läßt vermuten, daß in den betreffenden Fällen eine hereditäre Defektdysproteinämie infolge eines "inborn error of metabolism" vorliegt. Im Schrifttum sind bis heute 13 Familien bekannt geworden, in welchen das Syndrom bei 2 oder mehreren Angehörigen in Erscheinung trat. Wir selbst konnten bei 2 weiteren Familien ein gehäuftes Vorkommen des Leidens beobachten. Bei sämtlichen der insgesamt 32 Patienten mit familiärer Form des Leidens handelte es sich um Knaben. Auf Grund dieser Tatsache können wir annehmen, daß beim kongenitalen AMS der Knaben eine Heredopathie mit recessiv geschlechtsgebundenem Erbgang vorliegt.

β) *Sporadische Fälle* (Tab. 1: 2. Kol., Tab. 2: Fälle 5—7). In 47 Fällen (wovon 3 eigene Beobachtungen) von kongenitalem AMS ohne ausgeprägte Lymphopenie ließ sich eine Heredität bzw. Familiarität nicht nachweisen, in Anbetracht des recessiven Erbganges der familiären Form des Leidens aber auch nicht ausschließen. Es erscheint indessen wahrscheinlich, daß der Großteil der Knaben mit sporadischer Form des AMS (38 Fälle) ebenfalls zu der recessiv-hereditären Form der Krankheit gehört. Bei 6 der insgesamt 47 sporadischen Fälle handelt es sich dagegen um Mädchen, bei 3 Kindern fanden sich keine Angaben über das Geschlecht. Offenbar haben wir es bei diesen 6 Fällen mit einer anderen Form des kongenitalen Leidens zu tun. Es ist aber auch denkbar, daß es sich hierbei um besonders frühzeitig aufgetretene, „erworbene" Antikörpermangelzustände handelt, die bekanntlich beide Geschlechter befallen.

Abgesehen vom Kriterium der Familiarität besteht zwischen familiären und sporadischen Fällen weder hinsichtlich des klinischen Bildes noch der Prognose ein grundsätzlicher Unterschied. Bei den bis heute bekannt gewordenen kongenitalen Antikörpermangelzuständen, die ohne ausgesprochene Lymphopenie einhergehen (insgesamt 79 Fälle), traten die ersten klinischen Symptome im Alter von wenigen Wochen bis zu 8 Jahren, in der Mehrzahl der Fälle aber zwischen dem 3. und 5. Trimenon auf. Zu Beginn des Leidens fanden sich meist bakterielle Entzündungen der oberen und unteren Luftwege (Rhinitis, Pharyngitis, Bronchitis, Pneumonie usw.), etwas seltener Infekte der Haut, Otitiden, Enterokolitiden oder endemische Viruserkrankungen usw. Im späteren Verlauf des Leidens erkrankten die Kinder immer wieder an Otitiden, eitrigen Rhinitiden, Sinusitiden, an Bronchopneumonien sowie schweren enterokolitischen Erscheinungen. Als lebensbedrohliche Komplikationen des lokalen Infektgeschehens entwickelten sich häufig bakteriämische und septische Prozesse (Sepsis, bakterielle Meningitis, Arthritis, Osteomyelitis u. a. m.). In auffallendem Gegensatz zu der Tatsache, daß solche Patienten den bakteriellen Aggressionen wehrlos ausgesetzt sind, wird eine abnorme Anfälligkeit für rezidivierende Virusinfekte und Tuberkulose vermißt. Besonders in den ersten Jahren der Krankheit sprechen die bakteriellen Infekte in der Regel außerordentlich gut auf Chemotherapeutica und Antibiotica an, besonders wenn diese in Kombination mit Gammaglobulinen verabreicht werden. Meist erholen sich die Patienten unter der antibakteriellen Behandlung auffallend rasch und scheinbar vollständig von den akut entzündlichen Episoden

Über die *Prognose des isolierten, kongenitalen AMS ohne Lymphopenie* kann heute nichts Sicheres ausgesagt werden, da die Krankheit erst seit 8 Jahren bekannt ist. Beim heutigen Stand der therapeutischen Möglichkeiten müssen wir aber zugestehen, daß die Vorhersage zumindest für die hereditäre Form des Leidens, *quoad sanationem*, ungünstig lautet. Sofern jedoch bei frühzeitiger Erfassung des Leidens mit regelmäßigen γ-Globulingaben und Antibioticis die Infektschübe und damit die gefürchteten postinfektiösen Komplikationen verhütet werden können, ist die Prognose *quoad vitam* günstiger zu beurteilen. Unter optimaler Substitutionstherapie mit genügend hoch dosierten γ-Globulingaben (1—2 cm³ 16% γ-Globulin/kg Körpergewicht i. m. jede 3. bis 4. Woche) und bei frühzeitiger Behandlung von akut entzündlichen Exacerbationen mit Antibioticis gelingt es ohne weiteres, Patienten mit kongenitalem agammaglobulinämischem AMS über Monate und Jahre praktisch infektfrei zu halten. Auch ohne antibakterielle Behandlung können spontane, zuweilen Monate dauernde Remissionen beobachtet werden.

Unter den 79 bis heute bekannt gewordenen Fällen von isoliertem kongenitalem AMS nahm die Krankheit 19mal einen letalen Verlauf. Von 6 eigenen Patienten sind bis heute 3 gestorben. Diese auffallend hohe Letalität kann aber nicht ohne weiteres der prognostischen Beurteilung dieser Form des AMS zugrunde gelegt werden. Bei einer Großzahl der gestorbenen Patienten wurde das AMS nämlich erst relativ spät bzw. kurz vor dem Exitus festgestellt, so daß für eine zweckmäßige, erfolgversprechende Behandlung in der Regel keine Zeit mehr zur Verfügung stand.

1b. Die kongenitalen Formen des AMS mit ausgesprochener Lymphopenie (Tab. 1: 3. Kol., Tab. 2: Fälle 8—21). Von den bisher besprochenen isolierten und kongenitalen Antikörpermangelzuständen, die ohne ausgeprägte Lymphopenie einhergehen, ist eine Gruppe von Krankheiten abzutrennen, die in klinischer und histologisch-hämatologischer Hinsicht Besonderheiten, vor allem eine extreme Lymphopenie, aufweisen. Dieser Krankheitsgruppe kommt bis heute eine absolut *infauste Prognose* zu. Unter verschiedenen familiär oder sporadisch auftretenden Formen ist als nosologisch einheitliches Krankheitsbild das kongenitale, familiäre AMS mit primärer, hochgradiger Lymphopenie (= familiäre Lymphopenie i. e. S.) hervorzuheben. Die ersten derartigen Fälle wurden 1950 von Glanzmann und Riniker unter der Bezeichnung „essentielle Lymphocytophthise" beschrieben.

Diese Krankheit befällt sowohl Knaben wie Mädchen und ist durch einen ausgedehnten, sehr wahrscheinlich primären (kongenitalen) Bildungs- und Leistungsdefekt des lymphatischen Apparates gekennzeichnet, welcher nicht nur die Entwicklungsreihe der Plasmazellen, sondern auch diejenigen der Lymphocyten betrifft. Klinisch steht eine abnorme Infektanfälligkeit des Organismus, verbunden mit einer extremen Lymphopenie, nicht selten auch mit einer Verminderung der übrigen Leukocyten im Vordergrund. In den bis heute untersuchten Fällen fand sich meist eine A- bzw. Hypogammaglobulinämie mit AMS. Die Krankheit befällt fast ausschließlich Säuglinge in den ersten Lebenswochen und führte in den bisher bekannten Fällen nach kurzem, schwerem Krankheitsverlauf ausnahmslos zum Tode. Im Mittelpunkt des klinischen Bildes stehen schwere entzündliche Prozesse, die sich jedoch in verschiedener Hinsicht von den bakteriellen Episoden der isolierten Antikörpermangelzustände, die ohne Lymphopenie einhergehen, unterscheiden. Auffällig häufig beginnt das Leiden mit dyspeptischen Erscheinungen, die von unregelmäßigen Fieberschüben und Erbrechen begleitet sind und in relativ kurzer Zeit zu einer hochgradigen Dystrophie führen. Oft, aber nicht regelmäßig wird auch eine ausgedehnte, hartnäckige Soormykose der Mundhöhle und des Rachens gefunden, die sich im weiteren Verlauf der Krankheit rasch über die gesamten Luft- und Speisewege ausdehnen kann. Terminal kommt es nicht selten zu einer Soorsepsis. Exulcerierende und nekrotisierende Läsionen der Schleimhaut der Mundhöhle und des Darmtraktes sind häufige Erscheinungen. Nach Aspekt und Lokalisation erinnern die Geschwüre an Läsionen, wie sie bei Agranulocytose gesehen werden. Offenbar haben wir es hier nicht allein mit den direkten Folgen des humoralen Antikörpermangels, sondern außerdem mit Erscheinungen zu tun, die mit der Lymphopenie oder mit einer „Begleitagranulocytose" in Zusammenhang gebracht werden müssen. Im Verlaufe der lymphopenischen Krankheit treten die Zeichen des eigentlichen humoralen Antikörpermangels immer mehr in Erscheinung. Sie äußern sich vor allem in rezidivierenden bakteriellen Infekten der Haut (Pyodermien, Impetigines, Furunkulosen usw.). Dazu gesellen sich Otitiden, eitrige Rhinitiden, sowie pneumonische Prozesse, die häufig zu septischen Komplikationen Anlaß geben. In auffälligem Widerspruch zu den therapeutischen Erfahrungen bei den übrigen Formen des humoralen AMS steht die Tatsache, daß die Krankheitserscheinungen bei der extremen Lymphopenie kaum und dann nur vorübergehend durch Blut- und Plasmatransfusionen, γ-Globuline oder durch Breitspektrumantibiotica zu beeinflussen sind. Auch Nebennierenrindenhormone haben sich als nur wenig oder unwirksam erwiesen.

Trotz intensivster, serotherapeutischer und antibiotischer Maßnahmen führt die Krankheit nach unseren heutigen Erfahrungen unaufhaltsam und in relativ kurzer Zeit zum Tode. Alle 19 bis heute beobachteten Patienten (davon 14 eigene Beobachtungen) starben wenige Wochen oder Monate nach Beginn des Leidens.

2. Die isolierten, „erworbenen" Formen des AMS bei Jugendlichen und Erwachsenen. (Tab. 1: 4. Kol., Tab. 2: Fälle 22—32). Als „erworbene" werden solche Formen von AMS bezeichnet, bei denen es sich anscheinend nicht um ein angeborenes, sondern um ein erst im Verlaufe des späteren Lebens auftretendes Syndrom handelt. Dabei sind aber keine Anhaltspunkte für ursächliche, krankheitsspezifische Noxen bekannt. Es ist somit denkbar, daß bei diesen „erworbenen" idiopathischen Formen eine konstitutionelle, möglicherweise sogar hereditär verankerte Krankheitsanlage besteht, die erst nach Jahren durch zusätzliche unbekannte Faktoren zur klinisch manifesten Krankheit wird. Das isolierte „erworbene" AMS zeigt in klinischer, serologischer und immunologischer Hinsicht im wesentlichen dieselben Merkmale wie das kongenitale Syndrom ohne Lymphopenie. Daneben bestehen aber gewisse Besonderheiten, die eine Abtrennung dieses Krankheitsbildes von den übrigen isolierten AMS-Formen rechtfertigen.

Unter Berücksichtigung der 73 bis Ende 1958 in der Literatur mitgeteilten Fälle und unserer 11 eigenen Beobachtungen können wir sagen, daß Bronchiektasen sowie Milz-, Leber- und Lymphknotenvergrößerung bei den erworbenen Formen des AMS etwas häufiger als beim kongenitalen Leiden angetroffen werden. Besonders bei schweren Formen mit langjähriger Anamnese ist eine Hepatosplenomegalie, welche ganz erhebliche Ausmaße annehmen kann, häufig zu beobachten. Der Krankheitsverlauf zeichnet sich dadurch aus, daß nach einer ersten Periode, die durch rezidivierende akut entzündliche Schübe charakterisiert ist, die bakteriellen Infekte nicht mehr ganz abheilen. Unter Hinterlassung allmählich zunehmender Residuen ziehen sich die chronisch gewordenen Infekte, überlagert von akut entzündlichen Episoden, über Monate und Jahre dahin. Mit der Zeit treten Komplikationen hinzu, die schließlich das klinische Bild beherrschen können. Die rezidivierenden, eitrigen Bronchitiden und Bronchopneumonien haben häufig eine auf Schrumpfungsprozessen beruhende, sekundäre Bronchiektasenbildung zur Folge. Als weitere Komplikationen können sich infolge der chronischen Entzündungen mit Lungenfibrose eine zunehmende respiratorische Insuffizienz sowie ein Cor pulmonale entwickeln. Bei längerem Bestehen von enteritischen Symptomen kann es zu einem mehr oder weniger ausgeprägten, sprue-ähnlichen Krankheitsbild kommen, das mit schweren Verdauungs- und Resorptionsstörungen einhergeht und schließlich zu irreparablen anatomisch-pathologischen Veränderungen führt. Bei Erwachsenen mit der erworbenen Form des AMS findet sich oft eine histaminrefraktäre Achylie und eine chronische Gastritis. Gelegentlich beobachtet man bei AMS Polypen des Magen-Darm-Traktes, die ein Passagehindernis darstellen und entarten können. Unter diesen Umständen ist es nicht verwunderlich, daß beim AMS schwere und schwerste Verdauungs- und Resorptionsstörungen auftreten, welche das klinische Bild völlig beherrschen können. In fortgeschrittenen Fällen von AMS macht sich zudem oft eine zunehmende Dyselektrolytämie bemerkbar. Einer unserer Patienten leidet seit Jahren an einer ausgesprochenen Hypocalcämie, die schwerste tetanische Anfälle bewirkt, wenn nicht alle zwei Tage intravenös Calcium verabreicht wird. Bei schweren Enterokolitiden ist ferner öfters eine ausgeprägte Hypoproteinämie mit Ödemen zu beobachten. Die Erscheinungen einer Polyavitaminose wurden bei AMS-Patienten mit chronisch gastrointestinalem Syndrom selten vermißt. Als sekundäre Resorptionsstörungen finden sich nicht selten Veränderungen des roten Blutbildes (hypochrome, seltener hyperchrome Anämie).

Von den 84 in Tab. 1 angeführten Fällen der isolierten erworbenen Form des AMS sind 14 Todesfälle bekannt. Bei den 11 eigenen Beobachtungen waren 2 Todesfälle, darunter ein Unfalltod, zu verzeichnen. Die Prognose der erworbenen Form des AMS dürfte somit nicht allzu ungünstig sein, sofern durch frühzeitige Substitutionstherapie mit γ-Globulinen und durch Bekämpfung der Infektschübe mit Antibioticis den gefürchteten Komplikationen begegnet wird. Auch hier sind unsere Erfahrungen spärlich, so daß die Aufstellung bindender prognostischer Richtlinien zur Zeit noch nicht möglich ist. Dies um so mehr, als wir den Eindruck haben, daß in dieser Gruppe neben Fällen mit eher bösartigem Charakter solche vorkommen, die sich auffallend benigne verhalten.

So stieg bei einem unserer Patienten (41jährig) mit anfänglich agammaglobulinämischem AMS der γ-Globulinspiegel im Verlaufe einer dreijährigen, systematischen Substitutionstherapie weit über das Maß der zugeführten γ-Globuline an, so daß entweder eine Remission des Leidens oder sogar eine beginnende Heilung angenommen werden kann. Seit Beginn der Behandlung blieb der Patient frei von schweren Infekten.

II. Die Begleitformen (symptomatische Formen) des AMS

(Tab. 1: Kol. 5, Tab. 2: Fälle 33—39)
Bei dieser Krankheitsgruppe wird die Prognose weitgehend durch die Gegebenheiten des Grundleidens bestimmt. Die Infektanfälligkeit steht hier nur selten im Vordergrund, doch kann sie, besonders bei fortgeschrittener, chronischer Lymphadenose oder bei paraproteinämischen Krankheiten (Myelom, Morbus Waldenström) zu gefürchteten und zuweilen tödlichen Komplikationen Anlaß geben (toxische Pneumonie, bakterielle Meningitis usw.). Durch prophylaktische Verabreichung von γ-Globulin kann die Gefahr bakterieller Komplikationen herabgesetzt werden. Das neoplastische Grundleiden wird dadurch jedoch nicht beeinflußt.

III. Die frühkindlichen, transitorischen Formen des AMS

(Tab. 1: Kol. 6, Tab. 2: Fälle 40 und 41)
Bei diesen Formen des AMS, welchen weder ein angeborener Defekt noch eine irreparable, erworbene Störung der γ-Globulin- und Antikörpersynthese zugrunde liegt, sind die Heilungsaussichten in der Regel als gut zu bezeichnen. Mit dem Einsetzen der normalen γ-Globulin- und Antikörpersynthese des Organismus verschwindet mit dem humoralen Symptom gleichzeitig auch die abnorme Neigung der Kinder zu bakteriellen Infekten. Von 27 beschriebenen Fällen von transitorischem AMS bei Kleinkindern starben 4 während der transitorischen Phase des γ-Globulin- und Antikörpermangels.

Literatur

Barandun, S., H. Cottier, A. Hässig u. G. Riva: Das Antikörpermangelsyndrom. Basel, Stuttgart: Verlag Benno Schwabe & Co. 1960 (daselbst vollständiges Literatur verzeichnis).

1b. Prognostische Bemerkungen
zum Antikörpermangelsyndrom

Von

F. Hartmann

Über die Spätprognose eines vor acht Jahren erstmalig beschriebenen Krankheitsbildes (33,5) läßt sich noch nichts Endgültiges sagen. In dieser Zeit ist es gerade gelungen, die Prognose einiger Formen des AMS zu verbessern. Im Augenblick kann eine Betrachtung der Spätprognose aber die Faktoren beschreiben, von denen sie bestimmt wird und die therapeutischen Möglichkeiten erwägen, die ihre Verbesserung bereits ankündigen. Es handelt sich beim AMS nicht um ein einheitliches Syndrom, sondern um ein gemeinsames Verhalten Infektionen gegenüber, das durch eine Schwäche wichtiger Abwehrmechanismen bedingt ist. Demgemäß ist die Prognose nicht für alle Krankheiten, die mit einem Antikörpermangel einhergehen, gleich. Voraussetzung einer richtigen Prognose ist die Erkennung der Ursachen des Antikörpermangelsyndroms (vgl S. 1).

Die im Blutserum nachweisbaren Defekte sind nicht einheitlich. Der ursprünglich vorgeschlagene Name A-γ-Globulinämie ist deswegen verlassen worden. Auch sind die γ-Globuline nicht die einzige Fraktion, in der Antikörper anzutreffen sind.

Das Interesse verlagert sich immer mehr zu den β_2-Globulinen. Erhebliche Erniedrigung des β_2A und β_2M-Globulins sind deswegen konstantere Befunde beim AMS als die γ-Globulinerniedrigung (21). Die γ-Globuline können sogar normal sein (12), so daß der Defekt allein die β_2-Globuline betrifft. AMS tritt auch bei Hyper-γ-Globulinämien, z. B. Plasmocytom, auf. Ein AMS ist auch dann zu erwarten, wenn infolge von Antigen-Antikörper-Reaktionen im Serum, z. B. beim Lupus erythematodes, ein Komplementmangel auftritt. Als Test auf das Vorliegen eines AMS dient das Ausbleiben von Antikörpern nach Impfung mit Diphtherie, Typhus, Tetanus, Poliomylitis, Mumps, Pertussis. Die örtlichen Hautreaktionen nach Zweitimpfung mit Pocken oder mit Tuberkulin treten jedoch ein. Homotransplantate heilen ein (20). Das Fehlen von Isoagglutininen ist das konstanteste Symptom. Es kann einziges Zeichen eines AMS, z. B. bei Lymphogranulomatose, lymphatischer Leukämie oder Aldrich-Krankheit sein. Das letztgenannte Syndrom (1, 29) muß zu der Gruppe der Antikörpermangelsyndrome zugefügt werden: klinisch stehen thrombopenische Blutungen, Blutstühle, Ekzeme und rezidivierende Infektionen bei Neugeborenen im Vordergrund. γ-Globuline, Antikörper, Lymphknoten, Properdin sind in Ordnung. Isoagglutinine fehlen, die Kinder sterben in wenigen Monaten an Pneumonie oder Sepsis trotz Behandlung mit Antibiotica, Nebennierenrindenhormonen, Antiallergica, Androgenen und Oestrogenen.

Die Prognostik macht es notwendig, den cellulären Faktoren beim AMS mehr Beachtung zu schenken als bisher. Denn die Unfähigkeit, Antikörper zu bilden, ist bei den kongenitalen Formen wahrscheinlich nicht der primäre Sitz des genetischen Defektes, sondern Folge von Entwicklungsstörungen der an der Antikörperbildung und Infektabwehr beteiligten Zellen und Gewebe: Leukocyten, Lymphocyten, Plasmazellen, Knochenmark, Milz und Lymphknoten. Handelte es sich nur um einen Antikörpermangel, müßte der Verlauf des primären Antikörpermangelsyndromes durch Substitutionstherapie vollkommen beherrscht werden können. Gerade das ist aber bisher nicht gelungen, weil der Defekt der cellulären Elemente bestehen bleibt. In Knochenmark und Lymphknoten (8) werden Schwund der Plasmazellen und Lymphocyten (19, 22), im Blut Leukopenie und Lymphopenie beobachtet. Royer hat vorgeschlagen (40), bei dem angeborenen AMS eine granulopenische, nur bei Jungen vorkommende, von einer lymphopenischen, beide Geschlechter betreffenden und wahrscheinlich mit der essentiellen Lymphocytophthise von Glanzmann und Riniker (*15, 22, 25a*) identischen Form zu unterscheiden. Good vermutet eine Differenzierungsstörung der Reticulumzellen als Grundlage des kongenitalen AMS (*16, 17, 18, 19*). Die Leukocytose bleibt auch bei septischen Zuständen im Verlauf der AMS oft aus. Die Rolle des cellulären Faktors für das klinische Bild und die Prognose wird besonders deutlich bei der familiären Lymphocytopenie mit Fehlen der γ-, β_2A und β_2M-Globuline (*25a, 43*). Die Kinder sterben trotz Antibiotica und Injektionen von γ-Globulinen in wenigen Wochen oder Monaten. Die cellulären Abwehrmechanismen der Haut scheinen hingegen beim AMS im allgemeinen in Ordnung zu sein. Nach wiederholter Pockenschutzimpfung wurden normale und schwere cutane Reaktionen gesehen (*27, 28*). Das gleiche gilt für die Gewebe, denn ein abnormer Verlauf der Tuberkulose wurde bisher in keinem Fall beschrieben.

Das klinische Bild des Antikörpermangelsyndromes demonstriert eindrucksvoll die fließenden Übergänge zwischen dem reinen Antikörpermangel und dem reinen Versagen der cellulären Abwehrmechnismen bei der Agranulocytose und Panhämocytopenie. Dazwischen ordnen sich die genannten Mischformen mit gleicher klinischer Symptomatik ein, die noch durch den angeborenen Milzmangel (*23*) und die frühe Entfernung der Milz ergänzt werden können (*41*). Die Splenektomie kann auch zum isolierten β-$_2$M-Mangel mit AMS führen wie ein Fall von Karte (*6*), bei dem die Milz im 4. Lebensjahre wegen thrombopenischer Blutungen entfernt wurde, zeigt.

Die periodisch auftretenden und allmählich chronisch werdenden Infekte beginnen oft im 1. Lebensjahr, besonders häufig um das 10. Lebensjahr, aber auch noch im 5. Lebensjahrzehnt. Von den chronischen Infekten sind Otitis, Sinusitis, Bronchitis mit Bronchiektasie so häufig, daß man heute besonders bei der Kombination Sinusitis-Otitis-Bronchiektasen an das kongenitale AMS denken soll. Die akuten recidivierenden Infekte werden bevorzugt durch Pneumokokken und Hefen (*37*) hervorgerufen: Pneumonie, Meningitis, schwere Sprue-ähnliche Enteritiden, Furunkulose, Osteomyelitis und schließlich Sepsis (*2, 4, 5, 6, 10, 13, 14, 17, 24, 26, 35, 36, 38, 46*). Harnwegsinfektionen sind selten. Die Prognose wird schlechter, je häufiger die Infekte werden und je mehr ihre Chronicität sekundäre Folgen wie Unterernährung und Kachexie, Anaemie, Vitaminmängel, Atmungs- und Herzinsuffizienz nach sich zieht. Selten sind Virusinfekte, wenn auch der erste Fall von Bruton dreimal Mumps durchmachte. Die Abwehr von Virusinfekten scheint aber eine Sonderstellung zu haben; ähnliches gilt für die Tuberkulose. Dem AMS liegt also keine totale Immunoparalyse (*13, 14*) zugrunde. Zwar bleiben bei Virusinfekten die humoralen Antikörper auch aus, aber die cellulären sind, wie die Vaccinationsreaktionen bei Pockenimpfung zeigen, in Ordnung. Herpes zoster ist häufig (20%). Milz und Leber sind durch eine Reticulose vergrößert (*39*). Möglicherweise ist die Neutropenie z. T. durch splenomegale Markhemmung bedingt.

Interessant ist die Frage der Häufigkeit von chronischen Krankheiten, bei denen sich Autoantikörperreaktionen abspielen sollen: primär chronische Polyarthritis ist bei kongenitalem und idiopathischem AMS auffallend häufig beschrieben worden (*18, 44*). Die für die Krankheit typischen serologischen Veränderungen des Hämagglutinationsfaktors (Rheumafaktor) und dessen Inhibitoren wurden vermißt. Das ist ein starkes Argument gegen die Auffassung, daß die Antigen-Antikörper-Reaktionen, die das leichte und schwere γ-Globulin bei der Krankheit eingeht, pathogenetische Faktoren des rheumatischen Gewebsschadens sind. Ist dieser überhaupt ein immunologisch-allergisches Phänomen, so müssen andere vom AMS nicht betroffene Antikörper daran beteiligt sein. Auch andere sog. Kollagenkrankheiten, wie Lupus erythematodes und Dermatomyositis, kommen bei AMS vor (*25*). Die sich hierbei abspielenden immunologischen Vorgänge müssen also ebenfalls außerhalb der vom AMS betroffenen Mechanismen liegen.

Die Prognose des unbehandelten primären AMS ist unterschiedlich. Jedoch lassen sich keine strengen quantitativen Zusammenhänge zwischen Ausmaß der humoralen Immunoparalyse und der die Prognose bestimmenden Häufigkeit und Schwere der Infektionen aufstellen. Entscheidend ist, daß bei Hypo-γ-Globulinämien ein immunologisch bestimmter γ-Globulinspiegel von weniger als 100 bis 150 mg-% den Infektionsschutz nicht mehr gewährleistet. Die physiologischen Hypo-γ-Globulinämien der Neugeborenen unterschreiten diese Werte nicht (45), jedoch kommt das gesunde Kind einer a-γ-globulinämischen Mutter ohne γ-Globuline auf die Welt (45). Das a-γ-globulinämische Kind einer gesunden Mutter aber enthält bei der Geburt die γ-Globuline der Mutter. Diese sinken in einigen Monaten unter die kritische Grenze ab, es entwickeln sich dann die Symptome des AMS (45). Ein transitorisches AMS bildet sich bei Kindern aus, die in den ersten Lebensmonaten nicht gedeihen, deren γ-Globulingehalt die kritische Grenze unterschreitet und erst langsam die physiologische Norm erreicht. Der γ-Globulingehalt ist zur Diagnose nicht geeignet, da er normal oder erhöht sein kann. Gleichzeitige Bestimmung der β-Globuline, vor allen Dingen der Isoagglutinine ist notwendig.

Prognostisch ist es gerechtfertigt, zwischen den kongenitalen Formen und den idiopathischen Erwachsenenformen des primären Antikörpermangelsyndroms zu unterscheiden. Ob das auch vom Wesen der Krankheit her möglich ist, ist die Frage; denn über den γ-Globulingehalt der Erwachsenenform vor Auftreten klinischer Symptome eines AMS, d. h. meist vor dem 10. Lebensjahr, kann man auf Grund der bisherigen Literatur in keinem Falle etwas aussagen. Da die γ-Globulinspiegel beim AMS des Erwachsenen durchschnittlich höher liegen als beim Kind (45), ist es möglich, daß die Erwachsenenform eine mildere kongenitale ist. In den Krankengeschichten der Erwachsenen kann man nämlich häufig die Neigung zu rezidivierenden Infekten bis in das Kindesalter verfolgen. Bei unbehandelten Fällen scheint die kongenitale kindliche Form eher und häufiger zum Tode zu führen, als die Erwachsenenform.

Infaust ist die Prognose bei der Lymphocytophthise, dem Aldrich-Syndrom und durch die Grundkrankheiten bei dem sekundären AMS des Lymphosarkoms, der Lymphogranulomatose, lymphatischen und myeloischen Leukämie und des Plasmocytoms. Die Frage der Spätprognose engt sich also ein auf die kongenitalen kindlichen und idiopathischen jugendlichen und Erwachsenenformen des AMS. Bleiben die Fälle unbehandelt, ist die Prognose immer zweifelhaft. Die Anamnesen der im 4. oder 5. Lebensjahrzehnt entdeckten AMS lehren jedoch, daß die Infektrecidive und chronischen Infekte sich von den ersten Lebensjahren über 30—40 Jahre hinziehen können, ohne daß es zu lebensbedrohlichen Komplikationen kommt. Jedoch beobachtet man, daß im Laufe der Jahre die Infektionen häufiger, multipler und schwerer werden, bis eine gefahrvolle Situation entsteht. Ob das an einem allmählichen Nachlassen der Antikörperproduktion durch Erschöpfung der an der humoralen Abwehr beteiligten Zellen liegt, etwa analog den β-Zellen beim Altersdiabetes, kann noch nicht entschieden werden. Die Spätprognose des AMS ist sicher nicht gut. Sie ist aber an sich auch nicht absolut schlecht, nachdem sich gezeigt hat, daß die Infekte gut auf Antibiotica ansprechen. Als prophylaktische Maßnahme ist die Dauertherapie mit Antibiotica oder Sulfonamiden noch nicht versucht worden. Die Spätprognose des AMS wird also wesentlich vom Verlauf der Infekte abhängen.

Die Prognose des AMS ist ohne Zweifel verbessert worden, nachdem man eine prophylaktische Behandlung mit γ-Globulinen durchgeführt hat. Die Lebenszeit dieser γ-Globuline ist gleich der der γ-Globuline im gesunden Organismus (30, 45). Sie verschwinden in 80—100 Tagen aus der Blutbahn. Das AMS beruht also nicht auf einem schnelleren Abbau der Antikörperglobuline. Zur Aufrechterhaltung eines wirksamen Spiegels von mehr als 150 mg-% bedarf es der monatlichen Gabe von 0,1 g/kg Körpergewicht. Barandun sah gute Erfolge bei 15 über mehrere Jahre in dieser Weise behandelten Fällen (2). Er beobachtete allerdings, daß die örtlich fixierten chronischen Infekte auf die Behandlung nicht ansprechen. Gerade diese sind es aber, die z. Z. die Spätprognose noch ungünstig gestalten.

Wir behandeln z. Z. eine 34jährige Frau seit $1^{1}/_{2}$ Jahren mit 3,2 g γ-Globulin monatlich. Obwohl wir damit nur einen γ-Globulinwert von 80 mg-% eine Woche nach Injektion erreichen, der Schutz also nicht optimal sein kann, ist nur eine leichte Pneumonie in diesem Zeitraum aufgetreten. Seit dem 10. Lebensjahr litt die Patientin unter Mittelohrentzündung, Nebenhöhlenentzündungen und in den letzten Jahren unter häufigen Pneumonien. Eine andere ebenfalls 34jährige Frau, deren Infektanamnese sich in das 12. Lebensjahr zurückverfolgen ließ, verloren wir an einer Sepsis während einer Schwangerschaft trotz Antibiotica und γ-Globulinen. Eine Prophylaxe wurde in diesem Falle nicht durchgeführt.

Wir ziehen daraus die Lehre, die Prophylaxe ohne Rücksicht auf die Kosten zu betreiben, die Dosen höher zu wählen als bisher und immuno-chemisch zu kontrollieren, ob ausreichende Spiegel von γ-Globulin erreicht werden. Es gelang uns, nach Substitution immunoelektrophoretisch γ-Globulin, nicht aber β_2A- und β_2M-Globulin im Blut der Kranken nachzuweisen. Man sollte in Zukunft deswegen nicht möglichst reine γ-Globuline verwenden, sondern auch für einen ausreichenden β_2-Globulingehalt Sorge tragen. Wahrscheinlich verbessert dies die Erfolge noch, denn wir können bisher nicht sagen, ob Mißerfolge auf zu geringe Mengen oder auf einen ungenügenden Gehalt der gegebenen Präparate an β_2-Globulinen zurückzuführen sind. Sicher ist, daß die Prognose durch die Behandlung gebessert wird. Ob auch die Spätprognose sich ändert, bleibt ungewiß; denn die genannten Folgen der chronischen Infekte drohen, solange nicht auch diese beherrscht sind. Die Substitutionstherapie bezieht sich eben nur auf die humoralen Antikörper, nicht auf die cellulären und immunologischen Abwehrmechanismen. Ob sich das Ziel verwirklichen läßt, durch Substitution den Kranken mit AMS zu einem „bedingt Gesunden" zu machen, wie den Kranken mit Diabetes mellitus, Nebennniereninsuffizienz oder perniziöser Anämie, ist fraglich. Denn es können — wie beim Diabetes das spätdiabetische Syndrom — Vorgänge die Spätprognose beeinflussen, die noch nicht bekannt sind, weil die Kranken dieses Stadium bisher nicht erreicht haben.

Literatur

(1) Aldrich, R. A., A. G. Steinberg and D. C. Campbell: Pedigree demonstrating a sexlinked recessive condition charakterized by draining ears, ekzematoid dermatitis and bloody diarrhea. Pediatrics 13, 133 (1954).

(2) Barandun, S., H. J. Huser u. A. Hässig: Klinische Erscheinungsformen des Antikörpermangelsyndroms. Schweiz. med. Wschr. 88, 1 (1958). — (3) Brem, T. H., and M. E. Morton: Detective serum γ-globulin formation. Ann. intern. Med. 43, 465 (1955). — (4) Brükkel, K. W., P. Neuffer u. F. H. Franken: γ-Globulin-Mangelsyndrome und humorale Abwehr. Klin. Wschr. 34, 304 (1956). — (5) Bruton, O. C.: Agammaglobulinemia. Pediatrics 9, 722 (1952). — (6) Bruton, O. C., L. Apt, D. Gitlin and C. A. Janeway: Absence of serum gamma globulins. A. M. A. J. Dis. Child. 84, 632 (1952).

(7) Cleve, H.: Immunoelektrophoretische Serumuntersuchungen bei Agammaglobulinämien. Dtsch. Arch. klin. Med. 205, 513 (1959). — (8) Craig, J. M., D. Gitlin and T. C. Jewett: The response of lymph nodes of normal and congenitally agammaglobulinemic children to antigenic stimulation. Amer. J. Dis. Child. 88, 626 (1954). — (9) Curletto, R., e F. Pello: Comportamento del "Plasmareticolo" nella sindrome agammaglobulinemica. Haematologia 16, 889 (1956).

(10) Domz, C., and D. R. Dickson: The Agammaglobulinemias. Amer. J. Med. 1957, 917.— (11) Dubin, I. N.: The poverty of the immunological mechanism in patients with Hodgkin's disease. Ann. intern. Med. 27, 998 (1947).

(12) Giedion, A., u. J. J. Scheidegger: Kongenitale Immunparese bei Fehlen spezifischer β_2-Globuline und quantitativ normalen γ-Globulinen. Helv. paediat. Acta 12, 241 (1957). — (13) Gitlin, D.: Low resistance to infection: relationship to abnormalities in gamma globulin. Bull. N. Y. Acad. Med. 31, 359 (1955). — (14) Gitlin, D., W. Hitzig and Ch. Janeway: Multiple serum protein deficiencies in congenital and acquired agammaglobulinemia.

J. clin. Invest. **35**, 1199 (1956). — (*15*) GLANZMANN, E., u. P. RINIKER: Essentielle Lymphocytophthise. Ann. paediat. (Basel) **1**, 175 (1950). — (*16*) GOOD, R. A., and R. L. VARCO: A clinical and experimental study of agammaglobulinemia. Lancet **75**, 245 (1955). — (*17*) GOOD, R., and S. ZAK: Disturbances in γ-globulin synthesis as "experiments" of nature. Pediatrics **38**, 109 (1950). — (*18*) GOOD, R. A., S. ROTSTEIN and W. F. MAZITELLO: The simultaneous occurence of rheumatoid arthritis and agammaglobulinemia. J. Lab. clin. Med. **49**, 343 (1957). — (*19*) GOOD, R. A.: Absence of plasma cells from bone marrow and lymph nodes following antigenic stimulation in patients with a-γ-globulinemia. Rev. Hemat. **9**, 502 (1954). — (*20*) GOOD, R. A., R. L. VARCO, J. B. AUST and S. J. ZAK: Transplantation studies in patients with agammaglobulinemia. Ann. N. Y. Acad. Sci. **64**, 802 (1957). — (*21*) GRABAR, P., P. BURTIN et M. SELIGMAN: Études immuno-électrophorétiques et immunochimiques des agammaglobulinémies. Rev. franç. Ét. clin. biol. **3**, 41 (1958).

(*22*) HITZIG, W. H., Z. BIRO, H. BOSCH u. H. J. HUSER: Agammaglobulinämie und Alymphocytose. Helv. paediat. Acta **13**, 551 (1958).

(*23*) IVERMARK, B. L.: Implications of agenesis of the spleen on the pathogenesis of conotroncus anomalies in childhood. Acta paediat. (Uppsala) **44**, suppl. 104, 7 (1955).

(*24*) JANEWAY, C. A., L. APT and D. GITLIN: Agammaglobulinemia. Trans. Ass. Amer. Phys. **66**, 200 (1953). — (*25*) JANEWAY, C. A., P. GITLIN, J. M. CRAIG and D. S. GRICE: Collagen disease in patients with congenital agammaglobulinemia. Trans. Ass. Amer. Phycns. **69**, 93 (1956). — (*25a*) JEUNE, M., F. LARBRE, D. GERMAIN and F. FREYCON: Lymphocytophtisie, alymphocytose et hypo-γ-globulinémie. Arch. franç. Pédiat. **16**, 14 (1959).

(*26*) KARTE, H.: Die Immunoelektrophorese in der Pädiatrie. Klin. Wschr. **37**, 571 (1959). — (*27*) KEIDAN, S. E., K. McCARTHY and J. C. HAWORTH: Fatal generalized vaccinia with failure of antibody production and absence of serum γ-globulin. Arch. Dis. Child. **28**, 110 (1953). — (*28*) KOTINN, P. J., M. M. SIGEL and R. GORRIE: Progressive vaccinia associated with a-γ-globulinemia defects in immune mechanism. Pediatrics **16**, 600 (1955). — (*29*) KRIVIT, W., and R. A. GOOD: Aldrichs syndrome (thrombocytopenie, ekzema and infection in infants). A. M. A. J. Dis. Child. **97**, 137 (1959).

(*30*) LANG, N., G. SCHETTLER u. R. WILDHACK: Über einen Fall von Agammaglobulinämie und das Verhalten parenteral zugeführten radioaktiv markierten Gammaglobulins im Serum. Klin. Wschr. **32**, 856 (1954). — (*31*) LARSON, D. L., and L. J. TOMLINSON: Quantitative antibody studies in man III. Antibody response in leukemia and other malignant lymphomata. J. clin. Invest. **32**, 317 (1953). — (*32*) LAWSON, H. A., C. A. STUART and A. M. PAUL: Observations on the antibody content of the blood in patients with multiple myeloma. New Engl. J. Med. **252**, 13 (1955). — (*33*) LÖFFLER, W.: „Skoda im Wendepunkt der Medizin." Wien. klin. Wschr. **63**, 771 (1951).

(*34*) MARKS, J.: Antibody formation in myelomatosis. J. clin. Path. **6**, 62 (1953). — (*35*) MARTIN, N. H.: Agammaglobulinämie. Triangel **2**, 297 (1957).

(*36*) PRASAD, A. S., and D. W. KOZA: Agammaglobulinemia. Ann. intern. Med. **41**, 629 (1954).

(*37*) RAMON-GUERRA, A. V., et C. A. QUEIROLO: Sindrome de becegeitis grave, moniliasis extensiva et hipo-γ-globulinemia familiar. Arch. Pediat. Uruguay **29**, 618 (1958). — (*38*) RIVA, G., S. BARANDUN, H. COTTIER u. A. HÄSSIG: Über Defektdysproteinämien und andere Anomalien der Plasmaeiweiße. Schweiz. med. Wschr. **88**, 1025 (1958). — (*39*) ROHN, J., R. BEHNKE and W. BOND: Acquired a-γ-globulinemia with hypersplenism. J. Lab. clin. Med. **44**, 918 (1953). — (*40*) ROYER, P.: Les aspects hématologiques de l'agammaglobulinémie. Revue franç. Ét. clin. biol. **4**, 555 (1959).

(*41*) SMITH, C., M. ERLANDSON, I. SCHULMAN and G. STERN: Hazard of severe infections in splenectomized infants and children. Amer. J. Med. **22**, 390 (1957).

(*42*) TEITELBAUM, J. I., J. WIENER and J. F. DESFORGES: A serologic and electrophoretic study of the malignant and proliferative disorders of the hematopoetic and reticuloendothelial systems. J. Lab. clin. Med. **53**, 535 (1959). — (*43*) TOBLER, R., u. H. COTTIER: Familiäre Lymphopenie mit A-γ-Globulinämie und schwere Moniliasis. Helv. paediat. Acta **13**, 313 (1958).

(*44*) VAUGHAN, J. H., and R. A. GOOD: Relation of "agammaglobulinemia" sera to rheumatoid agglutination reactions, arthritis and rheumatism. **1**, 99 (1958).

(*45*) ZACK, S. J., and R. A. GOOD: Immunochemical studies of human serum gammaglobulins. J. clin. Invest. **38**, 579 (1959). — (*46*) ZINNEMANN, H. H., W. H. HALL and B. I. HELLER: Acquired a-γ-globulinemia. J. Amer. med. Ass. **156**, 1390 (1954).

2. Coagulopathien

Von

E. Deutsch

Nicht alle plasmatisch bedingten hämorrhagischen Diathesen sind von gleicher allgemeinmedizinischer Bedeutung. Wie aus dem Beobachtungsgut des Zentralen Gerinnungslaboratoriums der I. Medizinischen Universitätsklinik in Wien hervorgeht, dessen Verteilung der in anderen Ländern durchaus entspricht (vgl. *10*, Tab. 1), kommen die beiden Hämophilieformen bei weitem am häufigsten vor, während Mangel an Prothrombin, Faktor V, VII, X, PTA, Hageman-Faktor oder Fibrinogen ausgesprochen seltene Erkrankungen sind. Berücksichtigt man, daß sich die Hämophilie A und B in ihrer Symptomatologie kaum unterscheiden und daß die aus der Literatur bekannt gewordenen Symptome des Mangels an Prothrombin, Faktor V, VII und PTA der leichten bis mittelschweren Hämophilie und die des Faktor X-Mangels der mittelschweren bis schweren Hämophilie weitgehend entsprechen, der Mangel an Hageman-Faktor aber meist symptomlos verläuft, so ist die Beschränkung der folgenden Ausführungen auf das Schicksal bei *Hämophilie* durchaus berechtigt. Von diesen Patienten hat etwas mehr als die Hälfte das 14. Lebensjahr überschritten (Tab. 1).

Tabelle 1. *Häufigkeit der Coagulopathien in Wien*

Erkrankung	Unter 14 Jahren	Über 14 Jahre	Alter unbekannt	Gesamtzahl
Haemophilie A	31	48 = 56,5%	6	85
Haemophilie B	8	15 = 62%	1	24
Haemophilie A + B	2	—	—	2
Haemophilie nicht diff.	1	1	1	3
PTA-Mangel	2	2	1	5
Prothrombinmangel	—	1	—	1
Faktor V-Mangel	—	5	—	5
Faktor VII (?)-Mangel	3	1	2	6
Stuart Faktor-Mangel	—	—	—	—
Afibrinogenämie	—	—	—	—
Angiohaemophilie A	3	8	—	11

Die Informationen, die den folgenden Ausführungen zugrundeliegen, wurden aus den Krankengeschichten, soweit es sich um stationäre Patienten handelte, und aus Fragebogen gewonnen, die den Patienten zugesandt wurden; $^2/_3$ dieser Fragebogen wurden beantwortet. Die Patienten wurden auf Grund der Gerinnungszeit und des Thrombokinasebildungstestes in leichte, mittelschwere und schwere Fälle eingeteilt. Als leicht wurden die Fälle mit einer Gerinnungszeit (nach Lee-White) bis 10 min bei normalem oder kaum pathologischem Thrombokinasebildungstest, als mittelschwer solche mit einer Gerinnungszeit zwischen 10 und 30 min bzw. kürzester Zeit im Thrombokinasebildungstest zwischen 15 und 30 sec und als schwere Fälle mit Gerinnungszeiten über 30 min und Thrombokinasebildungstest mit kürzesten Zeiten über 30 sec bezeichnet.

Eine genaue Analyse des *Alters* der Patienten *in Beziehung zur Schwere* der Erkrankung hatte das auffallende Ergebnis, daß die Krankengruppen bis zur

Vollendung des 4. Jahrzehnts ungefähr gleichmäßig besetzt sind, und daß keine wesentliche Abhängigkeit der Lebenserwartung von der Schwere der Erkrankung besteht. Nur wenige unserer Patienten sind älter als 40 Jahre, wobei auch hier die leichteren Erkrankungsfälle kaum überwiegen.

Der Unterschied in der Besetzung der einzelnen Altersgruppen vor und nach dem 4. Jahrzehnt ist bereits eine Auswirkung der modernen Transfusionstherapie, unter deren Schutz viele Patienten das 40. Lebensjahr erreicht haben, während früher nur wenige ein höheres Alter erlebten. Nach GRANDIDIER (8) wurde vor 100 Jahren nur ein Zehntel der hämophilen Kinder 21 Jahre alt und nach AN-DREASSEN (1) betrug noch 1943 die Lebenserwartung der Hämophilen nur 16,5 Jahre.

Der mit Laboratoriumsmethoden festgestellte Schweregrad der Erkrankung ändert sich nicht mit dem Alter. Auch die Analyse der klinischen Symptome ergab, daß deren Schwere keine Verminderung mit dem Alter erfährt. Lediglich mit zunehmender Vernunft und Erfahrung lernt der vom Kind zum Mann heranwachsende Patient Blutungszwischenfälle vermeiden. Dies täuscht eine Verminderung der Schwere der Erkrankung vor. Die in den meisten Lehrbüchern vertretene Meinung, daß die Bluterkrankheit mit zunehmendem Alter leichter werde, ist irrig, sie ist teils durch die Veränderung des Verhaltens der Patienten, teils dadurch bedingt, daß früher nur leichter Erkrankte ein höheres Alter erreichten. Im höheren Alter treten bei Blutern aber alle möglichen anderen Erkrankungen auf, die den Internisten vor immer neue Probleme stellen; nicht selten müssen auch Operationen vorgenommen werden.

Von besonderem theoretischen Interesse sind das Auftreten schwerer Arteriosklerose (2, 14) und von Myokardinfarkten bei entsprechend alten Blutern (3, 4). Auch die Todesursachen ändern sich; so haben wir in letzter Zeit einen Patienten an einem inoperablen Hypernephrom und 3 im Alter von 15 bis 30 Jahren an Motorradunfällen verloren, wobei 2 so schwer waren, daß wahrscheinlich auch normale Personen an den Folgen gestorben wären.

Das *berufliche Schicksal* der Bluter wird einerseits durch die Folgen der im Kindesalter durchgemachten Blutungen, andererseits durch die frischen Blutungen mit ihren Folgen bestimmt. Sie machen gewisse Tätigkeiten unmöglich und bedingen immer wieder lange Krankenstände. Es sind vor allem 3 Gruppen von Blutungen, die dauernde Schädigungen verursachen:

1. Cerebromeningeale Blutungen, die zu Lähmungen und Intelligenzdefekten führen, aber sehr selten und daher praktisch bedeutungslos sind.

2. Tiefe Hämatome, die als seltene Komplikationen durch Kompression peripherer Nerven Lähmungen verursachen können.

3. Gelenkblutungen. Von diesen bleiben nur die leichtesten Bluter verschont. Sie führen zu deformierenden Arthrosen aller Schweregrade (5, 6, 11, 12), zu fibrösen und knöchernen Ankylosen und Kontrakturen, die sehr häufig das weitere Schicksal der Patienten bestimmen und sie oft zu bleibenden Krüppeln machen. Am schwersten sind meistens die Kniegelenke betroffen, wodurch das Gehen für die Patienten sehr mühsam, mitunter unmöglich wird; dies hindert das Kind am Schulbesuch, den Erwachsenen am Weg zur Arbeit. Gelenke, die bei der Berufsausübung besonders beansprucht werden, werden im späteren Leben zusätzlich von Blutungen betroffen, so daß daraus eine Berufsunfähigkeit resultieren kann. Es treten Ellenbogengelenkblutungen bei Schneidern infolge des Bügelns und bei Bürokräften durch das Aufstützen des Ellbogens am Schreibtisch und durch das Maschinenschreiben auf.

Da das Schicksal der Gelenke für das Leben der Bluter von ausschlaggebender Bedeutung ist, muß der Vorbeugung und der Behandlung der Gelenkblutungen ein besonderes Augenmerk zugewendet werden. Hierbei ist wichtig, daß für die

Auslösung der ersten Blutung meist ein beträchtliches Trauma erforderlich ist, während die Rezidivblutungen durch immer geringere Traumen ausgelöst werden. Eine vorbeugende Maßnahme ist die Vermeidung unzweckmäßiger Beschäftigung. So berichten mehrere unserer schweren Bluter, daß sie im Kriege und in den Nachkriegsjahren gezwungen wurden, unzweckmäßige Arbeit als Laufburschen, Stanzer, Speditionshilfsarbeiter usw. zu leisten, wodurch ihre Gelenke so geschädigt wurden, daß sie jetzt überhaupt nicht mehr berufstätig sein können.

Ein weiterer wesentlicher Faktor zur Vermeidung unnötigen Krankenstandes ist die *prophylaktische Zahnbehandlung*, durch die ein Teil der Extraktionen vermieden wird, die den Patienten jeweils auf 2—3 Wochen der Berufstätigkeit entziehen. Andere Blutungen können den Patienten mitunter in akut bedrohliche Situationen bringen, ein gewisses Ausmaß an Krankenstand bedingen oder aus anderen Gründen den Krankenstand verlängern, sind aber für das berufliche Leben der Patienten von nur untergeordneter Bedeutung.

Sehr wesentlich für die Gestaltung des Lebens ist eine zweckmäßige *Berufswahl*. Dies läßt sich am besten an unseren Patienten erläutern. Die Möglichkeiten, die sich für den einzelnen Patienten bieten, werden durch die Schwere der Erkrankung wesentlich beeinflußt.

Von unseren 15 Patienten mit leichter Hämophilie sind 13 nicht wesentlich in ihrer Berufsausübung behindert. Sie sind (als Handelsangestellte, Beamte, selbständig Gewerbetreibende, Lehrer und Universitätsdozent) voll arbeitsfähig, können aber auch schwerere Berufe [als Bäcker, Gartenarbeiter, Schlosser, Gerüster und Metallschleifer] kaum behindert ausüben. Ein Patient ist jedoch nicht imstande, seinen Beruf als Tischler auszuüben und ist arbeitslos.

Von 12 Patienten mit mittelschwerer Hämophilie sind 8 [als Weber, Hausverwalter, Büroangestellte, Kraftfahrzeugmechaniker und Schlosser] kaum behindert. Hingegen mußten ein Schuhmacher und ein landwirtschaftlicher Arbeiter umgeschult werden.

Wesentlich ungünstiger ist die Situation bei unseren 24 Patienten mit schwerer Hämophilie. Von diesen sind nur je ein Buchhalter, Schriftsetzer, Archivar, Schaffner, Hersteller orthodontischer Apparate wenig behindert. Wir haben den Eindruck, daß in dieser Gruppe die Patienten mit Hämophilie B bei gleich schweren Laboratoriumsbefunden leistungsfähiger sind als die Patienten mit Hämophilie A. Gerade diese Patientengruppe ist durch die infolge der langen Absenzen mangelhafte Schulbildung in ihrer Berufswahl sehr behindert. Die Patienten haben es schwer, eine Lehrstelle zu finden und später so viele Monate zusammenhängend zu arbeiten, daß sie Invalidenrente beziehen können. Unsere Patienten sind noch am ehesten als Büroangestellte, Zeichner, Steuerberater, Ledergalanteristen, Schneider oder Heimarbeiter tätig. Wieviel auch solche Patienten mit starkem Willen noch zu leisten imstande sind, zeigt ein Kollege, der an verschiedenen Laboratorien tätig war und durch zahlreiche wissenschaftliche Arbeiten bekannt geworden ist. 3 Patienten dieser Gruppe sind dauernd arbeitslos (1 Bauhilfsarbeiter, 2 Schneider), 2 beziehen die Vollrente infolge Arbeitsunfähigkeit und mehrere sind Teilrentner. Die Ergebnisse dieser Berufsanalyse sind in guter Übereinstimmung mit der einzigen uns bekannt gewordenen gleichartigen Untersuchung, die aus Frankreich stammt (7).

Der größte Teil der uns bekannten Bluter ist imstande, den Lebensunterhalt selbst zu verdienen. Dies ist in Österreich offenbar günstiger als in England, wo nur $^2/_{10}$ der Bluter das Existenzminimum verdienen (9). Zeiten der Arbeitslosigkeit werden durch die Arbeitslosenunterstützung überbrückt. 2 erhalten die Invalidenrente und mehrere werden durch eine Teilrente unterstützt. Dies ist aber nur möglich, wenn eine Verschlechterung des Zustandes durch berufliche Tätigkeit bedingt ist. Primär unterliegen die Bluter in Österreich nicht den Schutzbestimmungen für Körperbehinderte. In New York dürfte $^1/_3$ der Bluter selbständig erwerbstätig, $^1/_3$ im Angestelltenverhältnis und $^1/_3$ arbeitslos sein (3). In Dänemark wurde neuerdings das Schicksal von 12 Patienten mit Hageman-Faktormangel untersucht. Sämtliche waren trotz gelegentlicher leichter Hautblutungen in den verschiedensten Berufen voll erwerbsfähig.

Fast alle Patienten sind Mitglieder der Pflichtkrankenversicherung (Gebiets-, Betriebs- oder Bundeskrankenkasse). Sie sind bezüglich der Krankenhaus-, Arzt und Medikamentenkosten völlig gedeckt, letzteres, weil die teuren spezifischen Medikamente wie Transfusionen und antihämophiles Plasma nur während stationärer Krankenhausbehandlung zur Anwendung kommen. Schwierigkeiten bestehen bei den selbständig Berufstätigen, die in der Meisterkrankenkasse sowie in Privatkrankenkassen versichert sind, sowie bei der Beschaffung orthopädischer Behelfe, deren Kosten meist nur zu einem kleinen Teil von den Krankenkassen getragen werden.

Wenn wir die berufliche Situation zusammenfassen, so müssen wir darauf hinweisen, daß viele unserer Bluter bei klügerer Berufswahl günstigere Lebensbedingungen angetroffen hätten. Als Berufe kommen in Frage: 1. Intelligenzberufe wie Büroangestellte und bei höherem Bildungsgrad Buchhalter, Beamte, Lehrer, Steuerberater, Rechtsanwalt, Laboratoriumsarzt, technischer Zeichner.

2. Leichte manuelle Berufe für nicht allzuschwere Bluter, wie Uhrmacher, Feinmechaniker, Schriftsetzer, Graphiker, Juweliere, Photographen, Schneider, Ledergalanterist. Grundlage für alle diese Möglichkeiten ist eine ausreichende Schulbildung, die am besten in einer Sonderschule für Bluter vermittelt würde, die mit einem Internat verbunden ist, in dem die Kinder auch während der Erkrankung weiter unterrichtet werden. Dieser Idealzustand ist meines Wissens nirgends erreicht. Man muß daher den Besuch der Normalschule fordern und darf die Abgabe der Kinder an Hilfs-Schulen nicht gestatten, da mit den Abgangszeugnissen dieser Schulen ein entsprechender Beruf nicht erlernt werden kann und die Schulkameraden zu wenig Rücksicht auf die hämophilen Kinder nehmen.

Einige Worte seien abschließend noch den *familiären Fragen* gewidmet. Wenn ein Patient einen entsprechend verständigen Partner findet und beide hinreichend über die Folgen der Erkrankung aufgeklärt und einverstanden sind, daß die Ehe kinderlos bleiben sollte, so ist die Ehe sicherlich dem Alleinsein vorzuziehen, da der Ehepartner dem Patienten über viele Schwierigkeiten hinweghelfen kann. Von den befragten Patienten sind 25 verheiratet und 24 ledig. Aus den Ehen sind 17 Söhne und 15 Töchter hervorgegangen. Dies steht im Widerspruch zu der vielfach vertretenen Behauptung, daß die hämophilen Familien besonders kinderreich seien, dürfte aber durch die besonderen Verhältnisse in Österreich bedingt sein. Bei den nichthämophilen Erkrankungen dieser Gruppe wie Mangel an Faktor V, VII, X oder Fibrinogen ist gegen die Familienbildung nichts einzuwenden, da in der Regel eine hämorrhagische Diathese nur bei homozygoten Anlageträgern besteht, während die heterozygoten meist nicht behindert sind. Bei der großen Seltenheit dieser Erkrankungen ist kaum zu erwarten, daß ein homozygot Kranker einen heterozygoten Partner heiratet. Außerdem lassen sich bei diesen Erkrankungen die heterozygoten Anlageträger mit Laboratoriumsmethoden erkennen, so daß eine Vorbeugung möglich wäre.

Literatur

(1) ANDREASSEN, M.: Haemofili i Denmark. Kobenhavn: Ejnar Mungsgaard 1943. — (2) ASTRUP, T.: Arteriosclerosis and haemophilia. Lancet **1957**, 745. (3) BOIVIN, J. M.: Infarctus du myocarde chez un hémophile. Arch. Mal. Coeur **47**, 351 (1954). — (4) BORCHGREVINK, CHR. F.: Myocardial infarction in a haemophiliac. Lancet **1959**I, 1229. — (5) BÜHLER, W.: Die röntgenologischen Veränderungen der Blutergelenke aus Bluterstämmen in der Schweiz. Inauguraldissertation. Bern 1951. (6) CHIGOT, P. S., et GINESTE: Les incidences orthopédiques de l'hémophilie. Lyon chir. **45**, 313 (1954). (7) FAVRE-GILLY, J.: Aspect médico-social de l'hémophilie. Rev. pract. **1956**, 2341. (8) GRANDIDIER, L.: Die Hämophilie. Leipzig 1877. (9) NEUMARK, E.: Erfahrungen als Berater der Hämophilia Society. Verh. 5. Europ. Kongr. Haemat. S. 419 Berlin-Göttingen-Heidelberg: Springer 1956. (10) OTTOLANDER, G. J. H. DEN: The incidence of haemophilia A and B in the Netherlands. Vox sang. **5**, 121 (1955). (11) PALMA, A. F. DE: Management of haemarthroses. Hemophilia and hemophiloid diseases. p. 233. Univ. of North Carolina Press, Chapel Hill. 1957. (12) RENIER, J. C.: Arthropathie hémophilique. Rev. rhumat. **23**, 53 (1956). — (13) ROSENTHAL, M. C.: Persönliche Mitteilung. (14) STEWART, J. W., and E. D. ACHESON: Artherosclerosis in a haemophiliac. Lancet **1957**I, 1121.

3. Thrombocytopathien

Von

R. MARX

Thrombocytopathien sind entweder Anomalien des quantitativen oder des qualitativen Auf- oder Abbaues der Thrombocyten. In Tabelle 1 wird versucht, die heterogenen Thrombocytopathien nach den derzeitigen Kenntnissen pathogenetisch zu gliedern. Die letzten Jahre haben gezeigt, daß ein erheblicher Anteil der essentiellen bzw. idiopathischen Thrombopenien durch Autoantikörper zustandekommt. Nachdem jedoch die Methoden zum sicheren Nachweis der Thrombocytenautoantikörper — wie Vergleiche von Labor zu Labor zeigen — noch manche Fehlerquellen besitzen, werden im folgenden die autoimmunologisch bedingten Thrombopenien nicht von den essentiellen Thrombopenien ohne Autoantikörpernachweis abgetrennt.

Tabelle 1. *Allgemeine pathogenetische Einteilung der Thrombocytopathien*

I. *Quantitative Thrombocytenstörungen*

    1. Thrombopenien
       a) myelogene
       b) hämo- bzw. splenogene

    2. Thrombocytosen bzw. Thrombocythämien
       a) hormonale
       b) hämoblastotische.

II. *Qualitative Thrombocytenstörungen.* A) Hereditäre, B) Erworbene

    1. morphologische Dysplasien
       a) makroskopische
       b) ultramikroskopische (im Ultrafeinschnitt erkennbare)
    2. biochemische (enzymatische) Dysplasien (bzw. ,,Alterationen")
    3. Funktionsstörungen (plasmogene und/oder thrombocytogene) hinsichtlich:Adhäsion, Agglomeration, Retraktion, Sekretion, Evolution usw.

III. *Mischformen von I und II*

    1. Thrombopenische Thrombopathien
    2. Thrombopathische Thrombopenien
    3. Thrombopathische Thrombocytosen bzw. Thrombocythämien (,,Dystrombocytosen").

Was wissen wir hinsichtlich der Prognose der *idiopathischen Thrombopenien,* die in akuter und jenseits des 15. Lebensjahres häufiger in chronischer Form auftreten ?

Unter akuten Thrombopenien sollen solche verstanden werden, die mehr oder minder plötzlich, allenfalls mit leichteren Vorsymptomen bis zu 3 Monaten beginnen und innerhalb 6 Monaten spontan ausheilen oder aber zum Tode führen. Allgemein hängt die Spätprognose der idiopathischen Thrombopenien vom Individualcharakter der Erkrankung und von der spezifischen, weniger der unspezifischen Therapie ab. Wenn keine spezifische Therapie erfolgt, hängt die Prognose generell ab:

1. Vom Lebensalter des Auftretens (günstigere Aussichten im Kindesalter, abgesehen von Neugeborenen).

2. Von der Form des Auftretens (akut mit hämorrhagischen Krisen, chronisch remittierend oder persistierend).

3. Vom Ausmaß des gleichzeitigen Gefäßschadens.

4. Weniger vom Schweregrad der Thrombopenie und dem Knochenmarkstatus (und evtl. zusätzlichen funktionellen Alterationen der Plättchen und plasmatischen Coagulationsstörungen).

5. Vom Ort und Ausmaß der Blutungen und ihrer Sekundärfolgen.

Kann eine spezifische Therapie gegen die idiopathische Thrombopenie durchgeführt werden, so verändern die Prognose:

1. Die Blutsubstitution (Nativ-, Citrat-, Sequestren-Blut, Transfusion mit Silicon- oder Plastikgefäßen, Thrombocytämieblut, Fibrinogenkonzentrate, Plättchenkonzentrate).

2. Die Splenektomie (seit KAZNELSON 1916).

3. Die Nebennieren-Steroid- bzw. die ACTH-Therapie (seit MEYERS, MILLER und BETHELL, 1950).

Um die Prognose der idiopathischen Thrombopenien darzustellen, sind in den folgenden Übersichtstabellen neuere Literatur und eigene Erfahrungen seit 1948 ausgewertet. Dabei wurde versucht, die Ergebnisse ohne spezifische Therapie, nach Splenektomie allein, mit Steroiden allein, sowie mit Steroid- und Splenektomie kombiniert zu überprüfen, soweit dies seit der Einführung der Steroidtherapie möglich ist. Die Zusammenstellung ergibt zunächst eine *Letalität* der unbehandelten bzw. nicht spezifisch behandelten (akuten und chronischen) idiopathischen Thrombopenien

Tabelle 2. *Letalität nicht spezifisch behandelter akuter und chronischer idiopathischer Thrombopenien (nach Katamnesen zwischen 8 Tagen und 58 Jahren Dauer)*

Autor	Berichts-jahr	Fallzahl	Todesfälle
HEINRICH	1943	61	10
JÄGER	1949	43	10
SCHWARTZ und KAPLAN	1950	50	13
KOMROWER und WATSON	1954	24	7
OEHME und SÜSS	1959	28	1
MARX	1959	48	4
		254	45 = 18,4%

Tabelle 3. *Letalität der idiopathischen Thrombopenie bei Splenektomierten*

I. Letalität in der Operationsperiode (Perioperationsletalität)

Autor	Berichts-jahr	Fallzahl	Todesfälle
ELLIOT und TURNER	1951	68	0
BENDANDI	1954	65	2
KOMROWER und WATSON	1954	12	1
CAMPBELL	1956	59	1
OEHME und SÜSS	1959	6	0
MARX	1959	7	0
WINCKELMANN	1959	10	0
		227	4 = 1,8%

II. Letalität sowohl der Operationsperiode als auch der kontrollierten Nachfolgezeit nach der Splenektomie (bis zu 24 Jahren Nachkontrolle)

Autor	Berichts-jahr	Fallzahl	Todesfälle
SCHWARTZ und KAPLAN	1950	44	8
ELLIOT und TURNER	1951	68	5
ROSENTHAL u. Mitarb.	1951	14	7
CAMPBELL	1956	59	1
WATSON, WILLIAMS, MAC-PHERSON, STANLEY und DAVIDSON	1958	31	3
OEHME und SÜSS	1959	6	0
MARX	1959	7	0
WINCKELMANN	1959	10	0
		249	23 = 9,4%

III. Letalität der länger als 4 Jahre kontrollierten Patienten

	Todesfälle
Zahl der auswertbaren Fälle (83 Fälle der unter II angeführten Autoren)	6 = 7,2%

2

von 18,4% (Tab. 2) (21 von 28 beurteilbaren Kranken sind vorwiegend an intrakranialen Blutungen gestorben).

Es muß bei der Beurteilung der Spätprognose aber nicht nur die Letalität, sondern auch die Arbeitsfähigkeit berücksichtigt werden. Von 26 nicht spezifisch behandelten Fällen chronischer idiopathischer Thrombopenie, deren Katamnese von mir selbst über mindestens 4, maximal 9 Jahre hin aufgenommen werden konnte, waren 4 in dieser Zeitspanne vorzeitig arbeitsunfähig geworden (3 infolge von Cerebralblutungen), 9 litten unter arbeitslustmindernder Müdigkeit und 5 unter häufigen Kopfschmerzen.

Dagegen war die Letalität der idiopathischen Thrombopenie nach *Splenektomie* nur etwa halb so groß (Tab. 3). Der Langzeiterfolg (*53*) ist bei der akuten mit 75% besser als bei der chronischen mit 50%, die höhere Spontanremissionsrate der akuten Thrombopenien spielt dabei eine Rolle (Tab. 4). Nach einer eigenen Zusammenstellung trat ein klarer Mißerfolg der Splenektomie bei der idiopathischen Thrombopenie in $^1/_3$ der Fälle ein (Tab. 5).

Negative Seiten und mögliche Gefahren der Splenektomie beleuchtet

Tabelle 4. *Splenektomieerfolge getrennt nach akuten und chronischen idiopathischen Thrombopenien* (nach WATSON-WILLIAMS u. Mitarb. 1958; Pat. von MARX (1959)

Beobachtungsdauer in Jahren	akute Thrombopenien		chronische Trombopenien	
	Zahl	voller Erfolg in % (Thrombocytenzahl und Blutungszeit)	Zahl	voller Erfolg in %
1	17	83	30 (+2[1])	65
4	10	80	20 (+3[1])	61
8	8	75	14	50
12	4	75	6	33
20	1	—	4	50

Tabelle 5. *Weitere Ergebnisse der Splenektomie bei idiopathischer Thrombopenie*

Autor	Berichtsjahr	Zahl der Splenektomierten	Mißerfolge
SCHWARTZ und KAPLAN	1950	37	11
ELLIOT und TURNER . .	1954	63	14
BERNARD, BEAUMONT u. CAEN	1956	16	7
HARRINGTON	1957	176	39
WATSON, MACPHERSON und STANLEY DAVIDSON	1958	26	10
MARX	1959	7	0
WINCKELMANN	1959	10	4
		275	85 = 30,9%

Tab. 6. Beachtenswert für die Indikationsstellung zur Splenektomie erscheint besonders die Erfahrung von DAMESHEK (*11*), die allerdings von HARRINGTON (*20*) nicht geteilt wird, daß eine idiopathische Thrombopenie in 15—30% bei jungen Frauen das Monoprodom eines latenten Lupus erythematodes disseminatus sein kann. Es erscheint dementsprechend notwendig, mehr als bisher den L.E.-Zellen vor der Splenektomie bei jungen Frauen Aufmerksamkeit zu widmen, weil nach DAMESHEK eine Manifestierung des L. e. d. nach Splenektomie vorkommt.

Tabelle 6. *Nachteile der Splenektomie bei idiopathischer Thrombopenie*

1. Die Operationsletalität.
2. Die Thromboemboliegefährdung bei überschießender Thrombocytogenese nach der Splenektomie (besonders bei älteren Patienten).
3. Verschlechterung bzw. Manifestation eines disseminierten Lupus erythematodes bei jungen Frauen besonders, weil die Thrombopenie Mono-Prodrom eines disseminierten Lupus erythematodes sein kann (nach DAMESHEK in gut 15 [bis 30]% der Fälle).
4. Spätere Neigung der Splenektomierten zu dauernder Müdigkeit (in 40,5% der Fälle) und Magenbeschwerden [in 47% der Fälle (nach BEGEMANN)].
5. Bisher wenig bedeutsam eingeschätzte, persistierende Störungen des Eiseneinbaues in die Erythrocyten usw.
6. Gut ein Drittel Mißerfolge hinsichtlich Thrombocytennormalisierung.

Tabelle 7. *Steroidtherapieergebnisse (nach 2—5 Jahren) bei chronischen, idiopathischen Thrombopenien Erwachsener* (mit Cortisol-, ACTH- und Prednisolontherapie)

Autor	Beobachtungszeit in Jahren	Zahl der Fälle	Therapie	Erfolg
WATSON-WILLIAMS, MAC PHERSON und DAVIDSON	5	2	*Cortisol* (9—12 Tg. je 100 mg)	1 mal Remission 1 mal Initialerfolg, dann Relaps, nach 3 Jahren wieder Spontanremission
	4	1	*Cortisol* (10 Tg. je 100 mg)	1 Mißerfolg
MARX	4	5	*Cortisol* + ACTH (100—300 mg tgl. + 1 mal pro Woche 40 E ACTH 20—35 Tage)	4 mal Initialbesserung, 2 mal Relaps, 2 Remissionen, 1 Mißerfolg
	2	5	bis 5 mal wöchentl. 10—40 E ACTH	2 mal Partialerfolg 3 mal Mißerfolg (1 mal Urticaria, (1 mal absol. Arrhythmie, (1 mal Ödeme)
	2	8	*Prednisolon* 20 bis 60 mg tgl. (+ 1 mal pro Woche 40 E ACTH 10—60 Tage)	3 mal Remission 2 mal Mißerfolg 3 mal Partialerfolg (mit Relapsen)
		21		7 Mißerfolge = $33^1/_3\%$

Ein Erfolg der alleinigen, von manchen Autoren als Langzeittherapie durchgeführten Steroidzufuhr — bisher in $^2/_3$ der Fälle vorhanden — wird sich im Laufe späterer Beobachtungszeiten unter Umständen schwächer erweisen als er sich bisher repräsentiert (Tab. 7). Dasselbe gilt für den Erfolg der kombinierten Steroid-ACTH- und Splenektomie-Therapie (81% Erfolge nach Tab. 8).

Interessant ist die Prognose der zwar relativ seltenen, aber besonders wichtigen idiopathischen Thrombopenie in der Schwangerschaft. Günstig erscheint die Prognose der Mütter (2% Letalität) — teils wegen der relativ autonomen Blutstillung im Uterus —, dagegen relativ hoch die Letalität der Neugeborenen dieser Mütter (etwa 20%) (Tab. 9). Besonders wichtig scheinen die Ergebnisse (*20*), daß praktisch alle Mütter mit Thrombocytenautoantikörpern, teilweise auch die splenektomierten, thrombopenische Kinder gebären, deren Letalität durch die Information des jeweiligen Geburtshelfers stark vermindert werden kann. Wenn sich diese Erfahrungen bestätigen, wird der Thrombocyten-Autoantikörpernachweis auch für die Geburtshelfer wichtig, ebenso wichtig aber auch für die Internisten und Chirurgen, nachdem bei 153 Fällen mit Autoantikörpern gegen Plättchen in 87,2% ein Erfolg der Splenektomie eintrat, während bei 23 ohne Autoantikörper nur 5 erfolgreich operiert wurden (*20*).

Faßt man die Ergebnisse zusammen, so ergibt sich, daß eine sichere Spätprognose bei der idiopathischen Thrombopenie im Einzelfall nicht möglich ist. Selbst jahrelang Normalisierte können tödliche Relapse der Erkrankung bekommen. Deshalb wird empfohlen, alle Splenektomierten unter Thrombocytenkontrolle zu halten, um bei gefährlichen erneuten Schüben mit der mitigierenden, vasotropen Steroidtherapie frühzeitig eingreifen zu können.

Tabelle 8. *Therapieergebnisse kombinierter Steroid- und Splenektomietherapie bei primären Thrombopenien*

Autor	Berichts-jahr	Zahl der Patienten	Beobachtungs-zeit in Jahren	Art der Therapie	Ergebnisse
CAMPBELL (Mayo-Klinik)	1956	19	bis zu 3	zuerst Cortisol, dann Splenek-tomie	12 mal Initialerfolg, dann Relaps nach Cortisol; nach Splenektomie 13 mal Remisson; 2 mal Initial-mißerfolg, dann langsam Remission; 1 mal Initial-erfolg, dann Relaps; 3 mal Todesfall
		{ 2 { 1	{ 3 Jahre { 22 Mon.	zuerst Splenek-tomie, dann Cortisol	3 mal klinische Remission
WATSON-WILLIAMS, MACPHERSON und DAVIDSON	1958	19	$^1/_2$ bis 6 (8 Fälle 3—6 Jhr.)	11 mal Ste-roide *vor* der Splenektomie	9 mal Erfolg, 2 mal Mißerfolg
				6 mal Ste-roide *nach* d. Splenektomie	5 mal Mißerfolg
				2 mal Ste-roide *vor* u. *nach* der Splenektomie	1 mal 3 Jahr. Remission, dann Relaps; 1 mal Mißerfolg
		38			11 Mißerfolge = 19%

Tabelle 9. *Letalität und Gefährdung idiopathisch-thrombopenischer Schwangerer* (59 Fälle, MENDEL und SPACKMANN, HARRINGTON)

	Prozentzahl
1. *Müttersterblichkeit*	1,9
2. *Stärkere Peripartalblutungen*	8,3
(bei stärkeren Thrombopenien)	11,6
3. *Gefährlich:* Steroide (+ ACTH ?), sowie Splenektomie in den ersten 3 Schwangerschaftsmonaten.	

Neugeborenen-Thrombopenien (90 Fälle, MENDEL und SPARKMANN, HARRINGTON)

1. *Thrombopenische Mütter* thrombopenischer Neugeborener . .	73
2. *Neugeborene* thrombopenischer Mütter, bei denen der Throm-bocyten-Autoantikörper-Nachweis glückte, sind ebenfalls thrombopenisch	100 (nach HARRINGTON)
3. *Sterblichkeit der Neugeborenen* idiopathisch-thrombopenischer Mütter	21
4. *Sterblichkeit der Neugeborenen* von intra graviditatem splen-ektomierten Müttern	23
5. *Sterblichkeit von Neugeborenen* von autoimmun-thrombopeni-schen Müttern bei *vorgewarnten Geburtshelfern* (notfalls Sectio)	gering (nach HARRINGTON)
6. *Spontanremission der Neugeborenen-Thrombopenien* allgemein gewöhnlich im Verlauf von 1—20 Wochen	

Betrachten wir einmal die Erfahrungen verschiedener Autoren mit idiopathischen bzw. primären Thrombopenien bei solchen Patienten, die nicht spezifisch behandelt worden waren, im einzelnen: 1943 berichtete HEINRICH (*23*), daß 10 von 61 beobachteten Thrombopenien an intracraniellen Blutungen zugrunde gegangen waren und weitere 24% neurologische Störungen aufwiesen. 1949 gab JAEGER (*25*) eine Katamnese von 43 Fällen akuten und chronischen Morbus Werlhof. Von 19 als akut rubrizierten Fällen starben 4, überwiegend an Intracranial-blutungen (Kleinhirn-, Subdural-, Ponsblutungen, Purpura cerebri), 3 an Magen-Darm- bzw. anderen Organblutungen. Von 24 intermittierenden, bzw. persistierenden chronischen primären Thrombopenien starben 3, davon 2 an Cerebralblutungen. Es wurden dabei Fälle mit einer Krankheitsanamnese bis zu 49 Jahren erfaßt. Die 3 chronischen Fälle kamen im 26., 44. bzw. 46. Krankheitsjahr zum Verblutungstod. 1950 beobachteten SCHWARTZ und KAPLAN (*48*) 50 Fälle von akutem und chronischem Morbus Werlhof, von denen 13 starben und 37 klinisch eine Spontanremission zeigten. 1951 beschrieb CAMPBELL (*7*) 25 konservativ behandelte Fälle, von denen 3 starben (2 an Encephalorrhagien, 1 an diffusen Blutungen) und 15 chronisch thrombocytenarm blieben und 7 sich diesbezüglich besserten.

1954 lieferten KOMROWER und WATSON (*28*) eine Übersicht über 17 nicht splenektomierte akute Thrombopenien bei Kindern. Davon starb 1 Kind an einer Gehirnblutung. Von 7 Fällen chronischer kindlicher Thrombopenie starben 3 an Cerebralhämorrhagien, 1 an anderen Blu-tungen. Die Autoren betonen, daß weder die Eosinophilie noch die Stärke der Thrombopenie eine Prognose gestattet. Von insgesamt 279 Thrombopenie-Patienten verstarben 19, 17 davon im 1. Beobachtungsmonat der Krankheit. 1958 untersuchten OEHME und SÜSS (*41*) 16 idio-pathische und 18 symptomatische Thrombopenie-Kinder nach 1—11 Jahren. Davon hatten 15 nach der Klinikentlassung noch Hautblutungen, 13 noch Schleimhautblutungen, 4 mußten zum zweiten Male wegen Blutungen hospitalisiert werden. Von den 28 nicht splen-ektomierten, katamnestisch erfaßten Thrombopenikern verstarb nur 1 Kind.

Eigene Beobachtungen erfaßten 48 Fälle von primärer Thrombopenie, 47 chronische, 1 akute. Davon starben in der Beobachtungszeit zwischen 1948 und 1959 nach einer 3 Monate bis 58 Jahre dauernden Blutungsanamnese 4 (1 akute, 3 chronische); davon hatten 2 Cerebral-blutungen, 1 eine große Nierenblutung, 1 diffuse Blutungen. 1 weiterer Fall dieser Beobachtungs-reihe erlitt in der Beobachtungszeit von 5 Jahren eine Apoplexie bei gleichzeitiger mäßiger Hypertonie. Bei 2 Patienten bestanden mit Wahrscheinlichkeit thrombopeniebedingte, epileptiforme Anfälle, wobei eine Patientin mehrfach nur eine Oberkörperpurpura nach dem Anfall aufwies. Von 10 Fällen idiopathischer Thrombopenie ohne spezifische Therapie, deren Diagnose zwischen 7 und 11 Jahre zuvor in der 1. Med. Univ. Klinik in München gestellt wor-den war, waren bei Nachuntersuchungen 8 noch verschiedengradig thrombopenisch (weniger als 130000/mm³). 3 davon waren vor der Nachuntersuchung 5 Jahre symptomfrei gewesen (allerdings bei fehlender Traumatisierung) und hielten sich subjektiv für geheilt, 2 hatten in der Zwischenzeit mehrfach schwere Blutungsattacken mit sekundären Anämien, 3 nur leichtere Hämorrhagien (Hauthämatome, Epistaxis) bei persistierender Thrombopenie.

Die Spätprognose der heterogenen *symptomatischen Thrombopenien* ist in be-sonders starkem Umfang von der Grundkrankheit abhängig:

Bei den *hämoblastotischen Thrombopenien*, besonders bei Leukosen, ist die symptomatische Thrombopenie mit thrombopathischem Einschlag (*10, 34i*) eine wichtige Teiltodesursache. BOCK (*5*) fand bei insgesamt 90 untersuchten akuten Leukosen 10% Cerebralblutungen und schwerere Magen-Darmblutungen, die zum Teil thrombopeniebedingt sind. Bei der essentiellen Panmyelophthise wirken Thrombopenie und morphologische Plättchenanomalien (*34j*) ebenfalls zusammen und bedingen den stets deletären Ausgang. Bei der Thrombokinase-Intoxikation, besonders der blutenden vorzeitigen Placentalysis, kann die symptomatische Thrombopenie ein prognostisch wichtiges Zeichen der peripartalen Afibrinogen-ämie sein; diese läßt sich durch zeitgerechte Fibrinogeninfusion mindern. Die Thrombopenie geht nach Entleerung des Uterus gewöhnlich im Laufe einer Woche zurück. Bei der symptomatischen Thrombopenie der Prostatacarcinose, die teil-weise zu derselben Gruppe zu rechnen ist, kann nach eigenen Beobachtungen bei 2 Fällen über $1^1/_2$ bzw. 3 Jahre die symptomatische Thrombopenie einen wesent-lichen Anteil an der Blutungsdiathese haben; durch Honvantherapie kann diese auf Monate zurückgedrängt werden.

Seit langem wird die idiopathische Thrombopenie als benigne, die symptomatische als maligne bezeichnet. Letztere darf jedoch nicht generell als maligne betrachtet werden, da das Grundleiden auch eine gutartige Infektionskrankheit sein kann. Gleichwohl gibt es gelegent-lich eine parainfektiöse Verlaufsform, die auf einer Schädigung der Bildungsstätten der Throm-bocyten beruht und quoad vitam eine ungünstige Prognose hat. Weit häufiger ist allerdings die *postinfektiöse Thrombopenie* — bei Kindern die häufigste Form der symptomatischen

Thrombopenie —, die nach zweimonatiger Dauer abzuheilen pflegt, also keine chronische Erkrankung darstellt.

Zur Spätprognose der *splenopathischen Thrombopenien* (sekundärer und primärer Hypersplenismus) im Kindesalter liegt ebenfalls eine Zusammenstellung vor (*17*). Nimmt man die von mir beobachteten über 4, bzw. 5 Jahre kontrollierten 2 Fälle von splenektomierten kindlichen splenomegalen Cirrhosen im Alter von 13 bzw. 14 Jahren hinzu, so ergeben sich 181 splenopathische Thrombopenien, von denen 155 operiert wurden. Davon waren nach 2 Beobachtungsjahren 44 klinisch in gutem Zustand, gestorben waren 53; 25 litten unter weiteren Blutungen. Von 27 Fällen (*17*) wurden 21 splenektomiert, 13 davon hatten Oesophagusblutungen. 3 Kinder starben unmittelbar nach der Operation, 17 hatten in der Nachbeobachtungszeit bis zu 6 Jahren keine Magen-Darm-Blutungen mehr. Diese relativ günstige Prognose ist trotz einer zwar noch nicht genügend langen Zeitspanne beachtenswert, weil Prednisolon bei Kindern mit Oesophagusvaricen auch einmal Blutungskrisen infolge Schleimhautulcerationen induzieren kann.

Weniger günstig erscheint die Spätprognose bei den Thrombopenien mit *Morbus Banti-Syndrom* der Erwachsenen. Die Operationsletalität betrug 21,6%. Nach 5 Jahren lebten noch 54,6%, nach 10 Jahren 41,5%, nach 20 Jahren 20,4% (*14*). In einer anderen Statistik betrug die Operationsletalität nur 9,8% (*42*).

Ganz besonders schlecht ist die Spätprognose der symptomatischen thrombotischen Thrombopenie vom Typus Moschcowitz. Ich habe zusammen mit Wopfner 61 Fälle der Literatur ausgewertet (*34e*), wobei sich eine Krankheitsdauer bis zum Letalverlauf zwischen $^1/_2$—170 Wochen ergab.11 Fälle wurden splenektomiert. Davon zeigten 3 Remissionen, 1 Fall bis zu mehreren Jahren. Frischblut und Steroide erwiesen sich als nutzlos. Die Splenektomie scheint aber immerhin in einem Teil der Fälle eine gewisse lebensverlängernde Wirkung zu haben.

Den verbindlichen Aussagen über die Spätprognose der konstitutionellen, hereditären Thrombopathien (bzw. funktionellen Thrombocytopathien) stehen erhebliche Differenzen der Nomenklatur und teilweise konträre Ansichten bezüglich des thrombocytogenen Charakters dieser Blutungsdiathese entgegen.

Bei der *Thrombasthenie Glanzmann-Naegeli* besteht hinsichtlich des thrombocytogenen Charakters im wesentlichen Übereinstimmung. Bei einer von Braunsteiner veröffentlichten Thrombasthenie-Familie starben in 4 Generationen von 10 Descendenten eines selbst durch Blutungen zugrundegegangenen Thrombasthenikers 2 an Hämorrhagien. Aus einer eigens über 6 Jahre fortlaufend kontrollierten Familie schwebt eine Betroffene durch Menorrhagien fast jedes Jahr einmal in akuter Lebensgefahr. Trotzdem hat sie — bei durchschnittlich nur 50% Hämoglobin — ihr Abitur und das medizinische Vorexamen bestanden. Ein anderer publizierter Fall wurde erfolglos splenektomiert (*6*).

Infolge der Perioden schwerer, sekundärer Anämie und der allerdings seltenen Gelenkblutungen ist die soziale Prognose der Patienten mit schwerer Thrombasthenie getrübt. Die Letalität der Erkrankung dürfte durch optimale Direkttransfusionen vermindert werden können, bei schweren Fällen entspricht sie etwa der bei unbehandelter idiopathischer Thrombopenie.

Schwieriger ist die Literatur der *Thrombopathie Willebrand-Jürgens* auswertbar. Kürzlich habe ich (*34a*) eine auf neuere Erfahrungen und methodische Experimentaluntersuchungen gegründete Klassifikation versucht, bei der die Willebrand-Jürgens-Syndrome neben den reinen hypocoagulogenen Thrombopathien (vom Typ der Thrombocytenfaktor 3-Insuffizienz) als Untergruppen der Pseudohämophilie erscheinen. Nach den vorliegenden Erfahrungen (*1, 19, 26, 27, 29, 51*) scheinen kombinierte, pseudohämophile Blutungsdiathesen mit funktionellen und biochemischen Abartigkeiten der Blutplättchen nicht selten zu sein. 2 Fälle von thrombopenischer Thrombopathie, die durch Familienuntersuchungen von thrombopathischen Thrombopenien abgrenzbar sind, kamen bei uns ad exitum (1 an diffusen Blutungen, 1 an Blutung nach Gallenempyemoperation). Ein weiterer Fall von thrombopenischer Thrombopathie wurde durch eine Splenektomie ohne Änderung der Prothrombinkonsumption klinisch und thrombocytenzahlenmäßig vorübergehend gebessert, fiel aber wieder auf eine mäßige Thrombopenie zurück (60000—90000), in der vor kurzem eine rechtzeitig entdeckte extrauterine Frühschwangerschaft trotz erheblichen Blutverlustes überstanden wurde. Bei einer hypocoagulogenen Thrombopathie sind von 5 Geschwistern 2 an Blutungen zugrundegegangen (*43*). R. Jürgens berichtete von einer Familie auf den Åalandsinseln, für deren Blutungsdiathese zuerst der zunächst enger gefaßte Terminus „Thrombopathie" geprägt worden war, daß von 7 Töchtern einer Blutermutter 5 den Blutungen erlegen sind. BRAUNSTEINER (*16*) schätzt die Letalität der Thrombopathien seiner Definition auf 20%. Dies dürfte jedoch wohl nur für die schweren Fälle gelten. Aus 24 von mir im Laufe von 8 Jahren untersuchten Familien mit Pseudohämophilien vom Typ des von Willebrand-Jürgens-Syndroms bzw. der reinen, hypocoagulogenen Thrombopathien starben von 47 Blutern in der Beobachtungszeit (1951—1959) 4 infolge Blutungen. Nach neueren Ergebnissen (*40*) dürfte wegen der therapeutischen Möglichkeiten mit einem plasmatischen, nicht gerinnungsaktiven Antiblutungsfaktor zumindest für einen Teil der Thrombopathien älterer und neuerer Definition eine Hoffnung auf eine günstigere Spätprognose bestehen.

Zusammenfassend kann man sagen, daß die Spätprognose der Thrombocytopathien trotz diagnostischer und therapeutischer Fortschritte in den letzten Jahren zum Teil noch recht ernst ist. Trotz der im Fluß befindlichen Grundlagenforschung auf dem Gebiete der Thrombocytopathien sind therapeutische Fortschritte nur in beschränktem Umfang erzielt worden.

Literatur

(*1*) ACHENBACH, W.: 3. Symposion der DAB in Frankfurt, 1958.

(*2*) BEGEMANN, H., u. W. GEHLE: Die Auswirkungen der posttraumatischen Splenektomie. Dtsch. med. Wschr. **1959**, 449. — (*3*) BENDANDI, G.: Orientamenti diagnostici e terapeutici attuali nella chirurgia della milza, Estratto da Archivio ed atti dellá Società Italiana di Chirurgia, Vol. I, Cinquantoseiessimo Congresso. Roma, ottobre 1954. — (*4*) BERNARD, J., J. L. BEAUMONT et J. CAEN: Indications actuelles de l'Hormonothérapie et de la Splenectomie dans le traitement des Purpuras Thrombopéniques idiopatiques. Sang. 17, 882 (1956). — (*5*) BOCK, H. E.: Zur klinischen Pathomorphose der akuten Leukämien. Dtsch. med. Wschr. **1958**, 293. — (*6*) BRAUNSTEINER, H.: Thrombopathie und Thrombasthenie. Wien u. Innsbruck: Urban & Schwarzenberg 1955.

(*7*) CAMPBELL, D. C.: Idiopathic thrombocytopenic purpura in adults. Med. Clin. N. Amer. **40**, 1187 (1956). — (*8*) CLEMENT, D. H., and DIAMOND, L. K.: Purpura in infants and children. Amer. J. Dis. Child. **85**, 259 (1953). — (*9*) CLEVE, H., F. HECKNER u. R. SCHOEN: Das Morphologische der idiopathischen thrombopenischen Purpura im Lichte neuer pathogenetischer Erkenntnisse. Schweiz. med. Wschr. **1958**, 323. — (*10*) CREVELD VAD, LIEM KHE HO and H. A. VEDER: Thrombopathia. Acta haemat. (Basel) **19**, 199 (1958).

(*11a*) DAMESHEK, W.: Systematic Lupus erythematosus: A complex autoimmun disorder? Ann. intern. Med. **48**, 707 (1958). — (*11b*) DAMESHEK, W., F. RUBIA jr, J. P. MAHONEY, W. H. REEVES and L. A. BURGIN: Treatment of idiopathic thrombocytopenic purpura (JTP) with prednisone. J. Amer. med. Ass. **166**, 1805 (1958). — (*12*) DAUSSET, et G. MALINVAUD: Examen critique des méthodes immunologiques employées pour l'études des purpuras thrombopéniques. Sang 17, 1 (1957). — (*13*) DEUTSCH, E.: Eine neue Thrombopathie-Familie. Thromb. Diathes. haemat. 1, 261 (1957). — (*14*) DURHAM, R. H.: The results of splenektomy in Banti's syndrome. Ann. intern. Med. **34**, 1372 (1951).

(*15*) ERBSLÖH, F.: Das Zentralnervensystem bei Krankheiten des Blutes. Handbuch der speziellen pathologischen Anatomie und Histologie. Berlin-Göttingen-Heidelberg: Springer 1958. — (*16*) ELLIOT, R. H. E., and J. C. TURNER: Splenektomy for purpura haemorrhagica. Surg. Gynec. Obstet. **92**, 539 (1951).

(*17*) FELKEL, O., u. W. FREISLEDERER: Klinik, Verlauf und therapeutische Beeinflussung der splenopathischen Panhämocytopenie im Kindesalter. Klin. Wschr. **1958**, 720. — (*18*) FLÜCKIGER, P., A. HÄSSIG u. E. KOLLER: Über den Thrombozyten-Coombs-Test. Schweiz. med. Wschr. **1953**, 1035.

(*19a*) GROSS, R.: Persönliche Mitteilung 1959. — (*19b*) GROSS, R., u. G. SCHWICK: Über die Gerinnungsaktivität und intravenöse Anwendung lyophil getrockneter menschlicher Thrombozyten. Klin. Wschr. **1957**, 814. — (*19c*) GROSS, R., G. W. LÖHR u. H. D. WALLER: Zellstoffwechsel und Zellalterung. Klin. Wschr. **1959**, 833.

(*20a*) HARRINGTON, W. J.: Therapy of the purpuras. J. chron. Dis. **6**, 365 (1957). — (*20b*) HARRINGTON, W. J.: The autoimmune thrombocytopenias. Confer.: Progress in Hematology, Leandro M. Tocantins, Editor. Vol. I, 1956. — (*21a*) HEILMEYER, L.: Physiol. Beziehungen zwischen Milz und Knochenmark. Milz, Symposion 1954, herausgegeben von A. HITTMAIR, Innsbruck. Basel: S. Karger 1955. — (*21b*) HEILMEYER, L., u. H. BEGEMANN: Handbuch der Inneren Medizin. 4. Aufl. 2. Bd. Berlin-Göttingen-Heidelberg: Springer 1951. — (*22*) HENNING, N.: Die Therapie hämorrhagischer Diathesen. Verh. dtsch. Ges. inn. Med. **59** (1955). — (*23*) HEINRICH, A.: Die Beteiligung des Zentralnervensystems bei Krankheiten des hämatopoetischen Apparates. Fortschr. Neur. Psychiat. **15**, 329 (1943).

(*24a*) INTROZZI, P., e P. DE NICOLA: Untersuchungen über die Physiopathologie der Blutplättchen. Scientia Med. Ital. **4**, 697 (1956). — (*24b*) INTROZZI, P., e P. DE NICOLA: La terapia dei diffetti di coagulazione. Pavia: Edizioni di Haematologica 1955.

(*25*) JÄGER, G.: Die Katamnese zum Morbus Werlhof. Inaug.-Diss., Heidelberg 1949. — (*26*) JOHNSON, SH. A.: A new approach to the thrombocytopathies (Thrombocytopathy A). 7. Ann. Symposion on Blood, January 17. and 18. 1958. — (*27a*) JÜRGENS, R.: Hereditäre Thrombopathien. Verh. dtsch. Ges. inn. Med. **58** (1955). — (*27b*) JÜRGENS, R., W. LEHMANN, O. WEGELIUS, A. W. ERIKSON u. E. HIEPLER: Mitteilung über den Mangel an antihämophilem Globulin (Faktor VIII) bei der Åaländischen Thrombopathie (von WILLEBRAND-JÜRGENS). Thromb. Diath. haemat. **1**, 257 (1957).

(*28*) KOMROWER, G. M., and G. A. WATSON: Prognosis in idiopathic thrombocytopenic purpura of Childhood. Arch. Dis. Child. **19**, 502 (1954). — (*29*) KOCH, F., H. E. SCHULZE, G. SCHWICK, E. KLEES u. E. KUNTZE: Zur Problematik der Thrombopathie WILLEBRAND-JÜRGENS, der Pseudohämophilie bzw. weiblichen Hämophilie, Epikrise einer fast 20jährigen Beobachtung. Z. Kinderheilk. **79**, 449 (1957). — (*30*) KÜNZER, W., J. STRÖDER u. J. HOFFMANN: Zur Blutgerinnung bei Leukosen. Z. Kinderheilk. **91**, 431 (1958).

(*31*) LOZNER, E. L.: The thrombocytopenic purpuras. Bull. N. Y. Acad. Med. **30**, 184 (1954).

(*32*) MARKS, R. A., and ST. P. WEGRYN: Idiopathic thrombocytopenic purpura in pregnancy. Amer. J. Obstet. Gynec. **77**, 895 (1959). — (*33*) MARMONT, A., et F. A. FUSCO: Predni-steroidi e porpore thrombocitopeniche idiopatiche. Haemat. latina 1, fasc. 1 (1958). — (*34a*) MARX, R.: Über Hämophilien und Pseudohämophilien. Münch. med. Wschr. **1959**; 881, **1959**, 926. — (*34b*) MARX, R., u. G. PFALLER: Schwere transitorische hämorrhagische Diathese in der Gravidität. Blut **4**, 212 (1958). — (*34c*) MARX, R., u. G. KÖPPEL: Sobre el conocimiento de la trombopatia de tipo Naegeli. Sangre **2**, 142 (1957). — (*34d*) MARX, R., u. R. KRAUTWURST: Untersuchungen über die Blutungsdiathese bei Prostatacarzinom. Unveröffentlicht. — (*34e*) MARX, R., u. M. WOPFNER: Die Syndrome: Thrombotische Thrombopenie und hämorrhagische Thrombocythämie. Inaug.-Diss. MARIA WOPFNER. München 1957. — (*34f*) MARX, R., u. J. HIRSCHSTEINER: Zum Problem der Identität der Thrombopathie Naegeli und der Thrombasthenie Glanzmann. Inaug.-Diss. JOSEF HIRSCHSTEINER. München 1957. — (*34g*) MARX, R., u. E. OFFERMANN: Beitrag zur Kenntnis hämorrhagischer Diathesen infolge von Thrombocytopathien. Inaug.-Diss. ERIK OFFERMANN. München 1954. — (*34.*) MARX, R.: Hämorrhagische Diathesen in Differentialdiagnose innerer Krankheiten. Stuttgart: Steigerwaldt u. Braun, Medica-Verlag 1958. — (*34i*) MARX, R., u. R. ZACH: Die Thrombocytenevolution bei Thrombopenien. Unveröffentlicht. — (*34j*) MARX, R., u. G. KÖPPEL: Elektronenmikroskopische Funktionsmorphologie der Thrombocyten im Ablauf der Blutgerinnung bei einer Familie mit Thrombopathie. Naegeli, V. Kongreß Europ. Ges. Haemat. Freiburg i. Br. 1955. — (*35*) MENDEL, E. B., u. R. SPARKMAN: Idiopathic thrombocytopenic purpura in pregnancy. J. Int. Coll. Surg. **28**, 156 (1957). — (*36*) MEYERS, M. C., ST. MILLER and F. H. BETHELL: Administration of ACTH in hypersplenic syndromes. J. Lab. clin. Med. **36**, 965 (1950). — (*37*) MIESCHER, P., u. K. O. VORLAENDER: Die Immunpathologie in Klinik und Praxis. Stuttgart: Georg Thieme 1957. — (*38*) MORITA, H.: Blood platelets in clinical medicine. Privatdruck. Tokyo, Japan 1958.

(*39*) NICOLA DE, P.: Studio funzionale delle piastrine isolate del sangue di piastrinopenici e rapporti con fottori plasmatici e serici. Haematologica **42**, 1727 (1957). — (*40*) NILSSON, M.: Hämophilie Symposion. 7. Europ. Hämatologen-Kongreß, Rom 1958.

(*41*) OEHME, J., u. Süss, K. J.: Nachuntersuchungen bei thrombopenischer Purpura. Mschr. Kinderheilk. **107**, 296 (1959).

(*42*) PEMBERTON, J. DE J.: Splenectomy: Indications and results. South Med. Surg. **102**, 46 (1940).

(*43a*) QUATTRIN, N.: Le diatesi emorragiche thrombopatiche. Minerva med. S. A. Torino:— (*43b*) QUATTRIN, N.: Gegenwärtiger Stand unserer Kenntnisse über die Thrombopathien. Blut **2**, 131 (1956).

(*44*) RODRIGUEZ, H. F., D. F. BABB, E. P. SANTIAGO and J. COSTAS-DURIEUSE: Thrombotic thrombocytopenic purpura, remission after splenectomy. New Engl. J. Med. **151**, 983 (1957). — (*45*) ROSENTHAL, N., P. VOGEL, S. LEE and J. LIPSAY: The role of accessory spleens in postsplenectomy recurrent purpura hemorrhagica. J. Mt. Sinai Hosp. **17**, 1008 (1951).

(*46*) SAUER, A. J., and J. J. VAN LOGHEM: A study on the occurence of platelet antibodies. Vox sang. **4**, 120 (1954). (*47*) SAUTHOFF, R.: Zur Frage der Thrombopathien. Med. Mschr. **1952**, 557. — (*48*) SCHWARTZ, ST. O., and SH. R. KAPLAN: Thrombocytopenic purpura. The prognostic and therapeutic value of the eosinophil. Index, in analysis of 100 cases. Amer. J. med. Sci. **219**, 528 (1950). — (*49a*) STEFANINI, M., and W. DAMESHEK: Idiopathic thrombocytopenic purpura. Lancet **1953**, 209. — (*49b*) STEFANINI, M., and W. DAMESHEK: The hemorrhagic disorders. New York: Grune a. Stratton 1955. — (*50*) STEFFEN, C.: Immunpathologie der Leukozyten und Thrombozyten. Wiener Z. inn. Med. **1958**, 85.

(*51*) ULUTIN, O. N.: A new way of condisering the pathogenesis and investigations about the platelet defect in cases of thrombopathia. Forum med. **2**, 257 (1956).

(*52*) VIGNETTI, P., e W. FELICI: La splenectomia ed i suoi esiti a distanza in sogetti affetti da morbo di Werlhof. Haematologica **42**, 1547 (1957).

(*53*) WATSON-WILLIAMS, E. J., A. J. S. MACPHERSON and Sir STANLEY DAVIDSON: The treatment of idiopathic thrombocytopenic purpura. Lancet **1958**, 221. — (*54*) WEINREICH, J.: Die Bedeutung thrombocytärer Antikörper für die Klinik der Thrombocytopenien. Folia haemat. (Frankfurt) N. F. **1**, 1 (1956). — (*55*) WELCH, C. ST., S. PROPP, W. B. SCHARFMAN and R. A. STOLLER: Indications for splenectomy, N. Y. State. J. Med. **57**, 2355 (1957). — (*56*) WINCKELMANN, G.: Beeinflussung der Blutgerinnungsveränderungen durch Splenektomie bei chronischer idiopathischer Thrombocytopenie. Z. klin. Med. **155**, 536 (1959).

4. Angiopathien

Von

W. ACHENBACH

Die Vielfalt vasculärer hämorrhagischer Diathesen macht eine Begrenzung des Themas auf die spätprognostisch wichtigsten Formen notwendig. Es werden daher die Purpura Schönlein-Henoch und die ihr äußerlich ähnlichen Bilder, die Purpura hyperglobulinaemica, dys- und paraproteinaemica herausgegriffen.

Die *Schönlein-Henochsche Purpura* wird heute mit guten Gründen als immunvasculäre Erkrankung aufgefaßt (*16, 17*). Ihre Spätprognose wird von der Nierenkomplikation beherrscht. Es ist zu untersuchen, in welchem Lebensalter und wie häufig mit ihr zu rechnen ist und wodurch sie bedingt ist. Unser eigenes Krankengut, das wir gemeinsam mit LEMMER (*11a*) daraufhin durchgesehen haben, stammt aus den Jahren 1951 bis 1958 und umfaßt 64 Patienten; 22 Erwachsene und 42 Kinder der Universitäts-Kinderklinik Köln. Befallen sind meist männliche Personen. Wir registrierten in 17 Fällen eine Nierenbeteiligung, meist in Form einer Hämaturie und/oder Proteinurie bis $11^0/_{00}$ Esbach, zuweilen mit Cylindrurie und dreimal mit leichter Reststickstoffsteigerung (bis 55 mg-%). Die Fälle mit Nierenbeteiligung betrafen ausschließlich Kinder und Jugendliche bis zu 16 Jahren. Auch aus der Literatur geht hervor, daß das Erwachsenenalter nur selten betroffen wird. Die Altersgruppe zwischen 6 und 16 Jahren erkrankte durchweg schwerer als jüngere Kinder; im Krankengut von WEDGWOOD und KLAUS (*26*) war auch die Zahl der Erkrankten in der höheren Altersklasse mit 9 : 1 deutlich höher, bei uns mit 10 : 7 etwa gleich.

Von unseren 17 Patienten mit Nierenbeteiligung konnten 15, 6 Monate bis 8 Jahre nach Beginn der Krankheit nachuntersucht werden. Nach Katamnese und Befund darf in 14 Fällen eine Ausheilung der Nierenkomplikation als wahrscheinlich angenommen werden, obwohl in einigen Fällen eine sichere Aussage bei dem häufig symptomarmen Verlauf einer chronischen Nephritis und der relativ kurzen Nachbeobachtungszeit nicht möglich ist. Bei einem 7jährigen Patienten, bei dem eine diffuse Glomerulonephritis mit Hämaturie, Cylindrurie, Proteinurie und Blutdrucksteigerung erst 3 Monate zurücklag, war bei der Nachuntersuchung der Blutdruck normalisiert, im Urin-Sediment fanden sich jedoch noch massenhaft Erythrocyten, und bei der Serum-Elektrophorese bestand noch eine α-2-Globulin-Vermehrung auf 11,6% bei einem Gesamteiweiß von 6,05 g-%, wohl als Zeichen, daß der vermutlich vorliegende Streptokokken-Infekt (starke Neigung zu Anginen!) trotz Tonsillektomie und Adenotomie noch nicht abgeklungen war. Der Verlauf der Nierenerkrankung ist in diesem Fall ungewiß; rechnet man die beiden nicht zur Untersuchung gekommenen Fälle hinzu, so zeigten von 17 bis zu 8 Jahren beobachteten Fällen 14 eine sehr wahrscheinlich nur vorübergehende Nierenbeteiligung, während in 3 Fällen der weitere Verlauf ungewiß ist.

OLIVER und BARNETT (*19*) fanden bei 11 von 26 Kindern (zwischen $2^1/_2$ und 10 Jahren, Durchschnittsalter 4,4 Jahre) eine Nierenbeteiligung und stellten bei einer Nachuntersuchung (10 Patienten über $1^1/_2$ Jahre, 1 Patient 6 Monate nach Beginn der Erkrankung) bei 3 der 11 Kinder noch Nierensymptome fest. Auch andere Autoren, namentlich Pädiater, berichten bei Purpura Schönlein-Henoch häufig über Nierensymptome, bewerten sie als ernste, prognostisch unsichere Komplikationen (*4, 23, 12, 26, 2*) und sehen darin den Ursprung ätiologisch unklarer chronischer Glomerulonephritiden im Erwachsenenalter (*26*). Es ist allerdings noch umstritten, ob die Schönlein-Nephritis gewöhnlich eine echte diffuse Glomerulonephritis ist (*12, 2, 3*).

Unter Hinweis auf Tab. 1 ist zusammenfassend festzustellen, daß die Purpura Schönlein-Henoch des Kindesalters durch die im Schulalter in etwa $^1/_3$ der Fälle auftretende, teils tödliche Nierenkomplikation belastet ist. Sichere Angaben über

Tabelle 1

Autoren	Gesamtzahl der Fälle mit Nieren-beteiligung	Prozentsatz der Fälle mit Nieren-beteiligung %	Verlauf der Nierenerkrankung		
			akut mit Heilung	patho-logischer Befund bei Nachunter-suchungen	ad exitum
PHILPOTT (*20*)	11	42,5	7	4	—
LANGERON und NOLF (*11*)	—	62,0	keine näheren Angaben		
LAMPEN (*10*)	?	50	25%	75%	—
MENZI (*15*)	7	41	3	4	—
HEINTZ (*9*)	4	—	1	1	2
GAIRDNER (*7*)	8	—	5	2	1
LEVITT und BURBANK (*12*)	5	—	—	3	2
ZOTHE (*27*)	2	—	1	—	1
EICHHORST (*6*)	3	—	1	2	—
LIPPMANN (*14*)	6	—	—	4	2
OLIVER und BARNETT (*19*)	11	42	8	3	—
DIAMOND (*4*)	18	24	?	häufig	1
PRATESI und RIZZUTO (*21*)	10	21	keine näheren Angaben		
DERHAM und ROGERSON (*3*)	45	49	31	13	2
WEDGWOOD und KLAUS (*26*)	10	35	?	häufig	—
eigene Beobachtungen	17	27	14	1 (+ 2 ?)	—

die Häufigkeit der *chronischen Glomerulonephritis* nach Purpura Schönlein-Henoch und umgekehrt über den Anteil der hämorrhagischen Schönlein-Nephritis am Gesamtkontingent der chronischen Nephritiden des Erwachsenen lassen sich allerdings heute noch nicht machen.

Es stellt sich nun die Frage, wie das bevorzugte Auftreten der Nierenkomplikation bei Kindern und namentlich im Schulalter zu erklären ist. Der Grund liegt wahrscheinlich darin, daß die immunvasculäre Purpura im Kindesalter überwiegend durch sensibilisierende Streptokokken-Infekte (bei unseren 42 Kindern wahrscheinlich in gut der Hälfte der Fälle), im Erwachsenenalter dagegen meist (bei 22 eigenen Fällen in knapp der Hälfte) medikamentallergisch bedingt ist. Die Bedeutung

Tabelle 2. *Die Häufigkeit bakterieller Allergie als Krankheits-ursache in den eigenen Purpura Schönlein-Henoch-Fällen mit Nierenbeteiligung*

	bakterielle Allergie	Medi-kament-Allergie	Ursache unbekannt
Gesamtzahl der Fälle	64	29	9	25
mit Nierenbeteiligung	17	11	—	6

der bakteriellen Allergie für die Entstehung der spätprognostisch wichtigen Nierenkomplikation geht auch aus Tab. 2 und der Literatur (*13, 15, 16, 24*) hervor.

Wenden wir uns nun der zweiten Krankheitsgruppe zu. Das Syndrom der *Purpura hyperglobulinaemica* und kryoglobulinaemica ist äußerlich der eben besprochenen immunovasculären Purpura ähnlich; diese Krankheitsbilder können unter dem Vollbild der Purpura Schönlein-Henoch auftreten (*1, 8, 22*). Da es sich bei der Purpura hyper- und kryoglobulinaemica, dys- und paraproteinaemica nicht um eine Krankheitseinheit handelt, kann man auch nicht von „der" Spätprognose dieser Gruppe sprechen. Es läßt sich aber eine Form herausschälen, die durch einen stets gutartigen, äußerst protrahierten Verlauf gekennzeichnet ist und auch als „primäre Purpura hyperglobulinaemica" (5) oder als „Purpura hyperglobulinaemica Waldenström im engeren Sinne" (18) bezeichnet werden kann. Diese Krankheit ist, biologisch gesehen, etwas anderes als die besprochene immunvasculäre Purpura; sie bevorzugt das Erwachsenenalter und das weibliche Geschlecht; bestimmend für die Diagnose ist der eigentümliche, benigne, über Jahrzehnte in Schüben, doch niemals zum Tode führende Verlauf. Man kann die Krankheit als die chronisch-rezidivierende Form der immunvasculären Purpura Schönlein-Henoch ansehen (1, 8). Der Übergang der einen Form in die andere ist jedoch schwer zu beweisen. Die Differentialdiagnose der verschiedenen Formen kann sehr schwierig sein und ist oft nur nach dem Verlauf zu stellen. Der Nachweis einer relativ schmalbasigen γ-Globulin-Vermehrung, wie sie für die primäre Purpura hyperglobulinaemica typisch ist, bedeutet kein sicheres differentialdiagnostisches Kriterium; auch bei der akuten, nach wenigen Schüben ausheilenden immunvasculären Purpura kommt eine derartige γ-Globulin-Vermehrung vor (18, 22).

Die zuverlässige Spätprognose dieser Purpura-Formen setzt eine exakte Diagnose voraus. Bis zum Ablauf eines Jahres nach Krankheitsbeginn entscheidet sich bei der Purpura Schönlein-Henoch die endgültige Ausheilung, der etwaige (noch hypothetische!) Übergang in die „Purpura hyperglobulinaemica Waldenström im engeren Sinne" und das Schicksal einer etwa vorhandenen Nierenkomplikation. Es kann sich bei einem so weit zurückliegenden Krankheitsbeginn aber auch um eine primäre Purpura hyperglobulinaemica mit ungünstiger Prognose quoad sanationen, jedoch günstiger Prognose quoad vitam handeln oder aber um eine symptomatische Purpura hyperglobulinaemica, dysproteinaemica oder kryoglobulinaemica bei einem Grundleiden, das allein den weiteren Verlauf bestimmt. Die diagnostisch und damit auch prognostisch entscheidenden Untersuchungen sind auf Tab. 3, die Besonderheiten der Ursache, des Verlaufs und der Spätprognose der besprochenen Störungen in Tab. 4 schematisch zusammengefaßt.

Unter den für die Spätprognose der hier besprochenen Krankheitsbilder entscheidenden Behandlungsmaßnahmen ist in erster Linie die Bekämpfung des Streptokokken-Infekts bei der akuten, immunvasculären Purpura Schönlein-Henoch zu nennen. Eine intensive antibiotische Behandlung, in vielen Fällen unterstützt durch eine chirurgische Fokalsanierung, kann die Nierenkomplikation verhüten oder beseitigen. ACTH und Cortison haben keinen prophylaktischen oder kurativen Einfluß auf die Nephropathie (15), können aber vielleicht in einzelnen

Tabelle 3. *Untersuchungsgang zur Differentialdiagnose der Purpura Schönlein, hyperglobulinaemica, dys- und paraproteinaemica*

1. Klinisches Bild	Blutungstyp; Gew., Temp., RR, Leber, Milz, Lymphknoten; Augenhintergrund
2. Urinbefund	Eiweiß, Sediment, Aldehydreaktion
3. Blutstatus	Hgb, Ery, Leuko, Diff., Reticulocyten
4. Sternalpunktat	
5. Serumeiweißanalyse	Labilitätsproben, Elektrophorese, SIA-Test, Untersuchung auf Kryoglobuline, Ultrazentrifuge
6. Gerinnungsanalyse, Thrombocytenzahl u. -funktion, Rumpel-Leede	
7. Immunologische Untersuchungen	Rheumafaktor, Antistreptolysintiter, LE-Zellen, Coombs-Test, Ringpräzipitation auf Makroglobuline, Immunelektrophorese
8. Tumorsuche	Röntgen, andere Fachärzte
9. Laparoskopie	Leber-, Milz- und Lymphknotenpunktion

Tabelle 4. *Verlauf und Spätprognose (schematisch) bei den verschiedenen Purpura-Formen*

Purpura	Ursache	Verlauf	Spätprognose
Schönlein-Henoch a) bis 6. Lebensjahr b) 6.—14. Lebensj.	} Infektallergie	akut, ein Schub mehrere Schübe	günstig belastet durch Nierenkomplikation
c) Erwachsenenalter	Medikamentallergie	zahlreiche Schübe	quoad vitam günstig quoad sanat. be- lastet durch Über- gang in Purp. hyper- glob. ?
hyperglobulinaemica Waldenström	unbekannt (chron. Verlaufs- form d. Purpura Sch.-H. ?)	chronisch über Jahrzehnte	quoad vitam günstig quoad sanat. un- günstig
dysproteinaemica, paraproteinaemica, kryoglobulinaemica	Lebercirrhose, Kollagenose, Endocarditis lenta, Makroglobulinämie u. a. Grundkrank- heiten	unregelmäßig, häufige Schübe	nach der Grundkrank- heit, quoad vitam ungünstig

Fällen die Purpura rascher abklingen lassen (*25*). Über den Wert der neuerdings bei der primären Purpura hyperglobulinaemia empfohlenen Resochin-Therapie (*18*) läßt sich heute noch nichts Endgültiges aussagen.

Literatur

(*1*) BENDER, F., u. U. GERLACH: Zur Kenntnis der Purpura hyperglobulinaemica. Hautarzt **6**, 456—458 (1955). — (*2*) BERNARD, J., G. MATHÉ et L. ISRAEL: Sur le syndrome de Schönlein-Henoch. Presse méd. **33**, 759—763 (1957).

(*3*)DERHAM, R. J., and M. M. ROGERSON: Schönlein-Henoch syndrome with particular reference to renal sequelae. Arch. Dis. Childh. **31**, 364—368 (1956). — (*4*) DIAMOND, L. K.: Diskussion zu (*19*). Amer. J. Dis. Child. **90**, 544—545 (1955). — (*5*) DÖRKEN, H.: Primäre und sekundäre Purpura hyperglobulinaemica. Acta haemat. (Basel) **10**, 340 (1953).

(*6*) EICHHORST, A.: Über eine nephritische Form der Werlhofschen Blutfleckenkrankheit. Med. Klin. **8**, 7 (1912).

(*7*) GAIRDNER, D.: Schönlein-Henoch syndrome (anaphylactoid purpura). Quart. J. Med. **17**, 95—122 (1948).

(*8*) HAENSCH, R.: Dys- und Paraproteinämien und hämorrhagische Diathese. Hautarzt **10**, 97 (1959). — (*9*) HEINTZ, R.: Peliosis rheumatica (M. Schönlein-Henoch) und diffuse Glomerulonephritis als allergisches Syndrom. Ärztl. Wschr. **7**, 352 (1952).

(*10*) LAMPEN, H.: Akute Nephritis als Komplikation der anaphylaktoiden Purpura Schönlein-Henoch. Medizinische **1954** II, 1604. — (*11*) LANGERON, L., et V. NOLF: Le purpura rheumatoide; syndrome cutané, articulaire, abdominal et rénal d'irritation sympathique. Presse méd. **38**, 520 (1949). — (*11a*) LEMMER, K.: Dissertation, Köln (in Vorbereitung). — (*12*) LEVITT, L. M., and B. BURBANK: Glomerulonephritis as complication of Schönlein-Henoch syndrome. New Engl. J. Med. **248**, 530—536 (1953). — (*13*) LEWIS, I. C.: The Schönlein-Henoch syndrome (anaphylactoid purpura) compared with certain features of nephritis and rheumatism. Arch. Dis. Childh. **30**, 212—216 (1955). — (*14*) LIPPMANN, A.: Über hämorrhagische Nephritis bei Purpura. Dtsch. med. Wschr. **38**, 1407—1411 (1912).

(*15*) MENZI, P.: ACTH- und Cortison-Therapie bei der Purpura Schönlein-Henoch. Ann. paediat. (Basel) **190**, 94—109 (1958). — (*16*) MIESCHER, P.: Zur Immunologie vasculärer Entzündungen aus dem Formenkreis der Schönlein-Henochschen Purpura. Helv. med. Act. **24**, 405—410 (1957). — (*17*) MIESCHER, P., u. K. O. VORLAENDER: Immunopathologie in Klinik und Forschung und das Problem der Autoantikörper. Stuttgart: Georg Thieme 1957. — (*18*), MÜLLER, R.: Über die Purpura hyperglobulinaemica Waldenström. Z. klin. Med. **155**, 359—378 (1958).

(19) Oliver, T. K., and H. L. Barnett: The incidence and prognosis of nephritis associated with anaphylactoid (Schönlein-Henoch) purpura in children. Amer. J. Dis. Child. **90**, 544 (1955).

(20) Philpott, M. G.: Schönlein-Henoch syndrome in childhood with particular reference to occurence of nephritis. Arch. Dis. Childh. **27**, 480—481 (1952). — *(21)* Pratesi, G., e A. Rizzuto: La glomerulonefrite nel corso della sindrome di Schoenlein-Henoch. Rass. fisiopat. clin. **28**, 443—450 (1956). — *(22)* Pribilla, W.: Purpura Schoenlein-Henoch. Ärztl. Wschr. **6**, 1044—1048 (1951).

(23) Rubin, M. J.: Diskussion zu *(19)*. Amer. J. Dis. Child. **90**, 545—546 (1955).

(24) Sarre, H.: Nierenkrankheiten. Stuttgart: Georg Thieme 1958. — *(25)* Sneddon, I. B. Purpura. Acta derm.-vener. **37**, 296 (1957).

(26) Wedgwood, R. J. P., and M. H. Klaus: Anaphylactoid purpura (Schönlein-Henoch syndrome). Longterm follow-up study with special reference to renal involvement. Pediatrics **16**, 196—205 (1955).

(27) Zothe, H.: Glomerulotubuläre Nephropathie bei der Purpura Schönlein-Henoch. Zbl. inn. Med. **59**, 657—662 (1938).

5. Hyperbilirubinämie der Frühgeborenen und Blutaustausch-Prophylaxe

Von

F. Linneweh und H. Bickel

Mit 1 Abbildung

Die Hyperbilirubinämie des Frühgeborenen ist neuerdings zu einem dringlichen therapeutischen Problem geworden (vgl. *1, 3, 5, 10, 14, 16, 18, 20*). Sie entwickelt sich im Gegensatz zum Icterus gravis bei Blutfaktorenunverträglichkeit bekanntlich erst am 3. oder 4. Lebenstag und erreicht ihren Höhepunkt am 5.—7. Lebenstag.

Unter den Zeichen schwerer cerebraler Schädigung wie Grimassieren, schrillem Schreien, betonter choreoathetoider Bewegungsunruhe, Opisthotonus und apnoischer Anfälle gehen die Kinder zugrunde, wenn sie nicht einer wirksamen Prophylaxe unterzogen werden. Die Autopsie deckt das anatomische Substrat des Kernikterus auf. Ein Teil der Patienten überlebt die akute Phase der Krankheit, entwickelt aber nach einem symptomfreien Intervall im 2. Lebenshalbjahr cerebrale Ausfallserscheinungen mit Muskelrigidität oder Muskelhypotonie, Choreoathetose, Taubheit, Sehstörungen, Schwachsinn und anderen Defekten.

Eine wichtige pathogenetische Rolle dürften die beim Frühgeborenen noch ungenügende Bilirubinkoppelung an Glucuronsäure (*2, 4, 6, 19, 21*), die erhöhte Permeabilität der Bluthirnschranke (*12, 17*) und der inhibitorische Effekt von Bilirubin auf die Hirnzellatmung (*12*, weitere Literatur bei *3, 5*) spielen.

In Ermangelung einer ätiologischen Therapie wurden in den letzten Jahren in Analogie zu dem Vorgehen bei Blutfaktorenunverträglichkeit Austauschtransfusionen durchgeführt, um den Bilirubinspiegel im Serum zu senken und auf diesem Wege einen Kernikterus zu verhüten (*2, 3, 7, 11*). Während kein Zweifel mehr an der Wirksamkeit dieser Prophylaxe besteht, herrschen noch erhebliche Meinungsverschiedenheiten bezüglich des notwendigen Zeitpunktes für diesen Eingriff.

Fast alle Autoren wählen eine rein *biochemische Indikation*, die jedoch voraussetzt, daß es einen Bilirubinspiegel im Blut der Frühgeborenen gibt, bei dessen Überschreiten die Gefahr der Bilirubinencephalopathie unmittelbar bevorsteht. So fordert Fanconi (*13*) den Blutaustausch bei Bilirubinanstieg im Blut von über 15 mg-% in den ersten 5 Lebenstagen, spätestens bei 20 mg-%, Fischer (*14*) bei 18 mg-%, Crosse (*10*) und Betke (*2*) bei 20 mg-%, Vest (*21*) bei 20—25 mg-%, Dundon (*11*) bei 20—30 mg-%. Es wurden aber Todesfälle an Kernikterus schon bei Bilirubinspiegeln unter 15 mg-% von Harris u. Mitarb. (*15*) beschrieben, während sich 4 mit Bilirubinwerten über 30 mg-% ausgetauschte Patienten von Newns (*18*) bei einer Nachuntersuchung nach 1—2 Jahren als normal erwiesen. Offensichtlich ist der Bilirubinspiegel also nur einer von mehreren Faktoren der Bilirubinencephalopathie, als alleiniges Kriterium für die Notwendigkeit eines Blutaustausches reicht er nicht aus.

Die unterschiedlichen Literaturangaben über die Höhe dieses kritischen Spiegels ließen bei uns Zweifel am Wert dieser Indikation und den Wunsch aufkommen, ein zutreffenderes Kriterium für die Notwendigkeit der Austauschtransfusion zu finden. Schon 1957 wiesen wir auf die Möglichkeit hin, diese auf Grund rein *klinischer Indikation* vorzunehmen (*3*), indem lediglich die *Frühsymptome* der Bilirubinencephalopathie (s. u.) beachtet werden, obwohl der Bilirubinspiegel von dem kritischen Grenzwert erheblich abweichen kann. Dabei gingen wir von der Annahme aus, daß eine irreversible Hirnschädigung in diesem Stadium noch nicht vorliegt. Die Richtigkeit dieser Auffassung ließ sich nur durch Nachuntersuchungen beweisen, die wir jetzt in größerem Umfang und unter Heranziehung des Bühler-Hetzer-Entwicklungstestes (*8*) durchgeführt haben. Die Resultate sind in 2 Gruppen eingeteilt:

Bei 15 Fällen wurde die Indikation zum Blutaustausch nach den Frühsymptomen gestellt. Bei diesem Vorgehen lagen die Bilirubinwerte im Blut vor der Austauschtransfusion zwischen 21,8 und 41,0 mg-%, das Lebensalter betrug zum Zeitpunkt des ersten Blutaustausches meist 5 oder 6, zweimal sogar 7 Tage. Nur bei einem Fall war eine Wiederholung der Transfusion nötig.

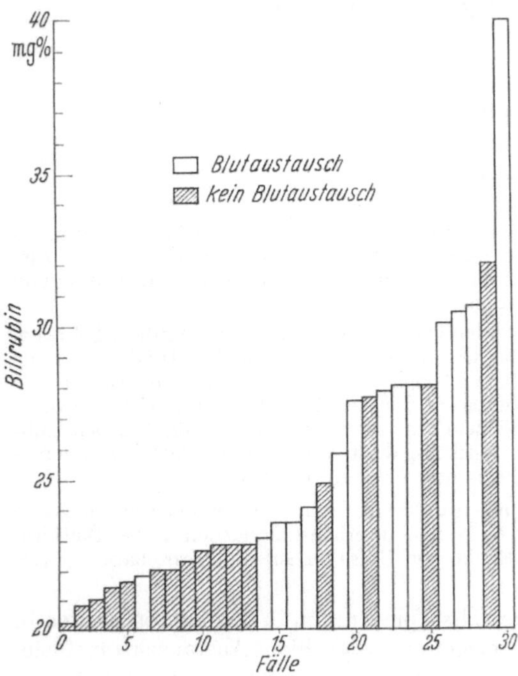

Abb. 1. Hyperbilirubinämie bei Frühgeb. über 20 mg-%, geordnet nach Bilirubinwerten

Zur Zeit der Nachuntersuchung waren 9 der 15 Kinder über 2 Jahre, 6 über 3 Jahre alt. Der Entwicklungsquotient war in jedem Fall normal, von den sonstigen Befunden ist als einzige häufige Abweichung die Gelbfärbung der Zähne in 12 Fällen zu berichten. Strabismus convergens lag bei 3 Kindern vor, einmalige Fieberkrämpfe hatten 2 Kinder erlitten. Die Hörfähigkeit war, soweit bei Hausbesuchen zu prüfen, normal, gleichfalls die übrigen neurologischen Befunde.

16 Fälle einer anderen Gruppe hatten in den ersten Lebenstagen Hyperbilirubinämien von 21—32 mg-% gezeigt, waren aber ohne cerebrale Reizsymptome geblieben und erhielten daher keine Austauschtransfusion. Ihr Alter lag zur Zeit der Nachuntersuchung zwischen $1^1/_2$ und $3^1/_4$ Jahren, ihr Entwicklungsquotient war normal. Die neurologischen Befunde aller Probanden boten nichts Krankhaftes, es fand sich keine Hyper- oder Hypotonie der Muskulatur. Alle 16 Kinder, die wegen der Hyperbilirubinämie von 21 mg-% bis 32 mg-% von den meisten der genannten Autoren einer Austauschtransfusion unterzogen worden wären, sind ohne Blutaustausch normal gediehen. Nach Abb. 1 wären bei Zugrundelegung der biochemischen Indikation alle 31 Fälle dem Blutaustausch unterzogen worden; nach klinischer Indikation konnte bei der Hälfte jedoch auf die Austauschtransfusion verzichtet werden, ohne einen bisher erkennbaren Schaden hervorzurufen.

Newns (*18*) und Corner (*9*) stimmen mit unserer Ansicht überein, daß auf Grund der heute üblichen Indikationsstellung zahlreiche überflüssige Austauschtransfusionen durchgeführt werden; sie haben erst kürzlich über Nachuntersuchungen von Frühgeborenen mit und ohne Blutaustausch berichtet, ohne allerdings unsere Indikation aufzugreifen und ohne Testverfahren als Beweis ungestörter Hirnentwicklung zu benutzen.

Zusammenfassend ist zu sagen, daß uns die normalen neurologischen Untersuchungsbefunde und die Testergebnisse nach Bühler-Hetzer ermutigen, die Indikationsstellung weiterhin nach rein klinischen Gesichtspunkten vorzunehmen,

d. h. die Frühsymptome der Bilirubinencephalopathie abzuwarten, bevor ein Blutaustausch vorgenommen wird. Als Frühsymptome müssen gelten: Trinkunlust, vermehrte Gewichtsabnahme, vermehrte Temperaturschwankungen, beginnende motorische Unruhe, vereinzeltes Gähnen und Mattigkeit. Bei der Erkennung der ersten Erscheinungen kommt der Wachsamkeit und Sachkenntnis der Ärzte und Schwestern entscheidende Bedeutung zu.

Ein „kritischer" Bilirubinspiegel im Blut, etwa von 20 mg-%, ist keine geeignete Indikation, da Kernikterus einerseits bereits bei Bilirubinkonzentrationen unter 15 mg-% auftreten kann, andererseits bei über 30 mg-% manchmal vermißt wird. Der Bilirubinspiegel im Blut ist nur einer von mehreren Faktoren, die auf die Entstehung des Kernikterus Einfluß haben.

Mit diesen Untersuchungen ist ein Beispiel dafür gegeben, daß die Spätprognose einer Krankheit Anlaß sein kann, die Indikation zu prophylaktischen Maßnahmen kritisch zu prüfen und — wenn nötig — nach einer besseren zu suchen. Die Bemühungen müssen fortgesetzt werden, um die oben geschilderte Indikation auf ihre Zuverlässigkeit zu prüfen.

Literatur

(1) BAAR, H. S.: Kernicterus. J. Maine med. Ass. April 1959. — (2) BETKE, K., u. W. KELLER: Icterus neonatorum gravis ohne Inkompatibilität und Austauschtransfusion. Medizinische 1957, 947. — (3) BICKEL, H., u. F. LINNEWEH: Austauschtransfusion als prophylaktische Maßnahme beim Kernicterus Frühgeborener. Klin. Wschr. 35, 929 (1957). — (4) BILLING, B. H., and G. H. LATHE: Bilirubin metabolism in jaundice. Amer. J. Med. 24, 111 (1958). — (5) BLANE, W. A., and L. JOHNSON: Studies on kernicterus. Relationship with sulfonamide intoxication, report on kernicterus in rats with glucuronyl transferase deficiency and review of pathogenesis. J. Neuropath. exp. Neurol. 18, 165 (1959). — (6) BOLANDE, R. P., H. S. TRAISMAN and H. F. PHILIPSBORN: Electrolyte considerations in exchange transfusion for erythroblastosis fetalis. J. Pediat. 49, 401 (1956). — (7) BROWN, A. K., and W. W. ZUELZER: Studies in Hyperbilirubinemia. I. Hyperbilirubinemia of the newborn unrelated to isoimmunisation. Amer. J. Dis. Child. 93, 263 (1957). — (8) BÜHLER, C., u. H. HETZER: Kleinkindertests. München: Johann Ambrosius Barth 1953, gekürzte Aufl.

(9) CORNER, B. D.: Hyperbilirubinaemia in premature infants treated by exchange blood transfusion. Proc. roy. Soc. Med. 51, 1019 (1958). — (10) CROSSE, V. M., P. G. WALLIS and A. M. WALSH: Replacement transfusion as a means of preventing kernicterus of prematurity. Arch. Dis. Child. 33, 403 (1958).

(11) DUNDON, S.: The prevention of kernicterus in the premature. Hyperbilirubinaemia unassociated with blood group incompatibility. Irish med. J. 38, 99 (1956).

(12) ERNSTER, L., L. HERLIN and R. ZETTERSTRÖM: Experimental studies on the pathogenesis of kernicterus. Pediatrics 20, 647 (1957).

(13) FANCONI, G.: Der Icterus des Neugeborenen. Schweiz. med. Wschr. 88, 1275 (1958). — (14) FISCHER, K., u. H. OSTER: Zur Methodik der Spätaustauschtransfusion. Mschr. Kinderheilk. 106, 412 (1958).

(15) HARRIS, R. C., J. J. LUCEY and J. R. MacLEAN: Kernicterus in premature infants associated with low concentrations of bilirubin in the plasma. Pediatrics 21, 875 (1958). — (16) HOLMAN, G. H.: Hyperbilirubinemia in the neonatal period. Quart. Rev. Pediat. 14, 91 (1959).

(17) NASRALLA, M., E. GAWRONSKA and D. Y. Y. HSIA: Studies on the relation between serum and spinal fluid bilirubin during early infancy. J. clin. Invest. 37, 1403 (1958). — (18) NEWNS, G. H., and K. R. NORTON: Hyperbilirubinaemia in prematurity. Lancet 1958 II, 1138.

(19) SCHMID, R.: Direct-reacting bilirubin, bilirubin glucuronide in serum, bile and urine. Science 124, 76 (1956).

(20) VEST, M.: Austauschtransfusionen zur Verhütung von Kernicterus bei der Hyperbilirubinämie der Frühgeburten und Neugeborenen. Schweiz. med. Wschr. 88, 208 (1958). — (21) VEST, M.: Studien zur Entwicklung des Glukuronidbildungsvermögens der Leber beim Neugeborenen. Schweiz. med. Wschr. 89, 102 (1959).

6. Morbus haemolyticus neonatorum

Von

L. Ballowitz

Mit 2 Abbildungen

Vor der Entdeckung des Rh-Faktors wurde der Icterus gravis als seltene Neugeborenenerkrankung angesehen. Aus Einzelberichten dieser Zeit läßt sich eine Letalität von etwa 50—80% ableiten (*9, 29, 30, 44*), je nachdem ob die leichteren Fälle mit Überwiegen der Anämie eingerechnet werden oder nicht. Überlebende Kinder haben oft Schäden hauptsächlich des ZNS zurückbehalten, genaue Angaben über die Häufigkeit konnten nicht ermittelt werden.

Heute wissen wir, daß der Morbus haemolyticus neonatorum (M.h.n.) keine seltene Erkrankung ist — wir müssen mit einem Fall auf 150—200 Geburten rechnen. Kurze Zeit nach der Entdeckung der serologischen Zusammenhänge konnte über erfolgreiche Behandlungsversuche mit Austauschtransfusionen (AT) berichtet werden (*12, 41, 34*). Diese Therapie hat sich inzwischen allgemein durchgesetzt. Die Letalität konnte eindeutig gesenkt werden, in den Jahren 1948—1952 auf etwa 15—30% (*30, 32, 42*), in den letzten Jahren in gut eingespielten Behandlungszentren auf 3—8% (*2, 7, 20, 26, 35* u. a.).

Bevor ich auf die Nachuntersuchungen eingehe, möchte ich zunächst die *Letalität* unseres Krankengutes angeben (Tab. 1). Die nicht mit AT behandelten Fälle können für den gesamten Beobachtungsabschnitt zusammengefaßt werden. Der steile Abfall der Sterblichkeit durch die AT ist klar zu erkennen — besonders deutlich die Erfolge bei verbesserter Transfusionstechnik. Die Indikation zur AT wurde bei den Neugeborenen vorwiegend von den klinischen Befunden abgeleitet. Lediglich bei ganz jungen, erst wenige Stunden alten Kindern wurde die AT in einzelnen Fällen vorgenommen, ohne daß eindrucksvolle Krankheitszeichen vorlagen — allein auf Grund der Rh-Konstellation mit Antikörpernachweis im mütterlichen und kindlichen Blut. Der Einfluß mehrfacher AT, die wir seit 3 Jahren im Falle erneuten Bilirubinanstiegs vornehmen, läßt sich noch nicht ablesen.

Da viele Kinder durch die AT am Leben erhalten werden können, gewinnt die Frage bleibender cerebraler Schäden an Bedeutung. Sind diese durch die AT vermeidbar? Die Frage kann zunächst allein wegen der erheblichen Senkung der

Tabelle 1. *Letalität des Morbus haemolyticus neonatorum*[1]

	sämtliche Fälle		schwere u. mittelschwere Fälle		weitere Todesfälle	
	Zahl	krankheitsbedingte Todesfälle ( ) in %	Zahl	krankheitsbedingte Todesfälle ( ) in %	unmittelbare Folgen der AT	anderweitige
ohne AT						
1946—1959	48	11 (22,8)	28	10 (35,7)	—	2
mit AT						
1947—1950	28	9 (32,1)	28	9 (32,1)	1	—
1951—1954	59	2 (3,4)	52	2 (3,8)	—	1
1955—1959	133	7 (5,3)	123	7 (5,7)	2	4
Gesamt	268	29 (10,3)	231	28 (12,1)	3	7

[1] 13 moribund eingewiesene Fälle sind nicht berücksichtigt.

Letalität bejaht werden, da als Todesursache wenigstens für alle die Fälle, die nicht primär an einer hochgradigen Anämie leiden, eine Ganglienzellschädigung in lebenswichtigen Hirnzentren anzunehmen ist.

Die auslösenden Ursachen dieser Ganglienzellschädigung sind noch umstritten. Auf Grund klinischer Beobachtungen (*21, 25, 28, 31*), von Tierversuchen (s. *6*) und in vitro-Versuchen (*8, 14, 27*) über toxische Einwirkungen von Bilirubin auf Zelloxydationen neigt die Mehrzahl der Autoren heute zu der Annahme einer direkten Schädigung durch das Bilirubin. Besonders von pathologisch-anatomischer Seite wird dagegen die Frage einer anderweitigen primären Ganglienzellschädigung — durch Hypoxydose (*29, 39* u. a.), zellständige Antigen-Antikörper-reaktionen (*5, 13* u. a.), anderweitige Stoffwechsel- (*16, 18, 34*) oder Permeabilitätsstörungen (*33, 45*) — erörtert. Die Bilirubininfiltrierung wird als sekundär oder zusätzlich schädlich angesehen.

Zum Zeitpunkt der Geburt ist das Bilirubin im allgemeinen nicht wesentlich erhöht, es steigt aber in den ersten Lebensstunden und -tagen durch den Fortfall der exkretorischen Placentafunktion rapide an. Durch eine oder mehrere AT kann das Überschreiten einer kritischen Grenze verhindert werden. Die Bilirubinencephalopathie ist vermeidbar.

Sind die Ganglienzellen, wie oben erwähnt, zunächst durch anderweitige Störungen geschädigt, so muß schon mit vorgeburtlichen Einwirkungen gerechnet werden. Der Erfolg der Therapie würde dann von der Möglichkeit einer Erholung der geschädigten Ganglienzellen abhängen. Einzelne Autoren (*10, 19, 39*) rechnen damit, daß die Vitalität und Lebensdauer der Nervenzellen, die die akute Erkrankung überstehen, vermindert sei. Auf Grund vorzeitigen Alterns der Zellen wird ein progredienter Verlauf ähnlich den erblichen Systemerkrankungen des ZNS angenommen.

Wenn auch die letzteren Vermutungen von der Klinik als nicht sicher fundiert anzusehen sind (*5, 11, 15, 34*), so wird diese Frage nur durch sehr umfangreiche und bis ins Erwachsenenalter fortgeführte Nachuntersuchungen von ehemals an einem M.h.n. Erkrankten zu klären sein.

Über Nachuntersuchungen von Kindern, die als Neugeborene einen Icterus gravis durchgemacht haben und mit AT behandelt wurden, liegen eine Reihe von Mitteilungen vor (*30, 32, 38* u. a.). Es wird über Spätschäden in etwa 5% berichtet. In einzelnen Mitteilungen wird auf eine *deutliche Abhängigkeit zwischen der Häufigkeit von Spätschäden und dem Termin der Behandlung* sowie der Zahl der AT hingewiesen (*1, 20, 24, 26, 37*). Das Alter der Kinder bei den Nachuntersuchungen ist im allgemeinen nicht hoch, die ältesten waren 3—5 Jahre alt, nur in einzelnen Fällen älter.

Wir haben in unserer Klinik Nachuntersuchungen in regelmäßigen Abständen vorgenommen und zweimal darüber berichtet (*3, 4*). Neben dem körperlichen Befund wurden die statischen Funktionen und Muskelbewegungen eingehend beobachtet, Reflexprüfungen und Gehörkontrollen vorgenommen und vom 3. Lebensjahr an Intelligenztests nach BINET-BOBERTAG durchgeführt. Insgesamt übersehen wir 279 Erkrankungen an Icterus gravis; 245 waren Rh bedingte Fälle — davon 221 D, 18 CD, 1 DE, 3 cE, 2 c-Sensibilisierungen — 18 sichere ABO Unverträglichkeiten, 13 fragliche ABO oder Rh-Sensibilisierungen, 3 nicht serologische Hyperbilirubinämien — davon 2 Kinder diabetischer Mütter. Weiterhin sahen wir 8 Neugeborenen-Anämien und 19 gesunde nicht behandelte Rh-Kinder von rh-Müttern mit sicherer Rh-Sensibilisierung. 4 Fälle wurden als Neugeborene auswärts behandelt, sie wurden aber zusammen mit bei uns behandelten Geschwistern zur Nachuntersuchung vorgestellt. (Sie werden bei den Letalitätsangaben nicht, bei den Nachuntersuchungsbefunden jedoch berücksichtigt.)

2 Patienten haben 1934 und 1945 als Neugeborene wegen schwerer Gelbsucht in unserer Klinik gelegen. Die serologischen Zusammenhänge wurden später, als die Patienten wegen der Spätschäden wieder vorgestellt wurden, aufgeklärt. (Diese Patienten werden in den Berechnungen, Abbildungen und Tabellen nicht berücksichtigt.) Ihre Krankengeschichten sind recht aufschlußreich: Erste Muskelstörungen fanden sich im zweiten Lebenshalbjahr nach einem symptomarmen Latenzstadium. Ausgeprägte Athetosen wurden nach dem 1. Jahr beobachtet. Etwa nach dem 10. Jahr schwächten sich die Bewegungsanomalien ab, die Muskulatur wirkte später hypertrophisch. Der 1934 geborene Patient hat die Volks- und die Hilfsschule besucht. Die danach angetretene Elektrikerlehre mußte wegen des unsicheren Stehens auf

Leitern aufgegeben werden. Nach dreijähriger Modelltischlerlehre konnte er die Gesellenprüfung ablegen und arbeitet seither weiter in der Werkstatt. Bei dem 1945 geborenen Knaben ist die Intelligenz stärker beeinträchtigt, so daß auch die Hilfsschule nicht besucht werden kann. Geringes Schulwissen hat er sich durch Sonderunterricht angeeignet. Die täglichen häuslichen Verrichtungen kann er ausüben.

Wir haben Kenntnis über das weitere Schicksal von 197 überlebenden Kindern. 182 wurden wie oben angegeben nachuntersucht, 15mal ist die Beurteilung bei fortgezogenen Patienten auf briefliche Mitteilungen der Eltern, Heimleiter oder

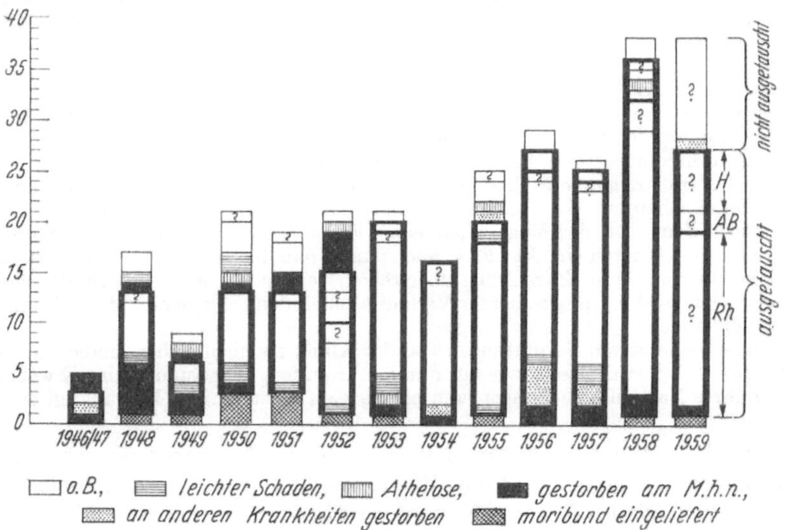

Abb. 1. Einweisungen an Morbus haemolyticus neonatorum in die Kinderklinik der F. U. Berlin von 1946—1959

behandelnden Ärzte gegründet. 78 Kinder waren bei der letzten Kontrolle älter als 5 Jahre — 12 älter als 10 Jahre — 69 zwischen 2 und 5 Jahren, 50 6 Monate bis 2 Jahre alt.

15 trotz mütterlicher Rh-Sensibilisierung gesunde Rh-Neugeborene waren auch bei der Nachuntersuchung unauffällig altersgemäß entwickelt (sie werden in den Abbildungen und Tabellen nicht berücksichtigt).

Die Abb. 1 gibt einen Gesamtüberblick. Es sind die Todesfälle schwarz und die sicheren Spätschäden senkrecht schraffiert eingezeichnet. Die waagerecht schraffierten Fälle wiesen neurologische oder psychologische Abartigkeiten auf, die nicht oder nur fraglich im Zusammenhang mit der Neugeborenen-Erkrankung stehen. Sie werden unten noch näher erörtert. Mit und ohne AT behandelte Fälle sind getrennt worden. Bei den AT-Fällen sind noch Untergliederungen nach Rh-, oder ABO-bedingten oder serologisch unsicheren Hyperbilirubinämien vorgenommen.

Die zunehmende Zahl der Einweisungen und die fallende Letalität sind deutlich erkennbar. Die Senkung der Letalität bei den nicht ausgetauschten Fällen ist auf eine unterschiedliche Zusammensetzung des Krankengutes zurückzuführen. In den letzten Jahren entschlossen wir uns entgegen dem Vorgehen in der früheren Zeit auch bei sehr spät eingewiesenen Fällen noch zur AT. Es bleiben fast nur leichte Fälle unbehandelt. Der Anteil der moribund in die Klinik eingewiesenen Kinder ist nur wenig zurückgegangen.

Noch aufschlußreicher als die Differenzen in der Letalität erscheinen die Zahlen der bei den Nachuntersuchungen gefundenen Spätschäden beim Vergleich von Kindern mit und ohne AT. In der Abb. 2 sind die Rh-bedingten Fälle zusammengefaßt. Sehr schwere Athetosen als typische Zeichen der Kernikterusfolgen fanden sich 3mal, eine mittelschwere 1mal bei den nicht mit AT behandelten und zur

Nachuntersuchung erschienenen 20 Kindern. 3 Kinder boten anderweitige Abweichungen, auf die unten näher eingegangen wird.

Nach der AT konnten 142 Rh-Kinder nachuntersucht werden. Nur 1 Kind bot eine schwere Athetose mit Idiotie. Ein weiteres wies vor seinem Tode an Intoxikation Spasmen und Opisthotonushaltung — wahrscheinlich Frühzeichen der Hirnschädigung — auf. Diese 2 Kinder kamen erst am 3. Tag in die Klinik. Wir bestimmten vor der AT Bilirubinwerte von 35 und 21 mg-% im Serum.

	mit AT			ohne AT		
	leicht	mittel	schwer	leicht	mittel	schwer
o. B.	12	41	76	8	4	1
Schwerhörig	1	1 +	1		1 +	
statisch oder geistig nicht altersmäßig		2	4	1		1
			3*			
Athetosen			1			4
gestorben am M.h.n.		2	15		1	9
gestorben anderweitig		2	6		1	
Gesamt	13	48	106	9	7	15
gesund in %	(92)	85	72	(89)	(57)	(7)

* 1 imbezill (fam.), 1 spast. Hemiparese, 1 dissozial

Abb. 2. Nachuntersuchungsergebnisse bei Rh-bedingtem Morbus haemolyticus neonatorum

Neben den Athetosen fanden sich in einzelnen Fällen Abweichungen von der Norm, die nicht sicher als Folgen der Neugeborenen-Erkrankung angesehen werden können. Es handelt sich 1. um statisch oder geistig mäßig retardierte, aber durchaus bildungsfähige Kinder. Häufig war der Zustand mit einer Hyperagilität kombiniert. Die Zahl derartiger Störungen erscheint etwas hoch. Bei der Untersuchung von Schulanfängern rechnet man in Berlin auf 100 mit 1—2 Debilen. Möglicherweise muß vor allem bei den Kindern, bei denen sich dieser Defekt mit Schwerhörigkeit kombiniert, an Folgen der Neugeborenen-Erkrankung gedacht werden.

2. zeigte sich bei 4 Kindern bei der Hörprüfung mit Flüstern und Umgangssprache Schwerhörigkeit. Die Audiometrie deckte 3 mal eine Innenohrschwerhörigkeit auf. Hier ist der Zusammenhang mit dem Icterus gravis wahrscheinlich, auch eines der Athetosekinder ist schwerhörig. In einem Fall hat sich der Befund mit zunehmendem Alter verstärkt.

Sicher nicht im Zusammenhang mit dem M.h.n. stand die Imbezillität eines Kindes, es handelte sich um eine Familie mit erblichem Schwachsinn. Die spastische Hemiparese ist am ehesten auf eine Blutung zurückzuführen. Das dissoziale Verhalten eines Mädchens kann nur registriert werden.

Es muß noch erwähnt werden, daß 4 Kinder einmalig Krampfanfälle hatten, später aber mehrere Jahre völlig unauffällig erschienen. 7 mal wurde bei Kleinkindern und Schulanfängern eine Rückständigkeit der Sprachentwicklung im Sinne schlechter Konsonantenbildung registriert. Überwiegend dürfte diese Fehlentwicklung milieubedingt sein.

Neben dem ZNS können auch andere Organe durch den M.h.n. bleibend geschädigt werden. In unserem Untersuchungsgut fand sich kein Anhalt für gröbere Leberschäden; Leberfunktionsproben wurden allerdings nicht vorgenommen. Als Letztes sei auf Schmelzdefekte mit stark gelbgrüner Verfärbung am Milchgebiß hingewiesen, die als Folgen einer Schmelzschädigung durch das Bilirubin oder andere Faktoren angesehen werden (*17, 36, 40*). Wir beobachteten derartige Veränderungen 15 mal (die Angaben sind wahrscheinlich unvollständig). Sie traten bei Geschädigten, aber auch bei 13 als cerebral gesund bezeichneten Kindern auf.

Bei den AB0-Erythroblastosen und Hyperbilirubinämien soll nur kurz erwähnt werden, daß von 18 nachuntersuchten Kindern 16 gesund waren. Eines wies muskulär-neurologische Schäden nach einem Kernikterus auf, ein anderes war geistig nicht altersgemäß entwickelt, beide Kinder waren ausgetauscht worden.

Abschließend kann gesagt werden, daß durch den Blutaustausch nicht nur die Letalität, sondern auch die Zahl der Spätschäden erheblich gesenkt werden kann. Eine echte Progredienz von Ausfallserscheinungen in dem Sinne, daß eine schon vorhandene Funktion wieder verloren gegangen ist, wurde nicht beobachtet, möglicherweise mit Ausnahme der Hörfähigkeit. Die muskulären Störungen besserten sich teilweise mit zunehmendem Alter.

Literatur

(*1*) ALLEN, F. H. JR., and L. K. DIAMOND: Prevention of kernicterus. Management of erythroblastosis fetalis according to current knowledge. J. Amer. med. Ass. **155**, 1209 (1954). — (*2*) AMLIE, R., H. HAGELSTEEN and L. SALOMONSEN: The indications for the exchange transfusion in morbus haemolyticus neonatorum. Acta paediat. (Uppsala) 43. Suppl., **100**, 189 (1954)

(*3*) BALLOWITZ, L.: Betrachtungen über Spätschäden bei Icterus gravis mit und ohne Austauschtransfusionsbehandlung. Mschr. Kinderheilk. **101**, 40 (1953). — (*4*) BALLOWITZ, L., u. G. FLEISCHHAUER: Cerebrale Spätschäden nach Icterus gravis. Mschr. Kinderheilk. **105**, 328 (1957). — (*5*) BERTRAND, I., M. BESSIS et J. M. SEGARRA-OBIOL: L'ictère nucléaire. Paris: Masson & Cie. 1952. — (*6*) BLACK-SCHAFFER, B., S. KAMBE, M. FURUTA and W. C. MOLONEY: Neonatal jaundice and kernicterus. Amer. J. Dis. Child. **87**, 737 (1954). — (*7*) BOGGS, TH. R.: Clinical experience with hemolytic disease of newborn infants. J. Amer. med. Ass. **165**, 1237 (1957). — (*8*) BOWEN, W. R., and W. J. WATERS: Bilirubinencephalopathy: Studies related to the side of inhibitory action of bilirubin on brain metabolism. Amer. J. Dis. Child. **93**, 21 (1957). — (*9*) BOWLEY, C. C.: The antenatal and postnatal care of the erythroblastotic infant. Amer. J. Obstet. **54**, 489 (1957).

(*10*) COQUET, M.: Les sequelles neurologiques tardives de l'ictère nucléaire. Ann. paediat. (Basel) **163**, 83 (1944).

(*11*) DEREYMAEKER, A.: L'ictère nucléaire du nouveau-né. Paris: Masson & Cie. 1949. — (*12*) DIAMOND, L. K.: Erythroblastosis foetalis or haemolytic disease of the newborn. Proc. roy. Soc. Med. **40**, 546 (1947).

(*13*) ERBSLÖH, F.: Kernikterus (Hirnveränderungen beim Morbus haemolyticus neonatorum). Handbuch der speziellen pathologischen Anatomie und Histologie. Bd. 13, S. 1602, 1958. — (*14*) ERNSTER, L., L. HERLIN and R. ZETTERSTRÖM: Experimental studies in the pathogenesis of kernicterus. Pediatrics **20**, 647 (1957).

(*15*) FALK, W.: Beiträge zur Ätiologie, Pathogenese und Klinik des Kernikterus. Z. Kinderheilk. **80**, 97 (1957). — (*16*) FANCONI, G.: Klinische Bedeutung des Rhesusfaktors. Helv. paediat. Acta 1, 9 (1946). — (*17*) FORRESTER, R. M.: VIII. int. Pädiat. Kongr. Kopenhagen 1956.

(*18*) GERRARD, J.: Brain **75**, 526 (1952); zit. FALK.

(*19*) HASSLER, R.: Extrapyramidal-motorische Syndrome und Erkrankungen. Handbuch der inneren Medizin, 4. Aufl. Neurologie V, 3 S. 758. Springer 1956. — (*20*) HEMPEL, H. C., u. H. BREIDENBACH: 10 Jahre Blutaustausch bei Morbus haemolyticus neonatorum und Hyperbilirubinaemie; Methodische Erfahrungen und Ergebnisse. Kinderärztl. Prax. **26**, 527 (1958). — (*21*) HSIA, D. Y. Y., F. H. ALLEN, S. S. GELLIS and L. K. DIAMOND: Erythroblastosis fetalis VIII. Studies of serum bilirubin in relation to kernicterus. New Engl. J. Med. **247**, 668 (1952).

(*22*) JAKOB, H.: Über die Hirnschäden bei Icterus neonatorum gravis. Arch. Psychiat. Nervenkr. **180**, 1 (1948).

(*23*) KELLNER, H., u. J. STÖRMER: Der Kernikterus; seine Pathogenese und Therapie unter Berücksichtigung neuer Erkenntnisse über das direkte und das indirekte Bilirubin. Dtsch. med. Wschr. **83**, 1983 (1958). — (*24*) KELSALL, G. A., J. R. H. WATSON and G. H. VOS: Haemolytic disease of the newborn. The fate of 246 rhesus incompatible pregnancies. Lancet **1957** II, 1255. — (*25*) KLEINSCHMIDT, H.: Icterus neonatorum gravis, Klin. Wschr. **1930**, 1951. — (*26*) KÖLBL, H.: Erfahrungen der Blutaustauschtransfusionstherapie an der Univ.-

Kinderklinik Wien. Mschr. Kinderheilk. **103**, 368 (1955). — (*27*) Küster, F., u. A. Dortmann: Gibt es eine Bilirubin-Encephalopathie? Dtsch. med. Wschr. **83**, 1193 (1958).

(*28*) Lathe, G. H.: Exchange transfusion as a means of removing bilirubin in haemolytic disease of the newborn. Brit. med. J. **1955**, 192. — (*29*) Lehndorff, H.: Die Erythroblastosen im Kindesalter. Z. Kinderheilk. **56**, 423 (1934). — (*30*) Loghem, J. J. van, J. G. van Bolhuis, J. H. Soeters and G. M. H. Veeneklaas: Treatment of 160 cases of erythroblastosis fetalis with replacement transfusion. Brit. med. J. **1949**II, 49.

(*31*) Mollison, P. L., and M. Cutbush: A method of measuring the severity of a series of cases of hemolytic disease of the newborn. Blood **6**, 777 (1951). — (*32*) Mollison, P. L., and W. Walker: Controlled trials of the treatment of haemolytic disease of the newborn, Lancet **1952**I, 429.

(*33*) Patzer, H.: Die Pathogenese des Icterus gravis neonatorum. Leipzig: Georg Thieme 1953. — (*34*) Pentschew, A.: Encephalopathia posticterica infantum. Arch. Psychol. **180**, 118 (1948). — (*35*) Probst, V.: Ergebnisse bei der Behandlung des Morbus haemolyticus neonatorum. Geburtsh. u. Frauenheilk. **18**, 418 (1958).

(*36*) Ritter, S.: Veränderungen der Zahnstruktur und -farben bei Erythroblastose-Kindern. Zahnärztl. Welt u. zahnärztl. Reform **59**, 273 (1958). — (*37*) Roth, N.: Statistische Analyse der Rhesus- und ABO-Unverträglichkeiten von 1947—1956. Schweiz. med. Wschr. **88**, 446 (1958)

(*38*) Sinios, A.: Über die Indikation zur Austauschtransfusion beim Neugeborenen. Mschr. Kinderheilk. **107**, 121 (1959). — (*39*) Soeken, G.: Kernikterus und Morbus haemolyticus neonatorum. 35. Beih. Arch. Kinderheilk. Stuttgart: Ferdinand Enke 1957.

(*40*) Via, W. F. jr., and J. A. Churchill: Relationships of cerebral disorder to faults in dental enamel. Amer. J. Dis. Child. **94**, 137 (1957).

(*41*) Wallerstein, H.: Substitution transfusion, a new treatment for severe erythroblastosis fetalis. Amer. J. Dis. Child. **73**, 19 (1947). — (*42*) Wiener, A. S., and I. B. Wexler: Mortality following exchange transfusion in erythroblastosis fetalis. Amer. J. Obstet. **59**, 178 (1950). — (*43*) Wiener, A. S., and I. B. Wexler: Erythroblastosis foetalis und Blutaustausch. Stuttgart: Georg Thieme 1950. — (*44*) Willi, H.: Zur Therapie des Icterus gravis familiaris. Helv. paediat. Acta Suppl. II, 90 (1946).

(*45*) Zollinger, H. U.: Verh. dtsch. path. Ges. Düsseldorf 1956.

7. Konstitutioneller hämolytischer Ikterus

Von

H. Martin

Es ist Gänsslens Verdienst (*2*), auf die verschiedenen Erscheinungsformen des konstitutionellen hämolytischen Ikterus (=k.h.I.) (hämolytische Konstitution, konstitutionelle hämolytische Anämie, Kugelzellenanämie, kongenitale Mikrosphärocytose, kongenitaler hämolytischer Ikterus, hereditäre Sphärocytose) hingewiesen zu haben. Er hat das ausgeprägte Krankheitsbild als ein „chronisch verlaufendes Erbleiden mit dominantem Erbgang" bezeichnet, „das einen sich oft über das ganze Leben hinziehenden Verlauf mit schubartigen, bisweilen krisenhaften Verschlimmerungen bei relativ guter Prognose zeigt". Aus dem ererbten Erythrocytendefekt, der Anisomikrocytose und Sphärocytose mit herabgesetzter osmotischer Resistenz und verkürzter Lebensdauer folgen die typischen Befunde: Die Anämie mit Hyperaktivität (Hyperplasie) des Knochenmarkes, die Vermehrung der Reticulocyten im peripheren Blutbild, der Ikterus mit gesteigertem Blutfarbstoffwechsel, der Milztumor und Skeletveränderungen.

Dem klassischen Vollbild der Erkrankung stehen die häufigeren kompensierten Formen gegenüber. Dies sind Krankheitsbilder ohne erkennbaren Ikterus, Erscheinungsformen ohne Anämie, bei denen infolge Überfunktion des Markes sogar eine gewisse Polyglobulie auftreten kann, Fälle ohne Ikterus und ohne Anämie, aber mit Milztumor, und Fälle, bei denen der Milztumor fehlt (etwa 30%). Schließlich gibt es Fälle, die nur einen chronischen Ikterus aufweisen und nur diagnostiziert werden dürfen, wenn andere Ursachen — auch der familiäre nichthämolytische Ikterus bzw. die Cholémie simple familiale oder der Ikterus intermittens juvenilis Meulengracht — ausgeschlossen sind und durch Stammbaumuntersuchung sichergestellt ist, daß der Untersuchte einer Familie mit k.h.I. angehört. Endlich sind sog. latente Formen zu nennen, die als scheinbar gesunde Zwischenträger die hämolytische Konstitution vererben und nur bei subtiler Untersuchungstechnik nachweisbar sind; sie werden bei Familienuntersuchungen entdeckt und interessieren vor allem im Rahmen der Erbforschung.

Von der verschiedenartigen Ausprägung des Krankheitsbildes hängen sowohl der klinische Verlauf als auch die Prognose ab. Viele Kranke werden gelegentlich einer Familienuntersuchung entdeckt, andere mehr zufällig bei einer ärztlichen Untersuchung aus anderer Ursache, wobei ein leichter Ikterus oder ein bis dahin nicht bekannter Milztumor auffällt. Solche Patienten bedürfen keiner Behandlung und haben eine normale Lebenserwartung. Aber selbst wenn Anämie, Ikterus und Milztumor vorliegen, ist die Prognose in den meisten Fällen so gut, daß man sagen kann, daß der komplikationslose k.h.I. das Leben nicht verkürzt (*5*).

In der überwiegenden Zahl der Fälle manifestiert sich das Leiden als Krankheit im jugendlichen oder im frühen Erwachsenenalter, doch sind auch späte Manifestationen (57 und 75 Jahre (*6, 8*)] bekannt; Frühmanifestationen im Säuglings- und Kleinkindesalter sind ebenfalls nicht ungewöhnlich. Allgemein wird man sagen können, daß der Verlauf um so schwerer ist, je früher die Erkrankung in Erscheinung tritt. Bei ausgesprochenen Frühmanifestationen steht meistens die Anämie im Vordergrund, und nicht selten entwickeln sich Merkmale einer hormonellen Entwicklungshemmung (sog. hämatischer Infantilismus). Im frühen Erwachsenenalter bleibt der Ikterus in wechselnder Ausprägung dauernd bestehen, später treten *Komplikationen von seiten der Leber und Gallenwege* (Lebercirrhose, Gallensteine) immer mehr in den Vordergrund. Bei den schweren Verlaufsformen können die Anämie, der Milztumor (Perisplenitis, Ruptur) und die Komplikationen (Lebercirrhose, Gallensteine, auch Gallenkoliken ohne Steine durch Entleerungsschwierigkeiten der eingedickten Galle) das Befinden und die Leistungsfähigkeit der Kranken erheblich beeinträchtigen und auch zum Tode führen.

Relativ oft findet man beim k.h.I. *Ulcera cruris*, die eine ausgesprochen schlechte Heilungstendenz zeigen. Sie treten ein- oder beidseitig an den Unterschenkeln auf, vornehmlich bei Erwachsenen, kommen aber auch bei jugendlichen Patienten, jedoch nicht bei Kindern vor. In unseren Breiten sollten chronische, nicht heilende Ulcera cruris, zumal wenn Varicen fehlen, immer an das Vorliegen eines k.h.I. denken lassen. Abgesehen davon, daß die Ulcera cruris die Kranken belästigen, können sie bei jahrelangem Bestehen auch die Gehfähigkeit behindern.

So haben wir 1952 eine 26jährige Patientin gesehen, bei der schon seit der Säuglingszeit eine Anämie besteht. Im Alter von 14 Jahren stellten sich Ulcera curis ein, die in 12jähriger Behandlungszeit nicht abheilten. Im Laufe der Jahre hatten sich Ankylosierungen und Kontrakturen im Bereich der Fußgelenke entwickelt, die die Patientin für viele Jahre zum Krüppel machten. Das Mädchen war seit ihrem 14. Lebensjahr immer zu Hause gewesen und hatte auch keinen Beruf erlernt (weiterer Verlauf s. u.). Eine befriedigende ätiologische Erklärung für das Auftreten der Ulcera cruris gibt es bislang nicht. Störungen der Gewebstrophik, trophoneurotische Störungen und ein schädigender Einfluß der Milz werden diskutiert.

Obwohl sie nicht sehr häufig sind, stellen *hämolytische Krisen* die größte Gefährdung für das Leben der Kranken dar. Sie beginnnen plötzlich aus scheinbar voller Gesundheit mit den bekannten Erscheinungen akuter Hämolyse (Fieber, Erbrechen, Tachykardie, unter Umständen sogar Hämoglobinurie) und führen zu schnell fortschreitender Anämie. In unaufhaltsam stürmischem Verlauf können sie zum Tode führen, meist jedoch erholen sich die Kranken wieder.

Die Ursachen solcher Krisen sind oft nicht eruierbar. Sicher ist, daß Infektionen zu Krisen führen und daß auf diese Weise manche der „familiären Krisen", wobei mehrere Familienangehörige etwa zur gleichen Zeit erkranken, zu erklären sind. Allerdings gelingt der Nachweis eines Infektes nicht immer (z. B. *4*). Owren (*7*) hat darauf hingewiesen, daß die hämolytischen Schübe aplastische Krisen darstellen. Durch einen „Stillstand" der Erythropoese infolge akuter Aplasie kommt es bei erheblich herabgesetzter Lebensdauer der minderwertigen Ercythroyten (etwa 15 Tage gegenüber 100—120 Tagen bei normalen Erythrocyten) rasch zur Entwicklung einer akut lebensbedrohlichen Anämie. Gasser (*3*) ist der Auffassung, daß die aplastischen Krisen beim k.h.I. nur eine Sonderform der akuten Erythroblastopenie sind. Nur bei zugleich bestehender Sphärocytenanämie führe die etwa nur eine Woche andauernde akute benigne Erythroblastopenie zur Anämie.

Man wird aber nicht so weit gehen dürfen, bei jeder akut bedrohlichen Verschlechterung eine aplastische Krise zu unterstellen. Mit Hilfe der Untersuchung der Reticulocytenzahl und des Markpunktates wird man schnell zwischen rein hämolytischer und aplastischer Krise unterscheiden können. Dacie (*1*) stellt erstere als „Minor haemolytic crisis" der „aplastic (anaemic) crisis in hereditary sphaerocytosis" gegenüber. Daß letztere die gefährlichere Komplikation darstellt, liegt auf der Hand.

Nun ist es bekannt, daß beim k.h.I. die *Splenektomie* praktisch zur Heilung führt; denn die Krankheit beruht darauf, daß die konstitutionell minderwertigen Erythrocyten länger als normal in der Milz festgehalten und dadurch beschleunigt abgebaut werden; die angeborene Formanomalie wird durch die Splenektomie nicht beeinflußt. Bei keiner anderen hämolytischen Anämie läßt sich der Erfolg der Milzexstirpation so sicher voraussagen, wie beim k.h.I. Wenn auch die Prognose des unbehandelten k.h.I. an sich gut ist, so läßt sich doch nicht voraussagen, ob und wann Komplikationen oder gar hämolytische Krisen eintreten. Aber gerade die Entwicklung der aplastischen Krisen ist an die Gegenwart der Milz gebunden, sie kommen bei Splenektomierten nicht vor.

Zur Entfernung der Milz soll man raten, wenn das Allgemeinbefinden erheblich beeinträchtigt ist, eine ausgesprochene, vielleicht sogar progrediente Anämie und eine hochgradige Gelbsucht besteht, ein großer Milztumor die Kranken belästigt oder Leber- und Gallenkomplikationen auftreten. Bei schwerem und mittelschwerem Verlauf und bei Manifestation des Leidens im frühen Kindesalter ist häufiger mit Komplikationen zu rechnen. Als besondere Indikation sind gestörtes Wachstum, ein Zurückbleiben der körperlichen und geistigen Entwicklung und große Ulcera cruris zu nennen. Tunlichst operiert man in einer weitgehend erscheinungsfreien Zeit, bei Frühmanifestation zweckmäßigerweise im vorgerückten Kindesalter (8.—12. Lebensjahr). Während einer hämolytischen Krise kann die Splenektomie als Notoperation erforderlich und lebensrettend sein.

Es ist immer wieder eindrucksvoll, wie bewußt Patienten, die an einen mehr oder minder ausgeprägten Schwächezustand und die herabgesetzte Arbeitsfähigkeit gewöhnt waren, es nach der Splenektomie erleben, sich gesund zu fühlen. Jugendliche mit Zügen von hämatischem Infantilismus entwickeln sich nach Splenektomie normal, Ulcera cruris, die jahrelang bestanden haben, heilen ab, und man kann sicher sein, daß das Leben der Kranken nicht mehr durch Krisen gefährdet ist.

Als Beispiel für die günstige Wirkung der Splenektomie auf Ulcera cruris führen wir die schon oben genannte Patientin an, bei der die seit 12 Jahren bestehenden Ulcera binnen einiger Monate nach der Milzexstirpation abheilten und bis heute, d. h. 7 Jahre nach der Operation nicht wieder aufgetreten sind.

Da heute weitgehende Einigkeit darüber herrscht, daß eine Milzexstirpation die Betroffenen nicht in verstärktem Maße infektanfällig macht, pflichten wir der Tendenz zu einer großzügigen Indikation zur Splenektomie bei (9). Danach bedeutet jeder k. h. I. eine Indikation zur Milzexstirpation, selbst wenn der Blutumsatz nur gering erhöht ist und die Kranken glauben, gesund zu sein. Lediglich rudimentäre Verlaufsformen ohne Milzvergrößerung werden ausgenommen. Auf diese Weise beugt man der Entwicklung von Dauerschäden am besten vor; sind diese bereits vorhanden, können sie durch Splenektomie nicht beseitigt werden. Die Lebenserwartung der Kranken mit k. h. I. ist nur normal, wenn die Splenektomie vor Entwicklung der Dauerschäden durchgeführt wird.

Zusammenfassend sei nochmals hervorgehoben, daß die Spätprognose des konstitutionellen hämolytischen Ikterus als gut zu bezeichnen ist. Das Leben der Betroffenen wird nur verkürzt, wenn besondere Komplikationen auftreten. Diese lassen sich nicht voraussehen, doch muß man bei schweren Verlaufsformen und bei Frühmanifestation mit ihrem Auftreten rechnen.

Da keine andere Blutkrankheit ähnlich sicher, eindrucksvoll und nachhaltig durch die Milzexstirpation beeinflußt werden kann, sollte die Indikation großzügig gestellt werden. Wird die Splenektomie vor der Entwicklung von Dauerschäden ausgeführt, kann der k. h. I. als klinisch geheilt und die Lebenserwartung als normal betrachtet werden.

Literatur

(1) Dacie, J. V.: The haemolytic anaemias. Congenital and acquired. London: Churchill 1954.

(2a) Gänsslen, M.: Die Erbpathologie der hämolytischen Konstitution. Erbarzt **1935**, 33—44. — Gänsslen, M.: Handbuch der Erbbiologie des Menschen, Bd. II. Berlin: Springer 1940. — Gänsslen, M.: Die hämolytische Konstitution. Klinische Fortbildung, Neue Deutsche Klinik. 4. Ergänzungsband 1936. — Gänsslen, M.: Zur Frage des erworbenen hämolytischen Ikterus nach Hepatitis. Acta hepatol. **3**, 2—15 (1955). — (2b) Gänsslen, M., u. H. Martin: Erkrankungen des erythropoetischen Systems. In Klinik der Gegenwart, Band III. München-Berlin: Urban & Schwarzenberg 1956. — (2c) Gänsslen, M., u. V. Tobiasch: Kongenitaler hämolytischer Ikterus. In L. Heilmeyer u. A. Hittmair: Handbuch der gesamten Hämatologie. München, Berlin, Wien: Urban & Schwarzenberg, (im Druck). — (2d) Gänsslen, M., u. E. Wiedemann: Vererbung von Blutkrankheiten. In L. Heilmeyer u. A. Hittmair: Handbuch der gesamten Hämatologie. Band I, 1. Teil, 50—59. München, Berlin, Wien: Urban & Schwarzenberg 1957. — (3) Gasser, C.: Die hämolytischen Syndrome im Kindesalter. Stuttgart: Georg Thieme 1951. — (4) Greig, H. B. W., J. Metz, B. A. Bradlow, J. J. Theron and R. W. Morris: The familial crisis in hereditary spherocytosis: report of five cases. S. Afr. J. med. Sci. **23**, 17—32 (1958).

(5) Heilmeyer, L., u. H. Begemann: Handbuch der inneren Medizin. 4. Aufl., 2. Band: Blut und Blutkrankheiten. Berlin: Springer 1951.

(6) Mandelbaum: Zit. nach Gänsslen und Tobiasch.

(7) Owren, P. A.: Congenital hemolytic jaundice. The pathogenesis of the "hemolytic crisis". Blood **3**, 231 (1948). —

(8) Wintrobe: Zit. nach Gänsslen und Tobiasch. — (9) Weinreich, J., u. H. Schubothe: Vergleichende hämatologische und klinische Untersuchungen bei Patienten mit kongenitalem hämolytischem Ikterus vor und nach Splenektomie. Klin. Wschr. **1959**, 438—442.

8. Lymphogranulomatose*

Von

A. LINKE

Mit 3 Abbildungen

Über die Prognose der Lymphogranulomatose bestehen sehr unterschiedliche Meinungen. LINKE hat sich daher schon 1952 in Erlangen gemeinsam mit ULMER und neuerdings in Heidelberg mit LIEBERMANN um die Schaffung von katamnestischen statistischen Unterlagen bemüht. Hier soll nur auf die wichtigsten Fragen eingegangen werden, nämlich auf die Abhängigkeit der Prognose vom Geschlecht, Lebensalter, histologischen Bilde, von der Behandlungsart und dem klinischen Stadium der Erkrankung bei Behandlungsbeginn.

Die Übersicht über das Gesamtkrankengut zeigt, daß von 581 Kranken bis zum 40. Lebensjahr 65% mit einem Gipfel zwischen 20—30 Lebensjahren erkrankten. Das Erkrankungsalter ist geschlechtsunabhängig.

Die mittlere *Lebenserwartung* beträgt bei 2500 Fällen der Literatur und dem Krankengut von LINKE 36,5 Monate, nach DIAMOND (*1*) (713 Kranke) 29 Monate.

Die Geschlechtsverteilung wird nicht übereinstimmend angegeben. Während sie bei dem Krankengut LINKEs mit 56% Männern und 44% Frauen errechnet wurde, wird sie bei 2806 Fällen der Literatur mit 62% Männern und 38% Frauen angegeben. Frauen haben eine Lebenserwartung von 39, Männer von 32 Monaten. Mit zunehmendem Lebensalter wird diese geringer, pro Lebensjahr um 0,6 Monate.

Mit der prognostischen Bedeutung des histologischen Bildes haben sich vor allem LENNERT (*4*) und FRESEN (*2*) beschäftigt; nach diesen Autoren soll nicht so sehr die typologische als die cytologische Differenzierung Bedeutung haben. Danach ist es nicht ausschlaggebend, ob es sich z. B. um ein sog. Paragranulom nach JACKSON und PARKER (*3*) handelt, sondern vielmehr, welche Zellart vorwiegend gefunden wird. Hoher Lymphocytengehalt ist mit einer wahrscheinlich guten Prognose verbunden, hoher Reticulumzellengehalt mit ungünstiger Prognose.

Die *vergleichende Therapie* soll an 221 Kranken erläutert werden: Mit *Röntgenstrahlen* allein wurden 174 Kranke behandelt; die Männer hatten eine Überlebenszeit von 27 Monaten, die Frauen von 35 Monaten (Mittel 31,3 Monate). Ausschließlich cytostatisch wurden lediglich 13, vorwiegend im generalisierten Stadium befindliche Kranke mit einer Überlebenszeit von 29 Monaten behandelt (Abb. 1).

Was leistet dagegen die *Röntgenbestrahlung in Kombination mit der cytostatischen Therapie?* Diese wurde bei 34 Kranken alternierend, teils auch als ambulante Dauertherapie durchgeführt und damit bei Männern eine mittlere Krankheitsdauer von 40, bei Frauen von 51 Monaten (Mittel 46 Monate) erzielt. Nachdem von 1946—1952 außer Röntgenstrahlen auch Urethan und Stickstofflost angewendet wurde, ergab sich gegenüber den Erfolgen mit alleiniger Röntgentherapie eine Verlängerung von 31 auf 41 Monate. Bei Übergang auf Triaethylenmelamin und Triaethylenthiophosphoramid ist diese noch besser geworden. Die neueren Cyto-

---

* Gekürzt.

statica Trisaethyleniminobenzochinon und Prednison in hohen Dosen sind bei
dieser Statistik, die mit einem Krankheitsbeginn vor dem 1. 1. 58 abschließt, noch
nicht berücksichtigt worden.

	Röntgentherapie		Chemotherapie		Röntgen-u.Chemotherapie	
	Männer	Frauen	Männer	Frauen	Männer	Frauen
Zahl der Kranken	95	79	5	8	15	19
	174		13		34	
Krankheitsdauer in Monaten	27,4	35,2	27,3	30,8	40,8	51,2
	31,3		29,0		46,0	
	σ_M ±2,9		±2,9		± 4,6	

Abb. 1. Vergleichende Therapie der Lymphogranulomatose

Bei weiterer Aufgliederung der therapeutischen Ergebnisse fanden sich 3 Jahre
nach Röntgentherapie noch 33%, nach 5 Jahren 20%, bei zusätzlicher cytostatischer Therapie nach 3 Jahren noch 55%, nach 5 Jahren 34% am Leben

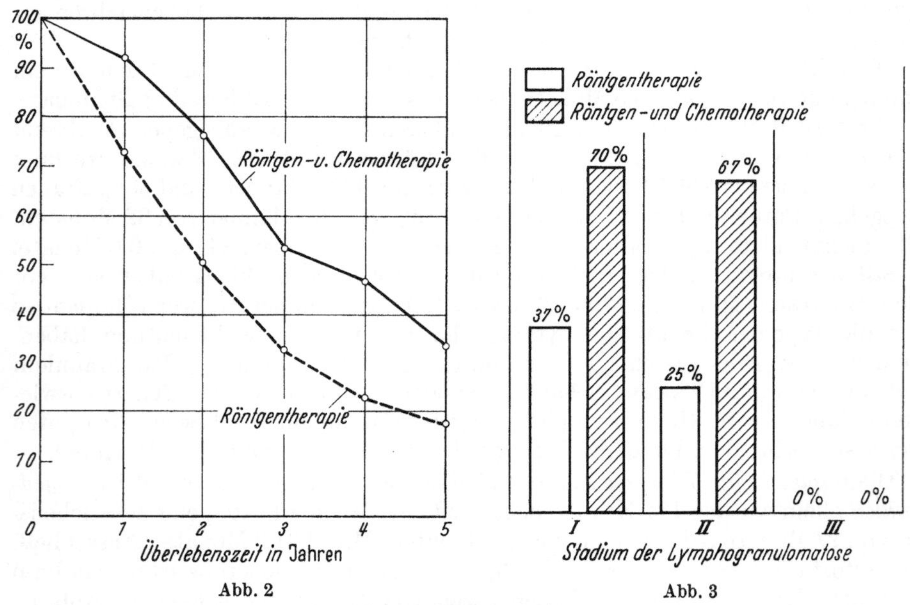

Abb. 2. Dauer der Lymphogranulomatose bei 208 Kranken

Abb. 3. 5-Jahres-Überlebensrate bei 208 Kranken in Abhängigkeit vom Krankheitsstadium bei
Erkrankungsbeginn

(Absterbekurve Abb. 2). Auch die Statistik von Diamond ergibt 20% Überlebensrate nach 5 Jahren.

Die Überlegenheit der kombinierten Therapie zeigt sich auch bei Berücksichtigung des Krankheitsstadiums zu Beginn der Therapie (Abb. 3). Als Einteilung
sind 3 Stadien zugrunde gelegt:

Stadium I   = zunächst lokalisierte Form
Stadium II   = 2 regional verschiedene Herde
Stadium III = generalisierte, systematisierte Form.

Bei 208 Fällen war die 5 Jahres-Überlebensrate bei Röntgentherapie im Stadium I $= 37\%$ und im Stadium II $= 25\%$, bei zusätzlicher cytostatischer Therapie im Stadium I $= 70\%$, im Stadium II $= 67\%$. Bei Therapiebeginn im Stadium III wurde in keinem Falle die 5-Jahresgrenze erreicht; eindrucksvolle Erfolge wurden in Einzelfällen zwar erreicht, kommen im Kollektivergebnis aber nicht zum Ausdruck.

Als *Schlußfolgerungen* werden folgende Feststellungen getroffen, die geeignet sind, die Prognose weiterhin zu verbessern:

1. Frühdiagnose und Frühtherapie sind notwendig.

2. Die Therapie muß konsequent als Dauertherapie durchgeführt werden.

3. Die Therapie muß kombiniert und alternierend mit Röntgenstrahlen (Herd-vernichtungsdosis), cytostatischen Stoffen und evtl. Steroidhormonen erfolgen.

Literatur

(*1*) DIAMOND, H. D.: Results of therapie in Hodgkin's disease. Ann. N. Y. Acad. Sci. **73**, 357 (1958).

(*2*) FRESEN, O.: Zur pathologischen Anatomie und Nosologie der Lymphogranulomatose. Ergebn. inn. Med. Kinderheilk. **9**, 38, (1958).

(*3*) JACKSON, H., and F. PARKER: Hodgkin's disease and allied disorders. New York: Oxford University Press 1947.

(*4*) LENNERT, K.: Über die Berechtigung der Unterscheidung von drei Lymphogranulom-formen von JACKSON und PARKER. Verh. dtsch. path. Ges. **37**, 174 (1953).

II. Kreislauf

1a. Angeborene Herzfehler

Von

W. Heck

Die Fortschritte auf dem Gebiete der Diagnostik und chirurgischen Behandlung haben die angeborenen Herzfehler mehr und mehr in den Blickpunkt des Interesses gerückt. Da früher eine korrekte klinische Diagnose nicht möglich war, die Pathologen aber eine Minus-Auslese sehen, waren die Angaben über die Häufigkeit und Lebenserwartung der verschiedenen Fehlbildungen einseitig. In neuerer Zeit werden die kongenitalen Vitien häufiger diagnostiziert, durch spezielle Untersuchungen differenziert und durch chirurgische Eingriffe bestätigt, so daß wir heute nicht allein auf die pathologisch-anatomische Diagnose angewiesen sind. Die in sog. Herzzentren gewonnenen Statistiken stellen aber ebenfalls eine Auslese dar, weil die in den ersten Lebensmonaten sterbenden Kinder nicht berücksichtigt werden. Für die Beurteilung der Lebenserwartung ist es daher erforderlich, die Häufigkeit der angeborenen Herzfehler, die prozentuale Beteiligung der verschiedenen Anomalien und schließlich das Spätschicksal jeder einzelnen Fehlbildung — ohne und mit Behandlung — zu kennen.

Während sich in früheren Jahren die Angaben über die *Häufigkeit* angeborener Herzfehler teils auf pathologisch-anatomische Daten stützten — 1,04% der Gesamtautopsien (921 Fälle bei 88 217 Autopsien) (*26*) — und ältere klinische Angaben zwischen 1,2% (37 bei 3000 Krankenhaus-Patienten) (*71*) und 1,9% (147 unter 7673 Neugeborenen) (*45*) schwanken, sind in den letzten Jahren Untersuchungen über die Häufigkeit kongenitaler Vitien bei Neugeborenen gemacht worden, die über Jahre verfolgt und, soweit möglich, später einer speziellen Herz-Untersuchung unterzogen wurden:

1. MacMahon u. Mitarb. (*47*) fanden in Birmingham 1940—1949 unter 194 418 Geburten 633 kongenitale Vitien (= 0,32%), von denen

am Ende der 1. Woche 20%
am Ende des 1. Monats 30—40%
am Ende des 1. Jahres 60%
am Ende des 10. Jahres 60—70%
gestorben sind.

2. Carlgren (*20*) stellte in Gothenburg 1941—1950 unter 58 105 lebend geborenen Kindern 369 mit kongenitalen Vitien (= 0,64%) fest, von denen nach 7—16 Jahren rund 40% gestorben waren.

3. M. R. Richards u. Mitarb. (*57*) fanden im Columbia Presbyterian Medical Center unter 6053 Neugeborenen 50 kongenitale Vitien (= 0,83%), von denen 54% das 2. Jahr überlebten.

Tabelle 1

	Mac Mahon u. Mitarb.	Carlgren
Ventrikelseptumdefekt	84	99
Ductus Botalli persist.	62	35
Transposition der großen Gefäße	47	22
Aortenisthmusstenose	32	36
Vorhofseptumdefekt	29	21
Fallot	29	15
Pulmonalstenose	13	18
Truncus arteriosus	17	5
andere spez. Defekte	61	71
† ohne Autopsie	145	17
nicht geklärt	114	30
	633	**369**

Diese Ergebnisse sind von großer Bedeutung, da sie wenigstens für einen bestimmten Zeitraum und ein bestimmtes Gebiet alle kongenitalen Vitien berücksichtigen und über die prozentuale Beteiligung der einzelnen Herzfehlerbildungen (Tab. 1) und die Lebenserwartung etwas aussagen.

Übertragen wir z. B. die von MacMahon u. Mitarb. gefundenen Werte auf das Bundesgebiet, so würden bei 750000 jährlichen Geburten, bei einer Häufigkeit von 0,32% pro Jahr etwa 2400 Kinder mit kongenitalen Vitien geboren, von denen etwa 1440 im 1. Lebensjahr sterben und etwa 720—960 das 10. Lebensjahr erreichen würden. Nach den Unterlagen des Statistischen Bundesamtes sind in den Jahren 1952—1957 pro Jahr zwischen 1459 und 1703 Kinder mit Mißbildungen des Kreislaufapparates im 1. Lebensjahr gestorben.

Diese Zahlen teilen sich auf folgende Einzelfaktoren auf:

1. Herzfehlbildungen, die nicht mit dem Leben zu vereinbaren sind,
2. koordinierte Fehlbildungen außerhalb des Herzens,
3. schwere multiple Herzfehlbildungen mit ungünstigen hämodynamischen Bedingungen, die frühzeitig zu Herzversagen führen,
4. Fehlbildungen mit ungenügender O_2-Versorgung von Herz und Gehirn,
5. Fehlbildungen mit überfülltem Lungenkreislauf, die an pulmonalen Erkrankungen oder pulmonalem Hochdruck sterben,
6. Neigung zu rheumatischer oder bakterieller Karditis,
7. Neigung zu Thrombosen, Embolien,
8. Neigung zu cerebralen Komplikationen (*68, 69*) und
9. ungünstige allgemeine Bedingungen.

Für unsere Untersuchungen benutzten wir das Krankengut der Kardiologischen Arbeitsgemeinschaft Göttingen von 1950—30. 4. 1959 und außerdem die angeborenen Herzfehler der vorangehenden 18 Jahre (1932—1949). Das Archiv der Univ.-Kinderklinik Göttingen umfaßt die Krankengeschichten von 775 Kindern (= Gruppe II), dazu kommen aus den Jahren 1932—1949 noch 112 Krankenblätter mit der Diagnose Vitium cordis congenitum (= Gruppe I). Von diesen insgesamt 887 Kindern konnte das Schicksal von 726 verfolgt werden, bei den 112 Patienten der I. Gruppe durch Fragebogen und teilweise Nachuntersuchung, während bei den 775 Patienten der II. Gruppe das Schicksal von 556 durch regelmäßig erfolgte Kontrolluntersuchungen bzw. Tod bekannt war, so daß hiervon nur an 209 Kinder Fragebogen verschickt werden mußten. Von 43 Patienten der I. Gruppe und 118 Patienten der II. Gruppe bekamen wir keine oder eine nur unbefriedigende Antwort, bzw.

Tabelle 2. *Letalität der einzelnen Fehlbildungen*

	Zahl der Fälle	Gestorben			
		1933—49	1950—59	Summe	%
Schwere multiple Fehlbildungen . . .	27	7	20	27	100
Cong. Mitralstenose	2	—	2	2	100
Endokardfibrose (isoliert)	2	—	2	2	100
Fehlabgang der A. coron. sin.	1	—	1	1	100
Cor bi- und triloculare	4	1	3	4	100
Aortenatresie	1	—	1	1	100
Transposition der gr. G.	36	6	30	36	100
Fehlmündung der Lungenvenen total.	2	1	1	2	100
partiell	4	—	—	—	—
ISTA . . . . infant.	29	3	25	28	96,5
Erwachs.	27	—	2	2	7,4
Truncus arteriosus	6	—	4	4	66,6
Tricuspidalatresie	11	2	4	6	54,5
ASD . . . . secund.	91	4	25	29	27
Primum-Syndrom	13				
Fallot	102	2	25	27	26,5
Ductus Botalli persist.	52	1	9	10	19
VSD einschl. pulmonalem Hochdruck .	93	4	17	21	18,2
Pulmonalstenose	19	—	3	3	15,7
Keine Autopsie	30	16	14	30	
Sonstige Vitien	174	—	—	—	—
	726	47	188	235	32,3
		(= 68%)	(=28,4%)		
Nicht erfaßt: 1932—49	43				
1950—59	118				
	887				

konnten diese nicht nachuntersuchen, so daß sie in unserer Aufstellung nicht berücksichtigt werden konnten.

Es bleiben somit von 112 Pat. der I. Gruppe: 69
von 775 Pat. der II. Gruppe: 657

zusammen 726 Vitien

Das Krankengut an kongenitalen Vitien einer Kinderklinik unterscheidet sich grundlegend von dem eines sog. Herzzentrums, in dem nur Patienten von einem bestimmten Alter zur speziellen Diagnostik aufgenommen werden. Während in unserer Klinik früher nur Säuglinge und Kinder aus der näheren Umgebung wegen einer Erkrankung des Herzens aufgenommen wurden (Gruppe I), kommen sie in den letzten Jahren auch aus dem übrigen Bundesgebiet zur speziellen Herzdiagnostik (Gruppe II). Das hatte eine Verschiebung in der Zusammensetzung der einzelnen Fehlbildungen zur Folge: Von 1932—1949 sind von 69 Pat. 47 (= 68%) gestorben, während von 1950—1959 von 657 Pat. 188 (= 28,5%) starben.

Tabelle 3

	Gruppe I (47)	Gruppe II (188)
0 — 1. Lebensjahr	34 = 72,3%	113 = 60,1%
2.— 6. Lebensjahr	11 = 23,4%	48 = 25,5%
7.— 9. Lebensjahr	2 = 4,3%	10 = 5,3%
10.—15. Lebensjahr	— —	11 = 5,9%
16.—21. Lebensjahr	— —	6 = 3,2%

Man ist geneigt, den Unterschied der Letalität dieser beiden Gruppen auf die unterschiedliche Beobachtungszeit zu beziehen. Eine Analyse zeigt aber keine Unterschiede des erreichten Lebensalters (Tab. 3).

Die Aufstellung unseres Krankengutes (Tab. 2) zeigt ferner, daß an erster Stelle der 205 autoptisch geklärten Herzfehler die multiplen Fehlbildungen mit rund $^1/_5$ der Gestorbenen stehen. Es folgen die Transposition der großen Gefäße mit etwa $^1/_6$ und, was nicht zu erwarten war, die Vorhofseptumdefekte (= ASD), die Fallotsche Tetralogie und Ventrikelseptumdefekte (= VSD) mit $^1/_7$ —$^1/_8$ bzw. $^1/_{10}$ der Gestorbenen.

Eine infauste Prognose (100% Letalität) hatten
multiple schwere Herzfehlbildungen,
Transposition der großen Gefäße,
Aortenisthmusstenose infant. Typ,
und einige seltene Anomalien,

eine mäßige Prognose
Truncus arteriosus (66% Letalität)
Tricuspidalatresie (54% Letalität)

weiter folgen
Vorhofseptumdefekt (= ASD) einschl. Ostium
primum + AV-Kanal . . . . 27% Letalität
Fallot . . . . 26,5% Letalität
Ductus Botalli persist. . . . . 19,0% Letalität
Ventrikelseptumdefekt (= VSD) . . . . 18,2% Letalität
Pulmonalstenose . . . . 15,7% Letalität
Aortenisthmusstenose (= ISTA) Erwachs.-Typ . 7,4% Letalität

Zu den prognostisch günstigeren Fehlbildungen ist zu sagen, daß bei einem Teil nicht die Herzfehlbildungen allein, sondern zusätzliche Anomalien, sekundäre Komplikationen u. a. die Todesursache waren.

Eine Aufgliederung der 235 Gestorbenen nach Fehlbildung und erreichtem Lebensalter (Tab. 4) zeigt, daß 12% in der 1. Woche, 30% im 1. Monat und 62% im 1. Lebensjahr gestorben sind. Sie läßt aber auch erkennen, daß Kinder mit Vorhofseptumdefekt, Ventrikelseptumdefekt und Ductus Botalli in den ersten Lebensmonaten besonders gefährdet sind.

Tabelle 4. *235 Gestorbene,*
aufgeteilt nach Fehlbildungen und erreichtem Lebensalter

		1. Lebensjahr					2—5 Jahre	6—14 Jahre	15 Jahre
		1. Woche	2.—4. Woche	2.—3. Monat	4.—6. Monat	7.—12. Monat			
Multiple schwere Fehlbildungen	27	6	13	7	1	—	—	—	—
Transposition d. gr. G. .	36	5	10	13	4	—	3	1	—
ISTA	30	7	8	4	5	4	—	1	1
ASD	29	5	3	4	6	4	5	1	1
VSD	21	4	2	4	2	5	3	1	—
Ductus Botalli	10	2	1	2	1	—	1	3	—
Fallot	27	—	2	—	2	4	11	6	2
Alle anderen Vitien . .	55	—	2	1	1	3	36	10	2
zus.	235	29	41	35	22	20	59	23	6

Durch die *operative Behandlung* kann heute die Prognose zahlreicher Herzfehler erheblich gebessert werden. Diese sollen deshalb nachfolgend einzeln besprochen werden.

Die Aortenisthmusstenose (= ISTA)

tritt nach pathologisch-anatomischen Untersuchungen (*1*) in 55% isoliert und in 45% kombiniert mit anderen Anomalien auf. Aus rein praktisch-klinischen Gesichtspunkten halten wir an der alten Einteilung in die sog. infantile und Erwachsenenform fest; den Unterschied sehen wir nicht im Vorhandensein bzw. Fehlen eines Ductus Botalli, sondern in dem gleichzeitigen Bestehen anderer, meist schwerer Herzfehlbildungen, die die infantile Form charakterisieren und ihre schlechte Prognose bedingen (im eigenen Krankengut neben Ductus Botalli u. a. 16mal ASD + VSD, 9mal Transposition der großen Gefäße, dazu andere schwere Fehlbildungen, z. B. Oesophagusatresie, Duodenalatresie, Meckelsches Divertikel, Megacolon, Megasigma, Klumpfüße).

Von unseren 56 Patienten mit ISTA hatten 29 eine infantile Form, davon starben 28 (= 96%) im 1. Lebensjahr, und z. Z. lebt noch 1 Kind im Alter von wenigen Monaten, während von 27 ISTA vom Erwachs.-Typ nur 1 Kind im Schulalter gestorben ist. 19 Patienten, von denen 5 einen Ductus Botalli aufwiesen, wurden ohne Verlust operiert. Eine ältere Patientin starb ½ Jahr post op. an einer Lenta-Sepsis bei einem Aneurysma im Bereich der Operationsstelle.

Während die infantile Form meist mit erheblichen klinischen Erscheinungen einhergeht (*31*) und durch frühzeitigen Tod der Diagnostik und chirurgischen Behandlung entgeht (*38*), bleibt die Erwachsenenform oft lange Zeit unerkannt. Die Diagnose ist durch das Fehlen des Femoralispulses oder durch die Blutdruckmessung an Armen und Beinen leicht zu stellen.

Die Prognose der Erwachsenenform ist nach H. Taussig gut bis ausgezeichnet, andere Autoren (*26, 16*) glauben aber, daß 60% vor dem 40. Lebensjahr sterben, und geben eine durchschnittliche Lebenserwartung von 30 Jahren an; danach besteht die Gefahr der Aortenruptur, Hirnblutung und bakteriellen Endokarditis. In den ersten 2 Lebensjahrzehnten werden cerebrale Blutungen selten gesehen (*54*). Wir haben bei einem 10jährigen Jungen mit Halbseitenlähmung als Ursache der Hirnblutung eine ISTA gefunden und mit Erfolg operiert.

Auf Grund ausgedehnter Untersuchungen kamen amerikanische Autoren (*56*) zu dem Ergebnis, daß von den Patienten mit ISTA

25% wenig Beschwerden und ein langes Leben haben,

25% eine bakterielle Endokarditis bekommen,

25% an Aortenruptur und

25% an den Folgen des Hochdrucks (Hirnblutung, Herzinsuffizienz) sterben.

Das Operationsrisiko beträgt zwischen 21,5% und 2% (*3, 25, 22, 16, 14, 34*). Die Section on cardiovascular surgery/USA (*59*) gibt bei 1601 Fällen eine Letalität von 8,6% an.

Die Operationsergebnisse können durch die Volumenpulsregistrierung (*52*) objektiv gesichert werden; wir konnten in allen Fällen post op. an den Zehen einen normalen Volumenpuls und an den Armen und Beinen nahezu normale Blutdruckwerte feststellen. Bereits bestehende subjektive Beschwerden wurden dagegen noch über mehrere Jahre angegeben.

Zusammenfassend läßt sich sagen, daß die Prognose der ISTA in erster Linie abhängig ist von zusätzlichen Herzfehlbildungen und vom Alter (*58*); bei der sog. infantilen Form ist sie durchweg schlecht. Die sog. Erwachsenenform (mit und ohne Ductus Botalli persistens) kann lange Zeit ohne klinische Erscheinungen bleiben; sie hat eine durchschnittliche Lebenserwartung von 30—35 Jahren. Bakterielle Endokarditis, Aortenruptur und die Folge des Bluthochdruckes sind die hauptsächlichsten Todesursachen. Durch die operative Behandlung können — bei einem Operationsrisiko von 5% — völlig normale Kreislaufverhältnisse hergestellt werden.

Der Ductus Botalli persistens (=D. B.)

zählt zu den häufig vorkommenden kongenitalen Angiokardiopathien; er kommt als isolierte und assoziierte Fehlbildung nahezu gleich oft vor (*1, 54, 75*). Das eigene Krankengut umfaßt 52 Fälle von isoliertem D. B., von denen 9 gestorben sind, davon 6 im ersten Lebensjahr. Daneben wurde noch 50 mal ein persistenter Ductus neben anderen, z. T. schweren Herz-Gefäß-mißbildungen gefunden.

Endokarditis wurde autoptisch zweimal und bei einem Säugling eine fetale Endokarditis beobachtet. In 4 Fällen von isoliertem Ductus mußten extrakardiale Erkrankungen bzw. Anomalien als Todesursache angesehen werden.

Von den 43 Überlebenden wurde bei 31 der Ductus ohne Todesfall unterbunden (4 mal) bzw. durchtrennt (27 mal). Nach einfacher Ligatur kam es bei einem Kind zur Rekanalisation und Aneurysmabildung und nach der 2 Jahre später erfolgten Re-Operation zu einer leichten Sickerblutung und Herzinsuffizienz, an der der Junge starb.

Vor der Operation wurden, wie auch bei den nicht operierten Patienten, von etwa der Hälfte Beschwerden oder eine Leistungsminderung angegeben; besonders häufig ist die Angabe über Kurzluftigkeit bei Anstrengungen (Treppensteigen), schnelle Ermüdbarkeit und gehäufte Bronchitis oder Pneumonien; 3 Kinder hatten eine Herzinsuffizienz.

Nach der Operation waren 29 von 43 überlebenden Patienten voll leistungsfähig. Wenn Helen Taussig sagt, daß die Prognose gut und mit einem aktiven Leben vereinbar ist, so ist die Einschränkung zu machen, daß Säuglinge mit weitem Ductus gefährdet sind und hinzukommende Komplikationen die Lebensaussichten trüben. In einer Aufstellung von 160 Fällen waren nur 9% über 35 Jahre (*15*) alt.

Durch die Operation können bei isoliertem Ductus normale Kreislaufverhältnisse hergestellt werden. Das Operationsrisiko beträgt 1—3% (*3, 8, 35*). In den letzten Jahren mehren sich die Stimmen (*21, 53*), die für eine frühzeitige Operation eintreten.

Zusammenfassend kann man sagen, daß der isolierte Ductus Botalli persistens eine relativ gute Prognose hat, die aber durch sekundäre Komplikationen (Endokarditis, Pneumonie, pulmonale Hypertension, Herzinsuffizienz) verschlechtert wird, so daß die durchschnittliche Lebenserwartung ohne operative Behandlung nur 30—40 Jahre beträgt (*26*); besonders gefährdet ist das 1. Lebensjahr (*38*). Deshalb sollte, sobald die Anomalie erkannt ist, die chirurgische Beseitigung angestrebt werden, da bei geringem Operationsrisiko normale Kreislaufverhältnisse und volle Leistungsfähigkeit erzielt werden.

Der Vorhofseptumdefekt (= ASD)

ist nach H. Taussig die häufigste Herzfehlbildung, die aber — bis vor wenigen Jahren — am seltensten korrekt diagnostiziert wurde. Von 1500 kongenitalen

Vitien eines amerikanischen Herzzentrums waren 133 Vorhofseptumdefekte (*70*). Die Prognose ist besser, als man nach der Herzgröße erwarten kann. Das erreichte Durchschnittsalter beträgt 40 Jahre (*65*) bzw. 36 Jahre (*26*).

Es sind verschiedene Operationsmethoden angegeben worden, die alle bei entsprechender Erfahrung des Operateurs gute Resultate liefern (*11, 12*). Während 1956 in einer Sammelstatistik (*33*), die 190 Fälle von 26 Chirurgen umfaßt, noch eine durchschnittliche Letalität von 26% angegeben wird, ist das Op.-Risiko am Johns Hopkins Hospital Baltimore und an der Mayo-Clinic Rochester mit der halboffenen Well-Technik von Gross recht gering. Swan (*63*) berichtet bei 294 Operationen in Hypothermie über 7,5% Letalität, wobei die letzten 82 ASD ohne Todesfall operiert wurden.

Zu den Vorhofseptumdefekten (Typ secund.: 91 Fälle) haben wir das sog. Primum-Syndrom (Typ primum: 5 Fälle, Ostium atrioventriculare commune: 8 Fälle) dazugenommen:

Von zusammen 104 Patienten starben 28, davon 22 im ersten Lebensjahr. Rund 50% der Überlebenden weisen bereits einen mäßigen pulmonalen Hochdruck auf. 22 Kinder mit Secund.-Defekt konnten in Hypothermie ohne Todesfall operiert werden.

Die Nachuntersuchungen ergaben, daß von 54 Nichtoperierten bei 49 eine deutliche Leistungseinschränkung besteht und schon vom Schulalter an eine rasch zunehmende Minderung erkennbar wird, während von den op. Patienten bis zu 3 Jahren post op. nur 3 noch geringe Beschwerden haben.

Die Prognose des ASD ist wesentlich abhängig von der Art und Größe des Defektes; sie ist im frühen Säuglingsalter immer zweifelhaft. In der Anamnese findet man häufiger Angaben über Bronchitis und Pneumonien. Meist besteht für eine Reihe von Jahren keine wesentliche Leistungseinschränkung. Dabei aber kann es bereits zur pulmonalen Hypertension (*28*) und zu einer progressiven Herzvergrößerung mit meist plötzlichen Insuffizienzerscheinungen kommen. Der Exitus erfolgt häufig an interkurrenten Erkrankungen. Die Lebenserwartung beträgt 30—50 Jahre. Durch die Operation können bei geringem Risiko weitgehend normale Kreislaufverhältnisse mit guter Leistungsfähigkeit erzielt werden.

Ventrikelseptumdefekte (=VSD)

Ventrikelseptumdefekte (= VSD) (ohne und mit pulmonalem Hochdruck) gehören zu den häufigsten kongenitalen Vitien. Nach H. Taussig ist die Prognose bei kleinen Defekten ausgezeichnet; bei hohen und großen Defekten mit erheblichem Shuntvolumen kann es aber zu Veränderungen der Lungengefäße mit pulmonalem Hochdruck und Shuntumkehr (Eisenmenger-Syndrom) kommen (*61, 76*). M. Abbott (*1*) hat ein Durchschnittsalter von $14^1/_2$ Jahren errechnet; diese Angabe ist aber von geringem Wert, da sie nur an den ungünstig verlaufenden Fällen errechnet wurde. Der älteste beobachtete Patient war 79 Jahre (*60*).

Von unseren 93 VSD einschließlich zusätzlicher Anomalien sind 17 im Säuglingsalter gestorben.

Der VSD ändert seine Größe kaum; er ist im Säuglingsalter relativ groß und wird mit dem Alter und zunehmender Herzgröße relativ kleiner, was prognostisch von großer Wichtigkeit ist (*51*). Als Todesursache spielen im Säuglingsalter die Herzinsuffizienz und pulmonale Erkrankungen, später interkurrente Erkrankungen, Endokarditis und schließlich die Folgen des pulmonalen Hochdruckes eine entscheidende Rolle. Eine gleichzeitige Pulmonalstenose kann sich günstig, ein Defekt mit zusätzlichem Links-rechts-Shunt ungünstig auswirken.

Patienten mit VSD können lange Zeit ohne Beschwerden und wesentliche Leistungsminderung bleiben; unsere Untersuchungen bei 69 nicht op. VSD zeigen aber, daß objektiv nur $^1/_6$ der Patienten voll leistungsfähig ist, die Hälfte eine geringe Leistungsminderung und $^1/_3$ eine deutliche Einschränkung zeigt, die z. T. auf zusätzliche Fehler, in den meisten Fällen aber auf einen bereits bestehenden pulmonalen Hochdruck — in 4 Fällen mit Shuntumkehr — zurückzuführen ist. Andere Autoren (*5, 29, 50*) fanden in 60—90% eine pulmonale Hypertension.

Die Operation ist noch mit einem erheblichen Risiko belastet; hier wurden 3 Fälle in Hypothermie mit Kardioplegie und Coronarperfusion mit sehr gutem Erfolg operiert, während die 1957 mit HL-Maschine durchgeführten 2 Operationen tödlich verliefen. Nach neueren amerikanischen Mitteilungen liegt bei unkompliziertem VSD die Letalität um 10—15%, bei bereits bestehendem pulmonalen Hochdruck allerdings wesentlich höher (etwa 35%). Die erzielten postoperativen Resultate sind sehr gut, da dem Operateur im Gegensatz zur Operation in Hypothermie (max. 12—14 min) genügend Zeit bleibt (bis zu 60 min), den Defekt sorgfältig und unter möglichster Schonung des Reizleitungssystems zu schließen.

Die *Prognose* auch des unkomplizierten VSD ist im Säuglingsalter mit Vorsicht zu stellen (*77*), später bei kleinen Defekten gut. Bei großem Shuntvolumen kommt es früher oder später zu pulmonalem Hochdruck und zur Shuntumkehr. Eine zusätzliche Pulmonalstenose wirkt sich günstig, ein zusätzlicher Links-rechts-Shunt ungünstig aus. Die Lebenserwartung wird mit 25—30 Jahren (*26*) angegeben. Durch eine Operation mit HL-Maschine können, bei allerdings noch hohem Op.-Risiko, normale Kreislaufverhältnisse geschaffen werden.

Die Pulmonalstenose

Die Pulmonalstenose ohne und mit Vorhofseptumdefekt (ASD) ist eine der selteneren Fehlbildungen, Sie ist aber in ihrer leichten Form doch häufiger als früher angenommen wurde (*49*). Die klinischen Erscheinungen sind wesentlich abhängig vom Grad der Stenose; eine mäßige Stenose kann lange Zeit ohne Beschwerden und Leistungsminderung bleiben. Cyanose spricht für eine hochgradige Stenose mit stark verlangsamter Umlaufzeit oder für zusätzlichen ASD. Eine operative Indikation ist gegeben bei Druckwerten im rechten Ventrikel von über 60—80 mm Hg.

Wir haben 19 Kinder mit Pulmonalstenose, davon 5 mit zusätzlichem ASD, beobachtet. Ein Kind ist im Schulalter gestorben. Von 13 op. Patienten starben 2.

Die Nachuntersuchung zeigt bei 5 nicht op. Patienten eine deutliche Leistungsminderung, während bei 11 operierten — davon 5 mit ASD — die Op.Ergebnisse recht gut sind.

Bei einer 1957 gemachten Zusammenstellung von 139 Valvulotomien beträgt die Op.-Sterblichkeit im Durchschnitt 22%, nach neueren Mitteilungen unter 10% (*14, 24, 63*). Brock (*13, 17*) hat nach seiner Methode 145 Patienten operiert; die postoperativen Ergebnisse bei Hypothermie und transvasalem Vorgehen sind aber besser (*10*). Einige Autoren geben dabei eine Letalität von 0% an (*10, 39, 63*).

Die *Prognose* der reinen Pulmonalstenose ist abhängig vom Grad der Stenose. Die durchschnittliche Lebenserwartung beträgt etwa 30 Jahre — ältester Patient 78 Jahre (*32*) — bei zusätzlichem ASD weniger. Durch die transvasale Valvulotomie in Hypothermie können weitgehend normale Kreislaufverhältnisse hergestellt werden; Op.-Risiko 0—15%.

Die Fallot-Gruppe (s. auch S. 57)

ist unter den cyanotischen Vitien bei weitem die häufigste und wichtigste Fehlbildung (*9, 27, 49, 62*); sie hat von den frühzeitig mit Cyanose einhergehenden Vitien die beste Prognose (*65*), die abhängig ist vom Grad der Pulmonalstenose und der Dextroposition der Aorta (*46*); bei extremer Pulmonalstenose bzw. -atresie ist sie nur so lange lebensfähig, wie der Ductus offen bleibt. Sekundäre Komplikationen (Endokarditis, arterielle und venöse Thrombosen, cerebrale Störungen) sind hierbei häufig (*68, 69*).

Wir übersehen 102 Fälle (davon 20 mit ASD), von denen 20 gestorben sind, im Gegensatz zu den meisten übrigen Fehlbildungen aber nur etwa $^1/_3$ davon im 1. Lebensjahr. Von den 82 Überlebenden, d. s. unter 40% der cyanot. Vitien überhaupt, wurden 58 operiert mit einer Letalität von 12% (49mal Anastomose nach Blalock, 7mal nach Potts, 1mal Vena cava-Pulmonalis-Anastomose, 1mal mit HL-Maschine).

Bei einem Säugling mit Pottsscher Anastomose entwickelte sich etwa $^1/_2$Jahr post op. ein Aneurysma der linken A. pulm., das den ganzen linken Thoraxraum einnahm und an dem das Kind schließlich gestorben ist. — Bei einer 21jährigen Patientin kam es wahrscheinlich infolge einer Luftembolie zu einer kurz dauernden Parese und bei einem kleinen Jungen durch eine Hirnembolie zu einer bleibenden spastischen Parese.

Wir haben jetzt 24 nicht operierte und 51 operierte Patienten nachuntersucht. Zur Beurteilung der Leistungsfähigkeit ist hierbei die Aufteilung in die verschiedenen Altersgruppen besonders wichtig, da Cyanose und Leistungsminderung mit dem Alter progredient zunehmen, wobei in der Zeit der Pubertät in vielen Fällen eine rapide Verschlechterung eintritt. Von den 24 Nichtoperierten mit einem Durchschnittsalter von 6,4 Jahren zeigten 4 eine mäßige und 20 eine erhebliche Einschränkung der körperlichen Leistungsfähigkeit.

Durch Palliativ-Operationen (Blalock-, Pottssche Anastomose) kann eine entscheidende Änderung erzielt werden, die auch in unserem kleinen Krankengut deutlich wird; bei allen Patienten ist eine Besserung eingetreten, die 5 Mon. bis 9 Jahre post op. (Durchschnittsalter 11,4 Jahre) bei 61% als sehr gut und bei weiteren 27% als gut beurteilt werden kann. Allerdings zeigten wenige Patienten 5 und mehr Jahre post op. bei subjektivem Wohlbefinden eine erneute Verschlechterung des objektiven Befundes. Das Operationsrisiko einer Blalock-Anastomose bei Fallotscher Tetra- und Pentalogie wird nach einer Zusammenstellung von 24 Publikationen mit durchschnittlich 15,7% angegeben (*3, 4, 18, 55*).

Die postoperativen Ergebnisse sind in 60—80% gut (*18, 55, 59, 67, 72*). Die Spätmortalität (Endokarditis, Thrombose d. Anastomose) beträgt 5—11% (*18, 23, 44, 66, 72*).

Bei kurativer Behandlung mit HL-Maschine wurde in ersten Statistiken eine Letalität von 39,3% (*59*), neuerdings eine Letalität unter 25% angegeben (*40, 41—43*).

Die *Lebenserwartung* bei der Fallotschen Tetralogie kann wenige Monate bis 20 Jahre, in Ausnahmen bis 60 Jahre (*73*) und sogar 70 Jahre (*7*) betragen, durchschnittlich 13—15 Jahre. Durch palliative Op.-Maßnahmen (Operationsrisiko 10—15%) kann die Lebenserwartung erheblich verbessert werden. Die Operationsergebnisse werden aber durch sekundäre Komplikationen (Thrombosierung, Endokarditis, cerebrale Schäden) verschlechtert. Eine kurative Behandlung mit HL-Maschine ist möglich, das Operationsrisiko aber noch zu hoch (25%).

Die Tricuspidalatresie

ist eine seltene Fehlbildung(*62*). Sie geht von Geburt an mit Cyanose einher, die von den zusätzlichen Anomalien abhängig ist. Das durchschnittliche Lebensalter wird *ohne* Transposition + Pulmonalstenose (65% der Fälle) mit etwa 7 Monaten (ältester Patient 21 Jahre) (*64*) und *mit* Transposition + Pulmonalstenose (etwa 25% der Fälle) mit etwa 15 Jahren angegeben. Bei den von uns beobachteten 11 Kindern handelte es sich 10mal um eine Tricuspidalatresie ohne Transposition mit Pulmonalstenose; davon waren 3 im Säuglingsalter und ein Patient im 2. Lebensjahr gestorben. Von 7 operierten Kindern starben 2. Bei einem 15jährigen Jungen wurde 1955 eine linksseitige Blalock-Anastomose, und da diese keine wesentliche Besserung brachte, später eine Vena cava - A. pulmon. - Anastomose angelegt, die zuvor bei 2 schwerst cyanotischen Säuglingen mit häufigen hypoxämischen Anfällen einen guten Erfolg gebracht hatte.

Die Prognose der Tricuspidalatresie ist mäßig, sie ist wesentlich abhängig von den zusätzlichen Fehlern. Eine kurative Behandlung ist nicht möglich; mit einer Blalock-Anastomose kann in den Fällen hochgradiger Pulmonalstenose eine Besserung erzielt werden. Wegen der Funktionsuntüchtigkeit des rechten Ventrikels erscheint eine V. cava-A-pulm.-End-zu-End-Anastomose angezeigt, bei der wir in 3 Fällen einen guten Op.-Effekt erzielen konnten.

Die Transposition der großen Gefäße

ist unter den cyanotischen Vitien neben der Fallot-Gruppe die zweithäufigste. Ihre Prognose ist schlecht — ohne zusätzliche Fehlbildungen ist sie nicht mit dem Leben vereinbar; ohne Ventrikelseptumdefekt beträgt die Lebenserwartung nur Tage bzw. wenige Wochen, bei gleichzeitigem ASD, VSD und Ductus Botalli ist sie am besten. Da die Coronararterien venöses Blut führen, kommt es zur progressiven allseitigen Herzvergrößerung von typischer Form, die häufig eine Diagnose ermöglicht.

Nach einer Zusammenstellung von 123 Fällen betrug die durchschnittliche Lebensdauer $5^{1}/_{2}$ Monate; 6 Patienten wurden älter als 10 Jahre (*37*). Unter 900 kongenitalen Vitien waren 14 Fälle mit einer Transposition im Alter zwischen 4 und 19 Jahren (*36*). Bisher beobachtetes Höchstalter 65 Jahre (*19*).

Wir übersehen 36 Patienten, von denen 31 bereits im Säuglingsalter und 2 weitere im 2. Lebensjahr gestorben sind. Während alle operativen Versuche bislang scheiterten, konnte Baffes (*6*) mit einer neuen Methode bis zum Frühjahr 1958 von 61 operierten Fällen 42 am Leben erhalten.

Weitere angeborene Herzfehler

Von den weiteren angeborenen Herzfehlern, deren Prognose durch einen operativen Eingriff heute gebessert werden kann, sollen noch kurz erwähnt werden: Die *Aortenstenose* als Ostium- oder subvalvuläre Stenose mit einer Lebenserwartung von 20—40 Jahren kann in Hypothermie durch eine transvasale Valvulotomie bzw. Erweiterung oder mit Hilfe der HL-Maschine beseitigt werden. Die Gefahr der Aorteninsuffizienz ist nach den bisherigen Erfahrungen gering (im eigenen Krankengut 2 Operationen ohne Exitus). *Partiell* und *total fehlmündende Lungenvenen* können in Hypothermie umgepflanzt werden (3 Operationen ohne Exitus). Schließlich kann beim *Morbus Ebstein* der insuffiziente rechte Ventrikel durch eine Vena cava-A. pulm.-End-zu-End-Anastomose umgegangen werden. Wir haben bisher bei einer 21 jährigen Patientin, die allerdings in dekompensiertem Zustand war, mit dieser Operation nur einen mäßigen und bei einer zweiten, jüngeren Patientin einen etwas besseren Erfolg erzielen können.

Bezüglich der *körperlichen und geistigen Entwicklung* der Kinder mit angeborenen Herzfehlern wird auf entsprechende Arbeiten hingewiesen (*2, 48, 30, 74*).

Schlußfolgerungen

Das Krankengut von 726 angeborenen Herzfehlern entspricht nicht der allgemeinen Häufigkeit und Schwere der einzelnen Herz- und Gefäßmißbildungen; wegen der Vielzahl der möglichen Fehlbildungen, Schweregrade und Komplikationen stellt dieses eine nicht repräsentative Auswahl dar. Das gilt jedoch auch für andere Herzzentren, deren Resultate in der vorliegenden Übersicht berücksichtigt wurden.

Unsere Ergebnisse zeigen, daß es bei einigen Arten angeborener Herzfehler durch die operative Behandlung gelingt, den Kreislauf zu normalisieren, bei anderen dagegen nur, den ungünstigen Verlauf teilweise zu bessern.

Das Gesamturteil über die Prognose und die Betreuung angeborener Herzfehler würde zuverlässiger durch die Einführung

1. der Meldung aller Herz- und Gefäßmißbildungen,
2. eingehender ärztlicher Untersuchung aller Neugeborenen,
3. frühzeitiger Untersuchung aller Verdachtsfälle durch Spezialisten,
4. laufender Kontrolluntersuchungen.

Mit Hilfe dieses organisatorischen Aufwandes wäre es möglich, sowohl die chirurgische als auch die medikamentöse Therapie angeborener Herzfehler günstiger zu gestalten.

Literatur

(*1*) Abbott, M.: Atlas of congenital cardiac disease. Amer. Heart Ass. New York 1936. — (*2*) Adams, F. H., G. W. Lund and R. B. Disenhouse: Observations on the physique and growth of children with congenital heart disease. J. Pediat. 44, 674—680 (1954). — (*3*) Allary, M., u. Th. Hoffmann: Zur chirurgischen Behandlung kongenitaler Herzfehler. Langenbecks Arch. u. Dtsch. Z. Chir. 279, 542—545 (1954). — (*4*) Apitz, J.: Ergebnisse der chirurg. Behandlung von 75 Patienten mit kongenitalen Angiokardiopathien. Inaug.-Diss. Göttingen 1958. —

(5) AGUSTSON, M. H., J. W. DUSHANE and H. J. C. SWAN: Ventricular septal defect in infancy and childhood. Pediatrics 20, 848 (1957).

(6) BAFFES, TH. G.: A new method for surgical correction of transposition of the aorta and pulmonary artery. Surg., Gynec., Obstet. 102, 227 (1958). — (7) BAIN, G. O.: Tetralogy of Fallot: survival to seventieth year. A. M. A. Arch. Path. 58, 176—179 (1954). — (8) BAYER, O.: Prä- und postoperative Befunde beim Ductus arteriosus apertus. Münch. med. Wschr. 1951, 38. — (9) BING, R. J.: Congenital heart disease. Amer. J. Med. 12, 77 (1952). — (10) BLOUNT, S. G. JR.: The changing prognoses of congenital heart disease as viewed by the internist. Trans. Amer. Coll. Cardiol. 4, 155—174 (1954). — (11) BLOUNT, S. G. JR., D. H. DAVIES and H. SWAN: Atrial septal defect. — Results of surgical correction in 100 patients. J. Amer. med. Ass. 169, 210—213 (1959). — (12) BOLTON, H., D. LAZARIDES, D. F. DOWNING and H. GOLDBERG: Atrial septal defect. Experiences with 100 cases treated surgically. A. M. A. Arch. Surg. 74, 351—364 (1957). — (13) BROCK, R.: Pure infundibular Stenosis. III. Congrès mondial de Cardiologie, Bruxelles, 14.—21. IX. 1958. — (14) BROM: Surgical treatment of cardiac malformations with open heart under hypothermia. III. Congrès mondial de Cardiologie, Bruxelles 14.—21. IX. 1958.

(15) CAMPBELL, M.: Patent ductus arteriosus. Brit. Heart J. 17, 511—533 (1955). — (16) CAMPBELL, M.: Surgical results in coarctation of the aorta, aortic stenosis, and pulmonary stenosis. Arch. intern. Med. 101, 1017—1022 (1958). — (17) CAMPBELL, M., and S. R. BROCK: The results of valvotomy for simple pulmonary stenosis. Brit. Heart J. 17, 122, 229—246 (1955). — (18) CAMPBELL, M., and D. DEUCHAR: Results of the Blalock-Taussig operation in 200 cases of morbus caeruleus. Brit. med. J. 1953 I, 349. — (19) CAMPBELL, M., and S. SUZMAN: Transposition of the aorta and pulmonary artery. Brit. Heart J. 41, 201 (1950); Circulation 4, 329 (1951). — (20) CARLGREN, LARS-ERIK: The incidence of congenital heart disease in children born in Gothenburg 1941—1950. Brit. Heart J. 21, 40—50 (1959). — (21) CLATWORTHY, H. W., JR., and V. G. McDONALD JR.: Optimum age for surgical closure of patent ductus arteriosus. J. Amer. med. Ass. 167, 444—448 (1958). — (22) CRAFOORD, N.: Cong. coarctation of the aorta and its surgical treatment. J. thorac. Surg. 14, 347 (1956).

(23) DERRA, E.: Zit. nach LINDER. — (24) DERRA, E., O. BAYER und F. GROSSE-BROCK-HOFF: Der Vorhofseptumdefekt und sein operativer Verschluß unter Sicht des Auges in Unterkühlungsanaesthesie. Dtsch. med. Wschr. 80, 1277 (1955). — (25) DERRA, E., O. BAYER u. F. LOOGEN: Klinik und chirurgische Behandlung der Aortenisthmusstenose. Dtsch. med. Wschr. 81, 1—4 (1956). — (26) DONZELOT, E., et F. D'ALLAINES: Traitè des cardiopathies congénitales. Paris: Masson et. Cie. 1954. — (27) DONZELOT, E., M. DURAND et C. METIANU: Le diagnostic clinique des cardiopathies congènitales. Expèrience basée sur 740 cas. Sem. Hôp. Paris 26, 4869 (1950). — (28) DOWNING, D. F., and H. GOLDBERG: Cardiac septal defects. II. Atrial septal defect. Analysis of 100 cases studied during life. Dis. Chest. 29, Nr. 5 (1956). — (29) DOWNING, D. F., and H. GOLDBERG: Cardiac septal defects. I. Ventricular septal defect. Analysis of 100 cases studied during life. Dis. Chest. 29, 475 (1956). — (30) DWAN, P. F.: The pediatrician and congenital heart disease. Pediatr. e Puericult. 23, 106—117 (1954).

(31) FALK, W.: Über das Krankheitsbild der Aortenisthmusstenose vom kindlichen Typ unter besonderer Berücksichtigung der klinischen Symptome im Säuglingsalter. Wien. klin. Wschr. 65, 349—354 (1953).

(32) GENOVESE, P. D., and D. ROSENBAUM: Pulmonary stenosis with survival to the age of 78 years. Amer. Heart J. 41, 755 (1951). — (33) GRIESSER, G.: Der Vorhofseptumdefekt und das Lutembacher-Syndrom des Herzens. Ergebn. Chir. Orthop. 40, 26 (1956). — (34) GROSS, R. E.: Coarctation of the aorta. Circulation 7, 757 (1953). — (35) GROSS, R. E., and L. A. LONGINO: The patent ductus arteriosus. Observations from 412 surgically treated cases. Circulation 8, 125—137 (1951). — (36) GROSSE-BROCKHOFF, F., A. SCHAEDE u. H. LOTZKES: Die Transposition der großen Gefäße. Dtsch. Arch. klin. Med. 201, 305—343 (1954).

(37) HANLON, C. R., and A. BLALOCK: Complete transposition of aorta and pulmonary artery. Surg. 90, 1 (1950). — (38) HECK, W.: Die Klinik der congenitalen Angiocardiopathien im Säuglings- und Kleinkindesalter. Stuttgart: G. Fischer 1955. — (39) HUSFELDT, E.: Blind operations in cardiac surgery (atrial septal defects and pulmonary valvular stenosis) III. Congrès mondial de cardiologie. Bruxelles 14.—21. IX. 1958.

(40) KIRKLIN, W., and F. H. ELLIS: Surgical treatment of the tetralogy of Fallot. III. Congrès mondial de cardiologie. Bruxelles 14.—21. IX. 1958.

(41) LILLEHEI, W. C.: The surgical treatment of tetralogy of Fallot. Dis. Chest 36, Nr. 1 (1958). — (42) LILLEHEI, W. C.: Present status of open cardiotomy for correction of congenital and acquired cardiac disease. Modern concepts of cardiovascular disease. 27, 441—447 (1958) — (43) LILLEHEI, W. C., M. COHEN, H. E. WARDEN and R. L. VARCO: Complete anatomical correction of the tetralogy of Fallot defects. A. M. A. Arch. Surg. 73, 526—531 (1956). — (44) LINDER, F.: Zur chirurg. Indikation und Therapie operabler Herzfehler. Wissen u. Praxis 1959, 9, 3—14. — (45) LYON, R. A., L. W. RAUH and J. W. STIRLING: Heart murmurs in newborn infants. J. Pediat. 16, 310 (1940).

(46) McCord, M. C., J. van Elk and S. G. Blount jr.: Tetralogy of Fallot. Circulation 16, 736—749 (1957). — (47) MacMahon, B., Th. McKeown and R. G. Record: The incidence and life expectation of children with congenital heart disease. Brit. Heart J. 15, 121—129 (1953). — (48) Malaspina, M., u. G. Bono: Betrachtungen über die geistige Entwicklung bei kongenitalen Angiokardiopathien. Minerva cardiol. 3, 270 (1955). — (49) Mannheimer, E.: Morbus caeruleus. Basel: S. Karger 1949. — (50) Mannheimer, E., D. Ikkos and B. Jonsson: Prognose des isolierten Ventrikelseptumdefekts. Brit. Heart. J. 19, 333—344 (1957). — (51) Marquis, R. M.: Ventricular septal defect in early childhood. Brit. Heart J. 12, 265 (1950). — (52) Matthes, K.: Kreislaufuntersuchungen am Menschen mit fortlaufend registrierenden Methoden. Stuttgart: Georg Thieme 1951. — (53) Moss, A. J., F. H. Adams, I. V. Maleny jr., Wm. P. Longmire and B. J. O'Loughlin: Congenital cardiac defects. Indications for surgical repair. Calif. Med. 89, 113—116 (1958).

(54) Nadas, A.: Pediatric cardiology. Philadelphia: W. B. Saunders Company 1957. —
(55) Potts, W. J., St. Gibson, E. Berman, H. White and R. A. Miller: Surgical correction of tetralogy of Fallot. Results in first 100 cases six to eight years after operation. J. Amer. med. Ass. 159, 95—99 (1955).

(56) Reifenstein, G. H., S. A. Levine and R. E. Gross: Coarctation of the aorta. Amer. Heart J. 33, 146 (1947). — (57) Richards, M. R., K. K. Merritt, M. H. Samuels and A. G. Langmann: Congenital malformations of the cardiovascular system in a series of 6053 infants. Pediatrics 15, 12—32 (1955). — (58) Rossi, E.: Herzkrankheiten im Säuglingsalter. Stuttgart: Georg Thieme 1954. — (59) Rumel, W. R., Ch. P. Bailey, P. C. Samson and D. H. Waterman: a) Surgical treatment of coarctation of aorta. Report of the section on cardiovascular surgery, American college of chest physicians. J. Amer. med. Ass. 164, 5 (1957). b) The surgical treatment of tetralogy of Fallot. Dis. Chest, 34, 1 (1958).

(60) Selzer, A.: Defect of the ventricular septum. Arch. intern. Med, 84, 798 (1949). — (61) Selzer, A., and G. L. Laqueur: The Eisenmenger complex and its relation to the uncomplicated defect of the ventricular septum. A. M. A. Arch. intern Med. 87, 218—241 (1951)— (62) Souliè, P.: Cardiopathies congénitales. Paris: Expansion Scient. Franc. 1956. — (63) Swan, H.: Present status of hypothermia and extracorporal circulation for cardiac surgery III. Congrès mondial de Cardiologie, Bruxelles 14.—21. IX. 1958. — (64) Schaede, A.: Tricuspidalatresie bei einem 21 jährigen Mann. Z. Kreislauf.-Forsch. 14, 261—268 (1952).

(65) Taussig, H.: Congenital malformations of the heart. New York: Commonwealth Fund. 1947. — (66) Taussig, H.: 9. Int. Pediaterkongreß, Montreal, 19.—25. VII. 1959. — (67) Taussig, H., u. S. R. Bauersfeld: Nachuntersuchungsergebnisse der ersten 1000 wegen Pulmonalstenose oder -atresie operierten Patienten. Ann. intern. Med. 38, 1—8 (1953). — (68) Tyler, H. R., and D. B. Clark: Loss of consciousness and convulsions with congenital heart disease. A. M. A. Arch. of Neurology and Psychiatry, 79, 506—510 (1958). — (69) Tyler, H. R., and D. B. Clark: Incidence of neurological complications in congenital heart disease. Arch. Neur. Psychiat. (Chicago) 77, 17—22 (1957).

(70) Wagner, I., and G. R. Graham: Atrial septal defect in children. Brit. Heart J. 19, 318—326 (1957). — (71) White, P. D., and T. D. Jones: Heart disease and disorders in New-England. Amer. Heart J. 3, 302 (1928). — (72) White, P. D., D. G. McNamara, S. R. Bauersfeld and H. B. Taussig: Five year postoperative results of first 500 patients with Blalock-Taussig anastomosis for pulmonary stenosis or atresie. Circulation 14, 512—519 (1956). — (73) White, P. D., and H. B. Sprague: The tetralogy of Fallot; report of a case in a noted musician, who lived to his sixtieth year. J. Amer. med. Ass. 92, 787—791 (1929). — (74) Wick, E., R. Wenger u. L. Navratil: Zur Psychologie der angeborenen Herzfehler. Münch. med. Wschr. 1955, 688. — (75) Wood, P.: Diseases of the heart and circulation. Philadelphia: J. B. Lippincott Comp. 1950. — (76) Wood, P.: The Eisenmenger syndrome or pulmonary hypertension with reversed central shunt. Brit. med. J. 11, 701 u. 755 (1958).

(77) Zacharioudakis, St. C., K. Terplan and E. C. Lambert: Ventricular septal defects in the infant age group. Circulation 16, 374—383 (1957).

1b. Fallotsche Tetralogie

Von

H. Reitter

Unter den angeborenen schweren Herzmißbildungen mit Zyanose ist die Fallotsche Tetralogie mit etwa 70% die häufigste, während Pulmonalklappenstenosen in isolierter Form oder mit Vorhofscheidewanddefekten etwa 10—15% ausmachen. Mit Abbott (*1*) wird die mittlere *Überlebenszeit* der Kinder, die nicht in der Neugeborenenperiode sterben, auf 12 Jahre geschätzt, nach Durand und Métianu (*8*) erreichen 22% der Kranken das 15. und nur 8% das 21. Lebensjahr.

Es ist wichtig zu erwähnen, daß neuerdings hinsichtlich der Entstehung der angeborenen Herzfehler neben der offensichtlich überschätzten Bedeutung der Embryopathien nach einer Viruserkrankung der Mutter latente Erbanlagen mit geringer Penetranz nachgewiesen sind (*9, 15*). Solche latenten Erbfaktoren können durch peristatische Einflüsse leichter zum Durchbruch kommen.

Da es sich um schwere organische Fehlbildungen handelt, ist die konservative Therapie erfolglos. Erst während der Entwicklung der Thoraxchirurgie nach dem zweiten Weltkrieg sind Methoden ersonnen worden, die diese Mißbildungen mit Aussicht auf Erfolg zu operieren erlauben. Die ersten Möglichkeiten boten die *Anastomosenbildungen* und zwar 1944 Blalock-Taussigs termino-laterale Einpflanzung der A. subclavia in die Pulmonalarterie (*4*) und 1946 Potts' Anlegung einer laterolateralen aortopulmonalen Fistel (*16*) zur Besserung der Sauerstoffsättigung des Blutes.

Eine kausale Behandlung versuchten 1950 erstmals Brock und Sellors (*5, 18*) durch transventrikuläre Aufschneidung der Stenose in der pulmonalen Ausstrombahn. Schließlich kann man seit 3 Jahren mittels der Herz-Lungen-Maschine die beiden ausschlaggebenden Teilfehler der Fallotschen Tetralogie unter Sicht des Auges korrigieren (*12, 14*). Der subaortale Ventrikelseptumdefekt wird verschlossen und die Stenose beseitigt oder bei atretischem oder hypoplastischem pulmonalen Ausflußtrakt eine alloplastische Kunststoffprothese eingesetzt.

Nur für die Blalock-Taussigsche Shunt-Operation, die seit 1944 praktiziert wird, können die ersten Dauererfolge übersehen werden. Bei den übrigen Verfahren ist der Zeitraum der Nachbeobachtung noch zu kurz. Zu erwähnen ist, daß man vom Anlegen einer aorto-pulmonalen Anastomose mit großer Lichtung nach Potts abgekommen ist, da ein breiter artefizieller Links-Rechts-Shunt insbesondere bei stark ausgeprägter Dextroposition bald zum Erlahmen der Herzkraft führt. Auch das blinde transventrikuläre Operationsverfahren von Brock hielt nicht, was man erhofft hatte, so daß wir es an der Düsseldorfer Klinik nicht mehr ausführen. Selbst in der Brockschen Klinik beträgt die Operationsmortalität 17% (*6*). Von 86 derart Operierten verloren wir 10 und die Ergebnisse waren keinesfalls einwandfrei (*7*). Dabei muß besonders betont werden, daß ja leicht operable valvuläre Pulmonalstenosen bei der Fallotschen Tetralogie nur in 8,1% der Fälle vorkommen: die infundibuläre Verengerung mit oder ohne Klappenstenose ist die Regel.

Bleibt noch die herzoffene Operation in extrakorporaler Zirkulation. Die ersten Erfolge sind hier ermutigend, doch läßt sich über weitere Aussichten wegen der kurzen Zeitspanne nichts sagen. Wir selbst sahen unter den mit der Herz-Lungen-Maschine vorgenommenen Eingriffen ein vorläufig sehr gutes Resultat bei einem Mädchen, bei dem sowohl der Ventrikelseptumdefekt plastisch gedeckt, als auch die hypoplastische Pulmonalarterie mit einer Kunststoffprothese überbrückt wurde. Andererseits ist zu bedenken, daß bei der Operation einer Fallotschen Tetralogie mit Hilfe der Herz-Lungen-Maschine im Gegensatz zum isolierten Ventrikelseptumdefekt, der eine Mortalität von 8—10% hat, zur Zeit noch mit einer Operationssterblichkeit von 25—35% gerechnet werden muß.

Und nun zu den *Spätergebnissen* der Blalock-Taussigschen Operation. Das eigene Krankengut sei vorangestellt: Die zum Teil mit Hilfe ausführlicher Fragebogen — viele ehemalige Patienten stammen aus fernen Teilen des Landes und des

Auslandes — bzw. die klinisch durchgeführten *Nachuntersuchungen* betreffen 410 von insgesamt 450 wegen Fallotscher Tetralogie operierte Kranke [1949 bis 1956 *(11)*, d. h. eine Zeitspanne von 2—8 Jahren nach dem Eingriff]. Sie stellen etwa ein Drittel der in der Chirurgischen Klinik der Medizinischen Akademie Düsseldorf operierten angeborenen Mißbildungen des Herzens und der großen Gefäße dar.

In 360 Fällen wurde eine *Anastomose nach Blalock-Taussig* angelegt und zwar 312 mal links und 48 mal rechts. Bei 50 *Probethorakotomien* konnte wegen Pulmonalarterienatresie, Hypoplasie des Gefäßes oder zu kurzer A. subclavia bei hoher Rechtslage der Aorta keine Anastomose hergestellt werden; über diese wird unten gesondert berichtet.

Die *Operationsmortalität* betrug im Durchschnitt 13%, sie ist am niedrigsten im Alter zwischen 8 und 12 Jahren (5,5%) und steigt bei den 15- bis 20jährigen und älteren auf 20% an. Die *47 Frühtodesfälle* gingen in erster Linie zu Lasten von Arhythmien, von Herz- und Kreislaufversagen (20 Fälle) und von cerebralhypoxischen, thrombotischen oder embolischen Komplikationen (18 Fälle). Besonders Kinder mit hochgradiger Polycythämie neigen zu Embolien, da hierbei die Durchblutung des Gehirns bei zunehmendem Strömungswiderstand und zusätzlichem arteriellen Sauerstoffdefizit erheblich verringert ist. 25% der Kinder hatten schon vor der Operation Krampfanfälle mit Bewußtlosigkeit durchgemacht. Spirometrische Sauerstoffdefizite wurden in 83% der Fälle gemessen *(13)*. 5 Jahre nach der Operation wurden *22 Spättodesfälle* festgestellt, so daß sich die Gesamtquote der Sterblichkeit auf 18,9% erhöht. Unter ihnen stehen 8 Cerebralthrombosen und -embolien und 7 Todesfälle durch plötzliches Herzversagen nach ungewohnten Anstrengungen mit dem Grundleiden ursächlich in Verbindung.

Tabelle 1. *Operation nach* BLALOCK-TAUSSIG *bei Fallotscher Tetralogie.* Spätergebnisse nach Altersgruppen (nach IRMER, KONRAD, ROTTHOFF und WILLMANN)

Alter Jahre	gut %	befriedigend %	unbe-friedigend %	unverändert %
4—7	5,3	37,3	32,0	25,4
8—12	10,0	54,0	28,0	8,0
13—30	14,0	55,8	9,2	21,0
	9,8	49,0	23,1	18,1

Tabelle 2. *Operation nach* BLALOCK-TAUSSIG *bei Fallotscher Tetralogie.* Spätergebnisse in Beziehung zum Grad des präoperativen arteriellen Sauerstoffsättigungsdefizits (nach IRMER, KONRAD, ROTTHOFF und WILLMANN)

Operationserfolge	Arter. O_2-Sättigungsdefizit vor der Operation		
	gering 10—15% %	mittel 15—25% %	groß (mehr als 25%) %
unverändert	16,3	19,6	7,1
unbefriedigend	29,1	22,7	32,1
befriedigend und gut	54,6	57,7	60,8

Tab. 1 zeigt die *Operationserfolge* im Zeitraum der Beobachtung nach Altersgruppen in Prozent. Die Quote der Besserungen liegt in der Altersgruppe bis zum 7. Lebensjahr mit etwa 43% am ungünstigsten, eine Tatsache, die auch von anderen Autoren beobachtet wurde. Dies ist mit Wahrscheinlichkeit auf die schwierigen Anastomosenverhältnisse zurückzuführen, da die zum Zeitpunkt der Operation sehr kleinkalibrige A. subclavia später nicht mitwächst. Am günstigsten schneidet die Altersklasse von 8—12 Jahren mit 64% Besserungen bei der bereits erwähnten niedrigen Mortalitätsrate von 5,5% ab.

Von Bedeutung ist weiterhin die Tatsache, daß in einem Viertel der Fälle die anfängliche postoperative Besserung nicht anhielt. Wir erklären dies einmal durch ungenügendes Mitwachsen der Anastomose oder durch Thrombosierung und Verschluß während der Entwicklungszeit und zum anderen durch anfängliche Scheinerfolge, die durch Blutverluste bei der Operation, Elektrolytinfusionen mit Blutverdünnung, Abnahme der Blutviscosität und Beschleunigung der Blutumlaufzeit vorgetäuscht waren. Offenbar ist die Blausucht mehr in Beziehung zur Polycythämie als zur Leistungsfähigkeit zu bringen. Jedenfalls ist der Operationserfolg unabhängig vom präoperativen Grad des arteriellen Sauerstoffsättigungsdefizits (Tab. 2).

Häufig diskutiert werden die *Folgen des Ausfalls der A. subclavia* für den betreffenden Arm. Bei 24 Operierten beobachteten wir postoperativ eine Parese des Plexus brachialis, die wahrscheinlich ischämisch verursacht war. Die Plexuslähmungen haben sich bis auf zwei Ausnahmen im Laufe der Zeit bei entsprechender elektrischer und mediko-mechanischer Nachbehandlung zurückgebildet. In zwei anderen Fällen ist der Arm an der Seite der Subclavia-Unterbindung im Wachstum zurückgeblieben.

Interessant und erwähnenswert ist, daß 12% der nur *probethorakotomierten* Patienten bei der Nachuntersuchung eine befriedigende Leistungsfähigkeit und eine ausreichend vitale Lebensführung zeigten. Offenbar war es durch die Gefäße des Mesopulmonum, also vor allem durch Bronchialarterien und pleurale Verwachsungen zu einem Anschluß der Lunge an den großen Kreislauf im Sinne einer *Aortalisation* gekommen (*10*).

Ähnliche Operationsresultate beschreiben auch andere Autoren. CAMPBELL (*6*) berichtet aus der Londoner Brock-Klinik von 165 Fällen Fallotscher Tetralogie. Das Frühergebnis war bei 130 nach BLALOCK-TAUSSIG operierten Patienten als gut zu bezeichnen, nach 6 bis 10 Jahren war das Resultat immerhin noch bei 101 Kranken gut. Aufgeschlüsselt waren 11 gut nach 10 Jahren, 10 nach 9 Jahren, 28 nach 8 Jahren, 36 nach 7 Jahren und 16 nach 6 Jahren. Bei den meisten Operierten kam es zu einer signifikanten Herzvergrößerung. Waren die Resultate gut, so war ein deutlicher *Rückgang der Hämoglobinwerte* und der Polycythämie zu verzeichnen.

Besonders aufschlußreich sind die Resultate des Eingriffs an der Blalock-Klinik selbst, nicht nur wegen der großen Zahl der Fälle (Tab. 3) (*19*). Als gut wurden Ergebnisse nur bezeichnet, wenn die Sauerstoffsättigungswerte auf 75 bis 90% angestiegen und die Hämatokrit- und Erythrocytenwerte 2—8 Jahre nach der Operation auf den Normalwert zurückgegangen waren. Auffallend ist, daß die hohe Mortalität der Kleinkinder in der Altersgruppe der 10- bis 15jährigen auf 8% zurückgeht. BLALOCK rechnet mit 80% guten, 3% befriedigenden Resultaten und 2% unveränderten Befunden bei einer Durchschnittsmortalität von 14%. Eine *bakterielle Endokarditis* hat sich lediglich bei 6% der Operierten eingestellt und nur ein Kranker ist ihr erlegen (*20*).

Tabelle 3. *Spätergebnisse bei 857 wegen Fallotscher Tetralogie operierten Patienten der Blalock-Klinik* (John Hopkins Hospital, Baltimore; nach TAUSSIG und BAUERSFELD)

Alter Jahre	Zahl der Fälle	Gute Ergebnisse %	Mortalität %
bis 1	24	50	42
1— 2	52	69	21
2— 5	253	82	14
5—10	294	83	13
10—15	117	87	8
15—20	61	75	20
über 20	56	66	14

Tabelle 4. *Todesursachen nach Operation wegen Fallotscher Tetralogie* (nach BAHNSON, ZIEGLER, SABISTON JR. und BLALOCK)

	%
Cerebrale Komplikationen	26
Arhythmien	22
Herzversagen	13
Blutung	8
Thrombose der Anastomose	5
Lungenkomplikationen	3
Schock	3
Verschiedenes (Thrombo-Embolien, interkurrente Infektion usw.) . .	20

Insgesamt ist also zu sagen, daß bei der Shuntoperation nach Blalock eine Operationsmortalität zwischen 13—14% und eine Spätsterblichkeit von annähernd 15—20% herrscht und 60—80% befriedigende bis gute Ergebnisse erreicht worden sind. Die Ursachen der postoperativen Mortalität zeigt die Tab. 4. Daß die Blalock-Taussig-Anastomose zu einer funktionellen Besserung und einer Lebensverlängerung führt, kann nicht bestritten werden. Wir wissen jedoch nichts darüber, ob die Funktionsbesserung die Schwierigkeiten der Operierten gegenüber den Umweltsbedingungen nachhaltig beseitigt. Es wäre möglich, daß die Lebensverlängerung die Kranken zu einem späteren Zeitpunkt mit denselben Problemen konfrontiert, die sich vorher beim jungen Menschen, der sich noch im Schutz der Familie befindet, unter Umständen weniger dramatisch ausgewirkt hätten (*11*). Der Zeitraum der Nachbeobachtung ist für ein endgültiges Urteil über das Schicksal der Kranken noch zu klein.

Literatur

(*1*) Abbott, M. E.: Atlas of congenital heart disease. Amer. Heart Ass. New York 1936. —
(*2*) Bahnson, H. T., and R. F. Ziegler: A consideration of the causes of death following operation for congenital heart disease of the cyanotic type. Surg. gynec. Obstet. **40**, 60 (1950). —
(*3*) Bayer, O., H. C. Landen, A. Dortmann u. S. Effert: Zur Diagnostik angeborener Herz- und Gefäßmißbildungen. I. Mitt. Herzkatheterismus, Blutgasanalyse und intrakardiale Druckmessung als Hilfsmittel zur Erkennung angeborener Mißbildungen des Herzens und der großen Gefäße. Arch. Kreisl.-Forsch. **16**, 319 (1950). — (*4*) Blalock, A., and H. B. Taussig: The surgical treatment of malformations of the heart in which there is pulmonary stenosis or pulmonary atresia. J. Amer. med. Ass. **128**, 189 (1945). — (*5*) Brock, R. C., and M. Campbell: Infundibular resection for pulmonic stenosis. Brit. Heart J. **12**, 403 (1950).
(*6*) Campbell, M.: Late results of operations for Fallot's tetralogy. Brit. med. J. **1958** II, 1175. —
(*7*) Derra, E., u. F. Loogen: Die operative Behandlung der kongenitalen, valvulären Pulmonalstenose unter Sicht des Auges mittels Hypothermie. Dtsch. med. Wschr. **1957**, 535. —
(*8*) Durand, M., et C. Mètianu: In Traité des cardiopathies congénitales. Paris: Masson & Cie. 1954.
(*9*) Ell, O.: Zur Vererbung angeborener Herzfehler. (Eigene Beobachtungen über 5 Fälle von intrakardialer Defektbildung innerhalb einer Familie.) Inaug.-Diss. Erlangen 1958.
(*10*) Giampalmo, A., u. J. Schoenmackers: Die Lunge bei Morbus coeruleus. Beitr. path. Anat. **112**, 387 (1952).
(*11*) Irmer, W., R. Konrad, F. Rotthoff u. K. H. Willmann: Ergebnisse der Blalockschen Operation bei Fallotschen Tetralogien. Thoraxchirurgie **5**, 454 (1958).
(*12*) Kirklin, J. W.: Zit nach D. C. Sabiston jr. und A. Blalock im Handbuch der Thoraxchirurgie, herausgegeben von E. Derra. II. Band. Berlin-Göttingen-Heidelberg: Springer 1959.
(*13*) Landen, H. C., O. Bayer u. A. Dortmann: Zur Diagnostik angeborener Herz- und Gefäßmißbildungen; die Spirographie im Rahmen der Beurteilung angeborener Mißbildungen des Herzens. Arch. Kreisl.-Forsch. **16**, 349 (1950). — (*14*) Lillehei, C. W., M. Cohen, H. E. Warden, R. C. Read, J. B. Aust, R. A. de Wall and R. L. Varco: Direct vision intracardiac surgical correction of the tetralogy of Fallot, Pentalogy of Fallot and pulmonary atresia defects Ann. Surg. **142**, 418 (1955).
(*15*) Nachtsheim, H.: Die Bedeutung genetischer Faktoren für die Entstehung von Mißbildungen und Mißbildungskrankheiten. Verh. dtsch. Ges. inn. Med. **64**, 33 (1959).
(*16*) Potts, W. J., S. Smith and S. Gibson: Anastomosis of the aorta to a pulmonary artery for certain types of congenital heart disease. J. Amer. med. Ass. **132**, 629 (1946).
(*17*) Sabiston, D. C. jr., and A. Blalock: The tetralogy of Fallot, tricuspid atresia, transposition of the great vessels, and associated disorders. Im Handbuch der Thoraxchirurgie, herausgegeben von E, Derra. II. Band. Berlin-Göttingen-Heidelberg: Springer 1959. — (*18*) Sellors, T. H., and J. R. Belcher: Surgical relief of congenital cyanotic heart-disease; late results in 72 cases. Lancet **1950**, 887.
(*19*) Taussig, H. B., and R. Bauersfeld: Follow-up studies on the first 1000 patients operated on for pulmonary stenosis or atresia. Ann. intern. Med. **38**, 1 (1953).
(*20*) White, D., D. G. McNamara, S. R. Bauersfeld and H. B. Taussig: 5-year postoperative results of first 500 patients with Blalock-Taussig anastomosis for pulmonary stenosis or atresia. Circulation **14**, 512 (1956).

2. Mitralstenose unter besonderer Berücksichtigung der Operationsergebnisse

Von

H. Reitter

Obwohl die operative Behandlung angeborener Herzfehler segensreich ist, tritt sie gegenüber der Chirurgie erworbener Herzfehler an Bedeutung zurück. Diese, wenn auch weniger formenreich, belasten zahlenmäßig die Bevölkerung weit mehr und kommen am häufigsten in den wirtschaftlich ausschlaggebenden Erwachsenenjahren vor. Ihre soziale Bedeutung ist groß, da schätzungsweise allein in der Bundesrepublik Deutschland 250000 Personen an einer Mitralstenose leiden (s. auch S. 370).

Seit der ersten erfolgreichen Operation einer Mitralstenose durch Cutler (Boston 1923) hat sich die Chirurgie der Herzklappenstenosen besonders durch die Vervollkommnung der Narkose weiterentwickelt und für diese Vitien quo-ad sanationem eine völlig neue Situation geschaffen. Im Gegensatz hierzu sind die Insuffizienz-Operationen trotz geistreich ausgeklügelter Methoden mit und ohne Kunststoffventileinbau (Hufnagel-Plastik) für den Gebrauch beim Menschen unseres Erachtens noch nicht reif; glücklicherweise ist hier mit internistischen Mitteln mehr zu erreichen als bei den in ihrem Verlauf stetig progredienten Stenosen.

Die häufigste Form der Ostienstenosen und zugleich die Hauptdomäne der chirurgischen Therapie erworbener Herzfehler stellen die Stenosen der Valvula mitralis dar. Weniger häufig sind die Aortenklappenstenosen; die Tricuspidalstenose kommt als Einzelschaden nur selten vor. Auch diese beiden Herzfehler können heute erfolgreich operativ angegangen werden.

Über die *Lebenserwartung* bei der Mitralstenose ist häufig berichtet worden (s. auch S. 370). Die mitgeteilten Zahlen sind aber nicht vergleichbar, sofern der Stenosegrad nicht angegeben wird. So läßt sich zum Beispiel aus dem Sektionsmaterial großer Institute eine durchschnittliche Lebensdauer von 53 Jahren bei Frauen und 55 Jahren bei Männern errechnen (*9*). Anders sieht es aus, wenn man die „Knopflochstenosen", die etwa 80% unseres Krankengutes von insgesamt über 1000 operierten Mitralstenosen ausmachen, berücksichtigt. Hier erstreckt sich die Lebenserwartung nur auf rund 35 Jahre (*1*), und das 40. Lebensjahr wird selten erreicht (*4*). Mancher wird sich noch gut an die Worte Oehmes in seinem Heidelberger Kolleg erinnern, wonach der Kranke mit einer Mitralstenose, wenn er mit einem Lungenödemanfall erstmals den Arzt aufsucht, nur noch 5 Jahre zu leben hat. Die konservative Behandlung kann den Zustand wohl mehrfach bessern, doch letztlich den ungünstigen Ausgang nicht abwenden.

Heute wissen wir, daß prognostisch neben der Flächengröße des Ostiums auch der nicht immer parallel laufende Grad der sekundären Lungenveränderungen eine Rolle spielt. So sind vereinzelt lange Überlebenszeiten selbst bei lange bestehenden Knopflochstenosen bekannt geworden — kürzlich eine 69jährige Frau (*8*) —, während nicht so hochgradige Stenosen schon pneumotische Veränderungen mit erheblicher Druckerhöhung im kleinen Kreislauf und Überlastung des rechten Herzens bewirken können. Nicht zuletzt sind die postoperativen Ergebnisse von der Höhe des Pulmonalarteriendruckes und der Zeitdauer seiner Einwirkung (*7*) abhängig.

Im folgenden wird über 750 Mitralstenose-Operationen berichtet, die während der Zeit von 1951 bis 1957 an der Chirurgischen Klinik der Medizinischen Akademie Düsseldorf als digitale stumpfe oder scharfe *Kommissurotomie* durchgeführt wurden. Als Zugangsweg diente überwiegend das linke Herzohr nach linksseitiger Thorakotomie. Wegen eines geschrumpften oder kleinen Herzohrs mußten wir 9mal von rechts her nach Bailey, 4mal direkt durch den linken Vorhof und 2mal durch die linke Pulmonalvene an das Mitralostium herangehen. Bei den Nachuntersuchungen 2—8 Jahre später mußte ein großer Teil der ehemaligen Kranken mit Hilfe von ausführlichen Fragebogen nach ihrem Zustand befragt werden; auch wurden von den nachbehandelnden Ärzten Berichte angefordert (2). 130 Patienten, deren Operationstermin mehr als 3 Jahre zurücklag, konnten klinisch nachuntersucht werden (11).

Zur Charakterisierung des Operationsgutes: Etwa 75% der Kranken gehörten dem 3. bis 4. Lebensjahrzehnt an. In der Altersgruppe zwischen 40 und 50 Jahren befanden sich 17% und im 6. Dezennium 2% der Patienten. Nur 29% waren Männer, 71% Frauen, darunter 8 Gravide zwischen dem 3.—9. Schwangerschaftsmonat. Reine Mitralstenosen fanden sich bei 60%, kombinierte Vitien bei 39% der Fälle. Bei 1% stimmte die Diagnose nicht, es lag eine praktisch reine Mitralinsuffizienz vor; die Stenose war in einigen Fällen durch Scheidewandgeschwülste, bzw. riesige obturierende Vorhofthromben vorgetäuscht. Die Vergesellschaftung mit einem organischen Aortenklappenfehler—meist mit einer Stenose — kommt in 3—5% der Fälle vor; es wird aber nur ausnahmsweise ein Grad erreicht, der chirurgische Intervention notwendig macht.

Die Einteilung der Schweregrade nahmen wir nach den vorher festgestellten Größen des Doppelungsintervalls zwischen zweitem Herz- und Mitralöffnungston, dem Capillar- und Pulmonalarteriendruck und der berechneten Ostiumfläche vor. Sie entspricht den von der American Heart Association empfohlenen Kriterien (Schweregrad I: Keine Beschwerden; Schweregrad II: Atemnot bei stärkeren Belastungen; Schweregrad III: Atemnot bei geringeren Belastungen, vereinzelt Lungenödem und Hämoptysen; Schweregrad IV: Atemnot in Ruhe, gehäufte Anfälle von Lungenödem und Hämoptysen). Die Fläche des Ostiums betrug beim ersten Schweregrad 2,5 cm², beim zweiten 1,2—2,5 cm², beim dritten 0,9—1,2 cm² und beim vierten weniger als 0,9 cm². Beim Schweregrad I wurde nicht operiert, dem Schweregrad II gehörten 10%, dem Schweregrad III 46% und dem prognostisch ungünstigsten Stadium IV 44% der Patienten an. In etwa 22% war der Klappenapparat infolge fibröser Trichterstenosen, subvalvulärer Verziehungen, Schrumpfung des Annulus fibrosus und bei schweren Verkalkungen mit Plattenbildung rigide und unbeweglich. 193mal konnte der in den linken Vorhof eingeführte Zeigefinger einen deutlichen Blutreflux, also eine erhebliche Klappeninsuffizienz tasten.

82 Kranke hatten präoperativ Embolien überstanden und 93 wiesen bei der Operation im linken Herzohr und Vorhof Thromben auf, was unter Umständen eine nicht ganz unbedenkliche Komplizierung der Operation bedeutet. Auffallenderweise fand sich bei thrombosierten Herzohren in 78% eine begleitende absolute Arhythmie.

Die *Operationsmortalität* betrug im Durchschnitt 6,5%. Schließt man die Gruppe von 27 Kranken aus, bei denen der Schweregrad und die starren Klappenvernarbungen eine ungünstige Ausgangslage schufen, so beträgt die Mortalität 2,4%. 20 Operierte verloren wir an embolischen Komplikationen. Bei weiteren 30 Patienten sind intra- und postoperative Embolien in das Gehirn oder die untere Körperhälfte günstig ausgegangen; dabei mußten 6 Embolektomien von der Aortengabel bis zur Femoralarterie durchgeführt werden.

Von den 8 schwangeren Kranken überstanden alle die Operation mit gutem Erfolg und gebaren zur rechten Zeit ein gesundes Kind.

Nachuntersuchungsergebnisse: Die Rundschreiben ergaben, daß 41% der Operierten in Beruf und Haushalt voll arbeitsfähig und 39% wesentlich gebessert sind. Es ist interessant, daß die anatomische Situation nicht unbedingt den endgültigen Effekt bestimmt hat. Gleiches zeigen auch die unten erwähnten klinischen Untersuchungsergebnisse. Unbefriedigende Resultate wurden in einer Häufigkeit von 20% gefunden; darunter fallen 16 Spättodesfälle. Von den bisher erfaßten 15 Reststenosierungen durch erneute Klappenverklebung, Schrumpfung und Vernarbung (Pseudorezidive) wurden 6 inzwischen durch eine Zweitoperation unter günstigeren technischen Bedingungen (Operation von rechts her) wesentlich gebessert. Die Faktoren, die für die schlechten Ergebnisse verantwortlich sind, waren folgende:

1. Nicht ausreichende operative Versorgung des Klappenfehlers. Dazu gehören Fälle, bei denen wegen eines zu engen Herzohres oder einer ausgedehnten Thrombosierung von Herzohr und Vorhof nicht oder nicht genügend kommissurotomiert werden konnte. Heute operieren wir solche schlecht oder nicht zugänglichen Stenosen von rechts, vereinzelt in Hypothermie transseptal.

2. Unbeweglicher oder rigider Klappenapparat.

3. Irreversible Sklerosierung der Lungenstrombahn. Daraus ergibt sich die Forderung, nach Feststellung einer überwiegenden Stenosierung zu operieren, bevor hochgradige Vernarbungen an den Klappen und nicht mehr korrigierbare Pulmonalgefäßsklerosen eingetreten sind.

4. Schon vorher bestehende bemerkenswerte zusätzliche Insuffizienz oder operativ gesetzte Regurgitationen; diese sind mit einer Häufigkeit von etwa 6,5% zu erwarten. In einem Teil der Fälle wurde die Beseitigung einer Stenose mit einer Insuffizienz erkauft, die der internen Therapie besser zugänglich ist als der präoperative Zustand.

Eine absolute Arhythmie, die bei den Kranken mit resezierten oder von Thromben befreiten Herzohren bestand, ist bei etwa $^3/_4$ der Fälle geschwunden, in 2,5% trat sie dagegen neu auf. Nach unserer Erfahrung schließt die Arhythmie ein gutes Ergebnis nicht aus, birgt andererseits aber eine Gefährdung hinsichtlich erneuter Thrombenbildung in sich. Sichere endokarditische Schübe haben wir bisher nur bei 17 Kranken erfassen können, davon kam es bei 5 zu einer rheumatischen Restenosierung; drei Patienten wurden einer Reoperation von rechts her unterzogen.

Bei der klinischen Nachuntersuchung (*11*) wurden ohne Rücksicht auf das subjektive Heilergebnis als gute Resultate nur Fälle angesehen, die Besserungen um mehr als 2 Schweregrade zeigten, wobei mindestens der Schweregrad II erreicht wurde. Dies war bei 68% der Kranken der Fall. Der Rest war unverändert oder nur um einen Grad gebessert. Tab. 1 zeigt die Ergebnisse: Eine Abhängigkeit schlechter Operationsresultate vom Alter bei der Operation ließ sich nicht feststellen. Während präoperativ 12 Patienten Embolien in den großen Kreislauf hatten, sind diese postoperativ nur bei 3 Kranken vorgekommen. Möglicherweise spielt die Resektion des linken Herzohres eine entscheidende Rolle. MOUNSEY (*10*) fand sogar nur in 1% seiner Fälle postoperative Embolien. Bei 65% der Kranken dieser Gruppe war im Elektrokardiogramm eine Linksdrehung des größten Momentanvektors von QRS von durchschnittlich 25° festzustellen. Auch wiesen die pathologischen Kammerendteile eine deutliche Normalisierungstendenz auf. Röntgenologisch wurde in der Gruppe der sehr guten Operationsergebnisse bei 75% eine Verkleinerung des linken Vorhofes gefunden. Eine Verbreiterung des Herzens nach links war regelmäßig feststellbar.

Tab. 2 illustriert die Nachuntersuchungen an einer der Kliniken, die mit den Mitralkommissurotomien als erste begonnen hatten, ein halbes bis 5 Jahre nach

Tabelle 1. *Klinische Spätergebnisse nach Mitralstenosenoperation* [nach SCHAUB und HAGER (*11*)]

	Ergebnis				Verstorben	Gesamt
sehr gut	gut	mäßig gebessert	unverändert	verschlechtert		
33 =26%	53 =42%	15 =11%	15 =11%	— —	14 =10%	130

Tabelle 2. *Ergebnisse der Nachuntersuchung bei 442 überlebenden Kranken nach der Mitralvalvuloplastik* [nach ELLIS und HARKEN (*3*)]

Ergebnis	Schweregrad			Insgesamt %
	II %	III %	IV %	
Gebessert:				
wesentlich	58	56	51	
mäßig	25	25	14	77
leicht	—	8	11	
Unverändert.....	17	6	11	
Verschlechtert	—	2,5	3	23
Spättod	—	2,5	9	
Zahl der Kranken ..	12	323	107	442

dem Eingriff (*3*). Danach sind die guten Ergebnisse nicht unbedingt vom präoperativen Schweregrad der Stenose abhängig. Insgesamt ist unter Berücksichtigung des Schrifttums festzustellen, daß die Operation einer Mitralstenose in 25 bis 66% ein ausgezeichnetes, in 30—40% ein gutes, in 15% ein befriedigendes Ergebnis und in 8—15% einen unbefriedigenden Ausgang zeigt. Es ist also je nach der Art der Operation und der Nachuntersuchung mit 65—80% Besserungen zu rechnen (*12*); in frühen Stadien erreicht die operative Heilungsquote 90%. Die Resultate sollen nach einigen anderen Autoren im Gegensatz zu den eigenen Befunden um so besser sein, je jünger die betreffende Altersklasse ist (*9*). Die Operationsmortalität beträgt im Durchschnitt 3—6%. Die Gefahr eines echten endokarditischen Schubs mit Rezidivierung der Stenose nach einer Kommissurotomie selbst bei Jugendlichen wird offenbar überschätzt.

Die postoperativen Geräusche über dem Herzen geben häufig Anlaß zu widersprechenden Diagnosen der nachbehandelnden Ärzte. Es ist zu betonen, daß Geräusche allein für die Diagnose einer etwaigen Restenosierung nicht ausreichend sind. Ein Herz, das nach der Operation frei von pathologischen Geräuschen ist, gehört zur Ausnahme, da eine anatomische Restitutio ad integrum nicht möglich ist. Von 41 daraufhin untersuchten Patienten (*5*) hatten nur 4 postoperativ normale Herztöne.

Um über die *Lebensdauer* der operierten Patienten eine Aussage machen zu können, muß die Beobachtungszeit noch ausgedehnt werden. Die Übersicht der vorläufigen Ergebnisse zeigt aber, daß nach Einführung der operativen Therapie ein Wandel in der Prognose der Mitralstenose eingetreten ist. Wie auch bei anderen chronischen Organerkrankungen gilt es, bei sicherer Diagnose, besonders aber bei deutlicher Verschlechterung die Operation nicht hinauszuschieben. Ist das Ostium bereits verkalkt und der Annulus fibrosus geschrumpft, so kommt die chirurgische Hilfe zu spät; auch ist die Zahl der narbigen und mechanischen Restenosierungen bei solchen Fällen besonders groß (*6*). Trotz aller zahlenmäßigen Erfolgsangaben sollte man jene Kranke nicht vergessen, die sich noch nach Jahren auch ohne Befragen bei ihrem Operateur melden und glücklich sind, daß ihnen geholfen wurde.

Literatur

(*1*) David, P.: Indications for and results of surgery for mitral stenosis. Canad. med. Ass. **73**, 940 (1955). — (*2*) Derra, E., W. Irmer u. R. Konrad: Todesfälle, Versager und Recidive bei und nach der Operation von Mitralstenosen. Med. Klin. **1959**, 544.

(*3*) Ellis, L. B., and D. E. Harken: The clinical results in the first 500 patients with mitral stenosis undergoing valvuloplasty. Circulation **11**, 637 (1955).

(*4*) Fodor, I.: Magy. belorv. arch. **8**, 61 (1955).

(*5*) Glover, R. P.: The present status of patients subjected to mitral commissurotomy 5 or more years ago. Surg. Gynec., Obstet. **102**, 623 (1956). — (*6*) Glover, R. P., J. C. Davila, Th. J. E. O'Neill and O. H. J. Janton: Does mitral stenosis recur after commissurotomy? Circulation **11**, 14 (1955).

(*7*) Janton, O. H., R. P. Glover, Th. J. E. O'Nelil, J. E. Gregory and G. F. Froio: Results of the surgical treatment for mitral stenosis. Analysis of 100 consecutive cases. Circulation **6**, 321 (1952). — (*8*) Johnson, H. R. M.: Long survival in mitral stenosis. A case report. Brit. med. J. **1959**, 421.

(*9*) Michel, D., M. Herbst u. K. Bornemann: Die Bedeutung des Altersfaktors bei der Mitralstenose und ihrer Operation. Z. Altersforsch. **11**, 107 (1958). — (*10*) Mounsey, P.: Determination of success after mitral valvotomy. Role of circulatory obstruction of the myocardium and of other factors. Brit. med. J. **1957**II, 311.

(*11*) Schaub, W., u. W. Hager: Spätergebnisse nach Mitralstenose-Operationen. Dtsch. med. Wschr. **1959**, 1675.

(*12*) Werkö, L.: Im Handbuch der Thoraxchirurgie, herausgegeben von E. Derra. II. Band. Berlin-Göttingen-Heidelberg: Springer 1959.

3. Myocardial infarction

Based on a study of 965 hospital patients who survived the acute phase
of primary infarction

By

G. Biörck, G. Blomqvist and J. Sievers

With 4 Figures

In a number of earlier papers (*1, 2, 3, 4, 5*), mainly published in the Acta Me-
dica Scandinavica during the years 1956 through 1959, we have presented studies
on several aspects of myocardial infarction, based on material from Malmö in
Sweden. We have now made a new follow-up, giving the status of our patients
up to March 1st, 1959. We intend to present some of the results in the present
paper, prefaced by a general review of the cases studied.

We collected the hospital records of all patients hospitalized for acute myocardial infarction
in Malmö during the 20 year period 1935 to 1954. This task was facilitated by local conditions.
Malmö is a town of about 200000 inhabitants with only one large hospital and no private
clinics. We thus feel assured that every hospitalized case of myocardial infarction in the town
is included in our material. Furthermore, the health insurance system in Sweden provides
almost free hospitalization, so that our material does not represent a selection of the population
on economic grounds. These facts and a number of others, which have been discussed in detail
in earlier papers, lead us to conclude that our material is reasonably suitable for epidemio-
logical studies. We are, however, fully aware of the dangers of using hospital cases as a basis
for such studies and due regard is given to this fact.

We have thus studied the records of 1,612 patients with altogether 1,821 infarctions. Disregarding, in this connection, all cases of recurrent infarctions, we
have found 1,530 cases of primary in-
farction. Of these, 32,7% died during
the first four weeks after onset. We do
not intend to discuss this acute mortality further but will confine our atten-
tion to the fate of the 1,030 patients
who survived the first four weeks after
the attack. Of these cases 40 were excluded because their history suggested
possible earlier infarction. Of the remaining 990 patients, 25 could not be traced, leaving us with 965 cases. We have
thus been able to follow up 97,5% of
our patients until their death or to
March 1st, 1959, giving us a total of

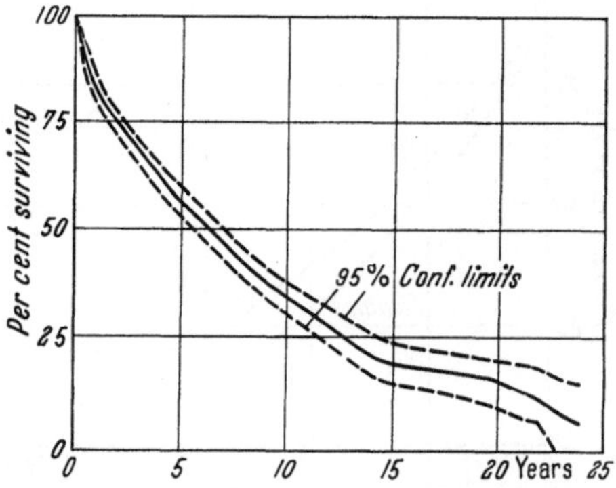

Fig. 1. Total material, based on 5,216 person years

5,216 person years of observation. The material has been treated using the ordinary
actuarial method and the figures in this paper give some of the results obtained.
It will be remembered that all figures pertain only to patients who survived the
first four weeks after the acute attack.

In fig. 1 the survivorship curve for the total material up to 24 years after the attack is shown. The percentage surviving after 1, 2, 5, 10, 20 and 24 years is 81.0, 74.5, 55.8, 34.1, 15.2 and 6.1 resp.

How does this curve compare with other results in the literature? It is, of course, a dangerous task to make any comparison with other studies, since such a comparison is nearly always weighted by bias, due to selection factors of several kinds.

Fig. 2 shows a comparison with some of the numerous reports available. They have at least one thing in common: they all consider the acute mortality to occur

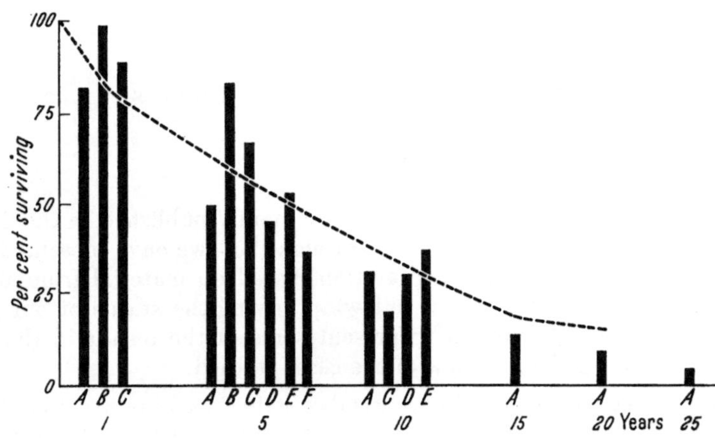

Fig. 2. Comparison with other series. A = White et al. (1956) (6), B = Morris et al. (1952) (7), C = Smith (1953) (8), D = Billings et al. (1949) (9), E = Weiss (1956) (10), F = Eckerström (1951) (11). Own material is indicated by the curve

during the first four weeks. Our own results are superimposed as a curve on the top of the others, wich are indicated by the bars, and seem to tally fairly well.

The overall survivorship curve is, of course, only of minor interest. Only when it is divided into subgroups, will the relevant figures emerge. Our material, divided as to sex, is shown in fig. 3.

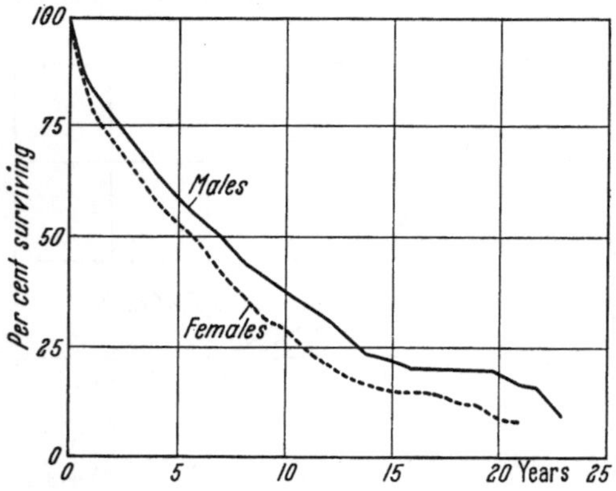

Fig. 3. Sex diff. in total material

The curves are based on 614 males and 351 females. The difference is statistically probably significant, males having a better prognosis than females, e. g. after 10 years 37.1 % of the males and 29.1% of the females were still alive, a difference of 8.0% $(P = 0.03)$. This does not quite reflect the truth, however, when other factors are taken into consideration. Firstly, the difference in age distribution between the sexes, secondly, the age specific mortality in the community from which the patients are drawn, i. e. in this case Malmö.

Table 1 gives for each ten year age group and each sex the number of deaths observed in our material divided by the number of deaths which would have occurred, had the mortality of the general population of the same age and sex

Table 1. *Excess mortality in patients surviving the acute phase of primary myocardial infarction*

Age	No. of patients	Number of deaths/expected deaths after					
		1 year	2 yrs.	5 yrs.	10 yrs.	15 yrs.*	20 yrs.
Males							
30—39	15	27.7	51.2	26.7	13.6	7.1	—
40—49	94	33.4	16.6	6.2	5.0	4.0	2.5
50—59	206	12.4	8.4	5.2	3.3	2.2	1.4
60—69	209	6.8	4.2	3.0	1.9	1.5	1.2
70—79	83	5.6	3.5	1.9	1.3	—	—
80—	7	—	—	—	—	—	—
Females							
30—39	4	—	—	—	—	—	—
40—49	20	13.2	12.3	18.6	8.8	5.5	4.1
50—59	68	17.1	10.0	5.7	3.7	2.9	2.0
60—69	141	8.5	5.0	3.3	2.2	1.6	—
70—79	106	5.6	3.7	2.1	1.4	—	—
80—	12	—	—	—	—	—	—

Number of expected deaths calculated from census data (Age and sex specific death rates, Swedish town population 1941—1950).

prevailed. These figures are given for 1, 2, 5, 10, 15 and 20 years after the infarction. Thus the figure 5.6 for males aged 70—79 means that among men of this age at infarction a mortality occurred during the first year thereafter 5,6 times as great as that among the general population of the same age and sex.

Fig. 4 presents these data graphically. Here the ordinate is logarithmic. It is apparent from fig. 4 that the prognosis after the acute stage is much worse for younger patients than for older ones, if the patients are compared with the population of the same age and sex. This statement is, of course, by no means to be considered a challenge to the wellknown fact that a 70 years old patient has a much shorter life expectancy than one aged 40. But we think that this way of presenting the influence of age upon the prognosis gives a more realistic picture than a mere comparison between the age groups.

It will also be apparent that the lines for females lie, in every age group, only slightly above those for males, indicating a somewhat poorer long term prognosis for female patients. Now the sex differences are not at all significant, though their

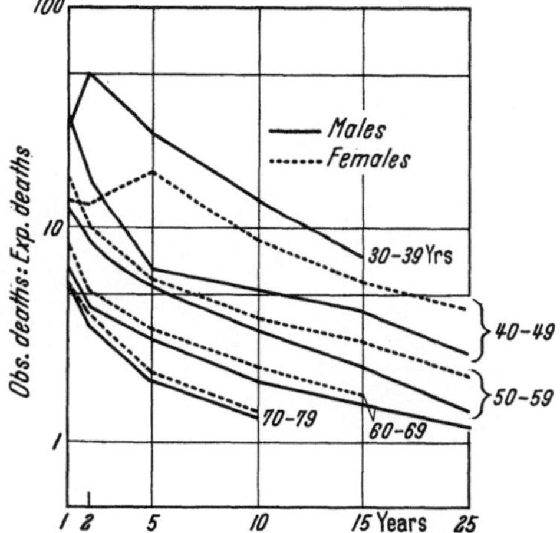

Fig. 4. Ratio of observed deaths to expected deaths. Based on census data. Semilogarithmic scale

regular appearance in all age groups might possibly suggest a slight sex difference, too small to be statistically demonstrable in a material of this size.

Finally we would like to mention that we have found that the presence of high blood pressure (150 and over systolic and/or 100 and over diastolic) diminishes the life expectancy only in the age group 40—49. In the age group 50—59 the difference between hypertensives and non-hypertensives is less pronounced and in the older age groups, containing the majority of the infarct patients, no such difference at all can be demonstrated. This same trend is found in both sexes. As regards the effect of diabetes upon the long term prognosis, among men there is no difference at all between diabetics and non-diabetics. The females, however, show a significantly poorer prognosis for diabetics than for non-diabetics. This difference still exists when the female material is divided up into age groups. However, we feel that this difference is, most likely, due to the diabetes per se.

References

(1) Biörck, G., G. Blomqvist, and J. Sievers: Acta med. scand. **156**, 493 (1957).
(2) Biörck, G., G. Blomqvist, and J. Sievers: Acta med. scand. **159**, 253 (1957).
(3) Biörck, G., G. Blomqvist, and J. Sievers: Acta med. scand. **161**, 21 (1958).
(4) Biörck, G., J. Sievers, and G. Blomqvist: Acta med. scand. **162**, 81 (1958).
(5) Biörck, G., G. Blomqvist, and J. Sievers: Acta med. scand. (In print).
(6) Richards, D. W., E. F. Bland, and P. D. White: J. chron. Dis. **4**, 415 (1956).
(7) Morris, J. N., J. A. Heady, and R. G. Barley: Brit. med. J. **I**, 503 (1952).
(8) Smith, C.: J. Amer. med. Ass. **151**, 167 (1953).
(9) Billings, F. T., jr., B. M. Kalstone, J. L. Spencer, C. O. T. Ball, and G. R. Meneely: Amer. J. Med. **7**, 356 (1949).
(10) Weiss, M. M.: Amer. J. med. Sci. **231**, 9 (1956).
(11) Eckerström, S.: Acta med. scand. Suppl. 250 (1951).

4. Essentielle Hypertonie

Von

J. MOELLER

Mit 5 Abbildungen

Wenn für eine chronische Erkrankung eine so differente Therapie zur Verfügung steht, wie sie die Behandlung mit blutdrucksenkenden Mitteln darstellt, so muß das therapeutische Risiko zu der Lebenserwartung in einem vertretbaren Verhältnis stehen. Daher ist es notwendig, die Spätprognose der unbehandelten essentiellen Hypertonie genau zu kennen und die Indikation der blutdrucksenkenden Therapie genau zu prüfen, d. h. die Frage zu klären, ob bei einer bestimmten Höhe des Blutdruckes die Therapie routinemäßig einsetzen muß oder damit erst begonnen werden kann, wenn sich Komplikationen bemerkbar machen.

Allein die Definition des essentiellen Hochdruckes bereitet gewisse Schwierigkeiten. Viele Autoren sind der Meinung, daß normalerweise der Blutdruck mit zunehmendem Lebensalter einen Anstieg aufweist, um schließlich im 7. Jahrzehnt einen Normalwert von 170/100 mm Hg zu erreichen (s. Abb. 5) (23, 34). Unserer Meinung nach ist jede Blutdrucksteigerung, die den Wert von 140/90 mm Hg überschreitet, als beginnende Hypertonie zu betrachten; aber die unterschiedliche Auffassung über die Höhe des normalen Druckes erschwert die genaue Bestimmung der Prognose.

Zu dieser Frage wurden von uns 2405 Patienten eines Jahrganges nach der Blutdruckhöhe aufgeschlüsselt (25). Die Normotoniker, die den Grenzwert von 140/90 mm Hg nie überschreiten, nehmen mit zunehmendem Lebensalter an Zahl ab; aber selbst im 9. Jahrzehnt sind noch 16,6% normoton, d. h. sie haben zu keinem Zeitpunkt — auch nicht bei Klinikaufnahme — einen erhöhten Blutdruck. Die stabilen Hypertoniker werden mit zunehmendem Lebensalter häufiger, während die labilen Blutdrucksteigerungen am häufigsten im 6. Jahrzehnt auftreten und mit höherem Lebensalter wieder seltener werden (Abb. 1). Es besteht also eine Relation zwischen der Häufigkeit des Blutdruckanstieges und dem Lebensalter. Das Durchschnittsalter der Normotoniker betrug 38,9 Jahre, das der Labilen 51,1 und das der Stabilen 58,9

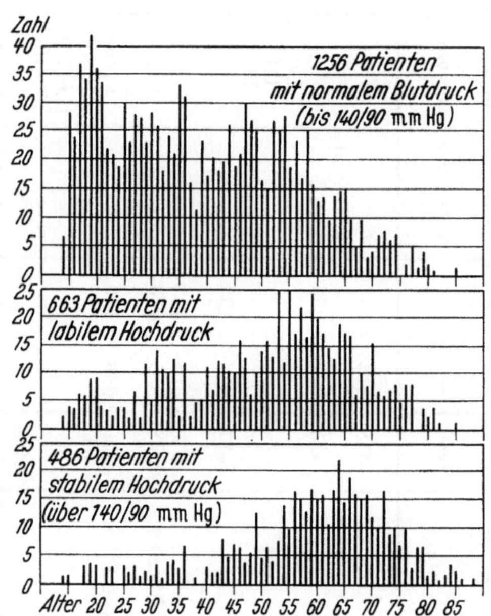

Abb. 1. Übersicht über die Verteilung der normalen und labilen Blutdruckwerte, sowie der stabilen Hypertoniker in den einzelnen Lebensaltern. Nach MOELLER und HEYDER (1959)

Jahre, so daß sich eine Distanz von 20 Jahren zwischen den einzelnen Gruppen ergibt. Die labile Blutdrucksteigerung scheint ein Vorstadium des stabilen Hochdruckes darzustellen, doch gilt diese Aussage nur für das ausgewertete Kollektiv; für den Einzelfall ist sie nicht verbindlich. Hieraus folgt, daß die Hypertonie mit dem Alter häufiger wird, daß die Grenzen fließend sind, aber ein gesetzmäßiger Anstieg des Blutdruckes mit dem Alter nicht vorliegen muß.

Tabelle 1. *Prognose der essentiellen Hypertonie*

Autoren	Zahl	Geschlecht		Zeit der Beobachtung Jahre	Gruppe	Gesamt	Letalität in %			Bemerkungen
		♂	♀				Herz	Cere-brum	Niere	
Frant u. Groen 1950	418	112	197	9 1931—40			40,9	8,6	14,9	9,4% an unbekannter Ursache gestorben
Palmer u. Münch 1953	453	200	253	12	I	36	35	40,0	2,5	
					II	58				
					III	89				
					IV	96	29	23,0	40	
Belton 1951	481	286	195	2			38,1	31,6	5,7	Autopsien (zu 88,1% essent. Hypertonien)
Bechgaard 1946	1038	325	713	4—11		29	45	16	10	Klinik und Autopsie
Bechgaard, Kopp u. Nielsen 1954, 1956	1038	325	713	16—22	♂	70,45%				Das gleiche Kollektiv von Bechgaard 1946
					♀	51,47%				
Smith, Odel u. Kernohan 1950	376	266	110		I (100)	40	28	9	3	
					II (100)	65	46	17	2	28 cerebrale Blutungen
					III (76)	65	52,4	18,4	15,8	28 cerebrale Erweichungen
					IV (100)	79	22	16	59	
Clawson 1951	5935			37			79,6	14,27	6,06	Autopsien ausgewertet
Sarre, Kampman u. Schmidt 1956	45			5—9	I—IV	34	17	8	3	mit salzfr. Diät behandelt, 5 an unbekannter Ursache
					I—IV	34	17	7	4	ohne Behandlung 6 unbekannt
O'Hare u. Holden 1952	100	33	67	10—34 (17)	I—III	29	11	14		Alter zw. 21 und 68 Jahren
Mathisen, Jansen, Löken u. Löken 1959	290	111	159	16	I—III	48,2	11,7	5,1	26,6	4,8% starben an anderer Ursache
Sarre u. Lindner 1948	166			7—15	(29)	41%				
					I (35)	45%				
					II (29)	73%				Klinische Beobachtung
					III (40)	95%				
					IV (33)	95%				
Pfeffer, Nieth u. Schneider 1955	302			5	I—IV	63	15	17,4	29,6	
Vakil 1955	500	73,3	26,7				33,1 28,8	16,9	7,5	160 ausgewertete Todesfälle
Griep u. Mitarb. 1951	117	44	73	8—10	I—III	53,8	21,4	22,2	2,5	Der Rest an anderen Ursachen alle Pat. unter 53 Jahren
						♂ 70,4	29,5	29,5	2,3	
						♀ 43,8	16,4	17,8	2,7	
Perera 1948	32	11	21	10—40(21)	I—II	25% (8)		3	3	Jugendliche Hypertoniker (10—24 Jahre)

Es ist erforderlich, alle anderen Hypertonieformen auszuschließen, da diese meist eine spezifische Prognose haben. So wird bei Vorhandensein einer Glomerulonephritis (S. 89) das Schicksal auch von der Progredienz der Nierenerkrankung abhängen. Der maligne Hochdruck stellt unseres Erachtens eine Sonderform dar und hebt sich gerade prognostisch vom essentiellen Hochdruck sehr deutlich ab. Die Letalität des malignen Hochdruckes entspricht ungefähr der des Bronchialcarcinoms; es werden Überlebenszeiten angegeben, die zwischen 6 Monaten und 2 Jahren liegen (*39*). Sobald der diastolische Wert auf 130 mm Hg und höher fixiert bleibt, die Nierenfunktion eine deutlich progrediente Einschränkung aufweist und ein Papillenödem sich entwickelt (*16*), ist der Verdacht auf eine maligne Verlaufsform gegeben, und die Therapie hat unter bewußter Einkalkulierung gewisser Risiken zu beginnen, um die Lebenserwartung zu verlängern (*11*). Gerade am Beispiel des malignen Hochdruckes konnte die Wirksamkeit der modernen Hochdruckbehandlung erwiesen werden, da mit Senkung des Blutdruckes eine Verlängerung der Überlebenszeit erreicht wird (*17*). Jede Art Hochdruck besitzt die Fähigkeit, in eine maligne Verlaufsform überzugehen (*17*).

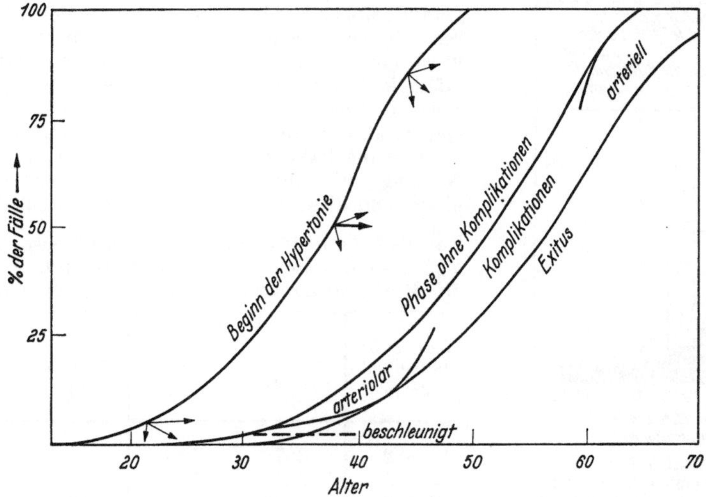

Abb. 2. Schematische Darstellung des Verlaufes der essentiellen Hypertonie (500 Pat.). Dicker Pfeil wahrscheinlicher Verlauf; dünner Pfeil möglicher Verlauf. Von links nach rechts: Beginn der Hypertonie, Phase der Komplikationen, Tod; Altersgerechte Darstellung in Prozenten. Nach PERERA (1956)

Obwohl die Arteriosklerose und der Hochdruck zwei grundverschiedene Erkrankungen sind, entscheidet die Arteriosklerose, die in ihrer Lokalisation, ihrem Ausmaß und Ablauf durch einen erhöhten Blutdruck modifiziert wird, das Schicksal des Hypertonikers. Während sich die Arteriosklerose bei den Normotonikern in den kleinen Arterien abspielt, ist sie bei den Hypertonikern peripher in die Arteriolen verlagert (*4*).

Es lag nahe, die Prognose des essentiellen Hochdruckes anhand der *Letalität* zu untersuchen, indem ein größeres Kollektiv über viele Jahre verfolgt wird. Je länger die Beobachtungszeit ist, um so wertvoller sind derartige Beobachtungen. Trotzdem sind die Ergebnisse unterschiedlich, die Letalität liegt zwischen 81% und 17% (*41*). Dies beruht zum Teil darauf, daß völlig unterschiedliche Gruppen (ambulant und stationär) zur Auswertung gelangten. Es ist daher schwierig, verschiedene Kollektive miteinander zu vergleichen (Tab. 1). Zwei Untersuchungsreihen dürften von besonderer Bedeutung sein. Es handelt sich einmal um eine Serie von 1038 Hypertonikern, die die Poliklinik des Rigshospitals in Kopenhagen wegen irgendeiner Krankheit aufgesucht hatten und nach 4—16 Jahren nachuntersucht und mit statistischen Methoden analysiert wurden (*2*). Im Jahre 1954 wurden diese Untersuchungen vervollständigt, indem das gleiche Kollektiv zum zweiten Mal ausgewertet wurde, so daß insgesamt ein Zeitraum von 16—22 Jahren zur Beurteilung zur Verfügung stand (*3*). Eine Behandlung war mit Ausnahme von 2 Fällen nicht erfolgt. Eine weitere Serie von 500 Kranken mit essentieller Hypertonie konnte von Anfang bzw. von der unkomplizierten Phase bis zum Tode verfolgt werden (*30, 31*).

Der essentielle Hochdruck beginnt meistens im frühen Erwachsenenalter, ruft nach einer Periode von 15 Jahren Komplikationen hervor und führt schließlich 15—20 Jahre vor der normalen Lebenserwartung nach einer durchschnittlichen Verlaufsdauer von 20 Jahren zum Tode (Abb. 2). Beim essentiellen Hochdruck können also viele Jahre vergehen, ohne daß irgendwelche bedeutsamen Symptome oder Komplikationen vorhanden sind.

Es erhebt sich die Frage, ob die Höhe des Blutdruckes in Relation zur Prognose steht. In Tierversuchen ließ sich zeigen, daß die morphologischen Gefäßveränderungen ausbleiben, wenn die Blutdrucksteigerung durch eine medikamentöse Behandlung unterdrückt wird (*8, 21, 22*). Es finden sich auch beim einseitigen, renalen Drosselungshochdruck die arteriosklerotischen Gefäßveränderungen nur in der nichtgedrosselten Niere, während die gedrosselte Niere keine Veränderungen aufweist (*48*). Beim Menschen zeigen Lebensalter und Häufigkeit der Blutdrucksteigerung einen parallelen Verlauf. Dies gilt sowohl für die labilen Blutdruckspitzen als auch für die Höhe des stabilen Hochdruckes. Je älter die Patienten sind, um so mehr haben sie die Neigung, mit einer höheren Blutdruckspitze zu reagieren und diese über mehrere Tage festzuhalten, um

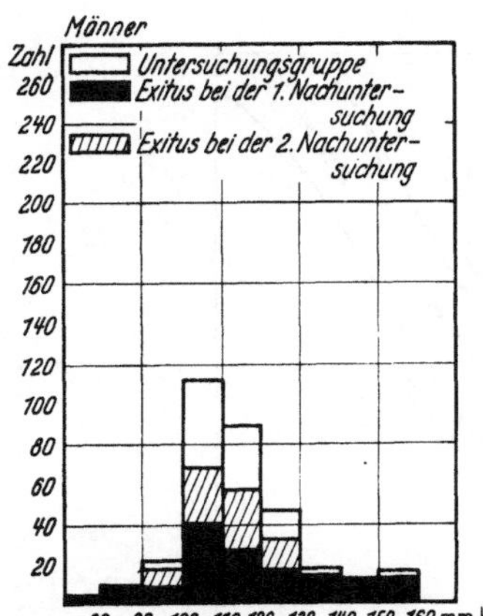

Abb. 3. Diastolischer Blutdruck (Männer) bei der ersten Untersuchung und Letalität bei verschiedenen Nachuntersuchungen. Man beachte die hohe Letalität des männlichen Geschlechtes in Abhängigkeit von der Höhe des diastolischen Blutdruckes. Nach BECHGAARD, KOPP und NIELSEN (1954)

Tabelle 2. *Letalität des essentiellen Hochdruckes in Abhängigkeit vom Geschlecht u. von der Höhe des syst. Blutdruckes. Die Mortalität der Normalbevölkerung ist gleich 100 gesetzt*

Zeit der Beobachtung Jahre	Männer		Frauen	
	mm Hg ≤ 199 %	mm Hg ≥ 200 %	mm Hg ≤ 199 %	mm Hg ≥ 200 %
— 2	367	750	130	262
3— 5	267	350	106	169
6—10	212	340	122	200
11—	167	240	95	162
Gesamt	211	362	105	183

Nach BECHGAARD, KOPP und NIELSEN (1956)

schließlich in einen fixierten Hochdruck überzugehen (*25*). Lebensalter und Blutdruckhöhe nehmen parallel zu, so daß die Letalität und Mortalität sich überdecken. Die Letalität bei systolischen Blutdruckwerten über 200 mm Hg beträgt im 5. und 6. Lebensjahrzehnt ein Vielfaches der Letalität einer Gruppe unter 200 mm Hg (*3*), (Tab. 2).

Die *Höhe des diastolischen Blutdruckes* scheint prognostisch von entscheidender Bedeutung zu sein, da dieser ein ungefähres Maß des peripheren Widerstandes darstellt (*3*) (Abb. 3). Da es durch Senkung des Blutdruckes gelingt, Komplikationen wie Herzvergrößerung, Augenhintergrund-Veränderungen, hypertonische Encephalopathie und Herzinsuffizienz wieder rückgängig zu machen, scheint der Blutdruck die Prognose maßgeblich zu beeinflussen (*11, 17*). Es ist in einzelnen Fällen möglich, daß sich der Blutdruck auch ohne Behandlung wieder normalisiert (5%) (*3*).

Übereinstimmend wird berichtet, daß ein *labiler Hochdruck* eine wesentlich günstigere Prognose aufweist als ein stabiler Hochdruck (*6, 7*). So erreichte eine Gruppe mit labilem Blutdruck mit Schwankungen von mehr als 40 mm Hg ein Durchschnittsalter von 56 Jahren, während das erreichte Durchschnittsalter der mit stabilem Blutdruck und Blutdruckschwankungen von weniger als 15 mm Hg nur 44 Jahre betrug (*28*). Bei Untersuchung von 22 741 Offizieren der amerikanischen Armee entwickelten diejenigen mit labilen Blutdrucksteigerungen 3,6mal häufiger einen fixierten Hochdruck als diejenigen, die keine Blutdrucksteigerung zeigten (*20*). Hieraus kann gefolgert werden, daß eine labile Blutdrucksteigerung das *Vorstadium eines fixierten Hochdruckes* darstellt (*25, 45*). Sie kann von sich aus Komplikationen hervorrufen, wenn die Blutdruckspitzen hoch sind und längere Zeit bestehen bleiben. So wurde in einer anderen Serie keine grundsätzliche Differenz in der Prognose gesehen (*35*). Diese dürfte von der Häufigkeit, der Höhe und Dauer der Anstiege abhängen. Es besteht keine einheitliche Auffassung darüber, ob der Ruheblutdruck oder der höhere Belastungsdruck prognostisch maßgeblich ist (*6, 15, 37*).

Große Bedeutung besitzt das *Lebensalter*. Jenseits des 50. Jahres entwickelt sich weniger häufig ein maligner Hochdruck, so daß die Prognose dann eine grundsätzliche Besserung erfährt (*17*). Die Häufigkeit der malignen Form im Verhältnis zum essentiellen Hochdruck beträgt unter 49 Jahren beim Mann 10,22%, bei der Frau 6,79%, oberhalb 49 Jahren beim Mann 1,50%, bei der Frau 0,35% (*17*). Wenn eine durchschnittliche Verlaufsdauer von 20 Jahren angenommen wird, ist im höheren Alter eine Verminderung der Lebensdauer nicht mehr zu erwarten, da der Kranke das Stadium der Komplikationen nicht mehr erlebt. Labile oder geringfügige Blutdrucksteigerungen jenseits des 60. Lebensjahres bedürfen daher keiner Behandlung mehr.

Der essentielle Hochdruck beginnt häufig schon im frühen Erwachsenenalter (*30*). Ein sekundärer, nicht essentieller Hochdruck ist um so wahrscheinlicher, je weiter er sich von der Manifestationszeit des essentiellen Hochdruckes zeitlich entfernt. So sind im jugendlichen Lebensalter Nierenerkrankungen als Hochdruckursache häufig (S. 116). Ein Hochdruck bei jungen Erwachsenen, der zwischen dem 23. und 28. Lebensjahr auftritt, kann sich wieder normalisieren. Es handelt sich um einen Zeitraum, der biologisch den Übergang zum Mannesalter darstellt und in den die endgültige Berufswahl und die Eheschließung fällt. Diese Jahre sind durch einen besonderen Leistungsanspruch der Umwelt gekennzeichnet, so daß Störungen der Leistungsfähigkeit, Überforderungen oder Versagen, gerade zu diesem Zeitpunkt möglich sind (*50*). Doch kann schon bei jugendlichen Hypertonikern auch eine Fixierung des Hochdruckes mit Organmanifestationen beobachtet werden (*47*). In 40% der Fälle ist ein Dauerhochdruck zu erwarten, wenn zwischen dem 15. und 24. Lebensjahr eine labile Blutdrucksteigerung besteht (*45, 46*). Wird die Blutdrucksteigerung zwischen dem 25. und 34. Jahr beobachtet, kann dieser Anteil sogar auf 60% ansteigen. Diese Zusammenhänge müssen den behandelnden Arzt veranlassen, bei disponierten Patienten Konfliktsituationen frühzeitig zu bereinigen oder eine Behandlung einzuleiten. Eine Hypertoniker-Sprechstunde vor allem für jugendliche Fälle ist daher eine dankenswerte Einrichtung (*18*).

Ein jugendlicher Hochdruck kann aber auch über die Zeit von 40 Jahren bestehen und somit scheinbar eine benigne Verlaufsform darstellen (*31*). Hierbei ist aber zu berücksichtigen, daß die normale Lebenserwartung nur minimal mit der Hochdruckkrankheit korreliert. Auch bei unseren Untersuchungen erreichte die Dauer des Hochdrucks 21 Jahre, wenn das Durchschnittsalter 29 Jahre betrug, während sie bei einem Durchschnittsalter von 51 Jahren 12 Jahre ausmachte. Bei Zunahme des Lebensalters um 2 Jahre verkürzt sich also der Verlauf um ein Jahr (*25*).

Alle Autoren sind sich darüber einig, daß die Letalität beim weiblichen *Geschlecht* wesentlich niedriger liegt als beim männlichen, obwohl die Hypertonie bei den Frauen häufiger auftritt und die Blutdruckwerte deutlich höher liegen; trotzdem ist der Übergang in eine maligne Form seltener; die Verlaufsdauer der essentiellen Hypertonie bei der Frau war um 5,4 Jahre länger als beim Mann. Die Überlebenszeit der Frau entspricht bis zu einem Blutdruck von 200/110 mm Hg noch der Lebenserwartung der Normotoniker (Abb. 4). Wenn der Blutdruck Werte bis 240/130 mm Hg erreicht, ist die Lebenserwartung mäßig herabgesetzt und erreicht erst bei weiterem Ansteigen einen relativ hohen Grad. Dies ist beim männlichen Geschlecht schon viel früher der Fall, die gleiche Letalität besteht hier schon bei Werten von 200/110 mm Hg Tabelle 2. Dies stimmt mit vielen anderen Autoren überein, die eine Letalität der Frau von ungefähr 50% gegenüber der des Mannes angeben (19).

Die *Adipositas*, die die Letalität erheblich beeinflußt (vgl. S. 194), scheint auf den Hochdruckverlauf wesentlichen Einfluß zu haben (12, 34, 44). Allerdings werden durch Zunahme des Oberarmumfanges zu hohe Blutdruckwerte gemessen (33, 34, 36). Trotzdem ist bekannt, daß durch Abnahme des Körpergewichtes auch eine Senkung des Blutdruckes erreicht wird.

Der Prozentsatz der Todesfälle infolge *Komplikationen von Seiten des Herzens* (Herzinfarkt, Herzinsuffizienz) ist bei Hochdruckformen mit langer Laufzeit hoch (Tab. 1) (9, 44). Die Überlebenszeit von Hypertonikern mit einer Herzinsuffizienz, die keine blutdrucksenkende Behandlung erfahren, wird auf durchschnittlich 2 Jahre geschätzt (41). Durch blutdrucksenkende Medikamente in Kombination mit Hydrochlorothiazid und Digitalis kann die Herzinsuffizienz wesentlich gebessert werden. Trotzdem sind nächtliche Atemnot, Pulsus alternans und ein Galopprhythmus prognostisch ernste Zeichen. Bei erheblicher Herzvergrößerung steigt die Letalität von 32 auf 89% (41), eine mäßige Herzvergrößerung scheint die Prognose dagegen nicht wesentlich zu beeinflussen. Eine schwere Angina pectoris oder auch ein überstandener Herzinfarkt stellt eine Kontraindikation für die Behandlung dar, da die Prognose immer schlecht und eine zusätzliche Thrombose möglich ist. Der Hypertoniker hat eine größere Chance den Herzinfarkt zu überleben als der Normotoniker (49). Andererseits soll der Infarkt beim Hypertoniker häufiger auftreten (15, 50) und die Coronarsklerose stärker ausgeprägt sein.

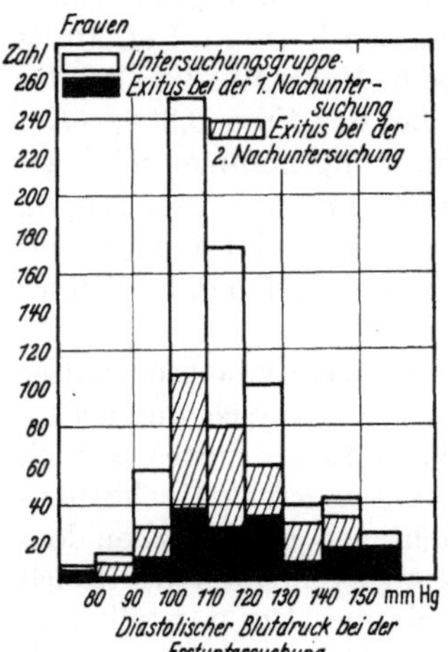

Abb. 4. Diastolischer Blutdruck (Frauen) bei der ersten Untersuchung und Letalität bei den beiden Nachuntersuchungen. Man beachte die geringe Letalität beim weiblichen Geschlecht im Vergleich zum männlichen Geschlecht (siehe Abb. 3). Nach BECHGAARD, KOPP und NIELSEN (1954)

Zweifellos sind gewisse Beziehungen zwischen der Höhe des Blutdruckes, der Dauer der Blutdrucksteigerung, dem *EKG-Befund* und der Prognose vorhanden (1). Man findet sehr frühzeitig Zeichen der linksseitigen Hypertrophie mit Abweichen des Vektors nach links, Zunahme des Potentials, Verbreiterung von QRS und gegensinnigen Verlauf der T-Welle (1, 10). Dies sind Zeichen einer konzentrischen Hypertrophie des Herzmuskels. Relativ geringfügige EKG-Veränderungen, die meistens auf einen Umbau des Herzens zurückzuführen sind, verkürzen die Überlebenszeit nicht wesentlich (19). Starke EKG-Veränderungen, die eine erhebliche coronare Durchblutungsstörung oder eine Degeneration des Herzmuskels vermuten lassen, scheinen für die Prognose dagegen eine größere Bedeutung zu haben (1, 10).

Die Überlebenszeit läßt sich mit den *Augenhintergrundveränderungen* (Stadium I—IV) schon seit vielen Jahren in Übereinstimmung bringen (16). So waren im Stadium I nach 5 Jahren noch 70%, im Stadium IV dagegen nur noch 1% am Leben. Die Häufigkeit der Urämie als Todesursache steigt von 3% in Gruppe 1 auf 59% in Gruppe 4 (16). Bei der Beurteilung des Augenhintergrundes muß

Tabelle 3. *Einteilung hypertonischer Patienten nach den Kriterien von* SMITHWICK
A Symposium on hypertension, Hypertension 1951, S. 441

Gruppe	Zahlenwert	Komplikationen
1	weniger als 4	Bei Männern und Frauen Augenhintergrundveränderungen 0—I, bei Frauen Grad II oder IV
2	weniger als 4	Bei Männern Augenhintergrundveränderungen Grad II, III oder IV; bei Frauen III
3	4 oder darüber	Diastol. Blutdruck in Ruhe unter 140 mm Hg, Veränderungen sind vorhanden in cerebralen, kardialen und oder renalen Bereichen, aber sie schließen nicht folgende ein: a) Apoplex mit deutl. Residuen b) sichtbare kardiale Dekompensation c) PSP unter 15% in 15 min mit ungenügender Wirkung eines Sedativum
4	4 oder mehr	Diastol. Blutdruck unter 140 mm Hg, verbunden mit 1 oder mehreren der folgenden Veränderungen: a) Apoplex mit deutl. Residuen b) sichtbare kardiale Dekompensation c) PSP unter 15% in 15 min mit ungenügender Wirkung eines Sedativum Diastol. Blutdruck von 140 mm Hg und mehr in Ruhe

zwischen arteriosklerotischen Zeichen mit guter Prognose und den Zeichen des
malignen Hochdruckes (Blutungen, Papillenödem, Exsudate) mit schlechter Prognose streng unterschieden werden. Trotzdem gibt es Papillenödeme und Blutungen, die sich in Einzelfällen wieder zurückbilden können. Dies ist unter einer blutdrucksenkenden Therapie sogar fast gesetzmäßig der Fall.

Besonders *cerebrale Komplikationen*, die eine Häufigkeit von 55% ausmachen,
sollen die Prognose verschlechtern (*24*). Die Lebenserwartung nach überstandener
Apoplexie wird mit 3 Jahren veranschlagt; in erster Linie sind die Fälle mit sehr
hohem Blutdruck gefährdet (Tab. 1). Es handelt sich hier meistens um cerebrale
Thrombosen auf dem Boden einer Arterio- bzw. Arteriolosklerose. Die Existenz
sog. angiospastischer Insulte wird von vielen Autoren abgelehnt; es soll sich hierbei
um mehr oder weniger ausgedehnte ischämische Erweichungen handeln, die sich
rasch wieder zurückbilden können (*34*). Ob die Häufigkeit der Apoplexie durch
eine blutdrucksenkende Behandlung wirksam herabgesetzt werden kann, ist bisher
noch nicht erwiesen. Die Hirnschwellung, die oft mit einem Tumor verwechselt
wird, gilt als ein sehr ernstes Zeichen, kann aber therapeutisch im Gegensatz zum
Apoplex gut beeinflußt werden.

Beim malignen Hochdruck ist die eingeschränkte *Nierenfunktion* pathogenetisch beteiligt, beim essentiellen Hochdruck scheint sie Folge des erhöhten Blutdruckes zu sein (*49*). Beim essentiellen Hochdruck kommt es infolge Arteriolosklerose zu einer Verminderung des funktionierenden Nierengewebes, indem langsam ein Nephron nach dem anderen ausfällt. Durch den erhöhten Blutdruck wird
die altersbedingte Entwicklung der Arteriosklerose beschleunigt. Klinisch findet
man zuerst eine mäßige Abnahme der Phenolrotausscheidung infolge Ischämie des
Nierenparenchyms. Wenn diese unter 15% (bei einem Normalwert von 40%
innerhalb 15 min) abfällt und die Kreatininclearance eine entsprechende Verminderung unter 50 cm³/min und weniger zeigt, ist die Prognose schlecht. Zu diesem
Zeitpunkt beginnt sich eine Konzentrationseinschränkung und Niereninsuffizienz
zu entwickeln, die anzeigt, daß das noch verbleibende Nierengewebe nicht mehr

ausreicht, die harnpflichtigen Substanzen in genügender Menge auszuscheiden. Ein erhöhter Rest-N stellt nach allgemeiner Ansicht eine Kontraindikation zur Behandlung dar, doch bei einer gleichzeitig bestehenden Herzinsuffizienz oder einer tubulären Insuffizienz kann sich die Nierenfunktion wieder bessern (19). Eine Albuminurie zeigt ebenfalls eine zusätzliche, renale Schädigung an (3, 19). Alle Komplikationen des Hochdruckes können sich zurückbilden mit Ausnahme der Nierenfunktion, so daß diese die Prognose des essentiellen Hochdruckes weitgehend bestimmt.

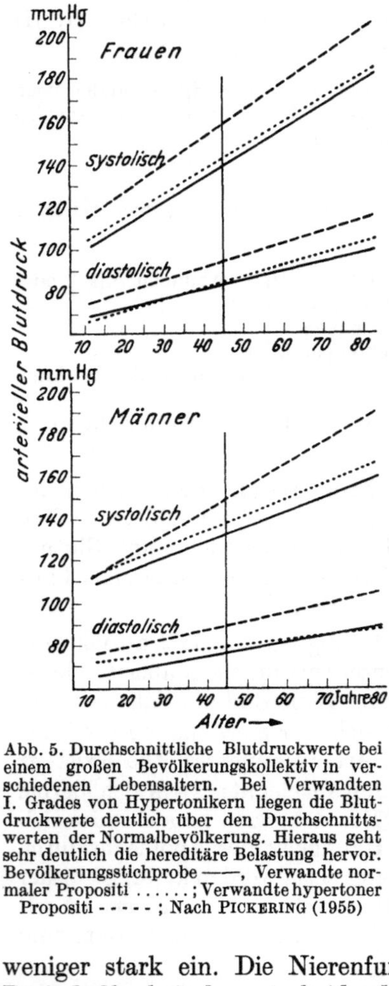

Es erscheint gesichert, daß die essentielle Hypertonie eine starke *hereditäre Belastung* aufweist (Abb. 5). Je stärker diese Belastung ist, um so schwerer verläuft auch der Hochdruck, so daß hierdurch die Prognose wesentlich getrübt wird (15). Man hat versucht, diese latent vorhandene Anlage durch verschiedene Teste frühzeitig zu erfassen und eine Regulierung der Lebensweise oder sogar eine Behandlung einzuleiten. Der von vielen Autoren empfohlene Kältetest hat die Erwartungen nicht erfüllt. Einen adäquaten Reiz stellt jedoch die psychische Belastung dar; diese kann in Form eines Gespräches stattfinden. Unseres Erachtens weist die Blutdrucksteigerung bei Klinikaufnahme auf die latente Anlage hin (25).

Zusammenfassend läßt sich sagen, daß beim unbehandelten essentiellen Hochdruck die Überlebenszeit von den eingetretenen Komplikationen abhängt. Ein hoher diastolischer Blutdruck, Apoplexie, Herzinsuffizienz, Herzinfarkt, eingeschränkte Nierenfunktion, starke Augenhintergrundsveränderungen, männliches Geschlecht und starke hereditäre Belastung verschlechtern die Prognose. Eine mäßige Herzvergrößerung, leichtere EKG-Veränderungen, Kreuzungsphänomene bzw. Kaliberschwankungen im Augenhintergrund schränken die Lebenserwartung

Abb. 5. Durchschnittliche Blutdruckwerte bei einem großen Bevölkerungskollektiv in verschiedenen Lebensaltern. Bei Verwandten I. Grades von Hypertonikern liegen die Blutdruckwerte deutlich über den Durchschnittswerten der Normalbevölkerung. Hieraus geht sehr deutlich die hereditäre Belastung hervor. Bevölkerungsstichprobe ———, Verwandte normaler Propositi . . . . ; Verwandte hypertoner Propositi - - - - - ; Nach Pickering (1955)

weniger stark ein. Die Nierenfunktionsschädigung ist wegen ihrer schlechten Beeinflußbarkeit der entscheidende Faktor. Obwohl ein essentieller Hochdruck im Einzelfall mit einem langen und tätigen Leben vereinbar ist, sollte eine frühzeitige und sorgfältige Behandlung durchgeführt werden, um nachteiligen Komplikationen vorzubeugen.

Literatur

(1) Bechgaard, P.: Electrokardiographic investigation of 264 cases of hypertension. Brit. med. J. 1946 II, 1089. — (2) Bechgaard, P.: Arterial hypertension, follow-up study of 1000 hypertonics. Acta med. scand. Suppl. 172, 3—358 (1946). — (3) Bechgaard, P., H. Kopp and J. Nielsen: One thousand hypertensive patients followed from 16—22 years. Acta med. scand. 154, Suppl. 312 (175—184 1956). — (4) Bell, E. T.: Renal disease. London: Henry Kimpton 1950. — (5) Belton, R. R.: Pathologisch-anatomische Auswertung von 481 Fällen mit Hypertonie. Cardiologia (Basel) 19, 108—126 (1951). — (6) Betz, E., u. H. Breitinger: Rückwirkungen der arteriellen Hypertonie auf Herz, Gefäßsystem und Niere mit mehrjährigen

Verlaufsbeobachtungen. (Eine statistische Untersuchung an 1000 Fällen). Medizinische 1959, 707—712. — (7) Betz, E., u. H. Breitinger: Mehrjährige Krankenbeobachtungen bei arterieller Hypertonie. Arch. phys. Ther. (Lpz.) 11, 69—75 (1959). — (8) Brownlee, G. V., E. L. Hopkins, R. S. Jason and E. W. Hawthorne: Arterial pressure level and the pathogenesis of arteriolonecrosis in dogs with experimental malignant hypertension. Med. Ann. D. C. 28, 121—124 (1959).

(9) Clawson, B. J.: The heart in essential hypertension, in Hypertension, a symposium. Edit. by E. T. Bell. Minneapolis: Univ. Minnesota Press 1951.

(10) Dohrmann, R., u. W. Schmitt: Der Einfluß der Hypertonie auf das Vektorelektrokardiogramm unter besonderer Berücksichtigung des Ventrikelgradienten. Arch. Kreisl.-Forsch. 25, 270 (157 (1957). — (11) Dustan, H. P., R. E. Schneckloth, A. C. Corcoran and I. H. Page: The effectiveness of long-term treatment of malignant hypertension, Circulation 18, 644 (1958).

(12) Frant, R., and J. Groen: Prognosis of vascular hypertension. A nine year follow-up study of four hundred and eighteen cases. Arch. intern. Med. 85, 727 (1950).

(13) Griep, A. H., G. R. Barry, W. C. Hall and S. W. Hoobler: The prognosis in arterial hypertension. Amer. J. med. Sci. 1951, 239.

(14) Hammarström, S., and P. Bechgaard: Prognosis in arterial hypertension. Amer. J. Med. 8, 53 (1950).

(15) Kämmerer: J.: Statistische Erhebungen bei 1608 Hypertoniepatienten. Dtsch. Gesundh.-Wes. 14, 215—224 (159). — (16) Keith, N. M., H. P. Wagener and N. W. Barker: Some different types of essential hypertension. Their course and prognosis. Amer. J. med. Sci. 197, 332—343 (1939). — (17) Kincaid-Smith, P., J. McMichael and E. A. Murphy: The clinical course and pathology of hypertension with papilloedema (malignant hypertension). Quart. J. Med. 27, 117 (1958). — (18) Kleinsorge, H., u. H. H. Wittig: Prophylaxe der Arteriosklerose und Hypertonie. Folgerungen aus Untersuchungsergebnissen bei der juvenilen Hypertonie. Med. Klin. 1958, 701—705.

(19) Leishman, A. W. C.: Hypertension-treated and untreated. (A study of 400 cases). Brit. med. J. 1959 I, 1361—1368. — (20) Levy, R. L., P. D. White, W. D. Stroud and C. C. Hillman: Transient hypertension: The relation prognostic importance of various systolic and diastolic levels. J. Amer. med. Ass. 128, 1059—1061 (1945).

(21) Masson, G. M. C., L. J. McCormack, H. P. Dustan and A. C. Corcoran: Hypertensive vascular disease as a consequence of increased arterial pressure. Quantitative study in rats with hydralazine-treated renal hypertension. Amer. J. Path. 34, 817—833 (1958). — (22) Masson, G. M. C., A. C. Corcoran and I. H. Page: High arterial pressure as a primary cause of hypertensive vascular lesions. Cleveland Clin. Quart. 26, No. 1, 24—35 (1959). — (23) Master, A. M., H. H. Marks and S. Dack: Hypertension in persons over 40 years of age. J. Amer. med. Ass. 121, 1251 (1943). — Mathisen, H. St., D. Jensen, E. Löken and H. Löken: The prognosis in essential hypertension. Amer. Heart J. 57, 371—382 (1959). — (25) Moeller, J., u. O. Heyder: Die labile Blutdrucksteigerung. Z. Kreislauf-Forsch. 48, 413 (1959).

(26) O'Hare, J. P., and R. B. Holden: Longevity in benign essential hypertension. J. Amer. med. Ass. 149, 1453—1457 (1952).

(27) Palmer, R., and H. Münch: Course and prognosis of essential hypertension. J. Amer. med. Ass. 153, 1 (1953). — (28) Perera, G. A.: Relation of blood pressure lability to prognosis in hypertensive vascular disease. J. chron. Dis. 1, 121—126 (1955). — (29) Perera, G. A.: Hypertensive vascular disease: therapeutic principles and objectives. J. chron. Dis. 1, 472—476 (1955). — (30) Perera, G. A.: The Lewis A. Conner Memorial lecture. Primary hypertension. Circulation 13, 321 (1956). — (31) Perera, G. A.: The course of primary hypertension in the young. Amer. intern. Med. 49, 1348 (1958). — (32) Pfeffer, K. H., H. Nieth u. H. Schneider: Über die Lebenserwartung chirurgisch und konservativ behandelter Hypertoniker. Dtsch. med. Wschr. 1955, 956—958. — (33) Pickering, G. W., J. A. R. Fraser and G. S. C. Sowry: The aetiology of essential hypertension. 3. The effect of correction for arm circumference on the growth rate of arterial pressure with age. Clin. Ssci. 13, No. 2 (1954). — (34) Pickering, G. W.: High blood pressure. London: J. & A. Churchill 1955. — (35) Pollack, A. A., and J. R. Gudger: Benign hypertension. A. M. A. Arch. intern. Med. 103, 748—761 (1959).

(36) Ragan, C., and J. Bordley: Measurement of blood pressure. Bull. Johns Hopk. Hosp. 69, 526 (1941).

(37) Sarre, H., u. E. Lindner: Prognose der arteriellen Hypertonie entsprechend Blutdruck- und Augenhintergrundveränderungen. Klin. Wschr. 26, 102—107 (1948). — (37a) Sarre, H.: Sklerose der Nierengefäße und Hypertonien. Regensb. Jb. ärztl. Fortbild. 7, 1958/59). — (38) Sarre, H., W. Kampmann u. G. Schmidt: Lebensaussichten von essentiellen Hypertonikern bei jahrelang eingehaltener salzfreier Diät. Klin. Wschr. 1956, 509—511. — (39) Schottsteadt, M. F., and M. Sokolow: The natural history and course of tension with

papilledema (malignant hypertension). Amer. Heart J. **45**, 331—362 (1953). — *(40)* SCHROE-DER, H. A., and H. M. PERRY: Errors in evaluation of the severity of hypertension. Amer. Heart J. **51**, 776—781 (1956). — *(41)* SMIRK, F. H.: High arterial pressure. Oxford:Blackwell 1957. — *(42)* SMITH, D. E., H. M. ODEL and J. W. KERNOHAN: Causes of death in hypertension Amer. J. Med. **9**, 516 (1950).

(43) TAKATS, G. DE: Ten-year follow-up study of surgically treated hypertensive patients. Geriatrics **14**, 361—366 (1959).

(44) VAKIL, R. J.: The heart in hypertension. Analysis of 500 cases of hypertensive cardio-pathy. Indian J. med. Sci. **9**, 365—372 (1955). — *(45)* VANCURA, F.: On transient hypertension in young subjects. Cardiologia (Basel) **16**, 124 (1950). — *(46)* VANCURA, A., and M. CHYTIL: The development of hypertensive disease. Acta med. scand. (Stockh.) **154**, Suppl. 312, 109—113 (1956).

(47) WIDIMSKY, J., H. M. FEJFAROVÁ, R. DEJDAR, M. EXENEROVÁ u. F. PIRK: Der jugendliche Hochdruck. Arch. Kreisl.-Forsch. **28**, 100—124 (1958). — *(48)* WILSON, C., and G. W. PICKERING: Acute arterial lesions in rabbits with experimental renal hypertension. Clin. Sci. **3**, 343 (1938). — *(49)* WOLLHEIM, E., u. J. MOELLER: Beitrag Hypertonie. Handbuch der inneren Medizin, Bd. IX, Teil 5. Berlin-Göttingen-Heidelberg: Springer 1959 (im Druck).— *(50)* WOLLHEIM, E., u. K. W. SCHNEIDER: Zur Hämodynamik nach Myokardinfarkt. Arch. Kreisl.-Forsch. **28**, 171—192 (1958). — *(51)* WYSS, D.: Psychosomatische Aspekte der juvenilen Hypertonie. Nervenarzt **26**, 197—210 (1955).

5. Paroxysmale Tachykardie

Von

H. W. Kirchhoff

Als paroxysmale Tachykardie (p.T.) oder Herzjagen wird eine anfallsweise und plötzlich auftretende und wieder verschwindende Beschleunigung der rhythmischen Herztätigkeit bezeichnet. Ihre Frequenz liegt im allgemeinen zwischen 150 und 220/min, in den ersten Lebensjahren kann sie Werte über 300/min erreichen. Die durch anfallsweises Vorhofflimmern oder -flattern erzeugte Tachykardie ist nicht mehr unter die p.T. zu rechnen. Weitaus am häufigsten entstehen p.T. in den Ausläufern des Sinus- und des AV-Knotens, in den Vorhöfen oder im AV-Knoten selbst. Paroxysmale Kammertachykardien sind beim Menschen zahlenmäßig nicht häufig, das Vorkommen einer paroxysmalen Sinustachykardie ist umstritten. Zur p.T. im weiteren Sinne sind alle Störungen der Herzschlagfolge zu rechnen, die plötzlich und zumeist regelmäßig in Erscheinung treten. Dabei können Art, Sitz und Frequenz aber auch die Zahl dieser Störungen verschieden sein (*12, 22*).

Die Prognose der p.T. ist abhängig vom Lebensalter, vom Zustand des Herzens, von der Dauer der Tachykardie und von ihrer Frequenz, sowie schließlich von der therapeutischen Beeinflußbarkeit.

a) Beziehungen zum Lebensalter. Die p.T. kann in allen Altersstufen vorkommen. Beim jungen Säugling besteht eine gewisse Neigung innerhalb der ersten 4 Lebensmonate, selbst intrauterin sind Anfälle nachgewiesen worden [(sog. fetale p.T. (*8*)]. Die Prognose ist um so schlechter, je jünger das betroffene Kind ist. Sie ist in den ersten Lebenstagen sehr ernst, weil die Kinder an Herzversagen sterben können. In 60% der vorliegenden Beobachtungen entwickelt sich im Gefolge einer p.T. eine vorübergehende Herzvergrößerung, die meist zu Herzinsuffizienz, Lungenstauung, Lebervergrößerung und Ödemen führt. Eine p. T. wird von älteren Säuglingen besser vertragen. Zeichen der Herzinsuffizienz sind bei ihnen zumeist nicht oder nur sehr gering nachweisbar, oft sind lediglich Cyanose, Dyspnoe, Tachypnoe und Herzvergrößerung erkennbar. Noch weniger auffällig sind die klinischen Symptome im Kleinkindesalter. Die Kinder werden blaß, müssen sich hinlegen, zeigen ängstlichen Gesichtsausdruck mit graufahler bis livider Verfärbung. Bei älteren Kindern besteht lediglich Herzklopfen und deutliches Angstgefühl. Im gesamten Kindesalter wird die Letalität mit 2—5% angegeben (*13, 19*).

Im Erwachsenenalter ist die Prognose der p.T. hinsichtlich der Lebenserwartung relativ günstig, wenn auch einige Autoren annehmen, daß eine p.T. ernster zu beurteilen sei, wenn sie im späteren Leben erstmals auftrete, als wenn sie aus frühester Jugend bis in das Alter hinein fortbestehe. In diesen Fällen muß an die Möglichkeit gedacht werden, daß Herzjagen das Zeichen einer beginnenden Coronarsklerose ist. Andererseits wird angegeben (*3*), daß kein Unterschied in der Prognose besteht, wenn die p.T. erstmals nach dem 40. Lebensjahr in Erscheinung tritt.

Das Lebensalter ist in gewisser Beziehung auch bezüglich der Wiederholung von Anfällen von Bedeutung. So bestehen deutliche Beziehungen zwischen dem ersten paroxysmalen Anfall und dem Auftreten weiterer Anfälle (*19*). Bei Kindern im Alter von 0—4 Jahren wurden ein Jahr nach Feststellung der p.T. in 22% weitere Paroxysmen festgestellt, während sich im 5.—13. Lebensjahr der Prozentsatz erneuter Anfälle um 83% bewegte. Auch beim Erwachsenen ist nur selten ein einziger Anfall feststellbar, allerdings läßt sich die Häufigkeit weiterer Anfälle nur schwer voraussagen. Bei einer Auswertung von 130 Beobachtungen stellte Spang (*22*) eine durchschnittliche Dauer der Erkrankung von 30 Jahren fest.

b) Beziehungen zur Grundkrankheit. Eine wesentliche Abhängigkeit der Prognose der p. T. besteht zu der vorliegenden Grundkrankheit. Die verschiedensten Ursachen können eine p. T. hervorrufen. An organischen Ursachen finden sich Myokarditis, Endokardfibrose, angeborene und erworbene Vitien sowie Rhabdomyome des Herzens; infektiöse Ursachen sind im Kindesalter Pertussis, Rubeolen, Lues, Diphtherie und rheumatisches Fieber. Ein Großteil aller p. T. sind jedoch ungeklärter Natur. Rossi (*21*) hat bei seinen verstorbenen Fällen Serienschnitte am Herzen vornehmen lassen und dabei keinerlei organische Veränderungen gefunden, so daß neurovegetative Störungen als Ursache angenommen werden müssen. In der Tat sind auch Anfälle von p. T. bei intrakraniellen Blutungen, Encephalitiden und Meningitiden beschrieben; in einigen Beobachtungen mußte eine Vagusreizung infolge einer Vergrößerung der intrathorakalen Lymphknoten angenommen werden. Direkte exogene Einwirkungen können gleichfalls eine p. T. auslösen; häufig sind bei Vornahme eines Herzkatheterismus, bei Herzoperationen vor allem in Hypothermie Anfälle von Herzjagen beobachtet worden. Auch bei Erwachsenen finden sich in etwa der Hälfte der Fälle keinerlei organische Ursachen. Ätiologisch können neben den genannten Faktoren noch Erkrankungen der Gallenwege und die Schwangerschaft in Frage kommen.

Ganz allgemein läßt sich sagen, daß eine organische Ursache wie Endokarditis, Myokarditis, Coronar- und Aortenerkrankung stets eine schlechtere Prognose mit sich bringt; insbesondere haben Kammertachykardien bei Coronarsklerose eine ominöse Prognose.

c) Beziehungen zur Form der p. T. Es wurde bereits darauf hingewiesen, daß die Prognose einer Kammertachykardie gewöhnlich schlechter als die einer Vorhoftachykardie ist. Die sog. extrasystolische Tachykardie ist gleichfalls prognostisch ungünstiger als die gewöhnliche essentielle p. T.

Bei der ersteren kommt es zum Auftreten einzelner Extrasystolen, die sich häufen und schließlich in Tachykardien verschiedener Dauer übergehen, sie sind jeweils nur von kurzen Perioden normaler Herztätigkeit unterbrochen. Je hartnäckiger derartige Formen auftreten, um so mehr muß mit einer organischen Ursache gerechnet werden. Eine sehr ernste Prognose hat der Nachweis einer vielgestaltigen extrasystolischen Kammertachykardie; diese Form wird daher auch als sog. „terminale Kammertachykardie" bezeichnet (*12*).

Bei einer pathologisch-anatomisch faßbaren organischen Erkrankung des spezifischen Kammermyokards finden sich entweder akute oder subakute Entzündungen, die sich von den Herzklappen aus auf das Septum erstrecken, bzw. mehr oder weniger akute degenerative Veränderungen, die das spezifische System einbeziehen. Bei einigen letal ausgehenden Formen von extrasystolischer Tachykardie sind Befunde von Myokarditis erhoben worden.

Beim Kinde kommen in 70% aller Fälle supraventriculäre p. T. vor; sie überwiegen besonders im Säuglings- und frühen Kindesalter. Ventrikuläre p. T. sind bei Kindern ungewöhnlich und zumeist von schwerer Herzkrankheit begleitet, bzw. sie stellen sich in den terminalen Stadien des Lebens ein; je jünger das Kind ist, desto seltener sind sie anzutreffen.

Im Schulalter kann eine p. T. auch durch das sog. W.P.W.-Syndrom ausgelöst werden; es findet sich nach Angaben des Schrifttums in ungefähr 10% der beschriebenen Anfälle von p. T. im Kindesalter, ist aber nach eigenen Beobachtungen häufiger. Entsprechend der unterschiedlichen Ätiologie dieses Syndroms ist auch die Prognose unterschiedlich. Ist eine Antesystolie mit keinerlei Funktionsstörungen von Seiten des Kreislaufes verbunden, so ist die Prognose günstiger als wenn das W.P.W.-Syndrom eine erworbene Begleiterscheinung einer Kardiopathie darstellt oder im Gefolge von entzündlichen oder degenerativen Erkrankungen des Herzens auftritt. Es ist jedoch zu berücksichtigen, daß beim W.P.W.-Syndrom die Anfälle von p. T. nicht immer harmlos ablaufen. So können Patienten im Anfall sterben; dies war in den meisten Fällen von autoptisch nachgewiesener AV-Verbindung der Fall (*12*). Eine ausgesprochene Neigung zur p. T. und besonders zur ventrikulären Form stellt eine praktisch bedeutsame funktionelle Beeinträchtigung und Belastung der Prognose dar.

d) Beziehungen zur Herzfrequenz und Anfallsdauer. Die klinischen Erscheinungen der p.T. sind weiterhin charakterisiert durch die Höhe der jeweiligen Herzfrequenz und der Anfallsdauer; diese bestimmen gleichfalls die Prognose. Beim Säugling führen alle jene p.T., die lange andauern und eine Herzfrequenz von über 200/min aufweisen, zur Herzvergrößerung und damit zu den Zeichen der Herzinsuffizienz. Frequenzen unter 180/min erzeugen dagegen beim Kind meist keine Insuffizienzsymptome.

Es wurden auch Beziehungen zur Dauer des jeweiligen Anfalls gefunden (*19*); bei einer Anfallsdauer unter 24 Std. bildete sich eine Herzinsuffizienz meist nicht aus, bei 36 stündiger Dauer war sie in einem Fünftel, bei 48 stündiger Dauer in der Hälfte des Beobachtungsgutes erkennbar.

Nach längerdauernden Anfällen mit Herzinsuffizienz klingen die einzelnen Erscheinungen langsam ab, Leber- und Herzvergrößerungen können noch längere Zeit bestehen bleiben. Gelegentlich kann dabei die Schädigung des Herzens derart sein, daß der Exitus noch Tage nach Normalisierung der Frequenz durch Herzversagen eintritt. Bei hoher Pulsfrequenz und langer Anfallsdauer können sich Ermüdungserscheinungen des Reizleitungssystems einstellen. Ein Alternans kann entstehen und elektrokardiographisch ein plötzlicher Typenwechsel auftreten. Bei anhaltender Tachykardie können ST-Senkungen auftreten, die so ausgeprägt sind, daß sie dem Bilde einer Coronarinsuffizienz entsprechen (*9*).

Der Verlauf der p.T. bei Erwachsenen zeigt, daß die Anfälle allmählich länger und subjektiv unangenehmer werden. Das Intervall wird kürzer, mit jeder neuen Attacke steigert sich die Disposition für neue Anfälle. Eine Beschleunigung der Herzfrequenz über 180/min führt zu einer schrittweisen Herabsetzung des Minutenvolumens, es kommt zum allgemeinen Leistungsabfall, zum Kälterwerden der Extremitäten und zu Symptomen der Linksinsuffizienz.

Handelt es sich um Formen, bei denen die p.T. mehr oder weniger zu einem Dauerzustand wird, sind ihre Träger nicht nur zeitweilig, sondern ständig in ihrer körperlichen Leistungsfähigkeit behindert; bei ihnen ist die weitere Prognose nur mit Vorsicht zu stellen.

Länger dauernde Anfälle bergen außerdem auch für die Zeit nach Anfallsende gewisse Gefahren; es kann nach Regularisierung zum Auftreten von Embolien kommen. Beim Vorliegen einer Coronarsklerose besteht während des Anfalles durch Verminderung und Verlangsamung der Strömung in den Kranzgefäßen eine Thromboseneigung. In Fällen, bei denen gleichzeitig eine organische Herzkrankheit besteht, können sich Adams-Stokesche Anfälle oder eine Infarzierung entwickeln.

e) Beziehungen zur Therapie. Verlaufsbeobachtungen über die Prognose der p.T. unter dem Einfluß der Therapie liegen noch nicht vor, lediglich Nadas (*18*, *19*) gibt an, daß bei ausreichender Behandlung 74% seines Beobachtungsgutes eine oder mehrere Wiederholungen, 26% keine Rückfälle aufwiesen.

Mit Hilfe der Behandlung gelingt es heute, den akuten Anfall zu beenden. Die Therapie muß auch die Grundkrankheit beseitigen; wenn diese nicht nachzuweisen oder zu beheben ist, muß im Intervall eine wirksame Prophylaxe durchgeführt werden.

Literatur

(*1*) Bayer, O., F. Loogen u. H. H. Wolter: Der Herzkatheterismus bei angeborenen und erworbenen Herzfehlern. Stuttgart: Georg Thieme 1954.

(*2*) Campbell, M., and F. W. Gordon: Brit. Heart J. 1, 123 (1939). — (*3*) Cooke, W. T., and P. W. White: Brit. Heart J. 5, 33 (1943).

(*4*) Doenecke, F.: Med. Klin. 52, 703 (1957). — (*5*) Doxiades, L.: Klin. Wschr. 1930, 454.

(*6*) Engle, M. A.: Amer. J. Dis. Child. 84, 692 (1952).

(7) Friedberg, Ch. K.: Erkrankungen des Herzens. Stuttgart: Georg Thieme 1959.

(8) Garvin, J. A., and E. Kliene: Amer. Heart J. **33**, 362 (1947).

(9) Heck, W., u. J. Stoermer: Mschr. Kinderheilk. **106**, 361 (1958). — (10) Hochrein, M., u. B. Schleicher: Herz-Kreislauferkrankungen. Darmstadt: Dr. Dietrich Steinkopff 1959. — (11) Hoffmann, Sutherland G. A.: Brit. J. Child. Dis. **24**, 16 (1927). — (12) Holzmann, M.: Klinische Elektrokardiographie. Stuttgart: Georg Thieme 1956.

(13) Keith, M. A., R. D. Rowe and P. Vlad: Heart disease in infancy and childhood. New York: Macmillan Comp. 1958.

(14) Lepeschkin, E.: Das Elektrokardiogramm. 3. Aufl. Dresden u. Leipzig: Th. Steinkopff 1957. — (15) Levine, S. A., and P. B. Besson: Amer. Heart J. **22**, 401 (1941).

(16) Mahaim, J.: Arch. Mal Coeur **25**, 752 (1932). — (17) Moll, A.: Ärztl. Forsch. **7**, 137 (1953).

(18) Nadas, A. S., C. W. Daeschner, A. Roth and S. L. Blumenthal: Pediatrics **9**, 167 (1952). — (19) Nadas, A. S.: Pediatric Cardiology. Philadelphia and London: W. B. Saunders Comp. 1957.

(20) Piotti, A.: Cardiologia (Basel) **9**, 127 (1945).

(21) Rossi, E.: Herzkrankheiten im Säuglingsalter. Stuttgart: Georg Thieme 1954.

(22) Spang, K.: Rhythmusstörungen des Herzens. Stuttgart: Georg Thieme 1957. — (23) Shvokhoff, C., A. M. Litvak and J. Matusoff: Amer. J. Dis. Child. **43**, 93 (1932). — (24) Scherf, D., u. L. J. Boyal: Herzkrankheiten und Gefäßerkrankungen. Wien; Springer 1955.

(25) Wilson, M. G., and R. Lubschez: J. Pediat. **21**, 23 (1942).

6. Vegetative Kreislaufregulationsstörungen

Von

H. W. Kirchhoff

Im Rahmen dieser Übersicht soll lediglich auf die Prognose der Fehlregulationen des gesamten Kreislaufes und auf die labile Hypertonie bzw. hypertone Regulationsstörung eingegangen werden, während die anderen Gruppen wegen ihres relativ seltenen Vorkommens beim Jugendlichen nicht besprochen werden.

Störungen der Kreislaufgesamtregulation kommen in allen Altersstufen vor; sie haben in den letzten Jahren eine erhebliche Zunahme erfahren. Es lassen sich 2 Gipfel aufzeigen, die mit den Krisen der Entwicklung und der Involution zusammenhängen: Das Reifungs- und Adolescentenalter mit seinen hormonal-vegetativen Umstellungen, die durch die Acceleration noch verstärkt werden, und das Rückbildungsalter mit seinen Umstellungen und Quellpunkten von Neurosen (*2*). Störungen der Gesamtregulation finden sich schon im Kindesalter, vor allem mit Beginn der Pubertät, sie äußern sich in hypotonen und hypodynamen Regulationsstörungen, einer excessiven Vasolabilität der Gesamtkreislaufregulation sowie vegetativen EKG-Veränderungen.

Eigene Verlaufsuntersuchungen bei Kindern mit Störungen der Kreislaufgesamtregulation, die in den Jahren 1950—1954 durchgeführt wurden, ergaben, daß die meisten Regulationsstörungen, die in der Präpubertät auftreten, sich mit vollendeter Reife wieder zurückbilden, besonders wenn durch sportliche Übung und dosierte körperliche Belastung versucht wird, die vegetative Unausgeglichenheit und damit die vorliegende Regulationsstörung anzugehen. Eine gewisse Kreislauflabilität bleibt jedoch auch weiterhin bestehen. Katamnestische Nachuntersuchungen im amerikanischen Schrifttum haben in dieser Hinsicht überzeugend dargetan, daß der größere Teil der im Erwachsenenalter festgestellten Störungen der Gesamtregulation bis in die frühe Kindheit und Jugend zurückverfolgt werden kann.

So haben in einer Untersuchungsreihe (*6*) von 63% ohne organischen Herz- und Kreislaufbefund 66% davon schon unter 35 Jahren an nervösen Herz-Kreislaufstörungen gelitten. Von anderer Seite (*13*) wird ein Prozentsatz von 48% seit Kindheit, aber vor Abschluß des 20. Lebensjahres angegeben. Nach einer klassischen Statistik (*12*) soll von 55000 Fällen das sog. Effort-Syndrom in 54% schon von Kindheit an bestanden haben, nach einem weiteren Autor (*20*) begann die neurozirkulatorische Asthenie in 18,6% in früher Kindheit, in 48% bis zum 20. Lebensjahr.

Es findet sich demnach bei allen Regulationsstörungen ein unbestimmter Anteil von primärer konstitutioneller Kreislauflabilität, der in allen Altersstufen nachweisbar sein kann, jedoch in Reifungs- und Krisenzeiten intensiver hervortritt.

Die Beurteilung der sonstigen Kreislaufregulationsstörungen, insbesondere der orthostatischen und vegetativen EKG-Veränderungen, ist schwierig, weil bis heute pathologisch-anatomische Befunde am Menschen fehlen, die uns sichere Anhaltspunkte dafür geben könnten, wieweit die im EKG nachweisbaren Funktionsstörungen nur vorübergehend oder von morphologischen Veränderungen am Herzen gefolgt sind.

Hier liegen lediglich Beobachtungen (*16*) vor, nach denen in Verlaufsuntersuchungen bis zu 17 Jahren der Nachweis geführt werden konnte, daß die vegetativ ausgelösten Funktions-

6*

störungen der Herzmuskelzelle, die sich im EKG in einer Störung der Erregungsrückbildung äußern, es unwahrscheinlich machen, daß morphologische Veränderungen in größerem Ausmaß eingetreten sind.

Im allgemeinen wird man nach übereinstimmenden nordamerikanischen und neueren deutschen statistischen Erfahrungen eine beschränkte Dauer, eine mehr oder weniger spontane Rückbildung und eine im ganzen gute Prognose bei dem Gros der Orthostatiker, Synkopalen, Atemneurotiker und peripher Vasolabilen annehmen können (vgl. *3* und *4*).

Weniger günstig ist die Prognose der sog. *hypertonen Kreislaufregulations-störungen*. Als solche bezeichnet man Störungen der Kreislaufregulation, die in Ruhe, während oder nach Belastung mit einer vermehrten Druck- oder Volumen-belastung des Herzens einhergehen. Hämodynamische Untersuchungen haben ergeben, daß die den Blutdruck bestimmenden Faktoren dabei ein wechselndes Verhalten aufweisen können, wobei man einen Minutenvolumen-, einen Elastizi-täts- und einen Widerstandshochdruck voneinander abgrenzen kann. Eine der-artige hämodynamische Abgrenzung ist für die Prognose wichtig, denn gerade die letzteren sind prognostisch ungünstig.

Von besonderer Aktualität ist die prognostische Bedeutung der sog. *juvenilen Hypertonie*. Ihr Gipfelpunkt wird im allgemeinen um das 20.—28. Lebensjahr angenommen. Eigene eingehende hämodynamische und kombinierte Belastungs-prüfungen von Herz-und Kreislauf bei Kindern und Jugendlichen ergaben anderer-seits, daß schon auf der Höhe der Pubertät sich bei einem großen Prozentsatz hypertone Regulationen nachweisen lassen (s. auch S. 69).

Systolischer und diastolischer Blutdruck erhöhen sich mit zunehmender Reife. Der systoli-sche Blutdruck stellt lediglich bis zum 8. Lebensjahr eine einfache Funktion des Lebensalters dar, dann wirken vegetative und hormonelle Faktoren auf den Blutdruck ein. Dabei finden sich in der Pubertät z. T. erhebliche Anstiege des systolischen Blutdruckes. Noch eindeutiger als unter Ruhebedingungen läßt sich während dosierter Ergometerbelastungen eine z. T. erhebliche Erweiterungsfähigkeit der Blutdruckamplitude nachweisen. Das Ausmaß eines möglichen Blutdruckanstieges ist eindeutig vom jeweiligen Entwicklungsstand abhängig. Das junge Kind vermag seine Blutdrucklage nur gering zu erhöhen; um das erforderliche Minuten-volumen zu gewährleisten, muß die Pulsfrequenz stärker herangezogen werden. In der Puber-tät kommt es zu einer Änderung der Regulationsweise des Kreislaufes. Es kommt zu stärkerem Ansteigen des systolischen Blutdruckwertes und einer dadurch bedingten stärkeren Erweite-rung der Blutdruckamplitude; die für das junge Kind aufgezeigte stärkere Pulsfrequenz-beschleunigung tritt dabei zurück. In Einzelfällen kann es dabei zu unregelmäßigen und un-gleichmäßigen Blutdruckanstiegen kommen, insbesondere bei den Kindern, bei denen eine familiäre Belastung mit Hypertonie vorlag. Die starken physischen und psychischen Belastun-gen der Reifungszeit führen bei vorliegender Hochdruckdisposition zu Blutdrucksteigerungen.

Hämodynamisch handelt es sich bei den jugendlichen Hypertonien im wesent-lichen um einen Minutenvolumenhochdruck. Derartige primäre juvenile, hyper-tone Regulationen dürfen keineswegs bagatellisiert werden, wenn sich auch beim Verschwinden der pressorisch wirkenden Faktoren die Blutdrucklage wieder normalisieren kann. Andererseits besteht schon in der Jugend eine Gefährdung des Gefäßsystems; Personen, bei denen in der Jugend selbst nur vorübergehende Erhöhungen des Blutdrucks bestehen, sind durch die spätere Entwicklung eines andauernden Hochdrucks mehr bedroht als Personen, die in der Jugend normale Blutdruckwerte hatten.

So besteht in 43,1% nach 20 Jahren ein Dauerhochdruck, wenn zwischen dem 15. und 24. Lebensjahr eine labile Blutdrucksteigerung vorgelegen hat (*17*). Dieser Prozentsatz steigt auf 60 an, wenn im Alter zwischen 25 und 34 eine Hypertonie nachgewiesen wurde. Es wird betont (*9*), daß etwa die Hälfte der neurozirkulatorisch bedingten Hypertonien der Jugend-lichen in eine essentielle Hypertonie übergehen könne. Bei Nachuntersuchungen wurden 2,8 bis 4,8mal mehr essentielle Hypertonien als bei Normotonikern gesehen (*11*). Im deutschen Schrifttum (S. 69) liegen Nachuntersuchungen vor (*14*), die ergeben, daß von 2405 Beob-achtungen allein in 47,8% der Blutdruck zu irgendeinem Zeitpunkt erhöht war, wobei das 2. Jahrzehnt in 17,9% und das 3. Jahrzehnt in 20,6% labile oder sogar stabile Blutdruck-steigerungen aufwiesen. Im Beginn einer hypertonen Regulationsstörung kann bei Jugendlichen eine labile überschießende Kreislaufleistung mit vermehrtem Minutenvolumen nachweisbar sein (*3, 16*), die im Laufe der Zeit in einen fixierten Elastizitäts- oder Elastizitätswiderstandshochdruck übergeht. Damit wird eine zu Beginn rückbildungsfähige Blutdruckerhöhung schließlich zu einer notwendigen Voraussetzung für eine genügende Blutversorgung des Körpergewebes. Aus dem zunächst bestehenden „Erregungsüberdruck" wird mit zunehmender Dauerveränderung im Gefäßsystem ein „Erfordernishochdruck" im Sinne DURIGS. Aus dem Zustand einer Hochdruckdisposition kann es so allmählich zur Ausbildung einer essentiellen Hypertonie kommen, für deren Entwicklung durchschnittlich 20 Jahre angenommen werden (*14*). Natürlich steht gerade bei der hypertonen Regulationsstörung der Verlauf in besonderer Abhängigkeit von seelischen und körperlichen Faktoren. Schließlich ist zu berücksichtigen, daß alle Zahlenangaben über die Häufigkeit der Hypertonie schwer zu vergleichen sind, da noch keine einheitliche Auffassung über den normalen Grenzwert besteht.

Bei allen beginnenden und in ihrem Ausmaß schwankenden hypertonen Regulationsstörungen besteht somit in mehr oder minder hohem Grad eine gewisse Bereitschaft für die Entwicklung schwerwiegender Krankheitszustände. Die Hochdruckdisposition ist dabei am ehesten als vegetativ bedingte Regulations- und Korrelationsstörung der Hämodynamik des Kreislaufes aufzufassen. Ist jedoch die Blutdrucksteigerung fixiert und sind Dauerveränderungen am Gefäßsystem besonders im Bereich der kleinen Arterien eingetreten, so ist der Hypertoniker durch die Dauerwirkung der fixierten Hypertonie bedroht, die zur chronischen Durchblutungsstörung des Gehirns, des Herzens und der Nieren führt. Eindeutige Beziehungen zur Lebenserwartung lassen sich darum aus Veränderungen des Augenhintergrundes und des Verhaltens des diastolischen Blutdruckes ziehen (S. 69, 89).

Zusammenfassend kann festgestellt werden, daß die Regulationsstörung des Kreislaufes Jugendlicher keineswegs bagatellisiert werden sollte, daß der Kreislauffunktion in diesem Alter größere Beachtung gewidmet werden und eine Prophylaxe und Therapie so früh erfolgen muß, daß die vegetative Funktionsstörung am Herz- und Gefäßsystem sich nicht auszuwirken vermag und morphologische Frühschäden vermieden werden.

Literatur

(*1*) CHARLES, K., FRIEDBERG: Erkrankungen des Herzens. Stuttgart: Georg Thieme 1959. — (2) CHRISTIAN, V., B. HASE u. W. KROMER: Arch. Kreisl.-Forsch. **20**, 287 (1954).

(*3*) DELIUS, L.: Z. Kreisl.-Forsch. **47**, 346 (1958). — (*4*) DELIUS, L.: Arch. Kreisl.-Forsch. **11**, 1 (1942). — (*5*) DIEHL, H. S.: Arch. intern. Med. **36**, 151 (1925); **52**, 948 (1932).

(*6*) GOLDVATER, L. C., L. H. BRONSTEIN and B. KRESKY: J. Amer. med. Ass. **148**, 89 (1952).

(*7*) HADORN, W.: Schweiz. med. Wschr. **82**, 585 (1952). — (*8*) HOCHREIN, M., u. J. SCHLEICHER: Herz-Kreislauferkrankungen. Darmstadt: Dr. Dietrich Steinkopf 1959.

(*9*) KAPPERT, A.: Schweiz med. Wschr. **82**, 821 (1952). — (*10*) KIRCHHOFF, H. W.:. Regulation und Leistungsbreite des kindlichen Kreislaufes. Habil.-Arbeit, Homburg 1958.

(*11*) LEVY, R. L., CH. L. HILLMANN, H. W. STROUD and V. D. WHITE: J. Amer. med. Ass. **126**, 829 (1944). — (*12*) LEWIS, T.: The soldiers heart and the effort-syndrome. London 1940.

(*13*) McCULLAGH, E. P.: Crices diseases peculiar to civitised man. New York 1944. — (*14*) MOELLER, J.: Münchener med. Wschr. **41**, 1579 (1958).

(*15*) PALMER, J.: J. Amer. med. Ass. **94**, 694 (1930).

(*16*) REINDELL, H., E. SCHILDGE, H. KLEPZIG u. H. W. KIRCHHOFF: Kreislaufregulation. Stuttgart: Georg Thieme 1955.

(*17*) VANCURA, A.: Cardiologia (Basel) **16**, 124 (1950).

(*18*) WEISS, A.: Arch. Kreisl.-Forsch. **18**, 301 (1952). — (*19*) WIDIMSKY, J., H. M. FEJFAROVA, Z. FEJSAR, R. DEJDAR, M. ESENEROVA u. F. PIRK: Arch. Kreisl.-Forsch. **28**, 100 (1958). — (*20*) WOOD, P.: Brit. med. J. **1**, 767, 805, 845 (1941).

Anhang: Milzvenenstenose, hämodynamische Milzdekompensation

Von

H. Ewerbeck

Wenn nur zur Frage der Spätprognose der Milzvenenstenose Stellung zu nehmen wäre, dann ließe sich die Antwort mit einem Satze geben: Wird nämlich das Krankheitsbild, das aus Splenomegalie mit splenogener Markhemmung (Anämie, Thrombopenie und Leukopenie) und den Zeichen der Kollateralen-Bildung zum Oesophagus mit Oesophagusvaricen und plötzlichen Hämatemesen besteht, durch eine in der Regel an der Einflußstelle der Milzvene in die Pfortader sitzende Stenosierung hervorgerufen, so lassen sich die Symptome durch eine Splenektomie rezidivfrei beseitigen, und der Patient bleibt auf Lebenszeit geheilt. Allerdings ist diese echte Milzvenenstenose so selten, daß in der Literatur nur ganz singuläre Beobachtungen darüber existieren (*7, 13, 15, 17—19*). Wir selbst besitzen in unserem Beobachtungsgut unter 13 Fällen nur einen einzigen solchen Fall (*12*).

Die unter Milzvenenstenose verstandene Symptomatik wird aber insgesamt etwas häufiger beobachtet — in der Kölner Kinderklinik 2,3 Fälle auf 10000 Aufnahmen —, wenn die Ursache in einem Abflußhindernis jenseits der Einmündung der Milzvene in die Pfortader zu suchen ist. Dann liegt dem ganzen Symptomenkomplex eine *Pfortaderhypertonie* zugrunde, die im ersten Falle fehlt.

Die Kollateralen in Form von Varicenbildungen in der Magenschleimhaut und am unteren Oesophagusende führen nun nicht nur Milzblut, wie im ersten Fall, sondern auch Pfortaderblut, was an den in beiden Gruppen auftretenden Hämatemesen nicht zu erkennen ist. Trotz klinisch gleicher Symptomatik verbergen sich also hinter der sog. „Milzvenenstenose" zwei verschiedene Krankheitsbilder, nämlich einmal die so seltene echte Milzvenenstenose ohne Pfortaderhypertonie und die Gruppe von Krankheitszuständen mit Pfortaderhypertonie, die prognostisch ganz anders zu beurteilen ist.

In der Gruppe mit Pfortaderhypertonie bestehen aber wiederum zwei differente ätiologische Mechanismen, die für die Spätprognose von unterschiedlicher Bedeutung sind. Einmal kann nämlich ein Hindernis *prähepatisch* liegen, meist in Form von angeborenen Mißbildungen des Gefäßstammes an der Leberpforte.

Diese erlauben nicht selten beim jungen Kind noch den Abstrom des Pfortaderblutes; mit zunehmendem Lebensalter aber wird das Pfortaderblut immer stärker zur Benützung der natürlichen Verbindungen zwischen Pfortader und Vena cava (Venae epigastricae und Venae phrenicae abdominales) gezwungen. Daher wird dieses Krankheitsbild in den ersten 10 Lebensjahren zunehmend bemerkbar und erzeugt schließlich Symptome, deren dramatischer Höhepunkt heftiges Bluterbrechen aus den Oesophagusvaricen und aus der Magenschleimhaut ist.

Ist schon die Operationsprognose der reinen *Splenektomie* bei diesen Fällen mit Pfortaderhypertonie zweifelhaft, weil durch die plötzliche Unterbindung der vom Milzpol häufig ausgehenden Kollateralen ein rückläufiges Abstromgebiet der Pfortader akut unterbunden wird, so daß konsekutiv die Pfortaderhypertonie sogar noch zunehmen kann, so ist die Spätprognose nicht weniger dubiös, weil die eigentliche Ursache des Krankheitsbildes, die Pfortaderhypertonie, weiterbesteht und mit dem Wachstum des Organismus immer höhere Werte annimmt oder immer stärkere Kollateralbildungen erfordert. Trotzdem verläuft im Kindesalter die reine Splenektomie oft erfolgreich, weil infolge der Wegnahme der übergroßen Milz der Pfortaderblutstrom bis zu 30% abnehmen kann und der kindliche Organismus nun auf Jahre hinaus wieder imstande ist, trotz der bestehenden Stenose an der Leberpforte über die Oesophaguskollateralen dem Pfortaderblut einen genügend großen Abstrom zu ermöglichen. Zwei- oder dreijährige Katamnesen, wie sie in der Regel von chirurgischer Seite zur Bestätigung des Erfolges einer reinen Splenektomie veröffentlicht werden, sind nur von relativem Wert, weil sich sowohl am eigenen Beobachtungsgut als auch an länger zurückliegenden Katamnesen in der Literatur gezeigt hat, daß nach 4—11 Jahren (34) plötzlich wieder Hämatemesen auftreten können und deshalb noch keineswegs von einer Heilung gesprochen werden darf (8, 14, 16, 30, 36). Jede dieser plötzlichen Attacken von schwerem Bluterbrechen kann den Tod des Patienten bedeuten. Wird deshalb bei der Operation eine Pfortaderhypertonie festgestellt, so ist heute auch im Kindesalter zu fordern, daß eine künstliche Verbindung zwischen der gestauten Pfortader und dem Abflußgebiet der Vene cava inferior hergestellt wird, wie sie erstmalig von WHIPPLE (38) bei diesem Krankheitsbild inauguriert wurde.

Wegen der Kleinheit der Gefäße verbietet sich in der Regel beim Kind die beim Erwachsenen durchaus mögliche splenorenale Anastomose (12), da sie sehr häufig obliteriert oder Thrombosen den eigentlichen Operationserfolg zunichte machen (26), so daß manche von einer Shunt-Operation überhaupt abraten (35, 36).

Läßt sich das Hindernis an der Leberpforte nicht beseitigen, ist zur bleibenden Senkung des Pfortaderdruckes eine breite portocavale Anastomose anzulegen (1, 4—6, 9, 10, 11, 22, 23, 24, 28, 29, 32, 33, 37), wobei gegebenenfalls durch anticoagulierende Maßnahmen an der Stelle des Shunts nach dem Vorschlag von BLAKEMORE (21) ein Verschluß verhindert werden kann.

Welchen Dauererfolg haben diese Maßnahmen? Unser eigenes Beobachtungsgut umfaßt nur 7 Fälle, von denen 2 postoperativ gestorben sind, 3 haben sich rezidivfrei gebessert, bei 1 sind erneut Hämatemesen aufgetreten, und 1 Fall konnte katamnestisch nicht weiter verfolgt werden. Von chirurgischer Seite wird im allgemeinen mit größeren Zahlen aufgewartet. Aber in diesen chirurgischen Publikationen wird in der Regel nicht zwischen Erwachsenen und Kindern unterschieden. Außerdem gehören in den Statistiken von SENN (201 Fälle), BLAKEMORE (140 Fälle) oder HUNT (78 Fälle) nur 15—25% der sogenannten prähepatischen Pfortaderhypertonie an, während in über $^3/_4$ der Fälle ein *intrahepatisches* Hindernis vorliegt. Beim Erwachsenen verursacht dies in der Regel eine Lebercirrhose, deren Folge die Pfortaderhypertonie und sekundäre Splenomegalie sind. Daher ist die Prognose von der Entwicklung des Leberleidens abhängig, und die chirurgische Intervention stellt nur eine Palliativmaßnahme dar.

Zur Beurteilung des therapeutischen Erfolges bei prähepatischen Hindernissen darf man sich nicht darauf beschränken, die Splenomegalie mit ihren depressorischen Folgen auf das Knochenmark zu beseitigen. Dieser Erfolg tritt nach Entfernung des Milztumors sofort ein und war Anlaß zu zahlreichen positiven kasuistischen Mitteilungen, vor allem von hämatologisch interessierten Autoren [zusammenfassende Übersicht vgl. (13)]. Bei diesen Erfolgsberichten aber bestanden die für die Hämatemesen verantwortlichen Oesophagusvaricen in der Regel weiter (12, 13, 25); über 1—2 Jahre hinausgehende Katamnesen unterblieben.

Entscheidend für die Spätprognose ist das Ausbleiben von *Rezidivblutungen*. Aus den wenigen langfristigen Katamnesen (über 5 Jahre hinaus) ist zu erkennen, daß bei Splenektomie allein nur etwa 30% beschwerde- und rückfallfrei bleiben (30) und in etwa 40% erneut Hämatemesen auftreten (20). Dagegen kommt es nach gelungenen Shunt-Operationen einer portalen Hypertension nur etwa in 4% der Fälle (27) zu späten Rezidiven, und nur in seltenen Fällen muß später noch eine Oesophagusdissektion zur Beseitigung der Varicen angeschlossen werden (3, 32).

Damit ergeben sich für den Arzt nach Stellung der Diagnose Milzvenenstenose oder besser hämodynamische Milzdekompensation drei Aufgaben:

1. Während der Operation muß eine Druckmessung durchgeführt werden, um eine portale Hypertension feststellen zu können.

2. Beim Vorliegen einer Pfortaderhypertonie muß eine Anastomosenoperation erwogen werden, um nicht einen Palliativerfolg, sondern eine Dauerheilung zu erreichen.

3. Bei therapeutisch ungünstigen Fällen mit Lebercirrhose im Kindesalter sollte nur im Notfall eine chirurgische Therapie durchgeführt werden.

Literatur

(1) Almeida, A. D., de: Dtsch. med. Wschr. 1952, 726. — (2) Auwert, J., et J. Celers-Bourillon: Arch. franç. Pédiat. 12, 590 (1955).

(3) Beswick, T. S. L., and H. Butler: Brit. med. J. 1951, Nr. 4730, 522.

(4) Child, Ch. G., and A. J. Donovan: J. Amer. med. Ass. 163, 1219 (1957). — (5) Child, Ch. G.: The hepatic circulation and portal hypertension. London: W. B. Saunders 1954. — (6) Child, Ch. G.: Amer. J. Gastroenterol. 25, 148 (1956).

(7) Devens, K.: Z. Kinderheilk. 75, 643 (1955). — Durham, R. H.: Ann. intern. Med. 34, 1372 (1951).

(9) Ebeling, W. C., J. W. Bunker, D. S. Ellis and A. B. French: New Engl. J. Med. 245, 141 (1956). — (10) Ekman, C. A., u. Ph. Sandblom: Acta chir. scand. 108, 241 (1954). — (11) Ellis, D. S.: New Engl. J. Med. 254, 931 (1956). — (12) Ewerbeck, H.: Z. Kinderheilk. 65, 228 ,247 (1947). — (13) Ewerbeck, H.: Ergebn. inn. Med. Kinderheilk. N. F. 1, 319 (1948).

(14) Felkel, O., u. W. Freislederer: Klin. Wschr. 1958, 720. — (15) Francas, M.: Acta. chir. scand, 86, Suppl. 70 (1942).

(16) Goidsenhoven, Fr. van, J. Vandenbrouke et J. Cosemans: Acta gastroenterol. belg. 15, 605 (1952). — (17) Gütgemann, A., G. Karcher u. A. Hommelsheim: Dtsch. med. Wschr. 1953, 1059. — (18) Gütgemann, A., G. Hennrich u. W. Nagel: Dtsch. med. Wschr. 1955, 599. — (19) Gütgemann, A., H. Hennrich u. H. W. Schreiber: Langenbecks klin. Arch. klin. Chir. 288, 117 (1958).

(20) Hegemann, G., u. R. Zenker: Med. Klin. 51, 630 (1956). — (21) Hoffmann, Th.: Ärztl. Wschr. 1953, 193. — (22) Hsi-Ch'un Lan: Chin. med. J. 76, 315 (1958). — (23) Hufnagel, Ch. A.: Amer. J. Gastroenterol. 23, 522 (1955). — (24) Hunt, A. H.: Brit. med. J. 1952, Nr. 4774, 4.

(25) Jakubowski, A.: Polsk. Przegl. radiol. 22, 157 (1958).

(26) Kaufmann, A.: Schweiz. med. Wschr. 1956, 16.

(27) Linton, R. R.: Ann. intern. med. 31, 794 (1949). — (28) Lord, J. W.: Gastroenterol. 20, 295 (195è).

(29) MacPherson, A. I. S.: Lancet 270, Nr. 6919, 353 (1956). — (30) Miller, E. M., A. B. Hagedorn: Ann. Surg. 133, 815 (1951).

(31) Niedner, F.: Ärztl. Fortbild. 5, 39 (1955).

(32) Sandblom, Ph., and C. A. Ekman: Arch. Dis. Childh. 32, 61 (1957). — (33) Senn, A., and H. Blakeore: Chirurg 26, 217 (1955). — (34) Snavely, J. G., and E. S. Breakell: Amer. J. Med. 16, 459 (1954).

(35) Vosschulte, K.: Dtsch. med. Wschr. 1954, 504, 645, 712. — (36) Vosschulte, K.: Ther. d. Gegenw. 94, 127 (1955).

(37) Walker, R.: Lancet 262, Nr. 6711, 729 (1952). — (38) Whipple, A. O.: Ann. Surg. 122, 449 (1945).

III. Niere

1. Glomerulonephritis

Von

H. Sarre

Mit 4 Abbildungen

Bei den Ausführungen über die Prognose der Glomerulonephritis muß die akute von der chronischen Form abgegrenzt werden.

I. Akute Nephritis

Der Ausgang der akuten Glomerulonephritis in Heilung, Chronischwerden oder Tod ist nach den vorliegenden Statistiken außerordentlich verschieden.

Von uns (*19*) wurden die Ergebnisse von Nachuntersuchungen zahlreicher Autoren zusammengestellt, wobei sich ein Chronischwerden der akuten Nephritis zwischen 1,4% (Volhard, 1942) und 51% (Murphy und Rastetter, 1942) ergab. Auch neuere Statistiken weisen Differenzen auf; denn einerseits (*5*) waren von 64 akuten Glomerulonephritiden nur 5 geheilt; 21 wiesen eine latente, 38 eine chronisch-progrediente Verlaufsform auf. Andere Autoren (*26*) fanden von 51 Patienten, die zwischen 1941 und 1955 wegen akuter Glomerulonephritis behandelt wurden und 1—14 Jahre nachbeobachtet waren, nur 6 vollständig geheilt; 6 kamen ad exitum, 7 hatten eine ungünstige Prognose wegen fortgeschrittener Störungen, 32 hatten eine chronische Nephritis mehr oder weniger schwerer Verlaufsart.

Große prognostische Bedeutung hat nach Ansicht der Autoren das Lebensalter. Die Nephritis im Kindesalter ist im Vergleich zu Erwachsenen günstiger; dies geht aus zahlreichen Statistiken hervor: 90% der Kinder geheilt (*13*); 72% mit günstiger Prognose (*25*) und 91,7% geheilt (*3*). Von Pohl (*17*) wurden entsprechende Statistiken herausgezogen; es handelt sich insgesamt um 1671 Erwachsene und 1455 Kinder. Das Ergebnis zeigt die Tab. 1 Das starke Schwanken der Heilungsquote ist nicht so sehr auf die unterschiedliche Behandlung zurückzuführen, sondern vielmehr auf die verschiedene Natur der Nephritis-Erkrankungsgruppen oder „Nephritis-Epidemien".

Tabelle 1. *Ergebnisse der Nachuntersuchungen*

		Heilung	Chron. Verlauf	Todesfälle	Nicht einzuordnen
Erwachsene	1671	67,2%	20,7%	12,6%	0,13%
Kinder:	1455	69,58%	14%	9,6%	6,82%

Pilgerstorfer fand bei den sog. Feld- oder Kriegsnephritiden an einem großen Material sehr viel günstigeren Ausgang als bei den postinfektiösen Nephritiden im Feld (Abb. 1, Säule 1 u. 2). Die erste Gruppe hatte keinen Todesfall bei 379 Fällen, die 2. Gruppe 5% Todesfälle bei 69 Fällen. Chronisch wurden wahrscheinlich 5% der ersten Gruppe gegenüber 18% der zweiten Gruppe. Dies stimmt überein mit den postinfektiösen Nephritiden in der Heimat (74 Fälle, Säule 3), bei denen etwa 20% chronisch wurden (*23*). Dies waren schwere Nephritiden, die 1945/46 in Frankfurt unter schlechten Nachkriegsverhältnissen auftraten. Diese

Zahlen stimmen jedoch im Durchschnitt mit den älteren Statistiken der Weltliteratur überein (4. Säule), die den oben mitgeteilten Tabellen (*17*) entnommen ist.

Prognostische Schlüsse können niemals aus dem Entlassungsbefund, sondern nur aus den Nachuntersuchungen gezogen werden. Die oben erwähnten 69 Fälle von akuter Nephritis der Jahre 1945/46 haben wir in ihrem Verlauf 2—6 Jahre verfolgt. Geringe Proteinurie (unter 0,5⁰/₀₀ sog. Restalbuminurie) ist, wie an der Volhardschen Schule immer betont wurde, von günstiger Prognose, allerdings nur dann, wenn die Restalbuminurie ohne pathologischen Sedimentbefund einhergeht: Alle diese Fälle erwiesen sich später als geheilt. Die Albuminurie mit Sediment-befund dagegen hat eine un-sichere Prognose: Von 19 Fällen wiesen immerhin 4 später eine chronische Nephritis auf. Bei stärkerer Albuminurie im Ent-lassungsbefund wurde später bei einem hohen Prozentsatz eine chronische Nephritis ge-funden. Eine so deutliche Be-ziehung zum späteren Verlauf der Nephritis konnte bei den Kriterien des erhöhten Blut-druckes oder der Hämaturie nicht gefunden werden. Von 10 Fällen, die mit erhöhtem Blutdruck ungeheilt entlassen worden waren, erwiesen sich immerhin 5 Fälle später als ge-heilt. Andererseits fanden sich von 40 Fällen, die zwar einen

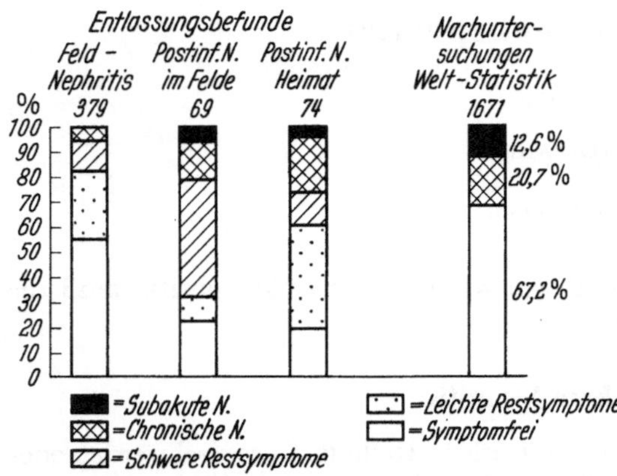

Abb. 1. Statistik des Ausgangs der akuten Glomerulonephritis: Die ersten 2 Säulen stellen die Entlassungsbefunde dar bei ver-schiedenen Formen der Nephritis (die Feldnephritis hatte einen viel günstigeren Verlauf als die postinfektiöse Nephritis, sei es im Felde oder in der Heimat). Die 3. und 4. Säule stellt das Ergebnis der Nachuntersuchungen, größtenteils der postinfektiösen Nephritiden dar (nach PILGERSTORFER, SARRE und MAHR, POHL)

Eiweiß- oder Sedimentbefund, aber keine Blutdrucksteigerung aufwiesen, später 9 Fälle als chronische Nephritiden wieder.

Danach möchte man bei der Entlassung akuter Nephritiden einem normalen oder fast normalen Blutdruck allein keine allzu wichtige prognostische Bedeutung beimessen. Wichtiger ist ein anomaler Eiweiß- und Sedimentbefund, vor allen Dingen, wenn in der Rekonvaleszenz nach dem Aufstehen oder nach probatori-scher Belastung mit eiweiß- und kochsalzreicher Kost erneut pathologische Harn-befunde auftreten.

2 von 12 Fällen mit normalem Entlassungsbefund gingen später in die chroni-sche Nephritis über, ebenso 7 von 38 Fällen, die nur einen leichten pathologischen Harnbefund hatten. Wir wissen, daß viele chronische Nephritiden ein latentes Stadium durchlaufen, in dem sie weder Blutdrucksteigerung noch anomale Harn-befunde aufzuweisen brauchen, so daß sie als geheilt imponieren, bis sie nach Jahren manifest werden. Einen solchen Fall konnten wir durch Biopsie sicher-stellen, bei dem die klinischen Befunde und die Clearance-Untersuchungen noch normal waren, jedoch die Nierenbiopsie eine chronische Nephritis aufdeckte. Auch neuere Nachuntersuchungen [(*3*) u. a.] mit einem hohen Prozentsatz an „Heilung" sind deshalb mit Vorsicht zu verwerten; die Nephritis verläuft jedoch bei Kindern wesentlich günstiger als bei Erwachsenen.

Vergleichende Untersuchungen über die Einwirkung moderner *Therapie* auf die Prognose der akuten Nephritis liegen nur wenige vor. Bei Soldaten wurde eine Epidemie mit Streptokokkeninfektionen des Rachens und der Tonsillen (Erreger: Typ 12 betahämolytische Streptokokken) beobachtet (*24*). Bei fast 200 Erkrankungen fanden sich in 12% Zweiterkrankungen an Nephritis. Behandlungsversuche mit γ-Globulin ließen die Ziffer der Nephritis-Erkrankungen auf 23% (!) ansteigen, frühzeitige Penicillinbehandlung auf 4,3% abfallen. Prophylaktische Gabe von Penicillin verringert demnach den Prozentsatz der Nephritiserkrankungen. Andere Autoren (15) behandelten 30 Fälle von akuter Nephritis in 4 verschiedenen Behandlungsgruppen (I Volhard-Diät, II Volhard-Diät + Penicillin, III Diät + Antistin bzw. Neoantergan, IV. Diät + Penicillin + Antihistaminica. In den Gruppen II und IV war der Prozentsatz der Heilung (Normalisierung von Blutdruck und Harnbefund sowie Rezidivfreiheit innerhalb 1 Jahr) von 65 auf 85% erhöht. Darüber hinaus verschwanden in den mit Penicillin behandelten Gruppen die Albuminurie, die Erythrocyten und die Cylinder im Harn schneller als in den Vergleichsgruppen. Ein Einfluß der Antihistaminica war nicht zu beobachten; infolge der kleinen Zahl sind die Ergebnisse aber statistisch nicht gesichert. Bei 57 Kindern mit Nephritis (2) wurde die eine Hälfte mit strenger Bettruhe bis zur Normalisierung des Harnbefundes usw. behandelt, die andere Hälfte durfte nach Schwinden der makroskopischen Hämaturie aufstehen. In beiden Gruppen wurden alle Kinder gesund, und es fand sich kein Unterschied in der zeitlichen Dauer der einzelnen Krankheitssymptome. Die Autoren folgern aus ihren Untersuchungen, daß man Kinder mit akuter Nephritis schon frühzeitig aufstehen lassen darf; Nachuntersuchungen der Patienten fehlen allerdings.

Insgesamt verläuft die akute Nephritis des Erwachsenen ungünstiger als die des Kindes, indem bei Erwachsenen zahlreichere Fälle in das chronische Stadium übergehen. Der Prozentsatz des Chronischwerdens hängt außerdem von der Art und Natur der betreffenden Nephritis-Epidemie ab. Durch die Behandlung der Streptokokkeninfektionen mit Penicillin scheint sich nicht nur die Nephritismorbidität, sondern auch der Verlauf der Nephritisfälle zu bessern.

II. Chronische Nephritis

Nach VOLHARD u. a. ist eine chronische Nephritis prinzipiell unheilbar und führt nach Jahren oder Jahrzehnten unabänderlich zur Schrumpfniere und zum Tode. Diese Meinung ist nicht unwidersprochen geblieben. Die Tab. 2 zeigt eine Aufstellung von ADDIS, die die Zeit zwischen Beginn und Heilung einer Glomerulonephritis angibt. Wenn nach ungefähr 1 Jahr nicht mehr von einer akuten Nephritis, sondern von dem Übergang in eine unheilbare chronische Nephritis gesprochen wird (VOLHARD), so stehen die Befunde von ADDIS dazu in auffälligem Widerspruch. Nach Tab. 2 konnten von 88 Patienten nach dem 2. Jahr der Erkrankung noch 18% und nach dem 5. Jahr noch 8% ausgeheilt werden, allerdings bei besonderer Diät und Schonung. Es ist aber fraglich, ob die Fälle wirklich ausgeheilt waren, da die Möglichkeit eines latenten Stadiums

Tabelle 2. *Zeit zwischen Beginn und Heilung der Glomerulonephritis* (nach ADDIS)

Jahre	Anzahl der Fälle	
0 bis 0,5	21	
1,0	27	~82% geheilt
1,5	12	
2,0	12	
3,0	5	
4,0	2	
5,0	2	~18% geheilt
6,0	2	
6 bis 10,0	5	8% geheilt

immer berücksichtigt werden muß. Nur jahrelange Beobachtungen unter genauer Kontrolle von Blutdruck, Eiweiß, Sedimentbefund und Clearancemethoden können mit Sicherheit eine chronische Nephritis ausschließen. Mir ist ein geheilter Fall nicht bekannt, aber auch andere Autoren (9, 10) wollen von 50 Fällen chronischer Nephritis, die sie $9^1/_2$ Jahre beobachteten, 4 Fälle geheilt gesehen haben.

Wie ist die Lebenserwartung bei chronischer Nephritis? Es ist schon lange bekannt, daß ein Teil der Kranken mit chronischer Nephritis jahrzehntelang bei gutem Wohlbefinden leben kann. Nach älteren Statistiken aus der Volhardschen Klinik ist die Lebensprognose der Nephritis mit nephrotischem Einschlag wesentlich ungünstiger als die der vasculären Verlaufsform. Durch die moderne Therapie scheint sich jedoch die Lebenserwartung der ersten Gruppe (Tab. 3) wesentlich verlängert und dadurch das Verhältnis umgekehrt zu haben. Die oben erwähnten 50 Patienten (10) wurden $9^1/_2$ Jahre verfolgt; 38 Pat. überlebten den Krankheitsbeginn um $9^1/_2$—41 Jahre; 4 wurden geheilt, 7 hatten Remissionen. Lebensweise und Therapie sind für die Lebensdauer der Kranken dabei von entscheidender Bedeutung. Nachuntersuchungen wurden bei 76 Glomerulonephritiden durchgeführt (5), die in einem Zeitraum von 10 Jahren zur Beobachtung kamen. Die Patienten wurden nach der Einteilung von Ellis aufgegliedert (Ellis I = vasculäre Verlaufsform nach Volhard, Ellis II = Nephritis mit nephrotischem Einschlag nach Volhard). Ellis I machte 87%, Ellis II 22% aller beobachteten Fälle aus. Typ I hatte in den ersten Jahren nach Beginn der Erkrankung die schlechtere Prognose, später dagegen die bessere (ganz ähnlich wie in unserem Beobachtungsgut). Von den 76 Patienten waren 24 verstorben, 50% der lebenden Patienten waren voll, 30% beschränkt arbeitsfähig.

Ich habe mit Ellinger (20a) die chronischen Nephritiden der Freiburger Poliklinik aus den Jahren 1949—59 mit einem älteren Krankengut der Frankfurter Klinik (Volhard und Nonnenbruch) verglichen. Die chronischen Nephritiden der Frankfurter Klinik aus den Jahren 1930—1945 (im ganzen 77 Fälle) wurden nach den Krankengeschichten ausgewertet, die neueren Fälle der Freiburger Poliklinik teils nach den Krankengeschichten ausgewertet, teils nachuntersucht oder in ihrem weiteren Verlauf bis 1959 durch Fragebogen ermittelt. Verwertbar waren 87 Fälle von chronischer Nephritis beider Verlaufsformen. Das Ergebnis gibt die Abb. 2; sie zeigt die Zahl der Überlebenden gerechnet seit Krankheitsbeginn. Die

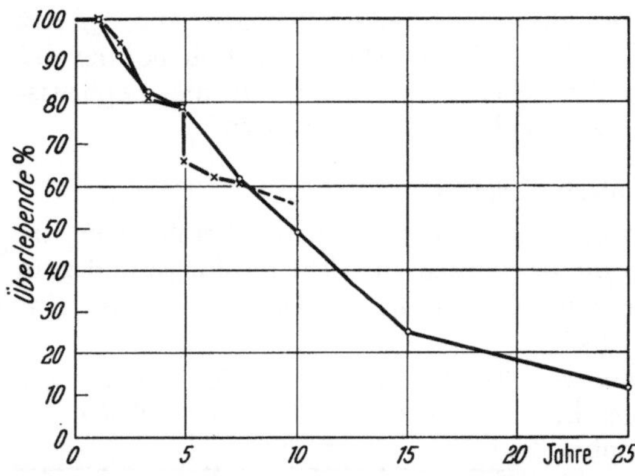

Abb. 2. Chronische Nephritiden (beider Verlaufsformen), Überlebende nach Krankheitsbeginn. Lange Kurve: Freiburger Fälle der letzten 10 Jahre, kurze Kurve: Frankfurter Fälle von 1930—40

Überlebenskurve macht anschaulich, daß es chronische Nephritiden teils mit kurzer, teils aber auch mit sehr langer Überlebenszeit gibt. Es wurden nur Fälle ausgewertet, bei denen der Erkrankungsbeginn der akuten Nephritis deutlich feststellbar war oder der Zeitpunkt der erstmaligen Beobachtung der Proteinurie usw. genau angegeben werden konnte. Danach sind die Überlebenszeiten tatsächlich eher länger, als auf der Kurve verzeichnet. Die Kurve der Freiburger Fälle zeigt, daß erst die Hälfte der Patienten nach 10 Jahren verstorben ist; nach 25 Jahren lebten noch 12%. Einer unserer Patienten, ein Arzt, hatte 1908 eine Nephritis erworben und starb erst 1958 urämisch an einer chronischen Nephritis. Es ist interessant, daß die Überlebenskurve (Abb. 2) einen exponentiellen Abfall zeigt; wird sie halblogarithmisch aufgetragen, so ergibt sich eine Gerade. Man kann daraus entnehmen, daß jährlich etwa 7% der Patienten sterben; dies ist relativ wenig.

Die Überlebenskurve ist ebenso gut wie die der leichtesten Hypertoniefälle, die wir vor Jahren zusammen mit LINDNER untersuchten (22). Wir fanden damals bei der Gruppe, die unter 90 mm Hg diastolischem Druck und bei der Gruppe, die die leichtesten Augenhintergrundveränderungen (THIEL I) aufwies, nach 6 Jahren noch 70% Überlebende [vgl. S. 69 von (19)]. Dies entspricht etwa der hier mitgeteilten Überlebenskurve der chronischen Nephritiden.

Die Fälle der Frankfurter Klinik sind auf der Abb. 2 hinzugezeichnet. Diese konnten nur über 10 Jahre verfolgt werden, zeigten aber etwa den gleichen Verlauf wie die Freiburger Fälle, abgesehen von Abweichungen, die vielleicht mit einer weniger genauen Auswertung zusammenhängen. Therapeutische Einflüsse auf die frühere oder spätere Gruppe lassen sich hier noch nicht ersehen; dies ist verständlich, da es Verlaufsjahre waren, in denen die moderne Therapie noch keine Rolle spielte.

Wir haben das Freiburger Krankengut aufgetrennt in 41 Fälle vasculärer und 27 Fälle nephrotischer Verlaufsform. Ähnlich wie oben erwähnt wurde (5), fanden auch wir zunächst einen schlechteren Verlauf der vasculären Verlaufsform, später aber einen besseren; jedoch sind die Unterschiede nicht signifikant.

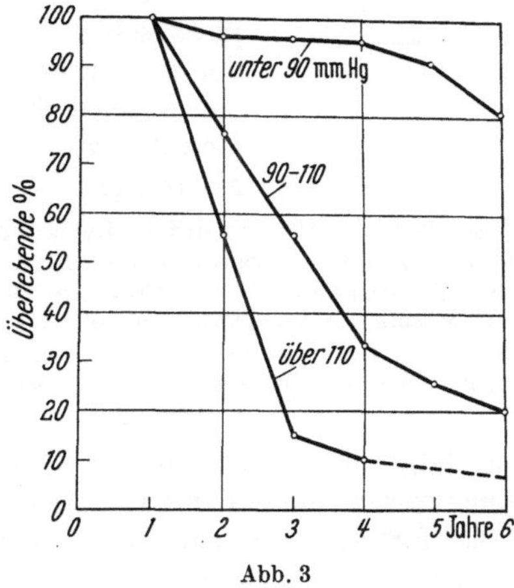

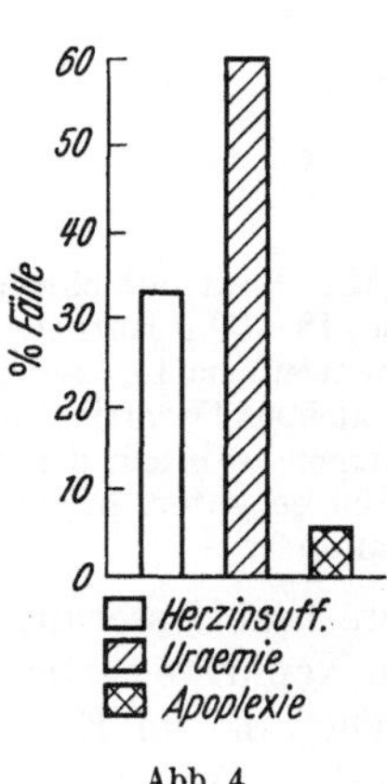

Abb. 3. Lebenserwartung bei chronischer Nephritidis bei verschiedenem diastolischen Blutdruck. Prozent der Überlebenden bis zu 6 Jahre nach Beobachtungsbeginn (nicht nach Krankheitsbeginn!) (119 chron. Nephritiden vasculärer Verlaufsform)

Abb. 4. Todesursachen bei 63 chron. Nephritiden, unterschieden nach Herzinsuffizienz, Urämie und Apoplexie

Die Abb. 3 gibt 119 Fälle des Frankfurter Materials wieder, aufgeteilt in 3 Gruppen: Mit einem diastolischen Blutdruck von unter 90 mm Hg (Gruppe 1), von 90—110 mm Hg (Gruppe 2) und von über 110 mm Hg (Gruppe 3). Die Überlebenskurven zeigen eine deutliche Differenz der Letalität; danach ist die Höhe des Blutdruckes, insbesondere des diastolischen Druckes, dafür maßgebend. Es sei betont, daß es sich bei Abb. 3 um Überlebenskurven nach Erstuntersuchungen handelt. Sie ist darum nicht zu vergleichen mit der Überlebenskurve der Abb. 2 nach Krankheitsbeginn. Da es bei der vasculären Verlaufsform meist zu zunehmender Blutdrucksteigerung und Niereninsuffizienz kommt, ist der verschiedene Verlauf der Kurven auf Abb. 3 auch darauf zurückzuführen, daß die Gruppen 2 und 3 im Vergleich zu Gruppe 1 wahrscheinlich fortgeschrittenere chronische Nephritiden enthalten, so daß die schlechtere Lebenserwartung nicht nur durch die Blutdrucksteigerung, sondern auch durch die zunehmende Rarefizierung des Nierengewebes zustande kommt, was beides — sowohl im zeitlichen Ablauf wie pathogenetisch — Hand in Hand geht. Ein Teil der Kranken mit chronischer Nephritis geht nicht an Urämie, sondern an kardialer Insuffizienz oder an Apoplexie zugrunde (Abb. 4).

III. Die Prognose in Abhängigkeit von der Therapie

Auf der Tab. 3 sind 20 chronische Nephritiden mit nephrotischem Verlauf, die in den letzten Jahren von uns behandelt worden waren, zusammengestellt (*20a*). Sie wurden 2—9 Jahre nach der Erstuntersuchung nachuntersucht, im Durchschnitt nach 4,4 Jahren. Sie waren längere Zeit oder dauernd mit *Prednisolon*, ferner mit eiweißarmer, salzarmer Kost und Regulierung des Mineralhaushaltes behandelt. Von diesen waren 75% gebessert, 5% verschlechtert und 20% gestorben. Vergleicht man diese Resultate mit dem Frankfurter Krankengut von 1928—38 [31 Fälle (*14*)], so fanden sich hier nur 20% Besserung, 25% Verschlechterung und 55% Todesfälle. Trotz des kleinen Beobachtungsgutes wird deutlich, daß bei der chronischen Nephritis mit nephrotischem Verlauf mit der modernen Therapie ein wesentlich besseres Resultat zu erzielen ist als früher.

Tabelle 3. *Nachuntersuchungen von 51 Fällen chronischer Nephritis mit nephrotischem Verlauf: Verbesserung der therapeutischen Erfolge in neuerer Zeit*

Beobachtungszeit	Fallzahl	gebessert %	verschlechtert %	gestorben %
1928—38 (Ffm)	31	20	25	55
1949—59 (Frbg.)	20	75	5	20

Eine 28jähr. Frau mit chron. Nephritis-Nephrose, die 1956 in unsere Behandlung kam, riesige Ödeme, 18—30 g Harneiweiß-Ausscheidung tgl., 0,6 g-% Serum-Albumin und 3,7 g-% Gesamtserumeiweiß hatte, besserte sich rasch unter Behandlung mit Decortin. Bei Dauertherapie mit kleinen Decortin-Dosen hielt die Remission an. Im Dezember 1958 Geburt eines gesunden Jungen; während der Schwangerschaft stieg die Proteinurie vorübergehend an. Im Dezember 1959 bei gutem Allgemeinzustand keine Ödeme, Esbach 4 °/₀₀, Serumeiweiß 6 g-%, 2,7 g-% Albumin.

Eine derartige Besserung der Prognose läßt sich bei der vasculären Form der chronischen Nephritis statistisch nicht nachweisen. Sicherlich kann auch hier mit moderner Therapie im Einzelfall selbst bei fortgeschrittenen Fällen noch vieles erreicht werden. Dies trifft vor allem im Beginn der Insuffizienz zu, wenn eine streng eiweiß- und salzarme Diät, eine Regulierung des Mineral- und Säure-Basen-Haushaltes durchgeführt wird und blutdrucksenkende Medikamente gegeben werden.

Ein Beispiel möge zeigen, wie der chronische Verlauf einer vasculären Verlaufsform im Endstadium noch jahrelang günstig beeinflußt werden kann. Es handelt sich um den oben erwähnten Arzt, der 1908 eine akute Nephritis erworben hatte und in den letzten 23 Jahren(!) mit erhöhtem und ständig weiter steigendem Rest-N lebte. Seit 1953 mußte er wegen eines präurämischen Zustandes mehrfach klinisch behandelt werden. Es gelang mit Hilfe einer streng eiweißarmen Diät usw. jahrelang, den Rest-N und den Blutdruck systolisch und diastolisch zu senken. Patient lebte seit 1954 mit tgl. nur 35 g vegetabilem Eiweiß und war dabei bis kurz vor seinem Tode (1958) leistungsfähig.

Eine mäßige Erhöhung des Harnstoffs oder des Rest-Stickstoffs im Blut ist bei chronischen Nephritiden mit einer guten Lebensprognose vereinbar. Ein Harnstoffspiegel unter 40—60 mg-% bewirkte eine ungefähr gleichbleibende Überlebenszeit, die sich zwischen 6,7 und 8 Jahren bewegte. Bei über 60 mg-% Harnstoff macht sich jedoch ein sprunghafter Abfall in der Überlebenszeit bemerkbar. Sie beträgt bei der Gruppe von 61—80 mg-% im Mittel 2,2 Jahre, von 81—100 mg-% 1,2 Jahre und von über 100 mg-% 0,3 Jahre; für diese Zahlen besteht eine ausreichende Signifikanz (*20a*). Eine Harnstofferhöhung ist also in gewissen Grenzen mit einer langen Überlebenszeit vereinbar. Die Einstellung auf ein erhöhtes Serum-Stickstoff-Niveau haben wir als „kompensierte Retention" bezeichnet (*21*). Steigt der Rest-Stickstoff bzw. der Harnstoff über 60 mg-% an, so ist dies offenbar ein Zeichen dafür, daß das restliche Nierengewebe stark reduziert ist, so daß sich die

Lebensprognose, obwohl sich die kompensierende Retention auch hier auswirkt, wesentlich verschlechtert. Interessanterweise stimmt diese kritische Grenze von 60 mg-% Harnstoff gut mit alten experimentellen Untersuchungen (*11*) überein, die bei etwa auf 25% reduziertem Nierengewebe ein starkes Ansteigen des Harnstoffs im Serum ergaben, wobei der Wendepunkt der Kurve grade bei etwa 60 mg-% Harnstoff liegt [siehe Abb. 43 Seite 182 in der Monographie (*19*)]. Man muß bedenken, daß selbst eine Überlebenszeit von 2,2 Jahren bei 61—80 mg-% Blutharnstoff noch eine erhebliche Leistung der Niere voraussetzt.

Zusammenfassung

Bei der *akuten diffusen Glomerulonephritis* heilen nach dem Schrifttum etwa 15—20% nicht aus und gehen in chronischen Verlauf über. Im allgemeinen ist dieser Prozentsatz bei Erwachsenen etwas ungünstiger als bei Kindern, hängt aber auch von der Art und Natur der betreffenden „Nephritis-Epidemie" ab. Infolge der Behandlung mit Antibiotica, insbesondere Penicillin, scheint sich bei Streptokokkeninfektionen nicht nur die Nephritis-Morbidität, sondern auch der Verlauf der Nephritis gebessert zu haben.

Der weitaus größte Teil der *chronischen Nephritiden* heilt nicht aus, sondern führt nach Jahren oder Jahrzehnten zur Schrumpfniere und zum Tode, meist an Urämie. Die Lebenserwartung kommt darin zum Ausdruck, daß 50% der chronischen Nephritiden innerhalb 10 Jahren sterben und die anderen 50% bis zu 40 oder 50 Jahren nach Krankheitsbeginn überleben. Die Prognose der nephrotischen Verlaufsform war früher etwas schlechter als die der vasculären, doch ist die Lebenserwartung durch die moderne Therapie mit Prednisolon und Antibiotica so verbessert worden, daß sie jetzt deutlich günstiger ist als die der vasculären Verlaufsform.

Es ist jedoch ausschlaggebend, mit Hilfe intensiver Therapie schon die Heilung der akuten Nephritis anzustreben, denn die chronische Nephritis kann auch durch die moderne Therapie nur beschränkt gebessert werden.

Literatur

(*1*) ADDIS, TH.: Glomerular nephritis. Diagnosis and treatment. New York: McMillan Comp. 1950. — (*2*) AKERRÉN, Y., and M. LINDGREN: Investigation concerning early rising in acute haemorrhagic nephritis. Acta med. scand. **151**, 419 (1955).

(*3*) BÄCHTOLD, H.: Katamnestische Untersuchungen nach akuter hämorrhagischer Nephritis im Kindesalter. Helv. paediat. Acta, Ser. C., **11**, 275 (1956). — (*4*) BEST, H.: Verlauf und Ausgang der akuten Nephritiden an der Volhardschen Klinik. Zbl. inn. Med. **57**, 777 (1936).

(*5*) DUTZ, H., J. WENDLER u. M. HERBST: Zur Diagnose und Prognose der Nierenentzündungen. Dtsch. Gesundh.-Wes. **1956**, 937.

(*6*) EFFERSOE, P.: Relationship between function and clinical course in chronic renal failure. Acta med. scand. **156**, 435 (1957). — (*7*) EFFERSOE, P.: Prognosis of chronic renal failure 25 years ago and to-day. Acta med. scand. **156**, 449 (1957).

(*8*) FREY, W.: Hämatogene Nierenerkrankungen. Im Handbuch der Inneren Medizin VIII, 4. Aufl. Berlin: Springer 1951.

(*9*) KEITH, N. M.: Prognosis in glomerulonephritis. Proc. Staff. Meet. Mayo Clin. **29**, 83 (1954). — (*10*) KEITH, N. M., and H. M. ODEL: Outlook for patients with glomerulonephritis. J. Amer. med. Ass. **153**, 1240 (1953).

(*11*) MCKAY and MCKAY: 1927, zit. nach VOLHARD: Die doppelseitigen hämatogenen Nierenerkrankungen. Im Handbuch der Inneren Medizin, 2. Aufl., VI/1 + 2. Berlin: Springer 1931. — (*12*) MURPHY, F. D., and J. W. RASTETTER: Acute glomerulonephritis with especial reference to the course and prognosis. J. Amer. med. Ass. **111**, 668 (1938).

(*13*) NEGRI, M., A. MAZZARELLA e F. SERENI: La prognosi della glomerulonefrite acuta dell'infanzia. Minerva pediat. (Torino) **5**, 632 (1953).

(*14*) OERTEL, E.: Chronische Nephrosen und Pseudonephrosen. Dtsch. Arch. klin. Med. **185**, 357 (1939).

(15) PAMIR, H., Z. PAYKOC and S. ÖNEN: The treatment of acute nephritis. A comparative study by diet penicilline and antihistaminics. Acta med. turcica 5, 165 (1953). — (16) PILGERSTORFER, W.: Die Nephritiden, insbesondere die Feldnephritis: Wien, Urban und Schwarzenberg, 1948. — (17) POHL, M.: Über die Prognose der akuten diffusen Glomerulonephritis im Kindesalter. Inaug.-Diss. Freiburg 1953.

(18) ROSCOE, M. H.: The nephrotic syndrome. Quart. J. Med. N. S. 25, 353 (1956).

(19) SARRE, H.: Nierenkrankheiten, Physiologie, Pathophysiologie, Untersuchungsmethoden, Klinik und Therapie. 2. Aufl. Stuttgart: Georg Thieme 1959. — (20) SARRE, H.: Zur Pathogenese und Therapie des nephrotischen Syndroms. Dtsch. med. Wschr. 1954, 1652 u. 1713. — (20a) SARRE, H., u. M. ELLINGER: Prognose der chronischen Nephritis (noch unveröffentlicht). — (21) SARRE, H., J. GAYER u. K. ROTHER: Das Wesen der kompensierten Retention bei chronischen Nierenerkrankungen. Dtsch. med. Wschr. 1957, 1093. — (22) SARRE, H., u. E. LINDNER: Prognose der arteriellen Hypertonie, entsprechend Blutdruck- u. Augenhintergrundsveränderungen. Klin. Wschr. 26, 102 (1948). — (23) SARRE, H., u. H. MAHR: Über die Prognose der akuten diffusen Glomerulonephritis. Dtsch. med. Wschr. 1952, 522. — (24) STETSON, CH. A., CH. H. RAMMELKAMP, R. M. KRAUSE, R. J. KOHEN and W. D. PERRY: Epidemic acute nephritis. Medicine (Baltimore) 34, 431 (1955). — (25) STRÖDER, J., u. I. WAGNER: Über die Prognose der akuten diffusen Glomerulonephritis im Kindesalter. Dtsch. med. Wschr. 1953, 887.

(26) VALLERY-RADOT, P., P. MILLIEZ, CL. LAROCHE, S. HARFOUCHE et P. SAMARCQ: Pronostic des glomérulo-néphrites aigues. J. Urol. méd. chir. 63, 209 (1957).

2a. Childhood nephrosis

By

P. ROYER

With 1 Figure

The present communication suggests an evaluation of the factors of prognosis in childhood nephrosis and of the effectiveness of its various forms of treatment, particularly of steroid therapy. The first part is a review of anterior data presented by several workers. In the second part we intend to present the results of a study conducted with R. DEBRÉ, J. MARIE and B. LÉVEQUE in the early part of 1959 on our 193 personal cases (*8a*).

The word "statistics" in the nephrotic syndrome requires careful definition. The syndrome itself has been variously interpreted by different workers and at different periods. Attempts to define its etiology, pathologic lesions or evolution have all too often been vain. To be of value statistics should be based only on comparable data. RILEY (*17, 18*) and LANGE (*13*) were able to use rigid statistical methods. In this review, it has been impossible to adopt the same methods, due to the complete lack of homogeneity of our case material. Our conclusions must, therefore, be regarded as tentative.

The patients were divided into four groups according to the type of treatment received. This classification has been used in the studies previously published.

Group I — Patients treated with thyroid extracts, high protein and low sodium diet. This group includes the patients of the first part of the study from 1927 to 1944.

Group II — Patients treated with sulfonamides and antibiotics (penicillin, streptomycin), sometimes combined with the previous form of therapy. This group includes the majority of patients seen between 1944—1951, and a certain number of children seen more recently, but who were not subjected to hormonal therapy.

Group III — Patients treated with antibiotics and hormones: ACTH, cortisone or delta-cortisone, given in one or several courses of 8 to 15 days, but never longer. This group consists of children seen between 1951 and 1955 and a few others seen more recently and given short periods of hormonal treatment.

Group IV — Patients followed from 1954 to 1959 and given long-term therapy, continued or intermittent, with ACTH or cortisone.

The patients treated more recently with triamcinolone, Medrol or hexamethazone have been excluded from the study because their disease is of too recent onset to permit of an adequate follow-up period.

Results. For each group, the various categories are: no evident disease, death, sequelae, remissions and evolutive disease. We have regarded the children who enjoy fair general health, normal social activity, normal blood pressure, no proteinuria, less than 10 red blood cells per cubic millimeter of urine, a normal blood urea nitrogen, total plasma proteins higher than 60 g per liter, serum cholesterol lower than 2.5 g per liter, and a normal electrophoresis for plasma proteins, as presenting no evident disease. Sequelae are 1. proteinuria only, 2. microscopic hematuria, 3. constant hypertension, 4. severe degree of renal damage. The patients considered as having an evolutive disease are recent cases still under treatment presenting abnormal findings on physical examination. The cases in remission are those still treated who present with a normal physical examination. Our very early studies did not always provide sufficient information on which to base such a classification and here some approximation in the data was necessary.

I. Statistical evaluation as a guide to prognosis in childhood nephrosis

In table 1 are shown some of the important studies designed to give information of prognostic value. It is indeed very hard to compare them because the criteria of diagnosis and those of remission have varied in various studies. They all show, however, a progressive decrease in the number of deaths, a high rate of renal sequelae and an increase in the number of patients with no evident disease.

Table 1. *Late prognosis of childhood nephrosis*

Authors	Reference Number	Periode	Number of cases	Type of treatment[3]	Deaths (%)	Sequelae or partial remissions (%)	Remissions (%)	Follow-up (years)
Tuppan	20	1912—1931	45	I	51,1	31,1	17,7	$^1/_2$—10
Schwartz	19	1923—1943	40[2]	I	55	34	11	7—20
Heymann	11	1934—1946	34[2]	I—II	29,4	2,9	66,7	1—17
Bloch	3	1933—1948	40[2]	I—II	35	17,5	47,5	1—16
Briant	4	20 years	28[2]	I—II	50	17,8	32,2	more than 0,5
Barness	1	1926—1948	107[2]	I—II	42,1	29	41,1	7—64
Kohn	12	1926—1952	57	I—II	63,2	22,8	14	4—26
Kohn	12a	1952—1958	24	III—IV	18	57	25	
Barnett	2	1946—1951	55		20		25,7	5
Galan	10	1939—1949	84	I—II	25,5 13,5			
Philips	16	1944—1950	29	I—II	20,7	13,9	65,5	
Mateer	15	1951—1958	72	III	5—6	13,8	80,6	1—7
Charlton	6	1951—1958	40	III	15	45	40	$^1/_2$—7
Friderich	9	1924—1958	64		39	7	54	variable
Lange-Riley	13	1946—1951	185	II—III	27			
Lange	13	1952—1956	46[1]	IV	2	42	54	2—6
Burke	5	1953—1958	61	IV	21	8	71	$^1/_2$—4
Crosnier	7	1951—1958	72[1]	III—IV	25	58,4	16,6	variable
MacCrory	13a	1950—1958	36	III	33	27	40	4 years
			30	IV	18	24	58	3 years

[1] Both children and adults.
[2] Exclusively cases with symptoms of "nephritis".
[3] cf. Definition of groups I, II, III, IV (page 1).
[4] mean.

It is interesting to review four recent studies concerning the effectiveness of steroid therapy. Burke, at the Mayo Clinic (5) treating 61 patients with prolonged steroid therapy, finds after a follow-up of 6 months to 4 years 21% deaths, 71% apparent remissions and 8% with sequelae; he does not present direct conclusions. Kohn and Gribetz (*12a*) have treated 24 patients with steroids: 18% deaths, 25% of the cases had no evidence of disease, 57% of the patients still present signs of renal disturbance. They compared these results with those formerly given by Kohn for groups I and II. They conclude 1. that the number of months with edema in group II was 18 in 24 months and, in the group treated with steroids, 6 in 24; 2. that steroid therapy appears to reduce the death rate considerably. Lange (*13*) has reported data showing the effectiveness of prolonged steroid therapy: with a follow-up period of two to six years, on 46 patients, 2% were dead, 54% considered as healed and 42% had sequelae and partial remission. He feels that it is possible to eliminate the objection of a short follow-up period by comparing the true death rate of group IV with the "expected mortality", assuming that it would be the same as in control groups II and III, after two years. As a matter of fact, the immediate death rate is decreased in his study, but this may not be the effect of hormone therapy only, as antibiotics are possibly of importance; the analysis of our own study will show the fallacy of this notion of expected mortality at the end of the second year. The study made by RILEY in 1956 (*17*) on nephrotic patients less than twelve years old, treated in several pediatric centers with antibiotics with or without short-term steroid therapy, appears to show a decreased mortality rate, a significantly improved prospect of survival, but no difference in the percentage of patients with apparent remission. In a more recent review (*18*), RILEY adapts the same statistical methods as before to a very

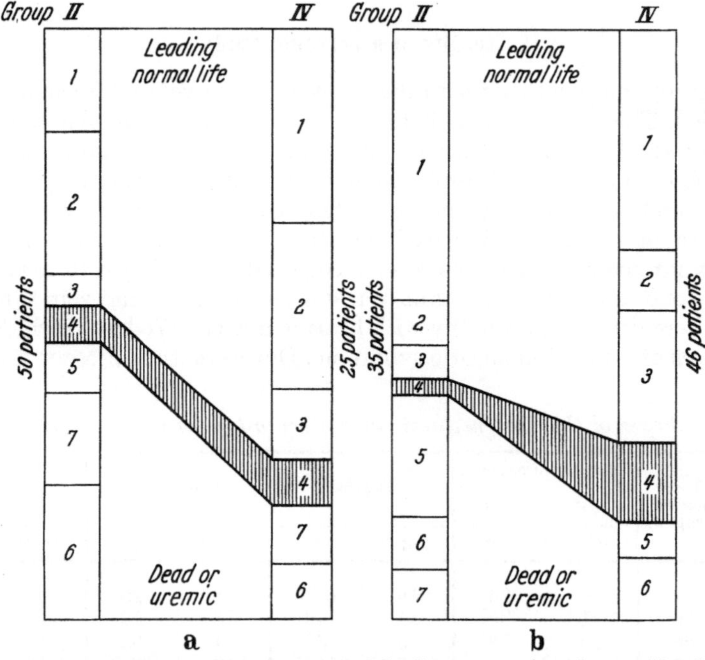

Fig. 1a and b. Status of patients 48 months after onset of the disease comparison of groups II and IV (according to type of treatment), a) Riley's cases, b) Author's cases. Categories: *1* no evident disease, *2* proteinuria only, *3* minimally active disease, *4* full blown disease, *5* uremic, *6* death in uremia, *7* death from other cause. Height of columns represents 100% of patients

important group of children given a prolonged and intensive steroid therapy. Fig. 1a and b reproduces RILEY's figures on the percentage distribution of the patients seen two years after onset for groups II and IV. The comparison with a similar scheme for our own patients reveals less significant facts in our groups, partly because the status of our patients in group II was better than in RILEY's identical category, partly because the proportion of patients with active disease after two years in our group is higher than in RILEY's data.

In 1959, MacCRORY and colleagues (*13a*) report the results of a study made on two groups of children, one corresponding to our group III, the other of twenty patients similar to our group IV. They observe that the survival rate is 80% after three years of follow-up in group IV and 57% after four years in group III. However, the probability that the difference in survival percentage between the two groups is the result of chance is 0.04. This difference is just at the level of statistical significance (less than 0.05). They feel that larger groups and longer periods of follow-up will be necessary to reach a conclusion. These workers find also that in these cases of remission or edema-free status three months after the start of therapy (32% in group III and 65% in group IV) the disease has taken a benign course with no evidence of disturbance of renal function after four years in group III or after three years in group IV.

The conclusion seems obvious that there is a decrease or elimination of mortality due to infection and to the effectiveness of steroid therapy on nephrotic edema. There are, however, various interpretations of results obtained by prolonged steroid therapy from the onset up to death in uremia. Despite the fact of a short follow-up period, LANGE appears to be very optimistic, the "probable mortality" after two years being significantly decreased; RILEY is less categorical; MACCRORY feels that a conclusion is not yet possible.

II. Results of a personal study

In this study, only patients with the onset of edema before fifteen years of age were included. The criteria for including individual patients in the investigation were as follows: proteinuria higher than 2 g a day, hypoproteinemia with modified albumin-globulin ratio, hyperlipemia, edema. These findings may be present alone (pure nephrosis) or they may be associated with hematuria, hypertension or elevated urea in the blood. We excluded from the investigation cases of the nephrotic syndrome resulting from some recognized basic disease (3 cases of renal amyloidosis, one case of KIMMELSTIEL-WILSON, one case of renal vein thrombosis, one case of hereditary nephropathy with hearing defect). We have included, however, six cases of familial nephrotic syndrome. Our cases thus present the clinical

Table 2. *Course of childhood nephrosis in relation to type of treatment* (193 cases)

	Total number of patients	Number of patients with unknown course	with known course	Deaths		Remissions		Sequelae	
				Total	%	Total	%	Total	%
Group I	34	6	28	19	67,5	8	29	1	3,5
Group II	36	1	35	14	40	18	52	3	8
Group III	68	10	58	19	33	31	53	8	14
Group IV	55	2	30[3]	5	16,8	19[1]	63,2	6[2]	20

[1] Plus 6 patients in remission but still being treated.
[2] Plus 17 patients without remission, still being treated.
[3] $= 1 + 2$.
20 of these 30 patients have had no treatment since 1 year, 5 patients for a shorter period. 5 are dead.

and biological findings of the idiopathic nephrotic syndrome in children. Renal biopsy has been done in too small a number of cases to be mentioned here. Some of the children included in that investigation were considered in a previous study (*8, 14*). We could obtain precise information on 174 out of 193 patients, 128 boys and 65 girls, seen between 1927 and 1958. On all those alive, measurements of urinary total proteins, Addis-count, blood urea nitrogen, blood pressure and plasma protein electrophoresis were made. The average age onset of the disease varies between 2 and 5 years (97 cases) with a predominance in the fourth year (41 cases); Table 2 gives the distribution for the different groups.

a) Group I: It includes 34 patients (24 boys and 10 girls) treated with thyroid extracts, high-protein and low sodium diet, seen between 1927 and 1944. The review of this investigation shows: 1. that six patients out of 34 were withdrawn because of inadequate follow-up, so 28 patients only remain in the study. 2. that of these

28 cases, 19 died (67,5%), nine of these deaths were due to infection and 11 to renal failure. The clinical course varies from 6 months to $5^1/_2$ years, which is the maximum for that group, more than half of the patients being dead in less than two years. 3. that the survival rate is minimal, 8 cases out of 28 (29%); for these patients, the follow-up period is longer than ten years and the absence of renal sequelae leads us to believe in a permanent remission. 4. that the only finding is a proteinuria lower than 0,15 g/l. 5. that no difference in survival rate appears to be related to sex or to associated symptoms at the onset of the disease.

b) Group II: This group includes patients given antibiotic therapy whether or not associated with the previous regimen, but not given steroid therapy. There are 36 cases, 21 males and 15 females.

The analysis of *our* study reveals: 1. that only one of those 36 patients has been lost sight of: 35 children have therefore been included. 2. that 14 patients died (40%); four deaths only were due to infection and ten to renal failure. In these cases, the clinical course was from 6 weeks to 9 years; the majority of patients died in the six years following the onset of the disease. 3. that more than 50% of cases (18 out of 35) survived. The remission appears to be permanent in many of these cases, the follow-up period being longer than five years in fourteen cases. 4. that sequelae amount to three only: two patients have proteinuria; one has hematuria. 5. that any difference in survival rate appears to be unrelated to sex. 6. that in those cases when the disease presented as pure nephrotic syndrome at the onset it has taken a benign course, all seven patients being in complete remission. However, the occurrence of the triad "hematuria, hypertension, uremia" at the onset appears to have an unfavorable outcome; all four of these patients died.

c) Group III: There were patients given hormonal therapy in one or several courses of ACTH or cortisone lasting from 8 to 15 days between 1951 and 1955; they amount to 68 (41 boys and 27 girls).

The analysis of our findings reveals the following: 1. ten patients out of 68 were lost to study, the number of children included in the investigation is therefore 58. 2. Of these 58 patients, the number of deaths is 19, all except one of which are due to renal failure. In these cases the disease lasts from 4 months to 9 years, most of the patients dying during the first four months. 3. The number of cases in remission is 31 (52,7%). Of these cases, 24 have been in complete remission for more than five years and there is good reason to believe that this remission is permanent. Sixteen patients out of 31 (51,6%) showed a pure nephrotic syndrome at the onset. 4. The number of patients with sequelae is sizable, 8; in all cases, it is limited to proteinuria. 5. The disease appears to have a more unfavorable outcome in girls than in boys; in 24 cases, we had 12 deaths, 5 sequelae and 7 remissions only. 6. Again, we find that those patients with pure nephrotic syndrome at the onset have had a more favorable course; in 21 of them, we saw 16 remissions, 3 sequelae and 2 deaths only, when compared to the lower survival rate in the group with "hematuria, hypertension, uremia"; 1 remission, 2 sequelae and 3 deaths in 6 patients.

d) Group IV: These are patients seen between 1954 and 1958 and given a prolonged, intermittent ACTH, cortisone and delta-cortisone therapy.

The analysis of our results is difficult: 1. Two patients out of 55 have not been restudied, so 53 are considered in this investigation. 2. It seems desirable to place the patients still being treated in a separate category: 6 of them appear to be in complete remission; it does not seem possible to predict the future behaviour of the disease in the other seventeen. 3. The status classifications are applied to 30 cases. We find 5 deaths (2 cases of familial nephrosis) or 16,8%. Six cases with sequelae (5 with proteinuria alone, 1 with hypertension), or 20% of cases and 19 remissions or

63,2%. Treatment was stopped more than one year ago in 16 cases and less than one year in 3 cases. For the 16 cases, the follow-up period varies from one to four years after withdrawal of steroid therapy. 4. Any difference in survival rate appears to be unrelated to sex. 5. Patients showing findings indicative of the coexistence of nephritis in association with the nephrotic syndrome (C. f. P. 89) early in the course of the disease are considered to have a graver long-term prognosis than patients without such findings. In 28 pure nephrotic syndromes, 19 patients have had remissions, 14 of them with a follow-up longer than one year without therapy; 9 are still in the active phase of the disease, none of them died. All the deaths have occurred in patients showing the early findings of "hematuria, elevated nonprotein nitrogen in serum and/or hypertension". 6. An early institution of therapy does not affect the ultimate outcome of the disease. For each category (remission, active disease or death), the proportion of patients treated early or late is about the same. 7. The number of recurrences is significant from a prognostic angle. Thus in the category of patients in remission (more than one year without therapy) which may be considered relatively stable, 12 patients out of 16 have never had any recurrences; 5 of them have had only one during the course of their disease. On the other hand, in the category of patients whose disease is still active (being treated for more than one year), there are many recurrences (9 to every one of the former category); 8. it is not yet possible to evaluate the influence of any form of prolonged intermittent steroid therapy on the nephrotic syndrome, particularly in those patients whose disease is still active, because they have been given successively ACTH, cortisone, hydrocortisone and deltacortisone.

III. Discussion

Can the foregoing findings provide us with information of prognostic value in idiopathic nephrotic syndrome ?

a) General data: 1) Influence of sex (Table 3). The disease is twice as common in boys as in girls. It does not seem to be more serious and the percentage of deaths and remissions is about the same. In conclusion, the survival rate does not appear to be affected by differences of sex. 2. Influence of familial incidence.This appears to be a factor indicating an unfavorable outcome. In six familial cases, we had six deaths reported in groups II, III, IV. 3. The association of hematuria, hypertension and elevated nonprotein nitrogen with the nephrotic syndrome appears to have a very significant prognostic value. From that point, we can consider as accurate the data on groups III and IV in which hematuria was evaluated in all cases (erythrocytes per minute) in contrast to the early part of the study. With this limitation, it is now apparent that patients presenting pure nephrotic syndrome at the onset of their disease (no hematuria, no hypertension, normal NPN) have a better long-term prognosis. As a matter of fact, of the 49 patients included in groups III and IV and presenting a pure nephrotic syndrome at the onset, there are 35 remissions, 2 deaths only and 12 patients with sequelae or active disease. On the other hand, patients showing findings of hematuria, hypertension and elevated NPN are considered to have a graver prognosis: in 18 cases, we had 5 deaths, 12 sequelae and only one complete remission (Table 4).

Table 3. *Prognosis in relation to sex*

	Total number of cases	Unknown fate	Remission	Death	Sequelae or active disease
Boys	128	15	59	32	22
Girls	65	4	23	25	13

In summary, even if the combined symptoms are of great prognostic value there may be variations. Thus a pure nephrotic syndrome at the beginning usually results in clinical remission, but in a certain number of cases it may end fatally in renal failure and death. On the other hand, although the presence of hematuria, hypertension and high NPN may predict an unfavorable outcome, there have been patients showing those findings who have had a benign course.

b) Response to therapy as a guide to prognosis. 1) Table 2 gives data suggesting that life expectancy has greatly increased in recent years, the percentage of deaths being much smaller, 67,5% (group I), 40% (group II), 33% (group III) and 16% (group IV). It is to be noted, however, that the percentage of sequelae is increasing also: 3,5%, 8%, 14% and 20%. Therefore the proportion of remissions is the same in group II (no steroid therapy) and in group III (with steroid treatment).

2. The progressive decrease of deaths due to infection and their absence in the last group may account for this improvement. On table 5, however, the percentage of deaths due to renal failure appears to be about the same for the first three groups. We cannot interpret the favorable figure in group IV because of the short follow-up period and because of the withdrawal of patients still being treated. This last category would probably cause a certain increase in the percentage of deaths in this group.

Table 4. *Prognosis in relation to associated symptoms (groups III and VI)*

Associated symptoms	Total number of cases	Remission	Sequelae or active disease	Death
Pure nephrotic syndrome	49	35	12	2
Hematuria	11	5	3	3
Hypertension	0	0	0	0
Azotemia	6	4	0	2
Hematuria+Hypertension	5	1	2	2
Hematuria+Azotemia	12	6	0	6
Azotemia+Hypertension	2	1	0	1
Azotemia + Hypertension + Hematuria	18	1	12	5

Table 5. *Causes of death in relation to type of treatment*

	Total number of deaths	Death from infection		Death from renal insufficiency	
		Total	% [1]	Total	% [1]
Group I . . .	19	8	28,5	11	39
Group II . . .	14	4	11,4	10	28,5
Group III . .	19	1	1,7	18	31,5
Group IV . .	5	0	0	5	16

[1] % of total number of patients in each group.

3. The evaluation of the influence of steroid therapy on the outcome of the nephrotic syndrome is still very difficult.

The short term steroid therapy (group III) has not in our experience modified the ultimate outcome of the nephrotic syndrome; 1. the survival percentage is about identical in group II (52%) and in group III (53%); 2. the number of sequelae is lower in group II (8%) than in group III (14%). Although the mortality rate is lower in group III (33%) than in group II (40%), the data given in table 5 show clearly that this decrease of mortality is due entirely to the reduction of deaths from infection.

This is probably the result of antibacterial therapy rather than of steroid administration. With this interpretation, it must also be admitted that sporadic short periods of steroid therapy can be used as a treatment for nephrotic edema, but this must not be considered as a treatment of the disease itself.

Does a prolonged intermittent steroid therapy given as previously reported (8) have a favorable influence on the ultimate survival rate of this renal disease ? The data shown in table 2 for the patients of group IV whose treatment was stopped would indicate at first glance the effectiveness of this type of therapy: 63% remissions, 16% deaths and about 20% sequelae. The columns on the right in Fig. 1a and b show the improvement in survival rate two years after onset, if one compares groups II and IV. These facts, however, appear to have a less clearcut significance. First, there are 23 patients still under treatment in group IV (6 in remission and 17 with abnormal findings) whose future behaviour may considerably affect the data presented; second, the follow-up period for this group is inadequate; we would like to point out, however, concerning the notion of "expected mortality" based on the study of previous groups, that table 6 reveals a lower mortality rate for the first two years in group IV than in group III but higher than in group II. It also shows that one cannot predict the final mortality in group IV from the results of the first three groups. Therefore RILEY's or LANGE's conclusions cannot be applied to our series of patients. Finally, the improvement in group IV has not been proven to be due to prolonged steroid administration; other factors, such as more specific antibacterial agents, a better understanding and a more comprehensive management of electrolyte disturbances could possibly be responsible. While the first two groups consisted of unselected patients with nephrotic syndrome of all types, the children included in group III and especially in group IV were patients referred from local hospitals whose management presented more difficulty and who, therefore, started out with a bad prognosis.

Table 6. *Percentage of mortality before and after 2 years after onset of the disease*

Groups	I	II	III	IV
0—2 years	32%	8%	19%	11%
After 2 years	52%	34%	17%	?

Table 7. *Length of edema periods during the first 2 years after onset of the disease (10 nephrotic children of each group)*

Group	I	II	III	IV
Number of months	21	19	7	3

To conclude this study, we feel 1. that the general prognosis of childhood nephrosis has significantly improved from 1927 to 1958, 2. that mortality from infection, very high in the early part of the study, has been eliminated in our series by a wide therapeutic and prophylactic use of antibiotics; 3. that in our groups short term steroid therapy has not appreciably modified the long-term prognosis; 4. that the long-term therapeutic benefits obtained in patients with nephrosis managed by prolonged steroid therapy cannot yet be evaluated. 5. that more patients were alive 24 months after onset in group IV than in control groups I and III, but not by comparison with group II. It would, therefore, be convenient to contrast the favorable symptomatic effects of steroid therapy, which allows the patients a more normal activity during their disease and increases the length of edema-free periods (table 7), with its still unpredictable immediate and long-term influence on the death rate.

Summary

A review of the recent studies related to the future behaviour of the nephrotic child is presented.

193 cases of idiopathic nephrotic syndrome were followed from 1927 to 1958. For 174 of them, the follow up period varies from one to 30 years. The patients have been divided into four groups: group I (prior to antibacterial therapy),

group II (antibiotics and sulfonamides), group III (antibiotics and short-term steroid therapy) and group IV (antibiotics and prolonged intermittent steroid therapy).

The results of the study have been analyzed. The important ones are related to the percentage of deaths (67, 40, 33 and 16%) from group I to group IV, to the survival rate (29, 52, 53 and 63%) and to the proportion of sequelae (3, 8, 14 and 20%). The benefits of antibacterial therapy are obvious considering the percentage of mortality from infection (28, 11, 1, 7 and 0%). The influence of steroid therapy on the incidence of death in uremia is rather uncertain. The use of steroids in short-term periods has not appeared to affect favorably the prognosis of children with nephrosis because mortality from renal failure increases from 28% in group II to 31% in group III and the percentage of sequelae from 8 to 14%, while the survival rate remains the same in both groups. The influence of prolonged hormonal treatment is hardly evaluable because of the short observation of patients still under therapy, and because of a more specific antibacterial therapy used in the last five years.

The age of onset and the sex do not affect the prognosis. The familial incidence and the association of findings indicative of the coexistence of nephritis (hematuria, hypertension, elevated nonprotein nitrogen in serum) are obviously factors of gravity.

Bibliography

(1) BARNESS, L. A., G. H. MOLL and C. A. JANEWAY: Nephrotic syndrome. Pediatrics 5, 486 (1950). — (2) BARNETT, H. L., C. W. FOREMAN, and H. D. LAUSON: The nephrotic syndrome. Advances in Pediatrics; vol. 5. p. 53. Chicago: Year Book Publ. 1952. — (3) BLOCK, W. M., R. L. JACKSON, G. STEARNS and M. P. BUTSCH: Lipoïd nephrosis. Pediatrics 1, 733 (1948). — (4) BRIANT, W. W., R. R. MacDONALD and I. A. SOLOW: Nephrosis: as urvey. Pensylvania med. J. 51, 649 (1948). — (5)BURKE, E. C.: Survival in a group of steroïd treated nephrotic children. Proc. Mayo Clin. 33, 12 (1958).

(6) CHARLTON, D.: The nephrotic syndrome. Observations of the effects of ACTH in 40 patients. Acta med. scand. 161, 33 (1958). — (7) CROSNIER, J., P. OUDEA et J. P. GRATTANT: Le traitement hormonal de la néphrose lipoïdique. Rev. Prat. 9, 641 (1959).

(8) DEBRE, R., P. ROYER, B. LEVEQUE et Z. MINOR: Le traitement discontinué prolongé du syndrome néphrotique de l'enfant par l'ACTH et la cortisone. Ann. Pediat. 32, 263 (1956). — (8a) DEBRE, R., J. MARIE, P. ROYER et B. LEVEQUE: Prognostic du syndrome néphrotique de l'enfant. Ann. Pediat. 36, 531 (1960).

(9) FRIEDERICH, J., A. PRADER u. G. FANCONI: Häufigkeit, Prognose und Behandlung des Nephrosesyndroms. Helv. paediat. Acta 9, 109 (1954).

(10) GALAN, E.: Nephrosis in children. Amer. J. Dis. Child. 77, 328 (1949).

(11) HEYMANN, W., and V. STARTZMAN: Lipemic nephrosis. J. Pediat. 28, 117 (1946).

(12) KOHN, J. L., and W. OBRINSKY: Lipid nephrosis in children: observations over a period of 26 years. Amer. J. Dis. Child. 84, 587 (1952). — (12a) KOHN, J. L., and D. GRIBETZ: Nephrotic syndrome in children: observations over a period of 32 years. Amer. J. Dis. Child. 96, 607 (1958).

(13) LANGE, K., E. WASSERMAN and L. B. SLOBODY: Prolonged intermittent steroïd therapy for nephrosis in children and adults. J. Amer. med. Ass. 168, 377 (1958).

(13a) MacCRORY, W. W., M. RAPOPORT, and A. S. FLEISHER: Estimation of severity of nephrotic syndrome in childhood. Pediatrics 23, 861 (1959). — (14) MARIE, J., PH. SERINGE et CL. POLONOVSKI: Sur 37 néphroses lipoidiques suivies de 2 à 6 ans. Ann. Med. 55, 252 (1954). — (15) MATEER, F. M., F. A. WEIGAND, L. GEENMAN, C. J. WEBER, G. A. KUNKEL and T. S. DANOWSKI: Corticotrophin therapy of nephrotic syndrome. Amer. J. Dis. Child. 93, 591 (1957).

(16) PHILIPS, I., J. K. CALVIN, and B. M. KAGAN: Nephrotic syndrome in children. Amer. J. Dis. Child. 85, 451 (1953).

(17) RILEY, C. M., R. A. DAVIS, V. W. PERTIG, and A. P. BERGER: Nephrosis in childhood. J. chron. Dis. 3, 640 (1956). — (18) RILEY, C. M., and P. R. SCAGLIONE: Current management of nephrosis. Pediatrics 23, 561 (1959).

(19) SCHWARTZ, H., J. L. KOHN, and S. B. WEINER: Lipoid nephrosis: observations over a period of 20 years. Amer. J. Dis. Child. 65, 355 (1943).

(20) TAPPAN, V.: Prognosis of the nephrotic syndrome in children. Amer. J. Dis. Child. 49, 1487 (1935).

2b. Nephrotic syndrome

By

E. Schwarz-Tiene

The problem of the prognosis of the nephrotic syndrome in childhood has been thoroughly debated in recent years, especially in relation to steroid therapy: actually, while definitive remissions have been reported in 80—90% of the cases by some authors (*1, 2, 3, 4*) less good results were achieved by others (*5, 6, 7, 8*).

This discrepancy represents many different factors. First of all, different statistical criteria have been employed, as some authors include nephrosis in adults and children; furthermore, in every instance the pure and mixed forms of the disease have not been carefully distinguished. Again, different criteria for the evaluation of definitive remission have been employed and different therapeutical schemes followed.

The present report summarizes the data from a large number of nephrotic children, whom a coworker of mine, Dr. Sereni, recently had occasion to study, thanks to the kindness of Dr. S. Z. Levine and Dr. N. Kretchmer of the Cornell Medical School. It deals with a total of 126 nephrotic children, closely observed for a long time, both from a clinical and biochemical point of view; in 93 cases observations were started at the onset of the disease.

We felt that the large number of data collected should permit an accurate evaluation of the influence of steroid therapy on the course of the disease, and, moreover, establish some useful clinical and biochemical criteria for the prognosis.

Complete remission (lasting over one year) was observed in 34% of the cases, death in 42%, while in the remaining 24% of the children the disease is still active.

According to the therapy employed, we divided our patients into three groups. The first group includes 39 children never treated with steroids, the second group 49 patients who received one or more cycles of different dosages of ACTH or steroids for a maximum period of four weeks each; the third group includes 46 subjects treated for a very long time (one year or longer) with high dosages of cortisone, hydrocortisone or prednisone, in brief repeated cycles. Most of the patients of the last group were treated with compound E or F, given by mouth, with a dosage of 200—300 mg daily, and some of them received prednisone in a dosage of 20—30 mg daily for three consecutive days of each week.

The short term steroid therapy had little influence on the course of the nephrosis. Actually, as a good number of patients so treated are still actively ill, the percentage of deceased will certainly increase, and will probably approach the 58% recorded in the cases who did not receive any sort of steroid therapy.

On the contrary, a consistent improvement has been achieved with prolonged and intensive steroid treatment; we must, however, point out that our data indicate less success than has been reported by other authors. As a matter of fact, among the patients of the third group we recorded quite a high per cent of deaths (26%) and this percentage will no doubt increase, as many patients are still actively ill.

Moreover, in some patients it was impossible to conduct long term steroid therapy because of untoward effects (electrolyte imbalance, hypertension, nitrogen retention). As in these cases the nephrosis was particularly severe, our statistics on the influence of steroids indicate a somewhat too optimistic judgment.

Nevertheless, our results clearly indicate an improvement of the prognosis of the nephrotic syndrome in childhood as a result of long term steroid therapy, even if this kind of treatment has not completely solved the therapeutical problem.

An important problem is that of the criteria on which to base a prognosis in each single case. We bore in mind: 1. the features of the disease at the onset; 2. the type of evolution of the syndrome. As regards the first point the age and sex of the patient appear to have no influence, while interesting conclusions can be drawn from the clinical-biochemical findings at the onset of the disease.

When the syndrome is of the mixed type (i. e. when hypertension, microhematuria or nitrogen retention are present at the onset of the disease, the prognosis is worse than in the pure type (C. f. P. 89 a. P. 97). Observations of the same kind have been made by other authors, so that someone (9) suggested performing a renal biopsy in every case at the beginning of the disease as a basis for a correct prognosis. According to our observations, it is important to know the relation between prognosis and urea clearance values at the onset of the nephrosis. The number of observations is limited, but it is nevertheless evident that patients whose disease proved to be fatal showed at the beginning of their illness the lowest urea clearance values.

A far less significant relationship was noted between prognosis and blood nitrogen values at the onset of the disease: this is due to the fact that usually the urea clearance was not so impaired (below 50% of average normal) as to cause a noticeable nitrogen retention.

As far as the relation between the prognosis and the clinical evolution of the nephrosis is concerned, interesting data are provided by an analysis of urea clearance values. The urea clearance determination only 18 months after the onset of the nephrosis permits an accurate opinion of the final outcome of the disease: in every fatal case urea clearance proved to be below the normal values, while it was always in the normal range in these patients who later showed a definitive recovery from the nephrosis.

It would appear that the *following conclusions* can be drawn from the data reported:

1. Steroid therapy has a favourable influence on the nephrotic syndrome in childhood only when maintained over long periods of time and in high dosages; even so the percentage of failures is still considerable;

2. the so-called mixed forms of nephrosis usually have a worse prognosis;

3. urea clearance determinations at the onset and during the course of the disease are important in assessing the outcome of the disease.

References

(1) LANGE, K., E. WASSERMAN, and L. B. SLOBODY: Prolonged intermittent steroid therapy for nephrosis in children and adults. J. Amer. med. Ass. **168**, 377 (1958).

(2) PIEL, C. F., and G. F. WILLIAM: Long continued adrenal hormony therapy in childhood nephrosis. J. Amer. med. Women's Ass. **12**, 273 (1957),

(3) PACHIOLI, R., e E. CHELI: La terapia corticosurrenale della nefrosi lipoidea dell'infanzia. Soc. Ed. Universo, Roma 1957.

(4) DEBRÉ, R., P. ROYER, B. LEVEQUE, et Z. MINOR: Le traitement discontinu prolongé du syndrome néphrotique de l'enfant par l'ACTH et la cortisone. Ann. Pédiat. **32**, 263 (1956).

(5) CROSNIER, J.: In J. CROSNIER, J. HAMBURGER, M. L. JAMMET, M. Legrain, G. RICHET et F. SIGNIER, Les néphroses lipoidiques. Evolution et prognostic. Presse méd. **66**, 1581 (1958).

(6) McLAREN, TODD R.: The natural history of nephrosis. Arch. Dis Childh. **32**, 99 (1957).

(7) KOHN, J. L., and D. GRIBETZ: Nephrotic syndrome in children. Observation over a period of 32 years. Abstr. Amer. Pediat. Soc. 1958.

(8) GOODMAN, H. C., and J. H. BAXTER: The nephrotic syndrome. Clinical observations on therapy with prednisone and other steroids. J. Amer. med. Ass. **165**, 1798 (1957).

(9) HAMBURGER, J.: In J. CROSNIER, J. HAMBURGER, M. L. JAMMET, M. LEGRAIN, G. RICHET et F. SIGNIER, Les néphroses lipoidiques. Evolution et prognostic. Presse méd. **66**, 1581 (1958).

3. Orthotische Proteinurie

Von

W. Rupp

Mit 2 Abbildungen

Eine nur im Stehen auftretende Eiweißausscheidung im Urin wurde in den letzten 80 Jahren mit zahlreichen Bezeichnungen belegt, die ebenso zahlreiche Theorien über die Entstehungsweise präjudizierten. Gegenwärtig sind im deutschen Sprachgebiet die Bezeichnungen „orthotische" und „lordotisch-orthostatische" Proteinurie bzw. Albuminurie gebräuchlich, während in der angelsächsischen Literatur meist von "postural" oder "cyclic" proteinuria gesprochen wird. Diese Bezeichnungen sind weder exakt definiert, noch besteht Klarheit über die pathogenetische und prognostische Bedeutung der orthotischen Proteinurie (O.P.). Es fehlte nicht an Stimmen, welche die O.P. als Symptom sowohl „funktioneller" als auch organischer Nierenerkrankungen auffaßten und bei seiner Beurteilung Hauptgewicht auf Anamnese, Formelementausscheidung und Nierenfunktion legten (*4, 6, 8, 9*). Je mehr jedoch die „konstitutionelle" und die „lordotische" Theorie in den Vordergrund traten, desto unkritischer wurde die Beurteilung des Formelementbefundes. Statt exakter, umfangreicher Langzeitbeobachtungen mit allen Mitteln der klinischen Diagnostik wurde ein unkritischer Optimismus propagiert, der leider auch heute noch weit verbreitet ist. Wie in anderen Gebieten der Medizin, kann die Diagnose einer rein funktionellen und vermeintlich gutartigen Störung nur durch Ausschluß aller organischen Ursachen, oft erst nach jahrelanger Kontrolle, gestellt werden.

Angaben über die Altersverteilung der O.P. schwanken je nach untersuchtem pädiatrischen oder internistischen Krankengut beträchtlich. Übereinstimmung besteht jedoch darin, daß die O.P. vor dem Schulalter selten ist und etwa $^3/_4$ der Patienten bei Krankheitsbeginn das 20. Lebensjahr noch nicht erreicht haben (*1, 2*).Die Häufigkeit in den einzelnen Altersgruppen schwankt nach Angaben der älteren Literatur zwischen 1 und über 90%. Diese Zahlen wurden bei Reihenuntersuchungen in Schulen und Fabriken ohne klinische Untersuchung ermittelt.

Die wenigen klinischen Nachuntersuchungen ergeben kein günstiges Bild von der Prognose der O.P. quoad sanationem: So hatten alle 15 von Schaps untersuchten Kinder die O.P. nach 3—7 Jahren in unveränderter Form (*11*). 38,3% von Jugendlichen mit aufrechtstehender Beschäftigung hatten vor Beginn der Lehre eine O.P., nach $1^1/_2$ Jahren waren es nur noch 18%. Dagegen litten andere Lehrlinge mit vorher eiweißfreiem Urin in 18% danach ebenfalls an O.P. (*7*).

Umfangreiche klinische Untersuchungen wurden erst in letzter Zeit an Rekruten in England und den USA durchgeführt. Diese Resultate lassen exaktere Aussagen über Häufigkeit und Prognose der O.P. zu. Unter 193 jungen Männern mit Proteinurie bei der Musterung hatten 34% eine O.P. (*10*), bei einer anderen Gruppe von 200 Rekruten betrug der Prozentsatz 21 (*3*).

Die detailliertesten Untersuchungen über die Prognose der O.P. verdanken wir jedoch King (*5*). Er fand durch Prüfung von mindestens drei, in verschiedenen Körperlagen gewonnenen Urinproben bei 2% aller Gemusterten Eiweiß im Urin. Ein Viertel davon, nämlich 600 Männer zwischen 17 und 32 Jahren, konnte stationär untersucht werden. 61,5% hatten eine sogenannte benigne, inkonstante Proteinurie, darunter 36% eine O.P. 250 Patienten mit orthotischer und transitorischer Proteinurie wurden nach 5—8 Jahren nachuntersucht, wobei in verschiedenen Urinportionen der Eiweiß- und Formelementgehalt quantitativ bestimmt wurde. Von 191 Patienten mit O.P. wiesen bei der Nachuntersuchung noch fast 90% Eiweiß im Urin auf (vgl. Abb. 1). Bei 55% war die O.P. unverändert, bei 32% hatte sich jedoch als Ausdruck einer progredienten Nierenerkrankung eine Dauerproteinurie entwickelt. Nur 13% hatten eiweißfreien Urin.

Bei etwa einem Drittel der Patienten mit O.P. wurden bei der Nachuntersuchung teils *organische Nierenerkrankungen* gefunden (vgl. Abb. 2). Bei 25% jener Patienten, welche ursprünglich dem reinen Typ der O.P. zugerechnet worden waren, wurde eine Erythrocyturie von mehr als 2 Mill./24 Std. und eine Cylindurie festgestellt. Diese Patienten litten an akuter Glomerulonephritis, Lipoidnephrose, Periarteriitis, diabetischer Nephropathie und Hypertension. Bei weiteren 20 Patienten wurde eine Pyelonephritis diagnostiziert. 18 Patienten wiesen meist einseitige Mißbildungen des Harntraktes auf; diese reichten von Abknickungen des Ureters bis zur Hydronephrose und atrophischen Niere. Bei 10% der Patienten konnte die O.P. auf eine bis 20 Jahre zurückliegende Glomerulonephritis oder Nephrose zurückgeführt werden. Oft fand man bei diesen Fällen außer der O.P. im Sediment nur einige Cylinder. 15 Patienten zeigten verschiedene Störungen des Harntraktes, die wahrscheinlich ebenfalls als chronische Pyelonephritis angesehen werden müssen; davon hatten 6 Patienten eine Enuresisanamnese.

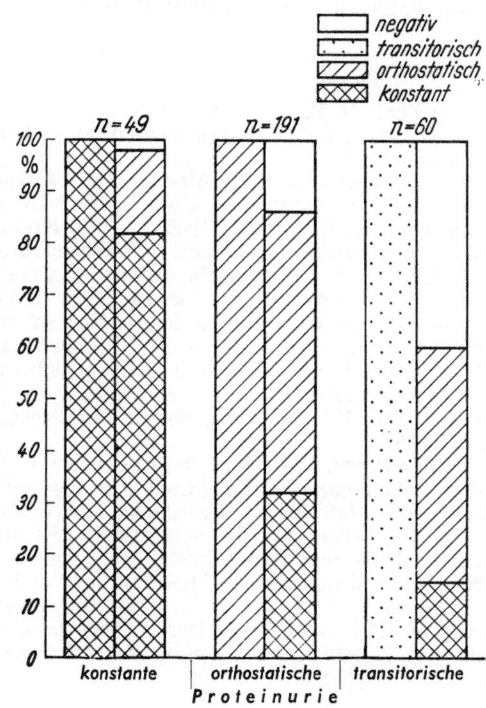

Abb. 1. Änderung der Proteinurie innerhalb 6 Jahren. (300 Patienten) [nach KING (1959)]

Unter der Maske der benignen O.P. können sich somit verschiedenartige Nierenerkrankungen verbergen. Am häufigsten entgeht auf diese Art die chronische Pyelonephritis der exakten Diagnose.

Das Fortbestehen der Proteinurie in nahezu allen nachuntersuchten Fällen von O.P. zeigt, daß die zugrunde liegenden Nierenerkrankungen keineswegs verschwinden und daß ein symptomfreies Stadium nicht die Rückbildung der Nierenerkrankung garantiert. Vielmehr scheinen diese unter dem Bild der O.P. verlaufenden, latenten Nierenschäden eine wichtige

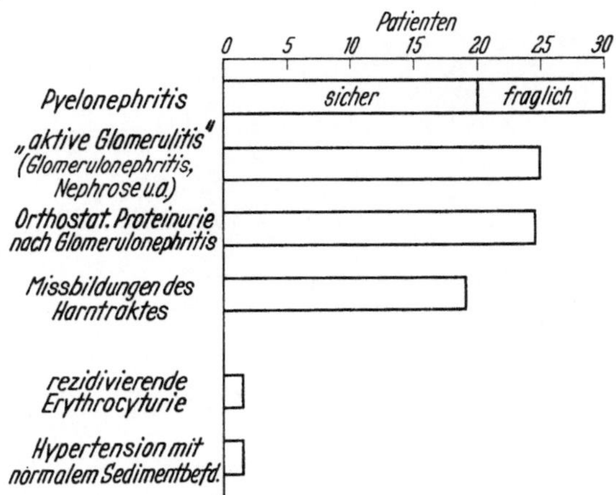

Abb. 2. Nierenveränderungen bei ursprünglich reiner („benigner") orthostat. Proteinurie [nach KING (1959)]

Quelle für manifeste Nierenerkrankungen im späteren Leben darzustellen.

Wenn auch die von KING an jungen Männern erhobenen, ungünstigen Befunde nicht in dem gleichen Umfang für Kinder zutreffen mögen, so fehlen doch entsprechende Untersuchungen im Kindesalter, die diese Annahme belegen könnten.

Somit ergibt sich mit Hilfe langfristig beobachteter Krankheitsverläufe, daß die als unproblematisch geltende O.P. eher ein heterogenes Symptom mit sehr unterschiedlichem Langzeitverlauf als ein einheitliches Krankheitsbild darstellt.

Literatur

(1) Bull, G. M.: Postural Proteinuria. Clin. Sci. *7*, 77 (1948).

(2) Duyck, E. M.: Le syndrome de la protéinurie orthostatique. Acta paediat. belg. 10, 101 (1956).

(3) Fowweather, F. S.: Albuminuria in service recruits. Brit. med. J. **1955**, 1419.

(4) Kannegiesser, M.: Über intermittierende und cyklisch-orthotische Albuminurie. Arch. Kinderheilk. *43*, 273 (1906). — *(5a)* King, S. E., and C. Gronbeck, jr.: Benign and pathologic albuminuria: A study of 600 hospitalized cases. Ann. intern. Med. **36**, 765 (1952). — *(5b)* King, S. E.: Proteinuria variations in the differentiation of renal disorders. Clinical implications. J. Amer. med. Ass. **155**, 1023 (1954). — *(5c)* King, S. E.: Patterns of protein excretion by the kidneys. Ann. intern. Med. **42**, 296 (1955). — *(5d)* King, S. E.: Albuminuria (Proteinuria) in renal diseases. I. The significance of persisting albuminuria (proteinuria): Proteinuria patterns and their clinical application. II. Preliminary observations on the clinical course of patients with orthostatic albuminuria. N. Y. State J. Med. **59**, 818; 825 (1959). — *(6)* Knauer, H.: Zur Frage der orthostatischen Albuminurie im Kindesalter. Med. Klin. **1935**II, 1521.

(7) Lewitus, E. L., W. I. Rabinowitsch u. L. A. Muratoff: Die Prognose der funktionellen Albuminurie bei Lehrlingen mit verschiedener Arbeitsbeanspruchung. Sovet. Pediat. **12**, 83 (1934); zit. Zbl. Kinderheilk. **30**, 413 (1935).

(8) Rosenfeld, J., M. Schrutka v. Rechtenstamm: Chronische Albuminurien nach überstandener Scharlachnephritis. Arch. Kinderheilk. **4**, 264 (1912). — *(9)* Russell, J. W.: The origin and significance of postural (orthostatic) albuminuria. Lancet **1925**, 683.

(10) Salt, H. B., and W. H. McMenemey: Albuminuria in service recruits: A laboratory study of 193 cases referred from routine medical examination. Amer. J. med. Sci. **218**, 419 (1949). — *(11)* Schaps, L.: Beiträge zur Lehre von der cyklischen Albuminurie. Arch. Kinderheilk. **35**, 41 (1903).

4. Pyelonephritis

Von

H. Berning

Mit 2 Abbildungen

Wir verstehen unter einer Pyelonephritis (P. N.) eine herdförmig angeordnete, vorwiegend interstitiell lokalisierte, bakteriell bedingte Nierenentzündung mit Beteiligung des Nierenbeckens. Der Infektionsweg kann hämatogen, lymphogen oder ascendierend sein. Die P. N. ist die häufigste Form der Nierenentzündung, die p. n.-Schrumpfniere die häufigste Form der Schrumpfnieren. Hage (1938) (*10*) fand unter 9888 Sektionen in 6% eine P. N.; in 50% war sie Todesursache oder wesentlich am letalen Ausgang beteiligt. Raaschou (*20*) beschrieb 1948 unter 3607 Autopsien 202 Fälle von gesicherter chronischer P. N. (5,6%); jeder 20. Mensch starb in dem Kommunehospital Kopenhagen an dieser Krankheit. Jackson, Poirier und Grieble (1957) (*14*) sahen in den USA unter 4425 Autopsien bei 9% eine P. N. In $^1/_3$ dieser Fälle bzw. in 3% aller Sektionen war diese von sicher pathologischer Bedeutung. Aus diesen wenigen Zahlen ist die klinische und prognostische Bedeutung der P. N. ersichtlich.

Die atypischen oder stummen Verläufe beeinträchtigen die Erkennung des Krankheitsbeginns. Die geringe Zahl einwandfreier Diagnosen zwingt dazu, von path.-anat. bewiesenem Krankengut auszugehen. Die Angaben im Schrifttum beziehen sich daher hauptsächlich auf autoptische Befunde und deren retrospektive klinische Deutung. Zahlenmäßige prognostische Angaben werden dadurch zwar in mancher Hinsicht erschwert, Spekulationen jedoch vermieden.

Dank des Entgegenkommens aller Kliniken des Universitäts-Krankenhauses Hamburg-Eppendorf konnten wir 565 klinisch untersuchte und path.-anat. bestätigte P. N. analysieren. Das Krankengut verteilt sich auf 272 P. N. bei der Frau und 293 P. N. beim Mann. Während die Häufigkeit bei beiden Geschlechtern ziemlich gleich ist, fanden sich Unterschiede hinsichtlich der Pathogenese. Bei der Frau war die P. N. sui generis ohne mechanische oder andere lokale Faktoren mit 56,3% ungewöhnlich häufig, beim Mann sehr selten (1,7%).

Einen wichtigen Hinweis für die Spätprognose gibt die Altersfrequenz der *Todesfälle* (Abb. 1); bei diesen war die P. N. Todesursache oder wesentlicher letaler Faktor. Der Tod als Folge dieser Erkrankung tritt bei Frauen am häufigsten zwischen dem 50. bis 80. Lebensjahr, bei Männern zwischen dem 60. bis 80. Lebensjahr ein, also etwa ein Jahrzehnt später.

Die Prognose der *obstruktiven P. N.*, die beim Mann mit 98,3% dominiert und bei der Frau mit 43,7% wesentlich seltener vorkommt, ist hauptsächlich von der Grundkrankheit abhängig (vgl. S. 119, 122). Da diese in der Mehrzahl der Fälle nicht zu beseitigen ist, kommt der P. N. die Bedeutung einer Acceleration des letalen Ausganges zu. Als selbständiges Krankheitsbild darf sie nicht aufgefaßt und prognostisch nicht beurteilt werden.

Die Prognose der *nicht obstruktiven P. N.*, auch P. N. sui generis genannt, muß nach folgenden Verlaufsformen unterschieden werden: 1. Akute P. N., a) einfache, b) Papillitis necroticans; 2. Chronische P. N.; 3. P. n. Schrumpfniere; 4. Hypogenetische P. N.

Abb. 2 zeigt uns die Verlaufsmöglichkeiten der P. N. und gibt Hinweise für die Spätprognose.

Die *akute P. N.* muß ungewöhnlich häufig sein, da man autoptisch bei 15% aller Menschen p. n.-Narben im Nierengewebe findet; das spricht für die günstige

Prognose dieser Form. Auf Grund des Schrifttums und eigener Untersuchungen lassen sich über den Prozentsatz des chronischen Ausganges keine exakten Angaben machen, denn es fehlen Langzeitbeobachtungen. Retrospektive Untersuchungen auf der Basis autoptisch bewiesener Fälle sind anamnestisch häufig unzureichend. — Die hämatogene perakute P. N. sahen wir beim Mann als Folge von Organeiterungen außerhalb der Harnwege bei 5 Fällen (1,7%). Hier war die extrarenale Grundkrankheit für die schlechte Prognose mitbestimmend. Bei zeitgerechter Diagnose besteht die Möglichkeit, durch Antibiotica selbst im urämischen Stadium noch eine Dauerheilung zu erzielen.

Die *akute Papillitis necroticans* ist als besondere Verlaufsform der akuten P. N. vorwiegend bei Diabetikern bekannt (s. auch S. 235). Unter 253 beschriebenen Fällen litten 136 an einem Diabetes und 93 an einer obstruktiven P. N. (*25*). Bei 12—20% der Diabetiker war die akute P. N. in einem großen Autopsiematerial Todesursache, dagegen nur bei 3,3% der Nichtdiabetiker. 25% der Diabetiker mit P. N. hatten eine Papillennekrose, von den Nichtdiabetikern nur 2% (diese vorwiegend durch eine obstruktive P. N.). Wir fanden unter 143 Frauen mit P. N. sui generis 16% Diabetiker, 6 davon mit Papillennekrosen. Von 293 Männern mit P. N. hatten 20 (6,7%) Papillennekrosen. 25% dieser Kranken litten an einem Diabetes mellitus. Unter der Gesamtzahl von 14 Diabetikern (4,7%) wiesen 35,7% Papillennekrosen auf. Alle männlichen verstorbenen Diabetiker hatten bis auf eine Ausnahme eine obstruktive P. N. mit entscheidender prognostischer Bedeutung der Grundkrankheit. Beim Diabetiker

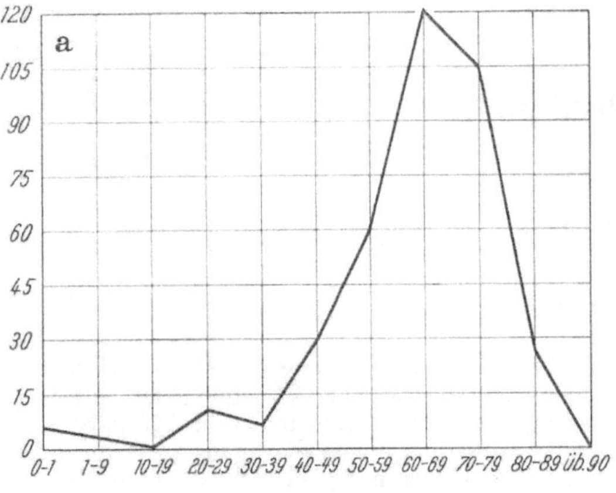

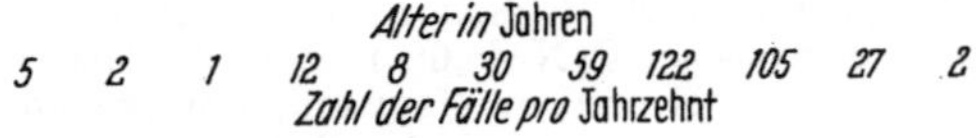

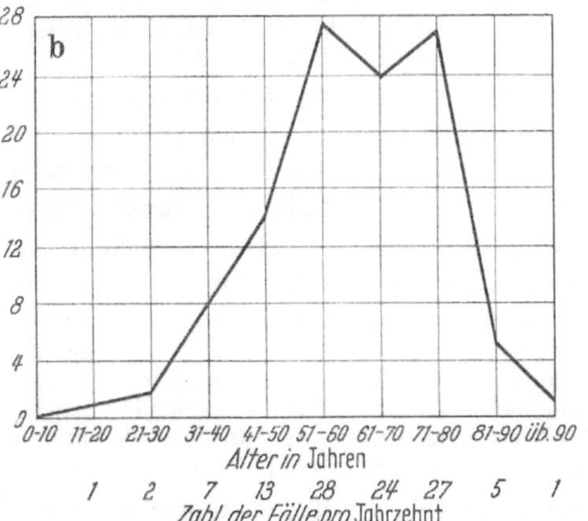

Abb. 1a u. b. a) Altersfrequenz von 374 Todesfällen infolge einer Pyelonephritis beim männlichen Geschlecht.
b) Altersfrequenz von 108 Todesfällen infolge einer Pyelonephritis (sui generis) beim weiblichen Geschlecht

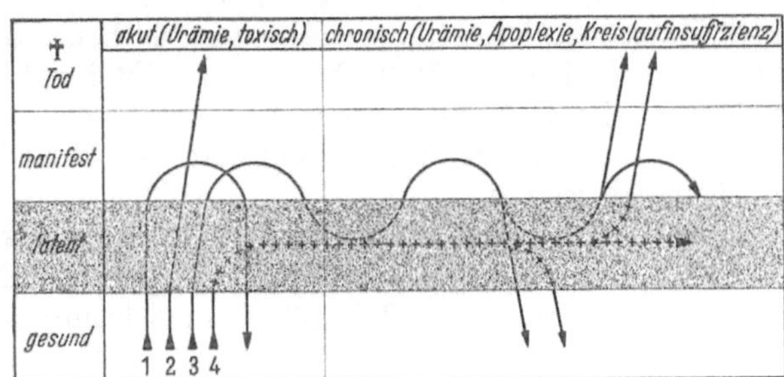

Abb. 2. Klinische Verlaufsformen der P.N. 1. Akute P. N., häufigster Verlauf. 2. Akute P. N., sog. perakute Verlaufsform mit häufigem Übergang in Urämie. 3. Rekurrierende P. N. mit akuten Schüben. 4. Primär chronische symptomfreie oder symptomarme P. M.

führt die akute p. n. Komplikationen meist zu tödlich endendem Koma. Durch Nephrektomie bei gesunder anderer Niere wird die Prognose günstig beeinflußt (*1*). Exakte Zahlen können jedoch nicht angegeben werden.

In neueren Publikationen (*13*) wurden unter 34 Patienten mit Papillennekrose nur 2 Diabetiker gesehen. Es handelte sich überwiegend um Frauen (32 von 34 Patienten) ohne obstruktive Zeichen, mit Coli-Proteus-Infektionen der Harnwege (27 von 34 Patienten), die wegen Kopfschmerzen längere Zeit vor dem Auftreten renaler Symptome größere Mengen an Kopfschmerzmitteln mit Phenazetingehalt genommen hatten. Wir müssen hier eine Kombination von interstitieller Nephritis und P. N. vermuten. SPÜHLER und ZOLLINGER (*26*) haben auf die ausgesprochene Häufigkeit dieser Kombination hingewiesen. Da hierdurch die Prognose der P N. verschlechtert wird, nimmt man heute eine therapeutisch aktivere Haltung ein. Andere Autoren (*2*) berichten z. B. über 12 Fälle, die chirurgisch behandelt wurden, 5 mit Nephrektomie, 7 mit Teilresektion. Die kurze Dauer der Nachbehandlung erlaubt aber noch keine Beurteilung der Prognose der chronischen Papillitis necroticans. Auf das Vorkommen der ,,Calicopapillitis" im Kindesalter wurde anhand von 25 Beobachtungen hingewiesen (*27*). Der Umfang der z. T. röntgenologisch belegten Nekrosen zwingt hinsichtlich der Ausheilung zur Skepsis. Eine spontane Ausheilung einer Papillennekrose mit sekundärer Epithelisierung am Nekroserand (*19*) kann zwar vorkommen und die Spätprognose verbessern, doch müssen derartige Verläufe langfristig beobachtet werden.

Wenn eine akute P. N. nach 3 Monaten nicht ausgeheilt ist oder öfter als einmal rezidiviert, sollte man von *chronischer P. N.* sprechen (*15*). Die nicht obstruktive, chronische P.N. sui generis ist fast ausschließlich auf das weibliche Geschlecht beschränkt; beim Mann entsteht sie nur in Verbindung mit einer mechanischen oder neurogenen Beeinträchtigung der abführenden Harnwege. Das überaus spärliche Schrifttum über die Prognose der P. N. beschäftigt sich vorwiegend mit der chronischen Form und der p. n. Schrumpfniere (p. n. S.). 1927 haben sich BRAASCH und CATHCART (*7*) über die Prognose der chronischen P. N. anhand von 145 Patienten geäußert, die 10 Jahre und länger behandelt waren. Davon lebten noch 101 Patienten, 44 waren gestorben; von den lebenden waren 41% geheilt, 28% merklich gebessert und 32% wenig gebessert. Von 44 verstorbenen Patienten war in 34% (16 Patienten) die chronische P. N. Todesursache. Diese Angaben beruhen auf Mitteilungen der Kranken und Angehörigen.

Neuere Langzeitbeobachtungen und Biopsien (*14*) bestätigen die Auffassung, daß die meisten Patienten mit rezidivierenden Harnwegsinfektionen an einer chronischen P. N. leiden. Bei 70% der Biopsien wurden in den schmalen renalen Randzonen p. n. Veränderungen gefunden. Es bestand häufig ein Mißverhältnis zwischen den geringen Symptomen und dem erheblichen Umfang der Nierenveränderungen. Die klinischen Symptome haben für die prognostische Beurteilung der chronischen P. N. also begrenzten Wert.

Exakte Untersuchungen (*8*) zeigen, daß die chronische P. N. eine progressive Erkrankung ist, deren Entwicklung im Vergleich zur Glomerulonephritis langsamer verläuft. Bei 91 Patienten mit chronischer P. N. wurde die Glomerulusfiltration nach 5 und 10 Jahren bestimmt und gefunden, daß lediglich die P. N. auf der Basis einer Nephrolithiasis einen gutartigen Verlauf hat (*8*) (vgl. S. 119). Nach 5 Jahren kam es in keinem Falle zur Urämie, nach mehr als 10 Jahren nur bei 2 von 23 Patienten (8,69%). Bei Kranken mit chronischer P. N. und ,,cystopyelitischer" Symptomatologie dagegen trat innerhalb 5 Jahren nach den ersten Symptomen in 15,4% (6 von 39 Patienten) eine Niereninsuffizienz auf, innerhalb 10 Jahren in 20,5% und nach mehr als 10 Jahren in 23,1%. Einen noch weit ernsteren Verlauf bot die symptomarme Untergruppe "ohne spezifischeAnamnese" 34,5% (10 von 29 Patienten) wurden in den ersten 5 Jahren urämisch, 41,6% in 10 Jahren und 51,6% nach mehr als 10 Jahren. LINNEWEH nimmt an, daß diese Verlaufsform für die hämatogene ,,Nephropyelitis" charakteristisch ist (*16*). Von allen 91 Patienten mit chronischer P. N. wurden in den ersten 5 Jahren 17,6%

urämisch, in 10 Jahren 23,1% und nach mehr als 10 Jahren 28,6%, gegenüber 47% der Patienten mit Glomerulonephritis.

Auf die große Bedeutung der chronischen P. N. als Ursache der *Urämie* hat schon Raaschou (*20*) hingewiesen. Er fand unter 147 Todesfällen durch Urämie bei 85 (57,8%) als Ursache eine chronische P. N. mit Hydronephrose.

Tabelle 1. *Betrachten wir die Endzustände bei 44 von uns erfaßten, autoptisch gesicherten, chronischen P. N. und p. n. S. sui generis der Frau, so ergibt sich das in folgender Tabelle dargestellte Resultat*

	Zahl weibl. Pat.	Urämie	Hypertonie	Apoplexie Kreislaufinsuff. Herzinf.	Alter Jahre	Durchschnitt Jahre
Doppelseitige chron. P. N. sui generis	17	2	8	8	31—88	64,4
Doppelseitige p. n. Schrumpfniere sui generis	14	8	7	9	43—85	64,3
Einseitige p. n. Schrumpfniere sui generis	13	3	7	8	41—76	58,0
	44	13 (25,9%)	22 (50%)	25 (56,8%)		62,5

Man muß also damit rechnen, daß die chronische P. N. und p. n. S. in rund $^1/_3$ der Fälle zur Urämie führt. Dies stimmt mit einer anderen Beobachtung (*29*) überein, bei der unter 212 Fällen von Pyelonephritis (102 Männer, 110 Frauen) 69 Urämien waren. Diese sind prognostisch anders zu beurteilen als die Urämien bei chronischer Glomerulonephritis; denn sie entwickeln sich langsamer, weniger progredient und können längere Zeit ohne stärkere subjektive Beeinträchtigung (*17, 18*) bleiben. Bei einem Fall betrug der Rest-N 3 Jahre vor dem Tode schon 74 mg-%, ein Junge war sogar mit einem Rest-N von 130 mg-% noch sportlich tätig. Es sei noch auf den Eintritt einer akuten Urämie als Folge eines akuten Schubes bei chronischer P. N. hingewiesen; die Prognose ist nach Überwindung des akuten Schubes relativ günstig. Diese Tatsachen zwingen zu wachsamer Kontrolle und Palliativbehandlung der chronischen P. N.

In ernsten Situationen kann die Anwendung der künstlichen Niere die Urämie beseitigen und die kritische Phase überwinden helfen. Bei 28 Urämien als Folge einer chronischen P. N., die mit der Hämodialyse behandelt wurden, ergab sich eine mittlere Überlebensdauer von 7 Monaten (*21, 22*). 7 von diesen 28 Patienten hatten bis zum Abschluß der Beobachtung eine mittlere Überlebensdauer von 20 Monaten. Einen wesentlichen Einfluß auf die urämische Verlaufsform hat die therapeutische Berücksichtigung des Wasser- und Elektrolythaushaltes. Gerade die chronische P. N. und p. n. S. neigt infolge Störung der tubulären Rückresorption zu chronischen Salzverlusten; neben der Kaliumverarmung können Hypochlorämie und Hyponatriämie auftreten.

Die Beteiligung des arteriellen Gefäßsystems hat große Bedeutung für das Schicksal der Kranken. An dem pathogenetischen Zusammenhang der *Hypertonie* mit der Grundkrankheit kann heute nicht mehr gezweifelt werden. Besonders beweisend sind die Fälle mit einseitigen p. n. Schrumpfnieren, deren Hypertonie bei Kindern durch Nephrektomie beseitigt wird. Longcope (*17*) hatte schon 1937 bei 50% seiner Kranken mit chronischer P. N. eine Hypertonie festgestellt, wir ebenfalls bei 50% (22 von 44 Patienten mit chronischer P. N. sui generis). Bei den von Sarre und Dreyer (*24*) zusammengestellten P. N.-Fällen fand sich eine mittlere Häufigkeit von 43,9%. Die Hypertonie der chronischen P. N. ist eine

Tabelle 2. *Auftreten von Hypertensien bei chronischer Pyelonephritis, chronischer Glomerulonephritis und chronischer Cholecystitis im Verhältnis zu Familienanamnese und Alter nach* BROD

Blutdruck	unter 40 Jahren						über 40 Jahre						insgesamt 132	
	FA neg. 46		FA posit. 13		insgesamt 59		FA neg. 40		FA posit. 33		insgesamt 73			
	norm.	erh.	norm.	erh.	norm.	erh.	norm.	erh.	norm.	erh.	norm.	erh.	norm.	erh.
cystopyelit. Anamnese 54	11	7	3	2	14	9	7	10	2	12	9	22	23	31
Steinanamnese 38	6	4	1	4	7	8	8	7	1	7	9	14	16	22
ohne spez. Anamnese 40	9	9	1	2	10	11	2	6	2	9	4	10	14	26
Pyelonephritis insgesamt 132	26 56,5%	20 43,5%	5 38,5%	8 61,5%	31 52,6%	28 47,4%	17 42,5%	23 57,5%	5 15,15%	28 84,85%	22 27,4%	51 72,6%	53 40,3%	79 59,7%
chron. Cholecystitis 100	14 100%	0	15 94%	1 6%	29 97%	1 3%	35 87,5%	5 12,5%	21 70%	9 70%	56 80%	14 20%	85 95%	15 15%
untersch. χ^2 Pyelonephr. gegenüber chron. Cholecyst. p		7,297 <0,01		7,844 <0,01		15,691 <0,001		17,802 <0,001		19,508 <0,001		35,842 <0,01		47,490 <0,001
chron. Glomerulonephritis 149	43 45,7%	51 54,3%	5 33,3%	10 66,6%	48 44,03%	61 56,0%	12 40%	18 60%	3 30%	7 70%	15 37,5%	25 62,5%	63 41,9%	86 59,1%
untersch. χ^2 Glomerulonephritis gegenüber Pyelonephr. p.		1,436 unbed.		0,081 unbed.		1,120 unbed.		0,043 unbed.		1,085 unbed.		0,637 unbed.		0,131 unbed.

8*

späte, aber nicht gesetzmäßige Komplikation, deren Frequenz mit der Dauer der Erkrankung zunimmt.

In exakten Untersuchungen (*8*) wurde das Auftreten der Hypertension bei chronischer P. N., chronischer Glomerulonephritis und chronischer Cholecystitis im Verhältnis zu Familienanamnese und Alter bestimmt und festgestellt, daß die chronische P. N. in 59,7% und die chronische Glomerulonephritis in 58,1% mit Hypertension einhergeht (vgl. Tab. 2). Auch in der Pädiatrie hat der p. n.-Hochdruck Bedeutung. LINNEWEH (*16*) sah eine Hypertonie bei 300 Harnwegsinfektionen in 21 Fällen, davon 3 schon im Säuglingsalter, 5 im 2. Lebensjahr und 13 später.

Die Spätprognose der chronischen P. N. hängt ganz wesentlich davon ab, in welchem Umfange das Gefäßsystem an der Erkrankung beteiligt ist. Trotz der relativen Gutartigkeit beschleunigt die Hypertension den Krankheitsablauf der P. N. und wandelt ihr Gesicht in eine primäre Kreislauferkrankung. Die fixierte Hypertonie ist besonders ernst zu bewerten (vgl. S. 69). Sie dokumentiert sich u. a. an der Retina und kann bis zur Retinitis angiospastica führen, die als signum mali ominis bewertet werden muß, und geht etwa doppelt so oft (19,7%) in die maligne Form über wie bei den übrigen Hypertonien (10%). Der Tod tritt in einem hohen Hundertsatz an Herz- und Gefäßkomplikationen ein, die Symptome der P. N. pflegen dabei im Hintergrund zu stehen. Bei einseitiger, sog. „hypogenetischer" P. N. kann die Hypertension mit ihren schwerwiegenden Dauerfolgen eventuell durch Nephrektomie beseitigt werden.

Bei 29 Fällen von 152 p. n. S. war ein Zusammenhang mit einer in der Kindheit durchgemachten P. N. wahrscheinlich (*3*). Die lückenhaften Angaben der Erwachsenen über Erkrankungen in der Kindheit erschweren derartige retrospektive Angaben. Immerhin ist der Prozentsatz relativ groß und weist auf die ernste Prognose nicht ausgeheilter kindlicher P. N. hin. W. RUPP (mündl. Mitt.) hat das Schicksal der zwischen 1920 und 1949 in der Marburger Kinderklinik behandelten Kinder mit Pyelonephritis 1959 durch Fragebogen erfaßt (etwa die Hälfte der insgesamt 360 Fälle) und gefunden, daß von je 10 Pyelonephritisfällen dieser Zeit durchschnittlich 2 verstorben sind, 4 noch verschiedenste Beschwerden haben, die auf Nierenleiden bezogen werden können, und 4 angeben gesund zu sein. Bei den weiblichen Patienten war eine sog. „Graviditätspyelitis" gehäuft vorhanden, die darauf hinweist, daß es sich hierbei oft um Exacerbationen der latenten chronischen Entzündung handelt.

Es bleibt die Frage, welche Faktoren für die ungünstige Spätprognose der chronischen P. N. verantwortlich sind. Die noch weit verbreitete Benennung „Pyelitis" oder „Cystopyelitis" verleitet zweifellos zur Bagatellisierung und Unterschätzung der Parenchymbeteiligung. Die häufigere Verwendung des Ausdruckes Pyelonephritis würde die Ungewißheit der Prognose deutlicher erscheinen lassen. Wichtiger ist aber, daß bei der P. N. in allen Phasen das Atypische überwiegt, die Diagnose deshalb ungewöhnlich häufig nicht rechtzeitig gestellt und die Spätprognose dadurch ungünstig beeinflußt wird. Die Harnkontrolle mit quantitativen cytologischen Methoden verspricht eine zuverlässigere Diagnostik (*16*).

Kann die moderne *Therapie mit Antibiotica* die Spätprognose verbessern? Für die *Behandlung der akuten Phase* und der akuten Sekundärschübe bei chronischer P. N. kann das bejaht werden. Die Dauerheilung der P. N. wird häufiger erreicht, wenn wir gegenüber der ersten akuten Attacke die gleiche therapeutische Einstellung haben wie bei der diffusen Glomerulonephritis; denn in den meisten Fällen der akuten P. N. ohne mechanische Beeinträchtigung der abführenden Harnwege ist es möglich, die akute Entzündung zu beseitigen. Die große Zahl der chronischen P. N. und der p. n. S. spricht dafür, daß dies bisher nicht ausreichend geschehen ist. Wird die akute Phase nicht diagnostiziert oder ihre Therapie unzureichend durchgeführt — hier dürfte der Säuglingszeit schon große Bedeutung zukommen — so ist die entscheidende Gelegenheit meistens verpaßt.

Die *Behandlung der chronischen P. N.* ist nach wie vor ein undankbares Gebiet; jedes neue Antibioticum verspricht neue Wunder. Eine chronisch-rezidivierende P. N. ist trotz Anwendung der Antibiotica meist nicht auszuheilen. Passagere Sterilität des Urins wird fälschlicherweise mit Heilung gleichgesetzt. Ob die Langzeitbehandlung mit kleinen kombinierten Dosen eines Breitbandantibioticums und eines Sulfonamids über Monate (*11, 12*) zur Dauerheilung chronischer Fälle und damit zur Verbesserung der Spätprognose führt, läßt sich noch nicht übersehen. Palliativerfolge sind damit zu erzielen und verlängern die Überlebenszeit.

Das Persistieren des p. n.-Prozesses als Ursache der ungünstigen Spätprognose trotz konsequenter Therapie kann folgende Ursachen haben:

1. Unzureichende Dosierung hinsichtlich Höhe, Dauer oder Art des Medikamentes und der Allgemeinbehandlung (Bettruhe)

2. Erworbene medikamentöse Erregerresistenz

3. Unerreichbarkeit des entzündlichen Prozesses für das Medikament (Durchblutung)

4. Vorliegen eines mechanischen Hindernisses

5. Kongenitale Veränderungen (Hypogenese)

6. Narbige Veränderungen als Folge der chronischen Entzündung mit Alteration der Dynamik

7. Geschädigte Infektionsabwehr

8. Fortschreiten des chronisch-entzündlichen Prozesses, unabhängig von der Anwesenheit von Erregern.

Die Grundlage einer Verbesserung der Prognose der P. N. bleibt die frühzeitige Diagnose und energische Sofortbehandlung. Pädiatern, Internisten, Urologen und Gynäkologen — vor allem aber den Hausärzten — fällt die Aufgabe zu, auf diesem Wege dem chronischen Verlauf vorzubeugen. Obwohl der ungünstige Verlauf sich oft erst in höherem Lebensalter abspielt, sollte schon im Säuglings- und Kindesalter auf das akute Stadium geachtet werden.

Literatur

(*1*) ALKEN, C. E.: Die Papillennekrose. Z. Urol. **32**, 433 (1938). — (*2*) ANDERSEN, K., and J. C. CHRISTOFFERSEN: Prognosis and treatment of renal papillary necrosis. Urol. int. **2**, 137 (1956).

(*3*) BECK, R.: Über die pyelonephritische Schrumpfniere beim Erwachsenen nach Pyelitis im Kindesalter. Diss. Hamburg 1956. — (*4*) BERNING, H., u. R. PRÉVOT: Die klinischen Verlaufsformen der Pyelonephritis. Ergebn. inn. Med. Kinderheilk. N. F. **3**, 320 (1952). — (*5*) BERNING, H., u. H. WALTER: Klinische Untersuchungen über die Pyelonephritis. Z. klin. Med. **148**, 542 (1951). — BERNING, H.. u. H. WALTER: Pyelonephritis und Hypertonie. Ärztl. Wschr. **1951**, 673. — BERNING, H., u. W. RUGE: Geschlechts-bedingte Unterschiede bei der Pyelonephritis. Münch. med. Wschr. **1959**, 2139. — (*7*) BRAASCH, W. F., and E. P. CATHCART: Clinical data and prognosis in cases of chronic pyelonephritis. J. Amer. med. Ass. **88**, 1630 (1927).— (*8*) BROD, J.: Chronische Pyelonephritis. Berlin: VEB-Verlag Volk und Gesundheit 1957.

(*9*) DOCK, D. S., and L. B. GUZE: Acute nobstructive pyelonephritis: occurrence of bacteriuria after apparent recovery. Ann. intern. med. **50**, 936 (1959).

(*10*) HAGE, W.: Pathologisch-anatomische Statistik der Pyelonephritis und pyelonephritischen Schrumpfniere. Z. urol. Chir. **44**, 172 (1939). — (*11*) HASCHEK, H.: Über die Langzeitbehandlung der chronischen Pyelonephritis. Z. Urol. Wiener Kongreßber. 1957, Sonderbd. 1958, S. 213. — (*12*) HOHENFELLNER, R.: Über die Behandlung der chronischen Pyelonephritis mittels der sogenannten Langzeittherapie. Urol. int. **8**, 20 (1959). — (*13*) HULTENGREN, N.: Renal papillary necrosis. A clinical study of 34 cases. Acta chir. scand. **115**, 89 (1958).

(*14*) JACKSON, G. G., K. P. POIRIER and H. G. GRIEBLE: Concepts of pyelonephritis: Experience with renal biopsies and long-term clinical observations. Ann. intern. med. **47**,

1165 (1957). — (*15*) Jiménez Diaz, C.: Lecciones de patología médica. Editorial cientifico-médica. Bd. VII. Madrid-Barcelona 1950.

(*16*) Linneweh, Fr.: Zur Klinik der Harnwegsinfektionen. Dtsch. med. Wschr. 1957, 369, 438, 499, 765. — Quantitative Diagnostik und Therapie-Kontrolle der Harnwegsentzündungen Z. Kinderheilk. 81, 567 (1958). — (*17*) Longcope, W. P.: Chronic bilateral pyelonephritis. Ann. intern. med. 11, 149 (1937). — (*18*) Longcope, W. P., and W. L. Winkenwerder: Clinical features of contracted kidney due to pyelonephritis. Bull. Johns Hopk. Hosp. 53, 255 (1933).

(*19*) Overzier, Cl.: Ausheilung einer Papillennekrose der Niere. Virchows Arch. path. Anat. *309*, 600 (1942).

(*20*) Raaschou, Fl.: Studies of chronic pyelonephritis. Copenhagen: Ejnar Munksgaard 1948. — (*21*) Reubi, F.: Klinische Demonstrationen. Helv. med. Acta (im Druck). — (*22*) Reubi, F., u. P. Cottier: Die Bedeutung der künstlichen Niere für die Behandlung gewisser Nierenerkrankungen. Praxis (Bern) 47, 395 (1958). — (*23*) Robbins, E. D., and A. Angrist: Necrosis of renal papillae. Ann. intern. Med. 31, 773 (1949).

(*24*) Sarre, H.: Nierenkrankheiten Stuttgart: Georg Thieme 2. Aufl. 1959. — (*25*) Simon, H. B., W. A. Bennett and J. J. Emmett: Renal papillary necrosis. A clinicopathological study of 42 cases. J. Urol. 77, 557 (1957). — (*26*) Spühler, O., u. H. U. Zollinger: Die chronisch-interstitielle Nephritis. Z. klin. Med. 151, 1 (1953).

(*27*) Zapp, E.: Die Calicopapillitis als Sonderform der kindlichen Harnwegsinfektion. Arch. Kinderheilk. 153, 141 (1956). — (*28*) Zollinger, H. U.: Die Pathologie der chronischen Pyelonephritis. Z. Urol. Wiener Kongreßber. 1957, Sonderbd. 1958, S. 165. — (*29*) Zollinger, H. U.: Pathogenese und Folgen einseitiger Zwergnieren bei Jugendlichen. Schweiz. med. Wschr. 1957, 990.

5. Harnsteine

Von

W. H. BRINKMANN

Wenn wir uns die überaus vielgestaltigen Möglichkeiten der Harnstein-Entwicklung, ihrer Klinik und ihrer Behandlung vor Augen führen, so werden die Schwierigkeiten verläßlicher Aussagen über die Prognose des Harnsteinleidens deutlich. Dies gilt wegen der Inhomogenität des Vergleichsgutes besonders für die allgemeinen Heilungsaussichten; aber auch im Einzelfall begegnet man trotz vieler Fortschritte zahlreichen Fragen, deren Beantwortung erst die Verlaufsbeobachtung ermöglicht.

Tabelle 1. *Harnsteingenese, Zusammenfassung der wesentlichsten kausal- und formalgenetischen Faktoren*

A. Kausalgenetische Faktoren:	B. Formalgenetische Faktoren:
1. Bakterielle Infektionen der Harnwege	1. Überangebot von Steinbildnern
2. Fokalinfekte	2. Änderung der Harnreaktion
3. Vitaminmangel	3. Änderung der Kolloide
4. Ernährungsschäden	4. Änderung der Hydrotropen
5. Stoffwechselstörungen	
6. Störungen der inneren Sekretion	
7. Hirn- und Rückenmarksverletzungen	
8. Kälte- und Hitzeeinwirkungen	
9. Periphere Durchblutungsstörungen	
10. Neurovegetative Störungen	
11. Längere Horizontallage	
12. Mißbildungen, Störungen des Harnabflusses	
13. Fremdkörper	

Außerordentlich viele formal- und kausalgenetische Faktoren (Tab. 1) können in wechselnder Konstellation eine Steinbildung nach sich ziehen. Nur bei einer kleinen Zahl der Kranken gelingt es, die Ursache der Steinbildung ausreichend zu klären. Die Bedeutung des Harnsteinleidens geht allein schon aus seiner Frequenz hervor; diese beträgt etwa 30—40% aller Nierenerkrankungen (6). Das Verhältnis der weiblichen zu den männlichen Patienten beträgt etwa 1 : 3.

Grundsätzlich müssen wir den Harnsteinträger (ohne Beschwerden) und den Harnsteinkranken unterscheiden. Die Harnsteinträger können wir aus unseren Betrachtungen ausschließen.

Die Steinkranken müssen wir in verschiedene Gruppen aufteilen, und zwar in solche, die gelegentlich Harngries oder kleinere Harnsteinchen spontan entleeren und in solche, die heftigere Beschwerden durch Einklemmungserscheinungen und Harnwegsinfektionen mit den daraus sich ergebenden Komplikationen haben. Vielfach können konservative Maßnahmen zum Steinabgang führen, doch ist oft eine sofortige oder zumindest spätere chirurgische Behandlung notwendig, da entweder die Steineinklemmung durch konservative Maßnahmen nicht beseitigt werden kann oder die Harnwegsinfektion unbeeinflußbar bleibt. Ohne operative Beseitigung des Steines kann es zu einer ascendierenden Infektion und Urämie mit tödlichem Ausgang kommen.

Nicht nur die Ätiologie ist außerordentlich variabel und vielgestaltig, sondern auch das klinisch mögliche Verlaufsbild. Da eine generelle Prognose für alle Harnsteinkranken nicht aufgestellt werden kann, müssen wir uns den Untergruppen einzeln zuwenden. Dabei ist eine

Unterscheidung zwischen den sogenannten aseptischen und den septischen Harnsteinen notwendig. Die aseptischen Harnsteine bergen bei temporärer oder dauernder Einklemmung die Gefahr einer Harnstauungsniere, einer Stauungsatrophie, einer ein- oder beidseitigen Harnsperre und einer hydronephrotischen Schrumpfniere mit und ohne Blutdrucksteigerung in sich.

Die septischen Steine, die mit einer Infektion der Harnwege verbunden sind, können eine wesentlich akutere Verlaufsform bedingen. Hier findet sich in Verbindung mit der Harnstauung die Harnwegsinfektion, eine oft sehr foudroyant verlaufende ascendierende Pyelonephritis oder eine Steinpyonephrose mit dem Gefahrenkomplex der Urosepsis, der Urämie, der einseitigen Harnsperre sowie auch der beidseitigen renorenalen Reflexanurie. Der Tod kann manchmal schon nach einigen Stunden eintreten.

Wenn nunmehr auf die Spätprognose der Harnsteinkranken eingegangen wird, muß zunächst darauf hingewiesen werden, daß die Rezidivhäufigkeit der Harnsteine groß ist, sie beträgt 10—50%. Wenn ein Kranker nur einmal einen Stein hat, der spontan abgeht oder durch einen operativen Eingriff beseitigt werden kann und früh genug entfernt wurde, ohne daß bleibende Schädigungen durch Infektion oder Harnstauung an der betroffenen Niere eingetreten sind, so ist die Prognose gut. Mit der Beseitigung des Steines kann in diesen Fällen die Erkrankung praktisch geheilt sein.

Mit dem *Rezidiv* beginnt die Prognose schlechter zu werden. Je häufiger dieses auftritt, um so ernstere Dauerbeschwerden sind zu erwarten. Eine fortschreitende Harnwegsinfektion mit dem Ergebnis einer chronischen Pyelonephritis (S. 111) ist ein zusätzlicher ätiologischer Faktor für die Steinbildung, so daß sich ein regelrechter Circulus vitiosus einstellt, den man in vielen Fällen therapeutisch nicht mehr unterbrechen kann. Derartige Kranke haben ein langes Siechtum mit remittierenden pyelonephritischen Schüben und Steineinklemmungserscheinungen vor sich. Mehrfach wird chirurgisch interveniert werden müssen, letztlich bleibt nur noch eine Pyelostomie, d. h. ein verstümmelnder Eingriff übrig, bis der Kranke schließlich mehr oder weniger schnell seiner Niereninsuffizienz erliegt. 13% der Rezidiv-Steinkranken sterben im Verlaufe der ersten 5 Jahre vom ersten Steinrezidiv an gerechnet.

Von weiterer Wichtigkeit für die Beurteilung der Prognose ist das Alter der Patienten. Die größte Gruppe der Harnsteinkranken liegt um 30—45 Jahre und hier finden sich auch die meisten Rezidive. Bei Kindern sehen wir weniger Rezidive; bei 40 Kindern mit Harnsteinen traten nur 2 auf. Die Rezidivhäufigkeit bei den über 50jährigen ist ebenfalls geringer.

Wie läßt sich nun bei der ernsten Prognose der Rezidiv-Steinbildung ein Fortschreiten der Erkrankung vermeiden? Außer einer diätetischen Steinprophylaxe ist die Verhütung oder Behandlung der Harnwegsentzündung von großer praktischer Bedeutung.

In diesem Zusammenhang sei eine interessante Beobachtung von Higgins (5) erwähnt. Er hat eine A- und B-Reihe operierter Steinkranker aufgestellt. In der A-Reihe befinden sich diejenigen Patienten, bei denen nach einem operativen Eingriff die Harnwegsinfektion solange bekämpft wurde, bis der Urin bakterienfrei war. Bei der B-Reihe wurde die Entlassung nach der Operation ohne Berücksichtigung des Harnbefundes durchgeführt. In der A-Reihe fand sich eine Rezidivquote von 3%, in der B-Reihe eine solche von über 30%. Dies zeigt, wie wesentlich die Bekämpfung der Harnwegsinfektion für das Steinrezidiv und damit für die Prognose ist. Dabei spielt auch die sog. Herdinfektion eine Rolle. Boshammer (1—3) hat Untersuchungen von Patienten vorgenommen, die er nach der Steinentfernung teils fokalsaniert hatte. Bei den Fokalsanierten fanden sich 5% Rezidive, bei den anderen 30%.

Neben der Herdsanierung und der Beseitigung der Harnwegsinfektion ist eine optimale Operations-Indikation ein wesentlicher Faktor zur Verbesserung der

Prognose. Die Steineinklemmung verursacht nicht nur irreparable Schädigungen an den Nieren, sie führt auch durch periureteritische und peripyelitische Entzündung zur Stenose und damit zu einer sekundären Harnabflußstörung, die oft fälschlich dem Operateur zur Last gelegt wird.

Wenn wir dem Harnsteinrezidivleiden unbehindert seinen Lauf lassen, so müssen wir innerhalb weniger Jahre mit dem völligen Nierenversagen einerseits durch die Infektion, eine Urosepsis oder Urämie, andererseits aber durch eine Harnstauungsniere, ein- oder beidseitig, die letzten Endes zum völligen Nierenversagen führt, rechnen. Gerade die Beidseitigkeit des Harnsteinleidens ist mit Recht gefürchtet. Wir hatten in einem Krankengut von ungefähr 1200 Harnstein-Patienten bei annähernd 20% doppelseitige Steinbildungen. Alle diese Kranken mit beidseitigen Steinbildungen wiesen Steinrezidive auf.

Zusammenfassend darf festgestellt werden, daß für die Prognose der Harnsteinerkrankung die Häufigkeit des Steinrezidivs — der mittlere Wert bewegt sich in Deutschland um 30% — von ausschlaggebender Bedeutung ist. Deshalb muß eine diätetische Steinprophylaxe gefordert werden, außerdem aber die Bekämpfung der Harnwegsinfektion und die Beseitigung eines Herdinfektes sorgfältig durchgeführt werden.

In jedem Falle ist der Versuch einer Klärung der Harnsteinätiologie unerläßlich; denn oft genug begnügt man sich bei der Steinerkrankung mit der Entfernung des Steines. Wir haben in der Niere jedoch lediglich das Erfolgsorgan der Steinbildung und im Stein selbst das Produkt der Steinerkrankung vor uns. Die zahlreichen kausal- und formalgenetischen Gesichtspunkte, die bei der Steinbildung eine wesentliche Rolle spielen, bedürfen immer eines sorgfältigen Klärungsversuches. Nur so gelingt es, die Zahl der Rezidive zu vermindern und mit Beseitigung des Steinrezidives die Prognose günstiger zu gestalten.

Literatur

(1) BOSHAMMER, K.: Die Bedeutung der fokalen Infektion für verschiedene urologische Erkrankungen. Z. urol. Chir. **46**, 216 (1943). — (2) BOSHAMMER, K.: Betrachtungen zur Nierensteinbildung. Z. Urol. Sonderheft 184 (1949). — (3) BOSHAMMER, K.: Klin. Untersuchungen zur Harnsteinbildung. Z. Urol. **48**, 193 (1955). — (4) BRINKMANN, W. H.: Zur Prophylaxe des postoperativen Harnsteinrecidivs unter Berücksichtigung medikamentöser Möglichkeiten. Medizinische **36**, 1300—1304 (1957).

(5) HIGGINS, C. C.: Urinary Lithiasis. Springfield, Ill. 1943.

(6) UHLIR, K.: Neuere Erkenntnisse über die Harnsteinkrankheit. Z. Urol. **47**, 633 (1954).

6. Mißbildungen der ableitenden Harnwege

Von

W. H. Brinkmann

In den letzten Jahren hat die systematisch angewendete urologisch-röntgenologische Diagnostik eine frühere und genauere Erfassung der Mißbildungen des Harntraktes erlaubt und ebenso haben unsere wachsenden Kenntnisse der dem Kinde eigenen Pathophysiologie die Diagnose und Behandlung der Mißbildungen und ihrer Folgen verbessert.

Um die Bedeutung der Mißbildungen der ableitenden Harnwege zu demonstrieren, sollen nur folgende Zahlen genannt werden: 30—40% aller Mißbildungen finden sich am Urogenitalsystem (2). Nach einer Statistik aus den USA des Jahres 1940 (5) starben 12000 Kinder zwischen 1 und 4 Jahren an den Folgen einer Mißbildung des Harntraktes.

Nicht alle Mißbildungen an den ableitenden Harnwegen sind behandlungsbedürftig. Von praktisch wichtiger Bedeutung sind vor allem solche, die mit einer Harnstauung verbunden sind und zusätzlich zu einer temporären oder dauernden Harnwegsinfektion führen (z. B. die Blasenhalsstenose). Darüber hinaus gibt es weitere Mißbildungen, die weder zu einer Harnrückstauung noch zu einer Infektion Anlaß geben, wie gewisse Formen von Hypo- und Epispadien und andere.

Die zahlenmäßig größte Gruppe ist die der angeborenen Mißbildungen mit Harnstauung. 90% aller urologischen Erkrankungen des Kindesalters beruhen nach Campbell (5) auf einer Harnstauung in Verbindung mit einer Harnwegsinfektion. Jede rezidivierende Pyurie muß deshalb unser Augenmerk auf eine Harnabflußstörung richten.

Die Möglichkeiten der kongenitalen Mißbildungen, die zur Harnstauung führen können, sind von distal nach proximal etwa folgende: Die Phimose, die Meatusenge oder Atresie, Urethrastenosen, -atresien oder -aplasien, Urethradivertikel und -klappenbildungen, Urethratumoren, die Colliculushypertrophie, die Blasenhalsstenose mit Riesenblase und unter Umständen mit ein- oder beidseitigen Megaureteren, verschiedene Formen von Blasenmißbildungen (Blasenexstrophie, vesica bipartita, Sanduhrblase etc.), Blasentumoren und -steine, Divertikel, dann die Abflußstörungen im Bereich der Ostien (Reflux oder Stenosen), Ureterocele, Ureterklappen, -stenosen, -atresien, -divertikel, -tumoren und -steine, die mechanische und dynamische Hydronephrose, Doppelbildungen von Nierenbecken und Harnleiter, die verschiedenen Formen von Nierenmißbildungen, -tumoren und -steinen. Von besonderer Bedeutung ist die Blasenhalsstenose mit Riesenblase, der primäre und sekundäre Megaureter sowie die Hydronephrose.

Allen ist die Harnstauung gemeinsam, die mit der Stagnation des Urins eine besondere Neigung zur Harnwegsinfektion nach sich zieht (S. 111). Ohne Behandlung ist die Prognose dieser Fälle denkbar schlecht; sie erliegen gewöhnlich früher oder später der Stauungsatrophie der Nieren und Urosepsis oder der zusätzlichen chronischen Pyelonephritis mit Schrumpfniere, evtl. Bluthochdruck und Urämie. Je nach dem Grade der Mißbildung, vor allem bei Beidseitigkeit sterben die Kinder in den ersten Lebensjahren. Nur bei Kompensation der Harnstauung ohne Infektion, vorwiegend bei einseitiger Erkrankung, besteht eine längere Lebenschance. Die konservative Therapie allein kann sich in bezug auf die Harnwegsinfektion nur temporär günstig auswirken, doch mit Hilfe einer operativen Korrektur ist eine kausalgerichtete Behandlung möglich. Die Anästhesie einerseits wie auch die postoperative Nachbehandlung erlauben im Neugeborenen-, Säuglings- und Kindesalter große Eingriffe mit geringer Letalität, eine optimale Indikation vorausgesetzt. Wir können den primären wie auch besonders den sekundären Megaureter, die Riesenblase in Verbindung mit einer Blasenhalsstenose, die angeborene Hydronephrose wie auch andere Harnabflußhindernisse operativ mit guten Dauerergebnissen behandeln. Von wesentlicher Bedeutung für die Prognose ist die Frühdiagnose und der dadurch mögliche frühzeitige operative Eingriff. Liegen schon irreversible Dauerschäden an den Nieren vor, so ist eine Heilung nicht mehr möglich. — Die Chirurgie der mit Harnstauung verbundenen Mißbildungen der ableitenden Harnwege entbehrt noch langfristiger Beobachtungen, so daß die vorliegenden Erfahrungen kein endgültiges Urteil über die Spätprognose erlauben. Es finden sich besonders in der angelsächsischen Literatur jedoch schon Berichte über gute Ergebnisse, die eine Resignation bei derartigen Krankheitsbildern nicht mehr rechtfertigen.

Die zweite Gruppe der Mißbildungen an den ableitenden Harnwegen — ohne Harnstauung, jedoch mit Neigung zur Harnwegsinfektion — hat in bezug auf die Lebenserwartung eine etwas bessere Prognose. Mit konservativen Behandlungsmethoden gelingt es vielfach, die Infektion zeitweise zu beherrschen. Erstrebenswert ist jedoch eine operative Korrektur, um möglichst optimale funktionelle Verhältnisse herzustellen. Es sei besonders auf die Blasenektopie, die mannigfachen Formen der Hypo- und Epispadien, die ektopisch mündenden Ureteren wie auch auf gewisse Formen von Blasencysten und Divertikelbildungen hingewiesen. Mit Ausnahme der Blasenektopie sind sie ein recht dankbares Arbeitsgebiet für den Chirurgen.

Problematisch ist leider auch heute noch die Spaltblase. Die Ableitung des Harnes in den Darm ist keine optimale Lösung, wegen der konsekutiven Stoffwechselstörungen und der Keimascension in die Nieren. Nur ganz wenige Patienten erleben das 20. Lebensjahr. Unsere Bemühungen gehen dahin, entweder aus dem vorhandenen Blasengewebe durch Einstülpung bei gleichzeitiger Versenkung in das kleine Becken eine neue Harnblase zu formen und den Bauchdeckendefekt durch Verschiebeplastik zu decken, oder wir versuchen mit Hilfe von ausgeschaltetem Dünn- bzw. Dickdarm, ein Urinreservoir zu bilden. Ganz besonders schwierig ist aber die künstliche Bildung eines funktionsfähigen Blasensphinkters. In jüngster Zeit sind wir mit der Operationsindikation bei Säuglingen und Kleinkindern nicht mehr so zurückhaltend wie bisher. Wir führen die plastischen Eingriffe vor allem an der Harnblase schon im 4. und 5. Lebensmonat durch.

Zusammenfassend sei noch einmal der deutliche Unterschied der Prognose von Mißbildungen der ableitenden Harnwege hervorgehoben, der zwischen den nicht- oder nur konservativ behandelten Fällen und den frühzeitig operierten besteht. Die kombinierte Anwendung dieser Behandlungsmethoden läßt weitere Fortschritte auf diesem Gebiete erwarten.

Literatur

(1) ABEL, S., and T. R. VAN DELLEN: Congenital defects following maternal rubella. J. Amer. med. Ass. 140, 1210 (1949).

(2) BISCHOFF, P.: Mißbildungen und Entleerungsstörungen der oberen Harnwege im Kindesalter. Z. Urol. Sonderbd. 1957. — (3) BRINKMANN, W. H.: Über Entstehung und Behandlung von Riesenblasen und Megaureteren. Z. Urol. Sonderbd. 1957. — (4) BRINKMANN, W. H.: Zur Diagnostik der Megaureteren und Riesenblasen im Kindesalter. Bruns. Beitr. klin. Chir. 198, 3, 314—312 (1959).

(5) CAMPBELL, M. F.: Clinical pediatric urology. Philadelphia-London: W. B. Saunders Comp. 1951. — (6) CAMPBELL, M. F.: Primary megaloureter. J. Urol. 68, 584—590 (1952).

7a. Renal tumors in children

By

O. SCHWEISGUTH

With 2 Figures

Almost all renal malignancies in children are nephroblastomas, also called Wilms' tumors. The exceptional hypernephromas appear to have the same evolution as those of adults. Our study is limited to nephroblastomas exclusively.

One of the most frequent among solid tumors in children, nephroblastoma is a rare but severe disease. For this reason, large statistics with a long follow-up are not as yet available. This work is based upon a study of the whole group of cases seen and treated (partially or entirely) at the Institut Gustave Roussy since 1933 (140 cases) or at the Hôpital des Enfants Malades (service de Radiothérapie, Professeur Agrégé J. LEFEBVRE) since 1951 (15 cases): a total of 155 cases. Two children observed in 1937 and then lost sight of were considered as dead. Two other children known to be living without recurrence or metastasis 8 and 9 years after nephrectomy, but not available for a new examination, were considered as alive with this period of follow-up (Table 1).

Table 1. *Evolution of 155 cases of nephroblastomas, according to duration of follow-up.* Left column: number of years of follow-up. Horizontal lines: evolution of each group of cases in terms of time of death, or survival. Data are collected for each case on the anniversary of the first treatment. Therefore, patients, dead or alive with less than one year of follow-up are classified as living

Follow-up (years)	Time of death (years)						Living	Total dead	Total dead and living
	1	2	3	4	5	6			
0	0						20		20
1	2						4	2	6
2	5						2	5	7
3	5		2				5	7	12
4	5	5					4	10	14
5	10	1					3	11	14
6	9	1					2	10	12
7	9	2	2			1	1	14	15
8	12	1					2	13	15
9	6				1		3	7	10
10	4						1	4	5
>10	22	2					1	24	25
Total	89	12	4		1	1	48	107	155

When a practitioner treating a child with renal neoplasm has to make a prognosis, certain questions must be present in his mind:

I. How long a survival period is needed before there is hope of a definitive cure ?

II. What are the clinical, anatomical, or therapeutic factors influencing the prognosis ?

III. Are there certain forms which have a special prognosis ?

IV. After the "cure" period has elapsed, what later complications are to be expected ?

I. Survival period

Experience has shown that the large majority of patients die during the first year and a few in the second year, after which death is rare. As regards the date of discovery of metastases, it is remarkable that only one case showed the first metastases after two years: 58 months following nephrectomy in a three-year old girl the remaining kidney, the lungs and bones were involved.

Thus, in most statistics, a two-years survival period without recurrence or metastasis indicates a very high probability of permanent cure. Our own survival curve substantiates this conclusion (Fig. 1).

COLLINS (5) in a survey of published cases has tried to estimate the "risk period" as a function of the patient's age. His study is based upon two hypotheses: first, that the tumor develops at the earliest at conception; and, secondly, that the rate of tumor cell division is constant during the evolution of a given tumor. This "risk period", during which a recurrence becomes clinically apparent, is equal to the age of the child at the first symptom, plus nine months. In our opinion, this conception is not very convincing. In our own cases, as in those of KNOX (14), the distribution of metastases remains the same during the first two years, regardless of the age of the patient. Clinical evidence shows that tumors grow as rapidly in older children as

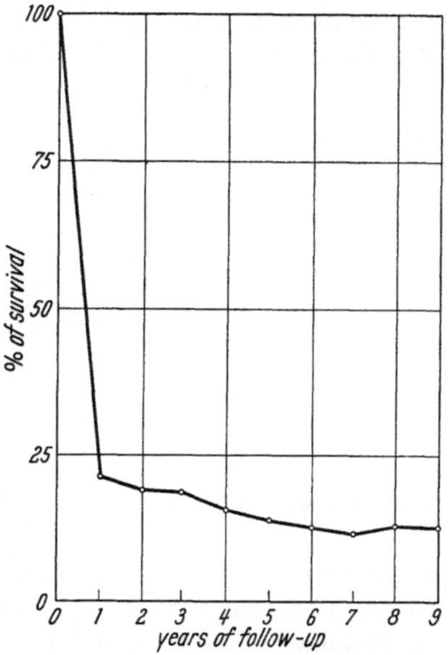

Fig. 1. Survival curve based on Table 1 (155 cases)

in infants. There are numerous examples in cancerology of "dormant" tumor cells which later produce metastases under biological conditions favoring their multiplication. At any rate, two of COLLIN's cases, as well as one of our own, showed recurrences after the risk period had elapsed.

From a practical point of view, we still feel that patients surviving after two years have a reasonable chance of being definitively cured.

II. Prognostic elements

a) Clinical factors. *Age* is the most evident of the prognostic factors. The proportion of survival in infants under two years of age (according to some authors under one year) (10, 12, 15) is much higher than in older children (Fig. 2). This difference is statistically significant (X^2 significance at 0,001).

Hematuria, found in about 10% of cases, is a very grave factor (10). Fourteen out of fifteen of our patients with hematuria died. On the other hand, in our experience, the prognosis does not seem to be affected by the size of the tumor at the beginning of therapy, by its rate of growth, or by its X-ray sensitivity.

b) Anatomical factors. Dissemination of tumor cells is to be feared if macroscopic examination reveals rupture or fissuring of the tumor capsule or tumor buds within the renal vein. These, therefore, are grave signs. Hypertrophy of lateroaortic lymph nodes is frequent. In our experience these nodes are generally not invaded and their presence does not indicate a worse prognosis.

Histological examination is not particularly illuminating. A predominance of sarcomatoid, muscular, or more differentiated tubular or glomerular elements does not seem to modify the chances of survival (*15*). Furthermore, in cases with pre-operative irradiation, the extent of tumor cell destruction appears to have no effect in prognosis.

c) Therapeutic factors. There is general agreement that nephrectomy forms an essential part of the treatment, and it appears that the great improvement in therapeutic results is largely due to advances in surgical technique. In the series of 32 statistics reported by ANNAMUNTHODO (*2*), comparison shows that, of those

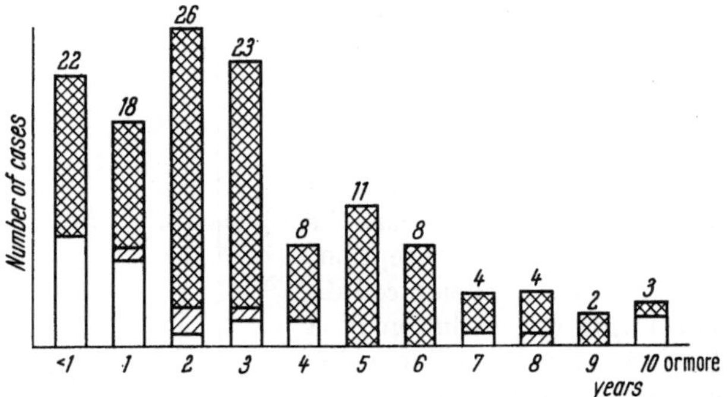

Fig. 2. Survival rate according to the age at first treatment, with a two year follow-up. □ living, ▨ living with metastases, ▦ dead

published prior to 1945, the survival rate was 11%, whereas in the group from 1946 to 1953, the rate was 21%. A large transperitoneal approach permitting a non-traumatic dissection, and immediate ligation of the vascular pedicle seem to be the most important technical points.

The value of *radiotherapy* has been the subject of much discussion. Pre-operative radiotherapy has its bitter opponents (*10, 15*) and equally strong supporters (*1, 5, 13, 17, 21*). There is no doubt that it reduces the size of the tumor, thus facilitating the work of the surgeon. In our experience it has been beneficial. In two clinically comparable groups of patients (*20*) of this series the following results were obtained: of 51 cases treated preoperatively with X-rays, 15 survived after a two-year follow-up; of 49 cases treated with primary surgery, 7 survived. But conclusions must be drawn with caution, since those cases having had pre-operative radiotherapy may have benefited from more favorable operative conditions than the other series.

Post-operative irradiation of the tumor-bed is generally advised. Several authors consider it essential (*10*). It certainly appears useful if the neoplasm has peripheral adhesions and complete surgical excision cannot be assumed. In other cases its advantages are less obvious and its target difficult to determine.

Age is an important factor in indications for X-ray therapy. If it is true that prognosis is better in infants, then it may be possible to be more economical with radiation at this age. Our colleague, PELLERIN, operated a 3 months old baby without any pre- or post-operative radiotherapy, and the child was in good condition 22 months after surgery.

III. Particular clinical forms

a) Bilateral forms. A few nephroblastomas (2 to 3%) are bilateral, either at the very start, or after intervals of a few months to several years. A priori, they pose an insoluble therapeutic problem. A few remarkable reports concern cases of apparent cure, either following unilateral nephrectomy and radiotherapy (*10*), or nephrectomy accompanied by partial controlateral nephrectomy and radiotherapy (*4, 8*). These chances of success, although very small, must be borne in mind.

b) Metastatic forms with prolonged survival. Observation of metastases either operatively (liver, mesocolon, etc.) or at follow-up examination foreshadows rapid death in the majority of cases. However, a few patients enjoyed a period of survival without new evidence of tumor evolution (*5, 7, 9, 13, 15, 17*), either after excision of the metastatic node (1 of our cases survived 5 years before succumbing to a second exacerbation), or after roentgentherapy (one of our patients now living shows a normal X-ray picture of the chest $3^1/_2$ years after X-ray therapy of one presumed metastasis of the lung). Unfortunately, there are nowadays no clinical or biological clues permitting the comprehension of the paradoxal benign evolution in such cases; but their existence justifies continued therapeutic trials in metastatic cases.

IV. Long term risk

a) Late metastases. Our knowledge of late metastases is fragmentary (*5, 6, 7, 13, 18*). Their frequency cannot be evaluated without continuous supervision of a large group of survivors. In our present follow-up, only one of our patients has had an acute generalization almost 5 years after the removal of her kidney. It is quite possible that a longer period of observation will diminish our present optimism.

b) Therapeutic side-effects. Mortality due to treatment is limited; operative mortality, still high 20 or 30 years ago, is now almost nil (*10*). Mortality due to radiation occurred in certain particular cases where the technique was ill-adapted (*11, 23*) and in desperate cases (*3, 13, 18*); it can be avoided by the judicious use of good radiotherapeutic technic.

With the doses habitually used, totalling 2000 to 3000 r-tissue (including pre- and post-operative doses) and avoiding the healthy kidney, radiotherapy has minimal side-effects. Reduced growth of the vertebrae may be accompanied by scolioses if asymmetric (*16, 19, 22*); iliac bone may also be subject to delayed growth (*9*). These skeletal troubles are accompanied by atrophy of the soft tissues. It can be hoped that these side-effects, observed in old cases, will be avoided or attenuated by better distribution of X-ray doses.

We have not seen, nor have we found cited in the literature, neoplasms secondary to the radiotherapy of renal tumors.

Renal function of the remaining kidney seems unimpaired. ROYER studied 3 of our cases 4 to 10 years after nephrectomy without finding any evidence of functional renal anomaly. In CLOSE's case the function of the kidney remaining after partial nephrectomy was satisfactory 3 years after a dose of 3000 r.

Thus the results obtained in the treatment of renal tumors of children are encouraging, and the survival rate has clearly risen in the last few years. One may hope that a better understanding of the disease will produce an improvement in therapy and augment the quantity and quality of survivals.

Bibliography

(*1*) ABESHOUSE, B. S.: The management of Wilms'tumor as determined by national survey of the literature. J. Urol. 77, 792 (1957). — (*2*) ANNAMUNTHODO, H., and F. R. HUTCHINGS: Nephroblastoma (Wilms'tumor): case report. J. Urol. 78, 197 (1957).

(*3*) BECK, J. S.: Acute radiation nephritis in childhood. Brit. med. J. 1958, Nr. 5094, 489.

(*4*) CLOSE, M. B., G. A. PETERSON, and R. P. JOHNSON: Bilateral embryoma of the kidney; patient alive and well three years after treatment. Radiology 67, 99 (1956). — (*5*) COLLINS, V.P. The treatment of Wilms'tumor. Cancer 11, 89 (1958).

(6) Falkinburg, L. R. W., M. N. Kay, and E. A. Sayer: Recurrence of nephroblastoma (Wilms'tumor) eight years after nephrectomy. J. Amer. med. Ass. **155**, 1228 (1954). — (7) Feeny, M. J.: Clinical experiences with Wilms'tumors. J. Urol. **74**, 301 (1955). — (8) Flannery, J. L.: Survival after nephrectomy and partial nephrectomy for Wilms'tumors. U. S. Armed Forces med. J. **9**, 561 (1958).

(9) Garrett, R. A., and H. Mertz: Wilms'tumor in children. J. Urol. **70**, 694 (1953). — (10) Gross, R. E.: The surgery of infancy and childhood. p. 588—605. Philadelphia-London: W. B. Saunders 1953. — (11) Grossman, B. J.: Radiation nephritis. J. Pediat. **47**, 424 (1955).

(12) Johnson, S. H., and M. Marshall: Primary kidney tumors of childhood. J. Urol. **74**, 707 (1955).

(13) Kerr, D. H., and R. E. Flynn: The role of irradiation in the treatment of Wilms' tumor in children. Amer. J. Roentgenol. **75**, 971 (1956). — (14) Knox, W. E., and E. M. Kingsley-Pillers: Time of recurrence or cure of tumors in childhood. Lancet **1958**, Nr. 7013, 188.

(15) Lattimer, J. K., M. M. Melicow, and A. C. Uson: Wilms'tumor: a report of 71 cases. J. Urol. **80**, 401 (1958).

(16) Neuhauser, E., H. M. Wittenborg, C. Z. Berman, and I. Cohen: Irradiation effects of roentgentherapy on growing spine. Radiology **59**, 637 (1952). — (17) Ng, E., and V. A. Low-Beer: The treatment of Wilms'tumor. J. Pediat. **48**, 763 (1956).

(18) Ritter, J. A., and E. S. Scott: Embryoma of contro-lateral kidney ten years following nephrectomy for Wilms'tumor. J. Pediat. **34**, 753 (1949).

(19) Sarrazin, D.: Les séquelles osseuses radiothérapiques des tumeurs de la fosse lombaire chez l'enfant. Thèse Paris 1958. — (20) Schweisguth, O.: Les tumeurs malignes du rein chez l'enfant. Rev. Prat. **9**, 963 (1959). — (21) Scott, L. S.: Wilms'tumor. Its treatment and prognosis. Brit. med. J. **28**, 200 (1956).

(22) Whitehouse, W. M., and I. Lampe: Osseous damage in irradiation of renal tumors in infancy and childhood. Amer. J. Roentgenol. **70**, 721 (1953).

(23) Zuelzer, W. W., H. D. Palmer, and W. A. Newton: Unusual glomerulonephritis in young children; probably radiation nephritis. Amer. J. Path. **26**, 1019 (1950).

7b. Nierentumoren (sog. Wilms-Tumoren)

Von

E. Schmiedt und P. Kolle

Unter „kindlichen Nierentumoren" versteht man heute im allgemeinen das von Birch-Hirschfeld (2) so bezeichnete embryonale Adeno-Sarkom der Niere; andersartige bösartige Nierengeschwülste gehören in diesem Lebensabschnitt zu den Seltenheiten.

Bei den malignen Bauchgeschwülsten des Kindesalters nimmt etwa jeder fünfte Tumor seinen Ausgang von der Niere. Die Monographie des Leipziger Chirurgen Wilms über die Mischgeschwülste der Niere (1899) hat diesen Tumoren — zunächst im angelsächsischen und später im deutschsprachigen Schrifttum — die Bezeichnung Wilms-Tumor gegeben.

Die Prognose bösartiger Geschwülste ist einerseits weitgehend von der Frühdiagnose und andererseits von der optimalen Beseitigung des Tumors durch operative, strahlentherapeutische oder kombinierte Behandlungsverfahren abhängig; dies gilt in gleicher Weise für die Wilms-Tumoren. Für ihre Behandlung kommen 5 Verfahren in Betracht:

1. die alleinige Nephrektomie,
2. die alleinige Bestrahlung,
3. die präoperative Bestrahlung mit anschließender Nephrektomie,
4. die Nephrektomie mit postoperativer Bestrahlung und
5. die Nephrektomie mit prä- und postoperativer Bestrahlung.

Zu welchen Ergebnissen haben die verschiedenen Behandlungsverfahren geführt ?

Zunächst sei festgestellt, daß bei Wilms-Tumoren bereits nach einer Überlebenszeit von 18 Monaten (6) bzw. von 2 Jahren (13), entsprechend der sog. Fünfjahresheilung beim Erwachsenen, von einer „Heilung" gesprochen wird. Andere Autoren (5, 9) stellten fest, daß Rezidive und Metastasen vor allem innerhalb des ersten Jahres, nämlich zwischen 4 und 9 Monaten, auftreten. Andererseits konnte gezeigt werden (6), daß hinsichtlich der Heilung eine Zeitspanne von 2 Jahren den tatsächlichen Verhältnissen nicht gerecht wird. Von 444 mit verschiedenen Methoden behandelten Wilms-Tumoren lebten nach 2 Jahren noch 97 (21,9%), nach 5 Jahren noch 63 (14,2%) und nach 10 Jahren nur noch 24 Kranke (5,4%). In dieser Sammelstatistik war besonders auffällig, daß die größte Überlebensquote nach alleiniger Nephrektomie zu finden war. Wir wissen hierfür keine andere Erklärung wie die, daß es sich hier meist um Frühfälle gehandelt hat, bei denen sich die Tumoren operativ noch radikal entfernen ließen.

Die Übersicht der in Tab. 1 gesammelten Fälle (1, 6, 7, 13) läßt erkennen, daß die besten Heilungsergebnisse die Nephrektomie mit Vor- und Nachbestrahlung aufzuweisen hat. Erst an zweiter Stelle liegen die mit Nephrektomie und Nachbestrahlung behandelten Kinder. Nach den Erfahrungen von Gross (5) ist hierzu jedoch zu sagen, daß einerseits die Zahl der mitgeteilten Fälle zu klein ist, um eine signifikante Differenz ableiten zu können, andererseits in den erwähnten Sammelstatistiken (6, 13) Fälle der verschiedensten Autoren zusammengetragen sind, deren Operationstechnik und Erfahrung sehr unterschiedlich waren, so daß eine vergleichende Beurteilung schwierig ist. Es sei hier auf die überzeugende Statistik

Tabelle 1. *Vergleich der verschiedenen Behandlungsverfahren hinsichtlich der Überlebenszeiten bei Wilms-Tumoren* [nach Klapproth (7)]

Nephrektomie	Harvey (1950) 440 Fälle			Scott (1954) 1.141 Fälle			Abeshouse[1] (1956) 434 Fälle			Klapproth[2] (1958) 1.351 Fälle		
	Zahl der Fälle	Zahl der Erfolge	%	Zahl der Fälle	Zahl der Erfolge	%	Zahl der Fälle	Zahl der Erfolge	%	Zahl der Fälle	Zahl der Erfolge	%
allein	180	28	15,5	463	87	18,8	51	2	13,0	282	59	20,9
mit Vorbestrahlung	27	5	18,5	81	21	25,9	41	8	19,5	103	28	27,1
mit Nachbestrahlung	109	33	30,5	347	83	23,9	250	38	15,2	423	111	26,2
mit Vor- und Nachbestrahlung	65	21	32,0	132	42	31,8	128	33	25,8	145	35	24,1

[1] Auf Grund von Fragebögen.
[2] Literaturübersicht von 1940—1958.

von Gross (5) (Tab. 2) verwiesen: Während Scott (13) in den Jahren 1945—1954 bei 712 Fällen eine Überlebensrate von 22,2% errechnen konnte, erreichte Gross allerdings bei nur 38 Kranken eine solche von 47,3%, wobei die Heilungsquote der Kinder unter einem Jahr sogar bei 80% lag. Daraus darf geschlossen werden, daß bei der Behandlung der kindlichen Nierentumoren *primär die Nephrektomie durchzuführen und die Nachbestrahlung anzuschließen* ist. Die besseren Heilungsaussichten bei Säuglingen, die auch in Tab. 3 deutlich werden, lassen sich nicht durch einen anderen Malignitätsgrad in diesem Lebensalter erklären. Diese Kinder verdanken ihre Heilung vielmehr der Frühdiagnose, die durch die Aufmerksamkeit der Mütter bei der täglichen Wartung ermöglicht wird. Das Geschlecht des Kindes und die befallene Seite sind prognostisch bedeutungslos. Die bisher mitgeteilten Resultate stammen aus England und Amerika.

Welche Behandlungsergebnisse haben wir nun bisher in Deutschland zu verzeichnen?

Tabelle 2. *Statistik der Bostoner Kinderklinik über die Behandlung von Wilms-Tumoren aus den Jahren 1914 bis 1947* (aus R. E. Gross: The surgery of infancy and childhood. Philadelphia u. London 1953)

Periode	Wahrscheinliche Heilungen		
	Kranke unter 1 Jahr %	Kranke über 1 Jahr %	insgesamt %
1914—1930 27 Fälle (4 geheilt)	42,8	5,0	14,9
1931—1939 31 Fälle (10 geheilt)	71,4	20,8	32,2
1940—1947 38 Fälle (18 geheilt)	80,0	43,3	47,3

Tabelle 3. *Aufschlüsselung der von Scott (13) und Harvey (6) gesammelten Fälle nach einem Alter über und unter 1 Jahr*

Altersgruppe	Zahl der Fälle	Überlebende	Überlebensrate %
nach Scott			
Unter 12 Monate	178	31	17,5
Über 12 Monate	890	80	7,8
nach Harvey			
Unter 12 Monate	65	27	41,5
Über 12 Monate	407	75	18,4

Brinkmann (3) zufolge wurden in der Bonner Chir. Klinik von 1928—1957 20 Wilms-Tumorkranke behandelt, von denen 13 nephrektomiert wurden. 7 Kinder waren inoperabel. Von den operierten Kindern lebten nur 2 länger als 5 Jahre, und zwar handelte es sich bei dem einen Kranken um einen ausgesprochenen Frühfall, während bei dem anderen wohl die postoperative Bestrahlung zur Heilung beigetragen hat. In ähnlicher Weise lebten von 17 Fällen (4) nur noch 2 nach 5 Jahren. 2 weitere Kinder waren wegen der Kürze der seit der Nephrektomie vergangenen Zeit nicht endgültig zu beurteilen. Die postoperative Überlebenszeit von 30 Monaten in einem Fall beleuchtet hier wieder die Fragwürdigkeit der sogenannten 18-Monate- und 2-Jahres-Heilungen. Das Marburger Krankengut (8) mit insgesamt 19 Wilms-Tumoren, von denen 18 eine Beurteilung der sogenannten Heilung zulassen, enthält nur einen Kranken mit einer Überlebenszeit von $3^1/_2$ Jahren, der als geheilt angesehen werden kann. In den beiden anderen geheilten Fällen ist es, da hier nur bestrahlt und keine histologische Sicherung vorgenommen wurde, fraglich, ob es sich überhaupt um Wilms-Tumoren gehandelt hat.

Die therapeutischen Ergebnisse dieser drei zahlenmäßig kleinen Serien von Wilms-Tumoren, die an den Bonner, Düsseldorfer und Marburger Kliniken behandelt wurden, sind zweifellos nicht ermutigend. Andererseits sind diese Fallzahlen so klein, daß sie kaum eine statistische Auswertung zulassen.

Von den 51 in der Zeit von 1926 bis 1956 in München behandelten Kranken mit Wilms-Tumoren können 10 Kinder nach den derzeit geltenden Maßstäben als geheilt betrachtet werden (Tab. 4). Dabei interessiert, daß die Anamnesen von 2 Tagen bis zu 1 Jahr, d. h. im Durchschnitt 11 Wochen zurückreichten. Der Zeitraum, der von der Klinikaufnahme bis zum Operationstag verstrich, betrug durchschnittlich 9 Tage, d. h. die Nephrektomien wurden im günstigsten Falle sofort und im ungünstigsten nach $3^1/_2$ Monaten vorgenommen. 40mal war der palpable Tumor das Hauptsymptom. In 11 Fällen wurde eine Hämaturie beobachtet, und 15mal wurden Schmerzen angegeben.

Von den insgesamt 51 Kranken wurden 46 operiert. 40mal konnte der Tumor durch Nephrektomie entfernt werden, bei den restlichen 6 Kranken war eine radikale Entfernung der Geschwulst nicht möglich, und es wurde nur eine Probefreilegung oder eine Probeexcision durchgeführt. 8 Kinder verstarben in der postoperativen Phase, während weitere 28 das 3. Jahr nach dem Eingriff nicht mehr überlebten.

Von den 10 Kindern, die seit 3—17 Jahren überleben, konnten wir 6 selbst nachuntersuchen und gesund befinden. 3 weitere Kinder waren jetzt nach brieflichen Mitteilungen der Eltern geheilt. Ein Kind ist zur Nachuntersuchung nicht erschienen, so daß wir uns auf die Lebensbescheinigung des betreffenden Standesamtes verlassen mußten. 3 dieser Kinder waren zum Zeitpunkt der Operation weniger als 1 Jahr, weitere 3 weniger als $1^1/_2$ Jahre und die restlichen 4 Kinder zwischen 4 und $10^1/_2$ Jahre alt.

Diese Altersverteilung spricht ebenfalls für die Richtigkeit der Auffassung (5), daß nicht das Lebensalter, sondern die Frühdiagnose für die Prognose der Wilms-Tumoren entscheidend ist. Operationstechnisch wurde 38mal der lumbale und 8mal der transperitoneale Zugang gewählt. Von den 10 Überlebenden wurden 8 lumbal und 2 transperitoneal operiert.

Seit 1947 wurde bei 21 Fällen 14—35 Tage nach der Nephrektomie — d. h. durchschnittlich nach 13 Tagen — mit der Nachbestrahlung begonnen. Eine Vorbestrahlung fand nur einmal statt. Sämtliche überlebenden Kinder, mit Ausnahme eines, wurden im Anschluß an die Nephrektomie nachbestrahlt, worauf wir besonders hinweisen möchten. Bei der Heilungsquote dieser Serie fällt auf, daß sämtliche 15 wegen Wilms-Tumoren in den Jahren 1926—1942 behandelten Kinder (12 davon wurden operiert) verstorben sind, während von den 34 in der Zeit von 1942—1956 operierten Kranken noch 10 am Leben sind, was 29,3% entspricht.

Zieht man aus den eben mitgeteilten Zahlenreihen das Résumée, so ergeben sich für die Behandlung der Wilms-Tumoren und damit zur Verbesserung der Prognose folgende Folgerungen:

Tabelle 4. *Ergebnisse bei der Behandlung von 51 Kindern mit Wilms-Tumoren 1926—1956*
(Univ. Kinderklinik München, Prof. OBERNIEDERMAYR)

Fallzahl	Überlebende		
	Lebensalter		Gesamtzahl
	unter 1 Jahr	über 1 Jahr	
1926—1956 51 Fälle (46 operiert)	3 (50%)	7 (15,5%)	10 (19,6%)
1926—1941 15 Fälle (12 operiert)	—	—	—
1942—1956 36 Fälle (34 operiert)	3 (75%)	7 (21,8%)	10 (29,3%)

1. Mittels ärztlicher Aufklärung der Mütter und fortlaufender Überwachung der Säuglinge und Kleinkinder durch den Hausarzt muß die Diagnose dieser Geschwülste zu einem früheren Zeitpunkt gestellt werden.

2. Am Tage der Diagnose hat die Einweisung des Kindes in eine Klinik zu erfolgen, die über spezielle Erfahrungen in der Entfernung kindlicher Nierentumoren verfügt. Die Operation ist innerhalb weniger Stunden durchzuführen, denn die Entfernung der Wilms-Tumoren muß der Notfall-Chirurgie zugerechnet werden.

3. Alle unnötigen Palpationen des Tumors haben zu unterbleiben, da hierdurch eine Tumorzellaussaat hervorgerufen werden kann.

4. Die Therapie der Wahl des Wilms-Tumors ist die sofortige Nephrektomie mit Nachbestrahlung, die möglichst schon am Ende der Operation noch in Narkose beginnen soll.

So entmutigend die mitgeteilten Behandlungsresultate der Bonner, Düsseldorfer und Marburger Fälle sind, so hoffnungsvoll kann man angesichts des letztgenannten Erfolgsberichtes sein. Wir werden zu ähnlichen Ergebnissen wie Gross in Boston gelangen können, wenn die oben aufgezählten Punkte berücksichtigt werden. Wenn wir auch unseren bisherigen Standpunkt hinsichtlich der Spätprognose der Wilms-Tumoren insofern revidieren müssen, als nach den oben gemachten Angaben von einer Heilung, analog der sonstigen Tumorklinik, erst nach einer Überlebenszeit von 5 Jahren gesprochen werden sollte, so sterben

Tabelle 5. *Überlebenszeit von 575 Kranken, die wegen eines Wilms-Tumors operiert wurden* [nach Klapproth (7)]

Überlebenszeit	Zahl der Kranken	%
Tod durch Operation . .	34	
1 Monat	38	
1 Jahr	487	84,7
2 Jahre	58	10,1
3 Jahre	19	3,3
Mehr als 3 Jahre . . .	11	1,9

85% der wegen Wilms-Tumoren nephrektomierten Kinder infolge Metastasierung und Rezidiven doch innerhalb des ersten Jahres nach der Operation. Nach wie vor hat also jeder Kranke eine Heilungschance, der ein Jahr überlebt. Wer 2 Jahre rezidivfrei bleibt, hat eine relativ gute Prognose, und wer 5 Jahre symptomlos bleibt, kann als geheilt betrachtet werden (Tab. 5).

Literatur

(1) Abeshouse, B. S.: Management of Wilms'tumor as determinal by national survey and review of literature. J. Urol. (Baltimore) 77, 792 (1957).

(2) Birch-Hirschfeld, F. V.: Sarkomatöse Drüsengeschwulst der Niere im Kindesalter (Embryonales Adenosarkom). Beitr. path. Anat. 24, 343 (1898). — (3) Brinkmann, W. H.: Die embryonalen Mischgeschwülste der Nieren im Kindesalter. Langenbecks Arch. klin. chir. 288, 156 (1958).

(4) Dettmar, H.: Wilms-Tumoren. Zbl. Chir. 83, 737 (1958).

(5) Gross, R. E., and E. B. D. Neuhauser: Treatment of mixed tumors of kidney in childhood. Pediatrics 6, 843 (1950).

(6) Harvey, R. M.: Wilms'tumor evaluation of treatment methods. Radiology 54, 689 (1950).

(7) Klapproth, H. J.: Wilms tumor: a report of 45 vases and an analysis of 1351 cases reported in the world literature from 1940 to 1958. J. Urol. (Baltimore) 81, 633 (1959). — (8) Kolle, P.: Zur Behandlung und Prognose frühkindlicher Nierentumoren. Dtsch. med. Wschr. 84, 1256 (1959.)

(9) Ladd, W. E., and R. R. White: Embryoma of kidney (Wilms tumor). J. Amer. med. Ass. 117, 1858 (1941).

(10) Rusche, C.: Treatment of Wilms tumor. J. Urol. (Baltimore) 65, 950 (1951).

(11) Scott, L. S·: Renal tumors in childhood. Glasg. med. J. 35, 33 (1954). — (12) Scott, L. S.: Bilateral Wilms tumor. Brit. J. Surg. 42, 513 (1954). — (13) Scott, L. S.: Wilms tumor: Its treatment and prognosis. Brit. med. J. 1, 200 (1956).

8. Familiärer nephrogener Diabetes insipidus

Von

E. Buchborn

Mit 2 Abbildungen

Im Gegensatz zum zentralen Diabetes insipidus (S. 203), der schon 1674 als selbständige Erkrankung abgegrenzt wurde, ist der erbliche nephrogene Diabetes insipidus erst seit 15 Jahren bekannt. Er wurde 1945 gleichzeitig in Schweden (*7*) und in den USA (*23*) beschrieben und in Deutschland erstmalig 1956 (*18*) beobachtet.

Sein wichtigstes Kriterium ist die völlige Refraktärität des distalen Tubulus contortus gegenüber dem regelrecht von der Neurohypophyse gebildeten antidiuretischen Hormon (ADH). Infolgedessen wird bei entsprechender Polydipsie ständig ein stark verdünnter Harn gebildet. Im Unterschied zum zentralen Diabetes insipidus, bei dem es sich um einen Mangel an körpereigenem ADH handelt, der durch Pitressin oder Tonephin substituiert werden kann, bewirken bei der nephrogenen Form auch solche exogenen ADH-Gaben keine Harnkonzentrierung.

Die Prognose quoad sanationem ist bei dieser erblichen Funktionsanomalie des distalen Nephrons absolut infaust. Sonstige tubuläre Funktionsstörungen oder morphologische Veränderungen finden sich nach heutiger Kenntnis dabei nicht; der Erbgang ist ebenso wie z. B. bei der Hämophilie recessiv-geschlechtsgebunden.

Alle charakteristischen, schon in der ersten Beschreibung (*23*) enthaltenen Symptome des Leidens sind eine Folge des distal-tubulären Defektes und weisen auf die bei Flüssigkeitsentzug bzw. -verlust im Kleinkindesalter rapid einsetzende *Exsiccose* hin, die die Spätprognose entscheidend bestimmt. Sie setzen bald nach der Geburt, spätestens beim Übergang auf künstliche Ernährung ein und bestehen in 1. unregelmäßigem und therapieresistentem Fieber ohne erkennbare Ursache, das nicht selten auch zu operativen Eingriffen, besonders unter dem Verdacht einer Otitis media führt; 2. chronischer Obstipation; 3. Erbrechen in den ersten Lebensmonaten ähnlich einer Pylorusstenose; 4. Hyperelektrolytämie und leichter Azotämie sowie 5. mangelhaftem Gedeihen, das meist zusammen mit dem rezidivierenden Fieber die Eltern zum Arzt führt.

Da das Krankheitsbild noch nicht lange bekannt und bisher nur wenig geläufig ist, ist auch die Zahl der beschriebenen Fälle noch gering, gestattet aber gleichwohl schon zu einigen Problemen der Spätprognose Stellung zu nehmen. Es wurden bis jetzt insgesamt 136 Fälle bekannt (*1—28*), von denen 79 männliche Hemizygote mit der Erbformel xy und dem Vollbild der Erkrankung sowie 57 weibliche Heterozygote (xx), also Konduktorinnen waren. Diese *Konduktorinnen* zeigten überhaupt nur in der Hälfte der Fälle erkennbare Symptome ihrer Erbanlage mit einer Hyposthenurie und gelegentlich auch mit einer mäßigen, manchmal nur transitorisch in der Gravidität auftretenden Polydipsie und Polyurie. Niemals bot jedoch eine solche heterozygote Anlageträgerin dieselbe schwere Manifestation der Erkrankung, wie sie bei den männlichen hemizygoten Anlageträgern die Regel ist. Deshalb läßt sich auch die Frage nach der Spätprognose für diese Konduktorinnen leicht vorweg beantworten: Weder in der Säuglingszeit noch später wird nämlich ihre Lebenserwartung oder ihre Entwicklung durch diese Erbanlage beeinträchtigt.

Ganz anders verhält sich die Spätprognose bei den *männlichen Anlageträgern* mit dem Vollbild des nephrogenen Diabetes insipidus. Die aus der Literatur bekannten und die bisher unpublizierten, gemeinsam mit den Univ. Kinderkliniken Marburg/L. (Prof. Linneweh) und München (Prof. Wiskott und Prof. Weber) beobachteten 79 männlichen Fälle ließen 55 mal, d. h. in 70% eine spätprognostische Beurteilung zu.

Die aus diesem Material abzuleitenden Folgerungen über die *Letalität* sind in Tab. 1 zusammengestellt und zeigen, daß 20% dieser hemizygoten männlichen Fälle bereits innerhalb der ersten drei Lebensjahre an der nicht erkannten oder nicht ausreichend behandelten Exsiccose infolge des nephrogenen Diabetes insipidus

Tabelle 1. *Letalität bei 55 Hemizygoten* ♂

Frühletalität (1.—3. Lebensjahr) . . . . 11 (= 20%)

Jetzt < 3 Jahre alt 14
Jetzt > 3 Jahre alt 30

Spätletalität (Erwachsene) 4

26 Jahre   abscedierende Pyelitis, postoperative Urämie
34 Jahre   perforierte Appendicitis
60 Jahre   Pneumonie
64 Jahre   septische Pyelitis mit schwerer Exsiccose

46 Jahre   i. M.

starben. Diese Frühletalität macht ein Vielfaches der durchschnittlichen Mortalität dieses Lebensalters aus, die für die in Frage kommenden hochzivilisierten Länder auf 5—7% in den ersten drei Lebensjahren zu veranschlagen ist. Da weitere 26% des ausgewerteten Materials noch jünger als drei Jahre waren, also das kritische Alter noch nicht überschritten hatten, stellt die Frühletalität von 20% jedenfalls einen Minimalwert dar! Ist das dritte Jahr überlebt, bessert sich die Spätprognose quoad vitam, da weitere Todesfälle bis zum Erwachsenenalter nicht mehr beobachtet wurden, vor allem wohl deshalb, weil nun dem Durst aus eigenem Antrieb nachgegeben werden kann und die Labilität des Wasserhaushaltes geringer wird. Die weitere Lebenserwartung läßt sich bei den bisher nur 15 Fällen Erwachsener noch nicht zahlenmäßig beurteilen, auch das mittlere Sterbealter von 46 Jahren bei den verstorbenen vier Erwachsenen besitzt noch keine Signifikanz. Bemerkenswert ist immerhin, daß diese vier Verstorbenen postoperativ oder an hochfieberhaften Infekten ad finem kamen, d. h. unter Bedingungen, die regelmäßig durch zusätzliche Wasserverluste bedroht sind. Eine gewisse Somnolenz der Patienten oder falsche pflegerische Maßnahmen können dann rasch zu gefährlicher Exsiccose führen, so daß die Spätprognose beim Auftreten interkurrenter Erkrankungen auch noch durch eine Spätletalität verschlechtert werden kann.

Eine weitere Beeinträchtigung kann die Spätprognose im Hinblick auf die somatische und körperliche Entwicklung erfahren. Ein mangelhaftes körperliches Gedeihen fällt regelmäßig auf. Diese *Retardierung der somatischen Entwicklung* geht eindrucksvoll aus Abb. 1 hervor. Sie zeigt, daß die Körpergröße — und übrigens ebenso das Gewicht — aller dieser Fälle niedriger liegen als bei 95% der Altersgenossen, solange es sich um die ersten Lebensjahre handelt. Berücksichtigt man alle 24 Jugendlichen aus der Literatur mit verwertbaren Angaben einschl. der eigenen Fälle, dann weisen 75% davon einen Minderwuchs auf, der möglicherweise hypocalorischer Natur ist, da die 8 Erwachsenen mit Größenangaben alle dem Bevölkerungsdurchschnitt entsprachen. Der Wachstumsrückstand kann also zwischen dem 14. und 18. Lebensjahr aufgeholt werden, wie wir es selbst in einem unserer Fälle beobachteten.

Schwerwiegender, weil oft bleibender, ist die *psychische Retardierung* infolge der Erkrankung. Deren fortlaufende Erfassung ist zwar schwieriger als die der Körpermaße und wurde mit vergleichbarer Genauigkeit bisher nur in einem Fall

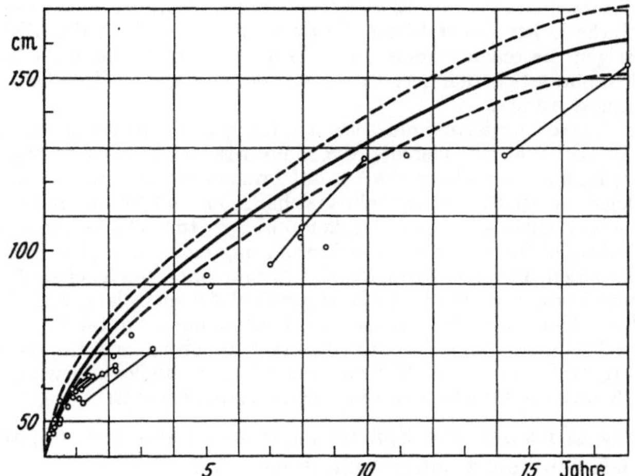

Abb. 1. Körpergrößen bei 24 Pat. mit nephrogenem Diabetes insipidus im Vergleich
zur Wachstumskurve gesunder Knaben

von WIJFFELS (*26*) aufgenommen (Abb. 2). Aber auch bei weniger genauer Analyse lassen sich aus den Endzuständen von 29 hierfür verwertbaren Fällen jenseits des

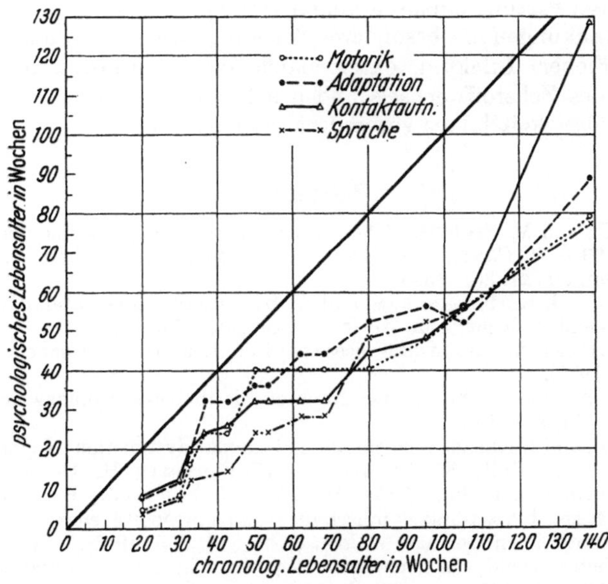

Abb. 2. Psychische Entwicklung eines Kindes mit nephrogenem Diabetes insipidus (nach WIJFFELS)

ersten Lebensjahres in 70% schwerwiegende, meist irreversible intellektuelle und emotionelle Defekte in Form von Debilität oder Imbezillität feststellen. Weitere 14% zeigten eine psychische Entwicklungsverzögerung, die sich aber während

z. T. mehrjähriger Beobachtung weitgehend besserte, so daß nur 30% der Fälle keine dauerhaften psychischen Störungen zurückbehielten.

Für die Pathogenese dieser Entwicklungsstörungen kommen nach heutiger Kenntnis vor allem zwei Faktoren in Betracht: Die anhaltende Hyperosmolarität der Körperflüssigkeiten ist selbst bei sorgfältiger klinischer Einstellung nicht immer ganz zu beseitigen und persistiert weniger ausgeprägt manchmal bis zum Erwachsenenalter. Gegenüber der hiermit einhergehenden Hyperelektrolytämie bzw. dem Wasserdefizit ist nun vor allem das ZNS empfindlich. Schon bei kurzfristigem Bestehen ist eine solche Hyperelektrolytämie in der Lage, bleibende neurologische und cerebrale Schäden hervorzurufen, und kann so zur Ursache der irreversiblen Entwicklungsstörungen werden.

Einen zweiten Faktor förderten die sehr sorgfältigen Untersuchungen von Hillman, Talbot u. a. (15) zutage: Während sich die psychomotorische Aktivität eines gesunden Kleinkindes bei normaler Kuhmilchernährung zu 7% auf Trinken, zu 29% auf Schlafen und zu 64% der Zeit auf „Spielen" verteilt, benötigt ein gleichaltriger und gleichernährter Patient mit nephrogenem Diabetes insipidus 28% für Trinken und 51% für Schlafen, so daß nur 21% der Zeit für „Spielen" übrig bleibt. Da zur Aufrechterhaltung einer normalen Hydratisierung im Säuglingsalter bei renalem Diabetes insipidus alle 25 min eine Flüssigkeitsaufnahme und alle 50 min eine Blasenentleerung notwendig sind, ist der Schlaf niemals länger als 20 min ununterbrochen! So wird die Müdigkeit der Kinder zum limitierenden Faktor für die Zeit und die psychomotorischen Energien, welche für die Kontaktaufnahme und für die spielende und lernende Zuwendung zur Umwelt übrig bleiben. Hierin liegt zweifellos eine wesentliche Ursache für die intellektuelle und emotionelle Retardierung reversibler Natur.

Zusammenfassend ist also die Spätprognose des familiären nephrogenen Diabetes insipidus bei den hemizygoten männlichen Anlageträgern in jeder Hinsicht abhängig (1) von einer Frühdiagnose alsbald nach der Geburt und (2) von einer sorgfältig bilanzierten, d. h. anfangs monatelang klinischen Frühbehandlung, deren ambulante Fortsetzung auch später bis zur Entwicklungsnormalisierung nur unter ständiger klinischer Kontrolle erfolgversprechend sein kann. Ist das Erwachsenenalter unter solchen optimalen Bedingungen erreicht, dann ist die Erkrankung durchaus mit normaler Weiterentwicklung vereinbar. Ob sie auch dann noch die Lebenserwartung einzuschränken vermag, hängt davon ab, ob bei interkurrenten Erkrankungen mit besonderer Belastung des Wasserhaushaltes wie z. B. Operationen, Fieber, Infekten, extrarenalen Wasserverlusten usw. zusätzliche Schädigungen des Zellstoffwechsels und des Kreislaufes durch sorgfältige Überwachung der Flüssigkeitsbilanz verhindert werden können.

Literatur

(1) Carter, C., and M. Simpkiss: The "carrier" state in nephrogenic diabetes insipidus. Lancet 1956 II, 1069. — (2) Conti, C., G. Ercolie, L. Ciampalini: Il diabete insipido nefrogeno. Rass. Fisiopat. clin. ter. 27, 851 (1955).

(3) Dancis, J., J. R. Birmingham and S. H. Leslie: Congenital diabetes insipidus resistant to treatment with pitressin. Amer. J. Dis. Child. 75, 316 (1948). — (4) Debré, R., P. Royer et H. Lestradet: Les insuffisances congénitales du tubule rénal chez l'enfant. Sem. Hôp. Paris 32, 7 (1956).

(5) Ellborg, A., and H. Forssman: Nephrogenic diabetes insipidus in children. Acta paediat. (Uppsala) 44, 209 (1955).

(6) Flax, L. J., and I. Gersh: Congenital renal tubular dysfunction (Nephrogenic diabetes insipidus). Amer. J. Dis. Child. 89, 602 (1955). — (7) Forssman, H.: On hereditary diabetes insipidus. Acta med. scand. Suppl. 159, 1945. — (8) Forssman, H.: Form of diabetes insipidus characterized by sex-linked inheritance and unresponsiveness to the antidiuretic hormone. New genotypic entity. Acta endocr. (Kbh.) 16, 355 (1955). — (9) Forssman, H.: Is hereditary diabetes insipidus of nephrogenic type associated with mental deficiency? Acta psychiat. scand. 30, 577 (1955). — (10) Forssman, H.: Two different mutations of the x-chromosome causing diabetes insipidus. Amer. J. hum. Genet. 7, 21 (1955).

(11) Gautier, E., et A. Prader: Un cas de diabète insipide néphrogène chez un nourrisson, avec absence initiale de soif («diabète insipide occulte»). Helv. paediat. Acta 11, 45 (1956). — (12) Gautier, E., and M. Simpkiss: The management of nephrogenic diabetes insipidus in early life. Acta paediat. (Uppsala) 46, 354 (1957). — (13) Glaser, L. H.: A case of nephrogenic diabetes insipidus. Brit. med. J. 5099, 780 (1958). — (14) Guard, H. L.: Pitressin resistant

diabetes insipidus. Nephrogenic function defect. Med. Bull. US Army, Europe 10, 185 (1953).

(15) HILLMAN, D. A., O. NEYZI, P. PORTER, A. CUSHMAN and N. B. TALBOT: Renal (vasopressin-resistant) diabetes insipidus. Pediatrics 21, 430 (1958).

(16) KAO, M. Y., and M. M. STEINER: Diabetes insipidus in infancy resistant to pitressin. Pediatrics 12, 400 (1953). — (17) KIRMAN, B. H., J. A. BLACK, R. H. WILKINSON and P. R. EVANS: Familial pitressin-resistant diabetes insipidus with mental defect. Arch. Dis. Child. 31, 59 (1956).

(18) LINNEWEH, F., E. BUCHBORN u. B. DELBRÜCK: Familiärer renaler Diabetes insipidus. Klin. Wschr. 1957, 321. — (19) LUDER, J., and D. BURNETT: A congenital renal tubular defect. Arch. Dis. Child. 29, 44 (1954).

(20) MACDONALD, W. B.: Congenital pitressin resistant diabetes insipidus of renal origin. Pediatrics 15, 298 (1955).

(21) RODECK, H.: Die primäre distale Tubulusinsuffizienz (nephrogener Diabetes insipidus). Kinderärztl. Prax. 24, 496 (1956).

(22) WALKER, N. F., and C. P. RANCE: Inheritance of nephrogenic diabetes insipidus. Amer. J. hum. Genet. 6, 354 (1954). — (23) WARING, A. J., L. KAJDI and V. TAPPAN: A congenital defect of water metabolism. Amer. J. Dis. Child. 69, 323 (1945). — (24) WATTIEZ, R., H. LOEB, R. BELLENS et R. VAN GEFFEL: Diabète insipide pitressino-résistant. Helv. paediat. Acta 12, 643 (1957). — (25) WEST, J. R., and J. G. KRAMER: Nephrogenic diabetes insipidus. Pediatrics 15, 424 (1955). — (26) WIJFFELS, J. C.: Nephrogene diabetes insipidus. Proefschrift Leiden, 1959; Mdschr. Kindergeneesk. 27, 293 (1959). — (27) WILLIAMS, R. H.: Nephrogenic diabetes insipidus occurring in males and transmitted by females. J. clin. Invest. 25, 937 (1946). — (28) WILLIAMS, R. H., and C. HENRY: Nephrogenic diabetes insipidus: transmitted by females and appearing during infancy in males. Ann. intern. Med. 27, 84 (1947).

IV. Verdauungsorgane

1a. Das durch Magenresektion behandelte Magen- und Zwölffingerdarmgeschwür

Von

K. H. Hackethal

Mit 6 Abbildungen

In der Literatur finden sich zahlreiche Berichte über das Spätschicksal konservativ oder operativ behandelter Ulcuskranker. Doch ist die Auslegung des Begriffes Spätschicksal recht unterschiedlich. Man sollte bei operativer Therapie davon erst sprechen, wenn die Operation mindestens 4 Jahre zurückliegt (*5, 35*).

Unser Berichtszeitraum erstreckt sich von 1931—1954. Die mittlere Nachbeobachtungszeit beträgt 13 $\pm$ 6,9 Jahre, wobei 17 Resektionen (1931) mit 27 vollen Jahren am weitesten und 52 Resektionen (1954) mit 4 vollen Jahren am kürzesten zurückliegen. 528 Resektionen wurden vor 13—27 Jahren und 509 vor 4—12 Jahren ausgeführt. Berücksichtigt sind nur die wegen eines Ulcus-Leidens durchgeführten Magenresektionen — nicht aber die im gleichen Zeitraum ausgeführten 43 einfachen Gastroenterostomien, 4 Ulcusexcisionen und 6 -excochleationen, ebenso nicht die Übernähungen und Resektionen bei perforierten Geschwüren. Eingeschlossen in den Bericht sind dagegen auch die Nachresektionen wegen Rückfall-Geschwüren (insbesondere wegen Anastomosen-Geschwüren nach GE) und die Resektionen wegen eines blutenden Gastroduodenal-Ulcus.

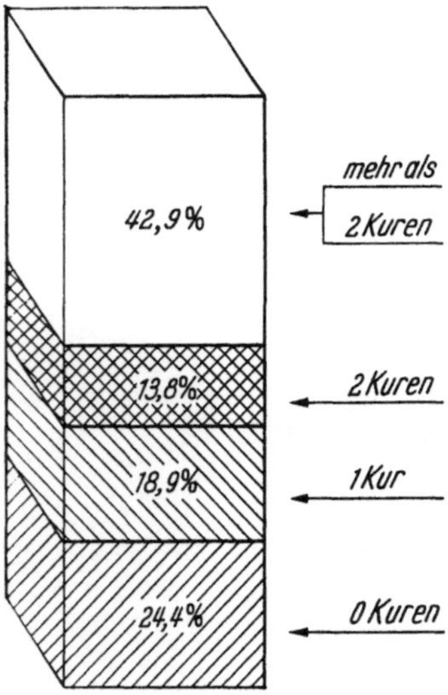

Die Erhebungen gründen sich auf eine Fragebogenaktion bei den Operierten teils mit persönlicher Rücksprache, auf Auskünfte von Standesämtern, staatlichen Gesundheitsämtern, Krankenanstalten und behandelnden Ärzten sowie auf die Einsichtnahme in Leichenschauscheine und Sektionsprotokolle.

I. Ausgangs-Krankengut

Von 1037 Resezierten waren 873 Männer und 164 Frauen. Das mittlere Operationsalter betrug 44,9 ($\pm$ 8,5 Jahre). Der jüngste Kranke war 18, der älteste 75 Jahre alt. Die Geschwürskrankheit dauerte bis zum Zeitpunkt der Operation im Mittel 9,6 Jahre ($\pm$ 6,8). Die kürzeste präoperative Krankheitsdauer war 3 Monate, die längste 51 Jahre. Einen ungefähren Anhaltspunkt über den Schweregrad der Erkrankung bietet die Zahl der durchgemachten Ulcus-Kuren (Abb. 1). Die Höchstzahl präoperativ durchgemachter Kuren betrug 30. 84% aller Resezierten mußten vor der Operation praktisch ständig diät leben. Es handelte sich bei den Resezierten also in der Regel um die Träger eines chronischen Magen- oder Duodenalgeschwüres. Bei dem ausgewerteten Krankengut fanden sich Magen- und Zwölffingerdarmgeschwüre etwa in gleicher Häufigkeit (1 : 1,2). Wenn wir das Verhältnis von Magen- zu Duodenalgeschwüren bei Männern und Frauen getrennt betrachten, so ergeben sich für unser Krankengut die Werte 1 : 1,4 für Männer, aber 2 : 1 für Frauen. Bei 10 Kranken (= 1%) wurde die Resektion wegen eines Anastomosen-Ulcus bzw. eines Ulcus pepticum jejuni oder eines Rückfallgeschwürs im GE-Magen erforderlich. 12% aller Resezierten hatten bereits eine Ulcusperforation erlitten. (Vergleichbare Literaturangaben s. *79, 27, 67, 75, 78, 38, 40, 46*.)

Abb. 1. Zahl der (systematischen) präoperativen Ulcus-Kuren

II. Art der Magenresektionen

Der überwiegende Teil der Kranken (910 von 1037 = 87,8%) wurde nach Billroth II unter Mitentfernung des Ulcus operiert. Dabei betrug die Ausdehnung der Resektion $^1/_3$—$^4/_5$, am häufigsten (in über 90%) $^2/_3$ des Magens. Meistens (bei $^3/_4$ der Fälle) kam die Billroth II-Methode in der Modifikation nach GOETZE zur Anwendung: Dabei wird die GE als retrocolische partielle Gastrojejunostomie mit Bildung eines sog. „Magensinus" gemacht. Bei 77 Kranken (= 7,4%) wurde eine Resektion zur Ausschaltung eines nicht oder doch schwer entfernbaren Geschwürs durchgeführt. 48 Kranke (= 4,6%) machten eine Resektion nach Billroth I durch und 2 (= 0,2%) wurden mit einer Querresektion behandelt.

III. Spätschicksal

Von den 1037 in den Jahren 1931—54 an der Erlanger Chirurgischen Universitätsklinik resezierten Kranken ließ sich das Spätschicksal bei 75 nicht feststellen. Die Zahl der Nicht-antworten liegt mit 2,8% (19 von 667 überlebenden Kranken) erfreulich niedrig, was man wohl a priori mit MORAWITZ (*60*) als ein Positivum für das angewandte Heilverfahren werten darf. Insgesamt können wir über das Schicksal von 962 Resezierten Auskunft geben. Dies geschieht im folgenden unter Gesamtbetrachtung aller angewandten Resektionsverfahren, also nicht für jede einzelne Methode getrennt.

Frühtodesfälle

100 von 1037 starben während der stationären Behandlung (bis zu 71 Tagen) nach der Operation. Das bedeutet eine Frühsterblichkeit bzw. Operationssterblichkeit von 9,7%, wobei — wie bereits angeführt — die Resektionen wegen blutenden Magengeschwürs und die Nachresektionen wegen Rückfallgeschwürs mitberücksichtigt sind.

Tabelle 1. *Häufigkeit der Frühtodesursachen*

Todesursache	Anzahl	Anteil an Früh-Todesfällen %	Anteil an Gesamt-Sterblichkeit %
Peritonitis	37	37	3,5
(davon durch Nahtinsuffizienz nachgewiesen)	15	15	
Herz- und Kreislaufversagen	27	27	2,7
(insbesondere durch Op.-Schock)			
Pneumonie.	24	24	2,3
Lungenembolie	6	6	0,55
Verblutung	6	6	0,55
	100	100	9,7

Unter den Ursachen für die Frühtodesfälle (Tab. 1) steht die Peritonitis an erster Stelle. Wenn auch durch Biopsie oder Autopsie nur bei 40% eine Nahtinsuffizienz als Ursache veri-fiziert werden konnte, so lag wahrscheinlich die tatsächliche Frequenz der Nahtinsuffizienzen höher, da andersartige Ursachen nach den allgemeinen Erfahrungen wesentlich seltener sind.

In der Tabelle ist Herz- und Kreislaufversagen als Todesursache nur dann angeführt, wenn eine sonstige Erkrankung als Ursache nicht erkennbar war. Bei den 27 Fällen handelte es sich meistens um Todesfälle innerhalb der ersten 48 Std. nach der Operation. Zu den Pneumonien ist zu sagen, daß im Berichtszeitraum systematische postoperative Absaugungen — im Gegen-satz zu heute — nicht gemacht wurden. Die Häufigkeit der tödlichen Lungenembolie entspricht mit 0,6% der Resezierten etwa der üblichen Frequenz bei Bauchoperationen.

Spättodesfälle

Von 862 Kranken, die die Operation und ihre unmittelbaren Auswirkungen überlebten, starben 195 (= 22,6%) seit 1931. Die gesamte Absterbequote — unter Berücksichtigung von Früh- und Spättodesfällen — beträgt für die 24 Jahre des Berichtszeitraumes 30,6%. Ein knappes Drittel der Resezierten ist also inzwischen verstorben. Die mittlere postoperative Lebensdauer beträgt 9,5 ± 5,0 Jahre.

Die Letalität infolge Magen-Duodenal-Geschwürs bei konservativer Behandlung geben BROWN (*12*) für 16 Jahre (1912—27) mit 3,3%, KRARUP (*50*) für 5 Jahre (665 Fälle) mit 3%, MALMROS und HIERTONN (*57*) für 7 Jahre (687 Fälle) mit 3% an.

Todesursachen

Sie wurden durch Rückfragen bei den zuständigen Standesämtern, den staatlichen Gesundheitsämtern, den Krankenanstalten und bei den zuletzt behandelnden Ärzten ermittelt. Im allgemeinen wurde die Auskunft auf Grund des Leichenschauscheines (in 1 Fall nach dem Totenschein) gegeben. In 14 Fällen erhielten wir sie vom zuletzt behandelnden Arzt. Nur 13 Fälle waren seziert worden. Von diesen wurden die Sektionsprotokolle eingesehen. Über die uns angegebenen Todesursachen gibt Tab. 2 Aufschluß. Näher eingegangen werden soll in diesem Zusammenhang nur auf die unter 9, 15 und 30 angeführten Todesfälle.

Lungentuberkulose (s. Tab. 2 unter 9): 15 von 862 primär überlebenden Kranken (= 1,7%) bzw. 15 von 195 Spättodesfällen (= 7,7%) verstarben an Lungen-Tbc. Die mittlere Überlebenszeit der Operation betrug 8,8 ($\pm$ 4,3) Jahre. Das Alter der Kranken war zur Zeit der Resektion 39 $\pm$ 10, 6 Jahre, der jüngste war bei der Operation 21, der älteste 59.

Um Vergleichswerte zu bekommen, haben wir für den Berichtszeitraum die durchschnittliche Mortalitätsquote und die Mortalitäts-Anteilquote der einzelnen Erkrankungen zu ermitteln versucht. Zur Verfügung standen uns die standardisierten Sterbeziffern des Statistischen Bundesamtes für die Jahre 1938, 1950, 1951, 1952, 1953 und 1954. In Ermangelung spezifizierter Angaben wurden für jedes der Berichtsjahre 1931—49 die Ziffern von 1938 angesetzt. So haben z. B. die standardisierten Sterbeziffern — bezogen auf 10000 und den Altersaufbau der Bevölkerung von 1952 — für Tbc. 1938: 6,2%; 1950: 4,0%; 1951: 3,7%; 1952: 2,7%; 1953: 2,1%; 1954: 2,0% betragen. Das ergibt eine Tbc.-Mortalitätsquote von 0,055% für den Berichtszeitraum. Insgesamt starben 1938: 129,6; 1950: 107,0; 1951: 107,3; 1952: 104,8; 1953: 108,5; 1954: 98,9 von 10000. Daraus errechnet sich eine Mortalitäts-Anteilquote für Tbc von 4,4% für den Berichtszeitraum. Man muß folgern, daß Magenresezierte eine erhöhte Anfälligkeit gegen Tbc aufweisen.

Tabelle 2. *Ursachen für die (195) Spättodesfälle*

1. Apoplexie	14
2. Schizophrenie	1
3. Herz- und Kreislaufschwäche	43
4. Herzinfarkt	16
5. Herzschlag	9
6. Wassersucht	3
7. Sepsis nach Grippe	1
8. Lungenentzündung	16
9. Lungentuberkulose	15
10. Bronchialcarcinom	9
11. Lungentumor (?)	1
12. Rippenfellentzündung	2
13. Bauchfellentzündung (8 J. p. op.)	1
14. Mesenterialvenenthrombose	1
15. Magencarcinom	18
16. Dickdarmcarcinom	2
17. Leberkoma (nach Cholecystektomie)	1
18. Gallengangsverschl. n. mehr. Oberbauch-Op.	1
19. Lebercirrhose (u. Hepatitis epid.)	1
20. Leberkrebs	3
21. Pankreascarcinom	1
22. Pyelitis	1
23. Nierenschrumpfung	2
24. Blasencarcinom	1
25. Hodencarcinom	1
26. Ovarialcarcinom	1
27. Kachexie infolge chron. Ulcus-Leidens	6
28. Verblutung in der Op.-Gegend	1
29. Unglücksfälle (einschl. Kriegseinw.)	13
30. Selbstmord	10
	195

Außer den 15 an Tbc Verstorbenen sind weitere 6 an Lungen-Tbc erkrankt. Somit beträgt die Morbidität der Resezierten für Tbc 21 von 862 primär Überlebenden = 2,4%.

Über eine erhöhte Anfälligkeit Magenresezierter für Tbc wurde im Schrifttum schon mehrfach berichtet (u. a. *2, 13, 25, 44, 85, 92*).

Magenkrebs (s. Tab. 2 unter 15): Für 18 der Spättodesfälle wird als Ursache Magenkrebs angegeben. Das mittlere Operationsalter betrug 45 $\pm$ 13,1, die mittlere postoperative Überlebenszeit 10 $\pm$ 9,6 Jahre. 16mal bestand ein Ulcus ventriculi (6 davon am Pylorus), 2mal ein Ulcus duodeni (Verhältnis 8 : 1, gegenüber 1 : 1,2 beim gesamten Krankengut!); 15 Verstorbene waren Männer, 3 Frauen.

Falls die Diagnose in allen Fällen als richtig unterstellt werden könnte — keiner der Verstorbenen wurde seziert, in 1 Falle wurde das Carcinom 6 Jahre nach der Resektion bei einem 51jährigen Kranken bei einer Relaparotomie festgestellt („Carcinom am Magenstumpf") —, so bedeutet dies eine Letalität der Resezierten an Magenkrebs von 2,1%, wobei wiederum offenbleiben muß, wie oft das Carcinom schon als Ulcus-Carcinom bestanden hat und wie oft es sich erst im Restmagen bildete.

Die Angaben über die Häufigkeit des Ulcus-Carcinoms schwanken sehr stark. Nach einer Sammelstatistik (*53*) haben von 195 Autoren 19 überhaupt kein Ulcus-Carcinom beobachtet. 63 geben eine Frequenz von 1—5%, 42 eine solche von 6—10%, 33 11—20%, 22 21—30%, der Rest — insbesondere amerikanische Chirurgen — eine noch größere Häufigkeit an. Aus der Mayo-Klinik wird berichtet, daß die spätere Letalität nach GE wegen Ulcus duodeni der durchschnittlichen Letalität entspricht, während die Spättodesfälle nach GE wegen Magengeschwürs 3mal so häufig waren, wobei 40% dieser Todesfälle durch ein Carcinom bedingt waren. Demgegenüber führt BOLLER (*7—11*) Untersuchungen des Pathologischen Instituts Basel an, die das Ergebnis hatten, daß die maligne Entartung eines Magengeschwürs der Wahrscheinlichkeit des Befalls mit einem Magencarcinom im allgemeinen auch für den Nichtmagenkranken entspreche. HEBOLD (*37*) fand bei 10070 Sektionen (1946—1956) 541 Magencarcinome, davon 12 (= 2,2%) im Restmagen (bei einer Gesamtzahl von 81 Magenresektionen im Obduktionsmaterial): „Setzt man die Magenresektionen zu den Carcinomen des Magenrestes in Beziehung — was zweifelsohne nicht in dieser Form getan werden kann, da es sich bei unserem Material um eine sicher negative Auslese des Resektionsmaterials handelt — so käme man zu der Meinung, daß bei 20% aller Magenresektionen ein Carcinom im Restmagen zu erwarten wäre. Wenn diese Zahl auch zu hoch ist, so zeigt sich andererseits, mit welcher Möglichkeit wir in der Nachbeobachtung rechnen müssen". Bei 4 Fällen HEBOLDs lag die Resektion 4 Jahre und weniger, bei 4 Fällen mehr als 10 Jahre und bei den restlichen 4 Fällen mehr als 20 Jahre zurück.

Selbstmord (s. Tab. 2 unter 30): 10 von 862 primär Überlebenden (= 1,2%) bzw. 10 von 195 Spätverstorbenen (= 5,1%) verübten innerhalb der 24 Berichtsjahre Selbstmord (Überlebenszeit 8,4 ± 6,5 Jahre). Über den Anlaß im einzelnen bzw. die Vorgeschichte konnten wir bei keinem Fall etwas in Erfahrung bringen. Die Suicid-Mortalitätsquote des Berichtszeitraumes hat 0,027% betragen, die Mortalitäts-Anteilquote 2,2%. Die Suicidfrequenz der Magenresezierten ist demgegenüber deutlich erhöht. Das spricht dafür, daß zumindest für einen Teil der Fälle das Magenleiden ursächlich war.

Schicksal der Überlebenden

Über die Dauer der postoperativen Magenbeschwerden, insbesondere -schmerzen, orientiert Abb. 2. Insgesamt hatten also nur 15,3% (der 667 Überlebenden) zur Zeit unserer Erhebungen noch Restbeschwerden von seiten des Magens.

Die Zahl der Dauerheilungen nach *operativer Behandlung* wird während des letzten Jahrzehnts in der Literatur mit 63—92% angegeben (*33, 23, 43, 73, 83, 31, 49, 88, 71, 77, 57, 11, 74, 20*). BOLLER (*7—11*) glaubt mit DRABLÖS (*20*), daß „im großen Durchschnitt etwa ein Fünftel der Operierten von Mißerfolgen (einschließlich der Letalität) betroffen wird". Die restlichen 80% lassen sich nach BOLLER zu gleichen Teilen oder im Verhältnis 30 : 50 auf sehr gute und befriedigende Erfolge aufteilen.

Während die unmittelbaren Resultate der *konservativen Therapie* des *frischen* Ulcus ausgezeichnet sind (u. a. *25, 72*), gilt dies nicht für die Dauerresultate. Nach einer 1954 veröffentlichten Sammelstatistik (*72*) amerikanischer und skandinavischer Autoren über die Ergebnisse einer internistischen Behandlung von Magen- und Zwölffingerdarmgeschwüren mit „Bettaufenthalt und Diät" wurden von 2379 Kranken mit einer durchschnittlichen Beobachtungszeit von 7—8 (mindestens 1, höchstens 15) Jahren rund 24% symptomfrei und rund 25% gebessert.

Nach Römcke (*72*) wird die Häufigkeit dauernder Symptomfreiheit nach konservativer Behandlung auf 16% (20% für das Ulcus ventriculi und 12% für das Ulcus duodeni) geschätzt (vgl. auch *57*).

Im Hinblick auf die Erfolgsaussichten der konservativen Behandlung bei *chronischem* bzw. *chronisch-rezidivierendem* Ulcus wurden in 87,5% der Fälle ein

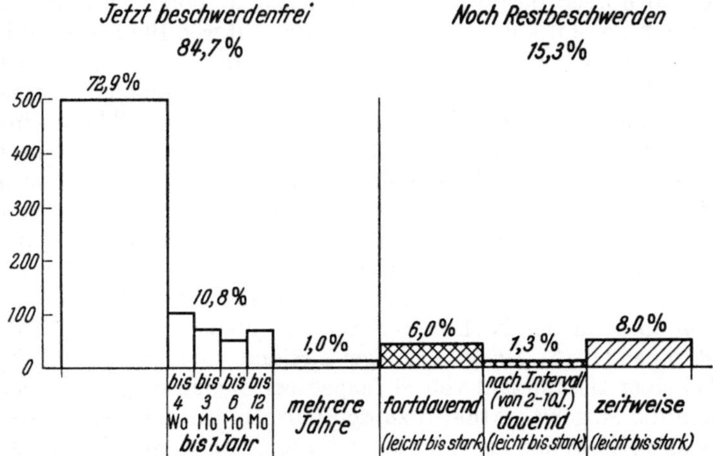

Abb. 2. Dauer der postoperativen Magenbeschwerden bei (667) überlebenden Resezierten

„ernster oder weniger günstiger Verlauf" für das Duodenalgeschwür gefunden, falls die Krankengeschichte 5 Jahre überschritten hatte (*57*). Skandinavische Autoren (*61*) berichten, daß nach internistischer Behandlung die Magen-Duodenal-Geschwürskranken, deren Krankheit länger als 5 Jahre dauerte, bei einer Nachbeobachtung von 3 Jahren zu 25% symptomfrei waren. Der Prozentsatz betrug 8 Jahre nach der Behandlung 10,6% [14% für Magengeschwüre und 7,2% für Zwölffingerdarmgeschwüre (*68*)].

In Abb. 3 ist die Häufigkeit der nach der Resektion verbleibenden Verdauungsstörungen angegeben. Es bestand also bei rund 32% der Resezierten eine Durchfallneigung, die sich aber nur bei etwa $^1/_4$ der Kranken wesentlich störend auswirkte. Zur Frage der Milch- und Zuckerverträglichkeit s. *66, 39*.

Morbidität. Die postoperativen Erkrankungen der Überlebenden, bei denen ein ursächlicher Zusammenhang mit der Resektion wahrscheinlich oder möglich ist, sind in Tab. 3 aufgeführt.

Das *Dumping-Syndrom* sahen wir in 3,4% (vgl. dazu *17, 51, 62,* aber auch *9—11, 14, 65*.) Milch- und Zuckerverträglichkeit für sich

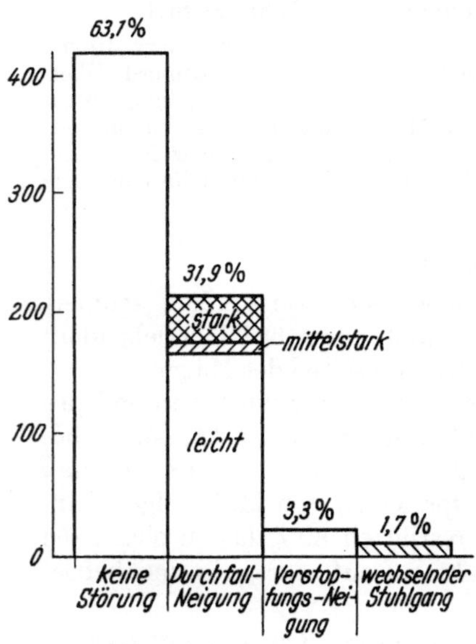

Abb. 3. Häufigkeit von Verdauungsstörungen bei (667) überlebenden Resezierten

allein haben wir dem Dumping-Syndrom nicht zugerechnet.

Erfreulich niedrig liegt die Zahl von (diagnostizierten!) *Anastomosengeschwüren* mit 5 von 667 = 0,7%, obwohl offen bleiben muß, wieviele der Spättodesfälle tatsächlich zu Lasten eines Anastomosengeschwürs und seiner Komplikationen gehen.

Die Häufigkeit des Anastomosenulcus nach Magenresektion wird mit 0,3—3% angegeben (*4, 24, 26, 27, 31, 33, 41, 52, 55, 62, 63, 70, 77*). Nach ALLGÖWER und ALTENPOHL (*1*) sind die Ausschaltungsresektionen nach v. EISELSBERG oder FINSTERER zu 20—30% mit einem nachfolgenden Anastomosen-Ulcus belastet; diese beobachteten, daß 9 von 18 zuletzt operierten Anastomosengeschwüren nach Resektionen zur Ausschaltung aufgetragen sind.

Wir beobachteten unter unseren 77 Resektionen zur Ausschaltung zweimal ein Anastomosenulcus (=2,7%). Die Operation wurde (entsprechend den Vorschlägen FINSTERERs) z. T. mit, z. T. ohne Entfernung des Pylorus, aber stets mit großer Resektion durchgeführt.

Von den beobachteten 8 *Anämien* (= 1,2%) war 1 eine echte perniziöse Anämie. Sie wurde 14 Jahre nach der Operation diagnostiziert. 1 weitere — 25 Jahre nach der Operation festgestellte — ist dem perniciosa-ähnlichen Typ zuzuordnen. Während teils eine sekundäre Anämie in 12,9% der Resektionen gefunden wurde (*59*) (mit einem „Übergang in eine hyperchrome Anämie" in 5,7%), fanden andere Autoren (*30*) bei Magenresezierten eine völlig normale Blutbildung; bei den wenigen Kranken mit postoperativer Anämie wurde nachgewiesen, daß sie bereits vor der Operation eine Anämie bzw. einen Status praeperniciosus hatten.

Tabelle 3. *Häufigkeit verschiedener Nacherkrankungen bei 667 überlebenden Resezierten*

Art der Nacherkrankung	Fallzahl	%
Bauchnarbenbruch	77	11,5
davon operiert	15	2,2
Dumping-Syndrom	23	3,4
Anastomosen-Ulcus	5	0,7
Anämie	8	1,2
Leber- u. Gallenwegs-Erkrankungen	25	3,7
Lungentuberkulose	6	0,9
Kreuz-Schmerzen	3	0,4

Leber- und Gallenwegs-Erkrankungen traten bei 25 von 667 Resezierten (= 3,7%) auf. Nach BOLLER sind Magenresezierte für einen Parenchym-Ikterus — ebenso wie Anazide überhaupt — und für Gallenblasen- und Gallengangs-Erkrankungen anfälliger.

Eine Relaparotomie mußte bei den überlebenden Resezierten in 14 Fällen vorgenommen werden, und zwar wegen Peritonitis (ohne erkennbare Ursache) 1, Absceß im rechten Oberbauch 1, Duodenalstumpf-Absceß 1, Nachblutung 2, Platzbauch 1, Strangulation der Anastomose 2, Ileus 3 und Duodenalfistel 1 mal.

Arbeitsfähigkeit bzw. Berentung. Von sozialmedizinischem Interesse ist die Frage nach der Dauer der postoperativen Arbeitsunfähigkeit und der Zahl der Rentenempfänger unter den Resezierten (Abb. 4 u. 5).

26 von 667 (= 3,9%) waren zum Zeitpunkt unserer Erhebungen dauernd arbeitsunfähig. Diese 26 rekrutieren sich nur zum Teil aus den 17 von 667 (= 2,5%), die schon vor der Operation dauernd arbeitsunfähig waren, da diese teilweise nach der Operation arbeitsfähig wurden. Insgesamt gesehen blieben 9 mehr dauernd arbeitsunfähig, als es vor der Operation waren, was einem Minusposten von 1,4% für die Resektion entspricht. 58 (von 667) (= 8,8%) der Resezierten beziehen für ihr Magenleiden eine Rente von mehr als 50% — meist als Vollrente aus der Invalidenversicherung. 28 von diesen 58 (48,3%) waren schon vor der Operation — nicht allein wegen ihres Magenleidens — invalidisiert bzw. pensioniert; das sind 4,2% aller überlebenden Resezierten. Die Differenzen zwischen den Zahlen der dauernd Arbeitsunfähigen und der Rentenempfänger über 50% bzw. der Invalidisierten und Pensionierten erklären sich damit, daß ein Teil derjenigen, die eine höhere Rente als 50% beziehen, arbeitet.

Nach einigen Autoren (*3, 62*) kann die Anzahl der Arbeitsfähigen durch die Operation nicht gesteigert werden. Im Gegenteil komme es bei den Operierten zu einem jährlich gesteigerten Arbeitsausfall. BOLLER berichtet, daß von 54 394 Invalidenrentnern 1953 in Österreich 1 928 (=3,45%) wegen eines Magen-Darm- und Leberleidens berentet waren. 54,48% davon waren Magenresezierte wegen Ulcus oder Gastritis, das sind knapp 2% aller Invalidenrentner.

Erfolgsbeurteilung durch die Resezierten: Die — jedenfalls menschlich gesehen — entscheidende Frage zur Beurteilung eines Behandlungserfolges ist wohl die nach der Bewertung des Behandlungsergebnisses durch den Kranken. Wir haben deshalb die Resezierten — bei denen die Operation im Mittel 13 (4—27) Jahre zurücklag — gefragt: „Sind Sie mit dem Erfolg der Operation zufrieden? Würden Sie den Erfolg als sehr gut, gut, zufriedenstellend oder unbefriedigend bezeichnen?" Die Antworten sind aus Abb. 6 ersichtlich. 97% der überlebenden Kranken sind mit dem Erfolg der Operation zufrieden. Dies zeigt, daß selbst ein Teil der Kranken, die dauernd arbeitsunfähig sind, sich wesentlich gebessert fühlt.

Zur Ergänzung sei an dieser Stelle auf die Untersuchungen aus den Erlanger Kliniken (6) verwiesen, die das Schicksal

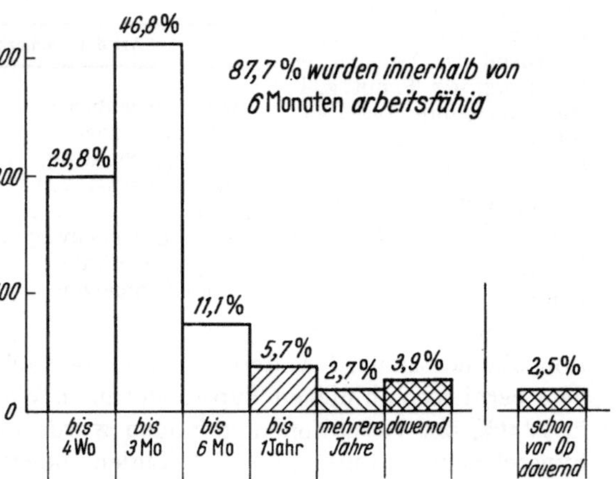

Abb. 4. Dauer der Arbeitsunfähigkeit nach der Resektion

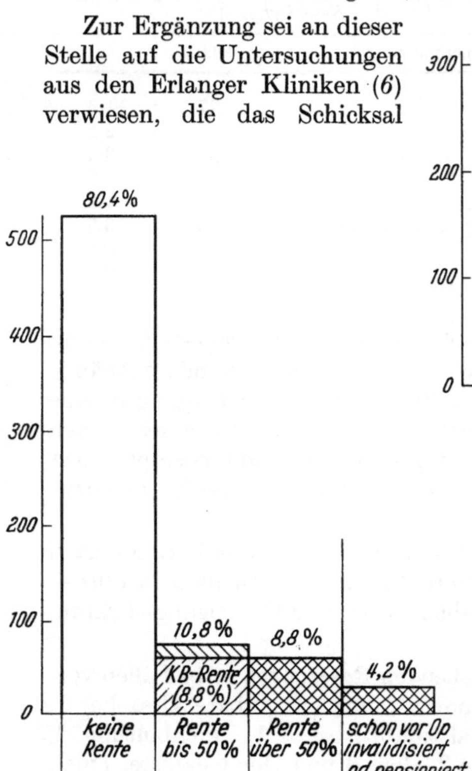

Abb. 5. Zahl der Rentenempfänger unter den (667) überlebenden Resezierten

blutender Gastro-Duodenal-Ulcera betreffen. Unter 134 konservativ behandelten Kranken mit blutendem Magen- oder Zwölffingerdarmgeschwür wiederholte sich die Blutung bei 57 ein 2. Mal, bei 15 ein 3. Mal und bei 1 ein 4. Mal. Beim chronischen Ulcus betrug die Häufigkeit der Rezidivblutungen 80%. Bei den resezierten Kranken kam es in keinem Falle zur Nachblutung. Die Letalität der konservativen Behandlung betrug 4,1%, der operativen 5,2%.

IV. Zusammenfassung und Schlußfolgerungen

Es wird ein Überblick über das Spätschicksal von rund 1000 wegen Gastro-Duodenal-Ulcus Resezierten und über das in diesem Zusammenhang interessierende Schrifttum gegeben. Eine zusammenfassende Erfolgsbeurteilung der Resektionsbehandlung ist bei der Vielschichtigkeit des Problems nur mit Vorbehalt möglich, weil viele Fragen durch die Erhebungen nicht geklärt werden konnten.

Optimistisch gesehen, sind 97% der überlebenden Resezierten mit dem Operationserfolg zufrieden. Berücksichtigt man aber die 20 unzufriedenen Kranken (= 3%; vgl. Abb. 6), 100 Frühtodesfälle und 9 Spättodesfälle, die mit überwiegender Wahrscheinlichkeit Operationsfolge sind, ergeben sich 13,4% Mißerfolge. Unter Hinzurechnung von 19 unbeantworteten Fragebögen, 21 Lungentuberkulosen, 10 Selbstmorden und 9 Carcinomen des Restmagens (das ist die Hälfte von 18 auf den Leichenschauscheinen angegebenen Carcinomen), errechnen sich rund 20% Mißerfolge.

Wenn man dagegen bedenkt, daß es sich bei den operierten Kranken um die Träger eines chronischen, im Mittel 9 Jahre alten, therapieresistenten Ulcus gehandelt hat und die Operation im Mittel 13 Jahre zurückliegt, also zu einer Zeit stattfand, in der die Operations-Letalität allgemein höher lag als heute, so sind die Erfolge als durchaus befriedigend anzusehen.

Eine Verbesserung der Erfolge scheint uns — abgesehen von einer Verminderung der Frühtodesfälle — u. a. durch folgende Maßnahmen möglich:

1. Sorgfältige Vor- und Nachuntersuchung jedes zur Resektion vorgesehenen bzw. resezierten Kranken auf Lungen-Tuberkulose.

2. Genaue histologische Untersuchung jedes operativ entfernten Magengeschwürs (evtl. in Serienschnitten) auf Carcinom. (Vielleicht sollte man bei Magen-Ulcus — wie es von anderer Seite vorgeschlagen wird — früher als bei Duodenal-Ulcus operieren, um die carcinomatöse Entartung zu verhindern.)

3. Systematische Nachuntersuchungen aller Resezierten.

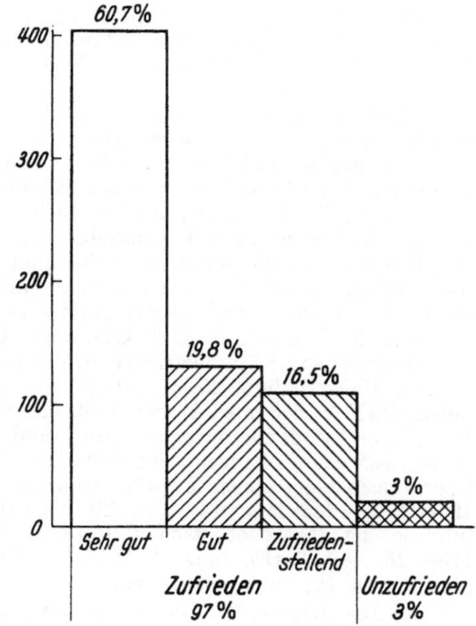

Abb. 6. Beurteilung des Op-Erfolges durch die (667) überlebenden Resezierten

Literatur

(1) ALLGÖWER, M., u. E. ALTENPOHL: Das Anastomosenulkus. Dtsch. med. Wschr. **1958**, 576. — *(2)* ANDERSON, GUNN u. WATT: zit. nach A. K. SCHMAUSS. — *(3)* AUGUSTE, C., u. J. LOOTEN: Zit. nach R. BOLLER. — *(4)* AUGUSTE, C., et J. PARIS: Zit. nach R. BOLLER. — *(5)* AXER, P.: Nachuntersuchungen von Magenresezierten unter besonderer Berücksichtigung der hypoglykämischen Zustände, der Pankreasveränderungen und der Veränderungen des Blutes. Inaug. Diss. Köln 1939.

(6) BEHRENDS, W., u. N. STEINHARDT: Das Spätschicksal blutender Gastro-Duodenal-Ulzera. Dtsch. med. Wschr. **1959**, 216. — *(7)* BOLLER, R.: Der Magen und seine Krankheiten. Wien-Innsbruck: Urban & Schwarzenberg 1954. — *(8)* BOLLER, R.: Praktische Therapie der Verdauungs- und Stoffwechselkrankheiten. Wien: Urban & Schwarzenberg 1949. — *(9)* BOLLER, R.: Der operierte Magen. Wien: Urban & Schwarzenberg 1947. — *(10)* BOLLER, R.: Der operierte Magen und damit im Zusammenhang stehende Fragen. Wien. med. Wschr. **1854**, 317. — *(11)* BOLLER, R., u. D. MÜHLBAUER: Die Bewährung Magenresezierter in Krisenzeiten. Wien. med. Wschr. **1948**, 455. — *(12)* BROWN, R. C. J.: Results of medical treatment of peptic ulcer. J. Amer. med. Ass. **95**, 1144 (1930). — *(13)* BROZET, G., J. MARCH, G. BROCHEN u. A. BOURWEN: Tuberkulose bei Gastektomie und Ulcus ventriculi. Dtsch. med. Wschr. **1951**, 917. — *(14)* BUSALOW, A. A.: Zit. nach R. BOLLER. — *(15)* BUYLLA ALVAREZ, P.: Zit. nach A. K. SCHMAUSS.

(16) CAINE, J. C., et al.: Medically treated small gastric ulcer: Five-year follow-up study of four hundred and fourteen patients. J. Amer. med. Ass. **150**, 781 (1952). — *(17)* CAPPER, W. M., and T. J. BUTLER: Zit. nach R. BOLLER.

(18) DENK, W.: Zit. nach N. GULEKE. — *(19)* DOMANIG, E.: Die chirurgische Therapie der Ulcuskrankheit. Klin. Med. (Wien) **1**, 100 (1946). — *(20)* DRABLÖS, A., u. Mitarb.: The late results of gastric resection for gastro-duodenal ulcer. Acta med. scand. **140**, 327 (1951).

(21) EISELSBERG, A. v.: Moderne Magenchirurgie. Wien. klin. Wschr. **1933**, 18. — *(22)* EISELSBERG, A. v.: Zit. nach F. SPATH: Die chir. Therapie des Magen- und Zwölffingerdarmgeschwüres in der Schule v. HABERERS. Wien: Springer 1950. — *(23)* EVERSON, R. D.: Zit. nach N. D. QUANG, A. K. SCHMAUSS, N. D. NINH. Münch. med. Wschr. **1959**, 538.

(24) FINSTERER, H.: Über Magen-Jejunum-Kolon-Fisteln bei Ulcus pepticum jejuni. Zbl. Chir. **1**, 464 (1942). — *(25)* FLOOD, C. A.: Results of medical treatment in Sandweiss-Peptic

ulcer. Philadelphia-London 1951. — *(26)* FLÖRCKEN, H.: Zit. nach N. GULEKE. — *(27)* FORNI, G.: Über die chirurgische Behandlung des Zwölffingerdarm- und Magengeschwürs und deren unmittelbare Erfolge und Dauerresultate. Arch. klin. Chir. **202**, 431 (1941). — *(28)* FORSGREN, E.: Zit. nach A. K. SCHMAUSS.

(29) GALL, F.: Das Ulcus pepticum jejuni. Med. Klin. **1958**, 2133. — *(30)* GOLDECK, H., u. D. REMY: Hämatologische Nachuntersuchungen bei Magenresezierten. Bruns, Beitr. klin. Chir. **182**, 294 (1951). — *(31)* GULEKE, N.: Neuere Probleme der Magenchirurgie. Langenbecks Arch. klin. Chir. **267**, 319 (1951).

(32) HABERER, H. v.: Erfolg trotz schlechter Operationsmethode. Zbl. Chir. **2**, 868 (1950).— *(33)* HABERER, H. v.: Verbesserungsmöglichkeit der Fernergebnisse nach operativer Behandlung des Magen- und Zwölffingerdarmgeschwüres. Münch. med. Wschr. **1950**, 23. — *(34)* HABERER, H. v.: Ulcus jejuni postoperativum nach Resektion Billroth II. Chirurg **1952**, 164.— *(35)* HARMS, E.: Die Spätergebnisse nach chirurgischer Behandlung des Magen-Zwölffingerdarmgeschwüres und des Magenkrebses. Langenbecks Arch. klin. Chir. **185**, 241 (1936). — *(36)* HAUSER, G.: Die peptischen Schädigungen des Magens, des Duodenums und der Speiseröhre und das peptische postoperative Jejunalgeschwür. F. HENKE und O. LUBARSCH. Handbuch der speziellen pathologischen Anatomie und Histologie 4, 1926. — *(37)* HEBOLD, G.: Das Carcinom im Restmagen. Med. klin. **1958**, 1813. — *(38)* HESSE, E.: Fehler, Gefahren und unvorhergesehene Komplikationen in der Chirurgie des Magens und des Zwölffingerdarms. Ergebn. Chir. Orthop. **25**, 154 (1932). — *(39)* HOFFMANN, V.: Beschwerden nach Magenoperationen. Münch. med. Wschr. **1952**, 691, 821. — *(40)* HOFFMANN, V.: Die peptische Theorie des Magen-Zwölffingerdarmgeschwürs und seine operative Behandlung in meiner praktischen Erfahrung. Langenbecks Arch. klin. Chir. **257**, 363 (1951). — *(41)* HOFFMANN, V.: Die Operationen beim Magen-Zwölffingerdarmgeschwür und ihre Indikation. Wien. med. Wschr. **1954**, 387. — *(42)* HOFFMANN, V.: Zit. nach H. PFISTERER. — *(43)* HOLLENBACH, F.: Zur Ausführung der Resektion nach Billroth II beim Magen-Zwölffingerdarmgeschwür. Chirurg **1950**, 26. — *(44)* HOLMBOE, A. M., u. R. NISSEN-S. MEYER: Zit. nach A. K. SCHMAUSS. — *(45)* HUBER, P.: Zit. nach FINSTERER.

(46) JUNGHANNS, H.: Die Operationsprognose beim „Altersulcus" am Magen und Zwölffingerdarm. Ärztl. Wschr. **1949**, 193.

(47) KONJETZNY, G. E.: Über die Beziehungen der chronischen Gastritis mit ihren Folgeerscheinungen und des chronischen Magenulcus zur Entwicklung des Magenkrebses. Beitr. klin. Chir. **85**, 455 (1913). — *(48)* KONJETZNY, G. E.: Zur Frühdiagnose und Frühoperation des Magenkrebses. Arch. klin. Chir. **264**, 331 (1950). — *(49)* KOURIAS, P.: Zit. nach H. FINSTERER. — *(50)* KRARUP, N. B.: On the results of the medical treatment of peptic ulcer. Acta med. scand. **123**, 181 (1946). — *(51)* KRAUTER, ST.: Kritik der konservativen und operativen Ulcustherapie. Wien. klin. Wschr. **1951**, 813. — *(52)* KUNTZEN, H.: Ursachen und Behandlung von Störungen nach Magenresektionen wegen Ulcus. Med. Klin. **1958**, 1442. — *(53)* KÜRTEN, H.: Ulcus, Carcinom und „Ulcuscarcinom". Klin. Wschr. **1942**, 401.

(54) LAHEY, F. H.: Zit. nach R. BOLLER. — *(55)* LAKE, N. C.: Zit. nach R. BOLLER.

(56) MACKENZIE, W. C., u. Mitarb.: The choice of operation in the treatment of peptic ulcer. Surg. Clin. N. Amer. **1958**, 1253. — *(57)* MALMROS, H., and T. HIERTONN: A post investigation of 687 medically treated cases of peptic ulcer. Acta med. scand. **133**, 229 (1949). — *(58)* MEYER, K.: Zit. nach H. L. WIDENHORN. — *(59)* MEYER-BURGDORFF, H.: Die pathologische Physiologie des Verdauungskanals nach Magenresektion. Chirurg **1934**, 601. — *(60)* MORAWITZ, P.: Entstehung der Beschwerden nach Magenoperationen und ihre Behandlung. Chirurg **1932**, 265.

(61) NATVIG, P., O. RÖMCKE u. SVAAR SELJESAETER: Results of medical treatment of gastric and duodenal ulcer. Acta med. scand. **108**, 444 (1943). — *(62)* NISSEN, R.: Die chirugische Behandlung des chronischen Magen- und Duodenalgeschwürs. Dtsch. med. Wschr. **1952**, 1277. — *(63)* NORDMANN, O.: Die Prognose des chirurgischen Eingriffs beim Magen- und Zwölffingerdarmgeschwür. Dtsch. med. Wschr. **1941**, 1121.

(64) OGLIVIE: Zit. nach H. PFISTERER. — *(65)* O'NEILL, T.: Zit. nach R. BOLLER.

(66) PFISTERER, H.: Aussprachebemerkung. Langenbecks Arch. klin. Chir. **267**, 75 (1951).— *(67)* PETER, R.: Ein Beitrag zum Thema des operativen Eingriffs an Magen, Duodenum und Gallenblase in Notzeiten. Zbl. Chir. **1**, 828 (1950).

(68) QUIGSTAD, J., and O. RÖMCKE: Post investigation of medically treated gastric and duodenal ulcers. Acta med. scand. **124**, 34 (1946).

(69) RANSOM, H. K.: Zit. nach R. BOLLER. — *(70)* RANSOM, H. K.: Gastrojejunocolic Fistula. Surgery 18, 177 (1945). — *(71)* REITTER, H.: Innere und äußere Faktoren bei der Entstehung postoperativer Magenbeschwerden. Langenbecks Arch. klin. Chir. **287**, 413 (1957). — *(72)* RÖMCKE, O.: Die Resultate der konservativen Therapie in R. BOLLER: Der Magen und seine Krankheiten. Wien-Innsbruck: Urban & Schwarzenberg 1954. — *(73)* ROSE, F.: Über die Billroth-Krönleinsche Magenresektion. Chirurg **1949**, 306. —

(74) SCHERER, E., u. K. H. PFEFFER: Beitrag zur operativen Behandlung der Kriegs- und Nachkriegsulzera. Med. Mschr. **1950**, 184. — *(75)* SCHINK, W.: Die chirurgische Behandlung des Magens und Zwölffingerdarmgeschwürs. Münch. med. Wschr. **1957**, 478, 521. — *(76)* SCHLOESSMANN, H.: Das chirurgisch unheilbare Magengeschwür. Zbl. Chir. **1**, 14 (1947). — *(77)* SCHLOESSMANN, H.: Das Magen- u. Zwölffingerdarmgeschwür und seine Behandlung. Jena: G. Fischer 1950. — *(78)* SCHMAUS, A. K.: Magenresektion und Lungentuberkulose. Fortschr. Med. **1959**, 253. — *(79)* SCHWARZ, E., u. H. G. HÄUBLEIN: Die operative Behandlung des chronischen Magen- und Duodenalgeschwürs. Zbl. Chir. **1**, 353 (1950). — *(80)* SOKOLOV, S. E.: Beiträge zur Frage des Ulcus pepticum jejuni postoperativum auf Grund eines Materials von 134 Fällen russischer Chirurgen. Arch. klin. Chir. **149**, 230 (1928). — *(81)* STARLINGER, F.: Ulcus pepticum postoperativum. Ergebn. Chir. Orthop. **25**, 380 (1932). — *(82)* STUCKE, K.: Aussprachebemerkung. Langenbecks Arch. klin. Chir. **267**, 91 (1951). — *(83)* SZELL, H.: Zit. nach N. D. QUANG, A. K. SCHMAUSS, N. D. NINH.

(84) THORN, P. A., V. S. BROOKES and J. H. WATERHOUSE: Peptic ulcer, partical gastrectomy, and pulmonary tuberculosis. Brit. med. J. **1956**, 603. — *(85)* TRNKA, L.: Zit. nach A. K. SCHMAUSS.

(86) VARGHA, G., u. I. HUTAS: Zit. nach A. K. SCHMAUSS.

(87) WAAS, G.: Die Gastroenterostomia oralis intermedia, ein plastisches Verfahren der Magenresektion nach Billroth II. Z. ärztl. Fortbild. **1949**, 578. — *(88)* WALTERS, W.: Zit. nach N. D. QUANG, A. K. SCHMAUSS, N. D. NINH. Münch. med. Wschr. **1959**, 538. — *(89)* WIDENHORN, H. L.: Die chirurgische Behandlung des Ulcus pepticum im Magen und Duodenum. *(90)* WINKELBAUER, A.: Wie gestaltet sich die operative Behandlung bei Ulcus ventriculi und Ulcus duodeni? Wien. med. Wschr. **1942**, 255. — *(91)* WORTMANN, H.: Zit. nach A. K. SCHMAUSS — *(92)* WÖRRLEIN, B.: Zit. nach A. K. SCHMAUSS.

(93) ZUKSCHWERDT u. HORSTMANN: Zit. nach N. GULEKE.

1b. Ulcus ventriculi

Von

A. JORES

Mit 1 Abbildung

Die Ulcuskrankheit gehört in die Gruppe der chronischen Krankheiten, die in einzelnen Schüben ablaufen, deren Häufigkeit und Dauer für den Arzt nicht voraussehbar sind. Sie führt nicht zum Tode, aber sehr häufig zu einer Beschränkung der Arbeitsfähigkeit und zur Invalidität. Nach den Statistiken der Krankenkassen sind 1958 im Bundesgebiet 70000 Männer und 12000 Frauen wegen Ulcuskrankheit arbeitsunfähig gewesen. Das bedeutete einen Verlust von 500000 Arbeitstagen.

Zusammen mit Herrn KAHR haben wir in meiner Poliklinik eine Nachuntersuchung der Ulcuskranken vorgenommen. Es wurden 114 Patienten, die vor 5—10 Jahren in ambulanter oder stationärer, größtenteils interner Behandlung der Klinik gestanden hatten, einbestellt. Neben der üblichen körperlichen Untersuchung wurde nicht nur das Befinden der Patienten registriert, sondern es wurde auch noch eine ganze Reihe von Fragen gestellt, die die Lebensumstände der Patienten in ihrem häuslichen Milieu und in ihrer sozialen Anpassung erfaßten. Von den Nachuntersuchten waren 80 männlichen Geschlechts. Die Kranken wurden nach der Schwere ihrer Krankheit

Tabelle 1. *Verteilung des Krankengutes*

Gruppe	A	B	C	D	insgesamt
Ulcus ventriculi . . .	22	8	15	6	51
Ulcus duodeni	9	9	5	2	25
Gastritis, Gastroduodenitis .	2	8	1	2	13
Stumpfgastritis nach Billroth I oder II .	7	5	8	5	25
Sa.	40	30	29	15	114

Tabelle 2. *Dauer der Beschwerdefreiheit nach Behandlung*

	Gruppe A	B—D	insges. Pers.
keine	6	11	17
bis 3 Monate	5	11	16
bis 6 Monate	4	19	23
bis 1 Jahr	4	15	19
bis 5 Jahre	7	12	19
länger als 5 Jahre	14	6	20
Sa.	40	74	114

in 4 Gruppen eingeteilt, in solche, die zum Zeitpunkt der Untersuchung symptomfrei waren (Gruppe A), solche mit leichten Störungen (Gruppe B), mit mittelschweren Störungen (Gruppe C) und die als schwer krank zu bezeichnenden (Gruppe D). Die Verteilung dieser Gruppen auf Ulcus ventriculi, Ulcus duodeni usw. zeigt Tab. 1.

Wir wissen, daß die Ulcuskur in annähernd 80% der Fälle zu guter subjektiver Besserung führt. Wir wissen aber auch, daß das Ulcusleiden in Intervallen abläuft und daß wir keine Aussage darüber machen können, ob man mit Hilfe der Ulcuskuren in der Lage ist, die Länge der beschwerdefreien Intervalle zu vergrößern.

Die Dauer der Beschwerdefreiheit nach Behandlung haben wir bei unseren 114 Patienten erfragt. Das Ergebnis zeigt die Tab. 2. Wir sehen, daß in der besten Gruppe A nur 14 Patienten länger als 5 Jahre beschwerdefrei waren. Ob man sie damit als geheilt betrachten kann, ist jedoch fraglich.

Wie schon frühere Statistiken gezeigt haben, ist die Ulcuserkrankung eine Krankheit der mittleren Lebensjahre. Bei 73,3% unserer Untersuchten begann das Leiden zwischen dem 20. und 50. Lebensjahr, wobei im zweiten Lebensjahrzehnt dreimal soviel Ulcusleiden ihren Anfang nahmen als im 6. bis 8. Lebensjahrzehnt. Der überwiegende Anteil unserer Patienten war stationär mit Rollkuren und Diät behandelt worden. 24 Patienten waren operiert worden. Der Eingriff erbrachte nur bei 6 Patienten Beschwerdefreiheit, aber auch bei diesen bestanden intermittierend noch gelegentlich Magenbeschwerden.

Setzt man die Durchschnittsdauer der Erkrankung in Beziehung zum Lebensalter, in welchem das Leiden auftrat, so ergibt sich beim Beginn im zweiten Dezennium, wie die graphische Darstellung (Abb. 1) zeigt, eine Krankheitsdauer von 31,75 Jahren, während man bei einem späteren Beginn, etwa im vierten Dezennium, nurmehr mit einer Dauer von 16,7 Jahren zu rechnen hat.

Wir haben uns nun auch für die sozialen Fragen interessiert, die mit der Ulcuskrankheit verbunden sind und z. B. festgestellt, daß in der Gruppe A 52,5% und in der Gruppe D 86% der Befragten die Lebensstellung, die sie sich ursprünglich vorgenommen hatten, nicht erreicht haben. So nahm es auch nicht Wunder festzustellen, daß in den Gruppen B bis D 40—75 % angaben, daß sie in sozialer Hinsicht gegenüber dem Berufe des Vaters abgesunken waren; sie gehörten sog. Abstiegsfamilien an. Über diese Fragen ist kürzlich von WINTER [Z. psychosom.

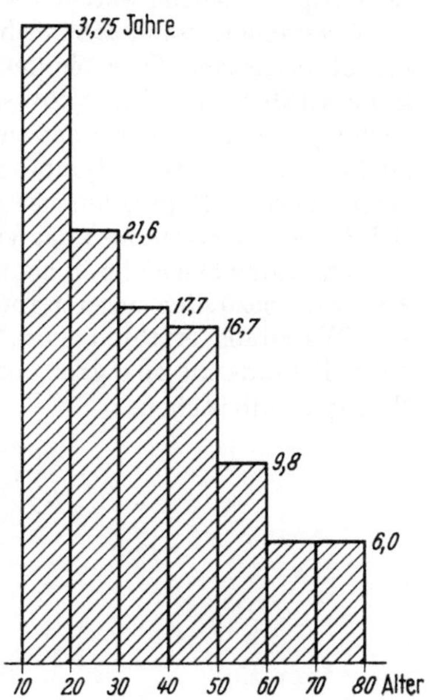

Abb. 1. Beziehungen zwischen Lebensalter und Krankheitsdauer

Med. 5, 153 (1958)] eine Untersuchung an Gesunden vorgelegt worden, die wir als Vergleichsmaterial heranziehen können. Die Zahlen sowohl für das nichterreichte Lebensziel als auch für die „Abstiegsfamilien" liegen in diesen Untersuchungen sehr viel niedriger (10—28%). Wir dürfen daher die Zahlen unserer Untersuchung als statistisch signifikant ansehen. Es wäre sicher falsch, diesen sozialen Abstieg und das nicht erreichte Lebensziel lediglich als Folge der Erkrankung zu betrachten. Es ist in demselben Maße Folge der innerseelischen Spannungszustände, der Unzufriedenheit und der weitgehend neurotischen Struktur des Ulcuskranken überhaupt. Diese Haltung findet auch darin ihren Ausdruck, daß die Patienten der Gruppen C und D zur Hälfte den Wunsch äußerten, vorzeitig invalidisiert zu werden. Wir haben ähnliche Fragen einer Gruppe von Asthmatikern gestellt, wobei bemerkenswerterweise nur 4% diesen Wunsch äußerten, ein Befund, der auffallend ist, weil uns das Asthmaleiden eigentlich als schwerer und die Gesundheit und Arbeitsfähigkeit stärker beeinträchtigend erscheint als das Ulcusleiden.

Auch im Hinblick auf psychologische Tatbestände haben wir unserer Ulcusgruppe noch eine Reihe von Fragen vorgelegt, auf die hier nur kurz eingegangen werden soll. Von seiten der Tiefenpsychologie wird das Wesentliche der Störungen des Ulcuskranken in der sog. oral-kaptativen Gehemmtheit gesehen. Der Ulcuskranke ist ein Mensch, der Wünsche nach dem Besitz schwer äußern und schwer realisieren kann. Wir stellten deshalb eine Reihe von Fragen in dieser Hinsicht, nach dem Vermögen, Wünsche zu äußern, z. B. zum Geburtstag oder zu Weihnachten, nach dem Vermögen, sich selbst einmal etwas zu leisten und nach den Fähigkeiten, mit dem Geld umzugehen. Wir stellten fest, daß 65% der Gruppe A und 83% der Gruppe B—D oral-kaptativ gehemmt waren. Eine retentive Gehemmtheit fand sich bei 42% der Gruppe A und 63% der Gruppen B—D.

In der Tiefenpsychologie werden diese Gehemmtheiten als in der Kindheit erworben dargestellt. Auch in dieser Hinsicht haben wir unseren Patienten einige Fragen vorgelegt, die uns gezeigt haben, daß die Störungsfaktoren in der Kindheit bei Gruppe A gering waren, aber in den Gruppen B—D steil anstiegen.

Zusammenfassend läßt sich also sagen, daß wir mit unserer bisherigen rein symptomatischen Therapie des Ulcusleidens nicht in der Lage sind, die Erkrankung wirklich zu heilen. Browning und Houseworth haben über eine Nachuntersuchung von 30 beschwerdefreien operierten Ulcuskranken berichtet und bei allen 30 die verschiedensten Symptome anderer Erkrankungen festgestellt, wie Asthma, Hypertension, Depression usw. [J. psychosom. Med. *15*, 328 (1943)]. Es würde sich in diesen Fällen also das vollzogen haben, was man in der Tiefenpsychologie die Symptomverschiebung nennt. Ich bin der Überzeugung, daß die unerfreuliche Situation bezüglich unserer therapeutischen Erfolge bei Ulcuskranken nur dann eine Wandlung erfahren wird, wenn wir die psychologischen Faktoren, die bei dieser Erkrankung eine ganz entscheidende Rolle spielen, mehr als bisher in unsere Therapie einbeziehen.

2. Ulcerative colitis

By

R. H. C. LAGERCRANTZ

With 1 Figure

Ulcerative colitis is defined as a chronic ulcerative process of unknown origin in the large intestine. It has been questioned whether ulcerative proctitis always represents an early stage of ulcerative colitis or whether it is a disease sui generis. In our material most patients who initially had only rectal involvement later developed colitis. There are some patients in whom the pathological changes remain limited to the rectum. The long-term prognosis for these cases is much more favourable than that for the cases with colitis (*1*).

This short survey is intended to present the long-term prognosis in our series of cases of ulcerative colitis in childhood and compare our results with those of other investigators. Our series comprises nearly two hundred cases. In the great majority of these cases the onset of the disease was insidious and the course chronic, characterised by periods of exacerbation and remission. In many English and American studies the incidence of acute fulminating disease is 10 to 20% but in our series it was only about 2% (*10*). The chronicity and high incidence of relapses are very conspicuous.

The long-term prognosis must, of course, be related to the follow-up period after the onset of the disease. 137 patients have been followed for more than two years after onset, 101 cases for more than six years, 59 for more than 9 years and 25 for more than 14 years (Fig. 1). The material is probably representative of the disease amongst Swedish children as it comprises all cases diagnosed in paediatric departments in Sweden since 1920 and it has been possible to follow up all but three patients up to 1949 and all but 17 up to 1955. About two thirds of these patients have been checked by repeated clinical examinations. The rest have answered questionnaires. The answers have in most cases been supplemented by information from the physicians who have treated the patients. As earlier emphasized, it is important that statements about the long-term prognosis are founded on a thorough clinical investigation, as many patients with ulcerative colitis tend to cover up their symptoms (*1*). In reply to questionnaires they often state that they are fairly

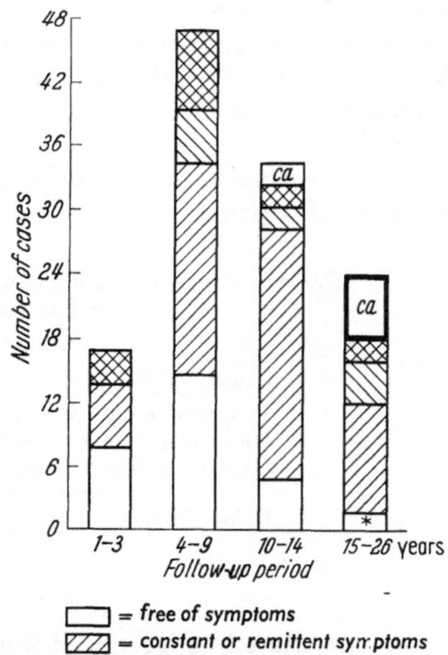

Fig. 1. Long-term prognosis in ulcerative colitis in children related to follow-up period

well or "better". This partly explains why the results of therapy have often been interpreted too optimistically. In many cases closer examination reveals severe symptoms, and shows the patient to be more incapacitated than he admitted. Clinical examination often reveals diarrhoea and weight-loss, and other severe changes are brought to light by rectoscopy and X-ray. Recently it was found that examinations of biopsy specimens from the rectum often reveal changes even in patients whose rectum has appeared normal through the rectoscope (*13*). X-ray examinations may show definite signs of regression and even of normalization, yet cancer of the colon may develop a short time later (*11*).

The course of the disease varies considerably. One of our patients fell seriously ill at the age of six, with marked changes in the whole colon, severe anaemia and retarded physical development lasting eighteen years, but for the past nine years he has been subjectively free from symptoms, has normal weight and blood values and leads a normal life. On the other hand a patient who had moderate symptoms during four to five years starting at nine years of age had a remission for nine years but died at twenty-two years of age from metastasising carcinoma of the colon.

It is thus difficult to say when a patient is cured. Some clinicians believe that no patient can be cured by medical therapy. I agree with BARGEN that patients can be cured (3), although this seems to be less common than we used to think. Patients in our series who have had a symptom-free interval of two years or more seldom had severe relapses afterwards. But in adults TRUELOVE and RICE-OXLEY in England demonstrated that even patients who had remissions for five years sometimes had relapses later (10).

The majority of patients who have had ulcerative colitis for more than three years have symptoms (Fig. 1). These are often intermittent and their severity fluctuates. Most patients represented by lined areas in Fig. 1 are able to attend school or to work. They often hide their symptoms from others and are more tired and depressed than they admit at the first interview. About half of our patients have extra-colonic manifestations of the hypersensitivity type (erythema nodosum, arthralgia with or without joint swelling, erythrocyturia, liver symptoms etc.) (8). Local complications such as stricture or perforation have, in some cases, required acute surgical intervention. Local complications around the anus seem to be less common in children than in adults. Mental depression and other psychic symptoms can be severe.

Although some patients later get better or regard themselves as better evaluation of several series comprising a large number of cases shows that the great majority of patients who have had the disease for more than ten years are more or

Table 1. *Causes of death among 137 children with ulcerative colitis followed up for at least two years*

	No. of death	
Cancer of colon	7	
Progressive disease	6	
Ulcerative colitis + cirrhosis of liver	2	13%
Ulcerative colitis + other disease	3	
Other disease	2	
	Total 20	(14,6%)

less incapacitated with reduced working capacity (9). The risk of succumbing may be less now than ten or more years ago. Different sets of statistics can seldom be compared as they are generally based on different periods and/or methods of observations. In our series twenty-one patients have succumbed, two from other diseases (Table 1). Mortality rates even higher than this — up to 30% — have been given for adults (10).

The most common *cause of death* during the first decade of the disease is progressive ulcerative colitis. Later the leading cause of death is cancer of the colon. One of our patients developed cancer eleven years after the onset of the disease. Out of 25 patients followed up for more than fifteen years after onset, seven developed cancer and all were dead within one year (11). This remarkably high incidence of cancer has been noted in all series which have a corresponding follow-up period (2). In Karolinska Hospital altogether 26 cases of ulcerative colitis complicated by cancer of the colon have been observed (*11*). Twenty of these patients have had a complete or incomplete remission for one to thirteen years before onset of cancer (*11, 12*). In these patients cancer was not as a rule preceded by the formation of polyps. Only four patients were alive one year after the diagnosis of cancer.

As to the role of treatment for the long-term prognosis in ulcerative colitis, I think this has been the object of much wishful thinking. There is no evidence that chemotherapy influences the long-term prognosis (*7, 10*). The effectiveness of steroid treatment has still to be proved.

Modern treatment with chemotherapy, steroids and supportive psychotherapy is of great value in controlling the acute stage of the disease. But in view of the poor long-term prognosis we have broadened our indications for surgical treatment especially for longstanding cases and have now operated seventeen patients (*5*). Nine were operated with colectomy and ileostomy and eight with colectomy and ileo-rectal anastomosis. The results have been remarkably good.

To summarise: The long-term prognosis in ulcerative colitis is poor. Patients with ulcerative colitis are often more ill and more incapacitated than they or their physicians like to admit. The mortality of progressive disease is high. Ten to twenty years after the onset of the disease one in every three or four patients develop highly malignant cancer. These findings favour a broadening of the indications for surgical treatment.

References

(*1*) ALM, J., and B. IHRE: Nord. Med. **59**, 572 (1958).

(*2*) BACON, H.: Ulcerative colitis. Philadelphia (1958). — (*3*) BARGEN, A.: Modern management of colitis. Springfield (1943).

(*4*) EDLING, N., R. LAGERCRANTZ, and H. ROSENQVIST: Acta Radiol. **52**, 123 (1959). — (*5*) EHRENPREIS, J., N. O. ERICSSON, L. BILLING, R. LAGERCRANTZ and J. WINBERG: Preliminary results on surgical treatment in ulcerative colitis (manuscript).

(*6*) LAGERCRANTZ, R.: Acta paediat. (Uppsala) Suppl. **75** (1949). — (*7*) LAGERCRANTZ, R.: Acta paediat. (Uppsala) **44**, 302 (1955). — (*8*) LAGERCRANTZ, R., J. WINBERG and R. ZETTERSTRÖM: Acta paediat. (Uppsala) **47**, 675 (1958). — (*9*) LINDENBERG, J.: Acta chir. scand. Suppl. **236** (1958).

(*10*) RICE-OXLEY, J. M., and S. TRUELOVE: Lancet **1950**I, 663. — (*11*) ROSENQVIST, H., H. ÖHRLING, R. LAGERCRANTZ and N. EDLING: Lancet **1959**II, 906.

(*12*) SVARTZ, N., and J. GILLNÄS: Amer. J. dig. Dis. **3**, 537 (1958).

(*13*) TRUELOVE, S. C., and W. C. D. RICHARDS: Brit. med. J. **1956**, 1315.

3a. Hirschsprungsche Erkrankung

Von

F. Rehbein

Bei Besprechung des Megacolon möchte ich mich auf die Hirschsprungsche Krankheit beschränken. Ohne Operation ist die Letalität dieser Erkrankung besonders im ersten Lebensjahr sehr hoch. Nicht selten kommt es schon bald nach der Geburt zu einem Ileus, dem die Kinder erliegen, oder es entwickelt sich infolge der chronischen Kotretention eine Dystrophie, an der die Kinder zugrunde gehen. Kinder, welche die kritische Zeit des ersten Jahres überstanden haben, waren eben die leichteren Fälle.

Seit der Publikation Swensons im Jahre 1948 (*4*) ist hier ein grundlegender Wandel eingetreten. Mit der von ihm angegebenen Rekto-Sigmoidektomie ist inzwischen eine große Zahl von Dauerheilungen erzielt worden. Daneben hat sich aber auch die Methode von State (*3*) bewährt, die wir in etwas modifizierter Form seit 1953 ausschließlich anwenden. Der Unterschied besteht darin, daß bei der ersteren Methode das aganglionäre Rectum entfernt wird und bei der letzteren erhalten bleibt.

Abgesehen von zahlreichen Mitteilungen über einzelne Fälle, gibt es 2 größere Ergebnisberichte über einen längeren Zeitraum: Swenson selbst berichtet 1957 über 200 Fälle, die er in den letzten 10 Jahren operiert hat und Wyllie (*6*) berichtete im gleichen Jahr über 8-Jahres-Ergebnisse bei 152 Fällen aus Great Ormond Street in London. Die Ergebnisse Swensons sind sehr gut. Bei 137 Patienten, bei denen die Operation 2—10 Jahre zurücklag, beobachtete er nur 2 unbefriedigende Fälle. Unter 52 Patienten, bei denen die Operation erst in den letzten beiden Jahren durchgeführt wurde, befanden sich 3 Fälle, die nicht befriedigend waren (1 mal Bauchauftreibung, 2 mal rezidivierende Diarrhoe). Swenson hat auch noch längere Zeit nach der Operation gelegentlich Durchfälle beobachtet. Röntgenologisch war bei der Mehrzahl der Patienten das Colon weiter als normal.

Wyllie hat von 152 nach Swenson operierten Patienten 102 Fälle nachuntersucht und bei allerdings sehr kritischer Beurteilung gefunden, daß nur 55 in jeder Beziehung normal waren. Die übrigen 47 hatten in der Mehrzahl noch geringe Störungen. Abgesehen vom Allgemeinzustand ist bei der Beurteilung des Spätergebnisses die Art der Darmentleerung die entscheidende Frage. Die Kontinenz will ich nur kurz erwähnen. Störungen dieser Art kommen nur bei der Swensonschen Durchzugsoperation vor und sind meist vorübergehender Art. Sie hängen mit der tiefen Mobilisierung des Rectums zusammen. Die Diskussion dieser Frage würde aber zu weit in das Operativ-Technische führen.

Der gleiche Autor hat beobachtet, daß bei 34 Fällen wenige Monate bis zu 3 Jahren nach der Operation erneut Zustände von Verstopfung aufgetreten waren. Teilweise bestand dabei ein schweres Krankheitsbild. Auch hartnäckige Diarrhoen sind beobachtet worden. Nach langwieriger Behandlung war bei 24 von den 34 Patienten regelmäßige Darmentleerung erzielt worden. Den Grund für diese Schwierigkeiten sieht der Autor in der postoperativen Colondilatation, die ja auch Swenson beschrieben hat, und in der Neigung eines solchen Colons, sich nur unvollständig zu entleeren. Die andere Vermutung, daß die Rectumresektion nicht vollständig war, trifft nach unserer Erfahrung mit der abdominalen Resektion nicht zu.

Es ist nun interessant, wenn man mit diesen beiden Berichten unsere eigenen Ergebnisse mit der abdominalen Resektion vergleicht.

Zunächst möchte ich kurz einen eindrucksvollen Einzelfall herausgreifen. 2 Jahre nach der Operation war es bei einem 3jährigen Mädchen zu Stuhlverhaltung und Bauchauftreibung gekommen. Das Colon und das verbliebene Rectum waren erheblich erweitert. Nach einer einfachen Sphincterdehnung verschwanden alle Symptome und das Kind ist heute seit 4 Jahren völlig erscheinungsfrei. Solche Beobachtungen haben wir noch mehrfach gemacht. Auch THOMAS (5) hat im vorigen Jahr gleiche Fälle mitgeteilt. Daraus läßt sich der Schluß ziehen, daß beim Hirschsprung neben dem engen Segment noch eine Innervationsstörung des Sphincter eine Achalasie, vorliegen muß. Diese Öffnungsschwäche bleibt verborgen, solange das enge Segment vorgeschaltet ist und wird erst nach der Operation früher oder später offenbar. Sie stört je nach Schwere das Zusammenspiel zwischen Colon und Sphincter mehr oder weniger und gibt den Anlaß zu Retention und Dilatation, zu einem Zustand also, der einem Rezidiv ähnlich ist, aber kein echtes Rezidiv darstellt.

Wir haben nun vor einigen Monaten unsere Kinder nachuntersucht: $^1/_3$ klinisch und röntgenologisch, ein weiteres Drittel klinisch und ein Drittel mittels Fragebogen. Das Ergebnis ist in Tab. 1 zusammengefaßt. Die Notwendigkeit von Abführmitteln und die Anwendung des Darmrohrs, die Neigung zur Bauchauftreibung sind Prüfsteine für das Spätergebnis jeder Hirschsprung-Operation. Genau die gleichen Erfahrungen wie WYLLIE konnten wir bei unseren Fällen machen, daß sich nämlich ein anfangs gutes Ergebnis verschlechtern kann. Diese Verschlechterung kann ganz allmählich und unmerklich erfolgen: Es wird ein Tag mit der Stuhlentleerung überschlagen, es wird hin und wieder ein Abführmittel notwendig und der Bauch wird etwas dick. Wenn so etwas im Fragebogen berichtet wird, kann man sicher sein, daß man röntgenologisch ein dilatiertes Colon vorfindet und daß sich eine Verschlechterung anbahnt. Nimmt man diese Fälle stationär auf, behandelt sie mit Sphincterdehnung, so stellt sich in kurzer Zeit die normale Entleerung wieder ein.

Tabelle 1. *Eigene Ergebnisse nach Operation wegen Hirschsprungscher Krankheit*

Jahr	Zahl der Fälle	Abführmittel, Einlauf, Bauchauftreibung			†	Keine Antwort
		nicht	gelegentlich	ständig		
1953/58	67	37	11	9	6	4

Seit der Zusammenstellung der Tab. 1 haben wir von den 20 nicht ganz befriedigenden Fällen 10 in dieser Weise nachbehandelt und bei ihnen jetzt einwandfreie Resultate erreicht. Die Nachbehandlung der restlichen 10 Fälle ist vorgesehen.

Aus diesen Beobachtungen ergeben sich hinsichtlich der Spätprognose folgende Schlüsse, die für beide Operationsmethoden in gleicher Weise gelten:

Erst wenn ein Operierter mit Hirschsprung-Erkrankung die kritischen 2—3 Jahre nach der Operation erscheinungsfrei geblieben ist, darf man annehmen, daß eine Dauerheilung erreicht ist. Sehr wahrscheinlich kann man den Zeitpunkt der endgültigen Dauerheilung noch wesentlich früher erreichen, wenn man die Kinder nach der Operation regelmäßig überprüft und bei den geringsten Anzeichen von Retention eine Sphincterdehnung vornimmt und damit das für den Dauererfolg so wichtige Zusammenspiel zwischen Colon und Sphincter herstellt.

Literatur

(1) REHBEIN, F.: Chirurg **29**, 366 (1958). — *(2)* REHBEIN, F., u. H. VON ZIMMERMANN: Arch. Dis. Child. (im Druck).

(3) STATE, D.: Amer. J. Gastroent. **22**, 47 (1954). — *(4)* SWENSON, O.: Ann. Surg. **146**, 706 (1957).

(5) THOMAS, C. G. JR.: Amer. J. Surg. **24**, 630 (1958).

(6) WYLLIE, G. G.: Lancet **1957** I, 850.

3b. Megacolon congenitum

Von

N. GENTON und V. VONTOBEL

Die Behandlung des Megacolon congenitum wird in den letzten Jahren unter den Kinderchirurgen lebhaft diskutiert. Es macht den Eindruck, daß die vor 10 Jahren von SWENSON eingeführte Rectosigmoidektomie (*8*) mit einer Anzahl von Komplikationen erkauft werden muß. Sie ist ein schwieriger und langdauernder Eingriff und wird infolgedessen von Säuglingen mit oft reduziertem Allgemeinzustand schlecht vertragen. DUHAMEL (*3*), beeindruckt von der schlechten Prognose der Neugeborenen- und Säuglingsformen mit konservativer Behandlung (11 Fälle, 5 Exitus), nach Colostomie (8 Fälle, 5 Todesfälle) und nach Rectosigmoidectomie (7 Fälle, 2 Exitus), hat 1956 die retrorectale, transanale Durchziehmethode des Colons (abaissement rétrorectal transanal du colon) eingeführt. GROB, der mit seinem Durchziehverfahren (*5*) die Technik von SWENSON vereinfacht hatte, gab 1957 die Rectosigmoidectomie auf, um die Operation nach DUHAMEL (*2*) aufzunehmen.

Folgendes sind die Prinzipien dieser Operationsmethode: Das Rectum wird durchtrennt, verschlossen und der distale Stumpf in den Douglas verlagert. Nach Resektion des engen Anteiles des Rectosigmoids und der erweiterten Schlinge wird das Colon so weit mobilisiert, daß es heruntergezogen werden kann. Der retrorectale Raum wird mit dem Finger in der Medianlinie bis auf den Beckenboden gelöst. Halbkreisförmige Incision an der hinteren Analschleimhaut — Haut — Grenze. Die hintere Rectumwand wird vom Sphincter ani externus abpräpariert, was die Verbindung mit dem retrorectalen Raum und das Herabziehen des Colons bis auf Höhe der Hautincision erlaubt. Die hintere Rectumwand wird nun an den hinteren Analrand genäht. Zwei starke Klemmen werden eingelegt, eine Branche in das herabgezogene Colon, die andere in das Rectum: Sie sichern eine weite Anastomose durch Nekrose der Mittelwand. Man bildet bei dieser Operation ein neues Rectum, dessen Vorderwand aganglionär ist, aber die Nervenverbindungen erhalten hat, und dessen Hinterwand mit normalen Ganglienzellen die Motilität gewährleistet.

Wenn es uns mit Recht erlaubt ist, von Spätresultaten bei den mit Rectosigmoidectomie behandelten Fällen zu sprechen (wir fassen unter dieser Benennung die Operationen nach SWENSON und GROB zusammen), ist dies nicht der Fall bei den nach der Technik von DUHAMEL operierten Patienten, da diese Methode erst kürzlich eingeführt wurde. Immerhin gestattet schon eine Zeitspanne von 6 Monaten bis 2 Jahren zwischen Operation und Kontrolluntersuchung eine gewisse Beurteilung der erzielten Resultate.

Von 1950—1959 wurden am Kinderspital Zürich 50 Patienten mit histologisch bewiesenem Morbus Hirschsprung operiert (Prof. GROB).

Wir zählen 7 Exitus, von denen ein einziger der Rectosigmoidectomie zuzuschreiben ist. 6 Todesfälle traten bei Säuglingen im Alter von 14 Tagen bis 16 Monaten ein; 5 davon sind die Folge einer Peritonitis nach Darmperforation. Von diesen 5 Kindern sind 2 kurz nach ihrer Einweisung gestorben, bevor ein Eingriff versucht werden konnte; 3 starben kurze Zeit nach einer Probelaparotomie und Colostomie. 1 Patient war im Alter von 4 Tagen mit einer Darmperforation aufgenommen worden und konnte bis zum Alter von 6 Monaten mit einer Colostomie erfolgreich behandelt werden; in der Nacht nach der Rectosigmoidectomie starb er ganz plötzlich. 1 Kind im Alter von 4 Jahren kam moribund mit einem Ileus und einer Pneumonie in das Spital und starb einige Stunden später ohne irgendeinen chirurgischen Eingriff. Wir müssen einen achten Todesfall erwähnen, der wahrscheinlich ohne Zusammenhang mit dem

Morbus Hirschsprung ist. Ein Kind, das mehrere degenerative Zeichen aufwies, starb plötzlich zu Hause 18 Monate nach der Rectosigmoidectomie. Die Operation, ausgeführt im Alter von 9 Monaten, war gefolgt von schweren Komplikationen: Nahtinsuffizienz der Anastomose, Peritonitis, Darmfistel und Hydronephrose durch postoperativen Ureterverschluß.

Bei 44 Patienten wurde eine Radikaloperation ausgeführt: 5 Rectosigmoidectomien nach SWENSON, 27 Rectosigmoidectomien nach GROB, davon 2 Nachresektionen wegen ungenügender erster Resektion, und 15 Operationen nach DUHAMEL, davon eine bei einem Mädchen mit einer Stenose nach Rectosigmoidectomie.

Unsere Patienten wurden systematisch in folgender Weise untersucht:

1. Untersuchung des Colons. Spezielle Beachtung schenkten wir der Kontrolle des Sphincter ani und der Anastomose. Die röntgenologische Untersuchung mit dem Bariumeinlauf erlaubte uns eine genaue Beurteilung der Morphologie und Dynamik des Colons.

2. Untersuchung der Blase. Wir verwendeten dafür die Cystometrie und die Miktionsurethrographie. Es handelt sich dabei um eine genaue funktionelle und anatomische Untersuchung von Blase und Urethra (9). Wir möchten noch erwähnen, daß die Mehrzahl der Patienten, die nach der Technik von DUHAMEL operiert worden sind, bereits vor dem Eingriff mit diesen Spezialmethoden untersucht worden waren. Es ließen sich keine anatomischen oder funktionellen Läsionen nachweisen.

Tabelle 1. *Verteilung der Resultate nach Alter*

Rectosigmoidectomie SWENSON: 5, GROB 27	gut	mäßig gut	schlecht	Exitus	Total der Fälle nach Alter
0—1 Jahr	4	3	5	1	13
1—2 Jahre	3	3	1	—	7
2—3 Jahre	3	1	1	—	5
über 3 Jahre	7	—	—	—	7
Total der Fälle nach dem Resultat	17	7	7	1	32
Operation nach DUHAMEL					
0—1 Jahr	5	1	—	—	6
1—2 Jahre	3	2	—	—	5
2—3 Jahre	1	1	—	—	2
über 3 Jahre	1	1	—	—	2
Total	10	5	—	—	15

Die Beurteilung der Resultate, die in Tab. 1 zusammengestellt sind, geordnet nach Alter der Patienten im Zeitpunkt der Operation, stützt sich auf folgende Punkte:

a) Das Resultat ist gut, wenn der Patient von seiner Krankheit geheilt ist, d. h. wenn er keine Beschwerden hat, eine normale Entwicklung zeigt, und wenn die röntgenologischen und klinischen Untersuchungen keine funktionellen oder anatomischen Störungen erkennen lassen.

b) Das Resultat ist mäßig gut, wenn das Kind sich normal entwickelt, jedoch einige leichtere objektive oder subjektive anatomisch-funktionelle Störungen zeigt.

c) Das Resultat ist schlecht, wenn die Untersuchung schwere funktionelle Störungen aufdeckt, die den Patienten hindern, ein normales Leben zu führen, oder wenn der anatomische Zustand des Colons oder des Urogenitalsystems einen neuen Eingriff erfordert.

Bei unseren Kontrolluntersuchungen von Colon und Blase konnten folgende anatomische und funktionelle Anomalien festgestellt werden:

I. In bezug auf das Colon: Häufige Stühle, Durchfälle, Stenosen an der Anastomosenstelle, Sphincterschwäche bis zur vollständigen Inkontinenz.

II. In bezug auf die Blase lassen sich 2 Arten von Blasenstörungen unterscheiden:

a) Nur objektive Störungen wie Hypertonie des Detrusor vesicae mit kleiner Blasenkapazität, Blasenhalsparese bis Blasenhalslähmung.

N. Genton und V. Vontobel

b) Objektive und subjektive Störungen, die sich durch Enuresis (Hypertonie des Detrusors, Blasensystolen, kleine Blasenkapazität), Urininkontinenz (Blasenhalsparese) oder Harnwegsinfektionen (Blasenhalserweiterung, Hydronephrose durch Ureterverschluß) bemerkbar machen. Eine Megablase konnten wir nie beobachten.

Erektionsstörungen stellten wir in keinem Falle fest.

Die Tab. 2 stellt die anatomischen und funktionellen Störungen abhängig vom Alter der Patienten bei der Operation und von der verwendeten Operationstechnik dar. Sie läßt uns genau die Vor- und Nachteile der 2 Methoden erkennen und Stellung zum Problem nehmen.

Tabelle 2. *Verteilung der Komplikationen nach Alter bei der Operation*

Komplikationen	Total		0—1 J.		1—2 J.		2—3 J.		über 3. J.	
A = Rectosigmoidectomie B = Op. nach Duhamel	A	B	A	B	A	B	A	B	A	B
Total der Fälle	32	15	13	6	7	5	5	2	7	2
I. Colon										
1. Häufiger Stuhl	—	3	—	2	—	1	—	—	—	—
2. Durchfall	2	4	—	—	—	2	2	1	—	1
3. Obstipation	8	4	5	3	2	—	—	—	1	1
4. Stenose	4	2	3	—	1	—	—	—	—	—
5. Sphincterschwäche	4	6	2	—	—	3	2	1	—	2
6. Stuhlinkontinenz	3	—	1	—	—	—	2	—	—	—
II. Blase										
1. Enuresis	4	1	2	—	1	1	1	—	—	—
2. Harninkontinenz	1	—	—	—	1	—	—	—	—	—
3. Pyurie	3	—	1	—	2	—	—	—	—	—
4. Detrusorhypertonie Kleine Blasenkapazität	9	—	5	—	3	—	1	—	—	—
5. Blasenhalserweiterung Blasenhalspresse	4	—	1	—	2	—	1	—	—	—

Die Operation nach Swenson ist schwierig und beim Säugling mit einer gewissen Anzahl von schweren Komplikationen belastet. Swenson selbst, der 4 Todesfälle auf 20 Operationen, die vor dem 6. Lebensmonat ausgeführt wurden, verzeichnet (7), führt seine Methode nicht gerne vor einem Alter von 12—18 Monaten aus. Die Modifikation nach Grob macht die Rectosigmoidectomie beim Säugling weniger gefährlich; aber die Spätresultate sind in dieser Altersgruppe wenig befriedigend. Bei den Kindern, die im Laufe der 2 ersten Lebensjahre operiert wurden, zählen wir nur $^1/_3$ gute, dagegen $^1/_3$ mäßig gute und $^1/_3$ schlechte Resultate. Sekundäre Stenosen, Rezidive wegen ungenügender Resektionen und Blasenstörungen infolge Läsionen der Nervenplexus sind relativ häufig. Dagegen sind die Resultate der Rectosigmoidectomie bei Kindern, die nach 3 Jahren operiert wurden, ausnahmslos ausgezeichnet. Die Methode nach Duhamel hat den großen Vorteil, einfach zu sein. Sie kann rasch ausgeführt werden, so daß sie bei sehr jungen und in schlechtem Allgemeinzustand befindlichen Säuglingen anwendbar ist. Die Ergebnisse, die wir bei Patienten, die im Laufe der ersten Lebensjahre operiert wurden, erhielten, sind ganz offensichtlich denen nach Rectosigmoidectomie im gleichen Alter überlegen. Diese Methode vermeidet weitgehend das Risiko sekundärer Stenosen und Innervationsstörungen an der Blase. Große Nachteile dieser

Technik sind jedoch häufige Stühle, chronischer Durchfall, Beschmutzung der Aftergegend als Ausdruck einer Sphincterschwäche.

Unsere Nachkontrollen ergeben, daß mit dem Verfahren von DUHAMEL verschiedene Komplikationen, die der Rectosigmoidectomie anhaften, vermieden werden können. Es führt aber zu Inkontinenzerscheinungen des Afters, die auf Zerstörung des Sphincter ani internus zurückzuführen sind, so daß diese Methode in ihrer bisherigen Form nicht mehr zur Anwendung kommen kann. GROB hat nach diesen Kontrolluntersuchungen eine Modifikation dieser Operationstechnik eingeführt, die eine Erhaltung des Sphincter ani internus gewährleistet.

Literatur

(1) DUHAMEL, B.: Diagnostic et traitement chirurgical précoce du mégacôlon congénital. Arch. franç. Pédiat. **15**, 1405—1417 (1958). — (2) DUHAMEL, B.: Technique chirurgicale infantile. p. 191—198. Paris: Masson 1957. — (3) DUHAMEL, B.: Une nouvelle opération pour le mégacôlon congénital. L'abaissement rétrorectal et transanal du côlon. Presse méd. **64**, 2249 (1956).

(4) GROB, M., M. STOCKMANN u. M. BETTEX: Lehrbuch der Kinderchirurgie p. 406—409. Stuttgart: G. Thieme 1957. — (5) GROB, M.: Zur Technik der Rectosigmoidectomie bei Megacolon congenitum (Hirschsprung). Helv. chir. Acta **19**, 336—346 (1952).

(6) SWENSON, O.: Congenital megacolon (Hirschsprung's disease). Follow-up on eighty-two patients treated surgically. Pediatrics 8, 542—547 (1951). — (7) SWENSON, O.: Follow-up on 200 patients treated for Hirschsprung's disease during a ten-year period. Ann. Surg. **146**, 706—714 (1957). — (8) SWENSON, O.: Pediatric surgery. p. 389—463. New York: Appleton-Century-Crofts, 1958.

(9) WEBER, A., u. N. GENTON: Zur Frage der Enuresis. Helv. paediat. Acta **13**, 275—291 (1958).

3c. Idiopathisches Megacolon

Von

H. G. WOLF

Mit 1 Abbildung

Eine Erörterung der Prognose der chronischen Obstipation im Kindesalter kann nur dann vergleichbare Resultate erzielen, wenn die einzelnen anatomischen und funktionellen Krankheitsbilder auf Grund einer exakten Differentialdiagnose definiert und ihre Eigentümlichkeiten berücksichtigt werden. Es sei daher zunächst die differentialdiagnostische Abgrenzung des idiopathischen Megacolons besprochen, bevor über Verlaufsbeobachtungen berichtet wird.

Nach Ausschluß symptomatischer Obstipationen bei organischen Veränderungen des Enddarmes — bei Analfissuren, Stenosen, Tumoren und Strikturen, besonders nach Operationen wegen Analatresie — bleiben die beiden großen Gruppen des aganglionären und des sog. idiopathischen Megacolon übrig. Hier sind im allgemeinen schon klinisch genügend Unterscheidungsmerkmale gegeben, die vor allem den Beginn der Obstipation und den rectalen Tastbefund betreffen. Beim aganglionären Megacolon sind häufig schon in der Neugeborenenperiode oder spätestens beim Übergang auf künstliche Ernährung Entleerungsschwierigkeiten aufgetreten, rectal findet sich eine leere Ampulle; beim idiopathischen Megacolon setzt die Obstipation meist mit dem 2.—3. Lebensjahr ein, die Ampulle erscheint weit und mit Kotballen angefüllt. Die entsprechende Verdachtsdiagnose wird durch röntgenologische Befunde verifiziert, die beim Kontrastmitteleinlauf erhoben werden können: ,,Enges Segment" im Bereich des distalen Dickdarms beim aganglionären Megacolon, beim idiopathischen gleichmäßige Erweiterung bis zum Analbereich (Abb. 1).

Obwohl damit die Mehrzahl der Fälle eine klare Zuordnung erfahren kann, bleiben einzelne Beobachtungen außerhalb dieser einfachen Differenzierung. Abgesehen davon, daß endokrine Störungen — vor allem Hypothyreosen (15) — zu Verstopfung und sekundär zur Megacolonbildung führen können oder daß bei Mongolismus ein aganglionäres Megacolon korreliert auftritt (21), sind die klinischen und röntgenologischen Kriterien manchmal irreführend. So können aganglionäre Dickdarmabschnitte durchaus auch ohne ,,enges Segment" vorhanden sein (14), weshalb für besonders kurze ganglienzellfreie Zonen im Bereich des untersten Rectums die Probebiopsie empfohlen wurde (18). Andererseits gibt es ein Fehlen der peristaltischen Aktivität auch bei Vorhandensein von Ganglienzellen (5). Da es sich aber jeweils um Einzelfälle handelt, die erst im Zusammenhang mit histologischen Befunden oder durch manometrische Bestimmungen (3—5) geklärt werden können, bleibt die Forderung nach technisch einwandfreier Röntgenuntersuchung bestehen. Die Verwendung von nur geringen Bariummengen kann nicht oft genug betont werden.

Sehr zweckmäßig ist die Verwendung von Kontrastmitteln, bei denen peristaltikanregende Zusätze beim Normalen eine vollkommene Entleerung des Dickdarms herbeiführen (16, 20). Um so bedeutungsvoller sind dann Verzögerungen oder Fehlen dieser Entleerung, wobei die Atonie des Dickdarms in der Regel zu dem Erscheinungsbild eines Megacolons führt. In einzelnen Fällen ist dieser erweiterte und atonische Dickdarm auch auffallend lang und in zahlreiche Schlingen gelegt, hier kann man von Dolichocolon sprechen, obwohl gerade im Kindesalter normale Vergleichsfälle sehr häufig lange Sigmaschlingen erkennen lassen. Wir sprechen also nur in jenen Fällen von idiopathischem Megacolon, in denen bei chronischer Obstipation ein erweiterter und vor allem atonischer Dickdarm ohne wesentliche Peristaltik gefunden wird. Diese Patienten zeigen nun sehr häufig auch psychische Abnormitäten (2, 8), in vielen Fällen ist die Enkopresis das führende Symptom (6, 7). Selten sind im Kindesalter spastische Obstipationen, die gleichfalls im Entleerungsbild an den tiefen Einschnürungen der spastischen Haustren erkannt werden.

Verlaufsuntersuchungen bei aganglionärem Megacolon sind seit der Einführung der operativen Behandlung mehrfach publiziert worden (z. B. 9, 10, 12, 19),

während auffallenderweise bei idiopathischem Megacolon derartige Publikationen
selten sind oder nur kürzere Zeiträume beinhalten (*1, 17*). Unter Berücksichtigung
der oben genannten Kriterien überblicken wir 40 Patienten mit idiopathischem
Megacolon, die nach mindestens 5 Jahren (spätestens 7 Jahren) nachuntersucht

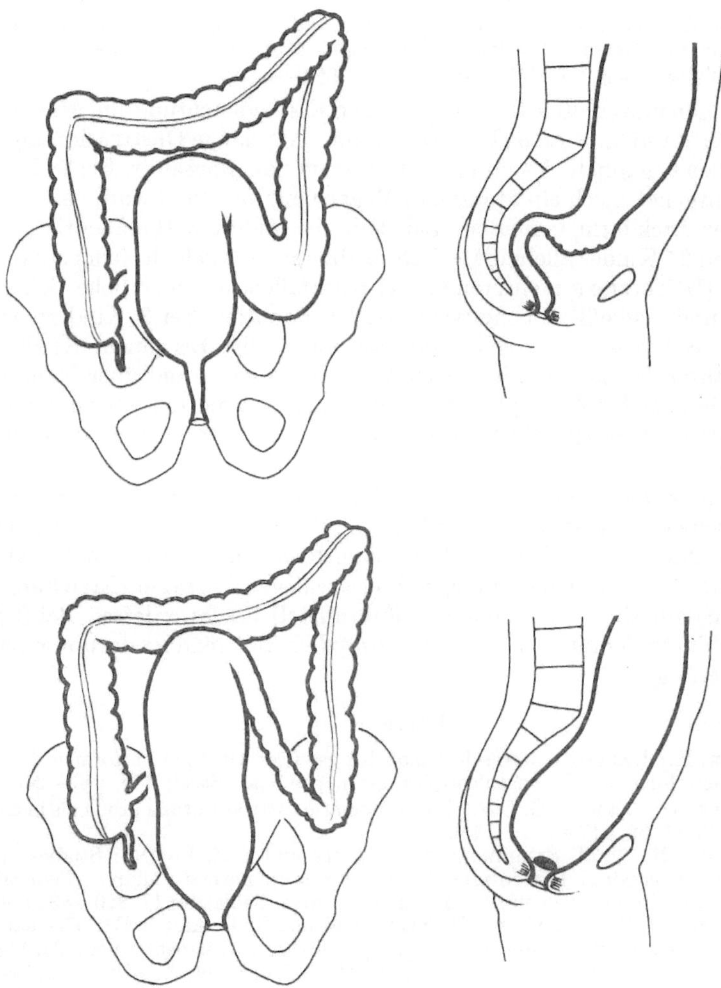

Abb. 1. Halbschematische Darstellung der Röntgenbilder bei aganglionärem Hirschsprung (oben) und idiopathischem (unten) Megacolon (nach BODIAN)

werden konnten. Dabei wurde nur bei jenen Fällen ein Kontrastmitteleinlauf
neuerlich durchgeführt, bei denen noch Beschwerden bestanden, die übrigen
wurden rein klinisch beurteilt.

Therapeutisch standen bei allen Patienten Erziehungsberatung und diätetische Maßnahmen im Vordergrund. Die erzieherischen Maßnahmen sollten eine bestimmte Zeit und Gewohn-
heit des Stuhlganges erreichen, wobei häufig zunächst einfache Glycerinzäpfchen die Einhal-
tung der vorgesehenen Einteilung erleichtern. Eine mäßig schlackenreiche Kost mit Obst und
Gemüse, sowie völliger Milchkarenz wurde meist durch 8—10 Wochen unterstützt durch
Sympathicolytica. Besonders bewährt hat sich das Dihydroergotamin (DHE) in Dosen von
3×5—3×20 Tropfen täglich (*1, 11*). Aber auch die Verwendung von Kontaktlaxantien über

Prognose chron. Erkrankungen   11 einen längeren Zeitraum und bei langsamem Absetzen zeigt gute Erfolge. Von Abführmitteln haben wir Malzextrakt (kaffeelöffelweise) oder Sennaglykoside verwendet.

Es kann kein Zweifel bestehen, daß der Erziehungsberatung und der oft überaus schwierigen Aussprache mit den Eltern die größte Bedeutung zukommt. Besonders bei den Patienten, die Enkopretiker und Kotschmierer sind, ist oft die ganze Familie an die Störung fixiert, so daß ein kurzer Milieuwechsel meist unumgänglich ist. Allerdings kommt es nicht so selten gerade bei den stark psychogenen Fällen zu Rezidiven, die wieder behandelt werden müssen.

Unter den chirurgischen Behandlungsmethoden mit wechselnden Erfolgen, die bis zur Hemikolektomie und Sympathektomie reichten, haben wir in den letzten Jahren ausschließlich die Sphincterdehnung in Narkose (13) herangezogen.

Von den genannten 40 Fällen, die bei der Erstbeobachtung im Alter von $2^1/_2$ bis 12 Jahren standen, wiesen die meisten eine jahrelange Obstipationsanamnese auf. In 8 Fällen begann die Verstopfung bereits im Säuglingsalter. Bei 38 Patienten fand sich röntgenologisch ein atonisches Megacolon, nur 2mal wurde ein spastisch kontrahierter Dickdarm gefunden. Bei dem geschilderten therapeutischen Vorgehen wurden 25 Kinder allein diätetisch-medikamentös geheilt, jedoch kam es bei weiteren 12 Patienten zu mehreren (1—4) Rückfällen, die neuerliche Behandlung erforderten und schließlich beherrscht werden konnten. Bei 3 Kindern war zusätzlich eine Sphincterdehnung in Narkose notwendig. Bei einem Knaben, den wir seit 6 Jahren beobachten, ist bisher viermal ein guter und über Monate bzw. 1 Jahr anhaltender Erfolg möglich gewesen, jedoch ist die Erweiterung des Dickdarms derzeit so ausgesprochen, daß doch an eine teilweise Resektion gedacht werden muß.

Zusammenfassung. Anhand von 40 Beobachtungen wird die gute Spätprognose der chronischen Obstipation bei idiopathischem Megacolon im Kindesalter demonstriert. Nach mindestens 5 Jahren (längstens 7 Jahren) waren 25 Patienten nach einmaliger, 12 nach mehrmaliger konservativer Therapie (Erziehungsberatung, Diät, Sympathicolytica, milde Abführmittel) beschwerdefrei. Bei 3 Fällen war eine Sphincterdehnung in Narkose zusätzlich notwendig; darunter befindet sich ein Mißerfolg.

Literatur

(1) Berger, H.: Das große atonische Colon bei gewissen Obstipationsformen der Kinder und seine Behandlung mit Sympathicolytica. Ann. paediat. (Basel) 178, 187—206 (1952).

(2) Chapman, A. H., and D. G. Loeb: Psychosomatic gastrointestinal problems in children. Amer. J. Dis. Child. 89, 717—724 (1955).

(3) Davidson, M., M. H. Sleisinger, T. P. Almy and S. Z. Levine: Studies of distal colonic motility in children I. Non-propulsive patterns in normal children. Pediatrics 17, 807—818 (1956). II. Propulsive activity in diarrheal states. Pediatrics 17, 820—832 (1956). — (4) Davidson, M., M. H. Sleisinger, H. Steinberg and T. P. Almy: III. The pathologic physiology of congenital megacolon (Hirschsprung's disease). Gastroenterology 29, 803—823 (1955). — (5) Davidson, M., and Ch. H. Bauer: IV. Achalasia of the distal rectal segment despite presence of ganglia in the myenteric plexuses of this area. Pediatrics 21, 746—760 (1958).

(6) Feigen, G. M.: Soiling in children due to chronic fecal impaction. J. Pediat. 49, 407—409 (1956).

(7) Garrard, S. D., and J. B. Richmond: Psychogenic megacolon manifested by fecal soiling. Pediatrics 10, 474—481 (1952). — (8) Grossmann, H. J., M. A. Limosani and M. Shore: Megacolon as a manifestation of familial autonomic dysfunction. J. Pediat. 49, 289—296 (1956). — (9) Gyhr-Kern, L.: Zur Frage der Persönlichkeit bei Megacolon congenitum. Katamnestische Untersuchungen. Helv. paediat. Acta 10, 377—395 (1955).

(10) Naegeli, Th., u. H.-J. Betzler: Zur Frage der Behandlung der Erweiterung des Dickdarms. Hirschsprungsche Krankheit und idiopathisches Megacolon. Med. Klin. 50, 558—560 u. 567, 568 (1955). — (11) Nitsch, K.: Motilitätsstörungen des Digestionstraktes bei Säuglingen und Kindern. Z. Kinderheilk. 76, 609—625 (1955).

(12) Rehbein, F., u. H.-H. Wernike: Erfahrungen bei der Operation der Hirschsprungschen Krankheit. Bruns. Beitr. klin. Chir. 191, 18—34 (1955). — (13) Rehbein, F., u. W. Hüther: Das idiopathische Megacolon und seine Behandlung. Arch. Kinderheilk. 154,

126—138 (1956). — (*14*) REHBEIN, F., u. W. HÜTHER: Hirschsprungsche Erkrankung ohne „enges Segment". Kinderärztl. Prax. **25**, 403—409 (1957).

(*15*) SALMI, T., u. P. LAHESMAA: Pseudo-Hirschsprungsche Erkrankung bei einem Myxödem-Säugling. Acta paediat. (Uppsala) **45**, 428—432 (1956). — (*16*) SCHERMULY, W.: Die Provokation röntgenologisch nachweisbarer Colonbewegungen durch Kontaktlaxantien. Z. Kinderheilk. **78**, 319—328 (1956). — (*17*) SCHOLZ, R.: Die chronische Obstipation. Wien. klin. Wschr. **70**, 500—502 (1958). — (*18*) SWENSON, O., J. H. FISHER and H. E. MacMAHON: Rectal biopsy as an aid in the diagnosis of Hirschsprung's disease. New Engl. J. Med. **253**, 632—635 (1955). — (*19*) SWENSON, O.: Follow-up on 200 patients treated for Hirschsprung's disease during a ten-year period. Ann. Surg. **146**, 706—714 (1957).

(*20*) WOLF, H. G.: Zur Technik der Röntgenuntersuchung bei Obstipation im Kindesalter. Dtsch. med. Wschr. **83**, 110—112/115 (1958). — (*21*) WOLF, H. G.: Röntgendiagnostik beim Neugeborenen und Säugling. Wien-Bonn-Bern: W. Maudrich 1959.

4a. Hiatushernie im Kindesalter

Von

N. Genton und M. Bettex

Jede Hiatushernie im Kindesalter muß zunächst konservativ behandelt werden. Ausnahmen von dieser Regel bilden nur die großen epiphalen Taschen mit schweren Verdrängungserscheinungen und die bereits organisch bedingten Stenoseformen. Die Operationsindikation stellt sich aus dem fehlenden oder ungenügenden Erfolg der konservativen Therapie. Wenn diese in Form von Hochlagerung und Verabreichung von alkalischen Medikamenten zur klinischen Heilung führt, geschieht dies in kurzer Zeit, innerhalb weniger Tage oder höchstens Wochen. Es wäre falsch, die internistische und chirurgische Behandlung miteinander zu vergleichen, denn die erstere bezieht sich auf die leichten, die letztere hingegen auf die schweren Formen.

Bevor wir unsere Statistik der chirurgischen Abteilung des Kinderspitals Zürich darstellen, die nur operierte Fälle betrifft, wollen wir die Resultate der *konservativen Behandlung* von Thomson (*10*) und Masse (*9*) anführen. Diese beiden Autoren gehen von relativ langen Beobachtungszeiten aus, die 2—12 Jahre betragen. Thomsen (*10*) verfolgte 58 Patienten, wovon 24 konservativ behandelt wurden; davon heilten klinisch nur 9. Masse berichtet über 182 Fälle; 38 rein internistisch behandelte und zureichend kontrollierte führten 27 mal zur Heilung. Bei 9 Patienten war diese klinisch und radiologisch feststellbar, bei 15 bestand die radiologische Veränderung weiter und 3 hatten sich verschlechtert.

Unsere Statistik verfügt über 52 Kinder, die von 1949 bis Februar 1959 operiert und klinisch und röntgenologisch nachuntersucht wurden. Die oesophagographischen Kontrollen bestanden in Durchleuchtung und Zielbildern. Seit März 1958 haben wir für alle unsere Operierten die Radiokinematographie eingeführt(*6*), die einzige Untersuchungsmethode, die eine genaue dynamische Beurteilung des Operationsresultates gestattet (*3*).

Unsere Kriterien für die Beurteilung waren die folgenden: Das Operationsresultat ist gut, wenn die Heilung klinisch und radiologisch vollständig ist. Auch ein sehr kleiner Reflux in Rückenlage ohne Brechen oder Oesophagitis-Symptome scheint uns mit einem guten Ergebnis vereinbar.

Das Resultat ist mäßig gut, wenn trotz deutlicher Verbesserung relativ geringe klinische Störungen weiterbestehen. Oesophagographisch läßt sich dabei entweder eine Vestibuluminsuffizienz (ohne Oesophagitis), Hochlagerung der Kardia (ohne epiphrenische Residualtasche) oder funktionelle Stenose nachweisen.

Tabelle 1. *Operationsresultate bei kindlicher Hiatushernie*
(Congrès des Pédiatres de langue francaise, Paris 1957)

Statistik von	Op.	gut	mäßig gut	schlecht	Exitus
1949—1957 Duhamel (*4*) Hôp. Enfants malades Paris Service de chirurgie Prof. M. Fevre	71	37	20	11	3
1949—1957 Bettex-Genton (*2*) Kinderspital Zürich Chir. Abteilung Prof. M. Grob	36	13	13	6	4

Das Operationsresultat ist schlecht, wenn das Kind durch die Operation keine Besserung erfährt, schwere Störungen persistieren und die Röntgen-Kontrolle einen starken Reflux, ein Rezidiv oder eine organische Stenose aufdeckt.

4 Patienten haben wir an den unmittelbaren Operationsfolgen verloren, 1 durch Narkosezwischenfall, 1 Säugling in schlechtem Allgemeinzustand, der plötzlich wenige Stunden nach der Operation verstarb, 2 Kinder an einer Mediastinitis durch Naht-Dehiszenz der Anastomose nach Resektion einer engen Stenose. 1 weiterer Patient starb 18 Monate post operationem anläßlich einer massiven Haematemesis. Diesen Fall klassifizierten wir unter die schlechten Resultate, da es sich um eine persistierende Oesophagitis nach einfacher Hernienreposition handelte.

Tabelle 2. *Operationsresultate bei 52 Hiatushernien*

Operationsmethode	gut	mäßig gut	schlecht	Exitus	Total
Einfache Reposition (nach ALLISON)	3	6	5	1	15
Reposition + Transposition (nach ALLISON-GROB)	8	6	—	1	15
Resektion oder Oesophagotomie bei Stenose	2	1	1	2	6
Total 1949—1957	13	13	6	4	36
Einfache Reposition	—	1	—	—	1
Reposition + Bildung eines Hisschen Winkels (nach DUHAMEL)	1	3	1	—	5
Reposition + Oesogastropexie (nach GROB)	9	—	—	—	9
Oesophagotomie + Oesogastropexie bei Stenose	1	—	—	—	1
Total 1957—1959	11	4	1	—	16

Tabelle 3. *Korrelation zwischen Operationstechnik und Residualstörungen*

Operation	Erbrechen	Blutige Erbrechen	Dysphagie	Reflux Rx	Epiphrenale Rest-Tasche
16 op. (1†) Reposition	6	4 (1†)	3	6 schwere 4 leichte	3
13 op. (1†) Transposition	0	0	5	2 leichte	0
4 op. (2†) Resektion + Reposition	1	1	1	1	0
2 op. Oesophagotomie + Transposition	0	0	0	0	0
5 op. Reposition + Bildung eines Hisschen Winkels (nach DUHAMEL)	2	1	1	2	1
9 op. Reposition+Oesogastropexie (nach GROB)	1	0	1	0	0
1 op. Oesophagotomie + Oesogastropexie (nach GROB)	0	0	0	0	0

Unser Material bestand aus 36 kontrollierten Fällen mit einem Intervall von 6 Monaten bis 7 Jahren nach der Operation. Man sieht daraus, daß diese Resultate ziemlich entmutigend sind. Die Abänderung der Operationstechnik, die seither vorgeschlagen wurde, haben aber erlaubt, die Ergebnisse beträchtlich zu verbessern. Das chirurgische Verfahren der Wahl muß 3 Bedingungen erfüllen:

1. Den Reflux in die Speiseröhre verhindern, was von überragender Bedeutung ist.
2. Die Hernie reponieren.
3. Die Pars abdominalis oesophagi und die Kardia zur Verhinderung eines Rezidivs fixieren.

Die Tab. 2 vereinigt alle unsere Fälle. Diese wurden nach einem postoperativen Abstand von 6 Monaten bis 10 Jahren nachuntersucht. Die Fortschritte seit 1957 kommen deutlich zum Ausdruck.

Die Tab. 3 versucht die Korrelationen zwischen den Residualstörungen und der angewandten Operationstechnik aufzudecken. Die einfache Hernienreposition

nach Allison (1) ist ungenügend: Die zirkuläre Fixation der Kardia ans Zwerchfell mit Hilfe der Membrana diaphragmatico-oesophagea hat die Tendenz, eine
klaffende Kardia zu erzeugen und dadurch den Reflux zu erleichtern. Die Bildung
einer Abknickung durch Verlagerung des Hiatus (8) vermindert ein wenig den
Reflux, ist aber ebenfalls unzureichend, indem sie häufig Dysphagie verursacht.
Duhamel (4) schlägt die Wiederherstellung des Hisschen Winkels vor; dies
geschieht durch Vereinigung des unteren Oesophagus mit dem Magenfundus.
Unsere 5 mit dieser Methode operierten Fälle waren von keinem Erfolg begleitet,
wahrscheinlich weil die Vereinigung ungenügend war. Die Oesophagogastropexie,
die in der Einstülpung der unteren Speiseröhre in den Fundus besteht, hat Grob
vorgeschlagen. Der ganze so geformte „Block" wird unter dem Hiatus eng fixiert,
und die Pfeilerränder werden nach hinten gerafft (2a). Die mit dieser Methode in 10
Fällen gewonnenen Erfolge sind radiokinematographisch dokumentiert und alle
ausgezeichnet (7). Der Sphincter vestibuli öffnet und schließt sich normal, ein
Reflux fehlt. Als einzige Komplikation wurde eine Stenose durch übermäßige
Raffung des Hiatus beobachtet. Eine Abänderung der Operationsmethode ließ
diesen technischen Mangel korrigieren.

Wir möchten zum Schluß betonen, daß die klinische Heilung bei den schweren
Formen nicht immer unmittelbar nach dem chirurgischen Eingriff eingetreten ist.
Einige Patienten haben noch während mehrerer Monate Zeichen einer Oesophagitis geboten, in Form von Regurgitationen, seltener werdenden kleinen Brechattacken, geringer Hämatemesis und Dysphagie. Ein Zeitabstand von 6 Monaten
ist unerläßlich, um das Operationsresultat zu beurteilen. Nach Ablauf dieser Frist
haben wir nie mehr eine wesentliche Besserung, aber auch nie mehr eine neue Verschlechterung beobachtet.

Literatur

(1) Allison, P. R.: Refluxoesophagitis, sliding hiatal hernia and the anatomy of repair.
Surg. Gynec. Obstet. 92, 419—481 (1951).

(2) Bettex, M., et N. Genton: Résultats éloignés du traitement chirurgical de la hernie
hiatale. 16e Congrès des Pédiatres de langue française, Communications p. 91. Paris: Expansion scientif., fr., 1957. (2a) Bettex, M.: Die transthoracale Operation der gleitenden
Hiatushernie beim Säugling. Bibl. gastroent. Vol. 1. p. 160—164. Karger, Basel, New York 1960.

(3) Candardjis, G., et M. Bugnion: Indications actuelles de la radiocinématographie.
Schweiz. med. Wschr. 3, 72—85 (1959).

(4) Duhamel, B.: Les malpositions oeso-cardio-tubérositaires chez l'enfant. Traitement
chirurgical. 16e Congrès des Pédiatres de langue française. p. 149—161. Paris: Expansion
scientif. fr., 1957.

(5) Engberg, H., G. Thomsen and J. Vesterdal: Hiatus hernia in children. Acta paediat.
(Uppsala) 46, 371—379 (1957).

(6) Genton, N.: Quelques aspects du problème de la hernie hiatale chez l'enfant. Bibl.
gastroent. Vol. 1. p. 94—97 Karger, Basel, New York 1960.

(7) Genton, N., et M. Bettex: Conceptions actuelles du diagnostic et du traitement de la
hernie hiatale. Congrès de la Soc. suisse de Pédiatrie. Schaffhouse 1959.

(8) Grob, M., M. Stockmann u. M. Bettex: Lehrbuch der Kinderchirurgie. S. 286.
Stuttgart: G. Thieme 1957.

(9) Masse, N., et J. P. Bader: Les malpositions oeso-cardio-tubérositaires chez l'enfant.
Signes cliniques, évolution et traitement médical. 16e Congrès des Pédiatres de langue française
p. 73—131. Paris: Expansion scientif. fr. 1957.

(10) Thomson, G.: Hiatus hernia in children: a radiologic-clinical study comprising 58
cases. Acta radiol. (Stockh.) Suppl. 129 (1955).

4b. Hiatus-Hernie bei Kindern

Von

F. REHBEIN

Von den verschiedenen Formen der Hernien im Bereich des Hiatus oesophageus hat im Kindesalter der einfache Hiatusgleitbruch die größte praktische Bedeutung. Erst in den letzten 10 Jahren ist mehr und mehr bekannt geworden, daß der Hiatusgleitbruch nicht nur eine Erkrankung des älteren Erwachsenen ist, sondern daß er auch schon im 1. und 2. Lebensjahr eine Rolle spielt.

Da die Erfahrungen mit dieser Erkrankung beim Kind erst kurz sind und auch der Weg der Therapie noch nicht einheitlich ist, kann über die Spätprognose zunächst nur mit Vorbehalt etwas ausgesagt werden. Die wichtigste Folge dieses Leidens ist die Kardiainsuffizienz, aus der sich auch die weiteren Gefahren ableiten: Unterernährung, Schluckpneumonie, Refluxoesophagitis, Stenose, Striktur und Anämie. SWYER (8) hat aus einer Zusammenstellung mehrerer Statistiken, die allerdings auch Erwachsene umfassen, errechnet, daß bei 1177 Fällen in 17,7% Strikturen und in 43% eine Oesophagitis beobachtet wurden. Die Möglichkeit einer Schluckpneumonie bedeutet eine ernste Gefahr für den Säugling. Wir haben selbst mehrfach diese Komplikationen beobachtet. Man geht wohl nicht fehl in der Annahme, daß Todesfälle vorgekommen sind, ohne daß die zugrunde liegende Hiatushernie erkannt wurde.

Es ist bei entsprechender *konservativer Behandlung* in den meisten Fällen möglich, das Erbrechen zum Stillstand zu bringen. Eine anatomische Heilung mit Rückkehr der Kardia in normale Lage ist aber nur in leichten Fällen mit kleiner Hernie und beweglicher Kardia möglich. ASTLEY und CARRÉ (1) haben festgestellt, daß bei allen größeren Hernien der in den Thorax verlagerte Magenabschnitt bleibt, die Patienten aber trotzdem keine Erscheinungen haben. Es bleibt aber bei verlagerter Kardia immer die Möglichkeit des Refluxes bestehen und man muß damit rechnen, daß sich unmerklich im Laufe einiger Monate oder Jahre Veränderungen an der Speiseröhre ausbilden können. BROWN KELLY (3) berichtete 1953 über 6 Patienten, bei denen 22 Jahre zuvor im Säuglingsalter die Hiatushernie festgestellt worden war; 5 hatten mehr oder weniger ausgeprägte Stenosen. Solche Beobachtungen zeigen, daß man immer dann, wenn eine Kardiainsuffizienz bestehen bleibt, mit der Beurteilung der Spätprognose vorsichtig sein muß. Manche Kinder bekommen schon im Säuglingsalter sekundäre Oesophagusveränderungen schwerster Art, bei anderen stellen sich diese Erscheinungen erst später ein. Nach dem 2. Lebensjahr kommen die Kinder praktisch nur noch wegen Stenosen in Behandlung. Sind sie erst einmal vorhanden, so ist die Behandlung ganz erheblich erschwert. Man kann aber nie voraussagen, in welcher Weise sich im Einzelfall der Reflux auf die Speiseröhre auswirkt.

Wir sind daher der Ansicht, daß jede größere Hiatushernie bald der *operativen Behandlung* unterzogen werden sollte. Liegen noch keine Veränderungen vor, so ist der Eingriff leicht und gefahrlos und wird auch von jungen Säuglingen ohne Schwierigkeiten vertragen. Nur in einem Teil der Fälle sind die Veränderungen der Speiseröhre vor der Operation röntgenologisch faßbar. Bei $^1/_4$ unserer operierten Fälle ergab erst die Operation, daß bereits perioesophagitische Verwachsungen mit Lymphknotenschwellungen vorlagen.

Man könnte nun die frühzeitige Operation noch etwas nachhaltiger vertreten, wenn es gelänge, regelmäßig eine Heilung herbeizuführen. Wie bei der Hiatushernie des Erwachsenen ist der Erfolg bis heute noch nicht ganz sicher, jedenfalls nicht, wenn man vollständige Refluxfreiheit fordert. Das muß man aber bei unkomplizierten Fällen wenigstens tun. Vieles hängt natürlich von der Methodik ab. Darauf soll hier nicht eingegangen werden.

Wir haben insgesamt bei 42 operierten und röntgenologisch nachuntersuchten Fällen 8 nicht ganz refluxfreie Fälle, also insgesamt etwa 20% nicht ganz befriedigende Ergebnisse (Tab. 1). 2 Rezidive, die in der Tabelle nicht aufgeführt sind, wurden mit gutem Erfolg nachoperiert. Daß man bei Fällen mit Speiseröhrenveränderungen eher mit einem nicht zufriedenstellenden Ergebnis rechnen muß,

Tabelle 1. *Eigene Ergebnisse bei 43 kindlichen Hiatushernien*
(1954 bis 1958)

	Paroesophageale Hiatushernie	Gleitbrüche		zusammen
		mit Oesophagusveränderungen	ohne Oesophagusveränderungen	
Nicht operiert				
geheilt . . .	0	0	1	1
Operiert				
geheilt . . .	2	19	13	34
nicht geheilt .	—	5	3	8
zusammen. . .	2	24	17	43
gestorben . . .	—	1	1	2

ist verständlich. Ihr Vorhandensein erschwert die Operation erheblich, schließt aber eine Heilung keineswegs aus, wie wir das an einer ganzen Reihe von Kindern beobachten konnten.

Duhamel (5) hat 1957 bei 71 operierten Fällen über 37 gute, 20 mäßig gute und 11 schlechte Ergebnisse berichtet. Thomson (9) ermittelte 1955 auf Grund sehr sorgfältiger Nachuntersuchungen einen höheren Prozentsatz ungenügender Ergebnisse. Hier muß aber erwähnt werden, daß in die Statistik Fälle einbezogen wurden, die vor 1950 operiert wurden. Waterston (10) berichtete 1954 über 32 Heilungen bei 62 operierten Fällen. Der größte Teil seiner Patienten hatte aber schwere Oesophagitiden und Stenosen. Man sieht also, daß die Ergebnisse unterschiedlich sind und das Problem der kindlichen Hiatushernie noch nicht ganz gelöst ist.

Ob die Fälle mit leichtem postoperativen Reflux für ihr späteres Leben in gleicher Weise gefährdet sind wie die konservativ symptomfrei gewordenen Kinder, läßt sich erst nach längerer Beobachtungszeit sagen. Wir haben bis jetzt noch bei keinem Kind Komplikationen gesehen.

Daß bei narbiger Verkürzung der Speiseröhre das Ergebnis unbefriedigend bleiben kann, ist verständlich. Die Kardia muß unter Spannung im Hiatusschlitz verankert werden. Das Zwerchfell braucht nur wenig dem Zug zu folgen und die Voraussetzungen für die Schlußfähigkeit der Kardia sind nicht mehr erfüllt. Leider kommen aber auch bei unkomplizierten Fällen Versager vor. Wir haben den Eindruck, daß in solchen Fällen die Muskulatur des Zwerchfells zu schwach ist, um die Speiseröhre allein zu halten. Neuerdings haben Nissen (6) und Boerema (2) zur Behandlung der Hiatushernie Erwachsener die Gastropexie empfohlen. Wir haben damit begonnen, diesen kleinen Eingriff der thorakalen Versorgung des Bruches anzuschließen. Das Zwerchfell wird dadurch vom Zug der Speiseröhre und vom Druck des Magens bei der Bauchpresse befreit. Auf den thorakalen Eingriff kann man beim Kind nicht verzichten. Auch DERRA und REITTER (4) haben kürzlich die Ansicht vertreten, daß die thorakale Wiederherstellung normaler anatomischer Verhältnisse im Kardiabereich unerläßlich ist.

Ist mit der Operation Heilung erzielt, so bleibt das Ergebnis, wie unsere bisherige Erfahrung zeigt, stabil. Man darf wohl annehmen, daß es sich in diesen Fällen um Dauerheilungen handelt.

Literatur

(1) ASTLEY, R., and J. J. CARRÉ: Radiology 62, 351 (1954).

(2) BOEREMA, J.: J. int. Coll. Surg. 29, 533 (1958). — (3) BROWN KELLY, H. D.: Proc. roy. Soc. Med. 46, 941 (1955).

(4) DERRA, E., u. H. REITTER: Dtsch. med. Wschr. 84, 582 (1959). — (5) DUHAMEL, B.: 16e Congrès des Pédiatres de langue francaise. Paris, juillet 1957.

(6) NISSEN, R., u. M. ROSETTI: Die Behandlung von Hiatushernien und Refluxoesophagitis mit Gastropexie und Fundoplicatio. Stuttgart: Georg Thieme 1959.

(7) REHBEIN, F., u. W. HÜTHER: Mschr. Kinderhk. 107, 467 (1959).

(8) SWYER, P. R.: Amer. J. Dis. Child. 90, 421 (1955).

(9) THOMSON, G.: Hiatus hernia in children. Acta radiol. (Stockh.) Suppl. 129, (1955).

(10) WATERSTON, D. J.: Proc. roy. Soc. Med. 47, 536 (1954).

5a. Pylorusstenose

Von

F. LINNEWEH und B. FRIOLET

Mit 2 Abbildungen

Die Pylorusstenose des Säuglings entwickelt das Symptom des spastischen Erbrechens, wenn zu der hypertrophischen Stenose des Pylorus ein präpylorischer Spasmus der Antrummuskulatur hinzukommt. Während der chirurgische Eingriff nach RAMSTEDT die organische Komponente, d. h. die Pylorusstenose aufhebt, macht es sich die konservative Therapie zur Aufgabe, mit Hilfe von Spasmolytica den präpylorischen Spasmus zu beseitigen.

Seit Jahrzehnten spielt in der Rivalität der beiden genannten Therapiearten die Letalität eine entscheidende Rolle, doch wurden in letzter Zeit aus verschiedenen Ländern sowohl bei konservativer (*10, 13*) wie chirurgischer Therapie (*5, 8*) Berichte von je über 100 Fällen mit einer Letalität von 0% gegeben. Die Unterschiede in der Leistungsfähigkeit der beiden Therapiearten müssen nunmehr mit anderen Kriterien gemessen werden.

Nachuntersuchungen wurden in letzter Zeit mehrfach durchgeführt. STEINICKE NIELSEN (*9*) befragte 95 ehemalige Pylorospastiker im Alter von 25—45 Jahren. Im Gegensatz zu einer Kontrollgruppe, die 12% Gastritiden und peptische Geschwüre aufwies, klagten die ehemaligen Pylorospastiker in 28% über derartige Beschwerden.

Für die Spätprognose sicherer verwertbare Ergebnisse zeigen die röntgenologischen Nachuntersuchungen (*2, 14*). So berichtete 1941 SALMI (*7*) von 72 Fällen im Alter bis zu 21 Jahren. Wir selbst untersuchten 50 Kinder im Alter von 8 Monaten bis 10 Jahren röntgenologisch nach, die ausschließlich konservativ behandelt waren; alle Kinder waren beschwerdefrei. Der für eine Pylorusstenose charakteristische Befund eines verlängerten, relativ starren und peristaltikarmen Pyloruskanals wurde noch bei 21 Fällen gefunden. Es handelte sich bei dieser Gruppe um Kinder bis zum 5. Lebensjahr; später wurde dieser Befund nicht mehr erhoben (Abb. 1). In der gleichen Gruppe wiesen 13 Kinder einen verzögerten Beginn der Magenentleerung auf. Eine mäßige Hypotonie des Magens zeigten 19 Kinder, jedoch nur dreimal mit einer geringen Entleerungsverzögerung. Eine Ektasie des Magens konnte in keinem der untersuchten Fälle nachgewiesen werden. Die Untersuchungsergebnisse stimmen mit denen anderer Autoren (*1, 3, 6, 12*) weitgehend überein.

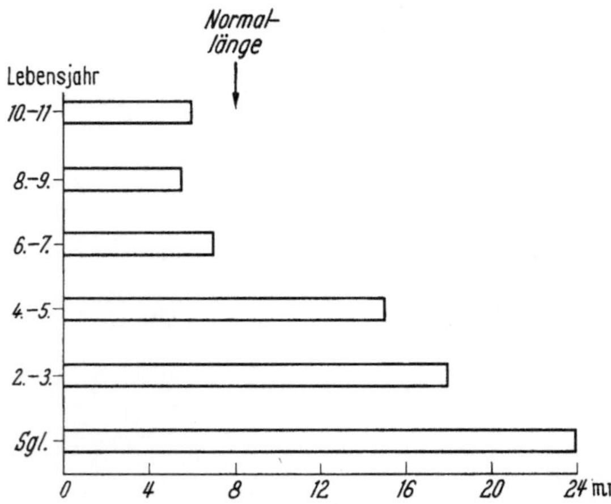

Abb. 1. Länge des Pyloruskanals bei röntgenologischen Nachuntersuchungen in Abhängigkeit vom Lebensalter. Gliederung nach Altersgruppen bei 50 ehemaligen Pylorusstenosen

Überblickt man die Literatur über die Behandlungsergebnisse, so ist der Schluß berechtigt, daß die Spätprognose zur Zeit keine verwertbaren Unterschiede zwischen den beiden Therapiearten aufzuweisen vermag. Die Abwägung der konservativen gegenüber der operativen Therapie kann nur im Rahmen der unmittelbaren Therapieresultate erfolgen.

Die Behandlungsdauer liegt bei konservativer Behandlung um ein Mehrfaches höher. Diesen Unterschied als einen lediglich wirtschaftlichen Nachteil zu betrachten, wäre verfehlt. Mit ihm unlösbar verknüpft ist die Häufigkeit interkurrenter *Infekte (11)*, die während des Klinikaufenthaltes erworben werden und die Erfolge konservativer Behandlung nicht nur vorübergehend vereiteln, sondern

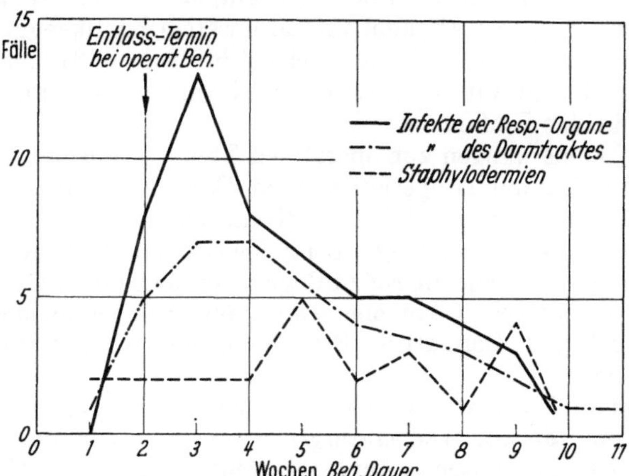

Abb. 2. Zahl und Art der Infekte im Verlauf konservativer Therapie, bei 200 Fällen konservativ behandelter Pylorusstenosen

auch Pneumonien mit letalem Verlauf verursachen (s. u.). Die Infekte der Säuglinge betreffen in unserem Krankengut von 200 Fällen (1948—1958) den Respirationstrakt mit 22,8%, den Magen-Darm-Trakt mit 18,3% und die Haut mit 19,8%. Das Erkrankungsmaximum liegt beim Respirations- und Magen-Darm-Trakt in der 3.—4. Behandlungswoche, bei den Staphylodermien etwas später ohne ausgesprochenen Gipfel (Abb. 2), bei allen also zu einem Zeitpunkt, an dem operierte Säuglinge der Infektionsgefahr innerhalb der Klinik infolge Entlassung bereits entzogen sind. Dabei muß betont werden, daß die durchschnittliche Infektfrequenz in meiner Klinik gering ist und die Säuglinge mit Pylorusstenose sich auf einer Station befinden, von der Infekte besonders sorgfältig ferngehalten werden.

Andere Pneumonien sind Folge einer *Aspiration*, die bei stärkerer Inanition junger Säuglinge nicht mit Sicherheit zu vermeiden ist. Wir sahen von 1948—1958 bei den insgesamt 200 Fällen von Pylorusstenose 10 Pneumonien, teils als Folge von Infekten, teils auch nach Nahrungsaspiration. Auf die Behandlungswochen verteilen sich die Pneumonien wie folgt:

Behandlungswoche	1.	2.	3.	4.	5.	6.	7.	8.	und mehr
Pneumonie-Fälle	—	1	2	1	2	—	2	2	

Die Hälfte dieser Kinder erlag dem interkurrenten Leiden.

Zu den bereits bekannten, häufigsten Infektarten des Respirationstraktes, des Darmtraktes und der Haut können wir einen weiteren hinzufügen. Wir fanden bei den letzten 44 konservativ behandelten Fällen von Pylorusstenose, die wir der quantitativen Harndiagnostik (vgl. *4*) unterzogen, in 11 Fällen eine erhöhte Leukocyten- und Keimausscheidung, d. h. eine Pyelonephritis. Nach klinischen

Erfahrungen und in der Literatur vorliegenden Tierversuchen dürfte hier die *Obstipation* zu einer hämatogenen Infektion der Niere geführt haben. Die Beseitigung der Obstipation, aber auch der Dehydration und der Dystrophie haben eine günstige Wirkung auf die Pyelonephritis. Obwohl wir durch eine antibakterielle Therapie unterstützend wirkten, verzögerte die Harnwegsinfektion deutlich die Gewichtszunahme.

Es darf auch nicht unterschätzt werden, daß bei konservativer Therapie Rezidive des Erbrechens häufiger vorkommen, als diese aus den Berichten über die operative Therapie hervorgehen; vorzeitige Beendigung der medikamentösen Behandlung und interkurrente Infekte sind ihre Ursachen.

Die Magenatonie kann keiner der beiden Therapiearten zur Last gelegt werden, weil sie in beiden Gruppen vorkommt und in unserem Krankengut bei 173 röntgenologisch untersuchten Fällen 94mal nachweisbar war, in 67% der Fälle schon vor der Therapie. Sie hat auf die Schwere des Krankheitsverlaufes im Gegensatz zu den Infekten keinen Einfluß.

Auf kritische Bemerkungen zur operativen Therapie müssen wir verzichten, weil von den 200 Fällen nur 11 operiert wurden. Es sei lediglich der kritische Hinweis zum Schrifttum gestattet, daß über Kontraindikationen so gut wie nicht berichtet wird. In unserem Krankengut befanden sich unseres Erachtens 6,5% der Fälle, die für einen operativen Eingriff zu Beginn der medikamentösen Behandlung vermutlich nicht in Betracht gekommen wären; im einzelnen handelte es sich um 9 Pyodermien und je 1 Dermatitis, Bronchopneumonie, Cerebralschaden und Vitium cordis cong.

Zusammenfassend betrachtet weisen die beiden Therapiearten keine Unterschiede in der Letalität auf. Die chirurgische Therapie der Pylorusstenose erfordert weit weniger pflegerischen Aufwand, führt schneller zur Heilung und ist deshalb mit einem geringeren Risiko behaftet. Mit Hilfe konservativer Therapie erzielte Statistiken mit gleichguten Letalitätsresultaten verdienen große Anerkennung, berechtigen aber nicht zu dem Schluß, daß die konservative der chirurgischen Therapie gleichwertig ist; denn sie ist durch die 3 Faktoren Infektion, Aspiration und Obstipation belastet.

Literatur

(1) Andersen, K.: Roentgenology follow-up examination in congenital pyloric stenosis after the manifest stage. Acta paediat. (Stockh.) **27**, 334 (1940).

(2) Calinich, G., u. R. Zenker: Das Schicksal der nach Ramstedt operierten Säuglinge. Dtsch. Z. Chir. **239**, 444 (1933).

(3) Ehnert, A.: Röntgenologische Nachuntersuchungen nach spastisch-hypertrophischer Pylorusstenose. Fortschr. Röntgenstr. **89**, 33 (1958).

(4) Linneweh, F.: Quantitative Diagnostik und Therapiekontrolle der Harnwegsentzündungen. Z. Kinderheilk. **81**, 567 (1958).

(5) Reimold, W., u. R. Zenker: Fortschritte in der Behandlung der spastisch-hypertrophischen Pylorusstenose (Pylorospasmus). Dtsch. med. Wschr. 1, 82 (1951). — *(6)* Runström, G.: On the roentgen-anatomical appearance of congenital pyloric stenosis during and after the manifest stage of the disease. Acta paediat. (Stockh.) **26**, 383 (1939).

(7) Salmi, T.: Untersuchungen über den Pylorospasmus der Säuglinge. Acta paediat. (Stockh.) **28**, 271 (1941). — *(8)* Schaefer, A., u. J. Erbes: Hypertrophic pyloric stenosis. Surgery **86**, 45 (1948). — *(9)* Steinicke Nielsen, O.: Congenital pyloric stenosis as a factor predisposing to the ulcer syndrome. Acta paediat. (Stockh.) **43**, 432 (1954). — *(10)* Ströder, J., u. G. Helbig: Die Leistungsfähigkeit konservativer Therapie der Pylorusstenose im Säuglingsalter. Med. Klin. **25**, 985 (1954).

(11) Vesterdal, Jorgen: Stenosis pylori congenita. Ergebnisse operativer Behandlung von 102 Fällen. Ugeskr. Laeg. **1952**, 37. — *(12)* Wallgren, A.: Kongenitale Pylorusstenose ohne klinische Symptome. Mschr. Kinderheilk. **68**, 290 (1937). — *(13)* Wallgren, A.: Tuberculosis and other problems of pediatric. The Abraham Flexner Lectures, Series Number 10. Zit. nach 10. — *(14)* Wiedhopf, O., u. H. Brühl: Beitrag zur konservativen und operativen Behandlung der spastischen Pylorusstenose im Säuglingsalter. (Indikation und Nachuntersuchungen). Dtsch. Z. Chir. **238**, 653 (1933).

5b. Congenital pyloric stenosis after surgical treatment

By

J. VESTERDAL

Since the first report on pyloric stenosis in infants by the Danish pediatrician HIRSCHSPRUNG in 1888 (*8*), several papers have been published on this common disease.

I shall here give a short survey of these papers, particularly those dealing with the course of the disease after the acute stage, and report a follow-up study of 102 cases of pyloric stenosis, operated in the years 1947—50.

A brief mention of the histology is necessary to understand the radiologic picture seen during and after the acute stage of the disease. In hypertrophic pyloric stenosis both the muscle layer and the mucosa in the prepyloric canal (canalis egestorius) are thickened (*12*). A very important finding is that the ganglion cells of the plexus myentericus of the pylorus and the adjoining part of the stomach present severe changes (*7*), consisting in marked chromatolysis, atrophy and glial proliferation. In a recent review of the histology (*1*) it has been observed that in the first stage of the disease a considerable number of leucocytes are found perivascularly, which indicates that a neurotrophic inflammatory factor is at play. The view is also held (*3*) that the alterations resemble those produced by an excessive stimulation of the vagus nerve. The damage to some of the nerve cells is so severe that the changes must be considered irreversible (*1, 16*). During the healing process, which takes a long time, the ganglion cells are regenerated from cells held in reserve in the ganglion.

Microscopical examinations of the pylorus have been made (*23*) after pylorotomy (up to 2 years after operation); six weeks after the operation the gap between the muscle fibres had practically disappeared, and after 2 years only a very thin line of connective tissue fibres could be traced.

With regard to the treatment views have changed. Before the spasmolytic treatment came into general use about 1927—33, the severe cases were operated and the mortality was high. From about 1933 the mortality decreased considerably owing to the spasmolytic treatment, but there was still a mortality which was not quite negligible [in Denmark: about 3,2% (*19, 29*)], mainly because the long stay in hospital involved the risk of nosocomial infections to which these severely ill infants often succumbed. Later, surgical treatment came into vogue, and the mortality after this therapy is now extremely low (*5, 10, 20*), mainly due to adequate fluid and electrolyte therapy pre- and postoperatively and to the antibiotic treatment of complicating infections.

In the University Clinic of Copenhagen 385 consecutive cases have now been operated without deaths, and other clinics report similar good results. Some clinics, however, have even in recent years had some fatal cases owing to gastrointestinal infections (*6*).

Follow-up studies

Several authors have made follow-up studies for a shorter or longer time after the acute stage of the disease, whether medically or surgically treated; both clinical and radiological examinations have been done. A number of these studies have been summarized in table 1.

Radiological studies (*2, 9, 12, 13, 14, 17, 18, 21*) have shown that changes in the prepyloric canal are present for a long time, sometimes many years, after the acute stage. These changes consist mainly in a narrowing of the prepyloric canal and a lack of peristaltic movements in the canal.

Most authors find that these changes disappear somewhat faster after operation than after medical treatment (*14, 17, 18*). ANDRESEN (*2*), however, found no significant difference between the two groups. A faster subsidence of the changes in surgically treated cases is explained by partial atrophy of the sphincter after cutting of the muscle fibres.

These radiologically demonstrable changes in the prepyloric canal are not accompanied by any clinical symptoms at all. Apparently it takes a very long time before the muscle fibres regain their normal function. This is in accordance with the above mentioned histologic findings.

Table 1. *Previous follow-up studies*

Author	No. of cases			Age (years) at follow-up	Clinic. study	Radiol. study
	Medic. treated	Surgic. treated	Total			
RUNSTRÖM and WALLGREN (13)[1] . .	37		37	up to 9		+
WALLGREN (21)[2]	45		45	1—10		+
RUNSTRÖM (12)	107		107	up to 13		+
KNUTSSON and RUDBERG (9) . . .		7	7	up to 7		+
ANDRESEN (2)[3]	49	47	95	1—17		+
RINVIK (11)[4]	51	56	107	1—more than 15	+	
SALMI (14)	57	15	72	5/12—21	+	+
BENDIX and NECHELES (4)		20	20	18—28	+	(a few)
VESTERDAL (20)		102	102	4/12—4	+	
STEINICKE NIELSEN (15)	95		95	25—45	+	(a few)
STEINICKE and ROELSGAARD (17) .	4	31	35	up to 10/12		+
STEINICKE and ROELSGAARD (18) .	80	173	253	5—22		+

The case materials [1]) and [2]) are partly identical, and so are [3]) and [4]).

The clinical studies show varying results. In RINVIK's case material (11) no sequels at all were found. Other authors (4, 15) have found that persons who have had pyloric stenosis in infancy are prone to the ulcer syndrome. SALMI (14) observed that children with previous pyloric stenosis were underweight and nervous, and BENDIX and NECHELES (4) report the frequent occurrence of nervous instability, allergy and constipation among patients and their relatives, and consider both these symptoms and the pyloric stenosis, as well as the above-mentioned tendency to the ulcer syndrome, to be due to a disorder of the autonomic system.

Author's case material

As a supplement to these investigations I shall report a follow-up study of 102 cases of pyloric stenosis operated in the years 1947—50 at the University Clinic of Pediatrics, Copenhagen. The patients were followed up in 1950 (4 mos.-4 yrs. after operation) (20). They have now all (9—12 years after operation) received another questionnaire, except for 8 cases who were examined clinically and radiologically. Of the others, only 4 cases with abdominal colic were X-rayed. The results of the follow-up are shown in table 2.

Four children had died from causes which had nothing to do with the pyloric stenosis: one was found dead in bed 5 months old, probably suffocated by the pillow, one died at 5 months from a fulminant sepsis, one was drowned 2 years old, and one died at 7 years from ileus after laparotomy with removal of a cystic lymphagioma in the pancreas. One child after discharge from the hospital after operation was found to have congenital hypothyroidism and deafness. Six cases had abdominal colic which was obviously psychogenic. Three of these were X-rayed, and their stomach and pylorus were found to be normal. In view of the above mentioned observation (4) that nervous instability occurred relatively frequently among persons with previous pyloric stenosis, it is now a question whether the incidence of psychogenic abdominal colic is higher in the present case material than in the average Danish population, particularly in boys 9—12 years old. Although I have no sound basis for statistical comparison, I believe that there is no real difference.

One patient had duodenal ulcer, but this single case does not permit any conclusions as to a connection between ulcer and pyloric stenosis. One had hunger pains, but the stomach and duodenum were normal at radiological examination.

Only one child was reported to be underweight.

One of the cases examined presented the previously mentioned radiologic changes in the prepyloric canal, but there were no clinical symptoms.

Table 2. *Results of follow-up 9—12 years after pylorotomy (102 cases)*

	No. of cases
No information	4
Dead of other causes	4
Duodenal ulcer (verified by X-ray)	1
Hunger pains (X-ray normal)	1
Abdominal colic (psychogenic) (3 were X-rayed: normal)	6
Underweight	1
No digestive complaints (7 of these were X-rayed; 6 were normal, 1 had narrowed prepyloric canal etc.)	85
total	102

In *conclusion* it can be said that in this series no clinical after-effects have been noted which could be attributed to the pyloric stenosis. It must be borne in mind, however, that these patients were only 9—12 years old at the follow-up, while those in series with a high incidence of ulcer were considerably older. A re-examination of the present series in 10 or 20 years will therefore be necessary to elucidate the question of a predisposition to ulcer.

References

(1) ALABOTU, H.: The histopathologic changes in the myenteric plexus of the pylorus in hypertrophic pyloric stenosis of infants (pylorospasm). Acta paediat. (Uppsala) 45, Suppl. 107 (1956).

(2) ANDRESEN, K.: Acta paediat. (Uppsala) 27, 334 (1940).

(3) BELDING, H. H., and J. W. KERNOHAN: Surg. Gynec. Obstet. 97, 323 (1953). — (4) BENDIX, R. M., and H. NECHELES: J. Amer. med. Ass. 135, 331 (1947).

(5) DONOVAN, E. J.: Ann. Surg. 124, 708 (1946).

(6) GRIPENBERG, L., J. KAUHTIO and M. SULAMAA: Ann. Chir. Gynaec. Fenn. 42, 208 (1953).

(7) HERBST, C.: Z. Kinderheilk. 56, 122 (1934). — (8) HIRSCHSPRUNG, H.: Jb. Kinderheilk. 28, 61 (1888).

(9) KNUTSSON, F., and S. RUDBERG: Nord. Med. 4, 3101 (1939).

(10) LADD, W. E., P. F. WARE, and L. K. PICKETT: J. Amer. med. Ass. 131, 647 (1946).

(11) RINVIK, R.: Acta paediat. (Uppsala) 27, 296 (1940). — (12) RUNSTRÖM, G.: Acta paediat. (Uppsala) 26, 383 (1939). — (13) RUNSTRÖM, G., and A. WALLGREN: Acta paediat. (Uppsala) 17, Suppl. I, 261 (1935).

(14) SALMI, T.: Acta paediat. (Uppsala) 28, 271 (1941). — (15) STEINICKE NIELSEN, O.: Acta paediat. (Uppsala) 43, 432 (1954). — (16) STEINICKE NIELSEN, O.: Acta paediat. (Uppsala) 45, 636 (1956). — (17) STEINICKE, O., and M. ROELSGÅRD: Acta paediat. (Uppsala) 48, 245 (1959). — (18) STEINICKE, O., and M. ROELSGÅRD: Acta paediat. (Uppsala) in press. — (19) SVENSGÅRD, E.: Arch. Dis Childh. 10, 443 (1935).

(20) VESTERDAL, J.: Ugeskr. Laeg. 114, 37 (1952).

(21) WALLGREN, A.: Mschr. Kinderheilk. 68, 290 (1937). — (22) WINKEL SMITH, C. C.: Ugeskr. Laeg. 110, 483 (1948). — (23) WOLLSTEIN, M.: Amer. J. Dis. Child. 23, 511 (1922).

5c. Die operativ behandelte Pylorusstenose

Von

H. REITTER

Noch vor 17 Jahren wurde bei konservativer und operativer Behandlung der angeborenen Pylorusstenose im Durchschnitt mit einer Sterblichkeit zwischen 8,5 und 10% (*10*) gerechnet. 8 Jahre später (1950) betrug die Operationsletalität bei den 250 Fällen PFEIFFERs (*6*) 6,8%. 1952 berichtete ZENKER (*12*) über 70 operierte Fälle ohne Todesfall und v. HASSELBACH und MÜLLER (*3*) hatten unter 109 operierten Säuglingen nur einen Verlust, einen frühgeborenen Knaben von 1600 g Gewicht.

Bei unserem einschlägigen Krankengut der letzten 20 Jahre war die Operationsmortalität bei 181 Kindern gleich Null und der Heilerfolg bei allen Operierten eingetreten. Diese in der chirurgischen Behandlung der Pylorusstenose erzielten Fortschritte verdanken wir teils der Zusammenarbeit mit den Pädiatern: Nicht nur die Operationstechnik ist vollkommener geworden, sondern die Erfolge sind auch der sorgsamen Vor- und Nachbehandlung mit exaktem Elektrolyt- und Flüssigkeitsersatz zu verdanken. Insgesamt ein gutes Ergebnis für die vor etwa 50 Jahren von FRÉDET (1908) (*2*) und WEBER (1911) (*11*) ersonnene und von RAMSTEDT (1912) (*7*) endgültig modifizierte Methode.

Wenn also die unmittelbaren Ergebnisse so gut sind, wird man mit Recht fragen, was von langfristigen Katamnesen zu erwarten ist. Unsere Nachuntersuchungen ergaben, daß die Sorge für später nicht unberechtigt ist, denn es fanden sich bei einem gewissen Prozentsatz der ehemaligen Pylorospastiker Beschwerden, die auf konstitutionelle Besonderheiten hinweisen. Von unseren 181 ehemaligen Patienten aus den Jahren 1936 bis 1956 haben wir 136 erreichen und klinisch und röntgenologisch 3—22 Jahre nach dem Eingriff untersuchen können.

Die klinischen Daten zum Zeitpunkt der Behandlung seien kurz vorangestellt. Als Durchschnittszeit für den Erkrankungsbeginn ergab sich der 21.—22. Lebenstag. Operiert wurden die meisten Kinder in der 5. Lebenswoche, also etwa 2 Wochen nach Krankheitsbeginn, nachdem eine präoperative konservative Behandlungszeit von 6 Tagen im Mittel vorausgegangen war. Mit geringen Ausnahmen wurden die Operationen in örtlicher Betäubung (*4, 12* u. a.) von einer kleinen transrectalen Incision rechts aus durchgeführt. In 3 Fällen war wegen ungenügender Muskelspaltung ein zweiter Eingriff notwendig. Die Gesamtbehandlungszeit betrug durchschnittlich 4 Wochen.

37% unserer ehemaligen Patienten klagten bei der Nachuntersuchung über Magen-Darm-Beschwerden, wenn auch nicht immer erheblicheren Grades. Es handelt sich um saures Aufstoßen, Sodbrennen, gelegentliches Erbrechen, Unverträglichkeit gewisser Speisen, Appetitlosigkeit, Obstipation und Diarrhoen. Wohldefinierte Magenbeschwerden haben etwa 25% der Befragten angegeben, wobei die Altersklasse der 8- bis 15jährigen mit fast 30% besonders häufig betroffen ist, was mit der Pubertät zusammenhängen mag. Diese Zahlen sind überraschend hoch und liegen vermutlich über dem Durchschnittswert der Gesamtbevölkerung. Röntgenologisch konnten diese subjektiven Klagen bei etwa 70%

der über Verdauungsbeschwerden Klagenden objektiviert werden. Wir fanden in abnehmender Häufigkeit:

1. Erhöhte Nüchternsekretion, gestörte Motorik und chronisch-gastrische Veränderungen,

2. seltener einen engen oder verlängerten Pyloruskanal mit Störung der Passage, jedoch ohne Magenektasie und

3. bei nur 2 Fällen eine Deformierung des Bulbus duodeni.

Manifeste Magen-Zwölffingerdarm-Ulcerationen konnten in keinem Falle nachgewiesen werden, ein Befund, der im Gegensatz zu den Nachuntersuchungen von BENDIX und NECHELES (1) steht, die bei 18- bis 28jährigen 18% peptische Geschwüre fanden. STEINICKE-NIELSEN (9) sah in höheren Altersklassen sogar 28% ulceröse Magenaffektionen. Diese Tatsachen zwingen zu vorsichtiger Beurteilung unserer Befunde; denn es mag sein, daß der größte Teil unserer Patienten das Manifestationsalter der Ulcuskrankheit noch nicht erreicht hat. Die Spätprognose der operativ behandelten Pylorusstenose muß nach den bisher vorliegenden Erfahrungen an einem größeren und länger beobachteten Krankengut noch weiter geklärt werden.

Literatur

(1) BENDIX, R. M., and H. NECHELES: Hypertrophic pyloric stenosis. A follow-up study. J. Amer. med. Ass. **135**, 331 (1947).

(2) DUFOUR, H., et P. FRÉDET: La sténose hypertrophique du pylore chez le nourisson et son traitement chirurgical. Rev. Chir. (Paris) **37**, 208 (1908).

(3) HASSELBACH, H. v., u. H. MÜLLER: Wie ist die Prognose der hypertrophischen Pylorusstenose heute? Dtsch. med. Wschr. **1954**, 550.

(4) KOSS, F. H.: Die Ergebnisse der Operation kindlicher Pylorushypertrophie. Zbl. Chir. **77**, 1835 (1952).

(5) NIEMINEN, T.: Follow-up examination of children with pyloric spasm. Duodecim (Helsinki) **68**, 659 (1953).

(6) PFEIFFER, K.: Ergebnisse der Weber-Ramstedtschen Operation bei der Pylorusstenose der Säuglinge. Med. Klin. **1950**, 1140.

(7) RAMSTEDT, C.: Zur Operation der angeborenen Pylorusstenose. Med. Klin. **1912**, 1702.— (8) REIMOLD, W., u. R. ZENKER: Fortschritte in der Behandlung der spastisch-hypertrophischen Pylorusstenose. Dtsch. med. Wschr. **1952**, 82.

(9) STEINICKE-NIELSEN, O.: Congenital pyloric stenosis as a factor predisposing to the ulcer syndrome. Acta paediat. (Uppsala) **43**, 432 (1954). — (10) STOEBER, E.: Im Handbuch der Kinderheilkunde 4. Aufl. Ergänzungswerk. Berlin Springer 1942.

(11) WEBER, W.: Über eine technische Neuerung bei der Operation der Pylorusstenose des Säuglings. Klin. Wschr. **1910**, 763.

(12) ZENKER, R.: Fortschritte und Probleme in der Bauchchirurgie. Münch. med. Wschr. **1951**, 682.

6. Cystic fibrosis of the pancreas

By

A. D. M. JACKSON and W. F. YOUNG

With 1 Figure

In ANDERSEN's (1938) early account of cystic fibrosis of the pancreas the majority of patients died in the first year of life and the disease carried a hopeless prognosis, but since the introduction of antibiotic therapy for respiratory infections the outlook has steadily improved. In the cases studied at Boston (SCHWACHMAN and KULCZYCKI, 1958) the average age at death prior to 1948 was one year, but rose to 5 years for the period 1951 to 1956; and in 1956—57 almost 40% of 105 cases were more than 10 years old. Nearly 14% of the total series of 400 cases in New York (ANDERSEN, 1958) were over the age of 10, some of them living normal adult lives and most of the older patients showing little or no progression of pulmonary changes.

Since death is usually the result of lung damage due to repeated pulmonary infections, further reduction of mortality and morbidity must come from better control or, if possible, prevention of such infections. The best prospect of achieving this aim lies in making the diagnosis early in life, so that intensive treatment can be started before infection has damaged the bronchial tree.

An unusually high proportion of the cases to be discussed here were recognised in early infancy, many before the onset of respiratory infection (YOUNG and JACKSON, 1959). The treatment necessary to prevent or control infection could therefore be studied, and the experience gained with earlier cases could be applied to the treatment of cases entering the series later.

The Series

The series consists of 53 children (29 girls and 24 boys) with cystic fibrosis of the pancreas who have been under our care at the Queen Elizabeth Hospital for Children, London, since 1950. Five died in the neonatal period after operations for meconium ileus and have been excluded from the following analysis.

A particular feature of the series is the high proportion of cases in which the diagnosis was made from alimentary symptoms alone. Five cases were detected soon after birth. Of these, 3 had operations for meconium ileus, one had a transient intestinal obstruction, and one was investigated at birth because his sister was known to have cystic fibrosis of the pancreas and was being treated in the series. Failure to gain weight adequately despite a high calorie intake led to the diagnosis in 10 others during the first three months of life.

Excluding those cases in which the diagnosis was obvious at birth, altogether 35% of the series were diagnosed before the age of 3 months, and 58% before the age of 6 months. These figures compare favourably with the series reported by SCHWACHMAN and KULCZYCKI(1958), in which only 22%of 95 cases were recognised in the first 6 months of life.

Management

The patients are seen in a special clinic at regular intervals, varying from 1 week to 6 months according to age and severity of respiratory symptoms. Pharyngeal swabs or sputum are cultured at every visit and chest radiographs are taken at six-monthly intervals, or more frequently if necessary. Children with respiratory infections, especially those under the age of 2 years, are admitted to hospital for aerosol therapy in the early stage of their infection. This has been the practice since 1954 because in earlier years infections in young infants had progressed rapidly and delay in treatment sometimes had serious consequences.

The present plan of treatment is as follows:

1. Diet/high calorie, high protein with restricted fat and starch.
2. Pancreatin and vitamin supplements.
3. Antibiotics — the drugs used for each patient are chosen according to the sensitivity of the staph. pyogenes (the usual organism in these cases) in pharyngeal swabs taken after coughing, or in sputum. High dosage is used for treatment of lower respiratory infections and also for prophylaxis. At all ages prophylactic antibiotics are given for at least three months after a lower respiratory infection, and during any episode of upper respiratory infection. In infants antibiotics are given for prophylaxis continuously from the time of diagnosis until at least the age of 1 year. Antibiotic aerosols (penicillin and streptomycin, or neomycin) are given in conjunction with antibiotics by other routes during periods of infection with staph. pyogenes. In young infants negative pharyngeal swabs may be misleading and treatment is therefore given even if positive bacteriological findings are not obtained. Sustained clinical improvement and eradication of the infecting organism from the respiratory tract are essential requirements for adequate treatment. At least three negative swabs are required after completion of aerosol therapy before the result is regarded as satisfactory.

Results

The present state of the 48 children surviving the neonatal period is summarised in Table 1. Six have died of respiratory infection, a *mortality* of 12.5%. The remainder have been arranged in three broad groups according to their clinical and radiological findings. Group I consists of children whose clinical condition is generally very good, although some have occasional attacks of bronchitis or short periods with cough and sputum. The chest radiographs in this group are normal apart from a minimal degree of thickened bronchial wall pattern, which is present in approximately two-thirds. There are 27[1] live children in group I (56%). In addition, 2 died (aged 3 and 14 months) of acute obstructive bronchitis without previous radiological evidence of permanent lung damage. These are regarded as failures of treatment in the acute stage. Other cases more effectively treated for acute bronchitis have made a good recovery.

Table 1. *Present state of 48 cases surviving the neonatal period*

Clinical-radiological group	Alive	Dead
Group I	27 (56%)	2
Group II	8 (17%)	1
Group III . . .	7 (14,5%)	3
Total	42 (87.5%)	6 (12.5%)

The children in group II are also in good general health, but each has some radiological abnormality localised to a small area of lung or to one segment. Thus, of the 8 children in this group, 2 have a segmental collapse which has persisted for more than 2 years, 3[2] have localised, dry bronchiectasis, and 3 have localised opacities in the periphery of the lung fields, the significance of which is not clear. These shadows may represent isolated areas of lung damage following infection (HODSON and FRANCE, 1959). One other child with this type of lesion died at the age of 14 months of bronchopneumonia following a persistent bronchitis. The clinical findings suggest that the children in group II have as good a prognosis as

---

[1] One of these children has subsequently died of heat stroke in Africa.

[2] Removal of the affected lobe has recently been carried out on 1 child, who now has a normal chest radiograph.

those in group I, despite their radiological abnormalities. However, the latter must be regarded as potential foci of infection which could lead to further lung damage.

Group III consists of 7 children who have clinical signs and symptoms of chronic pulmonary infection and radiological changes indicating generalised bronchiectasis and peri-bronchiolar abscesses. The infection is partly controlled by treatment and disability is minimal in 4 but activity is considerably limited in 3, one of whom has already had several episodes of right-sided heart failure. The long term prognosis for most of these children is probably bad. Three children with similar findings have died at the ages of 3, $6^1/_2$ and 9 years respectively and widespread lung damage was found at autopsy. The cases in this group are therefore typical of those described in the earlier literature.

During the course of the investigation it became obvious that lung damage frequently occurred in cases entering the series after their first lower respiratory infection and in those whose infections, although treated in the series at an early stage, were inadequately controlled. Table 2 compares the present state of these children

Table 2. *Present state in relation to treatment of first lower respiratory infection*

Treatment of first lower respiratory infection	No. of cases	Group I	Group II	Group III	Dead
Late or inadequate .	30	9	8	7	6
Early and adequate .	18	18	0	0	0

with that of a smaller group who were treated early and adequately according to the strict criteria now demanded. Of the 30 children whose treatment was delayed or inadequate, 13 (43%) have either died or developed severe lung damage, and further 8 have abnormal radiographs. In contrast, all of the 18 children treated early and adequately have so far avoided lung damage and none have died. These children are still relatively young and some may yet suffer serious pulmonary infection with the possible complication of irreversible lung damage. Nevertheless the morbidity in these 18 children has been significantly lower than in the 30 children whose initial treatment was less satisfactory, despite the fact that the severity of the initial lower respiratory infection was similar in both groups.

Considerable emphasis has been placed on maintaining optimum nutrition, both on general grounds and in order to combat the dangers of infection. The value of this dietary therapy is indicated by the heights and weights of the children. Of the 42 live children in the series, 17 (40%) are above the 25th percentile and only 16.5% are below the 3rd percentile of weight for age. There are only 3 children whose weight is far below the 3rd percentile and these are all in group III; in 2 other children of this group the nutritional status is good. Figures for height are not available for the younger children in the series but 47% of the 29 children over 3 years of age are above the 25th percentile and only 7% are below the 3rd percentile of height for age. In contrast, the weights and heights were below the 3rd percentile in 33% and above the 25th percentile in only 6% of the series reported by Schwachman and Kulczycki (1958).

When weight is plotted in relation to height rather than age a normal distribution is obtained, indicating that, although growth in height has been impaired, good nutrition has been achieved.

The ages and present status of the 42 live cases are illustrated in Fig .1. In this series nearly 70% of the children with permanent changes in the lung had acquired them by the age of 4 years. Fig. 1 shows that 27 children are at present alive over this age. Of these, 13 (nearly 50%) are in group I and are expected to remain free from lung damage, 7 (26%) are in group II with a reasonably good prognosis despite certain radiological abnormalities, and only 7 (26%) have a bad prognosis because of severe irreversible lung damage. In the latter group palliative therapy is limiting the disability and may be expected to prolong life for a number of years in all but one case.

This is a preliminary report of a small series of children who are still comparatively young. The results show, however, that in children with cystic fibrosis of the

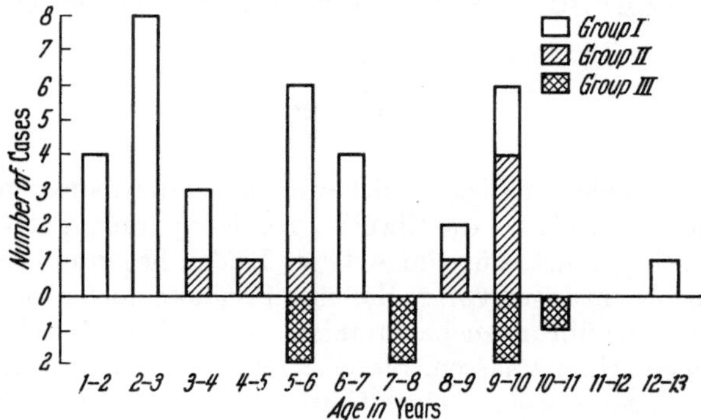

Fig. 1. Present state and age — 42 live cases

pancreas early diagnosis and prompt institution of intensive therapy can prevent lung damage. These findings are in accordance with the recent American opinion and do not support the widely held belief that death or chronic respiratory disability are the inevitable results of this disease.

Summary

A series of 53 cases of cystic fibrosis of the pancreas is briefly reported.

A high proportion of the cases were diagnosed at an early age.

An intensive treatment plan, designed to prevent or control pulmonary infection, is briefly described.

Of the 48 cases surviving the neonatal period, 56% have no evidence of lung damage and only 14.5% have a bad prognosis. The mortality was 12.5%.

The major factor affecting prognosis was treatment of the first lower respiratory infection. All the 18 children treated early and adequately, according to the criteria now demanded, are well and free from lung damage. Of the 30 treated late or inadequately, 43% have either died or developed lung damage.

The prognosis for children with cystic fibrosis of the pancreas, whose condition is recognised early in life, can no longer be regarded as hopeless.

References

(1) ANDERSEN, D. H.: Cystic fibrosis of the pancreas and its relation to celiac disease. J. Dis Child. 56, 344 (1938). — (2) ANDERSEN, D. H.: Cystic fibrosis of the pancreas. J. chron. Dis. 7, 58 (1958).

(3) HODSON, C. J., and N. E. FRANCE: To be published.

(4) SCHWACHMAN, H., and L. L. KULCZYCKI: Long term study of 105 patients with cystic fibrosis. J. Dis. Child. 96, 6 (1958).

(5) YOUNG, W. F., and A. D. M. JACKSON: To be published.

V. Stoffwechsel und Inkrete

1. Angeborene Stoffwechselkrankheiten

Von

H. BICKEL

Die Anwendung moderner Diagnostik hat in den letzten Jahren zur Entdeckung neuer angeborener Störungen des Eiweiß-, Kohlenhydrat-, Fett-, Wasser- und Mineralstoffwechsels geführt. Für einige dieser Leiden liegen nur kurzfristige und wenige Verlaufsbeobachtungen vor, so daß ihre Prognose noch nicht zu analysieren ist. Die folgenden Ausführungen beschränken sich auf Stoffwechselkrankheiten, die solche Aussagen schon zulassen. Sie basieren auf Mitteilungen der Literatur, eigenen Beobachtungen sowie auf einer Umfrage in verschiedenen Ländern.

Cystinose

Die Krankheit wurde fast ausschließlich im Säuglings- und Kindesalter beobachtet und ist durch Cystinspeicherung im gesamten reticuloendothelialen System, Dystrophie und Kleinwuchs charakterisiert.

Die Prognose der *subakuten Form* ist schlecht. Bereits wenige Wochen nach Beginn der ersten Symptome kann der renale Wasser- und Basenverlust zu lebensbedrohlicher Dehydration, Acidose und Hypokaliämie führen, wobei diese Erscheinungen oft durch Infekte ausgelöst und durch heftige Brechattacken und Anorexie gefördert werden. Ohne ausreichende Behandlung erliegen die Patienten ihrer Krankheit in den ersten 2—3 Lebensjahren, gelegentlich schon im 2. Lebenshalbjahr (*5, 11*).

Die *chronische Form* beginnt schleichend im 2. oder 3. Jahr. Eine floride, Vitamin D-resistente Rachitis mit osteoporotischen Gliederschmerzen und Knochendeformitäten fesseln die Patienten oft ans Bett. Der lebensbegrenzende Faktor liegt in der langsam fortschreitenden Niereninsuffizienz im Sinne einer interstitiellen Nephritis. Zeichen beginnender Tubulusinsuffizienz lassen sich bis zum Beginn des 2. Lebenshalbjahres zurückverfolgen, in dem Aminoacidurie und Glucosurie beginnen (*2, 21*). In den nächsten Monaten und Jahren entwickelt sich eine chronische Urämie und eine renale Osteodystrophie. Die Patienten sterben gewöhnlich zwischen dem 6.—10. Lebensjahr, selten erst in der Pubertät an urämischem Koma oder tetanischen Krämpfen.

Die Therapie der Cystinose bringt eine wesentliche symptomatische Besserung, obwohl sie die Lebensprognose nicht zu ändern vermag (Wasser- und Elektrolytsubstitution und antirachitische Behandlung mit großen Dosen Vitamin D). Damit gelingt es, die Kinder für 5—8 Jahre bei praktisch normaler Aktivität zu erhalten.

In seltenen Fällen verläuft die Cystinose günstiger, wie z. B. bei einem völlig beschwerdefreien Studenten, bei dem sich als Zufallsbefund eine Cystinspeicherung in den Augen und im Knochenmark fand (*7, 8*). Das sog. de Toni-Debré-Fanconi-Syndrom ohne Cystinspeicherung braucht in die Betrachtung nicht einbezogen zu werden, da es sich dabei um ein tubuläres Syndrom von vielartiger Ätiologie und Prognose handelt.

Die sog. Cystinurie

Die fast stets gute Prognose der Cystinurie, ihre Symptomatologie und Pathogenese unterscheiden sie grundsätzlich von der Cystinose; der Stoffwechselfehler wird mit einer angeborenen Fehlfunktion der Nierentubuli in der Rückresorption dieser Aminosäuren erklärt (12).

Cystinurie kann ein Leben lang ohne Beeinträchtigung der Gesundheit bestehen. In einer begrenzten Zahl von Fällen kommt es zur Steinbildung im Bereich der Harnwege, die auf der schlechten Löslichkeit von Cystin beruht. Die prognostisch wichtige Frage, welche Patienten von dieser Komplikation betroffen werden, ist durch Untersuchungen britischer Autoren dem Verständnis nähergerückt (12). Danach ist die Konkrementbildung fast ausschließlich von der Cystinkonzentration im Urin abhängig. Diese ist am höchsten bei den homozygoten Trägern der recessiv vererbten Anlage, welche an der Ausscheidung von Cystin, Lysin, Arginin und Ornithin im Urin erkannt wird; bei über 50% dieser Homozygoten kommt es früher oder später zur Steinbildung. Heterozygote Anlageträger scheiden dagegen entweder normale oder nur mäßig vermehrte Mengen von Cystin und Lysin aus, während Arginin und Ornithin in Spuren vorhanden sind oder ganz fehlen; Steinbildung ist bei diesen Individuen selten.

Die Prognose der Cystinurie wird von dem Ausmaß des Konkrementbefalles und der resultierenden Nierenzerstörung bestimmt. Die Steinbildung kann bereits im ersten Lebensjahr einsetzen und beide Nierenbecken und die ableitenden Harnwege befallen. Im Verlauf der Krankheit kommt es gelegentlich zu jahrelangen konkrementfreien Intervallen, ja zum völligen Sistieren weiterer Steinbildungen. Häufiger sind jedoch *Steinrezidive*, die durch Infektionen und hydronephrotische Nierenbeckenveränderungen gefördert werden und in einem kleinen Prozentsatz der Fälle (nach DENT 2 von 80 Fällen) zur Zerstörung beider Nieren mit Tod in Urämie führen.

Die einzig aussichtsreiche Therapie besteht in operativer Entfernung spontan nicht abgehender Steine sowie konsequenter Alkalibehandlung (Urin-p$_H$ dauernd über 7, 4) und Verabreichung großer Trinkmengen über Tag und Nacht verteilt, um die Löslichkeit des Cystins im Harn zu bessern (9). Eine komplizierende Pyelonephritis bedarf energischer antibakterieller Dauerbehandlung. Der Einfluß des therapeutischen Vorgehens auf die Spätprognose der Cystinsteinkrankheit ist heute noch nicht endgültig zu beurteilen.

Phenylketonurie (Phenylbrenztraubensäure-Schwachsinn)

Der angeborene Mangel des Enzyms Phenylalaninoxydase, welches die Oxydierung von Phenylalanin zu Tyrosin katalysiert, bewirkt eine Ansammlung von Phenylalanin, Phenylbrenztraubensäure und anderen Phenol- und Indolkörpern in Blut, Liquor, Urin und in den Geweben.

Die Stoffwechselentgleisung führt auf noch ungeklärte Weise zu progressivem Schwachsinn, in zwei Drittel der Fälle zu neurologischen Symptomen vorwiegend extrapyramidaler Natur, in einem Drittel bis ein Viertel der Fälle zu Krampfanfällen im Kleinkindesalter mit entsprechenden EEG-Veränderungen. Bei 63% der Patienten liegt der Intelligenzquotient (I. Q.) unter 20, bei weniger als 1% über 70 (15). Die bisherigen Verlaufsuntersuchungen lassen ein anfangs schnelles, dann langsameres Absinken des Intelligenzquotienten in den ersten Lebensjahren erkennen.

Unter Behandlung mit einer phenylalaninarmen Diät (1, 3) hat sich die Prognose der Phenylketonurie wesentlich gebessert. Je früher die Diät einsetzt, um so besser sind ihre Erfolgsaussichten, wie ein kritischer Überblick über 79 behandelte Fälle ergab (4) (Tab. 1). Von großer Bedeutung für optimale Behandlungserfolge ist die Frühdiagnose, die aber nur durch systematische Ferrichloridtestung der

Urine aller Säuglinge zwischen der 3.—6. Lebenswoche gestellt werden kann. Wie lange die Diät fortgesetzt werden muß, ist noch nicht gewiß, doch sprechen die bisher vorliegenden Daten für eine Beibehaltung der Diät mindestens bis zum 8.—9. Lebensjahr.

Tabelle 1. *Vergleich der Verlaufsuntersuchungen unbehandelter und behandelter Phenylketonuriker (4)*

Alters-Gruppe	E.Q.-Differenz zwischen den Untersuchungen		Gewinn der Behandelten gegenüber Unbehandelten
	Unbehandelte	Behandelte	
Unbehandelte unter 7, Behandelte unter 5 Jahren	—8,3	+10,5	+18,8
5—14 Jahre	—4,7	+ 1,0	+ 5,7
16—60 Jahre	(+2,8)	+ 0,4	(— 2,4)

Alkaptonurie

Von dieser angeborenen, meist recessiv vererbten Stoffwechselstörung im Abbau der Homogentisinsäure wurden bisher fast 250 Fälle beschrieben. Literatur und Prognose der Krankheit wurden kürzlich ausführlich besprochen (*16, 18, 19*). Die Lebenserwartung der Patienten ist nicht eingeschränkt, das Leiden verläuft gewöhnlich harmlos. In über 100 Literaturfällen wurde im 3. Jahrzehnt oder später Ochronose beobachtet, während Pigmenteinlagerungen in die großen Gelenke, die Wirbelsäule, die Media der großen Gefäße, in Endokard, Perikard, die Nieren und Prostata jenseits des 40. Lebensjahres auftreten und mit Beschwerden von seiten dieser Organe einhergehen können.

Idiopathische Galaktosämie

Der Galaktosämie liegt ein Enzymdefekt der Phosphogalaktotransferase mit Ansammlung von Galaktose und Galaktose-1-phosphat in Blut, Liquor, Geweben und Urin zugrunde.

Prognostisch läßt sich ein schwerer akuter von einem milderen chronischen Krankheitsverlauf unterscheiden. Die *akute Form* findet sich in etwa 80% der Fälle. Der überwiegende Teil der Patienten stirbt bereits im frühen Säuglingsalter an Dehydration und interkurrenten Infekten, die überlebenden Kinder gelangen in ein subakutes Stadium schwerer Dystrophie, Anämie und Osteoporose und gehen an zunehmender Leberinsuffizienz zugrunde.

Die prognostisch günstigere *chronische Verlaufsform* mit Lebercirrhose, Linsenkatarakten und Schwachsinn manifestiert sich im späten Säuglings- und im Kleinkindesalter, sehr selten im Schulalter; der älteste Fall der Literatur ist 14 Jahre alt (*10*). Die Kataraktbildung kann schon in den ersten Lebenswochen beginnen, ist oft aber Monate verzögert. Aus den wenigen Mitteilungen des Schrifttums (*6, 10, 13*) läßt sich besonders jenseits des Säuglingsalters eine erhebliche Variabilität der Symptome erkennen. Neben dem ausgeprägten Krankheitsbild des blinden, schwachsinnigen Dystrophen mit einer gewöhnlich symptomarmen Lebercirrhose wurden vereinzelt Patienten ohne Katarakte und Hepatomegalie, ja sogar ohne Intelligenzdefekte beobachtet (*10, 13*).

Reduzierte Milchaufnahme jenseits des Säuglingsalters mildert den Verlauf, während dem voll gestillten Säugling mit der Muttermilch besonders viel Galaktose zugeführt wird. Die schlechte Prognose der Galaktosämie hat sich gewandelt, seitdem durch frühzeitige Behandlung mit einer galaktosefreien Diät eine normale intellektuelle und emotionelle Entwicklung erreicht wird (*13*). Ein Therapiebeginn nach Monaten oder gar Jahren Verzögerung vermag eine restitutio ad integrum nicht mehr zu bewirken.

Hepatocerebrale Degeneration (Wilsonsche Krankheit)

Für eine prognostische Beurteilung können nur solche Fälle herangezogen werden, bei denen die Kriterien der zugrundeliegenden Kupferstoffwechselstörung nachgewiesen wurden, mindestens in Form des Kayser-Fleischerschen Cornealringes. In verschiedenen Organen, besonders in Leber, Hirn, Cornea und Nieren, kommt es infolge Mangels an kupferbindendem Coeruloplasmin im Blut zu einer Kupferansammlung, die den Krankheitsprozeß veranlaßt.

Eine progressive juvenile Form läßt sich prognostisch von dem chronischen Verlauf der „Pseudosklerose" abgrenzen. Erste Beschwerden in Form von abdominellen, hämolytischen, extrapyramidalen oder psychischen Symptomen werden bei der juvenilen Form selten vor dem 7.—8. Lebensjahr, häufig erst in der Pubertät geäußert, obwohl der Coeruloplasminmangel bereits im Säuglingsalter und ein vermehrter Kupfergehalt der Leber mit 3 Jahren nachgewiesen wurde (*17*). Nach Beginn der Symptome verläuft die juvenile Form in wenigen Jahren, gelegentlich sogar in Monaten letal. Je nach Organprävalenz sterben die Patienten im hepatischen Koma oder in Decerebrationsstarre nach Monaten und Jahren zunehmender extrapyramidaler Ausfälle, emotioneller Instabilität, schizoider und anderer psychotischer Reaktionen sowie fortschreitender Demenz.

Die chronische „Pseudosklerose"-Form beginnt schleichend in der Pubertät oder später. Spontane Remissionen und Exacerbationen, die auch bei der juvenilen Form häufig vorkommen, dehnen sich über Jahre aus. Das Leben der Patienten endet gewöhnlich akut im Leberversagen.

Komplexbildner wie 2,3-Dimercaptopropanol (B.A.L., Sulfactin) und Dimethylcystin (Penicillamin) führen zu häufigeren und längeren Remissionen sowie zur Verzögerung des tödlichen Ausganges. Die Penicillaminbehandlung scheint nach den bisherigen begrenzten Erfahrungen (*17*, *21*) der B.A.L.-Therapie überlegen zu sein und hat den großen Vorteil der oralen Applikation. Trotz der intensiven Bemühungen der letzten 10 Jahre ist aber die Prognose der Wilsonschen Krankheit noch immer infaust.

Morbus Gaucher und Niemann-Picksche Krankheit

Die Prognose dieser Krankheiten hat sich in den letzten Jahrzehnten nicht geändert, da eine kausale Therapie nach wie vor fehlt. Von den über 200 Fällen von Morbus Gaucher betrifft die überwiegende Mehrzahl die chronische Form des älteren Kindes und Erwachsenen; ihre Prognose ist um so günstiger, je später die Krankheit beginnt, und kann im 3.—4. Lebensjahrzehnt sogar als gut bezeichnet werden (*20*). Lungentuberkulose, progressive Anämie, Hypersplenismus mit Thrombocytopenie und Leukopenie können den Tod der Patienten verursachen, eine exzessive Milzvergrößerung und Befall der Röhrenknochen zu erheblichen Beschwerden führen. Die Behandlung ist bisher rein symptomatisch. Die akute infantile Form der Krankheit endet in wenigen Monaten (durchschnittlich in 6 Monaten) tödlich infolge massiven cerebralen Befalles.

Bei der Niemann-Pickschen Krankheit überwiegt die infantile Form, von der über 70 Fälle beschrieben wurden. Die Patienten überleben fast nie das 2. Lebensjahr; therapeutische Maßnahmen sind ohne Einfluß auf die Lebensdauer. Die Prognose der Spätform läßt sich noch nicht beurteilen, das Alter der 4 bisher veröffentlichten Fälle betrug 8, 8, 29, und 33 Jahre (*20*).

Zusammenfassung

Die Prognose einiger angeborener Stoffwechselkrankheiten, für die ausreichende Verlaufsbeobachtungen vorliegen, läßt sich wie folgt zusammenfassen:

Die *Cystinose* verläuft in ihrer subakuten Form in den ersten 2—3 Lebensjahren, gelegentlich schon im 2. Lebenshalbjahr unter dem Bilde schwerer Dehydration und Elektrolytkrisen tödlich; bei der chronischen Form tritt der Tod im 6.—10. Lebensjahr, selten erst in der Pubertät an progressiver Niereninsuffizienz ein. Die Behandlung ist bislang symptomatisch, vermag aber das subakute

Stadium zu überwinden. Die Prognose der sog. *Cystinurie* ist gut, solange die Nieren nicht durch rezidivierende Steinbildung geschädigt werden; diese läßt sich wahrscheinlich durch fortlaufende Alkalitherapie und große Trinkmengen vermeiden.

Die *Phenylketonurie* führt unbehandelt fast stets zu progredientem Schwachsinn, der durch die Verabreichung einer phenylalaninarmen Diät günstig beeinflußt werden kann, bei Behandlungsbeginn in den ersten Lebensmonaten sogar ganz zu verhüten ist. Die *idiopathische Galaktosämie* hat besonders in der häufigen akuten Form eine schlechte Prognose mit Tod in den ersten Lebensmonaten infolge Dehydration und Infekten. Die chronische Form zeigt eine erhebliche Variabilität in Symptomatik und Verlauf; ihre Spätprognose ist noch nicht zu beurteilen. Der frühzeitige Beginn einer galaktosefreien Kost gestattet eine ungestörte Entwicklung der Patienten. Die *hepatocerebrale Degeneration* schreitet in ihrer juvenilen progressiven Form in Monaten oder wenigen Jahren zum Tod in Leberkoma oder Decerebration fort, während die chronische „Pseudosklerose"-Form durch einen jahrzehntelangen fluktuierenden Verlauf gekennzeichnet ist und schließlich gleichfalls im Leberversagen endet. Kupferausschwemmende Maßnahmen können die Progredienz der Krankheit verzögern. Auf die Prognose der *Alkaptonurie*, des *Morbus Gaucher* und der *Niemann-Pickschen Krankheit* wird kurz hingewiesen.

Literatur

(*1*) ARMSTRONG, M. D., and F. H. TYLER: Studies on phenylketonuria. I. Restricted phenylalanine intake in phenylketonuria. J. clin. Invest. **34**, 565 (1955).

(*2*) BICKEL, H.: Die Entwicklung der biochemischen Läsion bei der Lignac-Fanconischen Krankheit. Helv. paediat. Acta **10**, 259 (1955). — (*3*) BICKEL, H., J. GERRARD and E. M. HICKMANS: The influence of phenylalanine intake on the behaviour of a phenylketonuric child. Acta paediat. (Uppsala) **43**, 64 (1954). — (*4*) BICKEL, H., and W. GRÜTER: The dietary treatment of phenylketonuria. Experiences over the last nine years. Proc. I. Internat. Medical Conference on Mental Retardation. Portland, Maine 27.—31. Juli 1959 (in press). — (*5*) BICKEL, H., W. C. SMALLWOOD, J. M. SMELLIE, H. S. BAAR, E. M. HICKMANS, H. HARRIS, R. ASTLEY, C. G. TEALL, A. A. DOUGLAS, M. G. PHILPOTT, C. C. HARVEY and E. FINCH: Cystine storage disease with aminoaciduria and dwarfism (Lignac-Fanconi disease). Acta paediat. (Uppsala) **42**, Suppl. 90 (1953). — (*6*) BRAY, P. T., R. J. ISAAC and A. G. WATKINS: Galactosaemia. Arch. Dis. Child. **27**, 341 (1952).

(*7*) COGAN, D. G., T. KUWABARA, J. KINOSHITA, L. SHEEHAN and L. MEROLA: Cystinosis in an adult. J. Amer. med. Ass. **164**, 394 (1957). — (*8*) COGAN, D. G., T. KUWABARA, C. S. HURLBUT JR. and V. MCMURRAY: Further observations on cystinosis in the adult. J. Amer. med. Ass. **166**, 1725 (1958).

(*9*) DENT, C. E., and B. SENIOR: Studies on the treatment of cystinuria. Brit. J. Urol. **27**, 317 (1955). — (*10*) DURAND, P., et F. SEMACH: Formes tardives, atténués de galactosémie chez deux fèrres. Interpretation clinique et classement génétique de la maladie. Arch. franç. Pédiat. **12**, 9 (1955).

(*11*) FREUDENBERG, E.: Cystinose. Ergebn. inn. Med. Kinderheilk. N. F. **10**, 481 (1958).

(*12*) HARRIS, H., and E. B. ROBSON: Cystinuria. Amer. J. Med. **22**, 774 (1957). — (*13*) HOLZEL, A., G. M. KOMROWER and V. SCHWARZ: Galactosaemia. Mod. Probl. Pädiat. **3**, 359 (1957). — (*14*) HSIA, D. Y. Y.: Inborn errors of metabolism. Chicago: The Year Book Publishers Inc. 1959.

(*15*) JERVIS, G. A.: Phenylpyruvic oligophrenia (phenylketonuria). Ass. Res. nerv. Dis. Proc. **33**, 259 (1954).

(*16*) MARTIN, W. J., L. O. UNDERDAHL, D. R. MATHIESON and D. G. PUGH: Alkaptonuria. Report of 12 cases. Ann. intern. Med. **42**, 1052 (1955).

(*17*) SCHEINBERG, I. H., and I. STERNLIEB: The long-term management of hepatolenticular degeneration (Wilson's disease). Amer. J. Med. (im Druck). — (*18*) SCHREIER, K.: Die angeborenen Störungen im Phenylalaninstoffwechsel. Mod. Probl. Pädiat. **3**, 285 (1957). — (*19*) SCHREIER, K., u. H. PLÜCKTHUN: Über die Alkaptonurie. Z. Kinderheilk. **71**, 462 (1952).

(*20*) THANNHAUSER, S. J.: Lipidoses, diseases of the intracellular lipid metabolism. New York and London: Grune & Stratton 1958.

(21) WALSHE, J. M.: Current views on the pathogenesis and treatment of Wilson's disease. A. M. A. Arch. intern. Med. **103**, 155 (1959). — *(22)* WORTHEN, H. G., and R. A. GOOD: The de Toni-Fanconi-syndrome with cystinosis. Clinical and metabolic study of two cases in a family and a critical review on the nature of the syndrome. A. M. A. Amer. Dis. J. Child. **95**, 653 (1958).

Anmerkung: Die prognostischen Erfahrungen wurden durch kasuistische Beiträge folgender Kolleginnen und Kollegen ergänzt:

F. BRAID, Birmingham; H. G. GUILD, Baltimore; R. C. HARRIS, New York; T. E. D. BEAVAN, Chester; H. BERGER, Basel; H. BOEHNCKE, Hamburg; S. VAN CREVELD, Amsterdam; C. W. DAESCHNER, Houston; D. DENNY-BROWN, Boston; C. E. DENT, London; G. FANCONI, Zürich; W. P. FISTER, Essondale, British Columbia; R. FRANCOIS, Lyon; FRIEDERISZIK, Mainz; D. GAIRDNER, Cambridge; A. HOLZEL, Manchester; C. HOOFT, Gent; F. P. HUDSON, Liverpool; R. S. ILLINGWORTH, Sheffield; W. N. JENSEN, Pittsburgh; J. A. KENNEDY, Watertown, N. Y.; W. B. MATTHEWS, Derby; A. MONCRIEFF, London; O. MORTENSEN, Aarhus; C. PARSONS, Birmingham; E. K. SAUTER, Essen; I. H. SCHEINBERG, New York; K. SCHREIER, Heidelberg; B. S. SCHULTZE- Jena, Münster; W. SCHWARZ, Milano; W. H. STEIN, New York; D. C. THURSBY-PELHAM, Newcastle; V. DU VIGNEAUD, New York; C. G. WARNOCK, Derby; A. G. WATKINS, Cardiff; W. T. ZIMDAHL, Buffalo.

2. Glycogenosis

By

M. Jeune, R. François and B. Jarlot

Cardiac glycogenosis. A rare disease (about 30 observations), it is always fatal: death occurs as a result of heart failure. Most children suffering from this disease die within the first year of age, some die between 2 and 4 years. We must, however, quote two exceptional cases in which death occurred respectively at 11 and 15 years of age.

Neuro-muscular glycogenosis. This disease is uncommon. We found only about ten observations of it in the literature. Progressive muscular hypotonia is observed together with constant and precocious bulbar troubles (chiefly troubles of deglutition). All the children but one died before 2. Death occurs after an acute infection or more often after a bulbar paralysis.

Hepatic glycogenosis: I. First evolution. During the first two years of life, prognosis must be guarded: 25—30% of children die from hypoglycemia, acidosis or from infection. These infants seem to be particularly sensible to external aggression [21 deaths out of 59 children in Atkinson's report (*4*), most of them during the first two years; 38 deaths out of the 81 observations gathered in the course of our enquiry, of which 23 occurred before 2 years].

The character and the intensity of enzymatic alterations play a large part in the prognosis. The lack of branching enzymes would mean a rapid evolution towards cirrhosis and death. Up to this day, only Anderson's patient (*3*), who died at 17 months from cirrhosis with ascites and hemorrragia, is known to have such an abnormality. But Andersen (*2*), summarizing the study of microscopic sections of the liver of children who had died from cirrhosis in her department between 1933 and 1953, discovered, among 120 patients, 4 infants having died of severe cirrhosis, in which anatomo-pathologic study showed an associated glycogenic overloading of the liver. In those cases she advances the hypothesis of a glycogenosis due to such an enzymatic abnormality.

We also think that the intensity of the enzymatic alterations plays an important role. Thus, in 25 patients in which enzymatic determination could be performed, we found 18 cases of deficiency on glucose-6-phosphatase. In 6 patients there was practically no glucose-6-phosphatase; 3 of them died before 2 years of age.

II. Further evolution and late prognosis: (A) Once infancy is passed, the prognosis of hepatic glycogenosis is said to be excellent. Indeed, in about 50% of the cases the disease is cured without any sequelae.

Growth proceeds slowly, but more lengthily than in normal children. Puberty occurs late, between 18 and 22 years and it marks an important step in the evolution of the disease: there is a sudden acceleration of the growth. The hepatomegaly regresses gradually. This regression is often accompanied by a crisis of abdominal pains. Superficial fasciae sometimes melt, leaving some lipodystrophies. Patients may marry (7 cases) and have normal children (3 observations).

One may ask what mysterious metabolic course is taken by the human organism at the time of puberty, so that the large liver, the chronic hypoglycemia and troubles of growth should disappear by degrees. However, the enzymatic abnormality continues and five out of six the patient retains a flat hyperglycemic curve after administration of epinephrine.

B) In fact the study we have undertaken shows that, after 2 years of age, the evolution of the disease is far from being as favourable as has been assumed.

Death still occurs in 15% of the cases, and in one survivor out of 2 complications may arise.

In 1946, Abramson and Kurtz (*1*), writing about one of their observations, held out against a generally favourable prognosis. Debré, in 1947, while admitting that an evolution towards recovery was the rule, stated: "The evolution of the disease is not always favourable even in its usual form... The evolution can be poor as, even though the child survives, it retains its diminutive height, its large liver and the morbid manifestations of glycogen storage disease of the liver together with a poor sexual development even after puberty". In 1953, TRAISMAN and TRAISMAN (*10*) also noted that the prognosis should be guarded and that the patients "might be left rather handicapped". MASON (*8*) and ANDERSEN (*2*), in 1955, concluded that: "there was no other point varying more than the severity of this disease from one patient to another". Our own observations also incline us to moderate the usual optimism.

One of our patients, 24 years old, had severe gout with a blood pressure of 170/80 and intermittent albuminuria; he is small (151 cm, impuber; his liver is of a normal size, but his hyperglycemic curve after injection of epinephrine remains flat; uricemia is of 13 mg/100 cm³, blood urea of 35 mg/100 cm³, lipemia of 450 mg/100 cm³.

Another patient (B. H.) 30 years old, had been observed in 1942, at the age of 14 years, and the diagnosis was then based upon a surgical biopsy. We examined him again at 30 years. Puberty took place after 20 and the young man went on growing till he was 23. His height has reached 157 cm. He is married, but has no children. His liver, now normal, remained large till he was 23. The patient shows no signs of gout, but he complains about a moderate dyspnea to effort. His blood pressure is 120/70. We were surprised to find a big heart on roentgenographic examination, whereas a radiography carried out at the age of 14 was found strictly normal. The electrocardiogram showed abnormalities difficult to interpret: left deviation of the axis, negative T curve in VL as well as in all precordial derivations. These abnormalities were submitted to GONIN who concluded: "these are troubles of myocarditis rather than of coronarian origin". The level of uric acid in blood is 7,3 mg/100 cm³, blood urea 42 mg/100 cm³. The exploration could not be carried further.

In our third patient, a girl of 16 years, impuber, measuring 136 cm, the blood pressure is 130/70, blood urea 45 mg/100 cm³. A tendency to echymosis is noted with a positive ligature sign, in spite of a normal coagulation balance. Uricemia amounts to 15 mg/100 cm³, lipemia is 2900 mg/100 cm³ and the electrophoretic examination of the lipids shows an important elevation of the high molecular weight lipids migrating with globulins.

Our fourth patient, a girl of 12, has also greatly surprised us. She was brought back to us for two kinds of symptoms: hematemesis and melaena associated with an anemia with neutropenia and leucopenia. Physical examination still shows a very large liver, and moreover a marked splenomegaly, whereas previous examination had shown a slightly enlarged spleen only. The coagulation balance is normal and there are no biochemical signs of hemolysis. There is plenty of bone marrow and this discrepancy with a cytopenia in the blood makes one think of "hypersplenism". The radiographies show no oesophageal varix. It is then probable that a process of cirrhosis has been superimposed on the glycogenosis, unless it developed together with it and has grown more rapidly for some years.

Thus, though the hepatomegaly had disappeared in the two first cases, these four patients remain seriously ill, and the prognosis regarding their heart, vessels and kidneys is bad. These results induced us to look up glycogenosis in the literature. We could find only 150 observations (including our own) out of 186 published so far. Of the 150 observations we have rejected 69; either because the information was insufficient or the patients had not been seen again after the first examination; because our enquiry received no answer; or because the case had not been observed long enough (2 years at least seem to be necessary).

Among the 81 observations left, we may mention 38 deaths: 23 from 1 day to 2 years; 12 from 2 years to 10; 3 above 10 years.

In the 43 survivors, we have endeavoured to establish the evolution of the liver size, the genital and physical development, responses to injections of epinephrine and glucagon:

a) Size of the liver: has become normal . . . . 14 times
has remained abnormal . . . . 20 times
not mentioned. . . . . 9 times

b) Physical development: normal . . . . 10 times
delayed . . . . 16 times
not mentioned. . . . . 17 times

c) Hyperglycemic curves:
abnormal after injection of epinephrine . . . . 28 times
normal after injection of epinephrine . . . . 6 times
abnormal after injection of glucagon . . . . 17 times
normal after injection of glucagon . . . . 0 times

While 7 of these patients had married, only 3 had normal children. Finally, we have noted a number of complications which have appeared in the course of the disease.

high blood pressure . . . .   twice
secondary cardiac hypertrophy . . . .   2 cases
(to which we must add Andersen's observation in which hypertrophy of the heart appeared late and caused death)
nephritis . . . .   twice
intermittent albuminuria with moderate azotemia . . . . .   1 times
severe gout . . . .   1 times
hyperuricemia . . . .   10 times
(whereas uric acid of the blood was normal 5 times in patients over 2 years on whom this determination was performed).
cirrhosis . . . .   1 case

Thus, in 19 cases out of 34, complications arose in the course of the disease. Moreover, we have been struck by the persistency of biochemical disturbances (hyperglycemic curves after administration of epinephrine and glucagon), while the clinical status is satisfactory: we have noticed them in 30 cases out of 43.

One may ask whether the fundamental trouble does not outlast the recession of hepatomegaly (and perhaps the glycogenic infiltration); only a biopsy of the liver would enable us to decide.

The prognosis seems to us doubtful: among children suffering from hepatic glycogenosis, some are precociously subject to gout, hypertension and cardio-vascular complications in adult life.

C) We have been looking for a logical reason for this unfavourable development. The intensity of the enzymatic disturbance is undoubtedly accountable for it. The hyperadreno-corticism also seems to play an important part. A study of the adrenal cortical function has been carried out on some of our patients by Bertrand. The plasma 17-hydroxycortico-steroids-(OHCS)-level was measured by Samuels and Nelson's method, that of urine 17-OHC according to Gleen and Nelson's after enzymatic hydrolysis (9). In four cases, the high plasma corticoids level is opposed to the definitely lowered levels of urinary elimination. In two other patients the plasma and urine 17-OCHS levels are practically normal. In one of those observations, a second measurement of blood corticoids showed 32,2 γ%. The dis-crepancy noted in 4 cases out of 6 between a high blood corticoids level and a low urinary elimination has led us to explore the hepatic function of degradation rate of hydrocortisone. It is known that hydrocortisone produced by the adrenal gland, in unconjugated form and biologically active, is desaggregated and conjugated by the liver and eliminated in this con-jugated and inactive form by the kidneys. In the case of a disturbance of this particular hepatic function, the hydrocortisone disappears more slowly from the plasma and appears in smaller quantities in the urine.

In order to explore this function, Brown's technique (5) is used: a sample of normal blood is taken for control, followed by 30 minutes' perfusion of hydrocortisone allowing the admi-nistration of 1 mg per kg of body weight; samples of plasma are taken 1, 2, 3, 4, 5, 6, hours after start of the perfusion. In normal patients the degradation rate is faster in the child than in the adult. In 4 children suffering from hepatic glycogenosis the degradation curves of two of the children have a pathologic result with a slow degradation rate of hydrocortisone; the other two have a normal curve. In these two last cases, plasma and urine 17-OCHS levels have been found normal.

This study shows that in the course of some hepatic glycogenoses there is a relative hyperadrenocortism, probably resulting from a dual mechanism: adrenal cortical hyperfunction corresponding to chronic hypoglycemia, and mostly, deficiency of hydrocortisone degradation causing accumulation of blood corticoids and paradoxical decrease of their urinary elimination. Further studies will make clear the part played by each of these mechanisms and the relationship of hyper-adrenocortism, both with the intensity of hypoglycemia and the severity of the enzymatic deficiency. It is remarkable that the most disturbed degradation curve of hydrocortisone has been observed in a child where the enzymatic study performed on a liver fragment has revealed a complete glucose-6-phosphatase inactivity. Anyway, it is probable that this relative hyperadrenocortism contributes to the aggravation of the protein catabolism and partially explains the growth retardation and hyperuricemia. But these troubles may exist in any hyperadrenocortism proved by biological investigations, and as a cause of nitrogen depletion provoked by chronic hypoglycemia.

We have discussed some facts illustrating the severity of such a metabolic disease. Its cause remains rather mysterious. A thorough exploration of a large number of cases, with enzymatic determinations, endocrine and metabolic investigations (chiefly studies of the adrenal function) will undoubtedly increase our understanding of this disease.

References

(1) ABRAMSON, H., and L. D. KURTZ: Familial glycogen disease, Report of four fatal cases of the hepatic form of the disease in siblings of one family. Amer. J. Dis. Child. 72, 510 (1946).— (2) ANDERSEN, D. H.: Familial cirrhosis of the liver with storage of abnormal glycogen. Lab. Invest. 5, 11—20 (1956). — (3) ANDERSON, PH. M., and D. G. VICKERY: Von Gierke's accumulation disease. Med. J. Aust. 1, 753 (1934). — (4) ATKINSON, F. R. B.: Von Gierke's disease. Brit. J. Child. Dis. 36, 261 (1939).

(5) BROWN, H., D. G. WILLARDSON, L. T. SAMUELS and F. T. TYLER: 17-hydroxy-corticosteroid metabolism in liver disease. J. clin. Invest. 33, 1524 (1954).

(6) DEBRÉ, R.: Polycories. Paris: G. Doin et Cie éd. 1947.

(7) GLENN, E. M., and D. H. NELSON: Chemical method for the determination of 17-hydrocorticosteroids and 17-ketosteroids in urine following hydrolysis with beta-glycuronidase. J. clin. Endocr. 13, 911 (1953).

(8) MASON, H. H., and D. H. ANDERSEN: Glycogen storage disease. Amer. J. Dis. Child. 61, 795 (1941).

(9) NELSON, D. H., and L. T. SAMUELS: A method for the determination of 17-hydrocorticosteroids in blood: 17-hydroxycorticosteroids in the peripheral circulation. J. clin. Endocr. 12, 519 (1952).

(10) TRAISMAN, A. S., and H. S. TRAISMAN: Glycogen storage disease of the liver in siblings. J. Pediatrics 42, 654 (1953).

3a. Juvenile obesity

By

J. K. LLOYD, W. S. WHELEN and O. H. WOLFF

Though the literature contains many accounts describing dramatic short-term successes in the treatment of childhood obesity, there exist only a few systematic studies dealing with the long-term prognosis. Here I should like to mention two recent papers. MULLINS (2), working in an adult medical out-patient department, found that about one third of all out-patients were obese and that in one third of these obese adults the obesity dated from childhood. He makes the important point that patients who are fat in childhood but grow up into adults of normal weight are usually of above-average intelligence. In other words, with which most paediatricians would agree, long term success in the treatment of childhood obesity can only be achieved when there is intelligent co-operation. This paper then stresses that adult obesity is commonly preceded by juvenile obesity but gives no indication as to the frequency with which juvenile obesity persists into adult life. An answer to this question, which to the paediatrician is of even greater importance, comes from a recent paper (1); this study is based on 335 overweight children seen between 1936 and 1954. Fifty of the patients who first attended hospital between 1936 and 1940 were re-examined after the war, when most of them were between 20 and 36 years of age. At re-examination no patient was below average weight for height and only 11 patients were less than 20 % overweight; i. e. four-fifths of the patients were still grossly overweight. While at the first examination no patient had been more than 80% overweight, at the follow-up examination three patients were more than 80% overweight. The authors conclude that spontaneous recovery is the exception rather than the rule.

Our own prospective study of juvenile obesity largely confirms the findings above mentioned (1). In 1950 we started a clinic for the treatment of obesity at the Birmingham Children's Hospital. Our observations are based on the first 98 children suffering from simple obesity who attended this clinic (3).

The children were re-examined in 1951, 1956, and 1959. The table gives the results:

Year	No. of children examined	Mean percentage overweight for height	Statistical significance of difference
1950	98	60	highly significant (p = less
1951	82	33	than 0.001)
(after period of intensive weight reduction)			highly significant
1956	85	48	(p = less than 0.001)
1959	67	44	not significant (p = 0.45)

At the final examination two thirds of the group were more than 40% overweight and only one quarter of the patients were less than 20% overweight.

One must conclude that in the majority of children suffering from obesity the condition is likely to persist through puberty into adult life; at the final examination one quarter of our patients were over the age of 20 and, on average, these older patients were even more overweight than the rest of the group. This observation suggests that with advancing years the obesity may get worse rather than better. Our observations suggest that the outlook may be somewhat worse for girls than boys.

This study confirms that childhood obesity is a chronic condition and that it is a mistake to regard a child as cured because after a short period of weight reduction the weight has approached the normal. We are now of the opinion that these patients should be kept under long-term supervision.

References

(1) HAASE, K. E., u. H. HOSENFELD: Zur Fettsucht im Kindesalter. Z. Kinderheilk. 78, 1 (1956).

(2) MULLINS, A. G.: The prognosis in juvenile obesity. Arch. Dis. Child. 33, 307 (1958).

(3) WOLFF, O. H.: Obesity in Childhood. Quart. J. Med. 94, 109 (1955).

3b. Fettsucht

Von

J. R. BIERICH

Mit 2 Abbildungen

Die Fettsucht ist eine der ältesten Krankheiten, die die Zivilisation mit sich gebracht hat. Doch nicht allein die Krankheit, wenn man sie als solche bezeichnen will, ist alt, sondern auch die allgemeine Kenntnis von ihrer schlechten Prognose. In Shakespeare's Heinrich V. sagt der eben gekrönte König am Schluß zu seinem ehemaligen, fettleibigen Freund Falstaff: „Den Leib vermindere, mehre Deine Gnade, laß ab vom Schwelgen: wisse, daß das Grab Dir dreimal weiter gähnt als anderen Menschen!"

Die schlechte Prognose der Fettsucht soll anhand einiger neuerer Statistiken belegt werden. In unserer Zeit hat eine Sammelstatistik größte Bedeutung erhalten, die von 32 amerikanischen Lebensversicherungsgesellschaften veröffentlicht

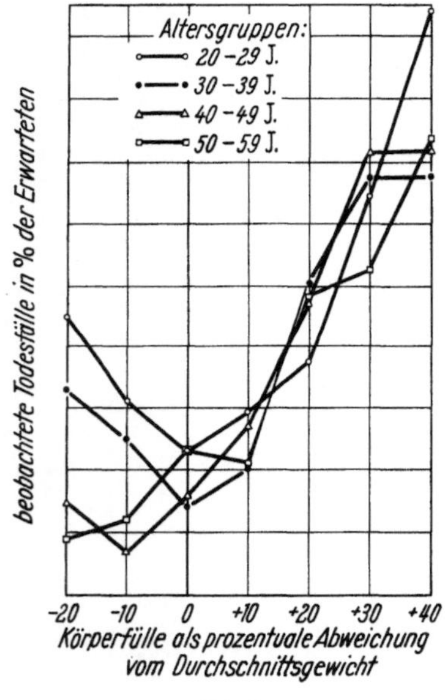

Abb. 1

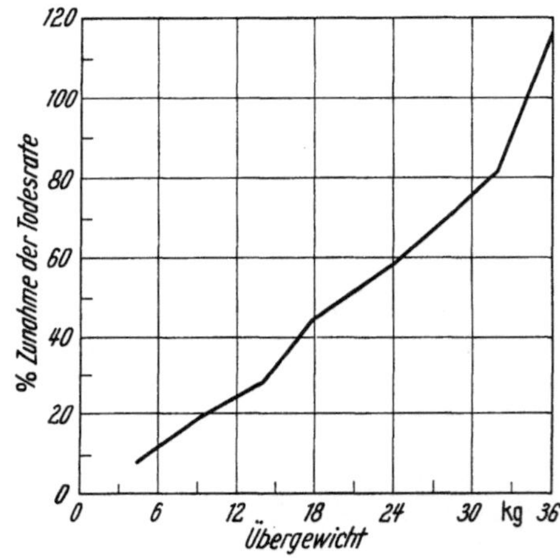

Abb. 2. Einfluß des Übergewichts auf die Sterblichkeit bei Personen im Alter von 45—50 Jahren

wurde (Abb. 1). Die vier Kurven entsprechen der *Letalität* von Personen in der Altersstufe der vier Dekaden zwischen 20 und 60 Jahren. Die besonders hohe Sterblichkeit der jüngsten Gruppe, die die Abb. 1 wiedergibt, ist für uns von besonderem Interesse. Abb. 2, zusammengestellt nach NEWBURGH (7), zeigt die direkte Beziehung zwischen dem Grad des Übergewichts und der Letalität. Ein Übergewicht von 20 kg hat demnach eine Steigerung der Sterblichkeit von 50% zur Folge. Tab. 1 demonstriert die erhöhte Letalität für bestimmte Erkrankungen beim Vorliegen von Fettsucht. Die Daten sind einer Statistik der Metropolitan Life Insurance, New York, entnommen; es sind nur die signifikanten Veränderungen berücksichtigt. Die erhöhte Sterblichkeit der Fettsüchtigen ist vor allem durch eine hohe Letalität an Herz- und Kreislauferkrankungen bedingt.

Durch Berechnungen von DUBLIN (2) und anderen Autoren an einem großen versicherungsmedizinischen Material wissen wir, daß die verminderte Lebenserwartung der Adipösen durch eine Gewichtsreduktion erheblich heraufgesetzt wird, ja in vielen Fällen normalisiert werden kann. Diese Feststellungen beleuchten die Wichtigkeit einer durchgreifenden Therapie. Angesichts der eben genannten Daten und dessen, was WOLFF (S. 192) über die Prognose der kindlichen Fettsucht berichtet — daß sie nämlich meistens zur Fettsucht des Erwachsenen überleitet —, ist es kaum am Platze, von der kindlichen Adipositas als von einer benignen Fettsucht zu sprechen, wie das früher optimistisch getan worden ist. Viele Autoren waren der Meinung, daß die Adipositas in der Mehrzahl der Fälle nach der Pubertät spontan verschwände. Nachuntersuchungen an unserer wie an einigen anderen Kliniken unterstreichen aber die Ausführungen, die WOLFF über die Prognose gemacht hat.

Hinsichtlich der fettsüchtigen Kinder ergibt sich mit Hilfe des Rohrer-Index (5) folgendes: 1. Die Indices für Knaben und Mädchen liegen von vornherein auf einem viel höheren Niveau; 2. nach der Pubertät, zwischen 14—18 Jahren, fallen die Werte stark ab, und steigen 3. später erneut an. Bei den Jungen wird der hohe Ausgangswert nicht wieder erreicht, bei den Mädchen wird er jedoch überschritten. Der Index derjenigen Jungen, die anfangs nur eine mäßig ausgeprägte Fettsucht hatten, liegt im Alter von 26 Jahren mit $+ 1\,\sigma$ im Bereich des Normalen; die Mädchen sind unter ähnlichen Voraussetzungen dicker und diejenigen Mädchen, die anfangs stärker adipös waren, haben weitaus die schlechteste Prognose.

Tabelle 1

	% der tatsächl. gegenüber den erwarteten Todesfällen	
	♂	♀
Kreislauf- und renale Erkrankungen	149	177
Diabetes	383	372
Lebercirrhose	249	(147)
Appendicitis	223	195
Gallensteine	206	284

Tabelle 2

	Übergewicht in %	
	♀ (31)	♂ (19)
Erstuntersuchung . . .	35	32
Kontrolle	47	29

Tabelle 3

	Übergewicht in %	
	♀ (35)	♂ (31)
Erstuntersuchung . . .	40,9	35,6
Kontrolle	42,4	34,9

Die ersten katamnestischen Untersuchungen an der Hamburger Kinderklinik wurden vor 4 Jahren durchgeführt. 50 Kinder wurden im Mittel 6 Jahre nach der Erstuntersuchung nachuntersucht; das Durchschnittsalter betrug 16 Jahre. Tab. 2 zeigt die gleiche Tendenz, die wir in MOSSBERGs Material (5) gesehen haben: Die Mädchen hatten in der Zwischenzeit beträchtlich stärker an Gewicht zugenommen als die Knaben, — auch hier übrigens wie bei MOSSBERG bei gleicher Ausgangslage. Das Übergewicht der Mädchen betrug bei der ersten Untersuchung $+35\%$ im Mittel, das der Knaben $+32\%$; bei der Nachuntersuchung hatten die Mädchen durchschnittlich ein Übergewicht von 47%, die Jungen nurmehr von 29%.

Eine zweite Untersuchungsreihe wurde an unserer Klinik in diesem Jahr an etwas größerem Material durchgeführt. Es handelte sich um 66 Patienten mit einem Durchschnittsalter von 18 Jahren, 10 von ihnen waren schon in der ersten Serie kontrolliert worden. Tab. 3 zeigt die Ergebnisse; sie bestätigt die früheren Ergebnisse vollkommen. Auch hier zeigte sich bei den Mädchen das stärkere Übergewicht und eine etwas ausgeprägtere Tendenz zu weiterer Gewichtszunahme als bei den Jungen. Außerdem wiesen von den Mädchen 34% ein Übergewicht von 50% und mehr auf, von den Jungen nur 10%.

Etwas bessere Resultate sind an der Leipziger Univ.-Kinderklinik (6) erzielt worden. Zur Erklärung dieser Resultate sind zwei Faktoren zu diskutieren. Die Kontrollen wurden bei diesen Kindern schon 3 Jahre nach der Erstbehandlung durchgeführt. Das bedeutet 1., daß sich der Anfangserfolg der Therapie noch auswirkte, und daß sich 2. die Kinder in der Phase des spontanen Gewichtsabfalls befinden, auf den MOSSBERG hingewiesen hat. Insgesamt bestätigen die vorgelegten Daten, daß die Prognose der kindlichen Fettsucht ungünstig ist und daß der Optimismus der älteren Autoren unberechtigt war.

Die wichtigsten Faktoren, die die Prognose im Einzelfall bestimmen, sind die folgenden: 1. die Höhe des Ausgangsgewichtes, 2. die erbliche Belastung, 3. die Form der Ernährung. Hier wirken sich die Eßgewohnheiten der Familie aus, ferner die Stellung des Kindes in der Familie — ob Einzelkind, ob Nachkömmling usw., die Persönlichkeit des Patienten (Selbstdisziplin) und die Form der ärztlichen Überwachung; ein 4. Faktor ist die körperliche Betätigung und Aktivität des Patienten in Sport und Beruf.

Die familiäre Belastung wird von 14 verschiedenen Autoren in einem Prozentsatz zwischen 40 und 100% angenommen; im Mittel werden 80% angegeben, bei 110 eigenen Fällen 82%. Daß der Grad der erblichen Belastung, d. h. die Anzahl der Adipösen in der Aszendenz, für den Zeitpunkt des Beginns und die Schwere der Adipositas von Bedeutung ist, hat bereits MOSSBERG gezeigt. Die Resultate in den USA (4) bestätigen diese Feststellungen.

Tabelle 4

Übergewicht	Erstuntersuchung	Nachuntersuchung		
		>30%	20—30%	0—20%
Fam. Belastg. mehrfach	34	31	1	2
Fam. Belastg. einfach	15	6	6	3
Fam. Belastg. fraglich	7	4	0	3
Fam. Belastg. ∅	10	3	3	4

Unsere eigenen Beobachtungen sprechen im gleichen Sinne (Tab. 4). Sie zeigen 1., daß die Fettsuchtfrequenz am höchsten bei mehrfacher familiärer Belastung ist, und 2., daß die mehrfach belasteten Kinder eine schlechtere Prognose haben als die übrigen.

Die Frage, ob es sich hier um wirkliche Erbanlagen für Adipositas handelt oder ob der vermehrte Appetit und die vermehrte Nahrungsaufnahme, d. h. die Eßgewohnheiten der Familie, den Ausschlag geben, ist nicht restlos geklärt. Untersuchungen, die an ein- und zweieiigen Zwillingen vorgenommen wurden (4), sprechen für die wesentliche Bedeutung hereditärer Momente.

Tabelle 5

	Adipositas vorhanden		
	stark	mäßig	nicht
Diät eingehalten . . .	0%	0%	20%
unregelmäßig eingehalten	8	12	4
nicht eingehalten . . .	42	14	0

Der zweite Faktor, der hier besprochen werden soll, ist die *Rolle der Diät*. Tab. 5 ergibt, daß diejenigen Kinder, die ihre Diät eingehalten hatten, ihr Gewicht bis zur Norm reduziert haben; die Kinder, die ohne Diät lebten, blieben dagegen adipös. Die Prognose ist also aufs engste mit der Ernährungsweise verbunden. Die langfristige mäßige Einschränkung der Calorienzufuhr ist dabei wesentlich erfolgreicher als die kurze drastische Gewichtsreduktion in der Klinik. Trotz einer beträchtlichen anfänglichen Verminderung des Übergewichts in der Klinik war das frühere Übergewicht bei der Mehrzahl der Kinder drei Jahre später wieder erreicht. Wie schon erwähnt, schneiden diese Kinder nach drei Jahren schlechter ab als die poliklinisch behandelten, die keinen solchen initialen Gewichtssturz durchmachten.

Um die Prognose zu verbessern, ist eine langfristige Überwachung und Führung der Kinder nötig. Die Kinder und in gewissem Umfang auch die Eltern müssen in bezug auf Diät und Lebensführung erzogen werden. Das ist aber eine Aufgabe, die nicht der Klinik, sondern im wesentlichen dem Hausarzt zufällt.

Literatur

(1) BIERICH, J. R.: Über Fettsucht im Kindesalter. Vorträge für die Ärztliche Fortbildung; Hamburg WS. 1956.

(2) DUBLIN, L. I.: Overeating, overweight and obesity. Nutrition Symposion Series No. 6, 106—122. New York: Nat. Vitamin Found., Inc. 1953.

(3) LENZ, RENATE: Katamnestische Untersuchungen bei kindlicher Fettsucht. Dissertation Hamburg 1955.

(4) MAYER, J.: Zur Physiologie der Adipositas und ihre Beziehungen zur Ernährung. Int. Z. Vitaminforsch. 29, 87 (1958). — (5) MOSSBERG, H. O.: Obesity in children. Acta paediat. (Stockholm) 35, Suppl. II, (1948). — (6) MÜCK, GERLINDE: Katamnestische Untersuchungen bei kindlicher Fettsucht. Inaug.-Diss. Leipzig 1958.

(7) NEWBURGH, L. H.: Physiol. Rev. 24, 18 (1944).

(8) Supplement to the Medical Impairment Study, New York. The Actuarial Society of America, 1932. Zit. nach CH. WALKER, Obesity: Arch. int. Med. 93, 951 (1954).

3c. Adipositas

(Ergänzende Bemerkungen)

Von

A. JORES

Die Prognose der Fettsucht des Erwachsenen ist ebenso schlecht wie diejenige des Kindes, wie langfristige Nachuntersuchungen über die Erfolge der internen Fettsuchttherapie gezeigt haben [A. STUNKARD and M. McLAREN-HUME: Arch. intern. Med. **103**, 79 (1959)]. Auch an meiner Klinik habe ich einmal solche Nachuntersuchungen veranlaßt, die ebenfalls ein schlechtes Ergebnis hatten. In der Klinikbehandlung sind Gewichtsabnahmen bis zu 10 kg, gelegentlich sogar darüber, zu erzielen; aber nach einer Zeit von oft nur wenigen Monaten ist dieser Erfolg wieder aufgehoben. Dieser Umstand hat mich, zusammen mit meinem Mitarbeiter FREYBERGER, dazu veranlaßt, das Schwergewicht in der Behandlung etwas mehr auf die *Führung des Kranken* zu legen. Man muß sich einmal vorstellen, was es für einen Menschen bedeutet, wenn er über lange Zeit, d. h. über Jahre hindurch, sich nicht an den allgemeinen Mahlzeiten beteiligen kann und sich ständig Zügel anlegen muß in bezug auf seine Appetenz. Das ist für die meisten Menschen eine Überforderung.

Wir haben aus diesem Grunde unsere Adipösen in Gruppen zusammengefaßt. Diese trafen sich alle 14 Tage, und dabei wurden die Diätetik, die inneren Spannungszustände und gewisse Probleme, mit denen die einzelnen zu tun hatten, besprochen; gleichzeitig wurde eine Gewichtskontrolle vorgenommen. Die Resultate dieser Gruppenbehandlung waren gut. Alle Teilnehmer konnten ihr Gewicht halten; die meisten haben sogar noch weiter abgenommen, obgleich kaum ein Patient das normale Gewicht erreicht hat. Darüber hinaus haben wir einige besonders schwierige Fälle in länger dauernde Psychotherapie genommen, über deren Resultate, zumal die Zahl der Fälle noch zu gering ist, einstweilen noch nichts gesagt werden kann. Neben den konstitutionellen Momenten liegt bei der Fettsucht eine Störung der Appetenz vor. Die Appetenz und das Emotionale haben sehr viel miteinander zu tun. So bin ich der Überzeugung, daß wir in der Therapie der Fettsucht nur weiterkommen, wenn wir diesen emotionalen Momenten, die hinter der Appetenzstörung stehen, eine sehr viel größere Beachtung schenken.

4. Cushing-Syndrom

Von

H. BICKEL

Die Kenntnis der Prognose des Cushing-Syndroms hat an Bedeutung gewonnen, seitdem Cortison als Therapeuticum zur Verfügung steht. Die Möglichkeit einer Substitutionsbehandlung mit diesem Hormon erlaubt es heute, bei Versagen der Röntgentherapie des Cushing-Syndroms die ein- oder beidseitige Nebennierenexstirpation durchzuführen, ohne die Patienten postoperativ an Nebenniereninsuffizienz zu verlieren. Der Erfolg dieser Therapie, aber auch der Strahlenbehandlung, läßt sich nur am Verlauf der unbehandelten Krankheit ermessen. Verlaufsuntersuchungen des Cushing-Syndroms ergeben ferner eine Vorstellung von den Komplikationen, die eine Cortisonüberdosierung über längere Zeiträume zur Folge haben kann.

Das Cushing-Syndrom ist eine progressive, ohne Therapie in wenigen Jahren tödlich endende Krankheit. Sein Verlauf wird wesentlich von der Natur der Nebennierenaffektion beeinflußt, die bei Erwachsenen häufiger in einer Hyperplasie, im Kindesalter fast ausschließlich in malignen Tumoren der Nebennieren besteht. Gleichzeitige Hypophysenveränderungen werden heute von den meisten Autoren als Folge — nicht Ursache — der Nebennierenerkrankung gewertet (*12, 16, 21, 31*).

Das Cushing-Syndrom jenseits des 10. Lebensjahres (ohne Therapie). Von dieser Verlaufsform wurden in den ersten 20 Jahren seit CUSHINGs Beschreibung (*5*) 222 Fälle veröffentlicht (*21*); weitere umfangreiche Beobachtungen erschienen in den letzten Jahren (*12, 16, 18* u. a.). Das Durchschnittsalter bei Beginn betrug in einer Gruppe von 33 Fällen 31 Jahre. Die *Überlebensdauer* lag in der Hälfte dieser Fälle bei durchschnittlich $4^1/_2$ Jahren, die andere Hälfte war durchschnittlich 9 Jahre nach Krankheitsbeginn noch am Leben. Bei 16 Fällen mit Carcinombefall der Nebennieren war die Überlebensdauer wesentlich kürzer und betrug durchschnittlich nur 20 Monate (*29*).

Neben den charakteristischen Zeichen der Stammfettsucht, des plethorischen Vollmondgesichtes, der Amenorrhoe bzw. Potenzschwäche, der Hypertension, der zunehmenden Adynamie mit Muskelhypotonie, Glieder- und Kreuzschmerzen, der Acne, der dünnen atrophischen Haut mit Hautblutungen und Striae fallen besonders die relative Häufigkeit psychischer Alterationen wie Reizbarkeit, Hysterie, schizoide, paranoide und depressive Psychosen auf (*16, 21*). Die Entstehung einer Gravidität während des Krankheitsverlaufes ist selten und endet meist mit einer Totgeburt (*12, 16, 31*).

Mit dem Fortschreiten der Krankheit wechselt das trügerische Bild blühender Gesundheit in einen Zustand progressiven Verfalls. Die Adipositas schwindet, kann allerdings auch schon in früheren Stadien fehlen. Die schwere Osteoporose der Wirbelsäule verursacht starke Schmerzen, evtl. Bettlägerigkeit. Zunehmende Kreislaufinsuffizienz, zum Teil durch Hochdruck und Arteriosklerose bedingt, sowie Widerstandslosigkeit gegenüber bakteriellen Infektionen können den weiteren Verlauf bestimmen und den Tod herbeiführen.

Die *Todesursachen* bei 114 Fällen von Cushing-Syndrom sind aus Tab. 1 ersichtlich. Neben Tod an Infektionen und Kreislaufversagen fällt besonders die Höhe der postoperativen Letalität vor der Cortisonära auf, die auf akuter Neben-

niereninsuffizienz und Wundinfektion beruhte und jeden operativen Eingriff zu
einem Wagnis machte. Pathologisch-anatomische Studien an großem Material
(*14*, *21*) ergaben, daß bei Erwachsenen die Nebennierenrindenhyperplasie weit
häufiger ist als Carcinome (15% der Fälle) oder benigne Adenome (8%) der Nebenniere; nach deutschen und schwedischen Erfahrungen (*12*, *17*) sind Nebennieren-
tumoren in Europa noch seltener. In der Hypophyse konnte in 27% der Fälle ein
basophiles Adenom nachgewiesen werden (*21*). Auffallend häufig fanden sich
carcinomatöse Veränderungen in Pankreas und Thymus (*21*, *29*).

Tabelle 1. *Todesursachen bei 114 Fällen von Cushing-Syndrom* (*21*). (Bei 36 Fällen mehrere
Ursachen vermerkt)

Infektionen	54	(6 Tbc, bei 3 Fällen Tbc als Nebenbefund)
Herzversagen	30	
Cerebrovasculäre Zwischenfälle	8	
Urämie	6	
Postoperativer Tod	23	(8 an Nebenniereninsuffizienz)
Nebennierencarcinom	6	(in 11 Fällen Ca in anderen Organen)
Thymustumor	6	
Pankreascarcinom	4	
Sympathicoblastom	1	
Akute Magendarmblutung	2	
Nierenkolik	1	
Asthenie	2	
Selbstmord	2	
Nicht vermerkt	4	

Abweichungen von dem geschilderten Verlauf sind häufig. Gleichzeitige Über-
produktion von Cortison und anderen Steroiden in den Nebennieren verursacht
bei Frauen eine Virilisierung, bei Männern starken Hirsutismus und Hypogenitalismus, seltener Feminisierung. Der Verlauf dieser Formen ist günstiger, soweit sie
nicht auf einem Nebennierencarcinom beruhen (*12*). Die vermehrte Bildung verschiedener Hypophysenvorderlappen-Hormone kann zahlreiche weitere Variatio-
nen bewirken, wie Hyperthyreose, Akromegalie, Galaktorrhoe, Pigmentierungen
(*7*) usw. Die gesteigerte Kalkausscheidung durch die Nieren führt gelegentlich zu
Konkrementbildung in den ableitenden Harnwegen. Auch Zustände schwerer
hypokaliämischer Alkalose wurden beobachtet (*7*, *21*).

Das Cushing-Syndrom der ersten 10 Lebensjahre. In dieser Altersgruppe ist die Krankheit wesentlich seltener. Die Zahl der veröffentlichten Fälle im Kindesalter betrug 1953 nach
verschiedenen Autoren 36 (*10*) bzw. 49 (*8*); im Säuglingsalter wurden bisher 14 Fälle beschrieben, der jüngste mit einem Krankheitsbeginn im Alter von 6 Wochen (*11*). Neben Überein-
stimmungen mit dem Syndrom älterer Patienten zeigen junge Kinder einige Besonderheiten
(*23*, *28*, *31*): Ihre Krankheit verläuft fast immer wesentlich progredienter und führt häufig zu
ausgeprägten androgenen Veränderungen mit hoher 17-Ketosteroidausscheidung, Erscheinungen, die auf dem in dieser Altersgruppe überwiegenden Carcinombefall der Nebennieren beruhen (*11*). Nur vereinzelt wurden Nebennierenadenome (*8*, *15*, *20*, *22*), Nebennierenhyperplasie (*3*, *13*) oder normale Nebennieren (*2*, *8*), evtl. mit Hypophysentumoren (Lit. bei *11*)
gefunden. Besonders ausgeprägt ist im Kindesalter ferner die Wachstumshemmung. Die
Hypertension kann schon beim Säugling auf über 200 mm Hg systolischen Druckes ansteigen
(*8*, *31*). Die Osteoporose ist oft erheblich und kann mit Kompressionsfrakturen der Wirbelkörper verbunden sein; die Knochenkernentwicklung ist verzögert.

Beeinflussung der Prognose durch die Therapie. Therapieerfolge sind bislang nur
von chirurgischen und strahlentherapeutischen Maßnahmen zu erwarten. Für die
Bewertung der *chirurgischen Therapie* ist es heute noch zu früh, da die außerordentlich hohe Letalität der Epinephrektomie bis zu 50% (*19*) erst in den letzten
Jahren durch Anwendung großer Cortisongaben vor und nach der Operation auf
3,5% gesenkt werden konnte (*27*); ausreichende Nachuntersuchungen dieser Fälle

liegen noch nicht vor. Besonders nach Entfernung gutartiger, aber auch carcinomatöser Tumoren der einen Nebenniere wurden vereinzelt vollständige Remissionen über mehrere Jahre erzielt (*4, 9, 10, 15, 21, 23, 25, 32*). Eine frühzeitige Entfernung des Nebennierentumors sollte bei niedriger Operationsletalität zu einer wesentlichen Besserung der Prognose führen. Ähnliche Erfolge künden sich bereits für die totale oder subtotale beidseitige Epinephrektomie bei Nebennierenhyperplasie an (*12, 16, 18, 20*), doch fehlen auch hier noch Nachuntersuchungen über mehrere Jahre. Eine dauernde Substitutionstherapie ist besonders bei totaler Nebennierenentfernung nötig, deren großer Vorteil in der Ausschaltung der Rezidivgefahr liegt.

Die Erfolgsaussichten der *Hypophysenbestrahlung* werden heute von verschiedenen Autoren auf 10—40% geschätzt (*6, 12, 16, 17, 21, 23, 24, 26*). Vereinzelt wurden vollständige Remissionen über 18 und 19 Jahre beobachtet (*21*); Rezidive sind jedoch weit häufiger (*32*) und ließen sich selbst noch nach zehnjähriger Beschwerdefreiheit beobachten (*16*). Eine Röntgenbestrahlung der Nebennieren wurde selten durchgeführt (*12, 30*). Nur in 2 Fällen (*1, 21*) wurden vollständige, nach 4 bzw. 8 Jahren noch andauernde Remissionen erzielt, doch waren den Nebennierenbestrahlungen in beiden Fällen Hypophysenbestrahlungen vorausgegangen. Diese können gelegentlich erst nach einem monatelangen Intervall eine Remission herbeiführen (*6*), so daß der Wert der Nebennierenbestrahlung bei diesen Kranken nicht sicher erwiesen ist.

Zusammenfassung. Das Cushing-Syndrom ist eine prognostisch ungünstige, in der Hälfte der Fälle bereits nach 5 Jahren tödlich endende Krankheit. Sein Verlauf wird von der Natur der Nebennierenaffektion bestimmt und ist bei Vorliegen eines Nebennierencarcinoms besonders progredient. Dieses überwiegt in den ersten 10 Lebensjahren und führt zusätzlich oft zu ausgeprägten androgenen Veränderungen, während im späteren Alter Nebennierenhyperplasien mit einem protrahierten Verlauf häufiger sind.

Die Erfolgsaussichten, mit einer *Röntgenbestrahlung* der Hypophyse eine Remission herbeizuführen, betragen 10—40%; die Dauer der Remissionen betrug vereinzelt mehr als 18 und 19 Jahre. Eine Bestrahlung der Nebennieren wurde selten vorgenommen; in 2 erfolgreichen Fällen läßt sich der Einfluß vorangegangener Hypophysenbestrahlungen nicht ausschließen. Die ein- oder beidseitige *Epinephrektomie*, total oder subtotal ausgeführt, hatte noch vor wenigen Jahren eine Letalität bis zu 50% und war nur in vereinzelten Fällen erfolgreich. Heute ist die Operationsletalität dank der massiven prä- und postoperativen Cortisonbehandlung auf 3,5% gesunken. Eine Dauersubstitution mit Cortison gestattet bei Hyperplasie beider Nebennieren die totale Nebennierenresektion ohne Rezidivgefahr. Diese Verfahren können die Prognose des Cushing-Syndroms bessern; ausreichende Nachuntersuchungen zur Beurteilung ihres Wertes liegen allerdings noch nicht vor.

Literatur

(*1*) BICKEL, H.: Morbus Cushing. Klinische Demonstration. Mschr. Kinderheilk. **106**, 458 (1958).

(*2*) CATEL, W.: Beitrag zum Cushing-Syndrom. Neue med. Welt **1**, 83 (1950). — (*3*) CHUTE, A. L., G. C. ROBINSON and W. L. DONAHUE: Cushing's syndrome in children. J. Pediat. **34**, 20 (1949) — (*4*) COETT, A.: Genito-suprarenal syndrome (suprarenal virilism) in a girl one and a half years old with successful operation. A. M. A. J. Dis. Child. **27**, 204 (1924). — (*5*) CUSHING, H.: The basophil adenomas of the pituitary body and their clinical manifestations (pituitary basophilism). Bull. Johns Hopk. Hosp. **50**, 137 (1932).

(*6*) DOHAN, F. C., A. RAVENTOS, N. BONCOT and E. ROSE: Roentgen therapy in Cushing's syndrome without adrenocortical tumor. J. clin. Endocr. **17**, 8 (1957).

(*7*) EDMUNDS, A. W. B., K. C. McKEOWN and P. N. COLEMAN: A case of Cushing's syndrome with pigmentation and severe hypokalaemic alkalosis. J. clin. Path. **11**, 237 (1958).

(8) Falk, W.: Klinische Beiträge zum Cushing-Syndrom im Kindesalter. Helv. paediat. Acta 88, 216 (1953).

(9) Goldstein, H. M.: Cushing's syndrome due to tumor of the adrenal cortex. Report of a case of an eleven month old infant, with apparent operative cure. A. M. A. J. Dis. Child. 78, 260 (1949). — (10) Grob, M., A. Prader u. H. U. Zollinger: Klassisches Cushing-Syndrom bei einem 4jährigen Mädchen. Heilung nach Entfernung eines Nebennierenkarzinoms. Helv. paediat. Acta 8, 202 (1953). — (11) Guin, G. H., and E. F. Gilbert: Cushing's syndrome in children associated with adrenal cortical carcinoma. A case report with review of the literature. A. M. A. J. Dis. Child. 92, 297 (1956).

(12) Heni, F.: Das Hypophysen-Nebennierenrindensystem. Klin. Gegenw. 4, 255 (1957). — (13) Hubble, D. V., and R. S. Illingworth: Adrenocortical hyperplasia in childhood. Arch. Dis. Child. 32, 285 (1957).

(14) Knowlton, A. I.: Cushing's syndrome. Bull. N. Y. Acad. Med. 29, 441 (1953). — (15) Krauss, H., u. H. G. Krainick: Cushing'sches Syndrom bei einem eineinhalb Jahre alten Mädchen. Heilung nach Entfernung eines Nebennierenrindenadenoms. Dtsch. med. Wschr. 83, 321 (1958).

(16) Labhart, A., E. R. Froesch u. W. Ziegler: Zur Diagnose und Therapie des Cushing-Syndroms. Schweiz. med. Wschr. 89, 44 (1959). — (17) Luft, R.: The treatment of Cushing's syndrome. Acta med. scand. 124, 227 (1946).

(18) Mason, A. S., J. E. Richardson and C. E. King: Adrenalectomy in Cushing's syndrome. Management and metabolic aspects. Lancet 1958 II, 649.

(19) Papper, E. M., and G. F. Cahill: Anesthetic problems in hormonal disorders of the adrenal glands. J. Amer. med. Ass. 148, 174 (1952). — (20) Peterman, M. G.: Suprarenal tumor (Cushing's syndrome). J. Pediat. 50, 59 (1957). — (21) Plotz, C. M., A. I. Knowlton and C. Ragan: The natural history of Cushing's syndrome. A Review. Amer. J. Med. 13, 597 (1952). — (22) Powell, L. W. jr., S. Newman and J. W. Hooker: Cushing's syndrome: Report of a case in an infant 12 weeks old. A. M. A. J. Dis. Child. 90, 417 (1955). — (23) Prader, A.: Adrenogenitales Syndrom, adrenogenitales Salzverlustsyndrom und Cushing-Syndrom im Kindesalter. Schweiz. med. Wschr. 86, 289 (1956).

(24) Schärer, K.: Die Strahlenbehandlung der Hypophysenerkrankungen. Oncologica (Basel) 4, 131 (1951/52). — (25) Soffer, L. Y.: Diseases of the adrenals. Philadelphia: Lea and Febiger 1946. — (26) Sosman, M. C.: Cushing's disease-pituitary basophilism. Amer. Roentgenol. 62, 1 (1949). — (27) Sprague, R. G., W. F. Kvale and J. F. Priestley: Management of certain hyperfunctioning lesions of the adrenal cortex and medulla. J. Amer. med. Ass. 151, 629 (1953).

(28) Talbot, N. B., E. H. Sobel, J. W. McArthur and J. D. Crawford: Functional endocrinology from birth through adolescence. S. 235. Cambridge, Mass.: Harvard University Press 1952. — (29) Thorne, M. G.: Cushing's syndrome associated with bronchial carcinoma. An enquiry into the relationship of this syndrome to neoplastic disease. Guy's Hosp. Rep. 101, 251 (1952). — (30) Tönnis, W., u. F. Marguth: Zur Behandlung des Cushing-Syndroms. Münch. med. Wschr. 100, 893 (1958).

(31) Wilkins, L.: The diagnosis and treatment of endocrine disorders in childhood and adolescence. S. 349 ff. Springfield: Second edition Charles C. Thomas 1957. — (32) Wilkins, L.: Persönl. Mitt. 20. Okt. 1959.

5. Diabetes insipidus centralis

Von

H. Rodeck

Das komplexe Krankheitsbild des Diabetes insipidus (D.i.) wird nach neueren pathophysiologischen und pathologisch-anatomischen Erkenntnissen bekanntlich scharf unterteilt in eine zentral und eine renal bedingte Form. Im ersten Fall handelt es sich um eine ungenügende oder fehlende Produktion von antidiuretischem Hormon (ADH) bei intaktem Tubulussystem der Niere. Nach der heute geltenden Vorstellung kann bei Fehlen von ADH das durch die weitgehende Rückresorption von Natrium und Chlorid in den Henleschen Schleifen, den distalen Tubuli und den Sammelrohren osmotisch freigesetzte Wasser die Zellen dieses Abflußsystems nicht mehr passieren. Eine mehr oder weniger ausgeprägte Polyurie mit Ausscheidung eines gegenüber Extracellularflüssigkeit und Glomerulumfiltrat hypotonen Urins ist die Folge. Es ist demnach beim D.i. lediglich die fakultative Rückresorption betroffen, die allerdings pro Tag bis zu 20—30 l ausmachen kann. Bei ungenügendem Flüssigkeitsnachschub resultiert in kurzer Zeit eine erhebliche Exsiccose mit entsprechend konzentriertem Gewebswasser und Plasma. Die Polyurie bedingt demnach die Polydipsie. Die renale Form ist demgegenüber gekennzeichnet durch ein Nichtansprechen der Nierentubuli auf ADH (S. 133). Einer Störung des zentralen Regulationsprinzips steht somit eine Störung des peripheren Erfolgsorgans gegenüber.

Obgleich die Erkrankung nicht sehr selten ist und sich zahlreiche Veröffentlichungen mit ihr befassen, liegt bisher noch keine Statistik über die Spätprognose des zentralen Diabetes insipidus vor. Die meisten Publikationen — auch die größeren Statistiken — beschäftigen sich vorzugsweise mit der Ätiologie, wenn auch gerade beim D. i. die Ätiologie von größter Bedeutung für die Spätprognose ist.

Der Ätiologie nach unterscheiden wir den idiopathischen D.i. von der symptomatischen Form, die durch Hirntraumen, Tumoren, Entzündungen (insbesondere Encephalitis, Lues, Tuberkulose), Xanthomatose und Gefäßschäden (cerebrale Blutungen, Arteriosklerose, Embolie) bedingt sein kann. Pathologisch-anatomische Untersuchungen der Fälle mit symptomatischem D.i. deckten auf, daß es sich dabei immer um eine Schädigung des sog. „neurosekretorischen Systems" (*1, 11*) handelt. Dieses in sich geschlossene, „Neurosekret" und Hpophysenhinterlappenhormone (HHLH) produzierende System besteht aus den hypothalamischen Kerngebieten Nucleus supraopticus und Nucleus paraventricularis, aus dem Tractus supraoptico-hypophyseus und der Neurohypophyse. Die Schädigung kann sowohl in den Kernarealen als auch im Tractus und in der Neurohypophyse lokalisiert sein.

Von großer Bedeutung für die mehr oder weniger starke Ausbildung des D.i. und damit für die Beurteilung der Spätprognose sind tierexperimentelle Befunde (*7, 9*). Da das neurosekretorische System aus Ganglienzellen besteht, gelten bei Läsionen die Waller-Türkschen Degenerationsgesetze. So ist entsprechend dem Ausmaß der Schädigung eine unterschiedliche Ausprägung des D.i. zu erwarten. Diese Vermutung fand durch die Versuchsergebnisse der erwähnten Forscher (*7*) eine glänzende Bestätigung. Sie durchtrennten den Tractus bzw. zerstörten die Neurohypophyse bei Hunden. Je nach der Anzahl der nicht degenerierten Restzellen der neurosekretorischen Kerngebiete war das Ausmaß der Polyurie verschieden — nach geringem Zelluntergang infolge der aufsteigenden Degeneration zeichnete sich der D.i. durch eine nur wenig gesteigerte Harnausscheidung aus, eine erhebliche Ganglienzelldegeneration zog dagegen immer ein vollausgebildetes Krankheitsbild nach sich. Weiterhin wurde gezeigt (*9*), daß die Entfernung der Läsion von den Kerngebieten ausschlaggebend für das Ausmaß der aufsteigenden Degeneration ist. Damit verhalten sich Tractus und Kernareale so, wie man es auch von anderen Nervenzellen kennt.

Für den menschlichen D.i. gelten grundsätzlich die gleichen Gesetze wie für den im Tierexperiment beobachteten D.i. Das Ausmaß der Degeneration der Neurosekret und HHLH bildenden Neurone ist weitgehend vom Grundleiden abhängig. So ist das Grundleiden entscheidend für die Prognose sowohl quoad vitam als auch quoad sanationem.

Die Spätprognose des symptomatischen D. i. ist grundsätzlich anders zu beurteilen als die des idiopathischen D. i., zu dem auch die hereditäre Form gehört. Hier sei zunächst von der Prognose quoad vitam der idiopathischen Form die Rede.

Der Kranke mit *idiopathischem D. i.*, bei dem lediglich das neurosekretorische System ausgefallen ist, hat hinsichtlich seiner Lebenserwartung die gleichen Chancen wie der gesunde Mensch; es wurde von einem „sehr gesunden Leiden" gesprochen (*14*). In einer entsprechend beobachteten Sippe wurden zahlreiche sehr alte Leute gefunden, die sich durch eine recht robuste Gesundheit auszeichneten. Ähnliche Erfahrungen vgl. *2, 3, 4, 5*. Auch in der von uns beobachteten Familie mit hereditärem D. i. handelt es sich um ein „gesundes Leiden". Der älteste Proband ist 73 Jahre alt und fühlt sich recht wohl. Merkwürdigerweise war bei ihm ein leichter Rückgang der täglichen Flüssigkeitsaufnahme mit steigendem Alter aufgefallen. Die Prognose des idiopathischen D. i. quoad sanationem ist infaust. Da der Erkrankung eine mehr oder weniger ausgeprägte Degeneration des gesamten neurosekretorischen Systems zugrunde liegt (*6*) und eine Regeneration von Ganglienzellen nahezu ausgeschlossen ist, ist auch kaum mit einer Besserung des klinischen Bildes zu rechnen. Den bei unserem Probanden beobachteten Rückgang der Flüssigkeitsaufnahme möchten wir daher auf Faktoren zurückführen, die außerhalb des neurosekretorischen Systems liegen.

Die Prognose des *symptomatischen D. i.* ist sowohl quoad vitam als auch quoad sanationem wesentlich differenzierter. Immer steht das Grundleiden im Vordergrund. Quoad vitam ist die Spätprognose in der Regel schlecht bei Hypophysen- und Hypothalamustumoren — sowohl Primär- als Sekundärtumoren. Beim posttraumatischen und postencephalitischen D. i. ist bei alleiniger Beeinträchtigung der Regulation des Wasserhaushaltes die Prognose quoad vitam ähnlich zu stellen wie beim idiopathischen D. i. — nämlich gut. Andere Fälle mit symptomatischem D. i. haben entsprechend ihrer Grundkrankheit eine sehr dubiöse Prognose. Es handelt sich dabei in erster Linie um Leiden, die bei entsprechender Lokalisation von destruierenden Prozessen einen D. i. auslösen können (Leukämien, Lymphogranulomatose, andere granulomatöse Prozesse der Schädelbasis — insbesondere bei Xanthomatosen, Boeckscher Erkrankung, Lues, Meningitis tbc. usw.). Es leuchtet ein, daß man angesichts der Differenziertheit dieser Ursachen keine Statistik über die Spätprognose aufstellen kann, aus der verbindliche Schlüsse gezogen werden können. Zu viele in einer Statistik nicht zu erfassende Faktoren spielen dabei eine große Rolle (Zeitpunkt der Diagnosestellung, Ausmaß der bereits stattgefundenen Degeneration, anzuwendende Therapie usw.). Quoad sanationem ist bei gewissen Formen des symptomatischen D. i. die Spätprognose nicht immer schlecht. Das gilt insbesondere für den posttraumatischen D. i. Wie aus den tierexperimentellen Beobachtungen (*7, 9*) hervorgeht, hängt das Ausmaß der Ausbildung des Leidens in erster Linie von der Lokalisation der Läsion ab, d. h. je weiter entfernt von den Ganglienzellkernen die Schädigung das neurosekretorische System trifft, um so weniger ausgeprägt ist die retrograde Degeneration und um so geringgradiger ist die Ausprägung des D. i. Darüber hinaus wissen wir heute auf Grund von Durchschneidungsversuchen des Tractus, daß es nach derartigen Läsionen unter Umständen zur Ausbildung eines sog. „Ersatzhinterlappens" kommen kann (*1, 8, 12, 13*), d. h. proximal von der Läsionsstelle bildet sich eine Neurosekretanstauung aus. In diesem Gebiet sollen die sich regenerierenden Nervenfasern in neue Beziehungen zum Gefäßsystem treten können — es soll sich oberhalb der Läsion ein nahezu normal funktionierendes Ersatzsystem herausbilden (*1*). Der bei traumatischen Läsionen des Tractus oft beobachtete transitorische D. i. könnte somit eine einfache Erklärung finden. Unter unseren 9 Fällen von posttraumatischem D. i. wurde bei 6 Patienten innerhalb von wenigen Monaten eine völlige Ausheilung beobachtet. Eine derartige transitorische Störung mag gleichfalls nach operativer Entfernung von Hypophysen- bzw. Hirntumoren auftreten — in unserem Krankengut von 4 Fällen wurde sie 3 mal gefunden. Unter Umständen kann ein transitorischer D. i. nach einem Infarkt des neurosekretorischen Systems beobachtet werden. Voraussetzung für eine rasche Heilung ist eine schnelle Resorption des Embolus bzw. Thrombus, da sonst die Degeneration zu sehr fortgeschritten sein kann. Bei den postencephalitischen Formen mit ihrer weitgehenden Degeneration des gesamten neurosekretorischen Systems ist die Prognose quoad sanationem im allgemeinen schlecht zu stellen. Selbst eine Besserung ist ungewöhnlich. So sahen auch wir bei unseren 7 Fällen weder eine Besserung noch etwa eine Heilung. Bei der Lues mag eine rechtzeitig durchgeführte spezifische Therapie das Leiden bessern, wie wir bei einem Fall beobachten konnten.

Tabelle 1. *Ätiologie des Diabetes insipidus centralis*
(aus RODECK, Wien. Klin. Wschr. 1957, 471)

a) Nach der Zusammenstellung von FINK (1928)	Zahl der Fälle	b) Nach der Zusammenstellung von JONES (1944)	Zahl der Fälle	c) Nach der Zusammenstellung von BLOTNER (1951)	Zahl der Fälle
Hirntumoren	68	Hirntumoren	13	Idiopathisch (davon 3 evtl. psychogene Polydipsie, möglicherweise 6 nach Traumen)	50
Lues	14	davon mit Beteiligung der Hypophyse	11		
Trauma	11	mit Einschluß des			
Tuberculom bzw. Meningitis tbc	5	Hypothalamus	2	Hirntumoren	36
Andere entzündliche Prozesse	9	Encephalitis	7	Lues	7
	107	Xanthomatose	4	Hereditär	3
		Trauma	3	Postencephalitisch	3
		Lues	3	Xanthomatose	2
		Hirnblutung	2	Myeloische Leukämie	2
		Infarkt der Neurohypophyse	1	Chorea	2
		Nach Delirium unbekannter Genese	1	Lymphom	1
		Ungeklärte Ursache	8	Schädelbruch	1
			55	Cerebrale Arteriosklerose	1
				Geburtsschädigung	1
				Verkalkung der A. carotis interna	1
				Nach Pockenschutzimpfung	1
				Basilararachnoiditis	1
					112

Zum Schluß sei es erlaubt, Zusammenstellungen von D. i.-Fällen zu demonstrieren, die sich auf die Ätiologie des Leidens beziehen. Da jedoch die Ätiologie maßgebend für die Spätprognose ist, ergibt sich aus der Betrachtung ohne weiteres eine Beurteilung auch der Prognose (Tab. 1). Wir selbst konnten eine Reihe von D. i.-Fällen sammeln, die in Tab. 2 zusammengestellt sind. Es gelang uns, durch freundliches Entgegenkommen der Universitätskliniken und großen kommunalen Krankenanstalten von Nordrhein-Westfalen diese im deutschen Schrifttum bisher größte Zahl von Fällen zusammenzustellen. Die Tabelle umfaßt die seit 1940 in diesen Kliniken beobachteten D. i.-Fälle. Wir haben nach Auswertung der Krankengeschichten allen Patienten einen ausführlichen Fragebogen zugeschickt. Der größte Teil der Patienten hat unsere Untersuchungen durch umfassende Antworten unterstützt. Ätiologisch und prognostisch interessante Angaben finden sich in der letzten Spalte „Bemerkungen".

Tabelle 2[1]

Ätiologie	Anzahl der Fälle	Bemerkungen
idiopathisch	29	5 davon hereditär; der älteste Proband dieser Familie ist 73 Jahre alt, im übrigen gesund
posttraumatisch	9	davon 6 Fälle mit transitorischem D. i., Ausheilung in wenigen Wochen
postoperativ. . . . . . (nach Entfernung von Hypophysentumoren)	4	3 Fälle lediglich mit kurzdauerndem transitorischen D. i., 1 Fall mit bleibendem D. i.
Hirntumoren	7	2 Fälle mit Craniopharyngeom [1 Fall zunächst vollausgebildeter D. i., später primäre Oligurie, Mschr. Kinderheilk. **101**, 417 (1953)] 1 Meningeom 2 Fälle mit Sekundärtumor (1 mal Primärtumor Lungen-Ca., 1 mal Primärtumor Mamma-Ca.) 2 Fälle ungeklärt
postencephalitisch . . .	7	davon 1 Fall nach Scharlach, 1 Fall nach Keuchhusten, 1 Fall nach Pockenschutzimpfung [Arch. Kinderheilk. **154**, 265 (1957)]
Durchblutungsstörung .	3	in allen Fällen apoplektischer Beginn, bei einem Fall gleichzeitig andere Apoplexien, 2 Fälle nach Thrombose
septische Embolie . . .	1	anscheinend sept. Embolie, Beginn während einer „allgemeinen schweren Eiterung"
Lues	1	Beginn 1 Jahr nach Infektion, Besserung nach spezifischer Behandlung
Knochenprozeß . . . . (anscheinend Granulom)	1	„cystische Veränderungen im Knochensystem"
	62	
psychogene Polydipsie .	5	in allen Fällen konnte bei entsprechender klinischer Kontrolle ein echter D. i. ausgeschlossen werden

[1] Die Zusammenstellung der Tab. 2 war durch freundliches Entgegenkommen der Herren Direktoren der Universitätskliniken und der großen kommunalen Krankenanstalten von Nordrhein-Westfalen möglich, wofür wir auch an dieser Stelle verbindlichst danken. Die Tabelle umfaßt die seit 1940 in diesen Kliniken beobachteten D. i.-Fälle.

Tabelle 3. *Aufgliederung der 36 Diabetes insipidus-Fälle* BLOTNERs (2) *mit Hirntumor*

	Zahl der Fälle
suprasselläre Cysten (Craniopharyngeome). . .	16
supraselläres Meningeom	1
Tumor des III. Ventrikels	1
Gliom des III. Ventrikels und des Chiasma . .	4
Gliom des III. Ventrikels und des Chiasma, gleichzeitig Pinealom (in einem Fall bestand zudem eine Lues connata)	3
Pinealom	1
Hypophysenadenom zwischen den Chiasmaschenkeln	1
Hypophysentumor	1
interpedunculäre Cyste	1
gliomatöse Cyste	1
gliomatöse Cyste im Kleinhirn	1
Cyste in der Pars intermedia	1
angiomatöser Tumor rechts vom Chiasma . .	1
chromophobes Adenom der Adenophypophyse	2
Tumorverdacht	1

Zusammenfassend ist demnach die Spätprognose des D. i. wie folgt zu beurteilen:

1. Die *Prognose quoad vitam* ist bei allen Fällen von idiopathischem D. i. gut. Beim symptomatischen D. i. hängt sie weitgehend von der Grundkrankheit ab. Sie kann sehr schlecht bei Hypophysen- bzw. Hypothalamustumoren sein und ist durch die anzuwendende Therapie bestimmt. Bei Traumen mit bleibendem D. i. und bei postencephalitischem D. i. mit alleiniger Beeinträchtigung der Regulation des Wasserhaushaltes ist die Prognose ähnlich zu stellen wie beim idiopathischen D. i.

2. Die *Prognose quoad sanationem* ist beim idiopathischen D. i. absolut infaust — gleiches gilt für alle Fälle von symptomatischem D. i., bei denen eine weitgehende Degeneration des neurosekretorischen Systems insbesondere mit Ganglienzelluntergang der Kerngebiete eingetreten ist. Der posttraumatische D. i. hat in der Regel die beste Prognose, in vielen Fällen handelt es sich lediglich um einen transitorischen D. i. Seltener ist ein transitorischer D. i. nach Tumorentfernung bzw. nach einer Embolie. Aber auch in derartigen Fällen kann oft noch nach Monaten eine Besserung eintreten.

Literatur

(*1*) BARGMANN, W.: Zusammenfassende Darstellung und Literatur: „Das Zwischenhirn-Hypophysensystem". Berlin-Göttingen-Heidelberg: Springer-Verlag 1954. — (*2*) BLOTNER, H.: „Diabetes insipidus". New York: Oxford University Press 1951.   ”

(*3*) CANNON, J. F.: Arch. intern. Med. **96**, 215 (1955).

(*4*) FORSSMAN, H.: "On heriditary diabetes insipidus". Acta med. scand. (Stockh.) Suppl. **159** (1945).

(*5*) GÄNSSLEN u. FRITZ: Klin. Wschr. **1924**, 22. — (*6*) GAUPP jr., R.: Fortschr. Neurol. Psychiat. **13**, 257 (1941). — GAUPP jr., R.: Z. ges. Neurol. Psychiat. **171**, 514 (1941). — GAUPP jr., R.: Z. ges. Neurol. Psychiat. **177**, 50 (1944).

(*7*) HEINBECKER, P., and H. L. WHITE: Amer. J. Physiol. **133**, 582 (1941). — (*8*) HILD, W., u. G. ZETLER: Pflügers Arch. ges. Physiol. **257**, 169 (1953).

(*9*) O'CONNOR, W. J.: Biol. Rev. **22**, 30 (1947).

(*10*) RODECK, H.: Mschr. Kinderheilk. **101**, 417 (1953). — RODECK, H.: „Diabetes insipidus und primäre Oligurie (Antidiabetes insipidus)". Ergebn. inn. Med. Kinderheilk. N. F. **6**, 185 (1955). — RODECK, H.: Ärztl. Wschr. **1957**, 433, 468, 881; **1958**, 52, 75, 123, 152.

(*11*) SCHARRER, E., u. B. SCHARRER: Zusammenfassende Darstellung und Literatur: „Neurosekretion". In Handbuch der mikroskopischen Anatomie des Menschen, Bd. 6, 5. Teil. Berlin-Göttingen-Heidelberg: Springer 1954. — (*12*) SCHARRER, E., and G. J. WITTENSTEIN: Anat. Rec. **112**, 387 (1952). — (*13*) STUTINSKY, F.: C. R. Soc. Biol. (Paris) **146**, 1691 (1952).

(*14*) WEIL, A. sen.: Virchows Arch. Path. Anat. **95**, 70 (1884).

6. Tetanie

Von

H. JESSERER

Die Tetanie ist keine selbständige Erkrankung, sondern ein Syndrom, das aus verschiedenen Ursachen und auf verschiedenen Wegen entstehen kann. Wenn darum die Spätprognose der Tetanie besprochen werden soll, ist zunächst festzustellen, welche besondere Form des Leidens gemeint ist.

Ungeachtet der noch immer nicht ganz geklärten Pathogenese des tetanischen Syndroms lassen sich die durch sein Auftreten gekennzeichneten Krankheitsbilder von praktischen Gesichtspunkten aus in zwei Gruppen teilen, nämlich in solche mit und ohne Verminderung des Blutkalkgehaltes. Diese Trennung hat nicht nur eine diagnostische, sondern auch eine prognostische Bedeutung, da eine ausgeprägtere Hypocalcämie stets Folgen nach sich zieht, die sich teils sofort, teils erst nach längerer Zeit bemerkbar machen können und dann u. U. nicht mehr zu beseitigen sind. Auf der anderen Seite bietet eine derartige humorale Veränderung auch einen Ansatzpunkt für die Behandlung, und so betrachtet liegen die Verhältnisse bei den hypocalcämischen Tetanieformen günstiger als bei den normocalcämischen, die zwar im allgemeinen harmloser, therapeutisch aber viel schwerer zu beeinflussen sind.

Die hinsichtlich ihrer Spätprognose wichtigste Krankheit aus dem Kreis der tetanigenen Störungen ist zweifellos die chronische Nebenschilddrüseninsuffizienz. Über die Erkrankung und Behandlung eines solchen Leidens, bzw. der daraus entspringenden *parathyreogenen Tetanie*, herrschten jedoch lange Zeit so divergierende Meinungen, daß eine Auswertung älterer Erfahrungen nur sehr beschränkt möglich erscheint. Ich selbst verfüge gegenwärtig über 346 einschlägige Fälle, von denen bei 209 die Krankheit länger als 10 Jahre besteht.

Darunter befindet sich einer, der bereits 1909 von ESCHERICH (*1*) publiziert wurde und den später autoptisch zu untersuchen ich Gelegenheit hatte (*3*), ein weiterer, den ebenfalls schon ESCHERICH kannte und der heute noch in meiner Beobachtung steht, sowie ein Schwesternpaar, das 1939 PROHASKA (*9*) beschrieb und von dem später eine Schwester starb (deren ausführliches Obduktionsprotokoll mir zugänglich war), während die andere seit nunmehr 13 Jahren von mir behandelt wird.

Überblickt man dieses Erfahrungsgut, dann läßt sich folgendes feststellen:

Ein (persistierender) *Hypoparathyreoidismus* kann bereits von Geburt an bestehen oder erst zu einem späteren Zeitpunkt auftreten und bekannten oder unbekannten Ursprungs sein. Infolge der dabei vorhandenen hypocalcämischen Mineralstoffwechselstörung führt er jedoch in jedem Falle über kurz oder lang zu Veränderungen, die das Nervensystem, das Skelet, die Augenlinsen sowie die Haut und ihre Anhangsgebilde betreffen und in ihrer Gesamtheit eine mehr oder weniger schwere Invalidität verursachen. Alle diese Veränderungen (vielleicht mit Ausnahme eines gewissen Minderwuchses) sind jedoch zu verhindern, wenn die Hypocalcämie durch eine entsprechende Behandlung beseitigt wird. Hierzu ist eine laufende Gabe von Vitamin D oder Dihydrotachysterin geeignet, nicht jedoch eine alleinige Calciummedikation, Epithelkörperchen- oder Knochentransplantationen, Frischzelleninjektionen oder ähnliches. Der sog. *hypoparathyreotische Kretinismus* (*11*) existiert nur als Folge einer unzureichenden Behandlung und darf nicht als das unausweichliche Schicksal einer von früher Kindheit an bestehenden Nebenschilddrüseninsuffizienz angesehen werden. Derartige Individuen können vielmehr einer weitgehend normalen körperlichen und geistigen Entwicklung zugeführt werden, und eine der beschriebenen Schwestern (*9*) ist heute Dr. phil. und Mittelschullehrerin, obwohl nach dem Obduktionsbefund ihrer Schwester anzunehmen ist, daß bei ihr eine Aplasie der Epithelkörperchen vorliegt.

Die Prognose einer chronischen Nebenschilddrüseninsuffizienz hängt somit in erster Linie von der ihr zuteil werdenden Behandlung ab. Trotzdem wird sie zumindest gelegentlich auch von Faktoren bestimmt, die zur Zeit noch völlig im Dunklen liegen. So kommt es vor, daß derartige Kranke auch ohne blutkalksteigernde Medikation mitunter monatelang einen normalen Blutkalkgehalt aufweisen, selbst dann, wenn bei einer späteren anatomischen Untersuchung keine Spur von Nebenschilddrüsengewebe nachzuweisen ist. Welche Mechanismen hier eine Wirkung entfalten, ist unbekannt. Es ist jedoch klar, daß sie die Entwicklung von hypocalcämischen Veränderungen (etwa an den Augenlinsen) verzögern und damit die Spätprognose beeinflussen können. Praktisch fällt dies freilich weit weniger ins Gewicht als die Tatsache, daß derartige Individuen während solcher Phasen außerordentlich empfindlich gegenüber Vitamin D und Dihydrotachysterin sind und sehr leicht mit Intoxikationserscheinungen reagieren. Eigenartigerweise findet man dabei oft Zeichen einer Nebenniereninsuffizienz, und von den oben genannten Schwestern starb die eine im Alter von $12^1/_2$ Jahren unter dem Bilde eines M. Addison, während die andere mit 29 Jahren nach einer zeitweise nicht hinreichend überwachten Vitamin D-Medikation in eine offenkundig gleiche Situation geriet, aus der sie jedoch noch rechtzeitig herausgeführt werden konnte. Ähnliche Fälle sind vereinzelt in der Literatur beschrieben (*5, 6, 8*). Man muß aus diesen Beobachtungen folgern, daß die Prognose einer seit früher Jugend bestehenden Nebenschilddrüseninsuffizienz auch von Veränderungen bestimmt werden kann, die klinisch zunächst kaum hervortreten, unter gewissen, nicht ohne weiteres vorauszusehenden Bedingungen jedoch eine akute Verschlechterung erleiden und zum Tode des Individuums führen können.

Aber auch bei alten Patienten mit chronischer Nebenschilddrüseninsuffizienz gibt es Umstände, welche die Prognose des jahrelang gut behandlungsfähigen Leidens verschlechtern oder zumindest seine Substitution erschweren. Es sind dies anscheinend vor allem arteriosklerotische Nierenveränderungen, die zu einer Einschränkung der renalen Calciumeliminierung und damit zu einer verminderten Toleranz gegenüber Vitamin D und Dihydrotachysterin führen. Ob auch ein bei alten Leuten nicht seltenes mangelndes Durstgefühl mitspielt, ist schwer zu entscheiden. Sicher ist jedoch, daß solche Patienten eine besonders sorgfältige Überwachung erfordern, wenn eine Gefährdung durch die Medikation vermieden werden soll.

Der neuerdings in der einschlägigen Literatur viel diskutierte *Pseudo-Hypoparathyreoidismus* bietet therapeutisch und prognostisch keine anderen Probleme als eine „gewöhnliche" Nebenschilddrüseninsuffizienz und wird unter anderem deshalb in seiner Konzeption angezweifelt (*4*).

Über Spätfolgen anderer hypocalcämischer Tetanieformen, wie etwa der *rachitogenen*, der *enterogenen* oder der *primären Calciummangeltetanie*, ist wenig bekannt (*3*). Man weiß nur, daß sie gelegentlich zu Linsentrübungen führen können, die allerdings praktisch zumeist belanglos sind (*7*). Die Frage möglicher Hirnveränderungen wurde nur bei der rachitogenen Tetanie untersucht und dabei keine Beziehung zu einer allenfalls später in Erscheinung tretenden Epilepsie gefunden (*2*). Skeletveränderungen finden sich nur bei schweren und langdauernden Störungen dieser Art und sind deshalb zumindest bei uns äußerst selten. Hingegen scheinen sie in Nordchina und anderen ausgeprägten Calciummangelgebieten eine gewisse Rolle zu spielen (*3*, *12*). Die Prognose der — gleichfalls hypocalcämischen — *Tetanie bei Nierenkrankheiten* (*3*) wird von der Beschaffenheit des Grundleidens bestimmt.

Unter den normocalcämischen Tetanieformen gibt es nur eine, die sich (gelegentlich) über so lange Zeiträume erstreckt, daß von einer evtl. Spätprognose gesprochen werden kann. Es ist dies die *idiopathische Tetanie*, die einer genuinen Erregbarkeitsveränderung jener Hirngebiete entspringt, die für die Integration des tetanischen Syndroms maßgebend sind. Sie ist bei Kindern selten, kommt bei Jugendlichen häufiger vor und findet sich bei Erwachsenen etwa ebenso oft wie die parathyreogene Tetanie (*3*). Obwohl über dieses Leiden eine Zeitlang viel geschrieben wurde, fehlen Berichte über längere Krankheitsverläufe. Soweit auf eigene Erfahrungen (*3*) zurückgegriffen werden kann, ist festzustellen, daß die idiopathische Tetanie zu keinen Spätfolgen führt und eines Tages ebenso unmotiviert verschwindet, wie sie aufgetreten ist. Ob und wie sie behandelt wurde, scheint gleichgültig zu sein, sofern nicht psychische Momente mitspielen, die einer Beeinflussung zugänglich sind (*10*).

Überblickt man diesen kurzen Abriß, dann ergibt sich, daß eigentlich nur eine einzige Krankheit aus dem Formenkreis der Tetanie hinsichtlich ihrer Spätprognose von Bedeutung ist, nämlich die chronische (persistierende) Nebenschilddrüseninsuffizienz. Eine solche frühzeitig zu erkennen und sorgsam zu behandeln, ist darum auf weite Sicht die wichtigste Aufgabe im Bereiche der Tetanie, und wie gut sie erfüllt wird, bestimmt das Schicksal der betreffenden Individuen.

Literatur

(*1*) ESCHERICH, TH.: Die Tetanie der Kinder. Wien 1909.

(*2*) HENDRIKSEN, V.: Eine katamnestische Untersuchung zur Beleuchtung des Verhältnisses zwischen Kindertetanie und Epilepsie. Act. psychiat. (Kh.) **10**, 259 (1935).

(*3*) JESSERER, H.: Tetanie. Stuttgart 1958. — (*4*) JESSERER, H.: Gibt es einen Pseudo-Hypoparathyreoidismus? Eine kritische Analyse der bisherigen Erfahrungen. Klin. Wschr. **1959**, 394.

(*5*) LEIFER, E., and W. HOLLANDER: Idiopathic hypoparathyroidism and chronic adrenal insufficiency: A case report. J. clin. Endocr. **13**, 1246 (1953). — (*6*) LEONARD, M. F.: Chronic idiopathic hypoparathyroidism with superimposed Addison's disease in a child. J. clin. Endocr. **6**, 493 (1946).

(*7*) MAXWELL, J. P., and H. T. PI: Cataract in adult rickets (Osteomalacia). Proc. roy. Soc. Med. **33**, 777 (1940).

(*8*) PERLMUTTER, M., R. R. ELLISON, L. NORSA and A. R. KANTROWITZ: Idiopathic hypoparathyroidism and Addison's disease. Amer. J. Med. **21**, 634 (1956). — (*9*) PROHASKA, A.: Auftreten von Tetanie bei zwei Geschwistern und deren erfolgreiche Behandlung mit A. T. 10. Wien. klin. Wschr. **1939**, 623.

(*10*) QUANDT, J.: Das tetanische Syndrom. Heft 11 der Sammlung zwangloser Abhandlungen aus dem Gebiete der Psychiatrie und Neurologie. Halle/S. 1954.

(*11*) SCHÜPBACH, A., et B. COURVOISIER: Existe-t-il un pseudohypoparathyreoidisme? Schweiz. med. Wschr. **1949**, 887. — (*12*) SNAPPER, I.: Medical clinics on bone diseases. 2. Aufl. New York 1949.

7. Hyperthyreose

Von

H. W. BANSI

Spätkatamnesen der Thyreotoxikosen sind wie allgemein in der inneren Medizin auffallend selten durchgeführt worden. Selbst die Darstellungen in Monographien und Lehrbüchern der Endokrinologie bringen keinerlei Zahlen über langfristige Krankheitsbeobachtungen, und es sind im Schrifttum nur wenige Untersuchungen über den Status früher behandelter Patienten anzutreffen. Wir selbst haben auf der Naturforscherversammlung in Dresden (1937) über 630 Thyreotoxikosen berichtet, von denen 320 Patienten meist 4—6 Jahre nach der Behandlung untersucht wurden (*1*). Auf diese Befunde wird beim Vergleich mit späteren Untersuchungsreihen noch einmal hingewiesen.

In der bekannten Monographie von CHVOSTEK (1917) wird das Schicksal der schweren Basedowkranken dahin gekennzeichnet, daß der Patient an seinem Herzen sterbe. In den zahlreichen später erschienenen speziellen Abhandlungen über die Thyreotoxikose finden sich nur spärliche Angaben, und das weltbekannte Buch von MEANS (1947) erwähnt die Prognose überhaupt nicht. Nach Einführung der Plummerschen präoperativen Jodbehandlung wurde die Mehrzahl der Kranken dem Chirurgen zugeführt. Mit der erfolgreichen Operation erschien der Krankheitsprozeß praktisch als erledigt, wenn auch der verbleibende oder stärker hervortretende Exophthalmus, das Strumarezidiv, die postoperative Tetanie und die Recurrensschädigung die Erfolgsbilanz belasteten. Auch waren echte Rezidive und totale Mißerfolge im Einzelfall wohl bekannt, sie wurden jedoch zu der Gesamtzahl der Patienten nicht in Beziehung gesetzt.

Um einen Überblick über den weiteren Verlauf und das Schicksal unserer Patienten zu erlangen, hatten wir schon seit Einführung der Thyreostatica fortlaufend einige Jahre hindurch Nachuntersuchungen durchgeführt, deren Ergebnis in der Schweizerischen Gesellschaft für innere Medizin (1955) mitgeteilt wurde. Es zeigten sich bereits damals die außerordentlich unbefriedigenden Resultate der nur mit internen Mitteln durchgeführten Behandlung, wobei u. E., wie auch von anderer Seite betont, in erster Linie eine gewisse Hilflosigkeit des Praktikers bezüglich der konsequenten Durchführung antithyreoidaler Therapie auffällt. Dies scheint auch für andere Länder zuzutreffen; denn selbst dem Inaugurator der antithyreoidalen Therapie, ASTWOOD, gelang es nicht, über mehr als 101 konsequent behandelte Fälle und die dabei erzielten Dauererfolge zu berichten, wobei eine Quote von 61% Dauererfolgen festgestellt wurde (*12*).

Zwecks weiterer Ermittlung der Spätprognose der Thyreotoxikosen haben wir die vor dem 1. Juli 1957 in unsere Behandlung übernommenen Kranken nachuntersucht. Es wurden aus dem Archiv des Krankenhauses St. Georg, Hamburg, und aus meiner Praxis 313 Patienten ermittelt, von denen 7 an anderen Leiden verstorben sind. Diese Todesziffer ist nicht zuverlässig, da wir in der für die Ermittlung zur Verfügung stehenden Zeit die Abgänge durch Tod nicht näher ausmachen konnten. Wir unterteilten unsere nachuntersuchten Patienten — im ganzen folgten 164 (= 52,4%) unserer Aufforderung — je nach der entscheidenden Therapieform in drei Gruppen (Tab. 1):

1. Fälle, bei denen die Operation durchgeführt ist (stets subtotale Resektion der Thyroidea),
2. Fälle, die mit Radiojod behandelt sind,
3. rein konservativ behandelte Fälle.

Die gruppenartig zusammengefaßten Patienten stellen keinesfalls ein einheitliches Krankengut dar, doch würde eine weitergehende Differenzierung der Krankheitstypen die Urteilsbildung nur erschweren. Voraussetzung aber war, daß die Patienten mit *vegetativer Labilität*, soweit sie nicht in die Hyperthyreose übergehende Grenzfälle darstellten, strikt fortgelassen wurden. Dies ist notwendig und wohl allgemein anerkannt, wird aber in der Praxis infolge des

14*

verwaschenen Krankheitsbegriffs meist nicht berücksichtigt. In allen drei Gruppen fanden sich einige wenige Grenzfälle oder leichtere Hyperthyreosen, die bewußt einbezogen wurden; gibt es doch vereinzelt vegetativ Labile, die bei Testung mit Radiojod und bei gesteigertem Grundumsatz (Grenzwert um $+ 25\%$) in ihrem klinischen Verhalten zeitweise als echte Hyperthyreosen bzw. ausgesprochene Thyreotoxikosen imponieren. Sie gehen phasenhaft aus der vegetativen Labilität mit den bekannten Stigmata der B-Typen in eine echte Hyperthyreose über, mit typischen Symptomen wie Hitzeüberempfindlichkeit und Dauertremor. Solche

Tabelle 1

Gruppe	Gesamtzahl bestellt	Inzwischen verstorben	Nachuntersucht %
1. Operierte Patienten.	82 (—2)[1]	1	62 = 76,5
2. Mit Radiojod behandelt	82	3	54 = 68,4
3. Rein konservativ behandelt	151	3	48 = 31,7
Gesamt	313	7	164 = 52,4

[1] 2 der operierten Fälle sind in der Gruppe II mitenthalten, da nachträglich mit J^{131} behandelt.

Zustandsbilder habe ich im Jahre 1941 als Situationshyperthyreosen skizziert; sie gehen durch Änderung der Lebensumstände oder vielleicht auch durch die Therapie schnell wieder zurück, bleiben aber meist ausgesprochen basedowoid betont und der sonst typische volle Therapieerfolg mittels Radiojod oder subtotaler Resektion bleibt aus.

Eine Unterscheidung erscheint mir aber im Rahmen der endgültigen Beurteilung notwendig, nämlich die Trennung zwischen Knotenkröpfen und diffus parenchymatösen Strumen mit erheblicher Durchblutung. Gerade die Klinik der Thyreotoxikosen bietet so viele Varianten, daß ich mir bewußt bin, die Dinge damit zu komplizieren. Die Eigenart des Einzelfalles bedingt weitere Spielarten, die in der Einzelpersönlichkeit gelegen sind, hier aber unberücksichtigt bleiben müssen.

Durchführung der Nachuntersuchung und Beurteilung: Von allen Patienten, die sich zur Nachuntersuchung einfanden, lagen ausführliche Krankengeschichten vor. Bei der jetzt vorgenommenen Untersuchung wurde von meinen Mitarbeitern Fräulein Dr. Stahlbock und Herrn Seifert nach den bei einer Thyreotoxikose üblichen Krankheitssymptomen geforscht. Es wurden berücksichtigt: Das Körpergewicht, der Herzbefund, der Blutdruck, die allgemeine nervöse Erregbarkeit, Exophthalmus, Tremor usw. Es würde den Rahmen des Beitrages überschreiten, wenn ich — abgesehen von einigen tabellarisch zusammengefaßten Feststellungen — hierauf an dieser Stelle einginge.

Das Gesamturteil wurde nach gemeinsamen Abschlußbeurteilungen und Besprechungen in Noten (I—IV) abgegeben. Dabei wurde die Note I = sehr gut nur bei Heilung gegeben, abgesehen von wenigen, die Berufsfähigkeit und das Allgemeinbefinden nicht störenden Mikrosymptomen (wie eine gewisse vegetative Labilität, ein vermehrtes Vasomotorenspiel, eine Tendenz zu seelischer Tension). Die Note II = gut umfaßt die annähernd beschwerdefreien Patienten, die aber noch gelegentliche Phasen von gesteigerter, störender Übererregbarkeit zeigten oder erlebt hatten, oder daß die Schilddrüse evtl. einseitig mäßig nachgewachsen war und als Struma hervortrat und daß der Blutdruck etwas angestiegen war, aber ohne Beeinträchtigung der Herzfunktion. Die Note III = genügend erhielten Patienten, die ziemlich stark behindert blieben und bei denen die absolute Arhythmie nicht beseitigt war. Als ungenügend bzw. verschlechtert (= IV) wurden Hyperthyreosen bezeichnet, die als völlige Therapieversager gelten müssen. Hierbei hat sich der Patient zwar weitgehend an die Symptome adaptiert, ist aber in seinem Gesamtverhalten thyreotoxisch geblieben.

Die *1. Gruppe* der nachuntersuchten Patienten setzt sich aus den operativ behandelten Thyreotoxikosen zusammen (Tab. 2). Es handelt sich um 82 Patienten, die sich vor dem 30. 6. 1957 der subtotalen Thyreoidektomie unterzogen hatten. Eine Patientin war inzwischen verstorben, 62 kamen zur Nachuntersuchung, also ein erfreulich hoher Anteil der Operierten (76,5%). Von diesen waren 25 in einem vorzüglichen Zustand, 22 zeigten gewisse Restsymptome, waren aber praktisch arbeitsfähig. Bei 9 Patienten hatten wir ein befriedigendes Ergebnis (= III), obwohl noch Symptome der Schilddrüsenüberfunktion vorlagen oder die Struma deutlich nachgewachsen war. 6 Kranke hatten ausgesprochen thyreotoxische Vollrezidive oder waren erfolglos operiert worden (Note IV). Es ist bemerkenswert, daß bei 5 dieser Patienten die Operation 10 oder mehr Jahre

Tabelle 2. *Von 82 strumektomierten Patienten wurden 62 nachuntersucht; 1 war verstorben*

Gruppe	I	II	III	IV
	Voll berufsfähig normale Schilddrüsenfunktion	Berufsfähig mit deutlichen Restsymptomen	Leistungsminderung durch erhebliche Restsymptome	Leistungsunfähig durch ausgeprägte Rezidive
Patientenzahl	25	22	9	6
	40,3%	35,5%	14,5%	9,7%

zurücklag; im allgemeinen zeigten sich nach einem Zeitraum von 6 Jahren am häufigsten die Rückfälle. 2 von ihnen wurden der Radiojodtherapie zugeführt, wodurch sie schließlich völlig gesund wurden.

Überblickt man die Resultate, so läßt sich sagen, daß durch die subtotale Resektion bei 75,8% aller Patienten ein guter Erfolg erzielt worden ist, bei dem Rest aber die Rezidivstruma eine Rolle spielt.

Bei früheren Nachuntersuchungen (1936 und 1954) umfaßten die Erfolgsgruppen 1 und 2 = 91,5%. Aus Norwegen wird ebenfalls von Gesamterfolgen mit Heilung in 91% berichtet (5). Unsere eigenen Erfahrungen sind etwas ungünstiger als früher, weil vor allem Patienten mit Rezidivstrumen wieder zu uns kamen und unseren Rat hinsichtlich einer anderen Therapie in Anspruch nahmen. Die Häufigkeit der *Struma-Rezidive* wird von chirurgischer Seite sehr unterschiedlich angegeben: 13% (*13*) bzw. mehr als 10% (*8*). Trotzdem muß gesagt werden, daß man mit der Operation ein vollbefriedigendes Ergebnis erzielt, falls ausgiebig reseziert wird, daß aber auf alle Fälle ein Nachwachsen der Schilddrüse verhütet werden sollte. Wahrscheinlich liegt der Grund der Rezidive darin, daß nach der Operation eine erhebliche Thyreotropinausschüttung erfolgt, welche die Schilddrüse zum Neuwachstum stimuliert. Es empfiehlt sich daher, alle Patienten mit erheblicher Thyreotoxikose nach der Operation mit kleinen Dosen (die Hypophyse blockierendem) Schilddrüsenhormon oder mit entsprechenden Metaboliten zu behandeln. Andere operativ bedingte, nachteilige Folgen konnten wir nicht feststellen.

HAAS, (*8*) unterscheidet zwischen dem Struma-Rezidiv und dem Rezidiv der Hyperthyreosesymptome. In einer sehr sorgfältig durchgeführten Kontrolle von 353 nachuntersuchten strumektomierten Kranken fand er 11% Struma-Rezidive, die entsprechend unseren Beobachtungen meist etwa 10 Jahre nach der Operation aufgetreten waren. Daneben fanden sich aber postoperative Basedowsymptome, vor allem eine periphere vasomotorische Übererregbarkeit, die als neuroendokrine Regulationsstörungen gedeutet werden (*1, 10*).

Bei der Operation nervöser Kropfträger sollte man sich bewußt sein, daß bei diesen Patienten das vegetative Syndrom durch die Operation nicht beseitigt wird, ja sogar zunehmen kann. Auch zeigen Jugendliche unter dem 20. Lebensjahr eine starke Rezidivneigung (*7*); unser relativ kleines Krankengut bestätigt dies.

Die *2. Gruppe* umfaßt ein Krankengut von 82 Patienten, die von unserer Radioabteilung (Leiter: Priv.-Doz. Dr. GAUWERKY) behandelt und nachuntersucht wurden. Von den 82 Kranken waren 3 an anderen Erkrankungen verstorben. Von den verbleibenden 79 Patienten erschienen 54, 5 Männer, 49 Frauen. Wie

Tab. 3 zeigt, wurden nur 4 weibliche Kranke unter 30 Jahren der Radiojodtherapie unterworfen. (Im allgemeinen wird eine Radiojodbehandlung erst bei über 30 Jahren alten Personen vorgenommen.) Die Aufgliederung ist aus der Tabelle ersichtlich, ebenso die Zahl der Radiojodtherapien. Wir waren im Anfang mit der Dosierung recht vorsichtig, so daß eine größere Anzahl mehrmals behandelt werden mußte.

Von den 54 nachuntersuchten Patienten waren nur 52 auswertbar, da 2 sich der Behandlung entzogen hatten, obwohl ihnen vorgeschlagen worden war, die

Tabelle 3

Patientengut

einbestellt	erschienen	Männer	Frauen	† aus extrathyr. Ursachen
79	54	5	49	3

Altersverteilung

Männer	Frauen				
über 40 J.	unter 30 J.	30—40 J.	40—50 J.	50—60 J.	60—70 J.
5	4	14	16	11	4

J^{131}-*Therapie*

1 mal	2 mal	3 mal	4 mal
38	14	1	1

Gesamtzahl	auswertbar	I	II	III	IV
54	52	41	7	0	4
in %		79	13,5	0	7,5

I = geheilt; II = gebessert; III = ungenügend; IV = Myxödem.

Therapie zu wiederholen. Es ist aus Tab. 3 zu ersehen, daß der Prozentsatz der Geheilten mit 79% erfreulich hoch ist. Bei 13,5% waren noch gewisse Restsymptome vorhanden, bei 4 Kranken = 7,5% hatte sich ein Myxödem eingestellt, einmal sogar ein Myxödem mit einem recht unangenehmen Exophthalmus.

Im folgenden wird auf einige wesentliche Restsymptome eingegangen:

1. Auf die Größe der Schilddrüse; sie blieb in 18 Fällen konstant, nahm 14 mal zu und nur 13 mal ab. Die Patienten mit Knotenstrumen, vor allem größeren, dürften kaum eine wesentliche Verkleinerung ihrer Schilddrüse erfahren haben. Das Körpergewicht hatte in der Regel, vor allem in den toxischen Fällen, deutlich zugenommen. Konstant war es bei 6, zugenommen hatte es bei 44 Patienten.

2. Unsere besondere Aufmerksamkeit lenkten wir auf den Exophthalmus. Im ganzen hatten von den oben erwähnten Kranken 29 einen Exophthalmus, davon 3 einen ganz exzessiven. Er blieb 11 mal konstant, 16 mal wurde er erfreulicherweise deutlich gebessert, wenn auch nicht beseitigt, 1 mal verschlechterte er sich, und 1 mal trat er neu auf. Es handelte sich um die bereits erwähnte Patientin, die ein Myxödem nach Bestrahlung bekam und deren Gesamtzustand durch das Myxödem nicht günstig beeinflußt war.

Im allgemeinen ist ein Schilddrüsenkranker, wenn er lange Zeit unter dem Einfluß der Überfunktion der Schilddrüse steht, hinsichtlich seines Kreislaufs gefährdet. Nicht nur der gesteigerte systolische Blutdruck, sondern auch die absolute Arhythmie ist Folge der dauernden Überbelastung des Kreislaufs. Wir sahen unter der Therapie bei 41 auswertbaren Nachuntersuchungen 22 mal ein konstantes Verhalten, 4 mal kam es zu einem Anstieg sowohl in der Systole als auch in der Diastole, 6 mal zu einem systolischen Anstieg; eine Erniedrigung fand sich praktisch nicht.

Überblicken wir das Gesamtergebnis der mit Radiojod behandelten Gruppe, so kann trotz Anlegens eines strengen Maßstabes — und ich glaube, daß man dazu verpflichtet ist und nicht nur allein einen Allgemeinerfolg registrieren sollte — gesagt werden, daß die Kranken nach der Radiojodbehandlung eine recht erhebliche Besserung erfahren haben. Der Zustand ist oft so, daß man überhaupt nicht mehr von irgendwelchen Restsymptomen sprechen kann, daß die Kranken sich subjektiv außerordentlich wohl fühlen, und daß, da alle vor dem 1. 7. 1957 behandelt worden sind, die Gesamterfolge sich auch auf die Dauer zu halten scheinen. Es war ein erfreulicher Augenblick, als diese Patienten sich wieder vorstellten; sie alle waren von den Ergebnissen befriedigt. Diese günstigen Ergebnisse entsprechen den im Schrifttum niedergelegten Erfahrungen (*9, 15*).

Bei kritischer Beurteilung der Ergebnisse der *Gruppe 3*, der rein konservativ behandelten Fälle (Tab. 4), müssen einige wesentliche Einschränkungen vorausgeschickt werden. Erstens waren sehr viele Patienten, die anfänglich konservativ behandelt worden waren, in die beiden anderen Therapiearten „aufgerückt", weil das Ergebnis der konservativen Therapie unbefriedigend war. Schon dadurch werden die Therapieerfolge der Gruppe 3 günstiger. Auch fällt die kleine Zahl der

Tabelle 4. *Von 151 nur konservativ behandelten Patienten wurden 48 nachuntersucht;*
3 waren verstorben

Gruppe	I	II	III	IV
	Voll berufsfähig normale Schilddrüsenfunktion	Berufsfähig mit deutlichen Restsymptomen	Leistungsminderung durch erhebliche Restsymptome	Leistungsunfähig durch ausgeprägte Rezidive
Patientenzahl. . .	12	17	7	11
in Prozent	25,5%	36,2%	14,9%	23,4%
davon waren ausreichend behandelt	12	13	5	2
nicht ausreichend behandelt	—	4	2	9

Kranken, die zur Nachuntersuchung erschienen, im Gegensatz zu den beiden „guten Gruppen" auf. Ein Patient, der sich nicht gebessert fühlt, ist weniger ansprechbar und zu einer Nachuntersuchung weniger bereit als ein Geheilter, der sich gerne seinem Arzt zeigt und dessen Interesse angenehm empfindet.

Gerade in den Jahren 1948—1954 hatten wir viele Kranke nur mit antithyreoidalen Substanzen behandelt und waren infolge der schnellen Änderung der Wohnungsverhältnisse der Hamburger Bevölkerung nach dem Kriege nicht in der Lage, die jetzigen Adressen der verzogenen Patienten zu ermitteln. Die meist aus Ablehnung der operativen Therapie lange Zeit konsequent antithyreoidal behandelten Fälle aus der Privatpraxis stellen eine kleine Sondergruppe mit relativ guter Spätprognose dar. Gerade in dieser Gruppe befinden sich einige der eingangs erwähnten Grenzfälle, die ich seit Jahren in Abständen wiedersehe und die praktisch Vollerfolge darstellen; doch ist diese Gruppe sehr komplex.

Tab. 4 zeigt, daß eine rein konservative Behandlung bei schweren Thyreotoxikosen kaum zu verantworten ist. Wenn man die Fülle der verschiedenen, in der Praxis so beliebten vegetativen Dämpfungsmittel, wie Tranquillizer und der Pflanzenheilkunde und Homöopathie entnommene Arzneien überblickt und den Gesamtzustand der ohnehin zur Dissimulation neigenden Patienten mit schweren Thyreotoxikosen berücksichtigt, so muß man über die Erfolglosigkeit der konservativen Behandlung erschüttert sein. Der oft gepriesene, symptomatische Erfolg ist eine Selbsttäuschung des Arztes. Das gilt hier ebenso wie für die von August Bier (1929) mit Tierblutinjektionen behandelten Basedowkranken, die His und Grasheim objektiv beurteilten und bei denen sie die Erfolglosigkeit dieser spekulativen Therapie demonstrieren konnten. Diesen Eindruck hatten wir bei etwa 40% unserer rein konservativ behandelten Thyreotoxikosen. Nur wenn unter fortlaufender Kontrolle eine antithyreoidale Therapie durchgeführt wird, die sich jeweils der Situation anpaßt, indem sie den strumigenen Perioden durchErgänzung mit Schilddrüsenhormonen auszuweichen versucht, kann ein Kranker in einer Reihe von Jahren genesen, wie uns immerhin 12 meist intelligente Kranke zeigten, die — als I beurteilt — 25.5% der intern behandelten Kranken ausmachen. Manchmal war den Krankengeschichten ein besonderes Ereignis zu entnehmen, wie der Abschluß der Menopause oder eine Verbesserung der wirtschaftlichen oder psychischen Situation. Letzten Endes kommt aber die Heilung ohne unsere Therapie, die sich nur ausgleichend in den pathologischen Decursus morbi einschaltet. Alles dieses als Erfolg e medico zu betrachten, ist nicht berechtigt und zeigt nur, daß die Individualprognose von Faktoren abhängt, die im Einzelfall oft hoch einzuschätzen sind und die prognostische Urteilsbildung beeinflussen müssen. Die Individualprognose ist außerordentlich verschieden, da sich unter dem als Thyreotoxikose zusammengefaßten Krankheitsbegriff verschiedenartige, quantitativ und qualitativ divergierende Varianten der hormonalen Hyperfunktion und peripheren Reizbeantwortung befinden. Es sei auf das variable Bild des Post-Basedows hingewiesen (8), um daran zu erinnern, daß auch die fast völlige Ausschaltung der Hormonproduktion noch keine Heilung bringt. Eine überspitzte Unterteilung der als klinische Einheit betrachteten Krankheit bedeutet jedoch keine wesentliche Vertiefung unserer Erkenntnis; die Auswertung einer großen Zahl von Fällen vermittelt dagegen prognostisch verläßliche Daten.

Zusammenfassung. Die auf Grund verschiedener Nachuntersuchungsperioden zusammengefaßten Ergebnisse zeigen, daß die Spätprognose der Thyreotoxikose nicht schlecht ist, wenn die Patienten einer zweckentsprechenden Behandlung zugeführt werden: Der Operation, der Radiojodtherapie oder — bei geeigneten Fällen und mit erheblicher Reserve — einer konsequent unter ärztlicher Kontrolle durchgeführten chemotherapeutischen Hemmung der Hormonsynthese.

Große Gefahren quoad vitam drohen dem Kranken heute nicht mehr, wenn man von den „Krisen" und einer unzweckmäßigen Therapie absieht. Im Krankenhaus St. Georg, Hamburg, kamen in einem Gesamtsektionsgut von 14 332 Fällen innerhalb der letzten 10 Jahre nur 11 Fälle an einer Thyreotoxikose als Hauptleiden ad exitum, davon 5 Fälle an einer thyreotoxischen Krise, während in 6 Fällen eine Thyreotoxikose als Nebenbefund angegeben wurde.

Literatur

(1) Bansi, H. W.: Die Grenzen der inneren Behandlung der Hyperthyreosen. Klin. Wschr. **1937⁰**, 716/719. — (2) Bansi, H. W.: Therapie der Hyperthyreosen. Helv. med. Acta **214** 329/347 (1954). — (3) Bansi, H. W.: Handbuch der Inneren Medizin. VII, 1. 751 u. 761ff. Berlin-Heidelberg: Springer 1955. — (4) Beierwaltes, W. H., and P. C. Johnson: Hyperthyroidism treated with radioiodine. A seven-year experience. Arch. intern. Med. **97**, 393 (1956). — Bie, K., and G. Omland: Thyrotoxicosis. A ten-year series from a country hospital. Nord. Med. **59**, 363/365 (1958).

(6) Chvostek, F.: Morbus Basedowi und die Hyperthyreosen. Berlin: Springer 1917. (7) Götzinger, H.: Rezidive nach der operativen Behandlung der Struma. Dtsch. med. Wschr. **1955 II**, 1802.

(8) Haas, P. A.: Beziehungen zwischen den Rezidiven der Struma und dem der Hyperthyreose Symptome. Chirurg **29**, 307 (1958). — (9) Horst, W., u. K. Ullerich: Hypophysen-

Schilddrüsen-Erkrankungen und endokrine Ophthalmopathie (dort weiteres Schrifttum über Radiojodtherapie S. 105). Stuttgart: Enke 1958.

(*10*) Martin, L.: Residual symptoms in Graves disease after thyroidectomy. Lancet **1948** I, 858. — (*11*) Means, J. H.: The thyroid and its diseases. Philadelphia: Lippincott Cp. 1947.

(*12*) Solomon, D. H., J. C. Beck, W. P. Vanderlaan and E. B. Astwood: Prognosi of hyperthyroidism treated by antithyroid drugs. J. Amer. med. Ass. **152**, 201 (1952).

(*13*) Vanderlaan, W. P., and O. Swanson: Results of surgical treatment in Graves disease. New Engl. J. Med. **236**, 236 (1947).

(*14*) Werner, S. C.: Response to triiodothyronine as index of persistence of disease in the thyroid remnant of patients in remission from hyperthyroidism. J. clin. Invest. **35**, 57 (1956). — (*15*) Werner, S. C., B. Coelho and E. H. Quimby: Ten year results of I-131 therapy of hyperthyroidism. Bull. N. Y. Acad. Med. **33**, 783/806 (1957). — (*16*) Williams, R. H.: Textbook of Endocrinology. Philadelphia u. London: W. B. Saunders Co. 1950.

8. Hypothyreose

Von

G.-A. von Harnack

Mit 4 Abbildungen

Die Prognose der Hypothyreose im Kindesalter ist in extremem Maße abhängig von der Substitutionsbehandlung. Sie wird bei den heutigen Therapiemöglichkeiten nur in geringem Maße durch den natürlichen Ablauf des Leidens bestimmt. Dies gilt sowohl für die somatische Entwicklung der Kinder als auch für ihre geistige Leistungsfähigkeit. Allerdings ist in bezug auf die Intelligenzentwicklung eine Einschränkung zu machen: Irreparable Cerebralschäden setzen der Intelligenzentwicklung eine Grenze, welche auch bei optimaler Substitutionsbehandlung nicht überschritten werden kann. Diese Cerebralschäden erleidet das Kind z. T. schon im Mutterleib, sodann aber in den ersten Lebensmonaten, wenn die Behandlung zu spät einsetzt.

Die genannten Erkenntnisse sind in ihren Grundzügen seit etwa 50 Jahren bekannt und sollen hier an einem Beobachtungsgut von 68 Kindern präzisiert werden. In allen Fällen wurde die diagnostische Differenzierung mit Hilfe des Radiojodtestes vorgenommen.

Es handelt sich um 18 Kinder mit Athyreose, 34 Kinder mit primärer und 6 Kinder mit sekundärer, hypophysär bedingter Hypothyreose sowie um 10 Kinder mit einer Hypothyreose infolge Jodfehlverwertung. Bei dieser Störung handelt es sich um jene Sonderform der Hypothyreose, welche erst in den letzten Jahren eingehender studiert wurde (*21, 11*); meist ist sie mit einer Struma kombiniert. Diese ist als eine Kompensationsmaßnahme des Organismus aufzufassen. Infolge fehlerhafter Hormonsynthese kann der Bedarf an wirksamem Schilddrüsenhormon nicht gedeckt werden. Die Schilddrüse steht unter einer starken thyreotropen Stimulation. Unter der Substitutionsbehandlung geht die Schilddrüsengröße zur Norm zurück. Unser Beobachtungsgut umfaßt nur diese familiär auftretende Hypothyreoseform sowie die sporadischen Hypo- und Athyreosen, nicht jedoch die endemische Form der Hypothyreose.

Bei der prognostischen Bewertung der Hypothyreose spielt die Frage der *Letalität* keine wesentliche Rolle. Wir wissen seit langem, daß unbehandelte athyreotische Kretins ein sehr hohes Lebensalter erreichen können. Wir beschränken uns daher auf die Frage: Welche Erfolge in körperlicher und intellektueller Beziehung kann man bei Substitutionsbehandlung erwarten?

Fünf Verlaufsarten mögen zunächst den Rahmen abgeben für die darauf folgenden statistischen Aussagen (Abb. 1). Bei der primären Hypothyreose ist die somatische Entwicklung meist in die durchschnittliche Bahn zu lenken, wenn die Behandlung frühzeitig einsetzt und sorgfältig und mit adäquaten Dosen durchgeführt wird. Die intellektuelle Entwicklung kann in einem Teil der Fälle normal oder doch fast normal sein. Bei verspätetem Therapiebeginn ist in somatischer Beziehung immer noch ein sehr gutes Ergebnis zu erzielen, intellektuell aber bleiben die Kinder meist weit unter dem Durchschnitt. Für die Athyreose gilt das gleiche. Ist die Behandlung jedoch unzureichend (Abb. 2), so läßt auch die somatische Entwicklung zu wünschen übrig, zumal wenn im weiteren Verlauf die Skeletentwicklung dem Größenwachstum vorauseilt.

Welche Folgen das völlige Fehlen jeder Behandlung hat, sahen wir nur bei einem Patienten. Mit 37 Jahren wurde dieses unglückliche Wesen zu uns in die Kinderklinik gebracht. Es hatte die Größe eines 1¹/₄ jährigen Kindes. Die Fontanelle war noch weit offen. Die Skeletentwicklung entsprach der eines 1³/₄ jährigen, und die Milchzähne waren teilweise noch vorhanden. Dieser Patient stammte aus der Großstadt Hamburg. Zweimalige Therapieversuche (im Alter von 9 und 25 Jahren) waren von der Mutter abgebrochen worden, weil das Kind dabei zu unruhig geworden war.

Sehr viel günstiger liegen die Verhältnisse bei der *erworbenen Hypothyreose.*

Im Falle eines 12 jährigen (als Beispiel) hat die Berücksichtigung der Körpergröße und der Skeletreife die Erkrankung vermutlich mit 4—5 Jahren begonnen. Wahrscheinlich lag

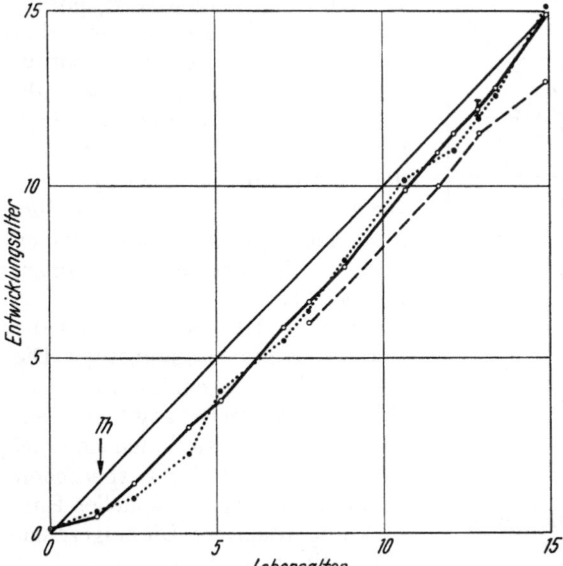

Abb. 1. Rosemarie O., primäre Hypothyreose. Zeichenerklärung: ○—— Körperlänge, ●······ Körpergewicht, ○—⌣— Skeletalter, *Th* Therapiebeginn, *I* Intelligenz

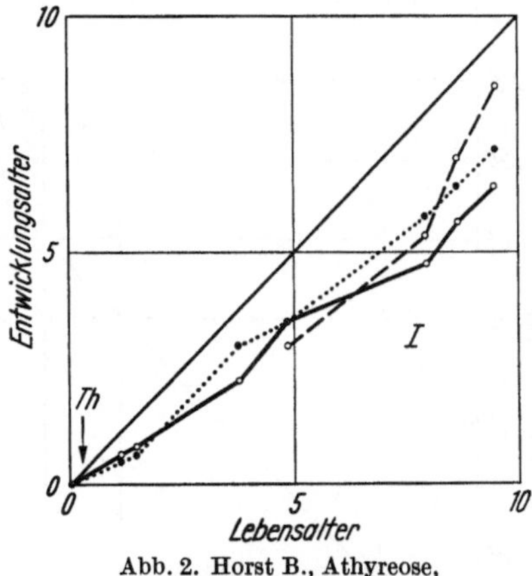

Abb. 2. Horst B., Athyreose, unzureichend behandelt

ein degenerativer Prozeß der Schilddrüse vor. Mit Thyreoidin gelang es, den Wachstumsrückstand einzuholen. Die Intelligenz des Kindes war nicht geschädigt. Durch die Behandlung kam es zu der erwünschten Antriebssteigerung und zur Reduzierung des Übergewichtes.

Die *sekundäre Hypothyreose* findet sich häufig nur als Teilerscheinung des hypophysären Minderwuchses (*9*). In diesen Fällen gelingt es, dem Wachstum einen entscheidenden Impuls zu geben, während bei hypophysärem Zwergwuchs ohne Thyreotropinmangel der Wachstumsschub bei Thyreoidinapplikation ausbleibt. Das Endergebnis des Größenwachstums liegt aber in jedem Falle im unterdurchschnittlichen Bereiche. Die Intelligenz ist meist ungestört. Beispielsweise besucht ein solches Kind ohne Mühe die Mittelschule und übt jetzt einen Beruf der mittleren Beamtenlaufbahn aus.

Die folgende Abbildung soll die Beziehungen zwischen körperlicher und seelischer Entwicklung verdeutlichen (Abb. 3). Auf der Abszisse ist die Körperlänge verzeichnet, auf der Ordinate der Intelligenzquotient. Für die Körperlänge wurde der „Längenquotient" verwendet, um ein Maß zu haben, das dem Intelligenzquotienten vergleichbar ist. Es wurde bestimmt, welchem Lebensalter die Körpergröße des Probanden entspricht und dieser Wert dann zum eigenen Lebensalter in Beziehung gesetzt (nach der Formel: $\frac{\text{Längenalter}}{\text{Lebensalter}}$). Der Index beträgt über 100% bei überdurchschnittlichem Wachstum und liegt unter 100% bei unterdurchschnittlicher Körperlänge.

Beim Intelligenzquotienten ist die untere Grenze des Normalen mit 85% anzunehmen. Kinder mit einer geringeren Intelligenz sind im allgemeinen nicht fähig, dem Unterricht in der Volksschule zu folgen. Bei einem Intelligenzquotienten unter 70% spricht man von Schwachsinn. Entsprechend erlaubt es die 85- bzw. 70%-Grenze beim Längenquotienten, die

„kleinen" bzw. „sehr kleinen" Kinder von den durchschnittlich großen abzugrenzen. Das schraffierte Feld deutet somit den Bezirk an, in welchem die körperlich und geistig durchschnittlich entwickelten Kinder zu finden sind.

In körperlicher Hinsicht gehören nur 20 von 42 Kindern zum Normalbereich, in intellektueller Hinsicht 17 von 42. Sowohl geistig als auch körperlich durchschnittlich entwickelt sind nur 11 Kinder (= 26%)! In Abb. 3 sind nur diejenigen Kinder berücksichtigt, welche mindestens 2 Jahre mit Schilddrüsenpräparaten behandelt wurden. Die Kinder mit Hypothyreose infolge Jodfehlverwertung (x) unterscheiden sich in ihrer Entwicklung nicht von den Kindern mit primärer Hypothyreose (•), während die Kinder mit sekundärer Hypothyreose (S) und insbesondere diejenigen mit erworbener Hypothyreose (E) wesentlich besser abschneiden. Ganz allgemein gilt auch für unser Material der mehrfach in der Literatur belegte Satz: Je geringer die erreichte Körpergröße, desto niedriger ist im allgemeinen auch die intellektuelle Leistungsfähigkeit (*13, 14, 5, 8, 12*).

Bei der Athyreose (○) sind die Verhältnisse noch ungünstiger. Die meisten Werte liegen unter der 45°-Geraden, die den Ort angibt, an welchem die Kinder zu finden sind, bei denen der Grad der körperlichen demjenigen der intellektuellen Entwicklung entspricht. Die eingezeichneten Werte zeigen also an, daß die intellektuelle Entwicklung meist noch den Grad des körperlichen Entwicklungsstandes unterschreitet.

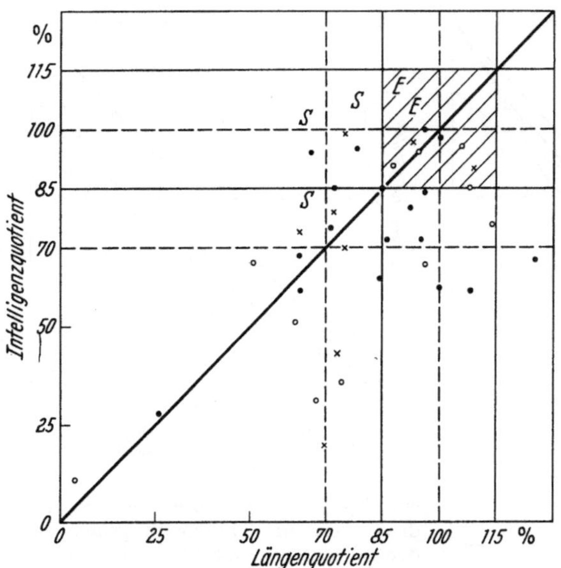

Abb. 3. Zusammenhang zwischen Größenwachstum und Intelligenzquotient. ○ Athyreose, • Primäre Hypothyreose, *E* Erworbene Hypothyreose, *S* Sekundäre Hypothyreose, *X* Hypothyreose bei Jodfehlverwertung

Die Kinder mit Athyreose können meist nur die Hilfsschule besuchen, während die Kinder mit Hypothyreose noch zur Hälfte für die Volksschule geeignet sind. Die Patienten mit Jodfehlverwertung verhalten sich ähnlich wie diejenigen mit primärer Hypothyreose. Bei sekundärer Hypothyreose ist der Besuch einer Mittelschule nichts Ungewöhnliches. Umgekehrt liegen die Dinge in bezug auf den somatischen Effekt der Behandlung. Er ist bei der sekundären Hypothyreose — gemessen an der Körperlänge — meist schlecht, bei den Hypo- und Athyreosen häufig gut.

Welche Beziehung ergibt sich zwischen dem Zeitpunkt des Behandlungsbeginns und dem erreichten intellektuellen Niveau? Um diese Frage zu beantworten, stellte ich 151 Fälle der Literatur, über die genauere Angaben vorliegen (*1, 6, 7, 18, 19*), und 38 eigene Fälle zusammen (Abb. 4). Es wurden 9 Gruppen gebildet je nach dem Zeitpunkt des Therapiebeginns, sodann wurde der Intelligenzquotient der Kinder innerhalb der Gruppen verzeichnet. Es zeigt sich eine erstaunlich geringe Korrelation zwischen Zeitpunkt des Therapiebeginns und erreichtem Intelligenzgrad. Bezeichnet man in jeder Gruppe den Median der Intelligenzleistungen, so findet sich ein kontinuierlicher Abfall dieses Mittelwertes von der am frühesten behandelten Gruppe bis zu den erst nach dem 8. Lebensjahr behandelten Kindern. Diese Differenz beträgt aber nur etwa 10—15 Intelligenzpunkte. Die

Erklärung für diesen Befund ist darin zu suchen, daß sich unter den früh behandelten Kindern überwiegend solche mit Athyreosen befinden: Kinder, deren Symptome so früh und so deutlich in Erscheinung traten, daß sie eher zum Arzt gebracht wurden als die Kinder, welche an milderen Formen der Schilddrüsenunterfunktion litten. Bisher konnte die Prognose nicht für die einzelnen Hypothyreoseformen gesondert angegeben werden. Lediglich BLIZZARD u. Mitarb. (4) differenzierten die Prognose sowohl nach dem Typ der endokrinen Störung als auch nach dem Zeitpunkt des Behandlungsbeginns. Bei diesem Vorgehen trat der Zusammenhang mit dem Behandlungserfolg deutlich zu Tage: Von 50 Kindern mit Athyreose,

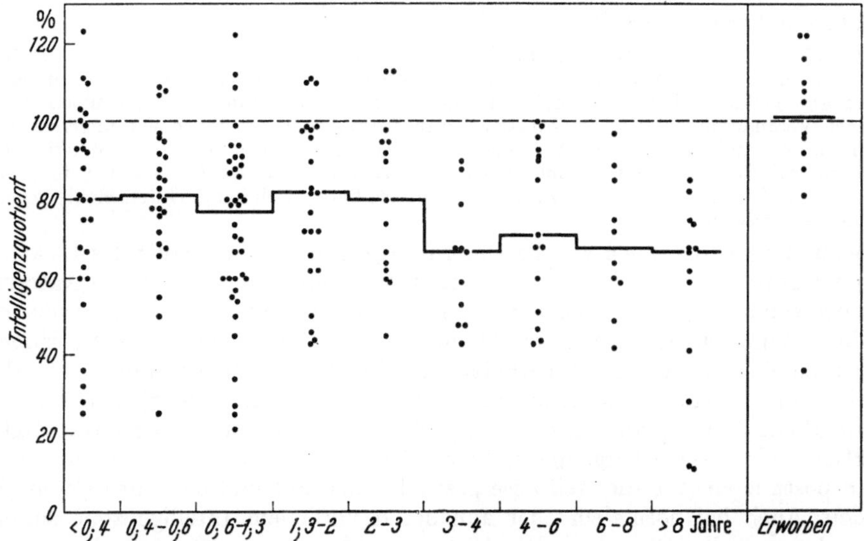

Abb. 4. Korrelation zwischen Zeitpunkt des Behandlungsbeginnes und der späteren Intelligenzleistung

deren Behandlung nach dem 12. Lebensmonat begonnen worden war, hatten 78% später einen Intelligenzquotienten unter 70. Von 29 Kindern mit Athyreose, deren Behandlung während des ersten Lebensjahres eingesetzt hatte, waren nur 28% schwachsinnig (IA < 70).

Hieraus ist klar ersichtlich, daß das *Ergebnis desto besser* ist, *je früher die Behandlung* einsetzt. Eine Ausnahme macht hierbei lediglich die Patientengruppe mit erworbener Hypothyreose — in Abb. 4 rechts als Sondergruppe verzeichnet. Bei diesen Kindern setzten die ersten Symptome erst nach dem 2.—3. Lebensjahr ein, und der Skeletbefund bei Therapiebeginn bestätigt die Annahme, daß die Entwicklung in den ersten Lebensjahren ungestört gewesen sein muß. Von welcher Bedeutung diese Lebensspanne für die Intelligenzentwicklung ist, geht ohne weiteres aus der fast immer ungestörten Intelligenzentwicklung dieser Kinder hervor. Allerdings handelt es sich zahlenmäßig um eine kleine Gruppe, die in dieser Zusammenstellung nur 6% aller Kinder umfaßt. Zu dem gleichen Ergebnis kommt auch D'AVIGNON (1—3), der bei 21 „juvenilen" Fällen einen durchschnittlichen Intelligenzquotienten von 90% fand, bei 97 „infantilen" Fällen einen mittleren Intelligenzquotienten von unter 70.

Zur Erklärung der oft sehr schlechten intellektuellen Leistungsfähigkeit bei Kindern mit konnataler Hypothyreose, auch wenn die Behandlung im ersten Lebensmonat einsetzte, werden von einigen Autoren zusätzliche Cerebralschäden ätiologisch vermutet — etwa in dem Sinne, daß eine einheitliche Noxe sowohl das Zentralnervensystem als auch die Schilddrüse traf. Ich glaube, daß man auf diese Hypothese nach den jetzt vorliegenden tierexperimentellen Untersuchungen verzichten kann. Die Fetalzeit und die ersten Lebensmonate sind für die neurale Differenzierung und Myelinisierung ein entscheidender Zeitraum (*16*). Eine normal funktionierende mütterliche Schilddrüse vermag das Hormondefizit des Feten nicht voll auszugleichen. Hierauf weist u. a. die verzögerte Skeletentwicklung hin, welche bei Säuglingen, die früh in unsere Behandlung kommen, noch nicht derjenigen eines reifen Neugeborenen entspricht. Das Vollbild des angeborenen Myxödems entwickelt sich jedoch erst in den ersten Lebensmonaten und in dieser Zeit entstehen wahrscheinlich im wesentlichen die irreparablen, auf den Mangel an Schilddrüsenhormon zurückzuführenden Cerebralschäden.

70—75% des gesamten Hirnwachstums erfolgen extrauterin und hiervon entfällt die Hälfte auf die ersten 5—6 Lebensmonate (*19*). Experimentelle Athyreose beim Affen oder anderen Säugetieren, bei der Geburt durch hohe Radiojoddosen induziert, führt zu irreversiblen histologischen Veränderungen: Das Gehirn ist abnorm vascularisiert, es finden sich ungenügende Myelinisierung und degenerative Veränderungen der Nervenzellen und der interstitiellen Elemente, das Gehirngewicht ist um ein Drittel vermindert (*17, 18, 10*). Werden die Tiere bald nach der Thyreoidektomie spezifisch substituiert, finden sich keine Unterschiede gegenüber den Kontrollen.

Beim Menschen können wir die abnorme Hirnfunktion mit Hilfe des Elektroencephalogramms nachweisen. Übereinstimmend wurde von zahlreichen Autoren und auch von uns gefunden, daß alle Patienten mit annähernd altersentsprechender Intelligenz ein normales Hirnstrombild aufweisen, während bei deutlicher geistiger Rückständigkeit überwiegend pathologische Elektroencephalogramme mit Allgemeinveränderungen, teilweise auch Krampfspitzen registriert werden (*1, 15, 22*). Die deutliche Verlangsamung des Grundrhythmus spiegelt die beeinträchtigte Funktion wider. Die Übergänge sind hier fließend. Man kann nicht einfach zwei Typen postulieren (wie dies teilweise geschah): den mit und den ohne Cerebralschaden. Auch bei normalem oder annähernd normalem Intelligenzquotienten können bei spezieller Diagnostik Hirnleistungsstörungen festgestellt werden, die es deutlich machen, daß bei einem Teil der Kinder das Resultat der Intelligenztestung nur in quantitativer, nicht aber auch in qualitativer Beziehung innerhalb des „Normalbereiches" liegt (*20*). Sprachanomalien, Schreibleseschwäche, Störungen der Muskelkoordination und dergleichen können Hinweissymptome sein.

Zusammenfassend seien die Ergebnisse der Literatur und unsere eigenen Erfahrungen noch einmal genannt: Bei der konnatalen *Athyreose* kann bei frühzeitiger und sorgfältiger Substitutionsbehandlung ein durchschnittliches Körperwachstum erzielt werden; die intellektuelle Leistungsfähigkeit kann auch bei frühzeitiger Behandlung nur selten in normale Bahnen geleitet werden. Durchschnittlich die Hälfte der Kinder ist schwachsinnig, d. h. hat einen Intelligenzquotienten unter 70, bei früher Behandlung ist die Zahl geringer, bei späteinsetzender höher.

Bei der *primären Hypothyreose* ist mit durchschnittlich einem Drittel schwachsinniger Kinder zu rechnen. Die Intelligenz ist u. a. vom Grad der Hypothyreose abhängig. Das gleiche gilt für die Hypothyroese infolge Jodfehlverwertung. Die *erworbene Hypothyreose* läßt die Intelligenz ungestört, der körperliche Rückstand ist ausgleichbar. Die *sekundäre Hypothyreose* ist nur selten mit Intelligenzdefekten vergesellschaftet, die körperliche Entwicklung bleibt auch bei intensiver Behandlung unterdurchschnittlich.

Literatur

(*1*) D'Avignon, M., and K.-A. Melin: The electroencephalogram in congenital hypothyreosis. Acta paediat. (Stockh.) **38**, 37 (1949). — (*2*) D'Avignon, M.: The prognosis of congenital hypothyreosis, judged from a larger material. Acta paediat. (Stockh.) **103**, 59

(1955). — (*3*) D'Avignon, M.: Hypothyreose bei Kindern. Über die Prognose bei Kindern. Svenska Läk. Fidn. **55**, 3113 (1958); zit. Zbl. Kinderheilk. **69**, 26 (1959).

(*4*) Blizzard, R. M., D. W. Smith and L. Wilkins: Mental attainments of one hundred twenty-eight hypothyroid children according to the type of disease and time of treatment. Amer. J. Dis. Child. **92**, 469 (1956). — (*5*) Brown, A. W., I. P. Bronstein and R. Kraines: Hypothyroidism and cretinism in childhood: IV Influence of thyroid therapy on mental growth. Amer. J. Dis. Child. **57**, 517 (1939). — (*6*) Bruch, H., and D. J. McCune: Mental development of congenitally hypothyroid children: Its relationship to physical development and adequacy of treatment. Amer. J. Dis. Child. **67**, 205 (1944).

(*7*) Gesell, A., C. S. Amatruda and C. S. Culotta: Effect of thyroid therapy on the mental and physical growth of cretinous infants. Amer. J. Dis. Child. **52**, 1117 (1936). — (*8*) Goodkind, R. P., and H. L. Higgins: Hypothyroidism in infants and children with reference to the ultimate prognosis concerning intelligence and to the withdrawel of thyroid therapy as a diagnostic measure. New Engl. J. Med. **224**, 722 (1941).

(*9*) Harnack, G.-A. v., u. J. R. Bierich: Hypophysärer Zwergwuchs und thyreotrope Insuffizienz. Z. Kinderheilk. **78**, 341 (1956). — (*10*) Horn, G.: Thyroid deficiency and inanition: The effects of replacement therapy on the development of the cerebral cortex of young albino rats. Anat. Rec. **121**, 63 (1955). — (*11*) Horst, W., u. G.-A. v. Harnack: Hypothyreosen im Kindesalter. Die Differenzierung des hypothyreotischen Zustandsbildes beim Kinde durch ein spezielles Radiojodstoffwechselstudium. Dtsch. med. Wschr. **78**, 1259, 1292 (1953).

(*12*) Lawson, D.: On the prognosis of cretinism. Arch. Dis. Childh. **30**, 75 (1955). — (*13*) Lazar, E., u. E. Nobel: Beitrag zur Prognose des kindlichen Myxoedems. Z. Kinderheilk. **38**, 235 (1924). — (*14*) Lewis, A., N. Samuel and J. Galloway: A study of cretinism in London, with especial reference to mental development and problems of growth. Lancet **1937 I**, 1505 u. **1937 II**, 5.

(*15*) Mai, H., u. G. Schaper: Beitrag zur Klinik der Hypothyreose. Studie über die nach langdauernder Thyreoidinbehandlung erreichte Intelligenz und über das Verhalten des Hirnstrombildes. Ann. paediat. (Basel) **180**, 65 (1953). — (*16*) Money, J.: Psychologic studies in hypothyroidism, recommendations for case management. Arch. Neurol. Psychiat. (Chicago) **76**, 296 (1956).

(*17*) Pickering, D. E., and D. A. Fisher: Growth and metabolism in normal and thyroid-ablated infant rhesus monkeys (Macaca mulatta). III. Growth and metabolism following L-Thyroxine administration in thyroid-ablated infant rhesus monkeys (Macaca mulatta). Amer. J. Dis. Child. **86**, 147 (1953). — (*18*) Pickering, D. E., D. A. Fisher, K. G. Scott, G. van Wagenen and F. S. Smyth: Growth and metabolism in normal and thyroid-ablated infant rhesus monkeys (Macaca mulatta). VI. Iodine metabolism in normal and thyroid-ablated infant rhesus monkeys (Macaca mulatta). Amer. J. Dis. Child. **86**, 574 (1953). — (*19*) Pickering, D. E., and D. A. Fisher: Therapeutic concepts relating to hypothyroidism in childhood. J. chron. Dis. **7**, 242 (1958).

(*20*) Radwin, L. S., J. P. Michelson, A. B. Berman and B. Kramer: End results in treatment of congenital hypothyroidism: Follow-up study of physical, mental and behavioral development. Amer. J. Dis. Child. **78**, 821 (1949).

(*21*) Stanbury, J. B., and A. N. Hedge: A study of a family of goitrous cretins. Endocrinology **10**, 1471 (1950).

(*22*) Topper, A.: Mental achievement in congenitally hypothyroid children. Amer. J. Dis. Child. **81**, 233 (1951).

9a. Diabetes mellitus in children

By

H. Lestradet

With 3 Figures

The future of the diabetic child can essentially be defined by the following two questions: 1. How long will the proposed treatment delay the onset of degenerative vascular complications? How long will a diabetic be able to lead an active social life, even afflicted with these complications? Finally what is the life expectancy of a diabetic child?

2. What factors accelerate or delay the advent of these complications?

It is relatively easy to answer the first question by accumulation of statistics which, wherever they come from, all show the high incidence of these vascular complications. It is, however, much more difficult to define the repercussions of these on the social life of the diabetic patient. With regard to the second question, it is impossible to give anything but a general statement, although essential; that is to say, the better the control of diabetes, the better the remote prognosis of the disease, but this is often contradicted by analysis of individual cases.

Before going into statistics it seems indispensable to define a few points.

1. In the analysis of the degenerative vascular complications — the only ones worth keeping in mind — we have retained only the statistics grouping diabetic children in whom the disease developed at ages under 15 years and who have been followed at least 15 years. This classification is arbitrary, for it is certainly very different to be a diabetic from the age of 2, having to go through the whole growth period, than to start the disease at 15, after puberty. Unfortunately the precise dates of onset are usually not indicated in available reports.

In the future it would be desirable that authors who give statistics on the course of diabetes in children: a) state the age of onset; b) use in their statistics only subjects having had the disease for at least 15 years. The frequent procedure of calculating the percentages from the total number of patients actually studied leads to much confusion and crowds medical literature with useless data.

2. One encounters another stumbling block, that of evaluating the degree of control, even if one assumes that the quality of this control is really measurable and constant during 15 consecutive years. Considering the practical interest in this aspect of the problem, it is important to define what is meant by "control" of diabetes. With insufficiency of the Islets of Langerhans which constitutes juvenile diabetes, as in all endocrinopathies of this type, the ideal would be to furnish the organism with the exact dose of hormone required for the maintenance of life and the growth processes, and, of course, with a perfect nutritional intake.

However, we must admit that on these two essential points, of nutritional equilibrium and insulinic adjustment, important errors — some partially avoidable — others inevitable, have been and certainly will be committed.

a) The dietary regimen proposed for the diabetic child not so long ago was inadequate according to current dietetic principles and standards. The disequilibrium of a daily ratio, which often included more than 60% of lipids, an inappropriate diet for a healthy child could only have serious consequences in an already diseased organism. It is, in fact, only during recent years that the majority of diabetologists have agreed on the necessity of basing the feeding of the diabetic on the balanced diet of a normal child of the same age.

b) The insulin adjustment was long regulated according to the concept of glucose tolerance, the validity of which is not now accepted. One of the most interesting benefits of studies of oral hypoglycemic agents will be that diabetologists will be re-oriented, one hundred years after Claude Bernard, towards the consideration of the essential role of the liver and of neoglycogenesis in all problems of carbohydrate metabolism. It seems apparent today that the adjustment of insulin, far from being governed by diet alone, is just as much and even more tied up with processes capable of modifying the physiological needs (affected by infections, emotions, etc.) and that the adjustment must follow with the greatest flexibility often unpredictable variations imposed by changes in the physiological state.

The ideal treatment by which a diabetic child, with a diet precisely adapted to his needs and with perfect insulinotherapy, could regain the optimal biological equilibrium of the non-diabetic child is still a myth. This ideal treatment must, however, be our ultimate goal.

Practically, the established control may be graded as follows: a) Good: absence of all ketosis, glycosuria most of the time very low, rarely over 10 to 20 gm./24 hr., postprandial blood sugar always inferior to 250 mg. 100 ml., normal cholesterol and blood fats, no thirst, normal diuresis, infrequent hypoglycemic episodes and never any hypoglycemic coma. b) Fair: glycosuria often superior to 20 or 40 gm./24 hr., usual absence of ketone bodies in the urine, postprandial blood sugar often over 250 mg./100 ml., occasional polyuria. c) Bad: frequent or constant polyuria and ketonuria; any occurrence of acidosis and coma.

It does not seem reasonable, however, to define the control of diabetics as a function of a given "diet". "Diets" have been modified regularly every decade or oftener by different diabetologists. This is even truer of young diabetics who follow a "free" diet spontaneously chosen, who are trained to examine their urine three times a day and who regulate precisely their insulin dosage. These conform much more easily to the norms of good control than do the subjects taking weighed diets who have not learned to adjust their insulin to changing needs.

The trouble is that many investigators continue to make two classifications: — on one hand, the subjects who follow their prescriptions precisely; on the other hand, under the heading of "free diet", all those who do not submit to any control, or guided therapy. This leads to difficulties in assessing the real behavior of certain groups.

It is also necessary for the criteria of control to be well defined in publications and for the details of proposed diets to be given.

With these principles in view, we shall consider the four following points:

I. Mortality of the diabetic child.

II. The complications during the course of the disease.

III. The degenerative complications.

IV. The role of "control" in the general prognosis.

I. Mortality of the diabetic child

After reading many publications on this problem and noticing that different authors generally give high figures, between 1 and 51%, we shall resist the temptation to reproduce the long list that we have assembled, for percentages of deaths calculated from the total number of diabetic subjects treated in various centers seem meaningless. Much more interesting is the mortality percentage of subjects who became diabetic before the age of 15 and whose disease lasted for 15 to 20 years.

Two sets of figures (Fig. 1 + 2) furnished by

Table 1. *Juvenile diabetics with courses of more than 20 years*

Authors	Year	Number	Mortality %
Eisele (*11*)	1942	103	28
Chute (*6*)	1948	110	50
Fanconi (*13*)	1948	28	46
Larsson (*23*)	1952	44	9
Root-White (*32, 36*) . . .	1959	1072	18

the Metropolitan Life Insurance Company, calculated from data of the Joslin Clinic for the years 1947 to 1951 on diabetics who were first seen in consultation from 1930 to 1951, permit a precise answer to the two following questions:

1. What is the life expectancy of a diabetic patient whose sickness starts at 10 or 20 years of age or more, in comparison with that of a non-diabetic subject of the same age? (see Fig. 1).

2. What is the mortality rate per year of diabetic patients aged 10, 20 years or more, compared with the rate in non-diabetic subjects of the same age? (see Fig. 2).

The main objection that might be made to this study is that it represents only one group of the general population, that of the United States of America. It would certainly be desirable that the same study be made in other countries. However, these figures have the advantage of defining the problem.

These figures, however, represent only one short phase in the history of diabetes. We can expect them to change as a result of our improved knowledge of nutrition during the last two or three decades and in view of the fact that the use

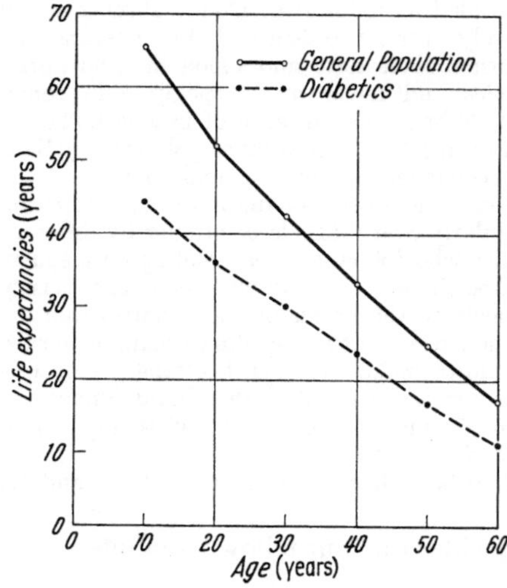

Fig. 1. Life expectancies. From the statistical Bulletin 38: March 1957 published by the Metropolitan Life Insurance Company according to the data of the Joslin Clinic from 1947 to 1951

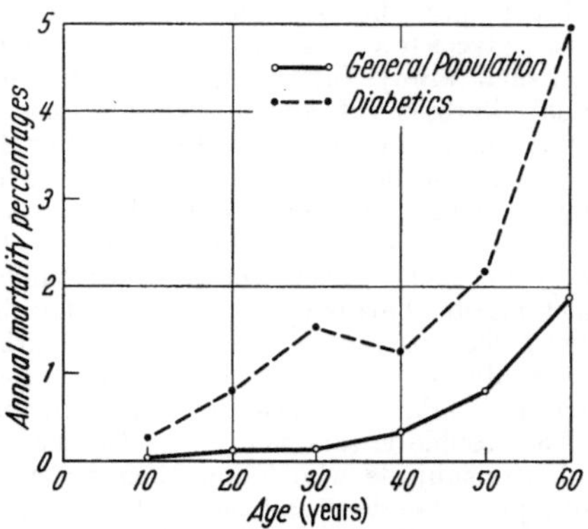

Fig. 2. Annual mortality percentages

of insulin, the first injection of which was given to man January 1922, only 37 years ago, has undergone considerable improvement both in the preparation of the hormone and in the mode of its administration. The development of new products, more efficacious in young diabetics, will undoubtedly tend further to outdate the statistics of the past.

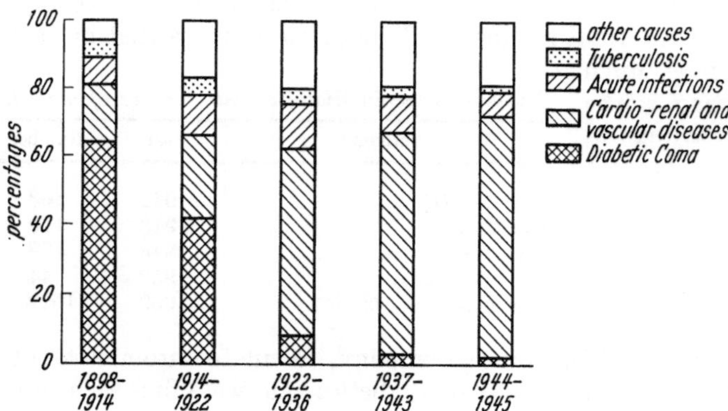

Fig. 3. Causes of death of 12,281 diabetics. Statistical Bureau of the Metropolitan Life Insurance Company. By JOSLIN and coll. (1952)

One last question concerning mortality: What are the present day causes of death in diabetes? The above figure (Fig. 3), better than any long essay, shows us the evolution accomplished: almost complete disappearance of diabetic coma, but increasing incidence of degenerative complications.

II. Complications during the course of the disease

1. Diabetic coma, extremely frequent in the past, now plays an insignificant role in the morbidity and mortality of the diabetic child. The preceding chart shows that the percentage of deaths due to coma is now very low. However, BOULIN (4) still counted among 304 children 138 comas, of which 28 were fatal, giving a mortality rate of 9.2% for diabetic coma. LARSSON (24) in 218 hospitalisations for juvenile diabetics counted 68 comas, of which 8 were fatal. The frequency of diabetic comas and of deaths due to this complication is diminishing with better education of family and child. A study by FRANCOIS and GILLY (15) is instructive on this account. From 1936 to 1950 at «La Clinique Médicale Infantile de Lyon», among 30 diabetic children, 25 had one or more diabetic comas, 6 died of coma during the first 5 years of their diabetes; one suffered 18 episodes of coma in 8 years. From 1950 to 1958, a period when medical education of families was undertaken by a group of young diabetologists, among 120 diabetic children only 20 diabetic comas were counted. Of these, 14 occurred as first signs of diabetes and 6 occurred in treated children. There was only one death.

In our clinic from 1950 to 1959, out of 420 children treated according to the same principles, we have encountered 42 diabetic comas; of these 33 were the initial manifestations of the disease; 9 were episodes of serious acidosis in already treated subjects, out of which only one death occurred. This was a child of seven years, far removed from any medical aid.

2. Hypoglycemic coma. Hypoglycemic comas remain frequent even in seemingly well-treated subjects. In many cases hypoglycemic accidents are disagreeable, representing a serious handicap to school work and social adjustments. But mild manifestations of hypoglycemia do not cause any real inconvenience. They are the price, to a certain extent, of very closely controlled insulinotherapy. It is only in hypoglycemic comas of long duration that irreversible encephalopathy, cerebral damage, or more rarely, a fatal issue may occur.

3. Infectious diseases and tuberculosis. Thanks to antibiotics, infectious diseases and tuberculosis no longer play a significant rôle in the prognosis of diabetes.

The systematic practice of vaccination, including BCG, is well tolerated by diabetic children. Vaccination diminishes the rate of infectious diseases in these children to an incidence comparable to that found in non-diabetic children of the same age.

III. The degenerative complications

These are the complications most important for the prognosis of diabetes mellitus. We have gathered in the following chart (Table 2) relevant data found in the literature, listing only data on subjects who started their diabetes before the age of 15 and who were followed up for at least 15 years. We have recalculated a few of the results in accordance with these specifications. We were also obliged to exclude from this general review a large body of statistics which did not meet these criteria, which are indispensable for a grasp of the whole question.

The definitions employed for the arrangement of this chart are: 1. Weighed diets (W.), unfortunately there is a large degree of inaccuracy on the make up of many of the diets gathered under this heading. Unweighed diets (N.W.), that is to say, ordinary diets.

2. Control according to the terms defined above classified as good, fair and bad.

3. Retinopathies.

Stage 1. A few microaneurysms or one or two exudates without any subjective visual disturbances.

Stage 2. Numerous microaneurysms and exudates with a few minor visual disturbances.

15*

228 H. Lestradet:

Table 2. *Diabetes having begun before the age of 15 and having lasted more than 15 years*

Authors	Years	Number of cases	Duration of diabetes	Diet	Control	Retinopathy %				Cataract %	Albuminuria %	Hypertension %	Arteriosclerosis %
						Total	1	2	3				
Eisele (11)	1942	73	20	W	fair	77	42	32	2,7	16	15	20	30
Wagener (35)	1945	—	20	W	means fair	73							
Fanconi (13)	1948	28		W	bad						100		
Chute (6, 7)	1948	27		W	good and fair	59				19	29	19	19
Jackson (20)	1950	34		W	good	68,4	50	15,8	2,6	14,6	6	6	16
Daeschner (8)	1951	25		W	fair	80					32	36	
Kerr (22)	1952	32	20	W	good	31,1					6	3	
Kerr (22)	1952	49	20	W	bad	59					18	12	
Guild (19)	1952	40		W	fair	66					33		
Larsson (23)	1952	33		NW	fair	73	33,4	27,3	12,1	10	30,3	33	14,3
Lundbraeck (25)	1953	24		W	fair	83					25	33	
White (36)	1956	879	20	W	good and fair	82					41	32	
Baumgartner (1)	1958	6		NW	bad except one case	5/6			2/6		3/6	1/6	
Forsyth (19)	1956	41		NW	good and fair	59					20	7	
Paul (30)	1958	29		W	good and fair	45					45	17	

Stage 3. Coalescent exudates, multiple hemorrhages, proliferative retinitis, producing important visual disturbances and even complete blindness.

4. Cataract of any degree, unilateral or bilateral.

5. Albuminuria permanent, even slight, 0.20 gm/l or more.

6. Hypertension, systolic pressure above 150 mm Hg and diastolic pressure above 100 mm Hg.

7. Arteriosclerosis (heart, peripheral vessels) estimated according to the subjective signs of the patient, clinical examination, arterial oscillations, and E.C.G.

Table 3. *Incidence of vascular lesions according to age in diabetics having started their disease before 15 — 3,732 subjects considered*

Age	Retinitis %	Proliferative retinitis %	Albuminuria %	Hypertension %	Arteriosclerosis %
10—19	4,8	0	4,2	1,8	6,5
20—29	63,2	28,7	18,5	16,7	45,5
30—39	84,4	53	38,7	40,3	83,3
40—49	88	58	37	51	95

(From Root and coll.).

Comparing this chart with statistics published concerning older subjects, we may draw the following conclusions: 1. The retinopathies at least in their milder forms are extremely frequent after 15 years of evolution. What is really important is the degree of the retinopathies; a real handicap for professional activity occurs only at stage 3. It is, therefore, important to know the incidence of these lesions in relation to the duration of the disease in young diabetics. The following chart borrowed from Root (32) gives interesting data on this point (see Table 3). It is important to note that out of 1072 subjects in this series who had the disease for more than 20 years and of whom 879, that is 82%, survived, only 6% eventually became blind. P. White (36) concludes from these statistics that 1 diabetic out of 17 is liable to become blind after 30 years of the disease. This figure is much higher than that of Appelmans, who estimates that in adult diabetics 1.49% are threatened with blindness; in subjects with retinitis, this increases to 4.56%. Further statistics show that 2.6% of male diabetics and 4.1% of female diabetics have a visual acuity of less than $^1/_{10}$. A survey for the International Federation of Diabetes says that in the majority of cases diabetic retinitis does not have the serious visual prognosis that most physicians fear. Complete blindness occurs only in 2% to 4% of cases of retinitis and very often diabetic retinitis remains stationary for many years and may even retrogress. This optimistic note cannot, however, completely mask the grave threat for the future of these subjects.

Cataracts, which are not exactly a degenerative complication, are much less frequent. They often occur very early. It is exceptional for them to appear more than 5 years after the onset of diabetes.

Most investigators insist that cataracts occur in children with "poorly controlled" diabetes. In the three cases we have observed in 9 years among 420 young diabetics,

Table 4. *Cataracts*

Authors	Number of children	Cataract %
O'BRIEN (*29*)	260	14
WHITE (*36*)	2191	1,5
GIVNER (*17*)	128	0,8
ROSENBUSCH (*33*) . . .	46	15
BOULIN (*2*)	165	6,6
MARR (*27*)	61	0
LESTRADET	420	0,7

the diabetes had been of short duration (2 years, 3 years, $3^1/_2$ years) and had been poorly treated. In one of the cases the opacity of the lens almost completely disappeared after two years of better control. This notion of the reversibility of the lesion is also mentioned by other authors (*5, 26*).

2. Albuminuria, first stage of the Kimmelstiel Wilson syndrome, usually appears clinically after the first signs of retinopathy. Its reported frequency varies widely (see Table 2).

3. Hypertension and signs of arteriosclerosis occur with about equal frequency. These three degenerative complications almost always occur together in the terminal stage of the disease.

IV. Role of the control of diabetes in the general prognosis

Reviewing the data presented in Table 2, we note that poor control of diabetes (as defined above) almost always accelerates the onset of different degenerative complications even though, curiously enough, the analysis of many individual cases and of relevant reports (*9, 10*) completely contradict this generally accepted notion.

In our group of 420 young diabetics, whom we follow up currently as outpatients of «l'Hôpital des Enfants malades», and of whom only 10 have had their disease for 14 years, there are only 8 cases of retinitis of stage 1, 1 case of retinitis of stage 2, 3 cases of albuminuria, 5 cases of hypertension and 3 cases of cataract. It is noteworthy that 5 of 9 cases of retinitis, including the one case of stage 2 retinitis, and the cases of cataract, have all occurred in patients who have had diabetes for less than 9 years, and that all without exception were poorly controlled, having received too little insulin for at least 2 to 6 years in the early stages of their disease.

The 10 subjects who have had diabetes for 14 years, in 7 of whom the disease started in the first 6 years of life, have always been intelligently treated by families who insisted on a rational diet and who correctly adjusted the quantity of insulin every day. In this group the number of days of hospitalisation was much lower. There has not been one case of either diabetic coma or even of mild acidosis lasting more than 48 hours. These cases were not included in the preceding statistics, as they do not fall within the limits initially stated. We should, however, stress the fact that in these 10 individuals, whose physical development and puberty are apparently normal, we now find only 4 retinopathies of stage 1, no albuminuria, and only one case of hypertension of 160/100.

These personal observations, although fragmentary, combined with other statistics, provide strong argument in favor of controlling juvenile diabetes as physiologically as possible.

In spite of therapeutical limitations careful treatment permits of absolutely normal growth.

If regular school attendance has been maintained, all types of employment without exception are open to young diabetics. Some special types of employment should, however, be excluded because of the danger created by hypoglycemia. Occupations requiring perfect eyesight (watchmaker, for instance) should be excluded because of the risk of retinopathy.

As for the marriage of young diabetics, some problems must be clearly discussed with the patient: heredity, pregnancy, percentage of stillbirths, and so on, but wide experience shows that, to-day, diabetes is no longer an insuperable hindrance to a successful family life.

References

(1) Baumgartner, U.: Spätkomplikationen und Todesursachen beim Diabetes mellitus mit Krankheitsbeginn im Kindesalter. Inaugural-Dissertation. Bern: Hallwag, ed. 1958. — (2) Boulin, R., A. Dollfus, P. Uhry, P. Ducas, Mme. Auvert et E. Eliachar: Les complications oculaires du diabète infantile et juvénile. Sem Hôp. Paris 26, 2011 (1950). — (3) Boulin, R., R. Mallet et M. Ullmann: Les accidents nerveux de l'hyperinsulinisme. Presse méd. 53, 255 (1945). — (4) Boulin, R., P. Uhry, P. Ducas et E. Eliachar: Etude de 304 cas de diabète infantile et juvénile. Sem. Hôp. Paris 26, 1031 (1950). — (5) Braun, R.: Über Cataracta diabetica und Insulinbehandlung. Klin. Wschr. 14, 222 (1935).

(6) Chute, A. L.: Survey of patients with juvenile diabetes mellitus. Amer. J. Dis. Child. 75, 1 (1948). — (7) Chute, A. L.: Late complications of juvenile diabetes. Acta Paed. 36, 411 (1948).

(8) Daeschner, W. C., R. W. Deisher et A. F. Hartmann: Late status of juvenile diabetics. J. Pediat. 38, 8 (1951). — (9) Dolger, H.: Vascular complications of diabetes mellitus. Bull. N. Y. Acad. Med. 26, 779 (1950). — (10) Downie, E., et F. I. R. Martin:, cité par J. Bornstein et D. Hyde: Insulin antagonists in blood of juvenile diabetes with arterial disease. Diabetes 8, 92 (1959).

(11) Eisele, H. E.: The juvenile diabetic patient surviving twenty years. J. Amer. med. Ass. 120, 188 (1942). — (12) Engleson, G.: Studies in diabetes mellitus. Acta pacd. 43, suppl. 97 (1954).

(13) Fanconi, A., A. Botsztein et C. Kousmine: Die Nephropathie beim kindlichen Diabetes mellitus. Helvet. paediat. Acta 3, 341 (1948). — (14) Forsyth, C. C., et W. W. Payne: Free diets in the treatment of diabetic children. Arch. Dis. Childh. 31, 245 (1956). — (15) François, R., et R. Gilly: Traitement du coma diabétique à la Clinique médicale infantile. Lyon méd. 15, 567 (1958).

(16) Giraud, P., et P. Maestraggi: Le pronostic général du diabète infantile. Pédiatrie 9, 107 (1954). — (17) Givner, I., et C. Lodyjensky: Ocular findings in 128 juvenile diabetics. N. Y. St. J. Med. 8, 1371 (1947). — (18) Grayzel, H. G., et H. B. Warshall: Clinical survey of vascular complications in juvenile diabetes mellitus. Pediatrics 8, 506 (1951). — (19) Guild, H. G., W. Crubb, Y. F. Chum et J. B. Sidbury jr.: Vascular complications of juvenile diabetes. J. Pediat. 41, 722 (1952).

(20) Jackson, R. L., R. C. Hardin, G. L. Walker, A. B. Hendricks et H. G. Kelly: Degenerative changes in young diabetics in relationship to level of control. Pediatrics 5, 959 (1950). — (21) Joslin, E. P., H. F. Root, P. White et A. Marble: Treatment of diabetes mellitus. 1. vol. 771 p. Philadelphia: Lea and Febiger ed. 1952.

(22) Kerr, R. B., G. D. Brown et N. Kalant: A follow-up study of juvenile diabetics. Canad. med. Ass. J. 66, 97 (1952).

(23) Larsson, Y., A. Lichtenstein et K. G. Ploman: Degenerative vascular complications in juvenile diabetes mellitus treated with "Free Diet". Diabetes 1, 449 (1952). — (24) Larsson, Y., et L. Strom: Treatment of juvenile diabetes, with particular reference to diet. Ann. paediat. (Basel) 186, 270 (1956). — (25) Lundbraek, K.: Long term diabetes. Copenhagen: Einar Munksgaard, edit. 1953.

(26) MALLET, R.: L'avenir de l'enfant diabétique. — Rapport au XVe Congrès des Pédiatres de Langue française. Marseille: SOPIC 1955. — *(27)* MARR, W. G.: Cataract and retinopathy in juvenile diabetics. Amer. J. Ophthal. **35**, 577 (1952). — *(28)* Metropolitan Life Insurance Company Statistical Bulletin, March 1957, **38**.

(29) O'BRIEN, C. S., et J. H. ALLEN: Ocular changes in young diabetic patients. J. Amer. med. Ass. **120**, 190 (1942). — *(30)* PAUL, J. T., et S. J. PRESLEY: Complications of long term diabetes mellitus. Ann. intern. Med. **49**, 142 (1958). — POULSEN, J. A.: Recovery from retinopathy in a case of diabetes with Simmond's disease. Diabetes **2**, 7 (1953).

(32) ROOT, H. F., S. MIRSKY et J. DITZEL: Proliferative retinopathy in diabetes mellitus. J. Amer. med. Ass. **169**, 903 (1959). — *(33)* ROSENBUSCH, H.: Prognose und Spätkomplikationen des Diabetes mellitus im Kindesalter. Ann. paediat. (Basel) **164**, 225—281 (1945); **165**, 12 (1945).

(34) SKOUBY, A. P.: Vascular lesions in diabetes with a special reference to the influence of treatment. Acta med. scand. **155**, suppl. 317 (1956).

(35) WAGENER, H. P.: Retinopathy in diabetes mellitus. Proc. Amer. Diab. Ass. **5**, 203 (1945). — *(36)* WHITE, P.: Natural course and prognosis of juvenile diabetes. Diabetes **5**, 445 (1956).

9b. Diabetes mellitus

Von

E. MARTIN

Mit 4 Abbildungen

„Die Prognose des Diabetes wird heute weitgehend, wenn nicht allein, durch die Spätkomplikationen bestimmt." Diese These (6) ist unwidersprochen geblieben. Die Spätkomplikationen sind in erster Linie vasculärer sowie kardiovasculärer Art und bedrohen jeden Diabetiker, ob jung oder alt, unabhängig von der Schwere der Erkrankung. Während z. B. das diabetische Koma 1957 nur in 1,1%, im Jahre 1922 jedoch in 41,5% der Fälle Todesursache war, fanden sich kardiovasculäre Todesursachen im Jahre 1957 in 77,7% gegenüber 24,6% im Jahre 1922 (Tab. 1). Die Behandlung und Vorbeugung der Kreislaufschäden ist daher ein wichtiges Anliegen.

Tabelle 1. *Todesursachen bei Diabetes mellitus (11) im Krankengut der Joslin-Klinik, Boston (1898—1959[1])*

Todesursache	Naunyn-Ära 1898—1914	Allen-Ära 1914—1922	Banting-Ära 1922—1936	Hagedorn-Ära 1937—1943	Best-Ära 1944—1951
	% aller Fälle				
Gesamt	100,0	100,0	100,0	100,0	100,0
Diabetisches Koma (primäres)	63,8	41,5	8,3	2,9	1,8
Kardiale, renale und vasculäre Ursachen	17,5	24,6	54,4	65,7	70,8
Arteriosklerose	17,5	24,3	54,0	65,3	70,2
a) Kardial	6,1	9,9	29,8	41,3	46,5
b) Nephritisch	3,4	3,8	4,8	4,6	6,7
c) Apoplexie	2,8	4,9	9,3	11,6	12,3
d) Gangrän	3,7	4,2	8,0	5,2	2,8
e) Unklare Fälle	1,5	1,4	2,1	2,6	1,8
Andere Kreislauf- und rheumatische Herzerkrankungen	—	0,4	0,4	0,4	0,6
Infektionen, gesamt	7,4	12,7	13,6	10,4	6,6
Pneumonie und andere Erkrankungen des Respirationstraktes	4,3	7,7	6,8	5,6	4,1
Gallenblase	—	0,5	0,5	0,5	0,3
Furunkel	1,8	1,6	1,0	0,5	—
Niere, akute Infektion	—	0,1	0,9	0,9	0,8
Andere Infektionen	1,2	2,8	4,4	2,8	1,3
Krebs	1,5	3,8	8,7	8,7	9.2
Tuberkulose	4,9	4,9	4,1	2,3	1,9
Unfälle	—	0,8	2,1	1,8	2,1
Inanition	0,3	2,2	0,1	—	[2]
Insulin-Reaktionen	—	—	0,2	0,3	0,3
Übrige und ungeklärte Ursachen	4,6	9,4	8,5	7,9	7,4
Zahl der Todesfälle	326	836	4138	3482	3499

[1] Todesfälle bis April, 27, 1951.
[2] Weniger als 0,05.

Die Gefäßpathologie des Diabetikers bietet insofern Besonderheiten, als zu Beginn vorwiegend die kleinen Gefäße und Capillaren befallen werden, so daß von einer diabetischen Mikroangiopathie gesprochen werden kann. Dazu gesellt sich später die Arteriosklerose, die sich bei Diabetikern vorzeitig entwickelt.

Als spezifische vasculäre Komplikationen des Diabetes können bezeichnet werden:

1. Die diabetische Retinopathie und

2. die diabetische Nephropathie vom Typ Kimmelstiel-Wilson.

Die *diabetische Retinopathie* ist in der Regel die erste Manifestation der diabetischen Mikroangiopathie, sie erscheint nach einer gewissen Krankheitsdauer. BABEL (*3*) an meiner Klinik hat sich neben anderen Autoren mit diesem Problem beschäftigt und konnte neuere Ergebnisse, die eine Häufigkeit der Retinopathie nach dem 20. Krankheitsjahr von 80% ergaben, bestätigen. Eine Analyse unseres Krankengutes (Abb. 1) zeigt, daß die Diabetiker erst nach verhältnismäßig langer Krankheitsdauer eine Retinopathie erleiden. Diese hat auch keine so schlechte Prognose, wie in der Regel angenommen wird. Das Sehvermögen ist in den ersten Stadien nicht gestört. Selbst von den 17 Kranken mit proliferierender Retinopathie waren nicht alle blind. In 119 Fällen von Retinopathie fand BABEL bei regelmäßiger Kontrolle zwölfmal teils eine Besserung, teils sogar eine Ausheilung. „Die diabetische Retinopathie entwickelt sich in der Regel außerordentlich langsam; in den Fällen, wo eine bemerkenswerte Verschlechterung des Visus auftritt, handelt es sich meist um Blutungen in den Glaskörper als Folge venöser Schädigungen."

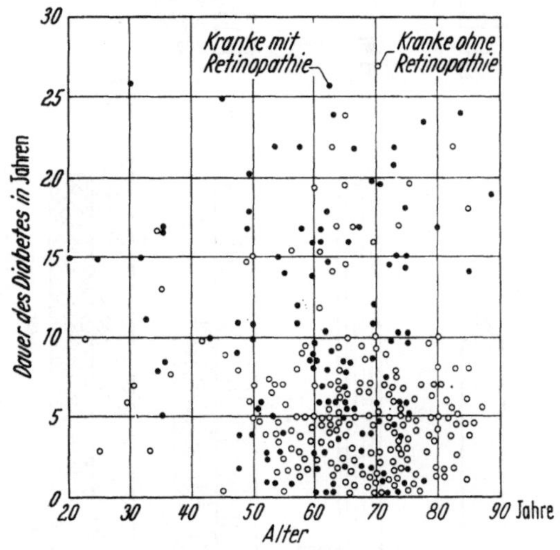

Abb. 1. Auftreten der Retinopathie in Abhängigkeit vom Lebensalter und der Dauer der Erkrankung

331 andere Fälle von proliferierender Retinitis sind neben folgenden tödlichen Komplikationen aufgetreten (*11*):

147 Nephropathien

 98 Coronarsklerosen

 20 Apoplexien

 26 Arteriosklerosen

  7 Gangrän

  3 Comata

  1 Hypoglykämie

 29 verschiedene Komplikationen (Tuberkulose der Lunge, Krebs u. a.).

Die Amaurose als Diabetesfolge machte 1951 in England 8,4% der Gesamtzahl aller Blinden aus; 1954 ist dieser Prozentsatz auf 13,3% angestiegen. Die Werte beziehen sich auf das Alter zwischen 50 und 69 Jahren.

Bei den renalen Veränderungen des Diabetes mellitus sind zu unterscheiden:

1. Die diabetische Nephropathie oder intracapilläre Glomerulosklerose (Kimmelstiel-Wilson-Syndrom)

2. Die gewöhnliche renale Arteriosklerose

3. Die Pyelonephritis, die durch eine Papillennekrose kompliziert werden kann.

Die *diabetische Nephropathie* (Kimmelstiel-Wilson) ist durch massive Albuminurie, Ödeme, Hochdruck und Retinopathie charakterisiert. In der Reihenfolge der capillären Veränderungen erscheint sie später als die Netzhautveränderungen. Das regelmäßige Auftreten von Eiweiß im Urin ist das erste Zeichen der Nephropathie (vgl. Abb. 2 und 3).

Ashton (*1*) sah auf 203 Fälle autoptisch untersuchter Diabetiker 67,4% Retinopathien und 36,9% Nephropathien. Die Häufigkeit der renalen Beteiligung wächst mit der Entwicklungsdauer des Diabetes. White und Waskow (*33*) fanden eine Nephropathie in 50% einer Gruppe von 350 Diabetikern, deren Krankheit vor dem 15. Lebensjahr begonnen und mehr als 20 Jahre gedauert hatte.

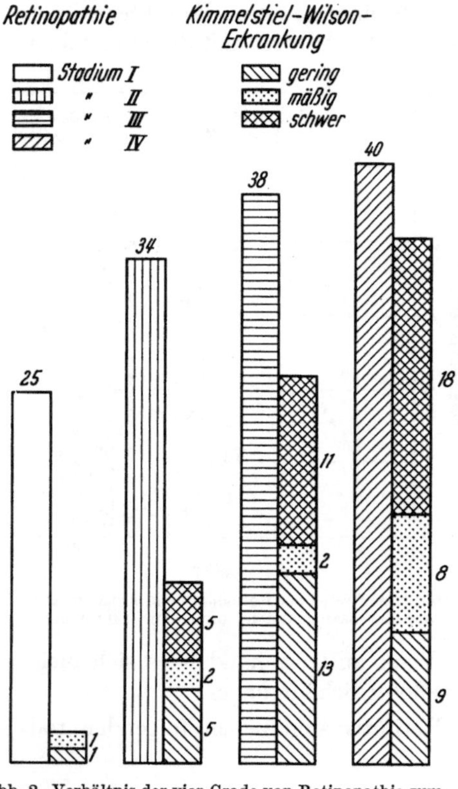

Abb. 2. Verhältnis der vier Grade von Retinopathie zum Kimmelstiel-Wilson-Syndrom [Ashton (*1*)]

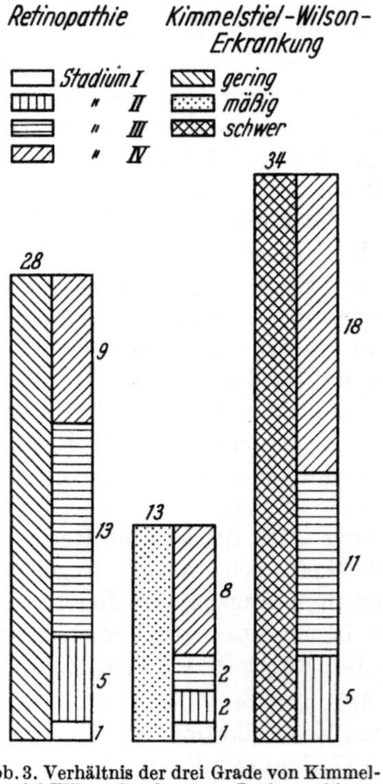

Abb. 3. Verhältnis der drei Grade von Kimmelstiel-Wilson-Syndrom zur Retinopathie

Fanconi (*10*) stellte in einer Gruppe von 87 jungen Diabetikern, welche über 21 Jahre verfolgt wurden, fest, daß nach 16 Jahren sämtliche Kranke an Nephropathie litten und nach 21 Jahren verstorben waren. Die hohe Letalität wird mit einem ausgesprochen proteinarmen Regime in Beziehung gebracht. Wilson, Root und Marble (zit. nach *11*) berichten von 247 Diabetikern, deren Krankheitsbeginn 10—35 Jahre zurückliegt. Zeichen chronischer Nephropathie fanden sie bei 62 Patienten (25%). Mohnike (*21*) gibt folgende Zahlen an: Nach 2—5 Jahren fanden sich 10% Retinopathien und 3% Retinopathien mit Nephropathie kombiniert, und nach 20 Jahren 40% Retinopathien und 25% mit Nephropathie kombiniert. In einer Serie von 847 Diabetikern mit proliferierender Retinitis waren von insgesamt 331 Todesfällen 147 durch Urämie bedingt. Root (zit. nach *11*) gibt an, daß nach 14 und mehr Jahren Krankheitsdauer bei jungen Diabetikern die diabetische Nephropathie die häufigste Todesursache darstellt.

Bekanntlich neigen schlecht eingestellte Diabetiker außer zu Nephropathie besonders zu Retinopathie. Keidig, Root und Marble (zit. nach *11*) haben bei 451 jungen Diabetikern, deren Krankheit zwischen 10 und 30 Jahren

dauerte, nebenstehende Häufigkeit von Nephropathie gefunden:

Einstellung	Gesamt-zahl der Fälle	Fälle von Nephro-pathie
Sehr gut	11	0
gut	50	2
durchschnittlich .	92	17
mäßig	298	28

Von insgesamt 859 Diabetikern hatten im Los-Angeles-County-Hospital 170 Fälle eine autoptisch gesicherte *akute Pyelonephritis* als Todesursache; in 29 Fällen fand sich eine Papillennekrose. Im New England-Deaconess-Hospital fanden sich von 1946 bis 1956 186 Kranke, deren Diabetes durch eine Pyelonephritis kompliziert war. Es handelte sich um 157 Frauen und 29 Männer mit einem durchschnittlichen Alter von 53 Jahren und einer mittleren Krankheitsdauer von 12 Jahren. Beim Diabetes ist die Verhütung der Harnwegsinfektion daher eine wichtige Aufgabe (vgl. S. 112).

Die *Verkalkung der peripheren Arterien* kann bei Diabetikern eine Manifestation der üblichen Arteriosklerose sein. JOSLIN u. Mitarb. haben auf die Häufigkeit der Verkalkungen peripherer Arterien im Röntgenbilde mehrfach hingewiesen. Während sie bis zum 10. Lebensjahr und bei weniger als 5jähriger Krankheitsdauer unbekannt ist, tritt sie bei mehr als 15jähriger Krankheitsdauer in 25—35% auf. Nach mehr als 35jähriger Krankheitsdauer zeigen 94% röntgenologisch eine Verkalkung der Arterien, 93% eine Retinopathie, 53% eine Hypertension und 44% eine Nephropathie (*11*). JOSLIN glaubt mit anderen Autoren, daß die Verkalkung durch eine optimale Einstellung verhütet werden kann. Auf Grund systematischer Untersuchungen findet KADE (vgl. *6*) bei 243 Kranken (107 Männern und 136 Frauen), die 19—81 Jahre alt waren und zur Hälfte eine Krankheitsdauer von 10 Jahren, zur anderen Hälfte von 11—40 Jahren hatten, in 48% Verkalkungen, wenn die Patienten sorgfältig und in 56% Verkalkungen, wenn sie schlecht überwacht waren. Diese Zahlen sind zehnmal höher als bei nichtdiabetischen Individuen gleichen Alters. Es besteht also offensichtlich eine Beziehung zwischen der Häufigkeit der Verkalkungen und der Krankheitsdauer.

Nachdem CHARCOT die Claudicatio intermittens bei einem Diabetiker beschrieben hatte, gab marchal DE CALVI 1864 erstmals eine Übersicht über die *diabetische Gangrän.* Die Letalität betrug 1898—1914 bei diabetischer Gangrän 21%, fiel in der Zeit von 1915—1922 auf 17% und von 1944—1948 auf 4% ab. Nach BELL (*5*) findet sich auf Grund anatomischer Untersuchungen von 28240 Männern und 15117 Frauen, die nach dem 10. Lebensjahr verstorben sind, die arteriosklerotische Gangrän in 0,60% bei nichtdiabetischen Individuen, dagegen in 24,9% bei Diabetikern. Die Gangrän erscheint in der Regel nach einer längeren Krankheitsdauer, besonders häufig bei korpulenten Patienten, deren Diabetes nur kleine Insulinmengen benötigt. Für die Gangränverhütung sind folgende Maßnahmen wichtig: Bei älteren Individuen strenge Einstellung des Diabetes mit Hilfe von Insulin, Vermeidung jeglicher Gewichtszunahme, wirksame Pflege selbst geringfügiger Verletzungen der Extremitäten. Mit Hilfe dieser Maßnahmen kann bei der großen Mehrzahl eine Amputation vermieden werden.

Coronarerkrankungen sind beim Diabetiker wesentlich häufiger als beim Nichtdiabetiker, auch sie treten erst nach längerer Krankheitsdauer auf. In der Statistik von ROOT, BLAND, GORDON und WHITE (*26*), die auf autoptischen Untersuchungen von 349 Diabetikern und 3460 Nichtdiabetikern beruht, finden sich je nach Altersklasse bei Diabetikern 3- bis 10mal mehr Coronarthrombosen. BELL und CLAWSON (*5*) berichten über ähnliche Resultate; danach ist die Coronarbeteiligung bei Diabetikern beiderlei Geschlechtes 2- bis 3mal höher. Pathologische Herzbefunde wurden in 72% der Diabetiker gefunden, die älter als 50 Jahre waren (*8*); ein abnormes Elektrokardiogramm lag vor dem 50. Lebensjahr in 19%, jenseits dieses Alters in 51% vor. Auch ROOT (*27*) fand elektrokardiographische Veränderungen in über 40% der Fälle. BOYD und SCHERF (zit. nach *6*) fanden unter den Kranken mit Myokardinfarkt 10—18% Diabetiker. Die Befunde von Lundbeak (*17*) liegen in der gleichen Richtung, indem eine Herzbeteiligung in annähernd der Hälfte der Fälle gefunden und die Altersgrenze von 40 Jahren als wichtig erkannt wurde; die Herzbeteiligung fand sich im Alter von 40—59 Jahren bei 20% der Fälle, während sie vorher nur eine geringe Rolle spielt.

Die Prognose des Infarktes quoad vitam ist beim Diabetiker schlecht. In der Joslin-Klinik überlebten von 102 Diabetikern 30,4% den Anfall 1 Jahr, 20,6% 3 Jahre und 15,7% 5 Jahre. Die Letalität an Herzinfarkt ist bei Diabetikern um 2,5% höher als bei Nichtdiabetikern (zit. nach *6*) (vgl. S. 65).

Root und Bradley (zit. nach *11*) machten folgende Vorschläge zur Verhinderung der Coronarerkrankung:

1. Normalisierung der Glykämie und Reduktion der Glykosurie. (Der erhöhten Zuckerschwelle des älteren Diabetikers muß dabei Rechnung getragen werden, ebenso der Tatsache, daß Hypoglykämie einen Coronarinfarkt auslösen kann)
2. Verminderung des Körpergewichtes auf die Norm
3. Einschränkung der Nahrungsfette
4. Regelmäßige körperliche Übungen
5. Blutdrucksenkung
6. Rauchverbot

Auch die *Hypertension* ist beim Diabetiker häufiger als beim Nichtdiabetiker. Nach neueren Statistiken (*17*) beträgt der mittlere systolische Blutdruck von Diabetikern, die älter als 50 Jahre und länger als 10 Jahre krank sind, bei 51% der Fälle durchschnittlich 160 mm Hg (vgl. S. 69).

Die Beteiligung der Gehirnarterien an der Arteriosklerose ist dadurch erwiesen, daß Root (zit. nach *11*) auf 3174 kontrollierte Diabetiker 684 Cerebralblutungen registrierte.

Die *Beteiligung des Nervensystems* beim Diabetes geht aus einer Statistik des Deaconess-Hospitals über 3174 Kranke hervor, die auf Beobachtungen von 1946—1957 beruht:

2061 Fälle hatten eine Beteiligung des peripheren Nervensystems,
 684 Fälle cerebrale Blutungen,
  93 Epilepsien,
  50 einen M. Parkinson und
   2 Fälle cerebrale Schädigungen durch Hypoglykämie.

Diese Komplikationen treten vorwiegend nach längerem Bestehen, nach einem Coma diabeticum oder hypoglykämischen Schock auf. Viele Kranke haben nur abgeschwächte Sehnenreflexe, andere aber können das Bild der diabetischen Pseudotabes bieten. In der Joslin-Klinik wurden 155 Fälle mit der Kombination von Polyneuritis, Retinopathie und Nephropathie beobachtet (*11*):

68 Fälle zwischen 20 und 39 Jahren
59 Fälle zwischen 40 und 59 Jahren
29 Fälle zwischen 60 und 75 Jahren.

Die Häufigkeit des chronischen Rheumatismus, der neurogenen Arthropathie Charcot sowie flüchtiger Paresen der Gesichtsnerven (Facialis, Oculomotorius) sei ebenfalls erwähnt.

Mittlere Krankheitsdauer des Diabetes in Jahren

	Alter bei Beginn des Diabetes	
	0—10 Jahre	10—20 Jahre
1897—1914	1,3	2,7
1915—1922	2,9	2,7
1923—1929	2,8	3,4
1930—1936	7,3	7,5
1937—1943	10,3	11,5
1944—1949	18,3	15,6

Tröstlich ist die Verbesserung der *Lebensaussichten seit Einführung des Insulins* und eines verbesserten Ernährungsregimes. Als Beispiel werden die Zahlen von Moine und Bonfils für den kindlichen und jugendlichen Diabetes (zit. nach *28*) genannt (siehe nebenstehende Tabelle).

Die Klinik Joslins teilt ihre Erfahrungen über den juvenilen Diabetes (Krankheitsbeginn vor dem 15. Lebensjahr) dahingehend mit, daß im Januar 1957 von 4054 jugendlichen Diabetikern 30,3% (= 1228 Fälle) nach einer Krankheitsdauer von mindestens 20 Jahren am Leben waren.

Die Lebenserwartung der Diabetiker von 65—70 Lebensjahren hat sich in der Joslin-Klinik ebenfalls günstig entwickelt, obwohl es sich um eine Altersstufe mit großer Disposition zu vasculären Komplikationen handelt:

Von 83 Diabetikern der Joslin-Klinik, bei welchen die Insulinbehandlung zwischen August 1922 und Januar 1923 begonnen wurde, sind 63 mit einem mittleren Alter von 48,3 Jahren und einer mittleren Dauer des Diabetes von 13,9 Jahren verstorben. Die restlichen 20 lebten noch im Jahre 1957 mit einer mittleren Krankheitsdauer von 37 Jahren. Als Todesursachen lagen folgende Diabeteskomplikationen vor:

	Lebenserwartung im Alter von	
	65 Jahren	70 Jahren
1922—1925	7,1 Jahre	5,5 Jahre
1926—1928	7,5	5,9
1929—1938	8,2	6,6
1939—1947	8,7	6,9
1948—1951	9,6 (Frauen)	7,4
	8,8 (Männer)	7,1

Coronarthrombosen . . . 15		Coma diabeticum 15	
Cerebrale Thrombosen . . 8		Lungentuberkulose . . . 4	
Cardio-renale Störungen . 4		Pneumonie 3	
Renale Störungen 5		Unfälle 2	
Cardiale Störungen . . . 2			

Gangrän, Sepsis, Erysipel, Krebs und Lebercirrhose 1

Die Fortschritte der Diabetestherapie ergeben sich aus der Statistik der Joslin-Klinik, die in Tab. 2 wiedergegeben ist.

Tabelle 2. *Letalität und Lebenserwartung der Diabetiker, die 1930—1951 erkrankt und 1947—1951 in der Joslin-Klinik ausgewertet wurden*

Alter	Todesrate auf 1000				Lebenserwartung			
	männlich		weiblich		männlich		weiblich	
	Diabetiker	Ges.-Bevölk.	Diabetiker	Ges.-Bevölk.	Diabetiker	Ges.-Bevölk.	Diabetiker	Ges.-Bevölk.
10	2,6	0,6	2,6	0,4	43,6	59,0	45,0	64,3
15	4,6	1,1	4,6	0,5	39,3	54,2	40,7	59,4
20	8,0	1,6	8,0	0,7	35,4	49,5	36,8	54,6
25	13,1	1,7	13,1	0,9	32,1	44,9	33,6	49,8
30	15,2	1,8	15,2	1,2	29,3	40,3	30,9	45,0
35	12,5	2,5	12,6	1,6	26,3	35,7	28,0	40,3
40	12,1	3,9	12,3	2,4	22,8	31,2	24,6	35,6
45	17,5	6,4	14,6	3,7	19,3	26,9	21,2	31,1
50	24,1	10,1	19,0	5,6	16,1	22,8	17,7	26,7
55	35,0	15,9	29,4	8,5	13,1	19,1	14,6	22,6
60	55,8	23,8	43,7	13,4	10,6	15,8	11,9	18,6
65	73,4	34,5	56,5	20,6	8,8	12,8	9,6	15,0
70	92,7	50,3	79,8	34,1	7,1	10,1	7,4	11,7

Bemerkungen: Ohne Todesfälle innerhalb der ersten Woche der Beobachtung oder der Krankenhausentlassung.

Immer wird die Frage gestellt, ob eine gute Überwachung des Diabetes Komplikationen zu vermeiden oder hinauszuzögern vermag. Aus den oben wiedergegebenen Statistiken und den folgenden Angaben geht hervor, daß eine gute Einstellung des Diabetes für den Kranken die beste Chance bedeutet. Die frühesten und zugleich schwersten vasculären Komplikationen finden sich in der Regel bei Kranken, deren Diabetes schlecht eingestellt ist (vgl. Tab. 3 und 4). Die *Normen der Kontrolle* sind von den Autoren dieser Statistiken nicht angegeben worden, doch lassen sich die von JOSLIN aufgestellten Forderungen folgendermaßen formulieren: Frühzeitige und kontinuierliche Anwendung des Insulins, Diät-Kontrolle 20 Jahre lang mit abgewogenen Mengen, tägliche Urinkontrolle, regel-

mäßige Allgemeinuntersuchung und zufriedenstellendes Blutzuckerniveau, so daß
der Urin zeitweise zuckerfrei ist.

Statistiken über den Erfolg der *freien Kost* (vgl. S. 224) beweisen, daß die
Retinopathie dabei weder schwerer noch frühzeitiger auftritt als bei schematischer
Diät (*16*) (vgl. Abb. 4). Es muß aber betont werden, daß das freie Regime die

Tabelle 3. *Gefäßkrankheiten und Diabeteskontrolle*
[Nach Lundbaek (*17*)]

	Gut kontrolliert %	Schlecht kontrolliert %	Differenz
Retinopathie	67	85	signifikant
Nierenerkrankung . . .	17	26	nicht signifikant
Herzerkrankung	32	39	nicht signifikant
Gangrän	29	26	nicht signifikant
Erhöhte Capillarfragidität	29	32	nicht signifikant
Verkalkung der Bein- arterien	33	65	nicht signifikant

tägliche Kontrolle des Diabetes erfordert, weil das Insulin von Tag zu Tag nach
der Höhe des Urinzuckers dosiert werden muß. Die von Pädiatern veröffentlichten
Resultate sind sehr ermutigend, sind jedoch nur mit erzieherischen Mitteln und

Tabelle 4. *Gefäßkrankheiten und Diabeteskontrolle*
[Nach Mathews (*20*)]

Kontrolle	Alter	Total	% mit Gefäßkrankheiten	% mit Retinopathie	% mit Albuminurie
gut	Dauer unter 10 Jahren				
	Alter unter 50 . .	87	6		
	Alter über 50 . . .	148	61	9	4
	Dauer mehr als 10 Jahre				
	Alter unter 50 . . .	28	29	21	11
	Alter über 50 . . .	45	76	33	20
	Total	308	44	11	6
schlecht	Dauer unter 10 Jahren				
	Alter unter 50 . . .	61	18	10	3
	Alter über 50 . . .	79	81	19	16
	Dauer mehr als 10 Jahre				
	Alter unter 50 . . .	44	68	59	27
	Alter über 50 . . .	53	91	60	36
	Total	237	65	33	19

zuverlässigen Kontrollen erzielt worden. Beim Erwachsenen, der in seinen Beruf
eingespannt und vor ein reichhaltiges Nahrungsangebot gestellt ist, sind wir mit der
freien Kost zurückhaltend. Bestimmte diätetische Regeln, die die Ausgeglichen-
heit des Diabetes und bessere Insulindosierung gewährleisten, halten wir für
zweckmäßiger.

Nach P. WHITE (zit. nach *11*) treten bei jungen Diabetikern folgende Komplikationen auf:

<table>
<tr><td colspan="3">a) Retinopathien</td><td colspan="3">b) Nephropathien</td></tr>
<tr>
<td>Einstellung
(nach 20 jähriger
Krankheitsdauer)</td><td>Anzahl
der
Fälle</td><td>Retino-
pathie
%</td>
<td></td><td>Anzahl
der
Fälle</td><td>Nephro-
pathie
%</td>
</tr>
<tr><td>Sehr gut — gut . .</td><td>32</td><td>3</td><td>Sehr gut . . . . . .</td><td>11</td><td>0</td></tr>
<tr><td>durchschnittl.-mäßig</td><td>157</td><td>31</td><td>gut . . . .</td><td>50</td><td>2</td></tr>
<tr><td></td><td></td><td></td><td>durchschnittlich . .</td><td>92</td><td>17</td></tr>
<tr><td></td><td></td><td></td><td>mäßig . . . .</td><td>298</td><td>28</td></tr>
</table>

Die Erfahrungen von LUNDBAEK (*17*) haben größere Bedeutung, da sie sich auf ein homogenes Krankengut beziehen; sie basieren auf einer ersten Kontrolle im Jahre 1950 und einer zweiten im Jahre 1955 und ergaben zusammengefaßt etwa folgendes:

1924—1934:	234 Probanden erkranken an einem Diabetes und überleben mehr als 15 Jahre
1950 (1. Kontrolle):	Es leben noch 165 Patienten 15—25 Jahre nach Beginn des Diabetes, 69 sind verstorben.
1955 (2. Kontrolle):	Es leben noch 94 Patienten 20—30 Jahre nach Beginn des Diabetes, 140 sind verstorben.

Eine vasculäre Beteiligung ergab sich bei den 89 Diabetikern, die 1950 und 1955 untersucht wurden, in folgender Weise:

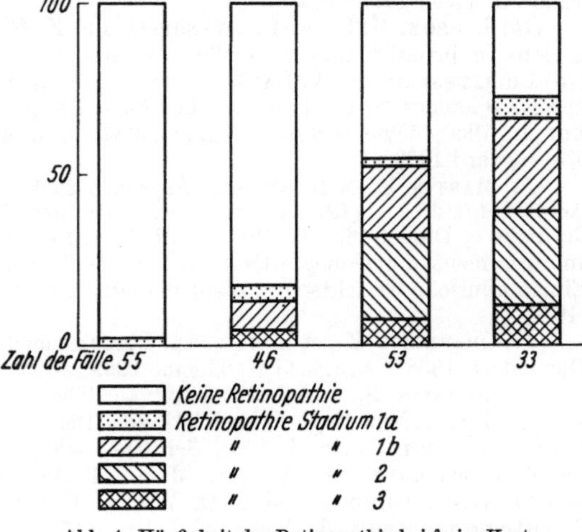

Abb. 4. Häufigkeit der Retinopathie bei freier Kost
[LICHTENSTEIN (*16*)]

	1950	1955
	Krankheitsdauer	
	15—25 Jahre %	20—30 Jahre %
Retinopathie	72	90
Nierenbeteiligung (abnormes Sediment)	13	45
Angina pectoris . . .	16	33
Blutdruck höher als 150/100 mm	23	41
Pathologische Capillar- fragilität	24	44
Schmerzen an den Beinen	23	48

Schlußfolgerungen

1. Der Diabetes führt nach mehr oder weniger langem Bestehen zu Komplikationen, die in erster Linie durch vasculäre und kardiovasculäre Veränderungen charakterisiert sind.

2. Eine optimale Einstellung des Diabetes vermag das Auftreten der Komplikationen aber hinauszuzögern, besonders, wenn gleichzeitig geeignete Maßnahmen zur Verhütung der Arteriosklerose getroffen werden.

3. Die Normen einer wirksamen Kontrolle müssen noch präzisiert werden, doch werden diese nicht immer anwendbar sein, weil ein Teil der Diabetiker großen

Schwankungen der Stoffwechsellage unterliegt und nicht in befriedigender Weise eingestellt werden kann.

4. Die Prognose des Diabetes ist um so ungünstiger, je frühzeitiger er auftritt. Bei jüngeren Diabetikern darf daher kein erzieherisches und diätetisch-therapeutisches Mittel gescheut werden, die Prognose so günstig wie möglich zu gestalten, damit der Kranke in ein normales berufliches und soziales Leben eingegliedert werden kann.

Literatur

(1) Ashton, H.: Experimental aspects of diabetic microangiopathy. Trans. ophtal. Soc. U. K. 77, 127—140 (1957). — (2) Azerad, E.: Le régime libre rationnel dans le traitement du diabète de l'adulte. Sem. Hôp. Paris 30, 1347 (1954).

(3) Babel, J., et B. Rilliet: La rétinopathie diabétique. Ophtalmologica (Basel) 135, 5/6 (1938). — (4) Bastenie, P.: Corticosurrénale et diabète humain. Paris: Masson 1957. — (5) Bell, E. T.: A postmortem study of vascular disease in diabetics. Arch. Path. (Chicago) 53, 444 (1952). — (6) Bertram, F., u. J. Kuntze: Aktuelle Diabetesfragen. Symposium Hamburg, 1957. Stuttgart: G. Thieme 1957. — (7) Burger, M.: Angiopathia diabetica. Stuttgart: G. Thieme 1954.

(8) Edeiken, J.: Diabetes mellitus as observed in 100 cases for 10 or more years. II. Cardiac studies. Amer. J. med. Sci. 209, 8 (1945). — (9) Edmondson, H. A., H.-E. Martin and N. Evans: Necrosis of renal papullae and acute pyelonephritis in diabetes mellitus. Arch. intern. Med. 79, 148 (1947).

(10) Fanconi, G.: Die sogenannte freie Kost (besser normale Kost) in der Behandlung des kindlichen Diabetes. Schweiz. med. Wschr. 85, 75 (1955).

(11) Joslin, Root, White et Marble: Treatment of diabetes mellitus. Leo et Febiger 1959.

(12) Kaeding, A.: Diabetes Komplikationen. Stuttgart: F. Enke 1956. — (13) Kelsey Fry, Trounce, Cook et coll.: Vascular disease in diabetes mellitus. Diabetes 8, 3 (1959). — (14) Kimmelstiel, D., and Wilson: Intercapillary lesions in the glomerule of the kidney. Amer. J. Path. 12, 83 (1936).

(15) Larson, M. L., A. Lichtenstein and K. G. Ploman: Degenerative vascular complications in juvenile diabetes mellitus treated with "free diet". Diabetes 1, 449 (1952). — (16) Lichtenstein, A., Y. Larsson et K. G. Ploman: The treatment of diabetes mellitus with special reference to the late complications. Rapp. au VIIème congrès intern. de Pédiatrie, Zurich, 1950, 5ème section. — (17) Lundbaek, K.: Longterm Diabetes Copenhagen: E. Munksgaard 1953.

(18) Martin, E., et B. Rilliet: Aspects actuels de la thérapeutique du diabète. Helv. med. Acta 24, 4 (1957). — (19) Martin, E., et B. Rilliet: Le problème des complications vasculaires du diabète. Diabète 6, 1 (1948). — (20) Mathews, W. H., and J. W. McKay: The diagnosis and treatment of pyelonephritis in diabetes mellitus. Diabetes 4, 99 (1955). — (21) Mohnike, G.: Einige klinische Gesichtspunkte zur diabetischen Blutgefäßkrankheit. Medizinische 1, 32—36 (1959).

(22) Oberdisse, K., et K. Jahnke: Diabetes mellitus. III. Kongress Intern. Diabetes Fed., Düsseldorf, 1958. Stuttgart: G. Thieme 1959.

(23) Robbins, S., and A. W. Tuckler: The cause of death in diabetes. A report of 307 autopsied cases. New Engl. J. Med. 231, 865 (1944). — (24) Root, H. F.: Diabetes and vascular disease in youth. Amer. J. med. Sci. 217, 545 (1949). — (25) Root, H. F.: Degenerative complications of diabetes. A review. J. clin. Endocr. 12, 458 (1952). — (26) Root, H. F., E. F. Bland, W. H. Gordon and P. D. White: Coronary atherosclerosis in diabetes mellitus. A postmortem study. J. Amer. med. Sci. 113, 27 (1939). — (27) Root, H. F., and T. P. Sharkey: Coronary arteriosclerosis in diabetes mellitus. New Engl. J. Med. 215, 605 (1936). — (28) Royer, P. et H. Lestradet: Traitement du diabète infantile et régime libre. Flammarion 1958.

(29) Skouby, A. P.: Vascular lesions in diabetics. With a special reference to the influence of treatment. Acta med. scand. suppl. 317 (1956). — (30) Steigerwald, F., u. R. Kink: Über das Auftreten von Angiopathie beim Diabetiker. Med. Mschr. 13, 9 (1959).

(31) Thorn, G. W., A. E. Renold and G. F. Cahill jr.: The adrenal and diabetes. Diabetes 8, 5 (1959).

(32) Vernet, A., J. J. Scheidegger, P. Moinat et C. Buzzi: Recherche d'un syndrome humoral dans différentes formes du diabète. Diabète 3, 6 (1955).

(33) White, P., and E. Waskow: Clinical pathology of diabetes in young patients. Sth. med. J. (Bgham, Ala.) 41, 561 (1948).

10. Morbus Addison

Von

F. Heni

Es gibt nur wenige Krankheiten, deren Verlauf und Prognose sich durch den Fortschritt in der Medizin der letzten 20 Jahre so grundsätzlich geändert haben, die so sehr von der Art der Behandlung und der engen Zusammenarbeit zwischen Arzt und Patient abhängen wie der M. Addison. Dies geht am besten aus einer Zusammenstellung von Thorn (4) hervor: Vor 1930, also zu einer Zeit, als man die pathophysiologischen Zusammenhänge noch nicht kannte, waren von 266 Patienten nach 5 Jahren 90% gestorben, 10 Jahre überlebte praktisch keiner. Von 1930 bis 1937 behandelte man mit Kochsalz und Nebennierenrindenextrakten. In 5 Jahren starben dabei immer noch 80%. Die erste Wandlung erfolgte erst durch Einführung des Cortexon. Die Zahl der Überlebenden stieg beträchtlich, aber nach 5 Jahren waren immer noch etwa 50% gestorben.

Auch in unserem Krankengut, das seit 1938 eine Gesamtzahl von 66 Patienten umfaßt, sind die Verhältnisse ähnlich. Von 25 bis 1949 nur mit Cortexon Behandelten sind 40% gestorben. Einen weiteren Umschwung brachte das Cortison. Von 41 seit 1951 kombiniert, also mit Cortison und Cortexon Behandelten leben heute noch alle.

Die größte Gefahr droht auch heute noch durch die krisenartigen Verschlechterungen chronischer, unerkannter oder ungenügend behandelter Fälle. Meistens sind es Infektionen, Durchfälle, Operationen, die die mühsam erhaltene Regulation durchbrechen. Auch Unverträglichkeit von Medikamenten, ja das Aussetzen einer eben begonnenen Behandlung und die Durchführung der notwendigen Untersuchungen (Blutentnahme, Wasserstoß, Insulinteste u. ä.) können die Dekompensation auslösen. Unter der Cortexongabe waren diese Krisen immer lebensgefährlich; dabei starb noch die Hälfte unserer Kranken. Mit der kombinierten Behandlung Cortexon-Cortison ist eine Krise immer noch ein bedrohliches Ereignis, aber sie ist beherrschbar, so daß uns kein Kranker mehr an einer Krise gestorben ist. Trotzdem haben wir in den letzten Jahren 2 Kranke verloren, nicht wegen eines Versagens der Hormonbehandlung, sondern weil wir nicht imstande waren, die Diagnose zu stellen.

Eine 24 jährige Frau, deren Bauchschmerzen als Appendicitis gedeutet wurden, starb nach der Operation, kurz nach dem Erwachen aus der Narkose. Hypoglykämische Anfälle eines 64 jährigen Mannes wurden nicht erkannt. Während der Untersuchung starb er im hypoglykämischen Anfall. Bei beiden fand sich autoptisch eine doppelseitige verkäsende Nebennierentuberkulose. Die zu spät gestellte Diagnose bedroht das Leben unserer Kranken, nicht mehr der erkannte M. Addison. Die Entwicklung der Insuffizienz erfolgt langsam und allmählich. Verwertet man die Angaben der Anamnese und stellt sie in Beziehung zum Zeitpunkt der Diagnosestellung, dann ergeben sich Schwankungen von wenigen Tagen bis zu mehreren Jahren. Nur 2mal hat die Krankheit vorher praktisch keine Symptome gemacht. Bei allen anderen sind Kreislaufregulationsstörung, rasche Ermüdung, Gewichtsabnahme, Magen-Darm-Erscheinungen, Pigmentierung relativ lange zurückzuverfolgen, im Durchschnitt etwa 1 Jahr, in einem Teil der Fälle 5 Jahre und mehr. Die leichteren Verlaufsformen, besonders solche, deren Symptome nur oder vorwiegend in einer Hypotonie und langsam zunehmender Pigmentierung bestehen, werden erst recht spät erkannt.

Kranke mit einer schweren Form haben im allgemeinen eine kürzere Lebenserwartung. Die tuberkulöse Ätiologie findet sich bei den chronisch schleichenden Formen häufiger als bei den akuteren. Im Vergleich zu der Zusammenstellung von Guttman (*1*) aus dem Jahre 1930 hat sich der Ablauf wenig geändert. Aber gerade diese Menschen sind gefährdet. Will man die Todesfälle ganz ausmerzen, dann muß die Diagnose früher gestellt werden.

Nachdem also das Leben der Kranken durch die Hormonbehandlung gesichert ist (*2, 3, 4, 5*), interessieren die Gefahren, denen sie ausgesetzt sind, und wie sie das Leben verbringen. In etwa einem Drittel der Kranken, besonders den schweren Formen, beobachtet man auch unter der kombinierten Gabe von Cortexon und Cortison eine gewisse Neigung zu Ödemen, zur Blutdrucksteigerung und zur Hypokaliämie. Die Verabreichung von Kochsalz muß besonders im Anfang vorsichtig gehandhabt werden.

Thorn gibt auch heute noch zusätzlich 2—3 g, um bei auftretenden Ödemen einen besseren Spielraum zu haben. Die diuretische Wirkung des Cortison kompensiert aber die Antidiurese des Cortexon, wenn dessen Dosis im Anfang niedrig gehalten wird. Das vorübergehende Ansteigen des Blutdruckes bis 160 systolisch und 110 diastolisch ist selbst bei vorsichtigster Dosierung der Depotpräparate des Cortexon in den ersten Wochen unvermeidlich, besonders bei Kranken, die vor der Erkrankung einen normalen oder etwas erhöhten Blutdruck hatten. Gefährliche Erscheinungen der Salzwasserretention oder kardiale Dekompensation haben wir aber nicht mehr beobachtet. Dagegen können unter der kombinierten Behandlung mit Cortexon und Cortison beträchtliche Hypokaliämien auftreten. Müdigkeit und körperliche Schwäche verleiten dann fälschlicherweise zur Annahme einer Unterdosierung.

Wir sind daher seit langem dazu übergegangen, Kranke, die sich mit Cortison allein nicht einstellen lassen, kombiniert mit Cortexon und Prednison und nicht mit Cortison zu behandeln. Aldosteron mit seiner geringeren kaliumdiuretischen Wirkung wäre hier das geeignete Hormon.

Die Gefahr der Krise ist heute vermeidbar. Sofortige Erhöhung der Cortison- oder Prednisondosis um das Doppelte schützt vor der Überlastung durch körperliche Leistung, Klimaänderung, leichten Infektionen, Überempfindlichkeit gegen Medikamente und ähnliches. Auch Operationen (Appendektomie, Nephrektomie, Cholecystektomie) können ohne Gefährdung durchgeführt werden. Bei diesen schwereren Belastungen, auch bei schwereren Infektionen, muß aber Cortison bzw. Hydrocortison in der Dosis von 200—400 mg täglich gegeben werden, nicht Prednison. Der Kranke lernt die individuelle, den Bedürfnissen des Lebens angepaßte Dosierung rasch.

Thorn hat darauf aufmerksam gemacht, daß unter Cortexon rheumatische Gelenkerscheinungen häufiger sind. Dies geht auch aus unserem Krankengut hervor. Ein kleiner Teil klagt über herumziehende Schmerzen in den Gelenken ohne Schwellung oder Bewegungseinschränkung. Es ist aber schwer zu entscheiden, ob die Therapie oder die Grundkrankheit, also die Tuberkulose, daran schuld ist. Unter der kombinierten Behandlung sind rheumatische Symptome sehr selten. Schäden am Gefäßsystem oder den Nieren fehlen auch bei Kranken, die seit 12—18 Jahren Cortexon bekommen.

Wie verhält sich das Cortison mit seinen vielen Schädigungsmöglichkeiten? Von seiten der Tuberkuloseärzte wurde bei bestehender aktiver Tuberkulose vor der Cortisongabe gewarnt. Nach unseren Erfahrungen wird der Ablauf einer Organtuberkulose durch das Hinzutreten einer Nebenniereninsuffizienz gutartiger. In keinem unserer Fälle fand sich zur Zeit der Diagnose eine exsudative oder fortschreitende produktive Lungentuberkulose. Die vorhandenen Herde waren inaktiv oder cirrhotischer Natur ohne Tendenz zur Progredienz.

18 Kranke, die früher eine Tuberkulose durchgemacht hatten, zeigten keine Änderung des Befundes. Bei einem Kranken wandelte sich eine vorher cirrhotische Oberfeldtuberkulose im Laufe von 4 Jahren in eine ausgesprochen exsudative großcavernöse um. Die erste Ver-

schlechterung fand statt unter der Verabreichung von 37,5 mg Cortison zusammen mit Cortexon. Die Aktivierung ließ sich durch Absetzen des Cortison, durch spezifische Behandlung und durch Heilstättenkuren nicht aufhalten. Auch ohne Cortison schritt der Prozeß im Laufe von 3 Jahren fort. Bei allen anderen blieben alte Lungenherde inaktiv. Zwei weitere Kranke bekamen unter der kombinierten Behandlung frische spezifische Lungeninfiltrate. Bei einem dritten wurde nach 4 jähriger Cortisontherapie eine alte Lymphknotentuberkulose wieder aktiv, und es entstand zusätzlich eine frische spezifische Tendovaginitis. Nur in den ersten 6 Wochen wurde bei diesen 3 Patienten Prednison bzw. Cortison ganz abgesetzt, später zusammen mit der tuberkulostatischen Behandlung weitergegeben. In diesen 3 Fällen heilten die Infiltrate und die Lymphknotentuberkulose im Laufe eines Vierteljahres aus.

Man kann sagen: Die Nebenniereninsuffizienz erhöht die Resistenz gegenüber einer Tuberkulose. Die Ersatzbehandlung mit Cortison stellt die normale Empfänglichkeit des Einzelindividuums wieder her. Tritt im Laufe der Behandlung eine behandlungsbedürftige Tuberkulose auf, dann ist es zweckmäßig, Cortison und seine Derivate abzusetzen, bis der Prozeß durch die spezifische Therapie kontrolliert ist. Bei inaktiven Tuberkulosen stört die reine Ersatzbehandlung mit Cortison nicht, sie stellt nur die normalen Verhältnisse wieder her.

Auch Infektionen der oberen Luftwege, der Gallenwege, der Harnwege sind unter der Cortisonbehandlung nicht häufiger und verlaufen trotz Erhöhung der Dosis bei hochfieberhaften Erkrankungen nicht schwerer.

Oberbauchbeschwerden, die vor der Behandlung verhältnismäßig häufig sind, verschwinden nach Behandlung meist völlig. Nach einigen Wochen oder Monaten klagt dann aber wieder eine kleine Zahl, besonders bei peroraler Gabe von Cortison und Hydrocortison von neuem. Übelkeit und Erbrechen können so stark werden, daß Cortison durch Prednison, in einigen Fällen (4 Kranke) sogar durch Medrol ersetzt werden muß. Das Magengeschwür ist unter der Dauerbehandlung nicht häufiger, auch unter der Behandlung der Krisen haben wir nie ein Ulcus beobachtet.

Im Gegensatz zu einzelnen Angaben in der Literatur kann in unserem Krankengut nur etwas mehr als die Hälfte (62%) den vorher ausgeübten Beruf wieder voll aufnehmen, wobei $^1/_3$ eine schwerere, $^2/_3$ eine leichte bis mittelschwere körperliche Arbeit leisten. 25%, vorwiegend die schweren Formen, sind nur mit Unterbrechungen arbeitsfähig und können ihren Lebensunterhalt nicht voll verdienen. Arbeitsunfähig bleiben 5 Kranke. Bei ihnen liegen komplizierende Begleitkrankheiten vor, 2 mal aktive Tuberkulose (Lunge, Wirbelsäule), 2 mal rezidivierende Pyelonephritiden, beim fünften ist die Ursache unbekannt.

Der klinische Eindruck, daß der Schweregrad der Erkrankung im Laufe von 2—3 Jahren zunehmen kann, wird bestätigt durch die progrediente Abnahme der Ausscheidung der Porter-Silber-Chromogene und der 17-Ketosteroide in 4 Fällen. Umgekehrt beobachteten wir im Laufe mehrerer Jahre bei einem Kranken eine unerklärliche Stabilisierung. Dieser Kranke steht jetzt 18 Jahre in unserer Behandlung und erhält die ganze Zeit Cortexon in Depotform, seit 1950 auch Cortison per os. Allmählich traten die klinischen Zeichen eines Myxödems immer stärker hervor, der Grundumsatz sank auf —15%, die Jodspeicherung auf 8%, die Testes wurden weich, die Prostata klein, es hatte sich das Bild der Vorderlappeninsuffizienz entwickelt. Ich muß die Frage offenlassen, ob es zu einer Absiedlung des tuberkulösen Grundleidens im Hypophysenvorderlappen gekommen ist oder ob eine so lange durchgeführte Behandlung mit Cortexon und Cortison nicht doch den Vorderlappen schädigen kann.

Literatur

(1) Guttman, P. H.: Addison's Disease. A statistical analysis of 566 cases and a study of pathology. Arch. Path. (Chicago) 10, 895 (1930).

(2) Heni, F.: Das Hypophysen-Nebennierenrindensystem. Klinik der Gegenwart. München-Berlin: Urban & Schwarzenberg 1956.

(3) Soffer, L. J.: Dis. Endocr. Glands. London: Ed. by H. Kimpton 1956.

(4) Thorn, G. W.: Nebenniereninsuffizienz. Bern, Stuttgart: H. Huber 1953.

(5) Weissbecker, L.: Klinik der Nebenniereninsuffizienz und ihre Grundlagen. Stuttgart: F. Enke 1954.

11. Gonadendifferenzierungsfehler

Von

CL. OVERZIER

Dieses Thema bereitet insofern Schwierigkeiten, als der Begriff des Spätschadens noch von keinem Beschreiber der Gonadendifferenzierungsfehler aufgenommen wurde. Wir sind erst seit wenigen Jahren genauer über dieses Gebiet informiert, können also über langfristige Beobachtungen kaum verfügen.

Es wäre naheliegend, aber wenig reizvoll, die Spätschäden einfach mit den Kastrationsschäden (*40*) gleichzustellen und abzuhandeln. Hier soll anders verfahren werden: Indem der Zeitablauf in den Vordergrund gestellt wird, soll auf gewisse Wendepunkte im Leben dieser Patienten eingegangen und so, zu weiterer Beobachtung und Therapie anregend, der Sinn dieses Buches erfüllt werden.

Durch die Forschung der jüngsten Zeit (*11, 12*) wird immer klarer, daß die eigentliche Ursache der Differenzierungsstörungen der Gonaden nicht erst in der Gonadenanlage, sondern bereits in den Chromosomen liegt. Dies ist für unsere Fragestellung insofern von besonderer Bedeutung, weil die chromosomalen Besonderheiten sich meist nicht auf die Gonaden allein auswirken. Spätere Schäden sind also auch nicht ohne weiteres Folge des Differenzierungsfehlers der Gonaden.

Der erste Schaden infolge einer fehlerhaften Gonadendifferenzierung, oder auch des Fehlens einer Gonadenanlage überhaupt, trifft bereits in der embryonalen Entwicklung das System der Wolffschen und Müllerschen Gänge. Die „Theorie der Initial- und Dauerinduktionswirkung der Gonaden" (*36, 37*) versucht hier die Zusammenhänge aufzuzeigen:

„Die erste Anlage der Gonaden stimuliert die erste Anlage der Wolffschen und Müllerschen Gänge (Initialinduktion), worauf später durch die Dauerinduktion der weiter entwickelten Gonaden das männliche oder weibliche Gangsystem aufgebaut wird. Fehlt die Dauerinduktion, dann läuft nach dem Anstoß durch die Initialinduktion die Entwicklung der Gänge bei genetisch-männlichen und genetisch-weiblichen Individuen gleichermaßen in weiblicher Richtung ab. Fehlt aber auch die Initialinduktion, dann bleiben die Wolffschen und Müllerschen Gänge unentwickelt nebeneinander bestehen."

Sofern man Spätschäden mit Dauerschäden gleichsetzt, sind die Mißbildungen des Urogenitaltraktes Schäden im Sinne des Themas, nicht aber eigentliche Spätschäden, jedoch die Ursache für Spätschäden: So wurde bei den seltenen nicht-adrenalen weiblichen Pseudohermaphroditen in schweren Fällen infolge einer doppelten — klitoridalen und vaginalen — Urethra eine Harnrückstauung gesehen (*18, 44, 48, 49*). Daß im übrigen bei den Zwischenformen des echten Hermaphroditismus, die einen Sinus urogenitalis oder ein gemeinsames Orificium externum für die Urethra und die Vagina haben, die Möglichkeit einer Infizierung des Harntraktes leicht gegeben ist, erscheint selbstverständlich. Hieraus können sich unangenehme Spätkomplikationen ergeben. Andere Fälle haben Mißbildungen der Nieren und Ureteren, die den Störungen der Gonadendifferenzierung nebengeordnet sind.

Das mangelhafte Induktionsvermögen fehldifferenzierter Gonaden führt zu schlechter Ausbildung des zugehörigen Gangsystems, wobei auch die Rückbildung des entsprechenden Gegensystems — der Müllerschen Gänge bei Knaben und der Wolffschen Gänge bei Mädchen — unterbleiben kann. Spätschäden können hieraus entstehen, wenn die Vagina betroffen ist: Die mangelhafte Anlage kann eine spätere Dehnung, evt. sogar Plastik notwendig machen, um Cohabitationen zu ermöglichen und Cohabitationsverletzungen vorzubeugen. Diese Sorge tritt aber erst im heiratsfähigen Alter auf, wenn überhaupt.

Ein entscheidender Zeitpunkt ist das *Pubertätsalter*, und zwar für die Patienten mit Differenzierungsfehlern der Gonaden infolge Ausbleibens der normalen Pubertätsentwicklung oder des Auftretens einer für sie und die Umgebung unerwarteten Entwicklungsrichtung. Im Pubertätsalter wird den Kranken der anormale Zustand bewußt. Echte Hermaphroditen beginnen zu menstruieren. Nach eigener Aufstellung (*35, 38*) menstruiert etwa die Hälfte der echten Hermaphroditen; viele davon wurden zuvor als „Knaben" geführt. Andere, die als „Mädchen" galten, entwickelten sich nun deutlich in männlicher Richtung. Den sich hieraus ergebenden psychischen Traumen sollte man durch eine rechtzeitige Diagnose (Kerngeschlecht und operative Revision) und durch operative Korrekturen zurvorkommen. Bis zum Pubertätsalter abzuwarten, wie vielfach empfohlen wird, ist nicht ratsam. Mit Rücksicht auf die seelische Entwicklung ist die Entscheidung vor der Einschulung zu fällen. Diese hat dann nicht auf Grund des Kerngeschlechts, noch nicht einmal unbedingt in Übereinstimmung mit dem Gonadenbefund, sondern nach eingehender Würdigung der gesamten somatischen und psychischen Situation zu erfolgen. Diese Forderung gilt um so mehr, wenn der günstigste Zeitpunkt verpaßt wird. Nur so können schwere psychische Spätschäden vermieden werden.

Auch bei den phänotypisch-weiblichen Personen mit Gonadendysgenesie oder dem Syndrom der testiculären Feminisierung macht zu diesem Zeitpunkt die primäre Amenorrhoe selbst den Laien auf die Gonadenstörung aufmerksam. Das Turner-Syndrom wird zudem noch durch den Minderwuchs evident, der allerdings kein Spätschaden in unserem Sinne ist, sondern Ausdruck des Chromosomenfehlers. — Bei den phänotypisch männlichen Personen des chromatin-positiven Klinefelter-Syndroms zeigt sich eine Gynäkomastie und die Hodenentwicklung bleibt aus.

Nächst der Pubertät hat das *Heiratsalter* die stärksten Spätschäden: Jetzt kommen die Patienten wegen Cohabitationsschwierigkeiten zum Arzt, echte Hermaphroditen und Pseudohermaphroditen wegen gröberer Mißbildungen, andere evtl. wegen zu enger oder zu kurzer Vagina. Fälle von Gonadendysgenesie und besonders von testiculärer Feminisierung können aber bereits jahrelang glücklich verheiratet sein, bis die Sterilität als Spätschaden der Gonadendifferenzierungsstörung bemerkbar wird. Vorwiegend das dritte Lebensjahrzehnt, im übrigen aber jedes Alter, ist belastet mit *malignen Neubildungen* auf der Grundlage der Gonadenrudimente: Bereits RÖSSLE und WALLART (*50*) stellten bei ihrem Fall die Besonderheit eines kleinen Oberflächenpapilloms heraus; der von ihnen als „sexogener Minderwuchs" gedeutete Zwergwuchs wird allerdings heute in anderem Zusammenhang gesehen. MEYER (*30*) fand bei Gonaden-„Aplasie" auf der einen Seite, später auf der anderen in zwei Fällen ein Dysgerminom und in einem dritten einen „tumorartigen Knoten" aus epitheloiden Zellnestern. Diese Beobachtungen zeigen die nahen Beziehungen der Geschwülste zu rudimentären, fehldifferenzierten Gonadengeweben auf. STANGE (*54*), der die Rudimente bei Gonadendysgenesie systematisch untersuchte, fand häufig Tumoren: Tubuläre Reteadenome, Retekystome, Hiluszelladenome, kleine Brenner-Tumoren und Oberflächenadenome. Er sieht die Grundlage ihrer Entstehung in einer „Anpassungshyperplasie" auf dem Boden der hormonalen Dysregulation (s. a. *28*). Diese Ansicht erhält jetzt eine Stütze durch Parabiose-Versuche an Ratten (*20*): Bei intakten männlichen Tieren mit Ovarienimplantaten × Kastraten bilden sich in den Ovarien gemischte mesenchymale und folliculoide Tumoren. Die Dysgerminome, die primären Chorionepitheliome, die Teratome und teratoiden Geschwülste bei den Gonadendysgenesien wird man wohl in einem „dysontogenetischen Zusammenhang“ sehen müssen (*9, 47*).

Besondere Bedeutung kommt den häufigen Tumorbefunden bei dem Syndrom der testiculären Feminisierung zu. Wir haben allerdings heute manche Bildungen klinisch als gutartig erkannt, die früher bei dem männlichen Pseudohermaphroditismus als maligne angesehen wurden. Tatsächlich ist das histologische Bild des Hodens bei dem Syndrom der testiculären Feminisierung so vielgestaltig und im einzelnen Zelltyp fast entdifferenziert, daß die Grenze zwischen benigne und maligne histologisch oft nicht zu ziehen ist. Diese Formen leiten über zu dem Adenoma tubulare testis (*46*), das dann auch bei einem 52jährigen Fall von Pseudohermaphroditismus masculinus (*57*) — wir sprächen ihn heute als Syndrom der testiculären Feminisierung an (*17*) — beschrieben wurde (weitere spezielle Fälle (vgl. *4, 14, 15, 25, 52*). Man muß aber wohl MORRIS (*31*) zustimmen, der das Syndrom der testiculären Feminisierung in klassischer Arbeit abgrenzte und zu dem Schluß kam: "Testicular tubular adenomas were a usual finding and were frequently multiple."

Die klinische Bedeutung der tubulären Adenome ist an sich gering, doch ist der auch von PHILIPP (*45*) geäußerte Verdacht berechtigt, daß sich aus ihnen die Dysgerminome entwickeln. Seminome sind gerade bei dem Syndrom der testiculären Feminisierung nicht selten (*19, 22, 27, 29, 32, 51*). Diese Seminome[1] sieht NOVAK (*33*) als die häufigsten Tumoren beim Pseudohermaphroditismus masculinus an. Bisweilen sind sie mit Hirsutismus verbunden *3, 9, 34*). Carcinome und Sarkome — wo sind hier die Grenzen zu den Seminomen? — sind ebenfalls beschrieben (*1, 8, 21, 27*). — Die erhöhte Malignitätsrate von Leistenhoden allgemein ist bekannt; CAMPBELL (*7*) gab kürzlich wieder eine große Literaturübersicht (vgl. dagegen S. 250).

Auch im Hoden eines 64jährigen Patienten mit chromatin-positivem Klinefelter-Syndrom wurde ein „Embryonalzellen-Carcinom“ gefunden (*2*). Schließlich ist noch ein Fall eines beidseitigen embryonalen Carcinosarkoms der Nieren (Wilms-Tumor) bei einem 4 Jahre alten männlichen Pseudohermaphroditen erwähnenswert (*56*); allerdings ist das nur einer von 1396 bekannten Wilms-Tumorfällen (*23*).

Die Konsequenz ist schwierig zu ziehen: Eine prophylaktische Entfernung der Gonadenrudimente scheint nach diesen Tumorbefunden angezeigt. Sie ist aber bei den bisweilen versprengten Anteilen der Gonadendysgenesien kaum möglich und nimmt den gefährdetsten Fällen mit dem Syndrom der testiculären Feminisierung die hier sicher hormonal aktiven Gonaden. So stehen den Befürwortern einer unbedingten Entfernung dieser Hoden (*9, 14, 16, 22, 31, 49, 52*) auch zurückhaltendere Meinungen entgegen (*17*), da erhebliche Ausfallserscheinungen einzutreten pflegen, worauf auch PHILIPP (*45*) hinweist. Ich selbst kann daher bei dem Syndrom der testiculären Feminisierung die unbedingte Gonadenexstirpation nicht empfehlen (*40*). Man sei sich aber in jedem Falle der Verantwortung bewußt, nachdem GILBERT (*13*) 61 Fälle maligner Hodentumoren bei Pseudohermaphroditismus masculinus bereits 1942 aus der Literatur zusammenstellen konnte. STANGE (*55*) errechnete eine Malignomrate von 4,7%!

Dies leitet zu den *Spätschäden infolge hormonaler Ausfallserscheinungen* bei den Gonadendifferenzierungsfehlern über, die besonders bei dem Klinefelter-Syndrom und den Gonadendysgenesien auftreten. Wenn ich mich hierzu im Hinblick auf eine eigene a. o. erscheinende Arbeit kurz fasse, zumal diese Schäden den allgemeinen bekannten Kastrationszeichen gleichzusetzen sind — weshalb sie wohl auch im Schrifttum nicht speziell abgehandelt werden —, so möchte ich doch ganz besonders auf ihre Bedeutung hinweisen. In der Jugend reicht offenbar die vikariierende Wirkung der Nebennierenrinden und beim Klinefelter-Syndrom die Hormon-

---

[1] BRADBURY und BUNGE (*6*) sahen vielleicht eine Frühform.

produktion der Leydig-Zellen noch aus. Im Alter von 30—40 Jahren bekommen die Patienten Rückenschmerzen und schließlich einen Rundrücken: Die Wirbelkörper entkalken, werden niedriger und sintern zusammen. Röntgenologisch sind die ersten Anfänge nicht zu erkennen, weil erst ein Calciumverlust von 30% erkennbar ist; histologische Proben aus dem Beckenkamm decken den Knochenschaden früher auf. Es fehlt die anabole Eiweißwirkung der Sexualhormone, wodurch die Grundsubstanz der Knochen geschädigt wird. Das vorzeitige Altern dieser Personen und ihre Atrophie im ganzen sind Folgen des Hormonmangels, also Erscheinungen, die denen bei Kastration (*42*) gleichzusetzen sind.

Eine Veränderung am Knieskelet beschreibt Kosowicz (*24*) beim Turner-Syndrom: Vergrößerung der Tibiacondyle, akzessorische Knochenzentren der Epiphyse, Abflachung der lateralen Femurcondyle und Verbreiterung der medialen Tibiacondyle ähnlich einer Exostose. Diese Befunde erinnern an das Blount-Syndrom (*5*). Weil sie nicht bei anderen Formen des Minderwuchses vorkommen sollen (hypophysärer Zwergwuchs, primordialer Zwergwuchs, Hypothyreoidismus, verspätete Pubertät, Calcium-Verlust-Syndrom), sind diese Veränderungen wohl keine einfache Folge des Hormonmangels. — Nach meinen Erfahrungen sind diese Veränderungen aber nicht konstant und daher diagnostisch nur von bedingtem Wert.

Die sich aus dem Hormonmangel ergebende therapeutische Forderung ist, daß bei diesen Patienten eine Dauersubstitution durchgeführt werden muß: Nicht alle Fälle mit dem Syndrom der testiculären Feminisierung, nicht alle echten Hermaphroditen, aber die meisten männlichen Pseudohermaphroditen und die seltenen nichtadrenalen weiblichen Pseudohermaphroditen, alle Fälle von schwerer Gonadendysgenesie (mit und ohne Turner-Syndrom) und die Fälle des Klinefelter-Syndroms benötigen diese. Nur diese Therapie macht sie zu Menschen, die den Lebenskampf bestehen können, und erhält ihre Gesundheit. Das Entscheidende ist die Stoffwechselwirkung der Sexualhormone auf den ganzen Körper.

Literatur

(*1*) Abel, R.: Virch. Arch. path. Anat. **126**, 420 (1891).

(*2*) Beattie, L. M.: Canad. Serv. med. **13**, 469 (1957). — (*3*) Ber, A.: Acta med. scand. **133**, 411 (1949). — (*4*) Bleyer, L. F.: Amer. J. Surg. **76**, 448 (1948). — (*5*) Blount, W. P.: J. Bone Jt Surg. **19**, 1 (1937). — (*6*) Bradbury, J. T., and R. G. Bunge: J. clin. Endocr. **18**, 1006 (1958).

(*7*) Campbell, H. E.: J. Urol. (Baltimore) **81**, 663 (1959). — (*8*) Carmichael, R., and C. Oldfield: J. Path. Bact. **39**, 617 (1934). — (*9*) Carpentier, P.-J.: Bull. Soc. belge Gynéc. Obstétr. **26**, 126 (1955).

(*10*) Ford, C. E., P. A. Jacobs and L. G. Lajtha: Nature (Lond.) **181**, 1565 (1958). — (*11*) Ford, C. E., K. W. Jones, O. J. Miller, U. Mittwoch, L. S. Penrose, M. Ridler and A. Shapiro: Lancet **1959** I, 709. — (*12*) Ford, C. E., K. W. Jones, P. E. Polani, J. C. de Almeida and J. H. Briggs: Lancet **1959** I, 711.

(*13*) Gilbert, J. B.: J. Urol. (Baltimore) **48**, 665 (1942). — (*14*) Goldberg, M. B., and A. F. Maxwell: J. clin. Endocr. **8**, 367 (1948). — (*15*) Greenblatt, R. B.: Amer. J. Obstet. Gynec. **70**, 1165 (1955). — (*16*) Guggisberg, H.: Schweiz. med. Wschr. **1934**, 181.

(*17*) Hauser, G. A., M. Keller, Th. Koller, R. Wenner u. F. Gloor: Schweiz. med. Wschr. **1957**, 1573. — (*18*) Howard, F., and F. Hinman: J. Urol. (Baltimore) **65**, 439 (1951). — (*19*) Huddleston Slater, W. B.: Ned. T. Geneesk. **97**, 646 (1953).

(*20*) Johnson, D. C., and E. Witschi: Anat. Rec. **131**, 569 (1958). — (*21*) Jolles, B., and H. H. Gleave: J. Path. Bact. **57**, 435 (1945).

(*22*) Kirchhoff, H.: Med. Klin. **1958**, 1636. — (*23*) Klapproth, H. J.: J. Urol. (Baltimore) **81**, 633 (1959). — (*24*) Kosowicz, J.: Acta endocr. (Kbh.) **31**, 321 (1959). — (*25*) Krückmann, J.: Virch. Arch. path. Anat. **298**, 619 (1937).

(*26*) Marion: Ann. Mal. Org. gén.-urin. **23**, 1786 (1905). — (*27*) Marip 1907: Zit. nach Neugebauer, S. 312. — (*28*) Melicow, M. M., and A. C. Uson: Cancer **12**, 552 (1959). — (*29*) Menetrier, P., A. Peyron, P. Isch-Wall et G. Lory: Bull. Ass. franç. Cancer **11**, 185 (1922). — (*30*) Meyer, R.: Arch. Gynäk. **145**, 2 (1931). — (*31*) Morris, J. McLean Amer.: J. Obstet. Gynec. **65**, 1192 (1953).

(*32*) Neugebauer, F. L. v.: Hermaphroditismus beim Menschen. Leipzig 1908. — (*33*) Novak, E.: Gynecologic and obstetric pathology, p. 402. Philadelphia and London 1953. — (*34*) Novak, E., and L. A. Gray: Amer. J. Obstet. Gynec. **35**, 925 (1938).

(35) OVERZIER, C.: „Die Intersexualität" in: Handbuch med. Sexualforschung. Stuttgart 1955. — (36) OVERZIER, C.: Acta endocr. (Kbh.) 20, 63 (1955); 21, 97 (1956). — (37) OVERZIER, C.: Med. Klin. 1956, 379, 390. — (38) OVERZIER, C.: „Endokrinologische Fragen des Hermaphroditismus" in: Probleme der fetalen Endokrinologie. Berlin 1955. — (39) OVERZIER, C.: Schweiz. med. Wschr. 1957, 285. — (40) OVERZIER, C.: „Klinik der Störungen der embryonalen Geschlechtsdifferenzierung". Verh. dtsch. Ges. inn. Med. 1958, 425. — (41) OVERZIER, C.: Verh. Anat. Ges. Frankfurt 1958, Jena 1959. — (42) OVERZIER, C.: Ärztl. Forsch. I/505 (1959). — (43) OVERZIER, C.: Im Handbuch „Klinik der Gegenwart". München 1959.

(44) PERLOFF, W. H., K. B. CONGER and L. M. LEVY: J. clin. Endocrin. 13, 783 (1953). — (45) PHILIPP, E.: Dtsch. med. Wschr. 1957, 1325. — (46) PICK, L.: Arch. Gynäk. 76, 192 (1905); Berl. klin. Wschr. 1905, 502. — (47) PIERCE, G. B., and F. J. DIXON: Cancer 12, 573, 584 (1959). — (48) PRADER, A.: Schweiz. med. Wschr. 1957, 278. — (49) PRADER, A.: In A. LABHART, Klinik der inneren Sekretion. Berlin-Göttingen-Heidelberg: Springer 1957.

(50) RÖSSLE, R., u. J. WALLART: Beitr. path. Anat. 84, 401 (1930).

(51) SKAJAA, K.: Med. Rev. (Bergen) 36, 353 (1919). — (52) SCHAUMKELL, K. W., u. H. H. STANGE: Zbl. Gynäk. 78, 1449 (1956). — (53) STANGE, H.-H.: Geburtsh. u. Frauenheilk. 147, 261 (1956). — (54) STANGE, H.-H.: Geburt. u. Frauenheilk. 17, 63 (1957). — (55) STANGE, H.-H.: Med. Mitt. „Schering" 20, 14 (1959). — (56) STUMP, A., and A. GARRETT: J. Urol. (Baltimore) 72, 1146 (1954).

(57) WENNER, R., u. S. SCHEIDEGGER: Mschr. Geburtsh. Gynäk. 115, 57 (1943).

12a. Hodenhochstand

Von

J. R. Bierich

Mit 1 Abbildung

Der Descensus der Hoden vollzieht sich normalerweise im 9. Monat des Fetallebens. Frühgeborene weisen daher in einem Drittel der Fälle einen Hodenhochstand auf, und auch bei 4% der Neugeborenen sind die Testes noch nicht deszendiert (Tab. 1).

Bei mehr als der Hälfte der Kinder wird das im ersten Lebensmonat nachgeholt. Nach einem Jahr haben nur noch 0,7% der Kinder einen Hodenhochstand. Von 0,7% sinkt die Ziffer zum Erwachsenenalter auf 0,5% ab, wie größere Untersuchungen (20) ergeben haben. Andere Autoren geben für Schulkinder höhere Ziffern an — bis 3% —, was wohl darauf zurückzuführen ist, daß z. T. retrahierte Hoden mitgezählt wurden. Für Erwachsene werden z. T. niedrigere Zahlen angegeben, bis zu 0,2% abwärts. In jedem Fall tritt der Spontandescensus in der Zeit der Pubertät in einem recht beträchtlichen Prozentsatz ein.

Tabelle 1. *Spontandescensus* (nach Scorer)

Alter	Hoden-hochstand %
Frühgeborene	33
Ausgetragene Neugeborene .	4
Ausgetragene nach 1 Monat	1,8
Ausgetragene nach 1 Jahr .	0,7
Erwachsene	0,5

Tab. 2 gibt eine Übersicht über die verschiedenen Formen des Hodenhochstands (HH) und ihre zahlenmäßige Verteilung. Es handelt sich um fast 1000 Fälle, die in Boston (8) operiert worden sind; es ist bisher das größte Krankengut, das veröffentlicht worden ist. Danach spielt die Anorchie und die Hodenektopie nur eine untergeordnete Rolle. Das Hauptkontingent bilden die Fälle von einseitigem HH, vor allem von Leistenhoden, rechts häufiger als links. Das ist auch in anderen Untersuchungsreihen der Fall.

Tabelle 2. *Hodenhochstand* (Operierte Fälle; nach Gross)

Nicht desz. Hoden: 942		*fehlende Hoden*: 33		*Ektopische Hoden*: 13	
rechts:	425	rechts	8	rechts:	6
links:	276	links:	19	links:	3
bilat.:	241	bilat.:	6	bilat.:	4

Der beidseitige HH kommt etwas häufiger vor, als hier angegeben. Er spricht gut auf die Therapie mit Gonadotropinen an und erscheint daher in chirurgischen Aufstellungen weniger häufig (S. 254).

Hier sollen einige Worte zur Repräsentanz solcher Serien eingefügt werden: Größere Reihen von Patienten mit HH sind publiziert worden; 1. von Pädiatern und Endokrinologen, 2. von Chirurgen und Urologen, 3. von Autoren, die sich mit Fragen der Sterilität beschäftigen, z. B. Beratungsstellen für Kinderlose. Ein relativ unausgelesenes Material bekommen der Kinderarzt und der Endokrinologe zu sehen, wenngleich kein auslesefreies, da eine Reihe von Kindern primär den Chirurgen aufsucht und operiert wird. Der Urologe sieht vor allem diejenigen Kinder, bei denen mit konservativen Methoden kein Erfolg erzielt werden konnte. Die Institute für Fertilitätsberatung schließlich sehen die Patienten, bei denen jede Therapie erfolglos blieb. — Sowohl die Art und Zusammensetzung des Krankengutes als die Behandlungserfolge, die veröffentlicht werden, und damit die Prognose variieren beträchtlich, je nachdem von welcher Stelle sie publiziert werden.

Bemerkenswert ist, daß Gross und Jewett (8) in 90% ihrer Fälle eine begleitende Leistenhernie gefunden haben. Bei exakter Untersuchung, besonders bei chirurgischer Exploration haben auch andere Autoren Hernien sehr häufig gefunden.

In Hinsicht auf die Prognose haben wir zwei Fragen zu behandeln: 1. die Frage nach der *Frequenz der malignen Entartung*, 2. nach der Fertilität. Die erste Frage ist durch die Studie von Carroll (*3*) hinreichend beantwortet worden, die auf einer Umfrage bei 836 amerikanischen Urologen beruht. Danach kann die frühere Behauptung, daß der nichtdeszendierte Testis eine wesentlich höhere Tendenz zur Malignität als der normale hat, als statistisch unbewiesen und unwahrscheinlich betrachtet werden. Die Malignitätsrate ist vielmehr so gering, daß sich dadurch allein keine Indikation für ein chirurgisches Vorgehen — für Orchidopexie und Orchidektomie — ergibt (vgl. aber S. 246). Wie an 63 bzw. 77 Fällen nachgewiesen wurde, verhindert die Orchidopexie übrigens die maligne Entartung im Einzelfall nicht.

Hinsichtlich der *Fertilität* ist die Prognose davon abhängig, ob und wann der HH behandelt wird. Wird der Hoden nicht zum Descensus gebracht, so kommt das Samenepithel nicht zur Entwicklung, sondern bleibt auf einer primitiven Stufe stehen. Bei Patienten mit beidseitiger Hodenretention (S. 254) tritt Sterilität ein. Die Prozentziffern für die Häufigkeit der Sterilität werden zwischen 70—100% angegeben (*1, 6, 11, 26*). Die Prognose des nicht behandelten HH ist in bezug auf die Fertilität folglich außerordentlich schlecht.

Was die Behandlung angeht, so sind die Urteile über den Wert und den Erfolg der einzelnen Verfahren ebenso verschieden wie über den Zeitpunkt, zu dem die Therapie einzusetzen hat.

Zunächst soll der *Zeitpunkt der Operation* besprochen werden. Es gibt sowohl Verfechter einer Behandlung im Kleinkindalter, als auch Autoren, die bis zum 15., ja bis zum 20. Lebensjahr abzuwarten empfehlen. Auf Grund der in den letzten Jahren mehr und mehr durchgeführten bioptischen Untersuchungen präzisiert sich die Frage heute dahin, ob man den Descensus im Alter von 6—7 Jahren erzwingen

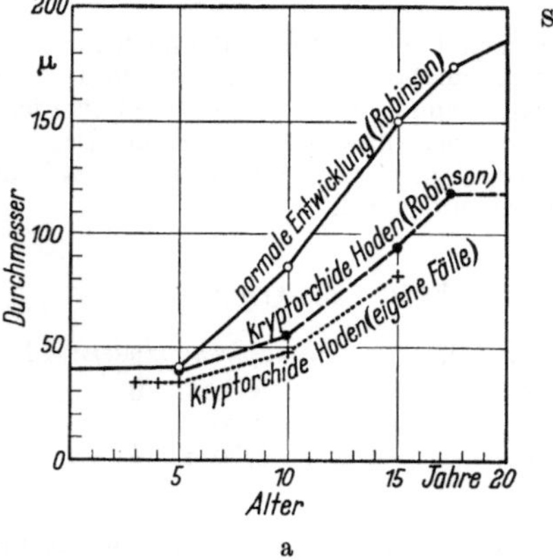

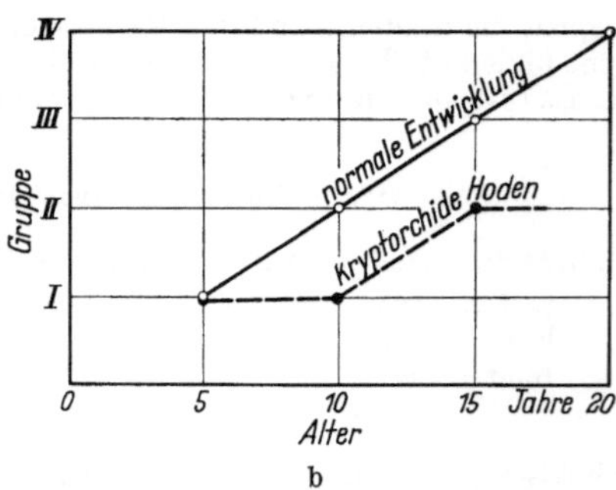

Abb. 1 a u. b. a) Entwicklung des normalen und des kryptorchen Hodens. Wachstum der Tubuli (in μ angegeben) in Beziehung zum Alter. b) Entwicklung des normalen und des kryptorchen Hodens unter besonderer Berücksichtigung des Keimepithels. (Aus Hecker u. Braren, *10*)

soll oder ob man damit bis zum Beginn der Pubertät abwarten darf; im letzten Fall würde bei einem Teil der Kinder der Spontandescensus eintreten. Die meisten Untersucher (*9, 10, 13, 16, 18, 24*) sind der Auffassung, daß die normale Entwicklung des Hodens nicht erst in der Präpubertät einsetzt, wie man früher angenommen hat, sondern schon im Alter von 5—6 Jahren. Ist der Hoden dystopisch, so bleiben das Größenwachstum und die Entwicklung des Samenepithels rückständig. Nach Ansicht vieler Autoren ist die Schädigung irreversibel, wie an bioptischen Nachuntersuchungen bei Patienten belegt wird, die zu spät behandelt wurden. Diese Verhältnisse werden durch Abb. 1 veranschaulicht. Auf Grund bioptischer Befunde (*2*) wird andererseits der Schluß gezogen, daß Schädigungen des Hodenparenchyms nicht vor der Pubertät auftreten. Ein besonders großes Untersuchungsmaterial übersehen CHARNY und WOLGIN (*4*), die Biopsien an 142 nichtdeszendierten und Kontrollen an 100 deszendierten Hoden vorgenommen haben. Die Autoren kommen zu dem Schluß, daß irreversible Schädigungen bei HH nicht vor dem 10. Lebensjahr auftreten. Dafür sprechen auch die ausgezeichneten Erfolge, die bei den fast 1000 Kindern erzielt wurden, die von GROSS und JEWETT zwischen dem 9. und 11. Lebensjahr operiert wurden (*8*).

Die Meinungen in dieser außerordentlich wichtigen Frage gehen demnach weit auseinander. Übereinstimmung besteht nur dahingehend, daß der Beginn der Pubertät, kenntlich am Erscheinen der Schambehaarung, nicht abgewartet werden darf.

Selbstverständlich hängt die Prognose auch von der Form der Behandlung ab. Auch in dieser Hinsicht besteht keinerlei Übereinstimmung und Klarheit. Die Erfolge der Hormontherapie werden zwischen 5% (*7*) und 80% (*12*) angegeben, die der Operation zwischen 0% (*4*) und 75% (*8*). Diese unterschiedlichen Ergebnisse beruhen z. T. darauf, daß die Autoren verschieden ausgewähltes Material sehen. Es ist daher zweckmäßig, die Prognose für die einzelnen, ätiologisch einheitlichen Gruppen getrennt zu besprechen, soweit dies nach der Literatur möglich ist. Wir können stark vereinfachend drei Hauptgruppen unterscheiden:

I. Die Ursache des HH liegt in der Hypophyse (und im Hypothalamus), die in der Fetalzeit zu wenig Gonadotropin produziert hat. Der HH ist in diesen Fällen doppelseitig.

II. Die Ursache besteht in einer anatomischen Behinderung des Descensus. Diese Fälle sind vorwiegend einseitig.

III. Es besteht eine primäre Hodeninsuffizienz, meistens auf Grund einer kongenitalen Dysplasie, ähnlich wie sie beispielsweise beim Pseudohermaphroditismus masc. vorliegt.

Der *beidseitige HH* ist die eigentliche Domäne der Hormonbehandlung; damit sind ausgezeichnete Erfolge (*6, 12, 15*) erzielt worden. CERNEA (*5*) sah in 72% einen Descensus; ähnliches sahen wir selbst (s. u.). Operative Therapie s. S. 254.

Bei *einseitigem HH* sind die Aussichten der Hormontherapie schlechter. CERNEA sah den Descensus unter Hormonbehandlung in 50% eintreten, wir selbst in 44%. Immerhin ermuntern solche Erfolge dazu, einen Versuch mit konservativen Methoden zu machen, zumal die Orchidopexie, wie sie heute in der Regel durchgeführt wird (*4, 14*), in einem Großteil, wenn nicht in der Mehrzahl der Fälle, zur Atrophie der Testes führt. In der Hand speziell erfahrener Chirurgen lassen sich jedoch auch hier gute Erfolge erzielen (*8, 9*).

Wieviel Prozent der nicht deszendierten Hoden, vor allem derer, die auf eine Therapie nicht ansprechen, primär dysplastisch sind, also zur Gruppe III gehören, ist noch unklar. Während früher höhere Ziffern angegeben wurden (*17, 22, 23*), nimmt man heute etwa in 10—20% aller Fälle eine Hodendysgenesie an. Bemerkenswert sind aber Befunde, die in den letzten Jahren erhoben worden sind (*10, 25*). Diese Autoren haben gezeigt, daß bei einseitigem HH auch der deszendierte Hoden auf der anderen Seite nicht selten dysplastisch und nicht entwicklungsfähig ist. Weitere bioptische Untersuchungen sind erforderlich, um zu zeigen, welchen Anteil die Dysgenesien tatsächlich am HH haben. Für die Beurteilung der Prognose ist diese Frage sehr wesentlich.

Zum Schluß sei über unser eigenes Krankengut berichtet: Es handelt sich um 137 Kinder, die seit vielen Jahren von uns kontrolliert werden (Tab. 3).

Tabelle 3

	2-seitig	1-seitig	Gesamt
< 10 Jahre . . .	10	8	18
Dysplast. Kinder	13	6	19
Kinder ohne Dyspl.	50	50	100
	73	64	137

Tabelle 4. *2 seitiger Hodenhochstand*
(Kinder ohne Dysplasien)

Gesamt	50
Spontandescensus	5
prim. op.	2
Hormon-ther. . .	43 (4 BH) = 100%
2 seit. Desc.. . .	23 (1 BH) = 53%
1 seit. Desc. . .	9 = 21% } 74%
tiefer getr. . . .	5 (1 BH) = 12%
Kein Erfolg . .	6 (2 BH) = 14%

BH = Bauchhoden

Tabelle 5. *1 seitiger Hodenhochstand*
(Kinder ohne Dysplasien)

Gesamt	50
Spontandescensus	7
prim. op.	10 (5 BH)
Keine Therapie . .	1 (atrophiert)
Hormon-ther. . .	32 (9 BH) = 100%
Descensus . . .	14 (2 BH) = 44%
tiefer getr. . . .	3 (1 BH) = 9%
Kein Erfolg . .	15 (6 BH, 3 atr.,
	3 (fix.) = 47%

Tab. 4 zeigt die Behandlungsergebnisse bei beidseitigem HH. Bei 5 Kindern ist im 10. bis 11. Lebensjahr der Spontandescensus eingetreten. Die übrigen Kinder wurden mit Gonadotropinen mit sehr gutem Erfolg behandelt. Sicherlich ist die Hormonbehandlung die Therapie der Wahl.

Tab. 5 gibt den Verlauf der Behandlung bei einseitigem HH wieder. Während wir bei beidseitigem HH einen völligen Mißerfolg der Hormonbehandlung nur in 14% gesehen haben, hatten wir hier 47% Versager. Dabei handelte es sich 6mal um Bauchhoden oder Anorchie, 3mal um atrophische und 3mal um völlig fixierte Testes. 20 Kinder wurden operiert; 15 von ihnen wurden inzwischen kontrolliert. Bei 10 dieser Kinder war der operierte Testis atrophisch.

Die letzte Gruppe umfaßt 19 Kinder mit ausgeprägten degenerativen Stigmata. Drei von ihnen wiesen ein Pterygium-Syndrom auf. Zwei andere gehörten zu einem bisher unbekannten Syndrom, das aus Zwergwuchs, valvulärer Pulmonalstenose und beidseitigem Kryptorchismus bestand. Auch die beidseitigen Fälle von HH dürften ihre Ursache in den Testes selbst haben. Auf Gonadotropin sprachen die Hoden entweder nicht an oder es resultierte ein zögernder Descensus sehr kleiner rudimentärer Testes. Selbstverständlich ist die Prognose quoad fertilitatem bei diesen Kindern äußerst schlecht.

Literatur

(1) Alnor, P., u. H. Hartig: Das funktionelle Ergebnis nach Kryptorchismusoperationen. Chirurg **25**, 294 (1954). — *(2)* Andersen, H., M. Andreassen u. F. Quaade: Testicular biopsies in cryptorchidism. Acta endocr. (Kbh.) **18**, 567 (1955).

(3) Carroll, W. A.: Malignancy in cryptorchidism. J. Urol. **61**, 396 (1949). — *(4)* Charny, C. W., and W. Wolgin: Cryptorchidism. London: Cassell & Co., Ltd. 1957. — *(5)* Cernea, R.: Zur Hormonbehandlung des Kryptorchismus. Hippokrates (Stuttgart) **22**, 241 (1951).

(6) de Marchi, C., R. de Marchi e D. Agosto: Anatomische und funktionelle Erfolge bei der chirurgischen und der Hormontherapie des Kryptorchismus. Arch. Chir. Torace **25**, 356 (1952). — *(7)* Deming, C. L.: The evaluation of hormonal therapy in cryptorchidism. J. Urol. **68**, 354 (1952).

(8) Gross, R. E., and T. C. Jewett: Surgical experiences from 1 222 operations for undescended testis. J. Amer. med. Ass. **160**, 634 (1956).

(9) Hallman, N., L. Hjelt, M. Paatela u. M. Sulamaa: Undescended testis. Ann. Chir. Gynaec. Fenn. **46**, 22—35 (1957). — *(10)* Hecker, W. Ch., u. F. Braren: Zur Therapie der Hodenretention unter besonderer Berücksichtigung des Zeitfaktors. Ärztl. Wschr. **13**, 83 (1958).

(11) McCollum, D. W.: Clinical study of spermatogenesis of undescended testicles. Arch. Surg. (Chicago) **31**, 290 (1935). — *(12)* Moncorps, C.: Zur konservativen Behandlung des Kryptorchismus. Med. Klin. **42**, 293 (1947).

(13) Nelson, W. O.: Spermatogenesis in mammalias. Recent Progr. Hormone Res. **6**, 29 (1952). — *(14)* Nowakowski, H.: Diagnose und Therapie der Hodenfunktionsstörungen im Knaben- und Mannesalter. Med. Klin. **50**, 1997 (1955).

(15) Prins, C. W.: Hormonbehandlung des Kryptorchismus. Ned. T. Geneesk. **85**, 758 (1941).

(16) Robinson, J. N., and E. T. Engle: Some observations on the cryptorchid testis. J. Urol. **71**, 762 (1954).

(17) Schinz, H. R., u. B. Slotopolski: Experimentelle und histologische Untersuchungen am Hoden. Dtsch. Z. Chir. **188**, 76 (1924). — (18) Schwartz, J. W., and J. F. Reed jr.: The pathology of cryptorchism. J. Urol. **76**, 429 (1956). — (19) Scorer, C. G.: Descent of the testicle in the first year of life. Brit. J. Urol. **27**, 374 (1955). — (20) Southam, A. H., and E. R. A. Cooper: Pathology and treatment of retained testis in childhood. Lancet **1927** I, 1319. — (21) Staemmler, M.: Über Arterienveränderungen in retinierten Hoden. Virchows Arch. path. Anat. **245**, 304 (1923). — (22) Staemmler, M.: Untersuchungen über überzählige Hodenanlagen in der Bauchhöhle. Verh. dtsch. Ges. Path. **27**, 190 (1934).

(23) Uffreduzzi, O.: Die Pathologie der Hodenretention. Arch. klin. Chir. **100**, 1151 (1913).

(24) Weyeneth, R.: Traitement de la cryptorchidie. Méd. et Hyg. (Genève) **15**, 140 (1957).

(25) Zahor, U., u. J. Raboch: Ein Beitrag zum Problem der Hodenbiopsie bei Kryptorchismus unter besonderer Berücksichtigung des Optimalalters für die Orchidopexie. Schweiz. med. Wschr. **86**, 311 (1956). — (26) Zanartu, J., y E. C. Hamblen: Ectopía testicular. Rev. clin. esp. **44**, 21 (1952).

12b. Bilateral cryptorchism

By

C. G. BERGSTRAND and O. QVIST

Much has been written about cryptorchism but relatively few papers deal with the late prognosis. The reasons for this are obvious. The most important question is to what extent boys with undescended testes become fertile and this question can only be answered with reasonable certainty after a long period of observation. Paternity is undoubtedly the best criterion of fertility but the difficulties of making a satisfactory follow-up study 20 years or more after treatment are obvious. Sperm examinations and testicular biopsies can of course give valuable information at any time but are usually possible only in a limited number of patients.

Studies of adult men who seek medical advice for sterility or suspected sterility naturally have only a limited bearing on the prognosis. To get correct information it is necessary to reexamine the total number of patients treated.

The results of such investigations vary considerably. The number of fertile men operated on for bilateral cryptorchism varies between nil and 80%. The reasons for these great differences cannot be discussed here but it may be pointed out that in some studies the number of patients is too small to allow of any conclusions.

During the 12-year period from 1934 through 1945 forty-five boys with bilateral cryptorchism were admitted to the surgical department of the pediatric clinic at Kronprinsessan Lovisas Barnsjukhus, Stockholm. Forty-four were operated. The technique for the orchiopexy will not be discussed in detail; it remained essentially the same during the whole period. The inguinal canal was laid open and the cord was mobilized by dissection. In about 25% of the patients the testis was fixed to the scrotal wall or to the thigh.

Table 1. *Age of 39 reexamined patients at time of orchiopexy*
F = Fertile. F ? = Possibly fertile. S = Sterile. S ? = Probably sterile

Age at time of orchiopexy	Bilateral operated patients					Unilateral operated patients				
	F	F ?	S	S ?	Total number	F	F ?	S	S ?	Total number
3—5	1	1			2				1	1
6—8	3	3	3	4	13					
9—11	7	2	6		15		1			1
12—14	3	1	2		7					
Total	14	7	11	4	37		1		1	2

In the follow-up study 3 patients could not be traced; and two patients were still too young to be included. In the remaining 39 patients (37 bilaterally operated and 2 unilaterally operated) the orchiopexy was performed at the age of 3 to 14 years (Table 1). In most cases the testes were found at operation in the inguinal canal. In four cases both testes were situated in the abdomen and in six cases in the neighbourhood of the external inguinal ring. At the time of the follow-up (1959) the patients were between 19 and 37 years of age. Twenty-five patients were reexamined personally, two had recently been examined by other doctors and the remaining 12 patients answered a questionnaire. Nine patients had been treated pre- or postoperatively with hormones. None of the patients reexamined personally showed obvious signs of endocrine imbalance and most of them stated that their libido was normal.

The 39 operated patients were divided into four groups for the follow-up (Table 2). The first group comprises the 14 patients who were fertile. Twelve of them were married and had at least one child. In one case, however, it was suspected that the information was not correct as a sperm examination 14 years previously had shown azoospermia. Two patients were not married but had normal

Table 2. *Result of follow-up study of 39 patients operated upon for bilateral cryptorchism*

Fertile patients		Possibly fertile patients		Sterile patients		Probably sterile patients	
Criteria	Number	Criteria	Number	Criteria	Number	Criteria	Number
P BNT	9	BNT	3	M AS BAT	5	BAT	6[1]
P UNT	1	UNT	5[1]	M AS UNT	4		
P	2			AS BAT	1		
NS BNT	2			AS UNT	1[2]		
Total	14		8		11		6

[1] One patient operated only on one side.

[2] Childless marriage for about 2 years.

P = Paternity. BNT = Bilateral normal testicular findings at palpation. UNT = Unilateral normal testicular findings. BAT = Bilateral abnormal testicular findings. NS = Normal sperm counts. AS = Abnormal sperm counts. M = Childless marriage for more than 3 years.

sperm counts. With the exception of two patients who gave no information on this point, all the men in this group had normal testicular findings, one man, however, only unilaterally.

In the second group are included 8 patients who possibly or probably were fertile. Seven were unmarried and declined a sperm examination. One man was married but the marriage was voluntarily childless. All the patients in this group had at least one palpatory normal testis in the scrotum. It is not necessary to emphasize that this is hardly a sufficient criterion of fertility and it is quite possible that in some of these cases spermatogenesis was more or less damaged.

The third group comprises 11 patients who showed a severe impairment of fertility or were considered sterile. Nine men had been married more than 3 years and had no children in their marriage. Their sperm counts (mostly repeated examinations) showed either a total aspermia (5 cases) or a badly damaged spermatogenesis. None had a bilateral normal testicular finding, but 5 men had one palpatory normal testis in the scrotum. In one of these cases a biopsy showed an interstitial fibrosis of the testis. One patient was unmarried but was included in this group as his sperm examination showed a severe oligospermia and his single testis probably was atrophied and situated outside the scrotum. One man had been married for two years at the time of examination. He had no children and three sperm counts showed at most 2.6 million per ml. His left testis was not palpable and the right one appeared somewhat small but was situated in the scrotum.

In the fourth group are included six patients who probably were sterile. In these cases sperm counts could not be performed and the patients were either unmarried or lived in voluntarily childless marriage. In all of these men the palpatory findings were abnormal on both sides.

Table 3 shows the results of the follow-up examination compared with the immediate results of operation. The figures are small but suggest, as might be expected, that the chances of fertility are much greater when the testes can be brought to a normal position in the scrotum at operation.

It may be concluded that in 39 patients operated on for bilateral cryptorchism the number of fertile men seems to be between 35 and 55%. A correct anatomical result of the operation appears to be of great importance for future fertility. It is not possible to decide from the present survey whether the age of the patient at operation affects fertility; no tendency to better results in the younger age group was observed.

Table 3. *Results of follow-up of 38 patients (one patient excluded because of poor operation report) operated upon for bilateral cryptorchism with regard to immediate postoperative results*

Group at follow-up	Immediate postoperative results	
	correct anatomical position	poor or unsatisfactory
Fertile patients	11	3
Possibly fertile	4[1]	4
Sterile patients	2	8
Probably sterile	1	5[1]

[1] One patient operated only on one side.

VI. Nervensystem einschließlich statische und geistige Entwicklung

1a. Epilepsie

Von

PH. BAMBERGER

Mit 3 Abbildungen

Wir haben versucht, auf schriftlichem Wege ein Urteil über den Krankheitsverlauf von 170 Patienten zu bekommen, die wegen Epilepsie bei uns behandelt worden waren. Ein Drittel der Patienten ist nach einer Krankheitsdauer von durchschnittlich 5 Jahren anfallsfrei gewesen, von diesen hatten nur 21 spezifische Medikamente erhalten, und zwar — wie schon das lange anfallsfreie Intervall zeigt — fast ausschließlich die früher üblichen Barbiturate und Bromderivate. 7 Patienten verloren ihre Anfälle erst in den letzten 4 Jahren. Von den übrigen Patienten haben 7 seit 5 Jahren, je 14 seit 6—10 bzw. 11—15 Jahren und 13 seit 16—25 Jahren keine Krämpfe mehr bekommen (siehe Tab. 1).

69 Patienten sind zur Zeit der Erhebung noch krank gewesen und 46 sind in der Zwischenzeit gestorben. Das Alter zu Beginn der Erkrankung liegt bei diesen beiden Gruppen niedriger als in der ersten. Das liegt vor allem an dem Anteil von Patienten, die bereits im ersten Halbjahr erkrankten. Er ist rund 4 mal so groß wie bei den Gesundgewordenen.

Über die *Anfallsformen* orientiert die Tab. 2. In allen drei Gruppen überwiegt die Kombination von Grand-Mal und Petit-Mal. Sie sind prognostisch ungünstig, und zwar in erster Linie, wenn die kleinen Anfälle durch Blitz-, Nick- und Salaam-Krämpfe repräsentiert werden. Unter den anfallsfreien Patienten hat etwa ein Fünftel an der genannten Kombination gelitten, während der Anteil in den beiden anderen Gruppen rund zwei Drittel bzw. Dreiviertel beträgt. Sehr übel ist die

Tabelle 1. *Übersicht über den Krankheitsverlauf von 170 Epileptikern*

Zur Zeit der Katamnese	Zahl	Alter bei Beginn der Krankh.[1] Jahre	Krankheitsdauer[1] Jahre	Anfallsfreie Zeit[1] Jahre	Alter z. Z. der Kat. bzw. des Todes[1] Jahre
anfallsfrei . .	55	5,1	5,0	10,1	20,2
noch krank .	69	3,3	13,9	∅	17,2
verstorben .	46	3,0	11,2	∅	14,3

[1] Im Durchschnitt.

Tabelle 2. *Anfallsformen*

	Zur Zeit der Katamnese		verstorben
	anfallsfrei	noch krank	
Grand Mal	9	9	8
G.-M. u. Petit Mal	19 (+3)[1]	33 (+10)[1]	16 (+13[1])
Petit Mal	22	10	7
G.-M. u. P.-M. u. Dämmerzustände	0	5	0
unklar	2	0	0

[1] Mit Status-Attacken.

Prognose der Patienten mit geburtstraumatischer Epilepsie; von 25 Patienten sind im Laufe der Jahre nur 3 anfallsfrei geworden. Deutlich ist ferner der deletäre Effekt von Status-Attacken zu erkennen, der uns auch später noch beschäftigen wird.

Bei reiner Petit-Mal-Epilepsie, d. h. in diesem Fall fast ausschließlich Absencen, wurde die umgekehrte Reihenfolge der Häufigkeit angetroffen.

Der Unterschied in der Schwere der Erkrankung der drei Gruppen dokumentiert sich auch in den Folgen für die *geistige Entwicklung* (s. Abb. 1). Weitaus der größte Teil der nunmehr Gesunden ist im großen ganzen unauffällig: 12 besuchten eine Mittel- oder Hochschule und haben einen Beruf, der höhere Anforderungen stellt. Angestellte, Techniker, Facharbeiter, Landwirte usw., Hausfrauen, die ihre

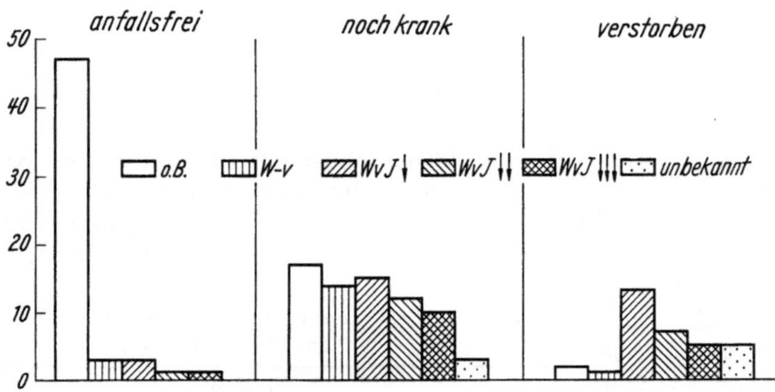

Abb. 1. Intelligenzabbau und Wesensveränderung (*Wv.*) bei 170 Epileptikern

Familien versorgen können, trafen wir 29mal an, nur 7 Patienten waren berufsunfähig. Die beiden anderen Gruppen schneiden bei diesen Kriterien außerordentlich ungünstig ab. Immerhin waren unter den noch Kranken 4 mit höherer Schulbildung und 10 Angestellte, Hausfrauen usw. sowie 11 weitere, die sich in einem selbständigen Beruf ihren Lebensunterhalt verdienen können. 11 Kinder landeten in einer Anstalt. Ganz deletär ist erwartungsgemäß das Ergebnis bei den Verstorbenen gewesen. Nur 2 Patienten zeigten keine Abbauerscheinungen, 32 waren debil und wesensverändert.

Über die Zusammenhänge zwischen Dauer bzw. Schwere der Erkrankung und dem Ausmaß geistiger Defekte kann aufgrund der Angaben in diesem Kollektiv nur in groben Zügen berichtet werden. Beide Erscheinungen gehen einander parallel, weil größere anatomische Läsionen des ZNS sowohl die Prognose quoad sanationem trüben wie auch die Möglichkeiten der geistigen Entwicklung beeinträchtigen.

Von Bedeutung für die Spätprognose ist die Frage, ob die Anfälle als solche für den geistigen Verfall angeschuldigt werden müssen. SCHOLZ und SPIELMEYER haben bekanntlich nach Krämpfen verschiedenster Ätiologie anatomische Veränderungen im Gehirn gefunden, die einen solchen Zusammenhang wahrscheinlich machen. Wir haben nun an einem anderen Krankengut geprüft, wieweit sich diese Bindung auch klinisch nachweisen läßt. Wenn man ohne Rücksicht auf die Ätiologie nach Beziehungen zwischen Anfallszahl und geistigem Abbau sucht, findet man tatsächlich eine starke positive Korrelation (s. Abb. 2a). Unterteilt man das Kollektiv jedoch, so sieht das Bild erheblich anders aus (s. Abb. 2b). Epileptiker weisen — unabhängig von der Anfallszahl — in einem viel höheren Prozentsatz Defekte auf als Kinder mit Gelegenheitskrämpfen. Gliedert man weiter nach ätiologischen Gesichtspunkten, so bestätigt sich das Ergebnis. Von den Patienten mit symptomatischer Epilepsie war bei niedriger Anfallszahl ein Drittel debil, gegenüber $^1/_8$ bei sogenannter genuiner Epilepsie, d. h. ohne deutliche anatomische Läsionen. Erst wenn die Patienten mehr als 100 Anfälle durchgemacht hatten, glichen sich die Verhältnisse einander an. Das gleiche findet man übrigens auch, wenn bei den Gelegenheitskrämpfen die auslösende Ursache berücksichtigt wird; Convulsionen aus Anlaß von bakteriellen Meningitiden haben

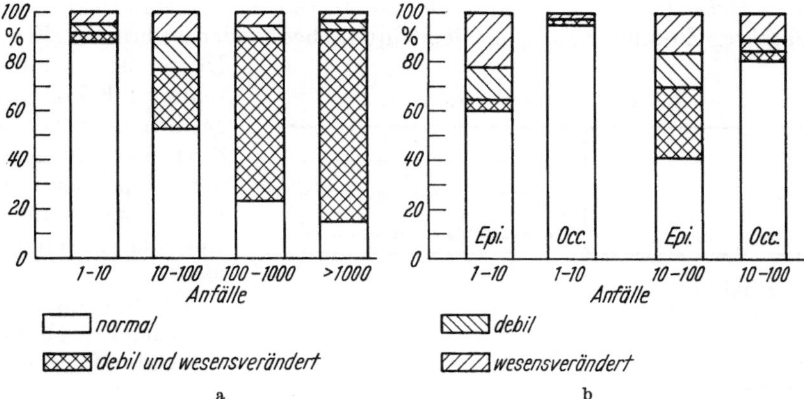

Abb. 2a u. b. a) Verhältnis von psychischem Entwicklungsstand zur Anfallszahl bei generalisierten Krämpfen verschiedener Ätiologie. Die absoluten Zahlen der Patienten betragen für die einzelnen Säulen von links nach rechts 531, 108, 11 und 29. b) Verhältnis von psychischem Entwicklungsstand zur Zahl der generalisierten Krämpfe, getrennt für Epilepsie und Gelegenheitskrämpfe. Die absoluten Zahlen der Patienten betragen für die einzelnen Säulen von links nach rechts 93, 438, 79 und 29

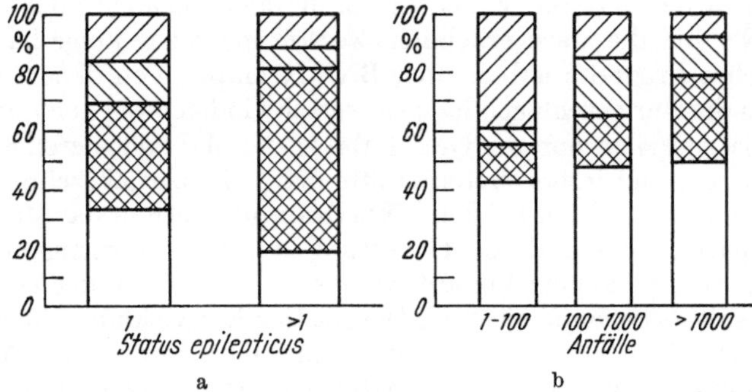

Abb. 3a u. b. a) Verhältnis von psychischem Entwicklungsstand zur Zahl der Status epileptici. Die absoluten Zahlen betragen für die linke Säule 31, für die rechte Säule 22. Die beiden Gruppen sind im Hinblick auf die Zahl der Grand Mal-Anfälle homogen. b) Verhältnis von psychischem Entwicklungsstand zur Anfallszahl bei reinen Petit Mal-Epilepsien. Die absoluten Zahlen der Patienten betragen für die einzelnen Säulen von links nach rechts 26, 34 und 63. Zeichenerklärung der Schraffur siehe Abb. 2a u. b.

in einem beachtlichen Prozentsatz Defektheilungen zur Folge, während die geistige Entwicklung nach Infektkrämpfen und postrachitischer Tetanie sich von der eines vergleichbaren Kollektivs ohne Anfälle praktisch nicht unterscheidet. Natürlich ist die Bedeutung des pathophysiologischen Geschehens im Iktus selbst nicht zu vernachlässigen, wie schon die Abb. 2b demonstrierte. Von den Patienten, die einen Status epilepticus überstanden hatten, waren rund 35% und von denen mit wiederholtem Status nur etwa 15% unauffällig. Wie entscheidend der pathogenetische Faktor sein kann, zeigt auch das Ergebnis unserer Untersuchung bei Absencen; der Anteil der geistig Defekten ist ziemlich unabhängig von der Anfallszahl, dagegen wird der Verfall der Intelligenz immer deutlicher, so daß bei massiver Anfallshäufung schließlich nur noch knapp 10% davon frei bleiben (s. Abb. 3).

17*

Der Effekt grob anatomischer Schäden kommt auch bei den Verstorbenen unseres Kollektivs zum Ausdruck. 10 Patienten hatten ein Geburtstrauma erlitten, 4mal war dieses mit einer pränatalen Schädigung bzw. mit Kernikterus vergesellschaftet, 2mal war eine Encephalitis zur Ursache des chronischen Leidens geworden, 2 Patienten litten an einem Gehirntumor, bei einem weiteren lag der Verdacht auf Tumor vor und schließlich war bei 5 Kindern eine cerebrale Läsion unklarer Ätiologie festgestellt worden.

Todesursachen (s. Tab. 3): Weitaus der größte Teil der Todesfälle ist in direkten oder indirekten Zusammenhang mit dem chronischen Leiden zu bringen. Etwa ein Drittel ist an intercurrenten Erkrankungen gestorben, wobei allerdings ebenfalls zum Teil der körperliche Verfall begünstigend für den Ausgang gewesen sein mag.

Über die prognostisch wirksamen Faktoren kann also folgendes gesagt werden:

Ungünstig ist früher Beginn des Leidens; setzt die Krankheit im ersten Lebenshalbjahr ein, liegt wohl in den meisten Fällen ein pränataler Schaden oder ein Geburtstrauma des ZNS vor, die meist erhebliche Zerstörungen zur Folge haben.

Tabelle 3. *Todesursachen*

	in		
	direktem	wahr-scheinlichem	möglichem
	Zusammenhang mit dem Leiden		
„an der Krankheit" . . .	12		
durch Unfall aus Anlaß eines Ictus	5		
im Ictus	4 (+1)		
Herzversagen		2	
Marasmus		1	
Pneumonie			10
Tuberkulose			2
Grippe mit Krämpfen . .			1

Eine schlechte Prognose haben auch BNS-Krämpfe, von denen MORO sagte, man wisse, was die Uhr geschlagen hat; sie verschwinden zwar noch im Spielalter, aber in den meisten Fällen nur, um Grand-Mal, Petit-Mal oder deren Kombination auftreten zu lassen, und in der ersten Hälfte des 3. Lebensjahrzehnts sind kaum mehr als 20% anfallsfrei. Auch bei den BNS-Krämpfen scheint das Manifestationsalter für das spätere Schicksal von Bedeutung zu sein; wir verfügen über einige Beobachtungen von günstigem Verlauf, wo die Anfälle erst in der zweiten Hälfte des Kleinkindesalters begonnen hatten. Die geistige Entwicklung, die während der Krankheit stehen bleibt oder zurückgeht, kann nach Sistieren der Anfälle sogar nach einem Intervall von mehreren Monaten wieder einsetzen, allerdings soweit wir es zur Zeit übersehen nur, wenn im EEG die typischen diffusen Krampfpotentiale verschwunden sind. Sitz und Umfang der Läsion spielen eben zweifellos auch hier eine gewichtige Rolle.

Die Kombination von Grand-Mal und Petit-Mal ist ebenfalls wenig erfreulich, eine Tatsache, die ja auch an der Erfolgsquote der modernen Antiepileptica abzulesen ist.

Schließlich sind die intervallären Verlaufsformen zu nennen, die unter den noch Kranken bzw. Verstorbenen unseres Kollektivs 2—3mal so oft vorgekommen waren wie unter den Gesundgewordenen.

Keinen Einfluß auf den Verlauf des Leidens hat offenbar die familiäre Belastung, die wir in allen drei Gruppen zu rund 18% gefunden haben.

Das bedeutsamste Ergebnis unserer Untersuchung ist die Tatsache, daß ein recht beachtlicher Teil der Epileptiker nach jahrelanger Dauer auch ohne oder unter einer nach heutigen Gesichtspunkten mängelhaften Therapie selbst nach langer Krankheitsdauer die Anfälle verlieren kann, und zwar recht häufig, ohne daß wesentliche Folgen zurückbleiben. Die Frage, welchen Wandel die modernen Antiepileptica unter EEG-Kontrolle bringen werden, kann leider noch nicht beantwortet werden; bei einem so eminent chronischen Leiden erlaubt eben nur eine Katamnesendauer von der Größenordnung unseres Kollektivs eine gut verwertbare Aussage, und dafür ist die Zeit seit der Einführung der neuen Mittel zu kurz. Immerhin lassen die bisherigen Ergebnisberichte der Literatur, mit denen sich unsere Erfahrungen decken, die Entwicklung in großen Zügen ablesen. Patienten mit großen Anfällen werden durch Hydantoine in der Hälfte der Fälle auf Jahre erscheinungsfrei, in einem Drittel können Anfallsschwere und -häufigkeit erheblich reduziert werden. Versager reagieren nicht selten noch auf Mylepsin, ebenso Patienten, bei denen die Hydantoine nach einiger Zeit keinen Effekt mehr zeigen. Fokale Anfälle sind therapieresistenter, was wiederum die Bedeutung umfangreicher substantieller Ausfälle des ZNS unterstreicht. Die Oxazolidine vermögen die pyknoleptischen Attacken, vor denen wir früher mit leeren Händen standen, in 50—60% ganz zu beseitigen und bringen in etwa 25% deutliche Besserung. Vor dem Schulalter sind die Erfolge schlechter. Von Nachteil ist, daß diese Präparate die Neigung zu Grand-Mal-Anfällen erhöhen, ja sie sogar provozieren können.

Wenn wir diese Erfolge den Ergebnissen unserer Enquête gegenüberstellen, sehen wir noch keinen Anlaß zu frohlocken, denn wir können noch nicht überblicken, wieviele Patienten ihrer Anfälle auf ein bis zwei Jahrzehnte ledig werden. Aber das Tor ist aufgestoßen, und wie z. B. die Erfahrungen der letzten Jahre mit Diamox und Succinimiden zeigen, versprechen noch manche neue Wege uns dem Ziel entgegenzuführen, diese unglückseligen Patienten zu heilen oder wenigstens ihren Zustand weitgehend zu bessern.

Literatur

BAMBERGER, PH., u. A. MATTHES: Anfälle im Kindesalter. Basel: Karger 1959.

MALLMANN-MÜHLBERGER, ELGA: Beginn und Verlaufsformen kindlicher Epilepsie. Diss. Heidelberg 1956.

1b. Krampfleiden bei Kindern

Von

H. Stutte

Die Perspektive dieses Beitrages zur Prognose der kindlichen Krampfleiden ist die der kinderpsychiatrischen Klinik. Am Krankengut einer Kinderklinik sind die Krampfkrankheiten mit 3—4% beteiligt (2), in dem unsrigen machen sie dagegen rund 15% aus. Dabei sind nicht mitgezählt die Kinder, die nur Verhaltensauffälligkeiten mit Krampfpotentialen im EEG boten, ohne je an Anfällen gelitten zu haben. In solchen Fällen bereits von potentieller, latenter oder auch nur von elektrophysiologischer Epilepsie zu reden, erscheint als eine klinisch und psychohygienisch bedenkliche Präjudizierung. Zur Epilepsie-Diagnose gehört der Paroxysmus, selbst wenn er sich nur in episodischen Psychosyndromen zweifelsfrei epileptischer Natur manifestiert.

Unser kinderpsychiatrisches Probanden-Material ist auch artmäßig anders als das einer Kinderklinik, was für die prognostischen Deduktionen von Bedeutung ist. Es überwiegen die chronischen Fälle (Krankheitsdauer: Im Mittel 3,8 Jahre), die hohen Altersklassen (8—12 J.) und die schweren Verlaufsformen (78 von 189 katamnestisch erfaßten Probanden wiesen neurologische und/oder psychische (Dauer-) Schäden auf). Unser Krankengut ist weiterhin angereichert mit Epilepsie-Formen, die psychopathologische Begleit- und Folgeerscheinungen zeigen oder nur durch ein epileptisches Psychosyndrom gekennzeichnet sind. Nicht wenige sind darunter mit einer bis dahin nicht erkannten, maskierten Epilepsie. Ein Krampfleiden kann sich z. B. tarnen hinter der Fassade orthostatischer Kollapse, einer Enuresis, Migräne, nächtlicher Pavorzustände oder noctambuler Krisen.

Ein kürzlich in der Klinik beobachteter 16jähriger Akademiker-Sohn, der durch die Hand mehrerer neurologischer und pädiatrischer Fachärzte und Kliniken gegangen war, litt seit der Kindheit an atypischen Anfällen, in denen er zu Boden stürzte. Sie waren bislang, weil typische Krampfpotentiale im EEG fehlten, als vasogen aufgefaßt und entsprechend behandelt worden. Wir hatten das Glück, einen Anfall selbst beobachten zu können; er war zweifelsfrei cerebraler Natur. Im jetzt erstmals angefertigten PEG: Eindeutiger Balkenmangel, der bekanntlich fast regelmäßig mit epileptischen Anfällen kombiniert ist.

Es können aber auch monomane Drangzustände (z. B. Davonlaufen), affektive Ausnahmezustände oder Umdämmerungen von episodischem Charakter einziges oder Hauptsymptom einer Epilepsie sein. Daß Absencen bei Kindern häufig als Unaufmerksamkeit und Konzentrationsschwäche verkannt, Dämmerattacken für Tagträumereien und Launen gehalten oder — wie kürzlich erlebt — das phasenhaft abgesetzte, stimmungslabil-egozentrische Verhalten einer 9jährigen mit seltenen, ebenfalls verkannten Absencen selbst von den hochgebildeten Eltern und Großeltern als „Anstellerei" mißdeutet werden kann — alles das sind für uns Kinderpsychiater keineswegs seltene Beobachtungen.

Für die Prognose ist aus dem Gesagten zu folgern, daß

a) der Formenkreis der kindlichen Epilepsie größer ist, als vielfach angenommen wird,

b) die Epilepsiesymptomatik psychopathologischer Valenz in unseren katamnestischen Erhebungen vermutlich nicht immer vollständig miterfaßt wird.

Noch einige kritische Bemerkungen zum Aussagewert von Längsschnittuntersuchungen bei der kindlichen Epilepsie: Es gibt — offenbar bei jeder (?) Epilepsie-Form, mit und ohne Behandlung — anfallsfreie Intervalle bis über 10 Jahre.

Kurt B. war mit 8 Monaten wegen einer hochfieberhaften Erkrankung mit Hirnhautbeteiligung und Krampfanfällen mehrere Monate in einer Kinderklinik aufgenommen. Die Anfälle verloren sich unter der Behandlung noch im 1. Lebensjahr wieder. Mit 15 Jahren — ohne jegliche cerebrale Noxe in der Zwischenzeit — erstmals petit mal-Anfälle, vom 16. Jahr an auch grands maux. Mit 20 Jahren in der hiesigen Nervenklinik (Prof. H. Jacob), EEG: Krampffocus li. temporal. Hier bestand demnach ein anfallfreies Intervall von 14 Jahren.

Für den Verlauf eines kindlichen Anfalleidens sind primäre intellektuelle Ausstattung, pädagogische Situation, schulische und berufliche Lenkung nicht irrelevant; denn emotionale Dauerschäden (Überforderung, mangelhaftes Verständnis der Umgebung) vermögen anfallprovozierend zu wirken und auch der Wesensveränderung Vorschub zu leisten. Eine vermeintliche ausschließlich iktogene psychische Alteration besteht nicht selten auch aus reaktiven Verhaltensabnormitäten, die aus dem Mangel an Verständnis von Seiten der Umgebung für die Situation der Krampfkranken erwachsen. Andererseits ist ein intelligenter Patient, der z. B. auf die Prodrome (Auraerscheinungen) seiner Anfälle zu achten und daraus die Konsequenzen zu ziehen lernt, auf die Dauer besser dran als ein primär beschränkter, gegenüber den Anfällen indolenter Epileptiker — vor allem, wenn auch die Umgebung sich entsprechend gleichgültig verhält. Hohe berufliche und kulturelle Leistungen sind mit einer chronischen Epilepsie nicht unvereinbar (vgl. Cäsar, Napoleon, Dostojewski, Händel u. a. m., vgl. 2).

Mir selbst sind als Epileptiker bekannt ein erfolgreicher Schriftsteller und sein Bruder, ein tüchtiger Ingenieur und ehem. Führer eines großen konfessionellen Jugendverbandes, ein Landgerichtsdirektor und ein Pfarrer. Sie alle verstanden, ihren Lebensstil der Epilepsie anzupassen, z. B. Schlafentzug oder Alkohol, die bei einigen von ihnen anfallprovozierend wirkten, strikte zu meiden.

Die persönliche Lebensführung ist für den Verlauf einer Epilepsie also sehr wichtig. Mit unseren meist am Symptom orientierten Katamnesen erfassen wir nicht nur die Dynamik der somatischen Krampfkrankheit.

Zur speziellen Anfallsprognose haben BAMBERGER und MATTHES auf Grund vielseitiger katamnestischer Erhebungen konkrete Anhalte geliefert, die z. B. Manifestationsalter, Form, Schwere und Häufigkeit der Anfälle, Alter der Patienten und andere klinische Fakten berücksichtigen. Ich kann sie im wesentlichen bestätigen auf Grund der von GOTTSCHLING durchgeführten 2—8jährigen Katamnesen an einem auslesefreien Probandenmaterial unserer Klinik. Es handelt sich dabei um 211 stationär untersuchte und behandelte Patienten bis 18 Jahre. Bei 189 (= 90%) konnten zuverlässige Unterlagen über den Verlauf erhoben werden.

Unter ätiologischen Gesichtspunkten rekrutiert sich dieses Krankengut zu
63% aus symptomatischen Epilepsien
31% aus Epilepsien ungeklärter Ätiologie
6% aus genuinen Epilepsien.
Diese Aufgliederung wird hier erwähnt, weil sie den Einstellungswandel in bezug auf die Diagnose „genuine Epilepsie" erkennen läßt — nicht zuletzt natürlich Folge der Differenzierung der Diagnostik.

Unsere *pauschale Verlaufsstatistik* zeigte folgendes Ergebnis:

$$
\left.
\begin{array}{l}
\text{Über 2 Jahre anfallfrei} \dots\dots 33{,}5\% \\
\text{Über 2 Jahre anfallfrei mit Defekten} \quad 5{,}5\% \\
\text{gebessert} \dots\dots\dots 10{,}4\%
\end{array}
\right\} = 49\%
$$

unverändert . . . . 30 %
verschlechtert . . . . 13 %
verstorben (von den 8 Gestorbenen
sind 4 im Anfall gestorben) . . . 4,5%

Zur Epilepsie-Prognose sollen noch einige ergänzende Hinweise zu dem vorangehenden Beitrag gegeben werden.

Pyknolepsie: Die Mehrzahl der eigenen Probanden hatte die Anfälle behalten. Als Langzeitprognose-Regel kann gelten: $^1/_3$ bleibt unverändert, $^1/_3$ verliert die Anfälle (oft erst in der Pubertät), bei $^1/_3$ entwickeln sich später auch grands maux (GM) — nach PAAL (7) vor allem bei solchen mit Auraerscheinungen vor den Anfällen. *BNS-Krämpfe*: Nach der Untersuchung von GOTTSCHLING (4) an unserem Material wurden etwa 50% anfallfrei, 50% blieben stationär oder verschlechterten sich. Absencen haben — falls selten und isoliert und normalen Grundrhythmus im EEG zeigend — eine gute Therapie- und Verlaufsprognose. *Oral-Petit Mal*: Diese mitunter über die ganze Kindheit hinweg solitäre Epilepsieform mündet oft erst nach der Pubertät in ein polyphänes Epilepsie-Syndrom ein. *Jackson-Anfälle*: Von unseren 3 Patienten wurden 2 anfallsfrei. *Dämmerattacken*: Von 17 Kranken waren bei der Nachuntersuchung 8 geheilt oder gebessert, 7 unverändert und 2 verschlechtert. Prognostisch bedeutsam erscheint mir der Hinweis von Garsche (*3*), daß Dämmerattacken mit einem PM-EEG oft therapieresistent sind und eine schlechte Langzeitprognose haben. Uns scheint, daß eine genauere klinische und elektroencephalographische Differenzierung zwischen Dämmerattacken und statusartiger Häufung rasch aufeinanderfolgender PM. erforderlich ist, und dadurch weitere Prognoseanhalte zu gewinnen sind. Bisher wenig geklärt ist übrigens auch, welche ätiologischen Epilepsieformen in besonderem Maße zu Dämmerattacken neigen. *Grands maux*: Von 61 Kranken waren bei der Nachuntersuchung (*4*) 32 geheilt oder gebessert. Die Prognose war um so günstiger, je seltener die Anfälle waren. Die günstigere Ansprechbarkeit der GM-Epilepsie im Vergleich zu allen anderen Epilepsieformen kann als empirisch gesicherte Erkenntnis aller katamnestischen Erhebungen angesehen werden. Prognostisch bemerkenswert erscheint die Feststellung von v. Hedenström-Schorsch (*6*), daß die GM-Epilepsien mit ausgeprägten EEG-Veränderungen im allgemeinen weniger Hydantoin brauchen als jene mit normalem EEG. Von ihren Patienten mit GM-Epilepsie sind 66% anfallfrei geworden.

Aus den Nachuntersuchungen unserer Probanden ließen sich noch folgende empirische Regeln ableiten: Die Prognose war um so günstiger, je später die Manifestation der Epilepsie erfolgte. Diese Feststellung steht im Gegensatz zu der Mehrzahl der von pädiatrischer Seite erhobenen Katamnesen. Die Krampfkranken einer Kinderklinik umfassen auch die zahlreichen Kinder mit prognostisch günstigen Fieber- und Occasionskrämpfen, die der Kinderpsychiater selten zu sehen bekommt. In seinem Krankengut repräsentieren die Probanden mit langer Anfallanamnese, bevorzugt solche mit massiveren Hirnschäden. Die Prognose war ferner um so günstiger, je kürzer die Dauer der Erkrankung ist, je früher die Behandlung einsetzt und sekundären Krampfschäden vorbeugt, je seltener die Anfälle sind und je geringer die neurologischen und psychischen Anfallschäden sind.

Absolut deletär ist die Prognose der wechselvollen Begleit-Epilepsien bei Leukoencephalitis, diffuser Hirnsklerose und amaurotischer Idiotie, obgleich — bemerkenswerterweise — die Anfälle selbst bei diesen degenerativen Hirnerkrankungen oft therapeutisch gut zu beeinflussen sind. Aber die unaufhaltsame Progression des Grundleidens bestimmt die Verlaufsprognose.

Es gibt andererseits therapieresistente Epilepsieformen — vor allem unter den Absencen —, ohne daß klinisch faßbare, gröbere anatomische Hirnveränderungen vorliegen müssen.

Die psychosoziale Verlaufsbilanz ergab (*4*) im Material unserer Klinik folgendes Bild:

Berufs- und Schulleistungen gut/ausreichend 61%
pflegebedürftig, schul- und berufsunfähig. 22%
    davon 10,8% in Anstaltsbetreuung.

Unter der verbesserten Therapie ist danach die Psycho- und Sozialprognose der kindlichen Epilepsie keineswegs mehr so ungünstig wie noch vor wenigen Jahrzehnten.

Begünstigend für die Entwicklung eines epileptischen Psychosyndroms (Wesensveränderung und/oder Demenz) sind nach unseren katamnestisch unterbauten Erfahrungen u. a. häufige Anfälle, GM-Form der Epilepsie und Auftreten von epileptischem Status. Unter den von Bamberger und Matthes nachuntersuchten kindlichen Epileptikern mit diesem Status zeigte nur $^1/_5$ keine psychische Alteration. Wir selbst haben mehrfach nach einem einzigen Status eine schwere Demenz auftreten sehen.

Manfred Sch. hatte mit $1^1/_2$ Jahren eine Hirnerschütterung (Contusion?) erlitten, die jedoch keine Folgen hinterlassen hatte. Nach normaler Kindheitsentwicklung und Schulanamnese mit 11 Jahren Auftreten von Absencen, später auch (seltene) GM. Kurz vor der Klinikeinweisung mit 13 Jahren Status mit 14 Anfällen in einer Nacht. Danach schwerer Zustand mehrwöchiger deliranter Unruhe. Nach allmählicher Aufhellung des Sensoriums massive Erregungs- und Angstzustände, schwere Auffassungs- und Merkschwäche, grobe Störung des Kritik- und Urteilsvermögens, so daß schließlich Anstaltsunterbringung erforderlich wurde. Bei deutlichen Abweichungen im neurologischen Befund waren sowohl Liquor-, wie Arteriogramm- und Encephalogrammbefund (trotz der schweren Demenz!) praktisch normal.

Die klinischen Erfahrungen sprechen dafür, daß Belastung mit Krampfleiden bzw. Abstammung aus Familien mit enechetisch-viscöser Temperamentstönung (iktaffiner Konstitutionskreis i. S. von Mauz) die Entwicklung eines postepileptischen Psychosyndroms — weitgehend unabhängig von Art und Häufigkeit der Anfälle — begünstigt. Diese Feststellung bedarf allerdings in bezug auf die kindliche Epilepsie noch der erbstatistischen Unterbauung. Beachtenswert ist die Feststellung von Bamberger und Matthes, daß die spezifische epileptische Wesensveränderung des Erwachsenenalters, die allgemeine Verlangsamung und Viscosität, im Klein- und Schulkindalter ganz zurücktritt hinter dem hyperkinetisch-erethischen Syndrom. Bei Kindern mit Absencen und Pyknolepsie scheint sich häufiger eine Charakterveränderung als ein Abbau der geistigen Leistungsfähigkeit einzustellen. Die eigentliche Demenz zeigt auch im Kindesalter eine deutliche Abhängigkeit von Häufigkeit und Schwere des Anfalleidens. Eine epileptische Wesensveränderung kann unter Umständen auch durch die Medikation pointiert, durch psychoreaktive Faktoren überlagert oder auch durch wochenlange Umdämmerung vorgetäuscht und damit weitgehend reversibel sein. Der Kliniker ist immer wieder überrascht über die Rückbildungsfähigkeit scheinbar definitiver Demenzzustände.

Die mehrere Wochen in der Klinik beobachtete Christiane B. hatte bei der Erstimpfung eine Encephalitis p. vacc. mit Hemiplegie, therapieresistenter Epilepsie und fortschreitender Demenz davongetragen. Das Mädchen lag schließlich völlig bewegungslos, gelegentliche laute Schreie ausstoßend und keinerlei Umweltinteresse mehr zeigend, dauernd im Bett. Nach der mit 5 Jahren (Doz. Dr. Pia, Gießen) durchgeführten linksseitigen Hemisphärektomie verschwanden die Anfälle innerhalb eines Jahres vollständig, und das Kind gewann auch seine Sprache wieder. Bei der klinischen Beobachtung mit 7 Jahren zeigte Ch. zwar noch gewisse Wortfindungsstörungen, jedoch ausreichende sprachliche Ausdrucksmöglichkeiten. Sie war emotional durchaus schwingungs- und kontaktfähig und bot bei einem I. Q. von 40 ein durchaus individuelles Persönlichkeitsprofil.

Das postepileptische Psychosyndrom zeigt auch im Kindesalter keine einfache Relation zu Art, Schwere und Häufigkeit der Anfälle bzw. deren Ätiologie. Seine Entwicklung wird vielmehr durch die verschiedenartigsten Determinanten bestimmt, und zwar u. a. durch

a) den primären Hirnschaden,

b) die hypoxämischen Krampfschäden (9),

c) universelle, von einem Krampfherd ausgehende Hirnfunktionsstörungen,

d) entwicklungsphasische Gesetzmäßigkeiten (Pointierung der epileptischen Wesensveränderung in den sog. Erregungsphasen),

e) die primäre (intellektuelle und charakterliche) Persönlichkeitsstruktur,

f) iktaffine Temperamentseigentümlichkeiten im Erbumkreis,

g) psychoreaktive Faktoren, für deren Entwicklung die Einstellung der Umgebung zum krampfkranken Kind mitbestimmend ist.

h) Nicht zuletzt hängt aber auch die Entwicklung eines epileptischen Psychosyndroms und seine Gradausprägung ganz wesentlich ab von der Therapie, die stets individuell zu gestalten ist.

Abschließend sei noch kurz auf die spezifische Kriminalität der Epileptiker hingewiesen. Nach einer von Gruhle (5) zitierten älteren Untersuchung waren von 320 erwachsenen Epileptikern 141 schon vor dem 20. Lebensjahr strafrechtlich verurteilt worden. Die epileptischen Ausnahmezustände sind nicht selten durch monomane Drangzustände wie Drang zum Davonlaufen, Feuerlegen, Suizid und zu massiven Gewalttätigkeiten beherrscht; auch exhibitionistische Entgleisungen werden häufig (Zahlen von 25% finden sich in der kriminalstatistischen Literatur!) in epileptischen Dämmerzuständen begangen.

Die Epilepsie-Prognose ist nicht nur ein ärztlich-therapeutisches Problem, sie hat vielmehr auch einen psychopathologischen, psychohygienischen und sozial-biologischen Aspekt, den vor allem herauszustellen die Absicht dieses Bei-trages ist.

Literatur

(1) BAMBERGER, PH., u. A. MATTHES: Klinischer Beitrag zur Frage der Krampfschädigun-gen im Kindesalter. Ann. paediat. (Basel) **189**, 329 (1957). — (2) BAMBERGER, PH., u. A. MATTHES: Anfälle im Kindesalter. Basel: S. Karger 1959.

(3) GARSCHE, R.: Elektroencephalographie. In: Bd. II Biologische Daten für den Kinder-arzt. Herausg. J. BROCK. Berlin-Göttingen-Heidelberg: Springer 1954. — (4) GOTTSCH-LING, K. G.: Über die Prognose kindlicher Anfallzustände. Med. Dissertation Marburg 1955. —

(5) GRUHLE, H.: Epileptische Reaktionen und epileptische Krankheiten. In: Handbuch der Geisteskrankheiten, Bd. 8/IV. Berlin: Springer 1930.

(6) HEDENSTRÖM-SCHORSCH, v.: Arch. Psychiat. Nervenkr. **198**, 17 (1958); **199**, 311 (1959).

(7) PAAL, G.: Arch. Psychiat. u. Z. Neurol. **196**, 48—62 (1957).

(8) PACHE, H. D.: Die Klinik der kindlichen Krampfleiden; Mschr. Kinderheilk. **102**, 42 (1954).

(9) SCHOLZ, W.: Die Krampfschädigung des Gehirns. Berlin: Springer 1951.

2a. Encephalitiden, Meningitiden

Von

PH. BAMBERGER

Die Nachuntersuchung der Patienten, über die hier berichtet wird, erstreckte sich einerseits auf die Epilepsie und neurologische Restzustände, zum anderen wurde die intellektuelle Entwicklung geprüft und auf Wesensveränderungen geachtet. Das Urteil darüber setzte sich zusammen aus den Angaben über Schul- bzw. Berufsleistungen und über das Verhalten zu Hause, ferner aus den Ergebnissen der Exploration und der Testung. Dabei wurden verwendet: Hawik-, Bender-Gestalt-Test, Baum-Test und Rorschach- bzw. Z-Test. Die Veränderungen dokumentieren sich in Verlangsamung, Kontaktschwierigkeiten, Affekt- und Stimmungslabilität und Distanzlosigkeit. Als Hinweis auf hirnorganische Leistungsschwäche fanden sich visuell-motorische und andere Ausfälle, wie Konzentrationsschwäche, mangelnde Merkfähigkeit, Umstellungsschwierigkeiten im Zahlen-Symbol-Test, Mosaik-Test und Figurenlegen; gelegentlich konnte auch die Abstraktionsfähigkeit geprüft werden.

Encephalitis

Es handelt sich um 56 Patienten, die an abakterieller bzw. postinfektiöser Virusencephalitis erkrankt waren. 3 von ihnen sind in der Zwischenzeit verstorben. (2 Patienten hatten an Epilepsie gelitten, 1 hatte einen postencephalitischen Zustand ohne Krämpfe gehabt.) 52 konnten nachuntersucht werden. Das durchschnittliche Erkrankungsalter war $4^1/_{12}$ Jahre. Die Katamnesendauer lag zwischen 7 und 19 Jahren, im Mittel bei 14 Jahren.

Von allen Patienten erkrankten — mit Einschluß der Todesfälle — 7 im Lauf der Jahre an Epilepsie, bei weiteren 6 Patienten muß die Frage noch unentschieden bleiben. 2 von ihnen hatten verdächtige Anfälle, 4 epilepsieverdächtige EEG-Veränderungen.

Das Endresultat ist weitgehend abhängig von der Intensität der motorischen Erscheinungen (s. Tab. 1). Alle Patienten mit einseitigen Krämpfen und deutlichen bis schweren Paresen im akuten Stadium bekamen später *Epilepsie*, von 5 Patienten mit Krämpfen ohne Seitenbeteiligung aber mit postparoxysmalen Paresen ist einer auf Epilepsie verdächtig, ein anderer hat eine pathologische Hirnstromkurve. 13 Patienten dieser Gruppe hatten generalisierte Anfälle ohne postparoxysmale Lähmungen; von diesen zeigten bei der Nachuntersuchung 2 paroxysmale Dysrhythmien. Bei der letzten Gruppe waren keine Convulsionen beobachtet worden, aber isolierte Lähmungen im akuten Stadium und Restzustände bei einem Teil von ihnen lassen darauf schließen, daß bei diesen sowohl die Anfälle wie auch die postparoxysmalen Lähmungen übersehen worden sind. Sie sind offensichtlich leicht und kurzdauernd gewesen. Hier wurde bei der Nachuntersuchung 1 mal eine Jackson- und Grand-Mal-Epilepsie festgestellt und 3 Patienten sind auf Epilepsie verdächtig. Der Rest (20 Patienten) hat keine Anzeichen für ein chronisches Krampfleiden.

Für ein endgültiges Urteil über den Anteil der Epileptiker ist die Beobachtungszeit noch nicht lang genug; 2 von diesen Patienten waren mehr als 6 Jahre, der eine sogar 15 Jahre unauffällig gewesen. Wenn man die Erfahrungen bei geburtstraumatischen- und Infektkrämpfen auf unsere Probanden anwendet, muß

Tabelle 1. *Encephalitis*

Akute Erkrankung		Katamnese										Summe
Krämpfe	**Paresen***	**Epilepsie** Zahl	Art	neurol. Bef.* Arm Bein Fac.	**Epilepsie-Verdacht** Zahl	Anfälle	EEG-Befund	neurol. Bef.* Arm Bein Fac.	**keine Epilepsie** Zahl	EEG-Befund	neurol. Bef.* Arm Bein Fac.	
einseitig	+ bis ++	3	Jackson	+ + + + + ∅ ∅ ∅ ∅	0				0			5
		1	Jackson†									
		1	BNS †									
ohne Seiten-betonung	+ bis ++	0			1	6 J. 1 × „Infekt"-Krampf	o. B.	o. B.	1	Depression li. total	+ + +	2
	(+)	1	Jackson	∅ ∅ ∅	0				2	o. B.	o. B.	3
									2	o. B.	(+) (+)	18
	∅				2	∅	paroxysm. Dysrh.	+	2	o. B.	o. B.	13
									7	o. B.	o. B.	23
keine	+ bis ++	0			1	4. u. 5. L.J.¹ mehrere ⚡	o. B.	o. B.	1	o. B.	+ + +	
					1	∅	paroxysm. Dysrh.	+	1	o. B.	+	6
					1	∅	Focus p. z.	+	1	o. B.	o. B.	
									2	o. B.	+	24
	(+)	0			0				1	o. B.	Tremor re. Hand²	7
									4	o. B.	o. B.	
	∅	1	Jackson und Gr. Mal³	+ +	0				1	o. B.	Choreo-Athetose⁴	11
									9	o. B.	o. B.	

* ++ und + einseitige mehr oder minder schwere Lähmung. (+) angedeutete Parese und Reflexdifferenz, ⚡ Krampfanfall.

¹ bis jetzt mit 18 Jahren ohne Therapie o. B.   ² schwere motorische Unruhe im akuten Stadium.
³ Krampfbelastung in der Familie.   ⁴ choreo-athetotische Unruhe im akuten Stadium.

man damit rechnen, daß unter den bisher frei gebliebenen noch 4—6 Epilepsie-
kandidaten sein mögen, und das deckt sich in etwa mit der Zahl unserer Verdachtsfälle.

Spastische Paresen waren noch bei 5 Patienten deutlich vorhanden, weitere 5
zeigten nur leichte oder angedeutete Lähmungen. Auch diese motorischen Ausfälle
sind, wie die Tabelle zeigt, weitgehend von den genannten Symptomen während
der akuten Erkrankung abhängig. Allerdings können sich Lähmungen, auch
schwere, gelegentlich völlig zurückbilden, wie 8 Patienten der Gruppe 3 zeigen. Das
gleiche gilt für tiefsitzende Läsionen: 6 Kinder hatten an schwerem Tremor oder
schwerster zentral-nervöser Unruhe gelitten, nur bei 2 von ihnen war die Stamm-
hirnläsion so massiv gewesen, daß sie bei der Nachuntersuchung noch nachweisbar war.

Wesensveränderung und Leistungsabbau waren, abgesehen von den dementen
Epileptikern, bei 12 der Nachuntersuchten deutlich feststellbar, die Hälfte von
ihnen hatte im akuten Stadium gekrampft. 4 Patienten hatten nur leichte Erscheinungen in dieser Beziehung; sie waren alle während der Encephalitis frei von Anfällen geblieben. Krämpfe scheinen also für den geistigen Abbau nicht so entscheidend zu sein wie für die Entwicklung eines chronischen Krampfleidens.

Dauer und Intensität der Bewußtseinstrübung stehen in keinem Zusammenhang
mit dem Auftreten von epilepsieverdächtigen Veränderungen, und ebenso wenig
haben sie einen Einfluß auf die geistige Entwicklung. Wir fanden alle Schattierun-
gen von völliger Bewußtseinsklarheit bis zu schwerer Bewußtlosigkeit von 10, 14
bis zu 25 Tagen, regellos verteilt. Nur ein Patient, der 44 Tage im Koma gelegen
war, wurde desolat entlassen und starb nach 1 Jahr.

Auch die Eigenanamnese vor dem Ausbruch der Erkrankung lieferte keine
Hinweise für die Prognose. Sie war auffallend häufig leer; nur 1 Patient, der später
an BNS-Krämpfen litt, hatte vorher „Infektkrämpfe" gehabt; möglicherweise
war dieser Ictus bereits der Auftakt zur Epilepsie gewesen.

Bei 4 unserer Patienten wurden Krämpfe, bei 2 weiteren Gemütsleiden in der
Verwandtschaft angegeben, und die Mutter eines Patienten war debil. 1 Patient
leidet jetzt an Epilepsie und 2 fallen in die Gruppe der Verdächtigen. Die familiäre
Belastung ist also z. B. im Vergleich zu den Infektkrämpfen recht gering, sie
scheint aber — wie dort — einen ungünstigen Einfluß auf die Spätprognose
zu haben.

Der Zusammenhang zwischen Convulsionen während der akuten Erkrankung
und dem späteren Schicksal ist wohl mit Recht folgendermaßen zu deuten: Generalisierte Konvulsionen sind in den meisten Fällen als Zeichen eines Hirnödems
belanglos. Treten postparoxysmale Lähmungen auf, so sind sie ein Symptom für
encephalitische Herde, die bei geringfügiger Ausprägung häufig ebenfalls un-
bedenklich sind; größere hinterlassen Narben, die sich später im EEG, im Auftreten von Krämpfen oder in spastischen Paresen manifestieren. Einseitige
Krämpfe sind immer ein signum mali; der Übergang in Epilepsie scheint unvermeidlich.

Im ganzen gesehen muß gesagt werden, daß das spätere Schicksal nach
Encephalitis recht wenig erfreulich ist. Nahezu die Hälfte der Patienten erleidet
einen Dauerschaden, der sich im EEG, im Auftreten von Krämpfen oder in geistigen Abbauerscheinungen manifestiert. Dabei sind einseitige Krämpfe besonders
deletär, aber auch generalisierte blieben nicht immer ohne Folgen, insbesondere
wenn sie von isolierten Lähmungen gefolgt sind.

Das Ergebnis führt zu folgenden Forderungen: Art und Umfang der Konvulsionen im akuten Stadium bedürfen einer sehr sorgfältigen Beurteilung; ebenso muß

Tabelle 2. *Abakterielle Meningitis*

	Ergebnis der Nachuntersuchung	Pat. Nr.	Familien-Anamnese	Anamnese vor der Erkrankung	Besonderheiten während der Erkrankung	Art der Anfälle	Wesens-Veränderung	hirnorg. Leist.- Abbau	Bemerkungen
Epilepsie und pathol. EEG-Befunde	Anfälle	44s	Bruder † ⚡	Inf. Kr. m. 1 Jahr	mehrfach ⚡	Absencen ? m. 15	∅	∅	jetzt 18 Jahre alt
		25s	∅	∅	∅	unklare ⚡ m. 10 J.	+	teilweise	jetzt 12 Jahre alt
	Focus fokale Dys.	2s	∅	∅	∅	∅	+	∅	Kat. Dauer 15 Jahre
		20s	∅	(Steißlage)	∅	∅	+	∅	Kat. Dauer 11 Jahre
	Parox.	26s	Mutter debil	∅	„schwer krank"	∅	+	+	Kat. Dauer 15 Jahre
	Parox. Dys.	30s	∅	∅	∅	∅	— (imbezill)	teilweise	2× Ohnmacht, Kopfweh Kat. Dauer 11 Jahre
	Verd. sh. w. Focus	12s	∅	∅	∅	∅	∅	∅	vor 2 Jahren Commotio Kat. Dauer 13 Jahre
		41s	∅	∅	∅	∅	∅	∅	Kat. Dauer 17 Jahre
Hirnorg. Leistungs-abbau und We-sensverände-rungen		Pat.	2s 20s 25s 26s s. oben						
		22s	Bruder IKr. Mutter ge-mütsleidend	∅	∅	∅	+	+	Schule IV—V, 1 ↓
		29s	2 Geschw. +	Inf. Kr. (20 Mte)	„schwer krank"	∅	+	+	Schule IV—V, 1 ↓
		39s	Großvater Epi.	∅	∅	∅	+	+	Schule IV+V, 2 ↓
Teilausfälle		Pat. 20s s. oben							
		6s	∅	Inf. Kr. m. 2 J.	tonischer ⚡				
Verd. auf hirnorg. Leistungsabbau		33s	∅	∅	∅				
		50s	∅	(Zwillings-geburt)	∅				

im postparoxysmalen Zustand durch eingehende neurologische Untersuchung auf Lähmungen geachtet werden. Diese und die EEG-Untersuchungen im Verlauf und am Ende des Klinikaufenthalts werden uns sicher in den Stand setzen, mit größerer Sicherheit den Eltern über das spätere Schicksal ihrer Kinder Auskunft zu geben und evtl. eine rechtzeitige antiepileptische Prophylaxe einzuleiten.

Abakterielle Meningitis

Wir haben 49 Patienten nachuntersucht die in den Jahren von 1940—1953 von uns behandelt worden waren. Die Symptome waren deutliche Eiweißvermehrung und Vermehrung der Lymphocyten bis 1000/3 Zellen im Liquor, ferner Bewußtseinstrübung, gelegentlich allgemeine Konvulsionen und/oder schwere Allgemeinerscheinungen. Das Erkrankungsalter lag im Durchschnitt bei 6½ Jahren, die Katamnesendauer betrug zwischen 7 und 18, im Durchschnitt 11½ Jahre.

Es soll zunächst von den Kindern berichtet werden, die später an *Anfällen* erkrankten oder bei der Nachuntersuchung eine pathologische Hirnstromkurve hatten. Eines litt vor 3 Jahren an Anfällen, die wie Absencen geschildert wurden, es stammt aus einer Familie mit Krampfbelastung, hatte selbst Infektkrämpfe gehabt und während der Meningitis mehrfach Konvulsionen; bei den anderen wurden unklare Anfälle im Alter von 10 Jahren angegeben; Familien- und Eigenanamnese sind leer, die akute Erkrankung war ohne Besonderheiten verlaufen. Bei beiden war das EEG unauffällig, so daß man nur den Verdacht auf Epilepsie aussprechen kann. Von den 6 Patienten mit pathologischem EEG ist nur einer — Kind einer debilen Mutter — durch schwere Allgemeinerscheinungen im akuten Kranksein auffällig gewesen.

Hirnorganischen *Leistungsabbau* und *Wesensveränderungen* stellten wir bei 7 Patienten fest; 4 von ihnen gehören der vorgenannten Gruppe an; die anderen stammen aus belasteter Familie; Pat. 29s hatte vorher einmal Infektkrämpfe gehabt und war „schwer erkrankt" zur Aufnahme gekommen. Bei Patient 26s dürfte die Belastung von mütterlicher Seite vielleicht eine Rolle spielen. Doch war er sicher nicht primär geschädigt. Er war damals 14 Jahre alt gewesen und hatte die Volksschule zwar mit Noten 3—4, aber immerhin ohne sitzen zu bleiben geschafft, während er es jetzt nur auf einen I.Q. von 0,54 brachte. Auch die prämorbide geistige Entwicklung der anderen 6 Patienten war unauffällig gewesen. Eine Täuschung könnte

Schlechte Schulleistungen	28s	∅	Inf. Kr. (13 Mte)	mehrfach ϟ
	16s	∅	∅	∅
unauffällig	4s	Schwester i. Anst.	∅	1x
	2m	∅	∅	mehrfach ϟ
	1s	∅	Inf. Kr. m. 10 Wo.	∅
	38s	∅	(Querlage)	„schwer krank"

Pat. 3s, 21s, 36s, 40s, 42s: Besonderheiten bei der Geburt (Zange, Querlage, Unreife, „schwere Geburt". 24 Pat. ohne Besonderheiten in der Fam.-Anamnese, der Eigenanamnese und während der Erkrankung

Es bedeuten: ϟ Krampfanfall, 1↓ 2↓ ein- bezw. zweimal sitzengeblieben, IV, V Durchschnittsnoten.

allenfalls noch bei einem Probanden angenommen werden, der im 1. Lebensjahr erkrankte; die anderen waren 3 Jahre und mehr alt, so daß sich schwerere Ausfälle verraten hätten.

Von den 2 Patienten, bei denen lediglich Teilausfälle auf einem hirnorganischen Leistungsabbau bestanden, lieferte der eine ein pathologisches EEG, der andere hatte während der Krankheit und bereits vorher aus Anlaß eines Infektes gekrampft.

Ergebnislos war die Suche nach einer Ätiologie bei den beiden Patienten, die auf eine hirnorganische Schädigung verdächtig sind.

Die Nachuntersuchung hat also bei einem Drittel, wenn wir zurückhaltend sind, bei einem Viertel der Patienten erhebliche pathologische Zustände aufgedeckt. Rund die Hälfte von ihnen weist eine bemerkenswerte Anamnese auf. Es fällt jedoch schwer, das Gewicht der einzelnen Faktoren zu beurteilen. Den Besonderheiten bei der Geburt ist wohl gar keine Bedeutung zuzumessen. Familiäre Belastung erscheint als ungünstige Vorbedingung; Infektkrämpfe in der Vorgeschichte und schwerere Symptome während der Meningitis ohne familiäre Belastung sind weit unsicherer.

Diesen Probanden stehen 35 — wenn wir von denen mit Schulschwierigkeiten absehen, 33 — gegenüber, die zur Zeit keinerlei Symptome bieten. Unter ihnen heben sich nur 4 heraus: Mit erheblichen Allgemeinstörungen bzw. Krämpfen während des Klinikaufenthalts, Infektkrämpfen oder familiärer Belastung. Das heißt, daß diese Umstände zwar eine Rolle für die Spätprognose spielen, aber doch keineswegs entscheidend sind. Aus den Symptomen während der akuten Erkrankung läßt sich kein Schluß für die Zukunft ziehen.

Mir scheint das Problem der Prognose auf einem anderen Gebiet zu liegen. Es ist schwer verständlich, daß eine reine Meningitis mit geringfügiger cellulärer Reaktion in einem so beachtlichen Prozentsatz derart erhebliche Wesensveränderungen, Abbaureaktionen und bleibende hirnelektrische Störungen zur Folge hat. Bei eitriger Meningitis liegt es nahe, daß eine Noxe, die zu massiver Irritation der Hirnhäute führt, auch die Hirnsubstanz selbst schädigen kann, und bei der tuberkulösen Meningitis demonstrieren die Obduktionsbefunde sehr eindrucksvoll, wie die klinischen Spätfolgen zustande kommen. Ich glaube daher, daß wir bei den Fällen mit Dauerschäden nachträglich die Diagnose revidieren müssen, und daß es sich wahrscheinlich um nicht erkennbare Encephalitiden gehandelt hat mit diskreten herdförmigen Läsionen, die im akuten Zustand keine klinischen Manifestationen erkennen ließen, aber doch intensiv genug waren, um Spät- bzw. Dauerschäden auszulösen. So stehen wir hier vor der paradoxen Situation, daß nicht die Prognose aus der Diagnose und den Symptomen des akuten Krankseins gestellt werden kann, sondern umgekehrt die Krankheit unter Berücksichtigung des weiteren Verlaufs diagnostiziert werden muß. Diese Tatsache entspricht sehr gut dem Unbehagen, das wir alle empfinden, wenn wir auf Grund der oben genannten allgemeinüblichen Kriterien in der Differentialdiagnose zwischen abakterieller Meningitis und Encephalitis entscheiden müssen.

Wir haben nun in den letzten Jahren auch bei Patienten mit den klinischen Symptomen einer abakteriellen Meningitis systematisch die Hirnstromkurve abgeleitet und gelegentlich lokalisierte, nicht rückbildungsfähige Veränderungen gefunden. Die Zukunft wird zeigen, ob unser Vorgehen, in diesen Fällen die Diagnose zu revidieren, berechtigt ist.

Bakterielle Meningitis

Zur Untersuchung erschienen 75 Patienten aus den Jahren 1936 bis 1951. Das Erkrankungsalter lag im Durchschnitt bei $2^3/_4$ Jahren, nur 3 Patienten waren älter als 7 Jahre. Die Katamnesendauer war im Mittel 12 Jahre.

Sechs der Erschienenen litten an *Epilepsie* (Jackson-, Grand-Mal- und psychomotorische Epilepsie). Zwei ehemalige Patienten hatten in der Zwischenzeit

Anfälle, bei denen der Verdacht auf Epilepsie besteht. 6 hatten epileptogene Foci in der Hirnstromkurve, desgleichen bei einem weiteren, der aber kurz vor der Erkrankung gegen Pocken geimpft war, so daß nicht entschieden werden kann, ob ein zufälliges Zusammentreffen mit Encephalitis vorlag.

Wesensveränderungen zeigten 5 Patienten aus der vorhergehenden Gruppe und von den übrigen 59 sechs. 7 mal lag der Verdacht auf Wesensveränderungen vor. Größere *Intelligenzdefekte* fanden wir 4 mal bei den Patienten der Gruppe 1; 8 Probanden hatten keine Krampfzeichen.

Das Ergebnis der Nachuntersuchung ist also sehr unerfreulich. Bei rund 40—50% war der spätere Verlauf mehr oder minder ungünstig gewesen. Dazu kommen 4 Patienten, die eine schwere Acusticusschädigung erlitten hatten bis zur Taubheit; leichte Gehörsverminderung hatte sich dagegen in der Zwischenzeit gebessert. 8 Patienten litten noch jetzt an spastischen Paresen, bei zweien war die anfänglich bestandene Lähmung zurückgegangen.

Bei der Suche nach den Kriterien für die Spätprognose fanden wir nur ein sicheres Zeichen. Bei etwa der Hälfte der Patienten war die Therapie entweder zu spät begonnen oder nach heutigen Gesichtspunkten unzulänglich durchgeführt worden. Von diesen sind später 6 dem chronischen Krampfleiden verfallen gegenüber zwei Patienten mit ausreichender und rechtzeitiger Therapie; EEG-Veränderungen fanden wir bei jenen doppelt so häufig. Alle anderen Faktoren, die Schwere des Krankheitsbilds, Zellzahl, Zahl und Schwere der Anfälle ließen keine eindeutigen Beziehungen zum späteren Verlauf erkennen. Lediglich die familiäre Belastung scheint einen ungünstigen Einfluß zu haben. Von 3 Patienten mit einer Krampfbelastung in der Familie wurde später einer epileptisch, ein anderer ist in der Gruppe der Epilepsieverdächtigen.

Das endgültige Schicksal bei bakterieller Meningitis hängt also ganz entscheident von dem Zeitpunkt und von der Intensität der Behandlung ab. Gutes Ansprechen der akuten Krankheitssymptome auf eine Therapie, bei der nicht alle Register gezogen wurden, kann trügerisch sein, wie verschiedene Fälle unseres Beobachtungsguts zeigen, die „geheilt" entlassen wurden und jetzt schwere Dauerschäden aufweisen. Allerdings ist auch eine optimale Therapie keine absolute Garantie für die Zukunft, wenngleich die Zahl der Fälle mit schlechtem Ausgang wesentlich geringer ist. Es wird eine wichtige Aufgabe sein, den Gründen für diesen Verlauf nachzuspüren.

Literatur

Spätprognose der Encephalitis

APPELBAUM, E. M., H. RACHELSON and V. B. DOLGOPOL: Amer. J. Med. **15**, 223 (1953). — APPENZELLER, K.: Helv. paediat. Acta **10**, 301 (1955).

BERGMANN, R., u. J. H. RAGNUSSON: Acta paediat. (Uppsala) **26**, 31 (1939). — BICK, G., I. GERBERDING u. A. STAMMLER: Z. Kinderheilk. **75**, 307 (1954). — BRODTMANN, J.: Mschr. Kinderheilk. **78**, 162 (1939). — BUSSOW, H., u. A. MEIER: Arch. Psychiat. Nervenkr. **194**, 105 (1956).

CAVAZZUTI, G. B., e P. MANTOVI: Clin. pediat. (Bologna) **39**, 851 (1957).

HERRLICH, A., E. EHRENGUT u. J. WEBER: Münch. med. Wschr. **1956**, 156.

JAKOB, H.: Fortschr. Neurol. Psychat. **24**, 635 (1956).

KAISER, M., u. J. ZAPPERT: Münch. med. Wschr. **1937**, 801. — KOHLER, C., et LEVIN-PAUCAUD: Pédiatrie **10**, 433 (1955). — KRAUSE, F.: Dtsch. Z. Nervenheilk. **114**, 214 (1930). — KUDELKA, O.: Münch. med. Wschr. **1932**, 379.

LITVAK, A.: Arch. Pediat. **64**, 507 (1947).

NILSBY, IVAR: Ref. Zbl. ges. Kinderheilk. **50**, 237 (1954).

PETERMANN, M. G., and M. J. FOX: Amer. J. Dis. Child. **57**, 1253 (1939). — PIETSCH, J., u. I. SCHINDLING: Z. Kinderheilk. **81**, 645 (1958). — PUNTIGAM, F., u. K. BERGER: Wien. med. Wschr. **1956**, 66.

Stein, J.: Nord. Med. **32**, 1468 (1954).
Thalhammer, O.: Z. Kinderheilk. **74**, 275 (1954).

Spätprognose der eitrigen Meningitis

Alexander, Hattie E.: Ref. Zbl. ges. Kinderheilk. **63**, 343 (1958).
Bergstrand, C. G., T. Fahlén and A. Thilén: Acta paediat. (Stockholm) **46**, 10 (1957).
Desmit, Elly M.: Arch. Dis. Childh. **30**, 415 (1955).
Kalyuzhin, G. A.: Pediatrija **36**, H. 2, 65—71 (mit engl. Zusammenfassung), 1958 (russ.); Zbl. ges. Kinderheilk. **66**, 70 (1958). — Kauhito, Jyri, Marianne Paatala and Ilari Rantassalo: Ref. Zbl. ges. Kinderheilk. **69**, 309 (1959).
Smith, Esmond S.: J. Pediat. **45**, 425 (1954). — Stuart, Carlo: Ref. Zbl. ges. Kinderheilk. **60**, 142 (1957).
Wolff, Madeleine v.: Ann. paediat. (Basel) **186**, 282 (1956).

2b. Meningitis tuberculosa

Von

K. WECHSELBERG

Mit 3 Abbildungen

Zur Beurteilung der Spätprognose quoad sanationem bei der Meningitis tbc. müssen wir die klinisch-symptomatologische Analyse der Nachuntersuchungen an einem größeren Kollektiv vornehmen, dessen Einzelfälle eine unterschiedliche Dauer der nachgehenden Beobachtung und Kontrolluntersuchung aufweisen. Der Wert eines solchen prognostischen Ausschnitts, der ja eine sich noch ständig wandelnde Phase der Rekonvaleszenzentwicklung darstellt, wird durch die Mindestbeobachtungszeit bestimmt. Die im Schrifttum niedergelegten Ergebnisse nachgehender Kontrolluntersuchungen und katamnestischer Erhebungen zur Spätprognose der Meningitis tbc. sind noch spärlich und gehen über eine Mindestbeobachtungszeit von 1—3 Jahren im allgemeinen nicht hinaus (4, 16, 18, 20, 21, 23).

Der Prozentsatz von Folgezuständen verschiedenster Art oder „Defektheilungen" — ein Begriff, der eine genaue Definition und Übereinstimmung im Schrifttum vermissen läßt — wird durchschnittlich um 20% der Überlebenden angegeben. Zu den Spätschäden der Meningitis tbc. zählen neben den durch neurotoxische Wirkung des Streptomycins hervorgerufenen Hör- und Gleichgewichtsstörungen vor allem neurologische Ausfallserscheinungen (Hirnnervenlähmungen, spastische Extremitätenlähmungen), residuale Krampfmanifestationen, Sehstörungen, Intelligenzdefekte, psychogene Verhaltensstörungen und Wesensveränderungen. Durch die pathologisch-anatomischen Veränderungen im Bereich des Zwischenhirns (17) finden nicht selten beobachtete endokrine Störungen nach klinisch geheilter Meningitis tbc. eine hinreichende Erklärung. Abnorme Fettsucht vom Typ des Cushingsyndroms mit Striae, Magersuchts- und Minderwuchsformen werden häufig als Spätfolge endokriner Genese beschrieben. Andere residuale endokrine Syndrome wie Pubertas praecox (1, 10, 24) und Diabetes insipidus (15; außer einer eigenen Beobachtung werden hier noch 11 Fälle aus der Literatur zitiert) sind seltene Spätschäden. Häufiger, aber harmlos, sind die Beobachtungen von Hypertrichosen (26). Neuerdings hat JANSSEN die Spätschäden der Meningitis tbc. in einer Ergebnisarbeit zusammengefaßt (11, hier weitere Literaturangaben).

Überblicken wir die Literaturhinweise zur Spätprognose der Meningitis tbc. so wird übereinstimmend die Beziehung schwerer fortgeschrittener Stadien bei Behandlungsbeginn und schwerer Krankheitsverläufe der Meningitis tbc. zu den residualen Defektzuständen deutlich. Vor allem sind es schwere meningoencephalitische und chronisch-encephalopathische Krankheitsverläufe (7, 27) mit chronisch progredienter Hydrocephalie, die Defektzustände hinterlassen können. Eine besonders eindrucksvolle Ausnahme mit Normalisierung der geistigen und körperlichen Entwicklung eines Kindes mit schwerer residualer Hydrocephalie nach chronisch-encephalopathischem Krankheitsverlauf wurde katamnestisch eingehender berichtet (27). Die häufig nachweisbaren, oft noch nach Jahren rückbildungsfähigen pathologischen EEG-Befunde (3, 6, 7, 14, 20, 25), intrakranielle Verkalkungen (7, 14, 15, 21, 22) und ein mehr oder weniger stark ausgeprägter Hydrocephalus internus sind keinesfalls immer mit klinisch manifesten Folgeerscheinungen vergesellschaftet. Die sehr häufigen nicht organisch bedingten psychogenen Verhaltensstörungen und Wesensveränderungen mit teilweise erheblichen Erziehungsschwierigkeiten verschwinden nach heilpädagogischer Betreuung meistens wieder, können aber die „klinische Heilung" der Meningitis tbc. noch um Jahre überdauern. Nur die seltenen mit erheblichen Intelligenzdefekten, neurologischen Residuen und Krampfleiden verbundenen echten organischen Wesens- und Charakterveränderungen können als bleibende Defekte, soweit dies bis heute beurteilbar, bestehen bleiben (*2, 8, 12, 13, 16, 19, 23, 27*).

Von uns wurden 108 Überlebende der insgesamt 204 Patienten katamnestisch erfaßt, die von 1948 bis 1. 8. 1955 in der Univ. Kinderklinik Köln stationär behandelt wurden. Die Beobachtungszeit erstreckt sich somit auf mindestens 4 bis 11 Jahre. 57 Kinder konnten 8 Jahre nach der Erstbehandlung beurteilt werden. Die katamnestische Analyse basiert auf den Ergebnissen systematischer Nachuntersuchungen, die alle üblichen Untersuchungsmethoden einschloß, besonders aber Liquoruntersuchungen, otologische und ophthalmologische Kontrollen, EEG, Entwicklungsteste und psychologische Beurteilungen berücksichtigte. Eine ergänzende Fragebogenaktion und Abschlußuntersuchung Mitte 1959 brachte die Analyse auf den jüngsten Stand.

Tabelle 1. *Meningitis tbc. mit und ohne Miliartuberkulose*
Univ. Kinderklinik Köln (Juli 1948 bis August 1955) Beobachtungszeit 4—11 Jahre

Gruppe	Behandlungsmethode	Zahl der Patienten	Überlebende	Gestorbene	Prozentsatz der Überlebenden
I	Streptomycin i. m. u. *kurzfristig* i. th.	30	7	23	23 ± 7,7
II	Komb. Streptomycin i. m. und PAS per os, Streptomycin *langfristig* i. th.	87	40	47	46 ± 5,2
III	Komb. Streptomycin *nur* i. th. — PAS per os	26	16	10	61 ± 7,2
IV	INH per os *allein* oder in *Kombination* mit Streptomycin i. m., i. th., INH i. th.	61	45	16	73 ± 5,7

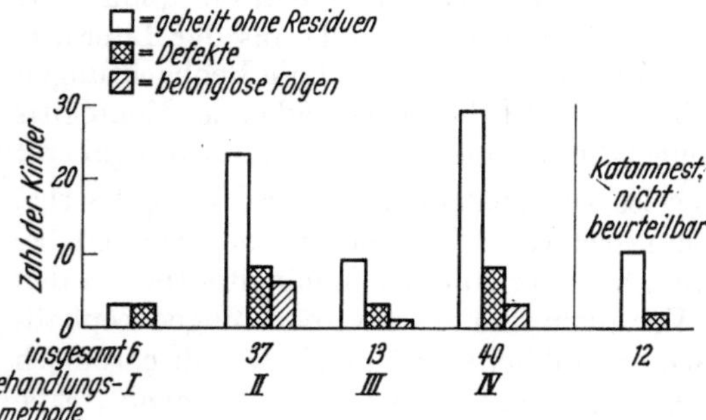

Abb. 1. Spätprognose der Meningitis tbc. Defektheilungen im Verhältnis zur Behandlungsmethode

Streifen wir zunächst die Behandlungsergebnisse der verschiedenen chronologisch angewandten Behandlungsmethoden quoad vitam, um für die Spätprognose quoad sanationem eine Vergleichsbasis zu haben (Tab. 1).

Die 1948 zuerst angewandte kombinierte i. m. und kurzfristige i. th. Streptomycinbehandlung war noch mit einer hohen Letalität belastet: Von 30 Kindern sind 23 gestorben. Mit der Entwicklung wirksamerer Behandlungsmethoden durch Intensivierung der lokalen Applikation, Kombination mit PAS und schließlich durch Einführung des INH — 4. Gruppe — konnte die Überlebensquote bis zu 73% fortschreitend gebessert werden.

Vergleichsweise hierzu die Ergebnisse dieser 4 Behandlungsmethoden im Hinblick auf die Spätprognose quoad sanationem (Abb. 1):

Es ergeben sich 3 Gruppen:

1. Vollausgeheilte Kinder ohne Residuen.

2. Residuale Defektzustände, welche die psychische, geistige oder körperliche Entwicklung der Kinder stört.

3. Harmlose Restzustände, die keine Störung der kindlichen Entwicklung herbeigeführt haben.

Insgesamt wurden 24 (= 22%) von 108 Überlebenden mit residualen Defektzuständen beobachtet. Die übrigen 78% der Kinder sind ohne Residuen ausgeheilt oder haben nur belanglose, die kindliche Entwicklung nicht beeinträchtigende Restzustände zurückbehalten.

Es besteht kein statistisch nachweisbarer Unterschied des Anteils defektgeheilter Kinder zwischen den 4 verschiedenen Behandlungsgruppen. Mit anderen

Tabelle 2. *Spätprognose der Meningitis tbc. Art und Häufigkeit der Defektzustände*

Defekt	Zahl der Kinder
Augenmuskel- und Facialislähmungen.	6
Schwere Sehstörungen . .	1
Spastische Gliedmaßenlähmungen (meist spastische Hemiparesen)	8
Residuales Krampfleiden .	4
Geistige Entwicklungsstörungen (E. Q. unter 0,75)	20
Schwere psychogene Verhaltensstörungen (resp. Wesensveränderungen) .	7
Ertaubung, hochgradige Schwerhörigkeit	5

Tabelle 3. *Spätprognose der Meningitis tbc Harmlose Restzustände*

Restzustände	Zahl der Kinder
Augenmuskel- und Facialislähmungen.	7
Leichte ataktische Gangstörung (bei Vestibularausfall)	3
Hochgradige Fettleibigkeit (z. T. vom Cushing-Typ) .	3
Hochgradige Magerkeit . .	2
Minderwuchs	3
Hypertrichose	2
Leichte einseitige Schwerhörigkeit	5
Psychogene Verhaltensstörungen	4

Worten: Auch die 4. Gruppe mit zusätzlicher oder ausschließlicher Anwendung des INH ist gleich früheren Behandlungsmethoden mit Defektheilungen belastet.

Um welche Defektzustände handelt es sich hier?

In Tab. 2 sind die nach 4—11 Jahren noch verbliebenen Defektzustände und in Tab. 3 die belanglosen Restzustände nach Häufigkeit und Verteilung aufgezeichnet.

Die wichtigsten Faktoren und Bedingungen, die prognostisch im Hinblick auf Defektheilungen vor allem Bedeutung haben, sind 1. das Stadium der Erkrankungen bei Behandlungsbeginn und 2. das Alter der Kinder.

Wenn wir die vollausgeheilten Kinder den Defektgeheilten gegenüberstellen (Abb. 2), so wird deutlich, daß Kinder im I. Stadium der Erkrankung, also ohne Bewußtseinsstörungen und neurologische Ausfallserscheinungen, praktisch alle ohne Residuen ausgeheilt sind. Bei den 2 von insgesamt 42 Kindern des I. Stadiums mit Defektheilungen handelt es sich um Ertaubungen durch die neurotoxische Wirkung älterer Streptomycinpräparate. Umgekehrt haben Kinder des III. Stadiums mit schweren Bewußtseinsstörungen, neurologischen Ausfallserscheinungen,

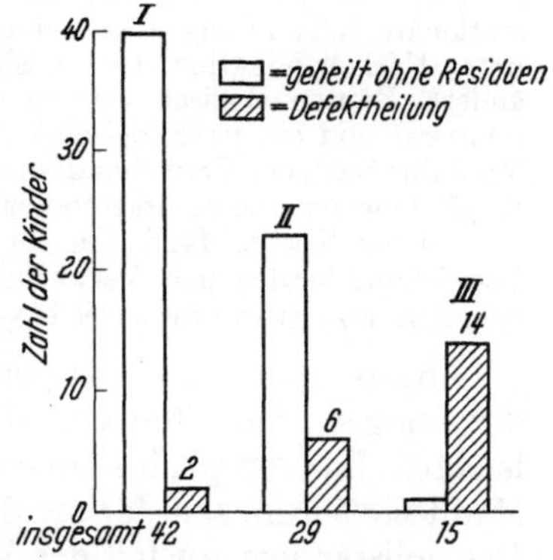

Abb. 2. Spätprognose der Meningitis tbc. Defektheilung und Krankheitsstadium

encephalitischen und meningoencephalopathischen Zustandbildern — wie zu erwarten — meistens Defektzustände zurückbehalten.

Nur bei einem Kind war dies nicht der Fall:

2 jähriges Mädchen, das im September 1949 in einem schweren, fortgeschrittenen Stadium der Meningitis tuberculosa mit Sopor, Krämpfen und neurologischen Ausfallserscheinungen stationär aufgenommen wurde. Das akute schwere Krankheitsbild ging in ein 3 Monate andauerndes meningoencephalopathisches Stuporsyndrom über. Die am 6. und 28. Tag durchgeführte Luftencephalographie ergab einen schweren progredienten Hydrocephalus internus. Das Kind wurde nach vollständiger Sanierung des Liquors als „Defektheilung" mit einem erheblichen geistigen Entwicklungsrückstand entlassen. Bereits 2 Jahre später vollständige Normalisierung der geistigen und körperlichen Entwicklung.

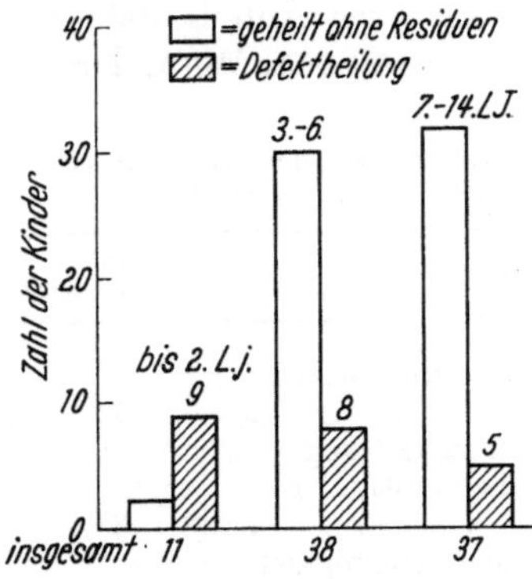

Abb. 3. Spätprognose der Meningitis tbc. Defektheilung und Alter

Und nun zur spätprognostischen Beurteilung der Altersgruppen (Abb. 3).

Kinder bis zum 2. Lebensjahr sind erheblich mit Defektheilungen belastet, ältere Kinder über 7 Jahre wesentlich seltener. Nur 5 von 37 Patienten der 7- bis 14 jährigen haben 4—11 Jahre nach der Erstbehandlung Defektzustände zurückbehalten.

Bei der katamnestischen Beurteilung weiterer Faktoren, die für die Spätprognose quoad sanationem Bedeutung haben könnten, sind zwei weitere besonders ungünstige klinische Besonderheiten aufgefallen:

1. der klinisch, röntgenologisch oder encephalographisch nachweisbare, schwere progrediente Hydrocephalus internus,

2. die im Verlauf der Behandlung meist schwerer meningoencephalopathischer Krankheitszustände sekundär auftretenden Paresen der Extremitäten. Bei diesen beiden Folgeerscheinungen oder Komplikationen der Meningitisbehandlung muß bekanntlich mit schwerer irreparabler Gewebsschädigung des Gehirns und seiner Häute und damit auch mit residualen Defektzuständen gerechnet werden.

Kinder dieser Verlaufsform sind noch nach Jahren im Rahmen eines Meningitis-Rezidivs oder nicht tuberkulöser Erkrankungen besonders gefährdet. Hierfür ein Beispiel:

Dezember 1949 Aufnahme eines 6 jährigen Jungen mit schwerer Meningitis tuberculosa. Nach einer Woche der Streptomycinbehandlung Auftreten einer Facialisparese rechts und rechtsseitigen spastischen Hemiplegie. Nach schwerem stuporösem Krankheitsverlauf Besserung des klinischen Allgemeinzustandes und Entlassung mit neurologischen Residuen. 1952 stationäre Behandlung wegen eines Rezidivs der Meningitis tuberculosa, das therapeutisch unter INH-Applikation rasch ausheilte. Die alte spastische Hemiparese rechts blieb unverändert. Röntgenologisch wurden ausgedehnte linksseitige cerebrale Verkalkungen parietotemporal und ein pathologisches EEG mit massiven Krampfherden an der gleichen Stelle 6½ Jahre nach der Erstbehandlung nachgewiesen. Wiederaufnahme wegen häufig auftretender Kopfschmerzen und rechtsbetonter Krampferscheinungen. Exitus im schweren Krampfstatus. Bei der Sektion fand sich ein Zustand nach alter Meningitis tuberculosa mit größeren Erweichungsherden und Verwachsungen des Gehirns mit der Dura im Bereich des linken Schläfen- und Stirnhirns sowie ein erheblicher Hydrocephalus internus.

Andere klinische Faktoren, wie gleichzeitig bestehende Miliartuberkulosen der Lungen, Auftreten von Rezidiven, der encephalographische Nachweis eines leichten Hydrocephalus internus und sekundäre nicht meningeale tuberkulöse Manifestationen, sind für die Spätprognose quoad sanationem nicht entscheidend. Der vollständige Ausfall der Vestibularfunktion infolge neurotoxischer Wirkung des Streptomycins wurde von den meisten Kindern nach Überwindung anfänglicher ataktischer Gangstörungen voll ausgeglichen. Neurotoxische Hörstörungen hingegen blieben im allgemeinen unverändert.

Zusammenfassend läßt sich zur Spätprognose der Meningitis tbc., soweit sie 4—11 Jahre nach der Ersterkrankung beurteilt werden konnte, aussagen:

1. Auch bei der quoad vitam erfolgreichsten Behandlungsmethode seit Anwendung des INH muß mit Defektheilungen gerechnet werden.

2. Kinder im III. Stadium der Erkrankung bei Behandlungsbeginn mit schweren meningoencephalitischen oder langdauernden meningoencephalopathischen Krankheitsverläufen, besonders dann, wenn sekundäre neurologische Ausfallserscheinungen auftreten oder ein progredienter Hydrocephalus internus nachweisbar ist, sind im Hinblick auf residuale Defektzustände oder späte tödliche Komplikationen besonders gefährdet.

3. Bei Kindern bis zum 2. Lebensjahr sind häufiger Defektheilungen zu erwarten als bei älteren Kindern.

4. Wenn andererseits annähernd 80% der überlebenden Kinder über eine Beobachtungszeit von 4—11 Jahren eine normale körperliche, geistige und psychische Entwicklung mit regelrechter Schul- und Berufsausbildung durchgemacht haben, so ist dieses Ergebnis in Anbetracht der ehemals absolut tödlichen Erkrankung ein erfreulicher Fortschritt.

5. Für die Prognose quoad vitam und für die Spätprognose quoad sanationem ist heute im Stadium der INH-Behandlung weniger die Behandlungsmethode selbst als vielmehr der frühzeitige Behandlungsbeginn entscheidend. Auf die Frühdiagnose also müssen wir unsere Bemühungen vor allem konzentrieren, wenn wir eine weitere Verbesserung der Prognose erzielen wollen.

Literatur

(1) ALLIMANT, H., et A. PFEIFFER: Puberté précox chez une fillette de 8 ans au cours d'une meningite tuberculeuse. Strasbourg méd. N. S. 3, 888 (1952).

(2) CARTA, M., e A. PACI: Indagine psicosperimentale in bambini quariti da meningite tuberculare. Minerva pediat. (Torino) 7, 1257 (1955). — (3) COLARIZI, A., et G. CANOVA: Etude électroencéphalographique de la méningite tuberculeuse de l'enfance et plus pacticulièrement des cas traités exclusivement à l'isoniazide. Helv. med. Acta 13, 204 (1958).

(4) DEMBINSKA-WIDY, L., E. NAWROCKI and O. SZCZEPSKI: Catamnestic examinations of children after tuberculous encephalo-meningitis. Pol. Tyg. lek. 1957, 1384—1390 (mit engl. Zus. fass.). Ref. Zbl. ges. Kinderheilk. 66, 86 (1958).

(5) EBERS, N.: Nachbeobachtung von 46 Kindern nach überstandener tuberkulöser Meningitis. Tuberk.-Arzt 12, 148 (1958). — (6) ECKLER, E., A. SCHULTE, H.-M. GIESLER u. E. SOKOL: Ergebnisse bei der klinisch geheilten Meningitis tuberculosa nach Streptomycinbehandlung unter Hervorhebung von Pneumencephalogramm, Elektroencephalogramm und Entwicklungstest (Bühler-Hetzer). Beitr. Klin. Tuberk. 113. 309 (1955).

(7) GARSCHE, R., u. F. SOUCHON: Zur Klinik der tuberkulösen Meningitis bei Kindern. Arch. Kinderheilk. 138, 113 (1950). — GARSCHE, R.: Intrakranielle Verhaltungen als Spätfolge der Meningitis tuberculosa nach Streptomycinbehandlung. Fortschr. Röntgenstr. 78, 391 (1953). — GARSCHE, R.: Das Elektroencephalogramm bei der Meningitis tuberculosa im Kindesalter nach Beendigung der Behandlung. Z. Kinderheilk. 75, 613 (1955). — (8) GLANZMANN, E.: Psychische Syndrome nach Abheilung der Meningitis tuberculosa und heilpädagogischen Aufgaben. Ann. paediat. (Basel) 187, 205 (1956). — (9) GRAFFAR, M., P. GILLET, J. JADOT-DECROLY, S. PELC et O. LEPERE: Le prognostic éloigué de la méningite tuberculeuse chez l'enfant. Acta paediat. belg. 7, 121 (1953).

HEUYER, G., S. LEBROVICI, M. FELD, E. MARTIN et C. JUREDIEU: Calcifications suprasellaires associées à des sèquelles neuropsychiatriques et endocrannies d'une meningite tuberculeuse traitée par la streptomycine. Arch. franç. Pédiat. 10, 650 (1953).

(11) JANSSEN, E. G.: Meningoencephalitis tuberculosa chronica und Spätschäden nach tuberkulöser Meningitis. Ergebn. inn. Med. Kinderheilk. N. F. Bd. 12, 126—161 (1959).

(12) KÜLZ, A.: Psychologische Veränderungen beim Kinde im Verlauf der Streptomycinbehandelten tuberkulösen Meningitis. Z. Kinderheilk. 69, 62 (1951).

(13) LAPIDES, M. J.: Les troubles psychiques dans la méningite tuberculeuse chez les enfants. Z. ges. Neurol. Psychiat. 58, 806 (1958) mit franz. Zus.fass. Ref. Zbl. ges. Kinderheilk. 70, 149 (1959). — (14) LEFEBVRE, G., C. REY, S. GERBEAUX, M. DAVEAU et PÉREZ: Séquelles électroencephalographiques et radiographiques des méningites tuberculeuses chez des enfants considéres comme guéris depuis plus d'un an. Revue neurol. 90, 834 (1954). — (15) LORBER, J.: Diabetes insipidus following tuberculous meningitis. Arch. Dis. Childh. 33, 315 (1958). —

(*16*) Lorenz, E., u. R. Hinrichs: Über die Häufigkeit und Bedeutung von Spätschäden nach tuberkulöser Meningitis. Neue öst. Z. Kinderheilk. **3**, 119 (1958). — (*17*) Lüchtrath, H.: Tuberkulöse Meningitis und Zwischenhirn. Z. Kinderheilk. **71**, 105 (1952).

(*18*) Magrova, G., R. Vojir u. F. Gociar: Folgen basaler (tuberkulöser) Meningitis im Kindesalter. Prakt. Lék. (Praha) **38**, 1091 (1958). — Ref. Zbl. Kinderheilk. **69**, 169 (1959). — (*19*) Müller, K.: Die neurologisch-psychopathologische Symptomatik der Meningitis tuberculosa mit Berücksichtigung ihrer Altersabhängigkeit. Nervenarzt **26**, 483 (1955).

(*20*) Nickerson, G., O. Morgaute, P. N. MacDermot and S. G. Ross: Tuberculous Meningitis. A report on fifty-four consecutive cases of children treated with antimicrobial drugs and purified protein derivative: bacteriology, pathology, electroencephalographic and psychometric follow-up observations. Amer. Rev. Tuberc. **76**, 832 (1957).

(*21*) Oldham, G. S., B. D. Bower, I. J. Carré and O. H. Wolff: Streptomycin treatment of tuberculous meningitis in children. A long-term follow-up study. Tubercle (Lond.) **35**, 102 (1954).

(*22*) Plettenberg, W.: Intracranielle Verkalkungen als Restbefunde nach Meningitis tuberculosa. Medizinische **1953**, 1616—1622. — (*23*) Post, E.: Zur Frage des weiteren Schicksals der Kinder nach geheilter Meningitis tuberculosa. Medizinische **1955**, 1299.

(*24*) Sabatini, R., R. Cabanes, M. Guenon et Girard: Un cas de puberté précoce après méningite tuberculeuse guérie. Pédiatrie **10**, 882 (1955). — (*25*) Sarrouy, Ch. Saint Jean et L. Sendra: Les données de l'électroéncephalographie dans le prognostic de la méningite tuberculeuse d'après l'étude de 400 tracés. Pédiatrie **10**, 697 (1955). — (*26*) Schmidt-Rohr, H.: Hypertrichose bei Meningitis tuberculosa. Tuberk.-Arzt **6**, 353 (1952).

(*27*) Wechselberg, K., u. E. Weidenbusch: Streptomycinbehandlung der tuberkulösen Meningitis. II. Mitt. Z. Kinderheilk. **68**, 111 (1950). — Wechselberg, K. (gemeinsam mit Heineberg): Der Scenotest als Mittel zur Erforschung veränderter Verhaltensweisen bei klinisch geheilten Tuberkulose-Meningitis-Kindern. Mschr. Kinderheilk. **101**, 187 (1953). — Wechselberg, K.: Chronisch-encephalopathische Zustandsbilder und ihre Prognose bei der Meningitis tuberculosa. Mschr. Kinderheilk. **101**, 222 (1953). — Wechselberg, K.: Normalisierung der geistigen und körperlichen Entwicklung eines als „Defektheilung" entlassenen Kindes nach Meningitis tuberculosa (5jährige Katamnese). Kinderärztl. Prax. **23**, 73 (1955).

3. Paralytic poliomyelitis

By

H. C. A. LASSEN

With 1 Figure

More than 10,000 papers have been published on poliomyelitis during the last 25 years. Yet very little has been written on the important question of the prognosis of the disease — to my knowledge less than twenty articles since 1935. This is all the more surprising considering the crippling nature of the disease and the fact that the patients themselves and their relatives are gravely concerned about the prognosis from the very beginning, and are anxious to learn as quickly as possible what the outcome will be.

This lack of prognostic studies, no doubt, is partially due to the fact that until recently therapeutic results in the severe forms were uniformly disappointing, if not downright discouraging.

It is good, however, to remember when discussing the patient's problems that once the height of the disease is passed it will — per se — never get worse. Poliomyelitis has no chronic phase, it is an acute disease which quickly burns out leaving a varying amount of damage, some of it reversible and some which time will prove to be irreversible. When the acute stage is over the patient can look forward to continued progress if properly handled and properly trained. Yet the final outcome will to a large extent depend on his own energy and intelligence, the moral and intellectual quality of his family and the attitude and financial resources of the community. This varies greatly from country to country, although in recent years polio has been much in the limelight everywhere because of its dramatic and crippling nature. Much more is done now than even a few years ago with the result that more patients survive and more are reintegrated into the community.

In cases where extensive residual paralysis must be envisaged, the patient should be prepared gradually and gently and at the right moment. It is practically never too late for him to realise that permanent invalidism is inevitable.

I intend to discuss first the prognosis quoad vitam (*1*), secondly the prognosis of individual muscles in relation to the initial degree of paralysis, and finally I shall try to say something about prognosis in respect of resocialisation — which is almost too difficult.

Taking into account the protean nature of the disease, the extreme variability of paralysis, the varying efficacy of therapeutic measures in the acute stage of the disease, when life is endangered, the varying degrees of resourcefulness and energy in applying physical therapy and the important part played by the patient himself — his fighting spirit — it is evident that higher statistical methods are not applicable to prognostic studies in poliomyelitis; there are too many unknown variables.

Prognosis quo ad vitam

Going through the enormous literature on poliomyelitis one is struck by the disparity of fatality rates, ranging from a few per cent to 20 to 40 per cent. This is first of all due to differences in the composition of the material presented, to variations in "virulence" of the disease, and, in a lesser degree, to therapeutic measures. Death rates should only be calculated in relation to paralytic cases and preferably only to cases with symptoms of respiratory insufficiency, brain-stem involvement or polioencephalitis, as these are the only forms of the disease which threaten life. But other factors should be taken into account before a fair comparison between different series of patients can be reached: diagnostic criteria, therapeutic indications, the type of treatment used, and the severity of the cases. Otherwise all comparison is futile.

In the polio epidemic in Copenhagen, 1952 — the most severe ever on record in Europe — no less than 345 patients, or about 30 per cent of the paralytic cases, showed the above-named life-threatening symptoms. Through very active therapy, including extensive use of tracheotomy and intratracheal positive pressure ventilation, the mortality was gradually reduced from well over 80 per cent to about 25 per cent despite the unabating severity of the cases requiring special treatment (2).

Table 1. *Mortality rates.* New methods of treatment introduced
August 26, 1952. Date of reference: January 1, 1956

Group	Period of admission	No. of cases	Died	Per cent
I	July 7 — August 25	30	26	87
II	August 26 — September 7	50	25	50
III	September 8 — September 23	50	23	46
IV	September 24 — October 5	50	22	44
V	October 6 — October 20	50	15	30
VI	October 21 — November 6	50	18	36
VII	November 7 — December 19	50	13	26
VIII	December 20 — March 2	18	2	11
	Total II—VIII	318	118	37

We felt very encouraged by these results, and considering the heavy odds we were fighting against, I think the conclusion that something substantial had been achieved is warranted. But how does this result compare with other series? I have been seeking high and low to find a large series of cases comparable to ours and the only one available is the report on the Stockholm epidemic in 1953. In 1956 in a brilliant study (3) our Swedish colleagues published their figures. Their diagnostic criteria and therapeutic indications were very much like ours, and the epidemiologic pattern of the disease was almost identical in the two countries.

Table 2. *Death rates of patients correlated with types of cases*

	Copenhagen, 1952		Stockholm, 1953	
	Number	Fatality Rate per cent	Number	Fatality Rate per cent
Deaths	102		27	
Paralytic cases	1130	9.0	633	4.3
Respiratory insufficiency	205	48.3	144	18.8
Respirator treatment	154	54.5	89	30.3

As can be seen the Swedish results are better than ours — maybe because they started standing on our shoulders, maybe because their cases were on the average less severe.

Concerning the prognosis of respiratory failure it should be stressed that all chronic cases are predominantly peripheral in type. Chronic insufficiency of central origin does exist, but is of secondary importance, as the degree of residual paralysis of the respiratory muscles is all-important in respect of the late prognosis.

From Fig. 1 (*4*) it will be observed that in about 30 per cent (56 out of 194) of the cases artificial ventilation was not necessary. As to the remaining 138 patients, the curve indicates that within the first two or three months of artificial ventilation the individual patient still has a good chance of regaining adequate spontaneous respiration. After six to nine months, the prospects of regaining full spontanous respiration are only slight. Thus, of the 102 patients who after one month were still in respirators, no less than 43 had to be given continuous artificial ventilation, including 25 who eventually became chronic respirator patients. These patients all had severe paralysis of the diaphragm and the intercostal muscles. However, it is worth stressing that the diaphragm may start regaining contractility very late. In some cases it may take five to six months before active contractions commence, but even then normal function can be attained.

Our 25 chronic respirator patients have been ventilated continuously by means of intratracheal positive-pressure machines, and 12 are still in the hospital, 7 years after the acute stage, while 13 have been sent home continuing the respirator treatment in the bosom of the family.

Despite severe paralysis of the muscles of the thorax and the diaphragm, these 25 chronic respirator patients are all capable of swallowing freely. Thus not a single survivor has chronic impairment of swallowing. Many of them cannot even move a finger or a toe, and without exception they all have heavy residual peripheral paralysis.

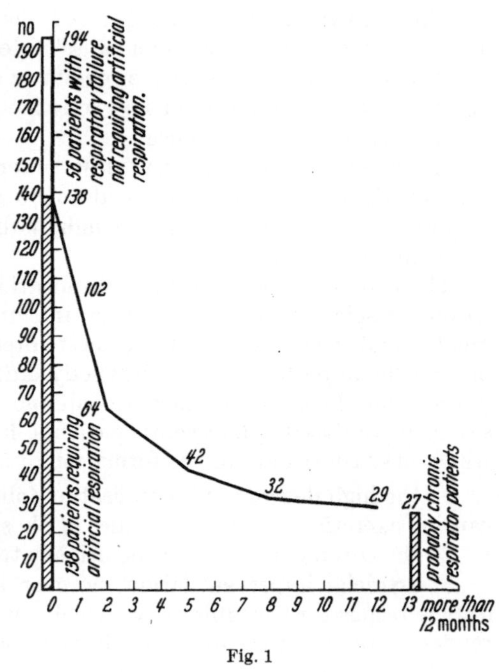

Fig. 1

What are the *causes of death* in such a group ? Can their ultimate prognosis be predicted ?

The answer depends on several factors, especially:

1. the age of the patient at the onset of the disease,

2. the intercurrent and permanent complications (e. g. urinary calculi and urinary infections),

3. the type of artificial respiration administered and

4. the competence of the personnel treating these patients, their vigilance and last not least the equipment at their disposal.

On April 1st, 1953, we had 39 patients in our hospital requiring artificial respiration. As already mentioned, 25 of these still — seven years after the acute stage — need mechanical ventilation. Of these 12 have left the hospital with their machines and, if all goes well, the remaining 13 will leave the hospital before the end of this year to take up life with their families in new homes specially built to meet their needs.

Of the 39 patients who in the spring of 1953 were still in need of artificial respiration 9 have died. Three of these had left the hospital without artificial respiration, but naturally their vital capacity was so reduced that they had no respiratory reserve in the case of an intercurrent infection of the respiratory tract.

Although we do not know the exact cause of death in these three cases, there are ample reasons to believe that they died of respiratory complications. The six others all died in the hospital, and in all cases a post-mortem was performed, which showed that the most probable cause of death was (5):

1. massive atelectasis and pneumonia
2. suffocation due to technical errors
3. calculous pyonephrosis and uremia
4. cor pulmonale and vascular shock
5. post-operative peritonitis.

The sixth was found dead in her bed, the respirator functioning normally — the autopsy did not reveal the exact cause of death.

When intratracheal positive-pressure ventilation was introduced seven years ago nobody could foretell for how long it would be possible to keep it up nor the complications that might ensue.

After seven years of very close observation we have not discovered any complication which might be said to be due directly to this type of artificial respiration, and, surprisingly enough, pulmonary or cardiac complications are — up till now — rare.

There is, however, another complication which threatens the life of our 25 chronic respirator patients: urinary infection and renal calculi. The problem of renal calculi has received our keenest interest, because we consider it of major prognostic importance. As everybody knows, there is no wholly satisfactory pathogenic theory of urinary calculi, no theory covering all known facts. In severely paralysed poliomyelitis patients, however, there are a number of factors, which may contribute to the formation of calculi:

1. the high degree of immobilisation followed by demineralisation of the bones causing excretion of large quantities of phosphates and calcium in the urine.

2. the chronic infection of the urinary tract nearly always present,

3. artificial hyperventilation more or less inevitable in patients with long-drawn respiratory insufficiency, which tends to produce a respiratory alkalosis rendering the urine alkaline and thereby increasing the sedimentation of calcium.

The demineralisation of the bones is extreme, especially in children severely paralysed, and all attempts to stop it have failed. Once the urinary infection is established, and especially if calculi are present, this condition is almost incurable, because after a certain length of time the urinary bacterial flora becomes resistant to all known antibiotics.

In a series of 750 paralytic patients without respiratory failure we have found ten presenting symptoms — often of short duration — of calculi, whereas in our group of 25 chronic respirator patients no less than nine have calculi verified by X-ray or by the passage of stones and five more have had renal colic with haematuria. Yet there is no simple parallelism between the degree of paralysis and the incidence of stone formation. We have, for instance, three patients nearly totally paralysed who have neither urinary infection nor renal calculi. Very often the clinical symptoms of renal colic are remarkably mild, perhaps because these patients cannot produce a real ureteral spasm. In some few cases we have noticed that even rather big stones disappear "spontaneously" even in the face of persistent infection, but in the great majority of cases they grow slowly and relentlessly, the patient dying in uremia.

Is surgical intervention advisable? In my opinion only very rarely and only in the few cases where the stone formation is unilateral. A nephrectomy has been done three times in our hospital and only once with a satisfactory result.

Prognosis of individual muscles in relation to initial degree of paralysis

To my knowledge this problem has only been studied extensively by SKINHÖJ (1949) (6). SKINHÖJ used the muscle-testing system introduced by the "National Foundation for Infantile Paralysis" going from 0: no perceptible active innervation of the muscle (complete paralysis) to 5: normal muscular power.

SKINHÖJ's point of reference was a muscle chart obtained three weeks after the acute stage.

0-muscles have an extremely bad prognosis; 70 per cent of them never improve at all, and only about 10 per cent ever become functionally valuable (degree 3 or more).

Table 3. *Restitution of muscular strength per year in various muscles* (8)

| | 1st year | | | | 2nd year | | | | 3rd year | | | | > 5 years | | | |
	Muscles > 0		0-muscles		Muscles > 0		0-muscles		Muscles > 0		0-muscles		Muscles > 0		0-muscles	
	Number examin.	Average Increase	Number	Increase	Number	Increase	Number	Increase	Number	Increase	Number	Increase	Number	Increase	Number	Increase
Flexors of fingers	39	1.89	5	1.00	21	0.43	3	0	18	0.09	3	0	10	0.15	2	0
Flexors of elbow-joint	46	1.89	16	1.06	38	0.58	8	0	30	0.07	8	0	9	0.11	2	0
Flexors of knee	113	1.82	58	0.66	114	0.42	41	0.07	85	0.07	33	0	55	0.24	20	0.05
Extensor of elbow-joint	46	1.79	17	1.41	47	0.59	8	0.12	36	0.06	7	0	11	0.41	1	0
Extensors of wrist	38	1.76	6	1.00	28	0.37	3	0	21	0.07	3	0	9	0.22	1	0
m. peroneus longus	80	1.76	63	0.47	67	0.49	47	0.02	52	0.11	46	0	37	0.20	20	0.10
m. tibialis post.	73	1.75	58	0.40	68	0.43	44	0	48	0.05	44	0	37	0.19	22	0.05
Deltoid	39	1.73	24	1.02	48	0.53	15	0	42	0.06	15	0	10	0.35	5	0.20
Extensors of toes	85	1.68	49	0.55	80	0.54	39	0.10	58	0.12	35	0	47	0.25	11	0
m. triceps surae	94	1.65	60	0.47	95	0.44	42	0	72	0.10	42	0	43	0.18	18	0
m. quadriceps femoris	84	1.64	45	0.64	84	0.44	31	0	62	0.10	31	0	38	0.28	13	0.15
Flexors of wrist	37	1.64	5	1.20	26	0.46	3	0	16	0.03	3	0	10	0.30	1	0
Extensors of fingers	39	1.62	8	0.63	30	0.40	5	0	26	0.06	5	0	9	0.33	0	—
m. gluteus max.	91	1.57	26	0.71	85	0.43	17	0.06	69	0.10	16	0	46	0.23	9	0
Flexors of hip-joint	39	1.43	22	0.32	39	0.24	19	0.10	33	0.03	15	0	29	0.14	2	0
Flexors of toes	100	1.40	47	0.78	97	0.35	33	0.03	76	0.08	31	0	49	0.16	13	0
m. gluteus med.	91	1.32	34	0.53	100	0.41	22	0.05	85	0.12	21	0	46	0.22	10	0.10
m. tibialis ant.	80	1.31	66	0.33	77	0.31	53	0.02	63	0.07	51	0	36	0.10	23	0.04
Adductors of femur	75	1.30	36	0.53	85	0.42	23	0.06	66	0.10	21	0	41	0.23	9	0
Muscles of the back	46	1.22	0	—	47	0.21	0	—	42	0.10	0	—	18	0.11	0	—
Lumbricales of the foot	35	1.10	32	0.50	38	0.25	26	0	35	0.03	26	0	35	0.03	10	0
m. opponens pollicis	21	0.95	12	0.33	25	0.26	11	0	21	0.05	11	0	6	0.08	5	0
Abdominal muscles	78	0.90	13	0.23	93	0.17	10	0	76	0.05	10	0	47	0.12	2	0

Of muscles with severe but not complete paralysis (degrees 1 and 2) at the end of the acute stage about one-fifth become normal and more than 50 per cent regain functional value. Three-fourths of the total spontaneous recovery attained takes place in the course of the first year, a little less than one-fourth during the second year and less than one-twentieth during the third year. This is, however, to a certain extent dependent on the co-operative ability and the age of the patient. The younger the patient, the better are his chances of recovery.

Skinhöj showed that different muscles do not have the same chance of recovery.

Table 3 shows that there is a considerable difference in the regenerative power of the different muscles. The figures given in the columns "average increase" refer to degrees of restitution in terms of the "National Foundation" muscle testing chart.

It is a curious fact that the prognosis of the flexors of the fingers is "twice as good" as that of the opponens pollicis. We have speculated much on why it is so, but we have so far found no plausible explanation. Although these patients did receive some physiotherapy it is our opinion that the regeneration registered is largely "spontaneous".

The diaphragm. Very little is known about the movements of the two halves of the diaphragm during maximal respiration in normals. In 1952 we had at the Blegdams Hospital more than 200 patients who at fluoroscopy showed some degree of diaphragmatic paralysis. In most cases the regeneration of the diaphragm follows the pattern of the skeletal muscles as investigated by Skinhöj. But in some few cases late recovery occurs.

In August, 1951, a boy of 17 was admitted with pure spinal respiratory insufficiency. He was put in a cuirass respirator, and after 6 weeks he had regained so much spontaneous respiration that fluorescopy of the diaphragmatic movements could be done. This showed that one leaf was completely immobile, while the maximal movement of the other half was 1—2 cm. After ten weeks he could be taken out of the respirator and from then on he was followed up every three weeks by fluoroscopy. Six months from the onset no signs of recovery were demonstrable, but after the sixth month recovery started and one year after admission the diaphragmatic movements were normal.

During the 1952 epidemic with its great number of patients with diaphragmatic paralysis it was comforting to know that late diaphragmatic recoveries do occur. Wider experience proved that such late recoveries are exceptional.

Paresis of the urinary bladder — urinary retention — is quite common in paralytic poliomyelitis. The prognosis is generally very good as persistent urinary retention is extremely rare in patients surviving the acute phase, in our experience less than one per cent.

Prognosis in respect of resocialisation

Prognosis in respect to resocialisation, apart from the degree of paralysis, naturally depends upon a number of factors not readily evaluable such as age, intelligence, previous education, social conditions in the home, treatment, and in general the scope of rehabilitation offered by the community.

Permit me briefly to describe what the Danish authorities have done for the 25 chronic respirator patients treated since 1952 in the Blegdams Hospital in Copenhagen. From the very beginning all expenses have been born by the municipality of Copenhagen and the State. The daily cost in the acute stage and post-acute stage amounted to about £ 10 per patient and in the chronic stage, where we could reduce the personnel, to about £ 5. On an average each of these patients has already cost the community between £ 15,000 and £ 20,000. Before the end of this year we hope to send the remaining 12 respiratory cripples home with all their equipment, but even so each of them will probably cost the community about £ 1000 annually as long as they live — and quite a few of them, of this I am quite sure, have many years before them. To this must be added the cost of the equipment, and as every single one of them disposes of two respirators, wheel-chairs etc., the total cost is considerable. I have personally visited all the homes of the chronic respirator patients who have left the hospital. They are scattered all over the eastern part of Denmark. Nearly all these patients are in excellent spirits, the value of which cannot be overestimated from a rehabilitation point of view. Believe it or not, most of them are happy and well adapted to their lot. In this respect the outcome so far has greatly surpassed my expectations — the human ability of adaptation is truly fabulous.

Two of the chronic respirator patients have married after several years in hospital. One morning the head-nurse told me that they had announced their engagement. On her own initiative she had placed them together in their own private room. When I saw them next day over a glass of sherry, to which everybody in the polio-house was invited, they looked radiant — it was very moving. Both are very heavily paralysed and need mechanical aid almost constantly. When they left the hospital last year they moved into an apartment on the ground-floor of a beautiful villa, surrounded by a lovely garden on the outskirts of Copenhagen. Here they have three rooms nicely furnished — the State gave them a lump sum to do this, but they were left free to choose everything according to their own personal taste. There is a large bathroom with a specially constructed water closet. The beds are also of special construction, permitting them to be elevated or lowered mechanically. Both have two wheel chairs, one for use in the house and one for the garden which is connected with the house by ramps. They have a wireless and a television set. There is a mechanical lift in the bathroom so that the attendents will not break their backs getting the patients in and out of the bath tub. They each have at their disposal two respirators, one electrically driven, the other driven by compressed air in case the electric current fails. As these two patients are nearly completely paralysed a competent person must be in attendance all around the clock. This made it necessary to engage four persons, a married couple and two others. These people were not engaged by the ministry of social welfare. The patients themselves interviewed a number of those who applied for the job and made their own choice. At night one of the attendants sleeps in the apartment and can be called by an alarm connected with an electric battery.

All this, of course, is very expensive, and as these two patients are absolutely penniless, the State has had to pay everything. When I saw them last they seemed very happy.

I have described this in some detail — and these two are not an exception, just an example — to stress the point that "prognosis" in cases like these depends to a very large extent on the attitude of the State — no private enterprise can shoulder a burden of such magnitude.

I will conclude with a few words about the prognosis in respect of resocialisation of poliomyelitis patients with peripheral paralysis.

Unfortunately we have not had time to do a follow-up study of our paralysed patients from the 1952—53 epidemic. The following table refers to the status of 196 paralysed patients in 1957 — three years after the acute stage.

Only ten percent of the 196 paralytic patients were so reduced in their capacity for work three years after the acute phase that in the eyes of the law they qualified for disablement pension under the Public Welfare Act. To obtain such a pension the working capacity must be reduced to less than one-third according to a specified standard.

Table 4. *Three-year statement of results with special reference to capacity for work of surviving paralytic patients*

	Number	Surviving in per cent
I. Complete restitution	48	24.5
II. Slight remnants of pareses	38	19.4
III. Complete fitness for work, but practical inconvenience caused by pareses	55	28.1
IV. Reduced capacity for work, but not to one-third or less	36	18.4
V. Capacity for work reduced to one-third or less	17	8.7
VI. Complete disablement	2	1.0
Total	196	

In the following — and last table — I have compared these results with recent results obtained in Sweden, where the general and social conditions are about the

same or even better than in Denmark. The table is self-explanatory and shows that
under fair social conditions only 5—10 per cent of paralytic poliomyelitis patients
become social liabilities. The extent and quality of the physical therapy and

Table 5. *Results of the 1944 epidemic in Copenhagen compared with some Swedish epidemics*

Author	BERG-MANN (*) 1944	NETTER-BLAD (*) 1939	JÖNSSON (*) 1944	ARVOLA (*) 1947	SKINHÖJ (*) 1947
Period of observation	9 years	2 years	6 years	7 years	3 years
Number of patients	215 years	121	210	55*	196
Preserved capacity for work .	78%	76%	72%	87%	72%
Reduced capacity for work . .	17%	17.4%	25	—	18.4%
Unfit for work	5%	6.6%	3%	13%	9.7%
(Lethality during acute phase) .	15.8%	15.4%	19.2%	16.2%	15.2%

* Comprising adults only.

surgery the patients in table 5 have received I cannot judge, and although I
believe that physical therapy and orthopedic surgery have a great influence on
the final outcome, the statistical evaluation of their importance is so difficult
that I shall refrain from discussing them.

References

(1) LASSEN, H. C. A.: On the prognosis of poliomyelitis. Med. Press **116**, 443 (1954). —
(2) LASSEN, H. C. A.: A preliminary report on the 1952 epidemic of poliomyelitis in
Copenhagen. Lancet **1953** I, 37.
(3) STRÖM, J.: The poliomyelitis epidemic in Stockholm, 1953. Acta med. scand. Supp.
316, 1956.
(4) SØTTRUP, T.: Convalescent and chronic stage: course of respiratory paralysis. „Management of life-threatening poliomyelitis" (H. C. A. LASSEN et al.) p. 92, 1956.
(5) LASSEN, H. C. A.: L'avenir des poliomyélitiques respiratoires chroniques. Proceedings
of the 5th symposium on poliomyelitis. p. 124. Madrid 1958.
(6) SKINHØJ, E.: Some problems of acute anterior poliomyelitis and its sequelae, Dissertation. Copenhagen: Munksgård 1949.
(7) BERGMANN, R.: Om risker och läkningsresultat vid poliomyelit. Nord. hyg. T. **26**,
131 (1945).
(8) NETTERBLAD, A.: Rön och indtryck från et par hundra poliomyelitfall. Nord. Med.
4, 3603 (1939).
(9) JÖNSSON, B.: The prognosis of poliomyelitis. Acta paediat. (Uppsala) **31**, 245 (1944).
(10) ARVOLA: Efterundersøgelser af Børnelammelsestilfaelde i Helsingfors. Ann. med.
intern. Fenn. **36**, 211 (1947).

4. Periphere angeborene Lähmungszustände

Von

J. OEHME

Die Gruppe der peripheren angeborenen Lähmungen umfaßt heterogene Krankheitsbilder von Hypotonien, bei denen die Bewegungen entweder erschwert oder unmöglich sind. Ätiologisch kann es sich 1. um neurale Schäden im Sinne degenerativer Veränderungen der Vorderhornzellen oder 2. um muskuläre Schäden als Folge gestörten Muskelstoffwechsels handeln.

1. Progressive spinale Muskelatrophie

Diese umfaßt den Erwachsenentyp Duchenne-Aran und den infantilen Typ Werdnig-Hoffmann, dessen angeborene Variante wahrscheinlich die Myatonia congenita Oppenheim ist. Bereits 1908 wurde die Einheit der kindlichen Erkrankungen behauptet (*15*), später auch pathologisch-anatomisch begründet (*8*): Weder die Lokalisation der Paresen, Grad und Ausdehnung der Atrophien, noch das Manifestationsalter und das familiäre Auftreten lassen eine Unterscheidung berechtigt erscheinen. Vielfach wird deshalb die Prognose zur Trennung beider Erkrankungen herangezogen, indem die frühinfantile Muskelatrophie für progredient, die Myatonie dagegen für besserungsfähig gehalten wird. Es soll hier die Frage erörtert werden, ob die Ergebnisse der Spätprognose zur differentialdiagnostischen Klärung frühkindlicher Hypotonien herangezogen werden können.

Tabelle 1. *229 katamnestisch beobachtete Fälle von* M. WERDNIG-HOFFMANN

Autor	Zahl der Fälle	Verstorben in den verschiedenen Lebensjahren			Zahl der Lebenden	Alter bei Nachuntersuchung Jahre
		1.	2.—10.	10.—20.		
OEHME, 1942	9	Ø	6	Ø	3	7—15
BRANDT, 1950	112	53	32	10	17	1—20
ZEIDLER, 1958	44	12	19	3	10	1—30
KIRCHHOFF u. Mitarb. 1958	14	5	4	Ø	5	6—8
HORSTMANN, 1959 . . .	28	19	8	Ø	1	$2^1/_2$
OEHME u. Mitarb., 1959 .	22	9	8	2	3	5—11
Insgesamt	229	98	77	15	39	

Die ausgedehntesten Untersuchungen stellte 1950 BRANDT (*5*) an 112 dänischen Kindern an (Tab. 1). Von diesen waren 36% bei Geburt, 87% während des ersten Lebensjahres erkrankt. Bereits 47% waren im ersten, 80% nach 4 Jahren verstorben, nur etwa 7% erreichten das 15. Lebensjahr; eine feste Beziehung zwischen Manifestationsalter und Prognose wurde nicht gefunden. Danach muß die Prognose der spinalen Muskelatrophie als schlecht bezeichnet werden. Von 42 Fällen, die LOOFT zusammenstellte, waren 29 im ersten Lebensjahr verstorben (*12*).

Von deutscher Seite liegen neben kasuistischen Mitteilungen (Lit. bei *13*) mehrere katamnestische Berichte vor (vgl. Tab. 1), die insgesamt 117 Kinder umfassen (*9, 10, 13, 14, 19*); in dieser Zahl sind neuere Erhebungen unserer Klinik einbezogen (*14*). In keinem gesicherten Fall von Myatonie ergab sich ein Anhalt für eine Besserung der Erkrankung. Angaben über fehlende Progredienz erklären sich durch zu kurze Beobachtungszeit oder durch Fehldiagnosen. In den wenigen Fällen, die einen leichten Verlauf genommen haben, handelt es sich wahrscheinlich um familiäre formes frustes der spinalen Muskelatrophie (*16*) oder um Patienten mit erhaltenen Reflexen (*18*). Kinder, die wegen Hypotonie mit erhaltenen Reflexen als Myatonie angesehen wurden (*13*), lernten Ende des 2. Lebensjahres laufen. Unserer Auffassung nach gehören diese Fälle nicht zur Myatonie, sondern stellen ein eigenes Krankheitsbild dar, das als idiopathische Hypotonie abgetrennt worden ist (*7*); denn zur Diagnose Myatonie gehört die Areflexie.

Bei mehreren anderen Kindern mußte auf Grund des Verlaufs und der Autopsie die Diagnose Myatonie ebenfalls korrigiert werden. 6mal handelte es sich um nicht erkannte frühzeitig aufgetretene Muskeldystrophie Erb, 3mal wurde die Diagnose in Hämatomyelie, zweimal in atonisch-astatischen Symptomenkomplex geändert; je einmal ergab die Nachuntersuchung eine postinfektiöse Hypotonie, eine Hypotonie als Folgezustand einer postvaccinalen Encephalitis und eine Hirnmißbildung mit Hypotonie.

Die Letalität der 117 Kinder des deutschen Schrifttums beträgt im ersten Lebensjahr 38%. Der Tod trat meist infolge dystelektatischer Pneumonien ein, die durch Antibiotica nur schwer beeinflußt werden.

Die noch lebenden Kinder erlernen zwar nicht das Laufen, aber die atrophischen paretischen Arme sind meist für Handarbeiten verwendungsfähig. Kyphoskoliose und Kontrakturen vor allem in den Hüft- und Kniegelenken verschlimmern das Krankheitsbild. Alle überlebenden Patienten sind auf die Hilfe anderer Personen angewiesen.

Von zwei Autoren wird betont, daß das Leiden um so progredienter verläuft, je früher es sich zeigt (*1, 10*). Insgesamt ist die Spätprognose der progressiven spinalen Muskelatrophie, wie die von uns zusammengestellte Tabelle zeigt, die 229 katamnestisch beobachtete Fälle erfaßt, also außerordentlich schlecht. Über die Hälfte stirbt in den beiden ersten Lebensjahren, etwa $^3/_4$ der Patienten bis zum 10. Lebensjahr, meist an Pneumonie.

Der Erwachsenentyp Duchenne-Aran der spinalen Muskelatrophie beginnt selten vor dem 20. Lebensjahr. Nach der Atrophie der Handmuskulatur werden später die Arm-, Schulter- und Rumpfmuskeln befallen, zuletzt die Beinmuskeln. Die Prognose ist infaust, wenn auch der Tod oft erst nach jahrelanger Progredienz des Leidens erfolgt.

Im Gegensatz zu der spinalen Form der Muskelatrophie finden sich bei der neuralen Muskelatrophie (Hoffmann) die degenerativen Veränderungen in den Hintersträngen des Rückenmarks, der hinteren Wurzel und in den distalen Abschnitten der peripheren Nerven. Je nach Lokalisation der Schädigung werden zahlreiche Typen unterschieden. Bei allen ist die Prognose quoad sanationem infaust, wenn auch die Krankheit chronisch verlaufen kann.

2. Progressive Muskeldystrophie

Bei der progressiven Muskeldystrophie Erb werden in typischen Fällen bekanntlich 2 Formen unterschieden:

a) Die aufsteigende Beckengürtelform,

b) die absteigende Schultergürtelform.

Die Trennung der beiden Formen ist nicht nur klinisch-empirisch (*11*), sondern auch genetisch gerechtfertigt, denn in einer Familie werden kaum je Fälle beider Formen gesehen (*2, 16*). Die Erkrankung beginnt bei 30% im Kleinkindesalter, nach dem 40. Lebensjahr kaum noch.

a) Aufsteigende, frühinfantile Beckengürtelform. Der Schwund der Muskulatur mit nachfolgender Pseudohypertrophie beginnt im Bereich des Beckengürtels. Die betroffenen Kinder zeigen watschelnden Gang und haben Mühe beim Treppensteigen und Aufrichten. Die Krankheit verläuft progredient, einförmig und stets symmetrisch; Kontrakturen sind in $^2/_3$ der Fälle nachweisbar. Ein Einfluß des Geschlechts oder des Körperbaues auf die Spätprognose wird abgelehnt (2), nur der Cushing-Typ gilt als prognostisch ungünstig (6).

Die Beckengürtelform läßt sich nach Becker (2) genetisch und prognostisch in einen recessiv geschlechtsgebundenen Typ, der vorwiegend Knaben befällt, und einen recessiv autosomalen Typ unterteilen.

Die erste Verlaufsform tritt im frühen Kindesalter, schon bei Säuglingen auf. Die Diagnose ist zu dieser Zeit schwierig, neuerdings aber durch den erhöhten Aldolasewert im Serum leichter zu stellen. Ob diesen Enzymveränderungen eine prognostische Bedeutung zukommt, ist noch unentschieden (3, 6).

Die Kinder lernen verspätet, in 4% überhaupt nicht laufen(2). Eine Schwäche der Schultergürtelmuskulatur, später auch der Arme, zuletzt der Hand- und Halsmuskeln kommt 3—6 Jahre nach Krankheitsbeginn hinzu. Durchschnittlich im 9. Lebensjahr werden die Patienten gehunfähig. Im allgemeinen sterben sie an einer interkurrenten Erkrankung, meist an Pneumonie vor dem 20. Lebensjahr; verschlechtert wird die Prognose noch durch die Mitbeteiligung des Myokards. Kennzeichnend für diesen Typ sind also der frühzeitige Beginn, die Progression und die ungünstige Prognose, d. h. der relativ kurze letale Verlauf.

Bei dem recessiv autosomalen Typ erstreckt sich das Erkrankungsalter auf das 2. bis 40. Lebensjahr, vorwiegend auf die Zeit vor dem 25. Lebensjahr. Obwohl das klinische Bild keine grundsätzlichen Unterschiede vom recessiv geschlechtsgebundenen Typ aufweist, verläuft der recessiv autosomale Typ eher protrahiert und relativ gutartig; es kommt kaum jemals zu so schweren Endstadien wie bei dem recessiv geschlechtsgebundenen Typ. Daher ist die Lebenserwartung nicht in gleichem Maße herabgesetzt.

b) Absteigende juvenile Schultergürtelform. Bei dieser dominant autosomalen Form kann die Muskulatur des Schultergürtels zunächst allein oder auch die des Gesichtes befallen sein (scapulo-humeraler Typ und facio-scapulo-humeraler Typ). Die Halsmuskeln sind nicht betroffen; auch finden sich keine Pseudohypertrophien und keine Fett- oder Knochendystrophien. Das Erkrankungsalter liegt zwischen dem 7. und 25. Lebensjahr mit einem Gipfel um das 15.—16. Jahr (4).

Der Verlauf kann lange Zeit, oft sogar über Jahrzehnte, stationär sein; zur Gehunfähigkeit kommt es nur selten. Die Kranken sind oft bis ins höhere Alter berufstätig, wenn auch in beschränktem Maße. Bei 12 von 26 Patienten war das Intervall zwischen Beginn der Erkrankung und späterem Befallenwerden des Beckengürtels bzw. der Beine mehr als 10 Jahre, bei 7 mehr als 15 Jahre (2). Dabei zeigt sich eine vom Körperbau und Geschlecht abhängige Prognose. Im Durchschnitt erkranken Pykniker leichter als Leptosome und Athletiker, weiterhin erkranken Männer schwerer als Frauen (2).

100 Fälle:	Frauen	Männer
Leichtkranke	61 ± 6,4%	20 ± 6,3%
Schwerkranke	39 ± 6,4%	80 ± 6,3%

Insgesamt ist die Prognose der Muskeldystrophie um so schlechter, je früher die Erkrankung manifest wird. Deshalb wird auch die aufsteigende infantile Beckengürtelform als maligne und die absteigende juvenile Schultergürtelform als benigne gekennzeichnet.

Zusammenfassung. Die Spätprognose der progressiven spinalen Muskelatrophie ist schlecht. Über die Hälfte der Patienten stirbt in den beiden ersten Jahren, etwa $^3/_4$ bis zum 10. Lebensjahr, meist an Pneumonie, die durch antibiotische Mittel wenig beeinflußt wird. Katamnestische Untersuchungen bestätigen die Identität von spinaler Muskelatrophie (Werdnig-Hoffmann) und Myatonia congenita (Oppenheim).

Katamnestische Erhebungen gestatten die Erkennung der Dystrophia musculorum Erb zuverlässiger als die Erhöhung der Serumaldolaseaktivität, die nur in typischen Fällen gefunden wird. Die Spätprognose der Erbschen Muskeldystrophie ist bei der infantilen aufsteigenden Beckengürtelform schlechter als bei der juvenilen absteigenden Schultergürtelform. Während bei der Beckengürtelform die Patienten meist vor dem 20. Lebensjahr sterben, kann der Verlauf der Schultergürtelform über Jahrzehnte stationär sein.

Literatur

(1) Arey, J. B., and H. W. Baird: The relationship between progressive muscular atrophy of spinal origin and amyatonia congenita. Amer. J. Dis. Child. **86**, 619 (1953).

(2) Becker, P. E.: Dystrophia musculorum progressiva. Stuttgart: Georg Thieme 1953. — (3) Beckmann, R.: Zum Verhalten der Serumaldolase-Aktivität bei Patienten mit Dystrophia musculorum progressiva Erb. Klin. Wschr. **34**, 1237 (1956). — (4) Bell, J.: On age of onset and age of death in hereditary muscular dystrophy with some observations bearing on question of ante dating. Ann. Eugen. (Lond.) **2**, 272 (1942). — (5) Brandt, S.: Werdnig-Hoffman's infantile progressive muscular atrophy. Copenhagen: Ejnar Munksgaard 1950. — (6) Brugsch, J., u. K. Brockmann-Rohne: Untersuchungen zur klinischen Problematik der progressiven Muskeldystrophie. Leipzig: Georg Thieme 1958.

(7) Catel, W.: Differentialdiagnostische Symptomatologie von Krankheiten des Kindesalters. Stuttgart: Georg Thieme 1951.

(8) Eger, W., u. A. Ohr: Ein Beitrag zur Myatonia congenita Oppenheim. Arch. Kinderheilk. **127**, 1, 77 (1942).

(9) Horstmann, W.: Katamnestische Erhebungen bei Zuständen von frühkindlicher Hypotonie. Z. Kinderheilk. **82**, 649 (1959).

(10) Kirchhof, K. J., u. Fr. Müller: Über Nachuntersuchungen an Kindern mit spinaler Muskelatrophie vom Typus Werdnig-Hoffmann. Nervenarzt **29**, 158 (1958).

(11) Levison, H.: Dystrophia musculorum progressiva. Copenhagen 1951. — (12) Looft, C.: Ref. in Zbl. ges. Neurol. Psychiat. **60**, 462 (1931).

(13) Oehme, J.: Katamnestische Erhebungen bei Myatonia congenita. Inaug. Diss. Leipzig 1942. — (14) Oehme, J., u. D. v. Gregory: Unveröffentlicht.

(15) Rothmann, M.: Über die anatomische Grundlage der Myatonia congenita. Mschr. Psychiat. Neurol. **25**, (Erg. H.) 161 (1909).

(16) Schmid, P. Ch.: Beitrag zum Krankheitsbild der spinalen progressiven Muskelatrophie nach Werdnig-Hoffmann. Z. Kinderheilk. **81**, 13 (1958). (17) Sjövall, B.: Dystrophia musculorum progressiva. Eine erblichkeitsmedizinische und klinische Studie. Acta psychiat. scand. Suppl. **10**, 1 (1956). — (18) Stutte, H.: Angeborene Muskelatonie (Oppenheim) bei einem Erwachsenen. Z. Neurol. Psychiat. **175**, 699 (1943).

(19) Zeidler, U.: Über den Verlauf der spinalen progressiven Muskelatrophie Werdnig-Hoffmann. Z. Kinderheilk. **81**, 315 (1958).

5. Subdurale Ergüsse

Von

Fr. Koch

Katamnestische Untersuchungen von Kindern, die im Säuglingsalter an einem subduralen Erguß erkrankt waren, liegen im deutschen Schrifttum aus den letzten Jahren nur wenige vor (*1, 2*). Dieser Mangel ist aus zwei Gründen auffallend:

1. Nach den Befunden zahlreicher Autoren (*3, 4, 5, 6, 7, 8, 9, 10, 11* u. a.) sind subdurale Ergüsse seit der höheren Überlebensquote von Säuglingen mit eitriger Meningitis infolge Verwendung der Sulfonamide bzw. Antibiotica zahlreicher geworden.

2. Die Einführung operativer Methoden (*12, 13, 14*) hat die Therapie bereichert und fordert vergleichende Untersuchungen der jeweiligen Ergebnisse.

Da wir über ein relativ großes Krankengut sowohl der konservativen als auch der operativen Behandlung verfügen, soll darüber im folgenden berichtet werden.

Unter dem Begriff „subduraler Erguß" verstehen wir pathologische Flüssigkeitsansammlungen im Subduralraum, sei es serös, sei es blutig, gleichgültig welcher Ätiologie. Auf die Frage, ob diese Ergüsse sämtlich subdural oder z. T. auch intradural gelegen sind, soll hier nicht eingegangen werden. Während die Pathogenese einheitlich (*15*) im Rahmen einer Permeabilitätsstörung wechselnden Grades aufgefaßt werden muß, ist die Ätiologie sehr variabel. Ein subduraler Erguß kann bedingt sein durch ein Trauma, ein Blutungsübel, eine Avitaminose (Vitamin C), eine angeborene Mißbildung des Gehirnes, eine vorausgegangene Encephalographie; durch entzündliche Veränderungen wie: Meningitis (Pneumokokken, Influenzabacillen, Meningokokken, Toxoplasmen usw.), Encephalitis, Sepsis mit Sinusthrombose sowie endlich durch nicht geklärte Faktoren.

Der Ausdruck „subduraler Erguß" schließt die Pachymeningitis haemorrhagica interna wie auch die Pachymeningosis haemorrhagica interna und das Hydrom bzw. Hygrom der Dura mater ein.

Unsere katamnestischen Untersuchungen umfassen die Zeit vom 1. 1. 48 bis 1. 1. 58, in der 72 Kinder mit subduralen Ergüssen behandelt wurden. Sämtliche Kontrolluntersuchungen erfolgten mindestens 1 Jahr, maximal 9 Jahre nach dem akuten Stadium der Erkrankung; manche Kinder wurden im Laufe dieser Jahre mehrfach untersucht. Dabei ergab sich lediglich in 2 Fällen, daß die nach Jahresfrist gefällte Beurteilung — einmal im negativen, einmal im positiven Sinne — geändert werden mußte, so daß die von uns gewählte Einjahresfrist der katamnestischen Untersuchung im allgemeinen als ausreichend angesehen werden darf. Von den oben erwähnten 72 Kindern konnten insgesamt 46 untersucht werden.

Die Untersuchung selbst wurde abgesehen von wenigen Ausnahmen, bei denen wir auf die Befunde des Hausarztes und die Angaben der Angehörigen angewiesen waren, ambulant durch den gleichen Arzt, zum Teil auch stationär durchgeführt.

Soweit unsere Patienten bei der Kontrolluntersuchung einen pathologischen Befund aufwiesen, wurden sie einer der beiden Gruppen „leichte Defektheilung" bzw. „schwere Defektheilung" zugeteilt. Unter leichter Defektheilung verstehen wir einen geringen statischen oder geistigen Rückstand der Entwicklung, unter schwerer Defektheilung den Nachweis einer Hemiparese oder Tetraplegie, von Krämpfen, eines Mikro- bzw. Hydrocephalus, einer Erblindung oder einer Debilität.

Aus Tab. 1 geht hervor, daß von 72 Kindern 21 (= 29,1%) an ihrer Erkrankung starben, 15 Kinder (= 36,5%) bei konservativer, 6 Kinder (= 19,6%) bei operativer Behandlung. — Letztere Zahl bedarf allerdings der Erläuterung: In der Anfangszeit unserer operativen

Therapie haben wir uns in 2 verzweifelten Fällen zu diesem Eingriff entschlossen, bei Kindern, die wir heute bei klarerer Stellung der Indikation von der Operation zurückstellen würden. In einem Falle lag gleichzeitig ein adrenogenitales Syndrom, im anderen eine Endo-Myokarditis bei Osteogenesis imperfecta vor.

Tabelle 1

Art der Behandlung	Zahl der Kinder	An der Erkrankung gestorben	An interkurrenter Erkrankung gestorben	Summe der Verstorbenen	Es konnten nachuntersucht werden
Konservativ .	41	15	4	19	22
Operativ . .	31	6 (4)	1	7	24
Summe . . .	72	21	5	26	46

Vergleichen wir unsere Befunde zunächst mit den Ergebnissen der *konservativen Therapie* der letzten 30 Jahre, die fast unverändert geblieben ist, so schwanken die Angaben über die Letalität zwischen 23%, 40,9% und 54% (*1, 16, 17*), während die Letalität der eigenen Patienten 36,5% betrug.

Die größten amerikanischen Statistiken über die Erfolge der *operativen Behandlung* (*12, 18*) geben für die ersten 98 Patienten eine Letalität von 9,1%, zuletzt von 3,7% an; andererseits (*17*) wird aber auch über eine solche von 12% berichtet. Unsere eigene Letalität bei den operativ behandelten Patienten mit 19,6% erscheint gegenüber den erstgenannten Zahlen sehr hoch.

Es ist aber zu berücksichtigen, daß das Operationsverfahren von uns erst entwickelt wurde und daß von den restlichen 4 Todesfällen allein 3 der Avertin-Narkose zur Last zu legen sind. Seit Änderung des Narkoseverfahrens (Äther in Kombination mit Intubation und reichlich O_2-Gabe) war bei 20 Operationen kein Todesfall mehr zu verzeichnen (*19*). Das Risiko der operativen Therapie dürfte nach Überwindung der anfänglichen Schwierigkeiten gering und die Überlegenheit der operativen Therapie quoad vitam im Vergleich zur konservativen eindeutig belegt sein.

Tabelle 2. *Erfolg der Behandlung*

Art der Behandlung	Völlige Heilung	Besserung leichter Defekt	Schwere Defektheilung	Summe
Konservativ . .	11	7	4	22
Operativ . . .	15	2	7	24
Summe	26	9	11	46
	35 = 76,0%	20 = 43,4%		

Aus Tab. 2 geht hervor, daß bei konservativer Therapie 11, bei operativer Behandlung 15 nach Jahresfrist eine völlige Heilung zeigten; 7 bzw. 2 waren gebessert, während 4 bzw. 7 eine schwere Defektheilung aufwiesen.

Vergleichen wir diese Befunde mit den Ergebnissen früherer Autoren, so wird berichtet (*21*), daß von 11 nachuntersuchten Kindern nur 2 normal bzw. von 14 Kontrollen (*22*) nur 5 normal waren und endlich von 19 Überlebenden nur 8 (*16*) ein normales geistiges und körperliches Verhalten zeigten. Allen diesen Berichten lag eine konservative Therapie mit gehäuften Punktionen der Fontanelle bzw. Verordnung von Vitaminen und Calcium zugrunde. Lediglich die jüngste Zusammenfassung (*1*) weist etwas günstigere Befunde auf — ohne gehäufte Punktionen in der Therapie —, da hier von 13 nachuntersuchten Patienten 11 keinerlei Einschränkung ihrer körperlichen und geistigen Fähigkeit erlitten hatten.

Die bereits zitierte größte amerikanische Arbeit über die operative Therapie (*17, 18*) berichtet von 70—80% Heilung; in einer italienischen Publikation (*23*) werden 70% als geheilt bezeichnet. Ob in diesen Zahlen auch Patienten mit leichter Defektheilung enthalten sind, ist nicht zu ersehen. Rechnen wir solche Kinder in unserem Material zu den völlig geheilten, so entsprechen auch unsere Erfolge mit 81,8% bzw. 70,8 % obigen Angaben.

Es könnte nun den Anschein erwecken, als ob die Erfolge der operativen Therapie hinsichtlich der Heilung schlechter wären als die der konservativen. Dieser Schluß erscheint uns aber aus folgenden Gründen nicht berechtigt: 1. Wird die operative Therapie erst nach einer erfolglosen konservativen Therapie von 4—6 Wochen eingeleitet, was bedeutet, daß diese Fälle von vornherein als schwerer zu gelten haben als andere Kinder, deren Erkrankung in der genannten Zeit heilt.

2. Wurden uns teilweise Kinder zur operativen Behandlung überwiesen, bei denen obige Zeiten der konservativen Vorbehandlung weit überschritten waren, so daß die Hirnentwicklung über lange Zeit beeinträchtigt war, ehe der Eingriff durchgeführt werden konnte. Die Kinder der operativen Gruppe sind also hinsichtlich ihrer Vorbehandlung nicht als einheitliche Gruppe aufzufassen.

3. Zeigt unsere zunehmende Erfahrung, daß gerade in der operativen Gruppe oft Kinder sind, deren Erkrankung eine Hirnmißbildung zugrunde liegt (*20*). Diese ist oft die Ursache für den Mißerfolg der konservativen Therapie. Eine frühzeitige Diagnose der Mißbildung (vor dem Eingriff) ist aber in der Regel nicht möglich, da eingreifendere Untersuchungen, wie Encephalogramme bei Kindern mit subduralen Ergüssen in Übereinstimmung mit den Erfahrungen anderer Autoren (*12, 17*) kontraindiziert sind. So sahen wir im eigenen Material neben Fieber und Brechattacken einmal einen Todesfall im Anschluß an diesen Eingriff. Berücksichtigt man diese Punkte, so sind die Erfolge unserer operativen Therapie günstig.

Zusammenfassend läßt sich sagen, daß die Letalität der subduralen Ergüsse mit fast 30% recht groß ist, diese aber durch die operative Behandlung vermindert werden kann. 70—80% der Operierten zeigen nach Jahresfrist eine Besserung bzw. Heilung, 20—30% weisen schwere Defekte auf. Genauere Analysen ergaben, daß die Gruppe der operativ behandelten Kinder durch Mißbildungen belastet ist. Um zu klaren katamnestischen Untersuchungsergebnissen und damit zu einer eindeutigen Prognose zu kommen, ist eine Aufgliederung der Erkrankung nach ätiologischen Gesichtspunkten notwendig.

Literatur

(*1*) Scheppe, K.-J.: Über das Schicksal konservativ behandelter Kinder mit subduralem Hämatom. Mschr. Kinderheilk. 102, 414—417 (1954).

(*2*) Grützner, A., u. Fr. Koch: Elektroencephalographische Befunde bei subduralen Ergüssen im Säuglings- und Kleinkindesalter. Z. Kinderheilk. 76, 148—166 (1954).

(*3*) McKay, R. jr., R. A. Morisette, J. D. Davies, F. D. Ingraham and D. D. Matson: Collections of subdural fluid complicating meningitis due to haemophilus influenzae (Typ B). A preliminary report. New. Engl. J. Med. 242, 20—22 (1950). — (*4*) McKay, R. jr., R. A. Morisette, J. D. Davies, F. D. Ingraham and D. D. Matson: Subdural fluid complicating bacterial meningitis. J. Amer. med. Ass. 152, 387—391 (1953).

(*5*) Smith, M. H. D., R. E. Dormont and G. W. Prather: Subdural effusions complicating bacterial meningitis. Pediatrics 7, 34—43 (1951). — (*6*) Smith, M. H. D., R. E. Dormont and G. W. Prather: Subdural effusions complicating bacterial meningitis. Amer. J. Dis. Child. 82, 391—392 (1951).

(*7*) Debré, R., P. Mozziconacci, N. Masse et B. Meyer: Epanchemants sous — duraux au cours de méningites suppurées. Arch. franç. Pédiat. 8, 1—7 (1951).

(*8*) Koch, Fr.: Subdurale Ergüsse bei eitriger Meningitis. Kinderärztl. Prax. 20, 434—437 (1952). — (*9*) Koch, Fr.: Beitrag zur Ätiologie der Pachymeningitis haemorrhagica interna im Kindesalter. Dtsch. Z. Nervenheilk. 169, 77—88 (1952).

(10) Mohr, E.: Subdurale Ergüsse bei eitriger Meningitis im Säuglingsalter. Arch. Kinderheilk. **150**, 57—62 (1955).

(11) Smith, Margaret H. D.: Subdural lesions in childhood, with special reference to infectious processes; S. Z. Levine: Advanc. Pediat. **8**, 165—187 (1956); Chicago: The Year Book Publishers 1956.

(12) Ingraham, F. D., and D. D. Matson: Subdural hematoma in infancy. S. Z. Levine: Advanc. Pediat. **4**, 231—263 (1949); Chicago: The Year Book Publishers. —

(13) Koch, Fr.: Zur Therapie der Pachymeningitis haemorrhagica interna. Habilitationsschrift Gießen 1951. — (14) Koch, Fr.: Beitrag zur Therapie der Pachymeningitis haemorrhagica interna. Arch. Kinderheilk. **147**, 213—225 (1953). — (15) Koch, Fr., u. W. Schneider: Permeabilitätsstudien bei subduralen Ergüssen. Z. Kinderheilk. **74**, 232—250 (1954).

(16) Fanconi, G., u. H. Zellweger: Die bleibenden Schädigungen des ZNS infolge Erkrankungen des Feten und des Kleinkindes. Schweiz. Arch. Neurol. Psychiat. **63**, 193—210 (1949).

(17) Canosa, C.: Colecciones subdurales en la infancia. Rev. españ. Pediat. **13**, 691—728 (1958); Ref. Z. Kinderheilk. **69**, 197 (1959).

(18) Ingraham, F. D., and D. D. Matson: Neurosurgery of infancy and childhood. Springfield Ill.: Ch. C. Thomas 1954.

(19) Pia, H. W.: Diagnose und Therapie der Hirnblutungen im Kindesalter. Leistungen u. Ergebn. der neuzeitl. Chirurgie. Stuttgart: Gg. Thieme 1958.

(20) Pia, H. W.: Ätiologie und Therapie der subduralen Blutungen im Kindesalter. Zbl. Neurochir. **19**, 4, 312 (1959).

(21) Rosenberg, O.: Die Pachymeningitis haemorrhagica interna im Kindesalter. Ergebn. inn. Med. Kinderheilk. **20**, 549—638 (1920).

(22) Liebenam, L.: Zur Frage der Pachymeningitis hydrohaemorrhagica interna im Säuglingsalter. Jb. Kinderheilk. **91**, 73—127 (1934).

(23) Morello, A., e F. Levy: L'ematoma subdurale infantile. Minerva pediat. (Torino)· **8**, 140—146 (1956).

6. Hirntumoren im Kindesalter

Von

H. W. PIA

Hirntumoren der Kinder und Jugendlichen sind offensichtlich häufiger, als gewöhnlich angenommen wird, wenn auch die Angaben des Children's Medical Center in Boston über eine Frequenz von 10% aller Behandlungsfälle zu hoch erscheinen. Ihr Anteil an der Gesamtzahl der Hirntumoren beträgt 10—15%.

Abweichend von der Zusammensetzung des gesamten Tumormaterials finden wir auch bei den Geschwülsten dieses Lebensabschnittes ein isoliertes Vorkommen bzw. eine Bevorzugung bestimmter Tumorarten und Lieblingslokalisationen, die für die Prognose von entscheidender Bedeutung sind. Die extracerebralen, praktisch immer benignen Tumoren fehlen nahezu vollständig. So sind Hypophysenadenome im Kindesalter ganz ungewöhnlich. McCRAIG fand unter 504 Fällen der Mayo-Klinik nur 9 Kinder. Entsprechend liegen die Verhältnisse bei den Meningeomen und Neurinomen. Als einzige, aber seltene Tumorart dieser Gruppe ist das Craniopharyngeom eine typische Geschwulst des Kindesalters. Etwa 80% aller Tumoren stellen die Gliome, die im Erwachsenenalter mit 45% etwas weniger als die Hälfte ausmachen. Unter ihnen befallen nahezu ausschließlich das Kindesalter die Medulloblastome, Spongioblastome, Spongioblastome bzw. Astrocytome des Kleinhirns, Ependymome und Plexuspapillome. Glioblastome kommen nicht vor, Astrocytome und Oligodendrogliome u. a. sind selten. Mesodermale Geschwülste, Metastasen u. a. haben keine Bedeutung.

Bei Berücksichtigung der biologischen Wertigkeit ergibt sich mit 50% eine deutliche Betonung maligner Tumoren (*32*). Gleichfalls prognostisch bedeutsam ist die große Zahl der nicht zugänglichen Geschwülste des Hirnstammes. Unter 365 Tumoren (*57*) lagen 32% im Bereich des Hirnstammes, 28% im Großhirn und 40% im Kleinhirn. Die infratentorielle Lokalisation überwiegt im Kindesalter mit 55% deutlich gegenüber 25—30% im Erwachsenenalter.

Berücksichtigt man weiterhin die besondere Ödembereitschaft des kindlichen Gehirns und die Nachgiebigkeit des wachsenden Schädels, d. h. die infolge später Manifestierung des Hirndrucks häufig ungewöhnliche Größe der Tumoren, so erscheint die Lebenserwartung kindlicher Tumorträger von vornherein wesentlich ungünstiger als die der Erwachsenen.

Da eine globale Besprechung der Prognose die biologischen und lokalisatorischen Gesichtspunkte nicht hätte berücksichtigen können, hielten wir eine gesonderte Würdigung der wichtigsten Tumorgruppen für zweckmäßiger. Der größte Teil des statistischen Materials muß einer detailierten Publikation vorbehalten bleiben. Unser Bericht stützt sich auf Auswertung eines Gesamtmaterials von etwa 20000 Hirntumoren aus den großen europäischen und amerikanischen Neurochirurgischen Kliniken und dem eigenen Krankengut von 686 Fällen ab Januar 1954. Es ließ sich nicht vermeiden, einzelne große katamnestische Berichte ohne strenge Alterstrennung mit aufzunehmen. Desgleichen glaubten wir nicht auf Berichte mit einem Überblick von 30—50 Jahren verzichten zu können, obwohl dadurch der Fortschritt in den letzten Jahrzehnten bei einzelnen Tumorgruppen weniger deutlich wird. Wie entscheidend aber die Prognose verbessert werden konnte, zeigen Erhebungen von TOOTH über 5-Jahres-Heilungen bei 187 Hirntumoren zwischen 1902 und 1919 in 16,5% gegenüber 3 Jahrgängen von CUSHING (1924—1927) mit 457 Tumoren, von denen 37% zwischen 7 und 14 Jahren lebten (*3, 11, 62*).

Medulloblastome

Das Medulloblastom des Kleinhirns ist nicht nur das bösartigste, sondern auch das am meisten problematische Gewächs des Kindesalters. 4% aller Hirntumoren (*67*), 10% aller Gliome (*67*), 20% aller Tumoren des Kindesalters (*31*) und 30% der Tumoren der hinteren Schädelgrube sind Medulloblastome. Das Durchschnittsalter der Träger liegt bei 8—10 Jahren. Über zwei Drittel sind jünger als 10 Jahre. Medulloblastome bei Neugeborenen kommen vor. Das männliche Geschlecht überwiegt mit 71%. Die mit 34,4% hohe Letalität erklärt sich vor allem aus dem Lieblingssitz im Bereich des Kleinhirnwurmes mit Beeinträchtigung der Rautengrube, verständlichen Bemühungen um eine Radikalentfernung und dem oft geringen Lebensalter. Der außerordentlich weiche, zellreiche Tumor neigt zum Eindringen in die weichen Häute und führt in mehr als einem Drittel zu Abklatschmetastasen im Bereich der Liquorräume, vor allem des Spinalkanals. Neben den Pinealomen sind die Medulloblastome die einzigen primären Hirntumoren, bei denen in Einzelfällen gesicherte Fernmetastasen im Lymphknoten und Knochen beschrieben worden sind. Bemerkenswert ist die histologische Identität mit dem Pinealoblastom und dem ausgesprochen metastasierenden Retinoblastom.

Trotz aller therapeutischen Bemühungen konnte die Prognose bisher nicht nennenswert gebessert werden. Bei einer durchschnittlichen Überlebenszeit von 12—14 Monaten (Tab. 1) sind Überlebenszeiten von mehr als 5 Jahren nur in Einzelfällen, insgesamt etwa in 7%, zu erwarten. Wenn auch in einem Teil dieser

Tabelle 1. *Prognose der Medulloblastome*

Autor	Zahl	Letalität %	Überlebenszeit					
			Zahl	Mon. $\varnothing$	1 J.	$\underset{5\,\mathrm{J.}}{<}$	> 5 J.	längste
Cushing, 1931 (20 Jahre) .	68	39		13			5	14 J.
Lampe u. McIntyre 1949 .	25	30			16	9	7	6—11 J.
Ringertz u. Tola (Olive-crona) 1950 (32 Jahre) .	111	34		<15 J.: 13 >15 J.: 21,5				5 J. 4 Mon.
Ingraham u. Matson 1954.	68	26,5			25		7	
Christensen (Busch) 1955	93		8	von 16 bis 96 Mon.				8 J.
Grant 1956 (30 Jahre) . .	112	43				54	4	9 J. 12 J. 17 J.
Zülch 1956			40		35	5		4 J.
Earle, Rentschler u. Snodgras 1957 (50 Jahre)	28	36		25				
Klein 1958								
alle malignen Tumoren . .	167		128		28		11	9 J.
Pia 1959 (6 Jahre)	21	30	14		11	3		$2^1/_2$ J.
	693	34,4					23 von 301 = 7%	

Fälle eine Fehldiagnose angenommen werden darf, so sprechen doch einige Tatsachen bei ihnen für ein abweichendes biologisches Verhalten. Alle Autoren betonen die günstigere Prognose älterer Medulloblastomträger. So waren 4 Fälle (*23*), die nach 9—17 Jahren lebten, zum Zeitpunkt der Operation über 15 Jahre alt. Bei älteren Trägern scheint der Sitz in den Kleinhirnhemisphären häufiger zu sein. Das Durchschnittsalter bei Wurmtumoren betrug bei Christensen (*4*) 10 Jahre, das bei Hemisphärentumoren 21,5 Jahre. Von den 8 Fällen, die 16—96 Monate lebten, lag bei 5 Kranken der Tumor in den Hemisphären. Es ist bisher nicht sicher, ob entsprechend einzelnen Berichten in höheren Altersklassen das weibliche Geschlecht überwiegt und bei ihm die Spätprognose günstiger ist.

Die Erfahrungen zeigen, daß durch chirurgische Maßnahmen eine Heilung nicht möglich ist. Die außerordentliche Strahlensensibilität des Tumors ließ schon früh auf diese Weise eine Verbesserung der Prognose erwarten. Betrachtet man Tab. 2a und b, so muß man den Eindruck gewinnen, daß durch eine Bestrahlung des Tumors und aller Liquorräume mit höchsten Dosen — bis zu 30000 r wurden verabfolgt — die Überlebenszeit um ein Vielfaches verlängert werden kann. Diese Ergebnisse konnten bisher nur insofern bestätigt werden, als durch Röntgenbestrahlung die Prognose deutlich verbessert werden kann. Da es bis jetzt nicht möglich ist, die Differentialdiagnose gegen das benigne Astrocytom des Kleinhirns klinisch zu stellen, ist die operative Freilegung mit Probeexcision bzw. Verkleinerung der Geschwulst und anschließender Röntgenbestrahlung weiterhin die

Methode der Wahl. Eigene Bemühungen, durch zusätzliche konstante Offenhaltung der Liquorwege bessere Ergebnisse zu erzielen, sind gescheitert.

Die Chemotherapie der Medulloblastome scheint keine neuen Möglichkeiten zu eröffnen. Das Medulloblastom ist nach wie vor ein ungelöstes Problem. Entsprechend der auffallenden Betonung des Kindesalters und des männlichen Geschlechtes dürften bisher unbekannte hormonale Faktoren eine wichtige Rolle spielen.

Tabelle 2a. *Überlebenszeit bei Medulloblastomen Bedeutung der Therapie*

Therapie	Sammlung CUTLER (Cushing) 1936 81 Fälle		Sammlung PENDERGRASS 1942 56 Fälle	
	Zahl	Überlebenszeit in Monaten	Zahl	Überlebenszeit in Monaten
Postop. Exitus	20	—	20	—
Exitus ohne Therapie .	3	—	—	—
Operation allein . . .	14	5,6	5	2
Op. + unzureichende Bestrahlung	16	15,9	12	9,3
Op. + ausreichende Bestrahlung	5	17	9	25,4
Op. + Bestrahlung cerebellär und spinal . .	9	18,7[1]	8	28,4
Op. + Bestrahlung cerebell., spin. u. ventric.	12	28,2[2]	2	24,5
Bestrahlung allein . .	2	16,5[3]	—	—

[1] 1 Fall o. B. 58 Monate.
[2] 4 Fälle o. B. 10, 11, 46, 82 Monate.
[3] 1 Fall o. B. 35 Monate.

Spongioblastome [einschließlich Spongioblastom (Astrocytom) des Kleinhirns]

Eine Gruppe gleichartig aufgebauter Gliome zeichnet sich durch eine ausgesprochene Bevorzugung medianer Strukturen des Gehirns aus. Bei etwas umstrittener Terminologie folgen wir der Einteilung von ZÜLCH (67). Danach gehören in diese Gruppe der polaren Spongioblastome auch die sogenannten Astrocytome des Kleinhirns. Befallen werden vor allem Opticus, Chiasma, Hypothalamus, Thalamus, Seitenventrikel,

Tabelle 2b. *Bedeutung der Strahlendosis* [von INGRAHAM, BAILEY u. BARKER(1948)]

Dosis in r	Zahl	Überlebenszeit (Mon.)
unklar	6	7,4
keine.	17	0,3
150—2850 . . .	9	7,6
4500—9600 . .	15	31,6
10800—30000 .	9	54,0

Mittelhirn und Brücke, das Rückenmark und seltener die Großhirnhemisphären mit Bevorzugung der „Dreiländerecke" temporo-parieto-occipital. Das Spongioblastom ist ein Gewächs des Kindesalters mit einem Gipfel und Durchschnittsalter von 10—12 Jahren. Das weibliche Geschlecht ist etwas häufiger befallen. Mit 7% aller Hirntumoren (67), 20—30% der Kindertumoren (21, 30) und etwa 40% der Tumoren der hinteren Schädelgrube ist das Spongioblastom die wichtigste Tumorform der ersten beiden Lebensjahrzehnte.

Es handelt sich um sehr langsam wachsende, biologisch benigne Tumoren, die eine Neigung zur Verschleimung und Cystenbildung aufweisen. Entsprechend ihrem Sitz sind nur wenige Formen einer operativen Behandlung zugänglich. Exstirpierbar sind die Spongioblastome des Großhirns, der Seitenventrikel und des Nervus opticus. Bei den letzteren und ähnlich denen des Hypothalamus ist eine enge Verwandtschaft zur Neurofibromatosis Recklinghausen gesichert.

Die nach den Gesamtstatistiken (Tab. 3) hohe Letalität von 34% erklärt sich hauptsächlich aus Bemühungen einer Radikaloperation bei zentralen Tumoren, etwa im Bereich des 3. Ventrikels. Sie ist bei den Tumoren des Großhirns und Opticus mit 15% wesentlich geringer. Sofern die letzteren noch nicht das Chiasma ergriffen haben, führt die Resektion des intracraniellen und intraorbitalen Teiles in zwei Sitzungen zur Dauerheilung bei Freibleiben des anderen Opticus. Aber auch bei inkompletter Entfernung sind lange Überlebenszeiten ohne Hirndruckzeichen bis zu 20 Jahren und länger die Regel. Entsprechende Verhältnisse sieht man bei den Tumoren der Großhirnhemisphären nach isolierter Cystenentleerung. Nach diesen Ausführungen entsprechen die Zahlen über die Spätprognose wegen

Tabelle 3. *Prognose der polaren Spongioblastome*

Autor	Zahl	Zahl Op.	Letalität	Überleben		
				< 5 J.	> 5 J.	leben
Gesamtstatistiken						
Cushing 1931	32	31	8	—	11	10
Grant 1956	35	29	19	6	—	—
Earle et al.	6	6	1	—	5	0
Pia 1959	18	11	6	6	1	3
Opticus				Kat.		
Tönnis 1951	17	17	1	9 8	1	9
Fowler und Matson 1953	13	13	2	9	2	11
Großhirn						
Ringertz und						
Nordenstam	0	0	0	—	10	10
						(15-17 J.)
Tönnis und Bock . . .	10	10	3	4	3	7
Gesamtstatistik			34%		20%	32%
Gesamt	131	118			33%	50%
Opticus und Großhirn . .			15%		15%	67%

Tabelle 4. *Prognose der Spongioblastome (Astrocytome) des Kleinhirns*

Autor	Zahl	Letalität %	Überleben					Ergebnis	
			Zahl	< 5 J.	> 5 J.	> 10 J.	längste	gut	schlecht
Cushing (20 Jahre) 1931	91	16,6			35 4 gest. 6—15 J.		26 J.		
Matson, Svien, Adson u. Kernohan (Mayo 1915—45) 1950	131			Mittel 6,8 J.					
Davis, Martin, Padberg u. Anderson 1950	25	28		12	13	9		9	
Ringertz u. Nordenstam (Olivecrona 32 Jahre) 1951	140	28,8	91		Typ Spong. (49)	44		81	
Holub (Schönbauer) 1951	54	30,6	30 Kat. 18	11	7		11 J.		
Elvidge u. Martinez-Coll (McGill 1928 bis 39) 1956	21		13	Mittel: cyst. 16,9 J. sol. 6,5 J.		13	24 J.		
Levy u. Elvidge (McGill 1940—49) 1956	44	14	27		27		15 J.	11	6
Grant (30 Jahre) 1956	166	25,3	103	46	59 gest. 5				
Gol u. McKissock	98	cyst.20 solide 36	65		53			Ges. 42%	18%
Pia (5 Jahre) 1959	20	30	13	10	3				
	790	23,5			203 von 478 = 42,3%				

unvollständiger Katamnesen und zu kurzem Verlauf nicht den wahren Verhältnissen.
Der Prozentsatz der Lebenden mit 50 bzw. 67% darf statt dessen eingesetzt werden.

Die größte Bedeutung haben die Spongioblastome des Kleinhirns. Bemerkenswert für die
Prognose sind auch bei ihnen einige biologische Eigenarten. Etwa 50% liegen im Kleinhirn-
wurm, 20% in den Kleinhirnhemisphären und 30% in beiden Teilen (52). Die Wurmgruppe ist
zu gleichen Teilen cystisch und solide; in den beiden übrigen überwiegen cystische Formen.
Das Durchschnittsalter liegt bei den Hemisphärentumoren deutlich höher.

Bei einer Letalität von 23,5% lebten 42,3% länger als 5 Jahre (Tab. 4). Sie
dürfen als geheilt angesehen werden, da mehr als zwei Drittel bereits die 10-Jahres-
Grenze überschritten hatten. Diese Zahlen dürften sich um einen Teil der weniger
als 5 Jahre Lebenden erhöhen. Die Prognose der soliden Tumoren ist deutlich
ungünstiger als die der cystischen. Es wurde eine mittlere Überlebenszeit von 6,5
Jahren gegenüber 16,9 Jahren (16) errechnet. Ähnliche Verhältnisse gelten für die
Lokalisation im Wurm bzw. in den Hemisphären. Eine Radikaloperation ist in der
Hälfte bis zwei Drittel der Fälle möglich. Wenn auch hierbei die besten Ergebnisse
erzielt werden — von OLIVECRONAs 71 die Operation überlebenden Patienten
blieben 70 rezidivfrei —, sind bei kleineren Eingriffen, selbst bei Probeexcisionen
und Cystenpunktionen in inoperablen Fällen vieljährige Überlebenszeiten die
Regel und in Einzelfällen Heilungen beschrieben (25, 52). Eine weitere Verbesserung der Prognose durch Röntgenbestrahlung ist nicht eindeutig zu beurteilen.
Die Wiedererlangung der Symptomfreiheit und Arbeitsfähigkeit ist ausschließlich
von Sitz und Größe der Geschwulst abhängig. Bei Hemisphärentumoren sind die
Ergebnisse am besten. Infolge des langsamen Tumorwachstums werden Resektionen von einer halben bis zu zwei Drittel einer Kleinhirnhemisphäre innerhalb eines
halben bis einen Jahres kompensiert. Etwa 50% der geheilten Fälle sind voll arbeitsfähig und symptomfrei, 10—20% invalidisiert, der Rest beschränkt einsatzfähig.

Das Spongioblastom des Kleinhirns ist die günstigste Gliomform überhaupt.
Eine weitere Verbesserung der Prognose ist durch eine Förderung der Frühdiagnose zu erreichen.

Oligodendrogliome und Astrocytome

Gegenüber den Spongioblastomen sind die beiden großen langsam wachsenden Geschwulst-
formen des Großhirns, das Oligodendrogliom und Astrocytom, Tumoren des mittleren Lebensalters. Sie kommen seltener im Kindesalter vor und sollen deshalb nur vergleichsweise angeführt werden.

Tabelle 5. *Prognose der Oligodendrogliome*

Autor	Zahl	Leta-lität %	Überleben							
			Zahl	1 J.	3 J.	5 J.	> 5 J.	längste	leben	Mittel
CUSHING 1931	27	15,4	22				6	10 J.	1	6 J.4Mon.
DAVIS et al. 1950	24	29	14	10	7	7	1	25 J.	8	4 J.
EARNEST, KERNOHAN u. CRAIG 1950	165	32	Kat. 106	27	1—4 J. 55		24	28 J.	32	4 J.
REYMOND u. RINGERTZ 1950	74	15,3						17 J.		5 J.3Mon.
HORRAX u. WU 1951	26	16	Kat. 16	2			14	33 J.	6	7 J.
GRANT 1956	48	26			1—5 J. 24		10	15 J.		
DAVID, CONSTANT et TUSET 1958	25	16								4 J.+Rö. 5,4 J.
PIA 1959	29	17	23	10	2—3 10	2	1	5$^{1}/_{2}$ J.	16	
	418	22					55 von 290 =19%		63 von 271 =23%	

Beim Oligodendrogliom hebt sich ein kleinerer Gipfel in der Mitte des zweiten Jahrzehntes ab, der durch die im Jugendalter häufigen Tumoren der Stammganglien und des Balkens zustande kommt. Außerordentlich lange Vorgeschichte, Neigung zu Verkalkungen, einschließlich der nur histologisch zu erfassenden in etwa zwei Drittel, und seltene Entdifferenzierungen sollten lange Überlebenszeiten erwarten lassen (Tab. 5). Die Spätprognose ist jedoch mit rund 20% der länger als 5 Jahre Lebenden und mit einer durchschnittlichen Überlebenszeit von etwa 5 Jahren geringer als zu erwarten. Eine Dauerheilung ist bei Radikaloperation möglich. Langjährige Symptomfreiheit, Verkennung der im Vordergrund stehenden Epilepsie, Einwachsen in zentrale Hirnteile und ungewöhnliche Größe der Tumoren sind die wichtigsten Gründe für dieses noch unbefriedigende Ergebnis.

Tabelle 6. *Prognose der Astrocytome des Großhirns*

Autor	Zahl	Letalität %	Überleben						
			Zahl	1 J.	3 J.	5 J.	> 5. J	längste	leben
CUSHING 1931	164	15,4					19	21 J.	14
DAVIS et al. 1950	128	23,4	99	60	38	16	14		41
RINGERTZ u. NORDENSTAM 1951			47	7	13	14	13		4
LEVY u. ELVIDGE 1956	105	16,7	86	21	18	21	26		19
ELVIDGE u. MARTINEZ-COLL	106	23,6	79	24	8	17	27	13 J.	15
GRANT 1956	279	28,6		< 5 J. 129			48	30 J.	36
PIA 1959	34	12	27	9	7	3	3	8¹/₂ J.	16
	816	20					134 von 782 = 17,1%		145 = 17,7%

Ähnlich liegen die Verhältnisse beim Astrocytom des Großhirns (Tab. 6). Letalität und Spätprognose sind etwa gleich. Eine größere Neigung zu Entdifferenzierung, ausgesprochen zellreiche Formen und solche mit diffusem Wachstum bedingen eine durchschnittliche Überlebenszeit von 3—4 Jahren. Von entscheidender Bedeutung ist auch hier die Berücksichtigung des Aufbaus, Sitzes usw. Es konnte gezeigt werden (*12*), daß bei großcystischen Tumoren die Überlebenszeit doppelt so lang ist wie bei soliden. Eine geringe Verbesserung durch Röntgenbestrahlung, nach den erwähnten Autoren im Mittel um 9 Monate, ist wahrscheinlich.

Ventrikeltumoren

Unter den Ventrikeltumoren sind Ependymome mit 40% und Plexuspapillome mit 30% die beiden Hauptgruppen. Beide zeigen eine Bevorzugung des Kindes- und Jugendalters.

Ependymome machen 4% aller Hirntumoren und jeweils 10—12% der Tumoren der hinteren Schädelgrube und des Kindesalters aus. Ein Drittel liegt im Bereich des 4. Ventrikels und ist durch sein Haften an der Rautengrube besonders ungünstig. OLIVECRONA hatte in dieser Gruppe eine Operationsletalität von 50%. Ähnlich liegen die Verhältnisse bei den Tumoren im 3. Ventrikel. Wesentlich günstiger sind Ependymome des Großhirns, die von der Ventrikelaußenwand ausgehen und bevorzugt die „Dreiländerecke" befallen. Sie sind nach TÖNNIS und ZÜLCH mit 40—50% das häufigste Großhirngliom des Kindesalters.

Ihre Letalität ist verständlicherweise mit etwa 10% am geringsten. Durchschnittliche Überlebenszeiten sind bei den geringen Zahlen schwer zu errechnen. Bei einer Gesamtletalität von 28% hatten 21% die 5-Jahres-Grenze überschritten, 30% lebten (Tab. 7, 1). Dauerheilungen sind bei Radikaloperation möglich. Da eine Totalexstirpation nur bei einem Teil der Großhirngruppe durchführbar ist, sind Rezidive nach 1—6 Jahren die Regel. Die Ependymome sind strahlenresistent. Bemerkenswert ist die Beobachtung von TÖNNIS mit einer Dauerheilung nach Probeexcision eines Ependymoms des 4. Ventrikels. Die Frau hatte postoperativ geheiratet und einen Sohn geboren. Bei einer Untersuchung nach 15 Jahren fanden sich keine Tumorzeichen.

Außerordentlich selten sind Plexuspapillome, etwa 0,5% aller Tumoren und 3,6% der kindlichen Tumoren. Sie sind die früheste Tumorform und scheinen intrauterin auftreten zu können. Unser jüngster Fall war knapp 2 Jahre und hatte multiple Papillome, die teilweise auf Heterotopien zurückzuführen waren. Ein Drittel liegt in den Seitenventrikeln, fast ausschließlich im Bereich des linken, 50% im 4. Ventrikel und der Rest im 3. Ventrikel. Infolge des lappigen Aufbaus besteht die große Gefahr der Abrißmetastasen im Liquorsystem.

Tabelle 7. *Prognose von Ventrikeltumoren*

1. Ependymome

Autor	Zahl	Op.	Letalität	Überleben		
				< 5 J.	> 5 J.	leben
Cushing 1932	25		7		7	5
Tönnis u. Borck 1953 (nur Großhirn)	34	34	4	21	6	12
Grant 1956	55	52	17	24	11	
Earl u. a. 1957	9	7	4	Mittel: 1 Jahr		
Pia 1959	6	4	2	2	—	2 (4$^{1}/_{2}$J.)
	129		36 28%		24 v. 114 21%	19 v. 64 30%

2. Plexuspapillome

Autor	Zahl	Op.	Letalität	Überleben	
				< 5 J.	> 5 J.
Posey 1942 Literatur	86	22	17		5
Cushing 1932	12		3		4
Grant 1956	13	10	6	2	2 (15,25 J.)
Pia 1959	6	4	1	3	—
berücksichtigt	117 31	u.	27 10 30%		11 6 von 24 24%

Maligne Degenerationen sind nicht selten. Gegenüber früheren Berichten sind Radikaloperationen in zunehmendem Maße durchführbar geworden. Die 5-Jahres-Grenze überleben etwa ein Viertel (Tab. 7, 2). So wurde über 5 Fälle des 4. Ventrikels von Olivecrona berichtet (*44*), die nach 8—16 Jahren beschwerdefrei waren.

Pinealome und andere Vierhügeltumoren

Alle Bemühungen, bei den Vierhügeltumoren, vor allem Pinealomen und Mißbildungstumoren, Radikaloperationen durchzuführen, sind an der riesigen Letalität von 70% und 5-Jahres-Heilungen von 11,6% gescheitert (Tab. 8). Auf die modernen Verfahren bei diesen praktisch nur im Kindesalter und beim männlichen Geschlecht vorkommenden Tumoren gehen wir später ein.

Craniopharyngeome

Das von den Resten des Ductus craniopharyngeus ausgehende Craniopharyngeom ist die häufigste selläre Geschwulst des Jugendalters. 50% der Träger sind jünger als 20 Jahre; das männliche Geschlecht wird etwas häufiger befallen. Langsames Wachstum, Neigung zu Cystenbildung und Verkalkungen beweisen die benigne Natur dieser epithelialen extracerebralen Geschwulstform.

Demgegenüber ist die Prognose quoad vitam und sanationem außerordentlich ungünstig (Tab. 9). Bei gesamter Betrachtung ergibt sich eine Letalität von 30% und eine Überlebenszeit von mehr als 5 Jahren in 37%. Diese Zahlen verschleiern jedoch die Verhältnisse insofern, als sie Sitz und Ausdehnung unberücksichtigt lassen. Günstig ist die Prognose nur bei den intrasellären Kraniopharyngeomen,

Tabelle 8. *Prognose der Pinealome und anderer Vierhügeltumoren*

Autor	Zahl	Zahl Op.	Letalität	Überleben		
				< 5 J.	> 5 J.	leben
Cushing 1932	14	2	2	—	—	—
Dandy 1936	10	10	7	3	—	10
Russel u. Sachs (Literatur)1938	58	32	29	3	—	—
Babbini, Barcelona u. Albertengo 1944	6	6	6	—	—	—
Müller u. Wohlfahrt (Olivecrona) 1947	47	41	21	12	9	9
Horrax 1950	22	10	5	1	4	3
Rand u. Lemmen 1953	32	17	12	von 4—151 Mon.		5
Pia (Tönnis) 1953	64	25	15	7	3	3
Grant 1956	13	11	8	3	—	—
	266	154	105 70%		16 von 137 11,6%	21 von 154 13,6%

Tabelle 9. *Prognose der Craniopharyngeome*

Autor	Zahl	Letalität %	Zahl	1 J.	3 J.	5 J.	> 5 J.	längste	leben
Cushing 1931	92	21,1					24	15 J.	24
Gordy, Peet u. Kalm 1949	51	41		12 leben von 1—10 J.				10 J.	12
Tytus, Seltzer u. Kalm 1955	21	43	12						9
Wise, Brown, Naffziger (27 J.) 1955	23	21,7		Spätresultat schlecht					
Grant 1956	70	13,3		5 J. 27			31		
Northfield (23 J. London Hosp.) 1957	49	47	20						9
Wocjan 1957	41	27	30	10 o.B. ½—18 J. 13 gest. 1 Mon.—5 J.					10
Wertheimer u. Conradi 1957	18 (über 40 J.)	28	13				12	18 J.	12 7 af
Pia 1959	6	2	4	2	1		1	5½ J.	2
	371	30% (108 von 366)					37% (68 von 186)		28% (78 von 278)

etwa einem Drittel, während sie bei den suprasellären unbefriedigend geblieben ist. Die Ausdehnung dieser häufig sehr großen Tumoren in den 3. Ventrikel und nach hinten führt zu einer schweren Beeinträchtigung von Zwischen- und Mittelhirn. Infolge chronischer Entzündung durch die cholesterinhaltige Cystenflüssigkeit haftet die Kapsel fest an den erwähnten Strukturen. Als einzige Maßnahme bleibt bei den cystischen Tumoren Entleerung und Drainage der Cyste, solide Tumoren sind bestenfalls zu verkleinern. Hohe Letalität — im Durchschnitt um 50% — belasten alle radikaleren Versuche. Die gesicherte Totalexstirpation einer suprasellären Geschwulst, die eine Entfernung des Hypothalamus einschließen würde, ist bis heute nicht bekannt und wird trotz weiterer Verbesserungen und der Tatsache des chronisch geschädigten und so ausgefallenen Hypothalamus auch in Zukunft nicht möglich sein. Hinzu kommt die Strahlenresistenz. Eine Beseitigung der gewöhnlich ausgeprägten hypophysär-diencephalen Ausfälle tritt nicht ein; in den meisten Fällen gelingt nicht einmal eine wirksame Dauerentlastung der stets beeinträchtigten Sehnerven. Eine gesicherte Verbesserung der Prognose (*61*) durch Cortison ließ sich nach dem vorliegenden Material noch nicht beurteilen.

Tabelle 10. *Prognose der Epidermoide*

Autor	Zahl	Letalität	Überleben			
			Kat.	< 5 J.	> 5 J.	leben
LEPOIRE u. PERTUISET (Literatur) 1957	94	28	15	6	9	15
GRANT 1956	36	6	27	4	23	27
EARLE, RENTSCHLER u. SNODGRAS 1957	6	2	4	Mittel: 5 J.		4
PIA 1959	8	1	7	7	—	7
	144	37 25,7%			32 verwertbar 23 von 36 63%	53 verwertbar 38 von 50 76%

Tabelle 11. *Prognose der Hirntumoren im Kindesalter* (in %)

Tumorart	Zahl	Letalität	Überleben > 5 Jahre	leben
Medulloblastome	693	34,4	7	—
Gesamtstatistiken Spongioblastome	131	34	20	32
Opticus und Großhirn	40	15	15	67
Spongioblastome (Astrocytome) des Kleinhirns	790	23,5	42,3	52
Oligodendrogliome	418	22	19	23
Astrocytome	816	20	17,1	17,7
Ependymome	129	28	21	30
Plexuspapillome	31	30—50	0	25 (6 von 24)
Pinealome und andere Vierhügeltumoren	266 Rad.Op. 154	70	11,6	13,6
Craniopharyngeome	371	30	37	28
Epidermoide	144	25,7	63	76

Epidermoide

In die Gruppe der Epithel- und Mißbildungstumoren gehören die Epidermoide oder Perltumoren, die in allen Lebensabschnitten auftreten und bevorzugt Brückenwinkel, Sellagegend, Seitenventrikel und Vierhügelplatte befallen. Bei Totalexstirpation kommt es zur Dauerheilung. Die Ergebnisse (Tab. 10) sind sehr günstig. Auf wichtige Unterschiede, die sich aus Sitz und Ausdehnung ergeben, kann nicht eingegangen werden.

Fassen wir unsere bisherigen Untersuchungen zusammen (Tab. 11), so dürfen wir etwa in einem Drittel der kindlichen Hirntumoren mit einer Dauerheilung rechnen. Von den Gliomen sind die Ergebnisse wirklich gut nur bei den Spongioblastomen des Kleinhirns und des Opticus, von den seltenen extracerebralen

Tumoren nur bei den intrasellären Kraniopharyngeomen und den Epidermoiden. Wenn auch die modernen Maßnahmen der Vor- und Nachbehandlung, Narkose und Operation eine wesentliche Verbesserung gebracht haben, so bleibt als entscheidende Aufgabe die Förderung der immer noch unzulänglichen Frühdiagnostik. Auf diese Weise wird ein großer Teil bisher inoperabler Tumoren einer Radikalentfernung und damit einer Dauerheilung zugeführt werden können.

Die Hydrocephalusbehandlung bei inoperablen Tumoren

Ein Drittel der kindlichen Tumoren ist durch seine Lokalisation in den zentralen Abschnitten des Gehirns, vor allem im Hirnstamm, einer direkten Behandlung unzugänglich. Auf die einzelnen Tumorformen wurde bereits hingewiesen. Der größte Teil führt durch seine Lokalisation im Bereich der Liquorwege zu einer Verlegung und damit zum Verschlußhydrocephalus der oralen Abschnitte. Diese Tumoren und die entzündlichen bzw. angeborenen Aquäduktstenosen konnten in den letzten 20 Jahren einer wirksamen Palliativbehandlung zugeführt werden. Ziel der verschiedenen Verfahren ist die Beseitigung des Hydrocephalus und damit des Hirndrucks durch Herstellung einer künstlichen Verbindung zwischen inneren und äußeren Liquorwegen. Trotz aller Bedenken hat sich die Ventriculo-Cisternostomie nach TORKILDSEN in Form einer Ableitung des Liquors aus dem Seitenventrikel in die Cisterna cerbello-medullaris mittels eines Drains als wirksamste Methode erwiesen.

Wir haben die Ergebnisse unabhängig von der Natur der Tumoren nach ihrem Sitz, d. h. der Verschlußstelle, zusammengestellt (Tab. 12a—d). Bei den zentralen Großhirngeschwülsten und den Tumoren der hinteren Schädelgrube sind Letalität und Spätprognose insgesamt wenig befriedigend. Die meisten Fälle dieser Lokalisationen entstammen dem eigenen Krankengut. Wir haben bewußt sicher maligne Tumoren, wie Medulloblastome und Glioblastome, einbezogen mit dem Versuch, durch Entlastung des Hydrocephalus eine Röntgenbestrahlung zu ermöglichen und vielleicht eine Verbesserung der Prognose zu erzielen. Die Erfahrungen zeigen jedoch, daß unsere Bemühungen, abgesehen von Einzelfällen, keinen Erfolg gehabt haben. Schließen wir diese Fälle aus, so ergibt sich ein ähnliches Bild wie bei den Tumoren des 3. Ventrikels und den tumorbedingten Aquäduktstenosen. In diesen beiden Gruppen betrug die Letalität 30% bzw. bei den Aquäduktstenosen, teilweise entzündlichen, 15,7%. Die Spätprognose ist günstiger, als nach den Zahlen anzunehmen ist, da ein sehr großer Teil die 5-Jahres-Grenze noch nicht erreicht hat. Wir dürfen berechtigt die Quote der Lebenden einer klinischen Heilung gleichsetzen. Als Beleg für die übereinstimmende Erfahrung aller Autoren verweisen wir auf das eigene Material. Von 12 überlebenden Tumoren des 3. Ventrikels und der Vierhügelplatte starb eine Patientin nach 11 Monaten. Alle übrigen waren bei Nachuntersuchungen zwischen 1 und 6 Jahren symptomfrei und voll arbeits- bzw. schulfähig. Bei den Aquäduktstenosen ist die Spätprognose wegen der Zusammensetzung aus tumorösen und entzündlichen Formen noch günstiger. Berücksichtigen wir in beiden Gruppen ausschließlich die Torkildsen-Operation und nicht Eingriffe am 3. Ventrikel, bei denen infolge einer nicht kleinen Zahl von Verklebungen der Hydrocephalus wieder auftritt, so ergibt sich eine weitere Verbesserung.

Wir stehen hier vor der überraschenden Erfahrung, daß in diesen bisher hoffnungslosen, inoperablen Fällen die alleinige Beseitigung des Hydrocephalus, d. h. des Hirndrucks, in einem hohen Prozentsatz zu klinischer Dauerheilung führt. Die Tumoren wachsen außerordentlich langsam und führen trotz ihrer Lokalisation im Bereich der vitalen Zentren zu keinen nennenswerten Symptomen; man muß teilweise den Eindruck gewinnen, daß das Tumorwachstum zum Stillstand kommt. Es ist befriedigend zu sehen, wie selbst riesige Wasserköpfe in kurzer Zeit zurückgehen und entsprechend die röntgenologischen Hirndruckzeichen sich normalisieren. Trotz des berechtigten Optimismus ist das Schicksal des Kranken natürlich von der biologischen Natur seines Tumors abhängig, aber selbst eine

Tabelle 12a—d. *Ergebnis der Hydrocephalusbehandlung bei inoperablen Hirntumoren*

	Zahl	Exitus Op.	später	Überleben	¹/₂	1	2	> 5

a) Zentrale Großhirngeschwülste

	Zahl	Exitus Op.	später	Überleben	$^1/_2$	1	2	> 5
Literatur	20	8	6	5	3	—	5	3
Eigenes Krankengut . .	7	4	1	2	1	—	1	—
Gesamt	27	12	7	7	4	—	6	3
in %		44%	26%	26%	37%			11%

	Zahl	Exitus Op.	später	Überleben	1	2—3	5	> 5	Ergebnis gut	schlecht

b) Tumoren des III. Ventrikels und der Vierhügel

	Zahl	Exitus Op.	später	Überleben	1	2—3	5	> 5	gut	schlecht
Literatur . . .	106	31	21	54	18	23	4	8	26	4
Eigenes Krankengut .	18	6	1	12	2	3	4	2	11	—
Gesamt	124	37	22[1]	66	20	26	8	10	37	4
in %		30%	17%	53%	37%		14,5%			

c) Aquäduktstenose

	Zahl	Exitus Op.	später	Überleben	1	2—3	5	> 5	gut	schlecht
Literatur . . .	158	24	35	98	13	6	28	31	50	26
Eigenes Krankengut .	14	3	—	11	2	4	3	—	9	—
Gesamt	172	27	35[2]	109	15	10	31	31	59	26[3]
in %		15,7%	21%	63,3%	25,5%		36%			

(bei c) Literatur: bis 4 J. 19)

d) Inoperable Tumoren der hinteren Schädelgrube

	Zahl	Exitus Op.	später	Überleben	1	2—3	5	> 5	gut	schlecht
Literatur . . .	28	10	7	11	3	2	3	2	3	2
Eigenes Krankengut .	30	13	8	8	7	1	—	—	7	1
Gesamt	57	23	15[4]	19	10	3	3	2	10	3
in %		40%	26%	34%	22,8%		8,8%			

[1] 15 innerhalb eines Jahres, 4 nach 2—5 Jahren
[2] Bei alleiniger Berücksichtigung der Torkildsenop. [3] (59) nur 3 spätere Todesfälle und keine schlechten Spätergebnisse.
[4] 4 lebten 2—5 Jahre.

mehrjährige Überlebenszeit im guten Zustand erscheint in diesen sonst hoffnungslosen Fällen ein großer Gewinn (Tab. 13). Die restlichen Tumoren des Hirnstammes ohne Hydrocephalus sind auch Palliativmaßnahmen nicht zugänglich. Ihre Prognose ist stets infaust und auch durch Röntgenbestrahlungen nicht zu verbessern.

Wir haben einleitend auf die ungünstige Ausgangslage der Hirntumoren im Kindesalter hingewiesen und die Gründe dargelegt. Gehen wir von CUSHINGs Material aus (11), wonach Gliome in 18%, Meningeome in 50%, Acusticusneurinome in 60% und Hypophysenadenome in 68% zwischen 7—14 Jahren lebten, und berücksichtigen wir das Fehlen der letzten 3 Gruppen und eine Gliomhäufigkeit von 80% bei den Kindern, so ist eine Gesamtheilung in etwa einem Drittel der Fälle schon ein großer Gewinn. Erfreulicherweise stehen wir damit nicht am Ende einer Entwicklung. Weitere Verbesserungen sind möglich, wenn wir uns alle — Internisten, Pädiater, Neurologen und Neurochirurgen — um eine Verbesserung der Frühdiagnostik bemühen.

Tabelle 13. *Prognose der Hydrocephalusbehandlung bei inoperablen Hirntumoren* (in %)

Lokalisation	Zahl	Letalität	Überleben		
			< 5 J.	> 5 J.	leben
Großhirn, Stammganglien und Balken	27	44	37	11	26
III. Ventrikel und Vierhügel	124	30	37	14,5	53
Aquädukt (Stenose)	172	15,7	25,7	36	63,3
hintere Schädelgrube	58	40	22,8	8,8	34

Zusammenfassung

Infolge Fehlens der wichtigsten extracerebralen Tumoren, Überwiegen der Gliome mit 80%, und hohem Prozentsatz an malignen Tumoren und Geschwülsten des Hirnstammes ist die Prognose bei Kindern ungünstiger als im Erwachsenenalter. Etwa 30% aller Fälle werden geheilt. Am besten ist die Prognose bei den Spongioblastomen des Kleinhirns und Opticus, den intrasellären Kraniopharyngeomen und den Epidermoiden. Die Medulloblastome stellen nach wie vor ein ungelöstes Problem dar. Eine besondere Verbesserung erfuhren die mit Verschlußhydrocephalus einhergehenden medianen Tumoren, die durch Beseitigung des Hydrocephalus in einem großen Teil klinisch geheilt werden können.

Literatur

(1) BORCK, W. F., u. W. TÖNNIS: Zur Differentialdiagnose infratentorieller Geschwülste. Fortschr. Neurol. Psychiat. **23**, 125—166 (1955). — (2) BUSCHMANN, E., u. K. J. ZÜLCH: Zur Frage der postoperativen Überlebensdauer und Fernmetastasierung beim Medulloblastom des Kleinhirns. Act. neurochir. (Wien) **7**, 263—273 (1959).

(3) CAIRNS: Zit. n. TÖNNIS. — (4) CHRISTENSEN, E.: Medulloblastomas. Excerpta med. (Amst). Sect. XVIII. **8**, 815 (1955). — (5) CUSHING, H.: Experiences with cerebellar astrocytomas. Surg. Gynec. Obstet. **52**, 129—204 (1931). — (6) CUSHING, H.: Intracranielle Tumoren. Berlin: Springer 1935. — (7) CRUE, B. J., JR.: Medulloblastoma. Springfield, Ill.: Ch. C. Thomas 1958.

(8) DANDY, W. E.: Benign tumors in the third ventricle of the brain. Springfield, Ill.: Ch. C. Thomas 1933. — (9) DANDY, W. E.: Diagnosis and treatment of strictures of the Aqueduct of Sylvius. Arch. Surg. **51**, 1—14 (1945). — (10) DAVID, M., J. P. CONSTANTS et J. TUSET: Considérations a propos d'une série de 25 oligodendrogliomes. Neurochirurgie **4**, 161—177 (1958). — (11) DAVIDOFF, L. M.: A thirteen years follow-up study of a series of cases of verified tumors of the brain. Arch. Neurol. Psychiat. (Chicago) **44**, 1246—1261 (1940). — (12) DAVIS, L., J. MARTIN, F. PADBERG and R. K. ANDERSON: A study of 182 patients with verified astrocytoma, astroblastoma and oligodendroglioma of the brain. J. Neurosurg. **7**, 295—312 (1950). — (13) DE GROOD: Indication, technique and results of the Torkildsen Ventriculo-cisternostomy. Archiv néerl. Chirurg. **1**, 130—137 (1949).

(14) EARLE, K. M., E. H. RENTSCHLER and S. R. SNODGRAS: Primary intracranial neoplasms. J. Neuropath. **6**, 321—331 (1957). — (15) EARNEST, F., J. W. KERNOHAN and W. MC CRAIG: Oligodendrogliomas. Arch Neurol. **63**, 964 (1950). — (16) ELVIDGE, A. R. and A. MARTINEZ-COLL: Long-term follow up of 106 cases of astrocytomas. J. Neurosurg. **13**, 230—243 (1956).

(17) FASIANI, G. M., e M. QUARTI-TREVANO: Sulla ventriculo-cisternostomia di Torkildsen nel trattamento degli idrocefali ostruttivi. Chirurgia (Milano) **5**, 81—96 (1950). — (18) FINCKER, E. F., G. J. STRUVLER and H. S. SWANSON: The Torkildsen procedure. A report of 19 cases. J. Neurosurg. **5**, 213—219 (1948). — (19) FOWLER, F. D., and D. D. MATSON: Gliomas of the optic pathway in childhood. J. Neurosurg. **14**, 515—528 (1957). — 20) FRENCH, L. A.: Brain tumors in children. Minn. Med. **31**, 867—874 (1948).

(21) GOL, A., and W. MCKISSOCK: The cerebellar astrocytomas. J. Neurosurg. **16**, 287—297 (1959). — (22) GORDY, P.-D., M. M. PECT and E. A. KAHN: The surgery of the craniopharyn-

geomas. J. Neurosurg. **6**, 503—517 (1949). — (*23*) GRANT, F.: A study of the results of surgical treatment in 2326 consecutive patients with brain tumour. J. Neurosurg. **13**, 479—488 (1956).— (*24*) GRANT, F. C., and G. M. AUSTIN: J. Neurosurg. **7**, 190—198 (1950).

(*25*) HOLUB, K.: Zur Klinik und Therapie der Kleinhirnastrocytome. Wien. Z. Nervenheilk. **10**, 187—194 (1955). — (*26*) HORRAX, G.: Treatment of tumors of the pineal body. Arch. Neurol. Psychiat. (Chicago) **64**, 227—242 (1950). — (*27*) HORRAX, G., and W. Q. WU: Postoperative survival of patients with intracranial oligodendroglioma with special reference to radical removal. J. Neurosurg. **8**, 473—479 (1951). — (*28*) HUGO-OSSWALD, H. VON: Der Hydrocephalus occlusus und seine chirurgische Behandlung. Inaug. Diss. Frankfurt a. M. 1944. — (*29*) HUHN, L.: Ventriculo-cisternostomy according to Torkildsen. A report of 22 cases. J. Neurosurg. **7**, 403—411 (1950).

(*30*) INGRAHAM, F. D., and D. D. MATSON: Neurosurgery in infancy and childhood. Springfield, Ill.: Ch. C. Thomas 1954.

(*31*) KERNOHAN, J. W., and G. P. SAYRE: Tumors of the pituitary gland and infundibulum. Armed forc. Inst. Pathol. Washington 1956. — (*32*) KLEIN, M. R.: Les tumeurs malignes du cerveau chez l'enfant. Neurochirurgica **1**, 172—178 (1959). — (*33*) KRAYENBÜHL, H., F. MARTIN et A. WERNER: Le traitement de l'hydrocephalie interne occlusive par la ventriculostomie susoptique. Résultats obtenus dans 17 cas. Rev. neurol. **83**, 256—267 (1950).

(*34*) LANG, W.: Die Behandlung des Verschlußhydrocephalus. Inaug. Diss. Marburg/Gießen 1959. — (*35*) LEPOIRE, J., et B. PERTUISET: Les kystes épidermoides cranioencéphaliques. Paris: Masson 1957. — (*36*) LEVY, L. F., and A. R. ELVIDGE: Astrocytomas of the brain and spinal cord. J. Neurosurg. **13**, 413—443 (1956).

(*37*) MABON, R. F., H. J. SVIEN, A. W. ADSON and J. W. KERNOHAN: Astrocytomas of the cerebellum. Arch. Neurol. Psychiat. (Chicago) **64**, 74—88 (1950). — (*38*) MATSON, D. D.: Cerebellar astrocytomas in childhood. Pediatrics **18**, 150—158 (1956). — (*39*) McCRAIG, W., H. M. KEITH and J. W. KERNOHAN: Tumors of the brain occurring in childhood. Act. psychiat. (Kbh.) **24**, 375—390 (1949). — (*40*) McKISSOCK, W., and K. W. E. PAINE: Primary tumors of the thalamus. Brain **81**, 41—63 (1958). — (*41*) MILLER, R. H., W. McCRAIG and J. W. KERNOHAN: Supratentorial tumours among children. Arch. Neurol. Psychiat. (Chicago) **68**, 797—814 (1952). — (*42*) MÜLLER, R., u. G. WOHLFAHRT: Intracranial teratomas and teratoid tumours. Act. psychiat. (Kbh). **22**, 69—95 (1947). — (*43*) MÜLLER, R., u. G. WOHLFAHRT: Pinealomas. Nord. Med. **33**, 15 (1947).

(*44*) NORLEN: Zit. n. ZÜLCH. — (*45*) NORTHFIELD, D. W. C.: Rathke-Pouch-tumors. Brain **80**, 293—312 (1957).

(*46*) PAILLAS, E., R. VIGOUREUX, G. PIGANIOL et R. SEDAN: Les tumeurs supratentorielles de l'enfant. Neurochirurgie **3**, 165—179 (1957). — (*47*) PAINE, K. W. E., and W. McKISSOCK: Clinical aspects and results by ventriculo-cisternostomy. J. Neurosurg. **12**, 127—145 (1955). — (*48*) PIA, H. W.: Zur Frage der Umgehungsdrainage nach TORKILDSEN. Zbl. Neurochir. **13**, 102—106 (1953). — (*49*) PIA, H. W.: Klinik, Differentialdiagnose und Behandlung der Vierhügelgeschwülste. Dtsch. Z. Nervenheilk. **172**, 12—32 (1954).

(*50*) RAND, R. W., and L. J. LEMMEN: Tumors of the posterior portion of the third ventricle. J. Neurosurg. **10**, 1—18 (1953). — (*51*) REYMOND, A., u. N. RINGERTZ: Oligodendroglioma. Schweiz. Arch. Neurol. **65**, 221—254 (1950). — (*52*) RINGERTZ, N., u. H. NORDENSTAM: Cerebellar astrocytomas. J. Neuropath. exp. Neurol. **10**, 343—367 (1951). — (*53*) RUSSEL, W. D., and E. SACHS: Arch. Path. (Chicago) **35**, 869 (1943).

(*54*) SCARFF, J. E.: Treatment of obstructive hydrocephalus by puncture of the lamina terminalis and floor of the third ventricle. J. Neurosurg. **8**, 204—213 (1951).

(*55*) TÖNNIS, W.: Die Chirurgie des Gehirns und seiner Häute in KIRSCHNER-NORDMANN: Die Chirurgie. Wien: Urban & Schwarzenberg 1948. — (*56*) TÖNNIS, W.: Die operative Behandlung der das Foramen opticum überschreitenden Geschwülste des N. opticus. Acta Neurochir. (Wien) **1**, 52—71 (1951). — (*57*) Großhirntumoren des Kindesalters. Zbl. Neurochir. **13**, 72—98 (1953). — (*58*) TOOTH: Zit. n. TÖNNIS. — (*59*) TORKILDSEN, A.: A new palliative procedure in cases of irreparable occlusives of the Sylvian duct. Acta chir. scand. **82**, 177—185 (1939). — (*60*) TORKILDSEN, A.: Should exstirpation be attempted in cases of neoplasmas in or near the third ventricle of the brain. Experiences with a palliative method. J. Neurosurg. **5**, 249—279 (1948). — (*61*) TYTUS, J. S., H. S. SELTZER and E. A. KAHN: Cortisone as an aid in the surgical treatment of craniopharyngeomas. J. Neurosurg. **12**, 555—564 (1955).

(*62*) WAGENEN, W. D. VAN: Zit. n. TÖNNIS. — (*63*) WALKER, A. E., and T. L. HOPPLE: Brain tumors in children. J. Pediat. **35**, 671—687 (1949). — (*64*) WERTHEIMER, P., et M. CORRADI: Les craniopharyngeomes après 40 ans. Neuro-chirurgie **3**, 3—21 (1957). — (*65*) WISE, B. L., H. A. BROWN, H. C. NAFFZIGER and E. B. BOLDREY: Pituitary adenomas, carcinomas and craniopharyngeomas. Surg. Gynec. Obstet. **101**, 183—193 (1955). — (*66*) WOCJAN, J.: Craniopharyngeomas. Postepy Neurochir. Psychiat. **3**, 222—240 (1957).

(*67*) ZÜLCH, K. J.: Biologie und Pathologie der Hirngeschwülste. In Hdb. d. Neurochirurgie Bd. III. Berlin-Göttingen-Heidelberg: Springer 1956.

7. Hydrocephalus

Von

J. STRÖDER und E. GEISLER

Der Hydrocephalus ist Folge cerebraler Schäden und hat demnach heterogene Ursachen. Ein Urteil über die Prognose kann nur an einem größeren Krankengut bei Berücksichtigung des zum Hydrocephalus führenden Grundleidens und einer Beobachtung des Entwicklungsverlaufs über längere Zeit gewonnen werden. Teilstatistiken haben verschiedene Ergebnisse, weil sich das Krankengut hinsichtlich der zum Hydrocephalus führenden Erkrankung sehr unterscheidet. Mit dem Wandel der Therapie findet der Hydrocephalus bei Meningitis tuberculosa in den Untersuchungen der letzten Zeit — BICK (*1*), GLAUS (*4*), WECHSELBERG (*17*) — besonderes Interesse. STUTTE (*16*) hingegen berichtet über Entwicklungsverläufe bei Hydrocephalus verschiedener Ätiologie. Das geschieht auch hier, wobei katamnestische Untersuchungen von RUPP (*14*) auf Grund röntgenologischer Befunde der Jahre 1949—1954 berücksichtigt werden.

Der Abstand zwischen erster stationärer und katamnestischer Untersuchung betrug mindestens 3, höchstens 8 Jahre. Die Ermittlungen bezogen sich auf Anamnese, körperlichen und neurologischen Befund, psychischen Status, motorische Entwicklung (von GÖLLNITZ modifizierter Oseretzky-Test), Prüfung der Intelligenz (Binetarium bearbeitet von NORDEN) und der Sprachentwicklung.

4 von den 46 Kindern waren bereits verstorben, 2 davon an Tumor cerebri und 2 an progredienten cerebralen Schädigungen mit Hydrocephalus.

In 6 Fällen wurde bei zwischenzeitlich erfolgter Wiederaufnahme das Pneumencephalogramm wiederholt. Bei einem mit 5 Monaten an Pneumokokken-Meningitis erkrankten Kinde zeigte das Röntgenbild 1 Jahr später eine Zunahme des Hydrocephalus internus und externus. Bei einem zum Erstuntersuchungstermin 4jährigen mit mäßiger Atrophie der linken Großhirnhemisphäre war bei einer Nachuntersuchung mit 9 Jahren das Zurückbleiben der erkrankten Hemisphäre im Wachstum noch deutlich. Demzufolge war auch die überwiegend linksseitige Hirnatrophie und damit die hydrocephale Veränderung stärker geworden. Bei den 4 anderen war das Hirnkammerbild gleichgeblieben, so daß es sich bei der Erstuntersuchung um einen bereits stationären Hydrocephalus gehandelt hat.

Die bei der klinischen Erstuntersuchung angefertigten 46 Pneumencephalogramme zeigten in 28 Fällen einen reinen Hydrocephalus internus; bei 18 Fällen waren zusätzlich die äußeren Liquorräume erweitert.

Das Ausmaß des Hydrocephalus (Bestimmung nach DAVIDOFF-DYKE, modifiziert von GÖLLNITZ) war 6 mal schwer, 18 mal mittelschwer und 22 mal leicht. Der Schädelumfang lag nur bei einem Patienten mit kongenitalem Hydrocephalus über der Norm. Bei 9 anderen, wahrscheinlich schon pränatal geschädigten Kindern, war er als Folge eines beeinträchtigten Hirnwachstums dagegen zu klein. Die zum Hydrocephalus führende Grundkrankheit war in 18 Fällen klinisch gesichert, in 23 mit großer Wahrscheinlichkeit anzunehmen und 5 mal unbekannt (Tab. 1). Diese Übersicht zeigt, daß bei einer Auswahl nach dem Röntgenbild ätiologisch und klinisch differente Krankheitsbilder erfaßt werden.

Bei den folgenden 5 Fällen bestimmte nicht der Hydrocephalus, sondern das fortbestehende *Grundleiden* den weiteren Entwicklungsverlauf.

Es handelt sich um einen Fall von Leukodystrophie mit schwerer, im 4. Lebensjahr einsetzender Demenz bei nur leichtem Hydrocephalus internus. Wie es dem Verlauf dieser Erkrankung entspricht, fanden sich im Alter von 10 Jahren bei dem Patienten weit fortgeschrittene Demenz, Rigor und Marasmus.

Den Erfahrungen bei Encephalopathia posticterica infantum, daß in etwas höherem Alter Rückstände der Intelligenzentwicklung aufgeholt werden können, entspricht unsere Beobachtung, wo eine im Alter von 3 Jahren offensichtlich debile Patientin (IQ 72) mit 5 Jahren eine verbesserte intellektuelle Leistungsfähigkeit aufwies (IQ 90). Das bei ihr wiederholte Pneumencephalogramm war unverändert. Choreoathetotische Bewegungen und die charakteristische Affektlabilität bestanden weiterhin.

2 Fälle von Occlusionshydrocephalus bei langsam wachsendem Tumor des Stammhirns kamen schon im Laufe eines Jahres ad exitum. Die 6- und 11 jährigen Kinder boten wohl die Zeichen hirnorganischer psychischer Veränderungen mit Verlangsamung und Antriebsminderung, aber keine Einbuße an Intelligenz während ihres nur kurzen Krankheitsverlaufs.

Tabelle 1

	Grundleiden	Zahl der Probanden	Sa.
I. gesicherte Diagnose	Geburtstrauma (Blutung, Asphyxie)	4	
	Encephalopathia posticterica infantum	1	
	abakterielle Meningitis	2	
	eitrige Meningitis	6	19
	Encephalitis	2	
	Tumor cerebri	3	
	Leukodystrophie	1	
II. wahrscheinliche Diagnose	Geburtstrauma (Blutung, Asphyxie)	5	
	prä- und perinatale Hypoxydose	4	
	Meningitis	4	22
	Encephalitis	5	
	Mißbildung und intermitt. Aquaeductverschluß	1	
	cerebrale Anfälle mit Nebennoxen	3	
III. unbekannte Ursache		5	5
	Sa.		46

Bei einem Patienten mit im 2. Lebensjahr exstirpiertem Schläfenlappentumor und asymmetrischem Hydrocephalus war die umschriebene Hirnläsion maßgeblich für eine mit $7^{1}/_{2}$ Jahren noch dürftige Sprachentwicklung und spastische Hemiparese. Das debile Kind (IQ 85) war aber schulfähig geworden.

Die folgenden Angaben berücksichtigen nur jene 41 Probanden, bei denen ein progredientes Grundleiden offenbar nicht vorlag. Über das Alter bei der Erst- und Nachuntersuchung unterrichtet Tab. 2. Der Zeitraum zwischen Erst- und Nach-

Tabelle 2

Alter in Jahren	Säugling	Kleinkind				Schulkind									Jugendliche					Sa.
	0−1	−2	−3	−4	−5	−6	−7	−8	−9	−10	−11	−12	−13	−14	−15	−16	−17	−18	−19	
Anzahl der Probanden bei der Erstuntersuchg.	12	6	3	5	5	—	2	1	2	—	2	1	1	—	1					41
Anzahl der Probanden bei der Nachuntersuch.			1(†)		1	2	5	6	6	8 u. 1(†)	1	1	3	1	1	1	1	1	1	41

untersuchung betrug meistens 5—6 Jahre. Ausnahmen sind ein bereits nach $1^{1}/_{2}$ Jahren verstorbener Proband sowie ein Fall mit nur 4, ein anderer mit 8 Jahren Beobachtung. Der Hydrocephalus bestand bei 12 Fällen schon im 1. Lebensjahr, bei 19 bereits im Kleinkindalter.

1. Körperliche Entwicklung

Das Körperwachstum wich in 16 Fällen von der Norm ab. Adiposogigantismus hatte sich bei einem Epileptiker nach toxischer Diphtherie herausgebildet. Besonders rückständig waren 2 Kinder im Längenwachstum bei gleichzeitiger Übergewichtigkeit. Beide hatten einen mittleren Hydrocephalus und waren wahrscheinlich pränatal geschädigt. Ähnlich, wenn auch weniger schwer, war der Befund bei 2 Kindern nach Meningitis im 1. Lebensjahr. Vasovegetative Labilität war bei 22 Probanden sehr ausgeprägt.

An endokrinen Störungen sind zu nennen: Ein Fall von Pubertas praecox mit stärkerer Adipositas bei einem vermutlich intrauterin geschädigten Kinde, ein Fall von Dystrophia adiposogenitalis nach Geburtstrauma, einer mit Kryptorchismus und zwei mit Hypogenitalismus bei intellektuell sehr tiefstehenden, pränatal geschädigten Kindern.

2. Neurologische Störungen

Der cerebrale Schaden äußerte sich bei einem Drittel in spastischen Paresen, die in 4 Fällen überdies durch extrapyramidale, athetotische Störungen kompliziert waren. Nur 16 Probanden hatten einen einwandfreien neurologischen Befund. Am häufigsten waren Störungen der Pyramidenbahn (20 von 41 Probanden) (Tab. 3).

Tabelle 3

Zahl der Probanden	Neurologischer Befund
16	normaler neurologischer Befund
15	spastische Paresen { 4 spastische Tetraplegie[1] / 6 spastische Diplegie der unteren Extremitäten / 5 spastische Hemiplegie
5	Hyperreflexie und pathologische Zehenphänomene[2]
1	Taubheit
1	Hörstummheit
1	Opticusatrophie
1	Strabismus (Augenmuskelparesen)

[1] Ein tetraplegisches Kind war außerdem infolge einer Opticusatrophie amaurotisch. Zwei dieser schwerst spastischen Kinder sind bereits ad exitum gekommen, und ein weiteres mit schwerer Inaktivitätsatrophie und Kachexie geht diesem Schicksal in absehbarer Zeit entgegen.

[2] Stärkere Dysdiadochokinese als Symptom extrapyramidaler Schädigung fand sich auch bei einem dieser Probanden mit weniger schweren Pyramidenbahnzeichen, so daß insgesamt bei 5 Kindern extrapyramidale Bewegungsstörungen vorlagen.

Für die soziale Einordnung sind diese Motilitätsstörungen bekanntlich sehr bedeutungsvoll. Sie sind noch wichtiger als die retardierte motorische Entwicklung.

Die schweren spastischen Störungen dürften vorwiegend intrauterinen und perinatalen Hirnschäden zur Last zu legen sein. Nur in 4 Fällen waren sie Folge einer im 1. Lebensjahr überstandenen entzündlichen Erkrankung.

3. Psychische Besonderheiten

Psychische Veränderungen, wie Affektlabilität, Reizbarkeit, leichte Ermüdbarkeit, hyperkinetisches Verhalten, deutlich verlangsamte Reaktionen sind bei cerebral geschädigten Kindern allgemein häufiger als Minderungen des Intellekts.

Nur 2 intellektuell überdurchschnittlich entwickelte und auch in ihren motorischen Leistungen nicht beeinträchtigte männliche Prüflinge waren frei von dieser organisch bedingten psychischen Labilität. Bemerkenswert ist, daß bei einem von diesen beiden leichte, bei dem anderen sogar mittelschwere hydrocephale Veränderungen z. Z. der Erstuntersuchung vor 5 bzw. 7 Jahren gefunden wurden.

Es ist hervorzuheben, daß 21 Nachuntersuchte verlangsamte Reaktionen zeigten. Unruhiges und erethisches Verhalten fand sich dagegen nur bei 11 Probanden.

Schon bei den Erstuntersuchungen waren Verlangsamungen häufiger als Hyperkinesen. Dieser Befund steht in Übereinstimmung mit STUTTE (*16*) sowie LAFON, GROS und ENJALBERT (*11*). Es ist also nicht richtig, daß hirngeschädigte Kinder vor allem hyperkinetisch werden, wie man das nach den Erfahrungen mit Residualzuständen von Encephalitis Economo bisweilen verallgemeinert hat.

Die Kinder mit schwerem Hydrocephalus als Symptom ausgedehnter diffuser cerebraler Schädigung waren ausnahmslos torpide und antriebsarm. Bei leichtem und mittelschwerem Hydrocephalus kamen beide Formen der pathologisch veränderten Reaktionsweise — Verlangsamung oder Erethie — vor. Die hirnorganisch bedingte Verlangsamung oder Antriebsminderung ist also keineswegs auf das Erwachsenenalter beschränkt.

4. Störungen der Motorik

Schweren Störungen der Motilität begegnet man häufig; denn allein ein Drittel unserer Kranken litt an spastischen Paresen. Aber auch beim Fehlen von Paresen entspricht die Motorik der meisten cerebral geschädigten Kinder dieser Untersuchungsreihe keineswegs ihrem Alter.

Nur ein bei der Nachuntersuchung 9jähriger Junge mit mittelgradigem Hydrocephalus internus — es ist derselbe, der bereits als psychisch unauffällig erwähnt wurde — war motorisch altersentsprechend. Dasselbe gilt für den ebenfalls erwähnten 18jährigen Patienten. Bei ihm war zwar kein auf das Alter zu beziehender Test mehr möglich, ein pathologischer Befund wurde aber auch hier vermißt.

Diesen beiden Probanden mit ungestörter Motorik steht eine größere Zahl mit intakter Intelligenz gegenüber, nämlich 8 mit guter, z. T. überdurchschnittlicher Intelligenz. Bei 6 weiteren lag der IQ zwischen 90 und 100. Hier waren aber die Sprachentwicklung, der Antrieb und die Konzentration beeinträchtigt. So bestand hier eine Diskrepanz zwischen der weit größeren motorischen und der nur geringen intellektuellen Leistungsminderung. Einmal jedoch zeigte auch ein oligophrenes hydrocephales Kind altersentsprechende motorische Entwicklung.

Im allgemeinen entsprechen diese Befunde der Erfahrung (*5*), daß normale motorische Entwicklung bei hydrocephalen Kindern seltener ist als normale Intelligenz.

5. Intelligenz und Sprachentwicklung

Tab. 4 unterrichtet über Intelligenz, Sprachentwicklung und die Art der Sprachstörungen unserer Probanden. Daß bei den 20 Kindern mit schwerer und schwerster Oligophrenie eine Sprachentwicklung unterblieb oder doch kaum erfolgte, ist verständlich, da die Sprache wesentlicher Teil der geistigen Leistungsfähigkeit des Menschen ist. Hervorzuheben ist aber, daß auch dort, wo eine gute Intelligenzentwicklung vorlag, in einigen Fällen die Sprachentwicklung nicht der Norm entsprach. Auch bei den intellektuell noch leidlich entwickelten Kindern (Debilität und Grenzdebilität) fiel die stärker retardierte Sprache auf.

Sehen wir von dem einen Fall mit Hörstummheit und dem anderen mit Taubheit ab, so handelt es sich um eine retardierte Sprachentwicklung mit gestörter Artikulation („Stammeln"), geringem Wortschatz und agrammatischer Sprechweise.

Über die Beziehungen zwischen Schweregrad des Hydrocephalus und erreichter Intelligenz sowie Sprachentwicklung kann zusammenfassend folgendes gesagt werden: Unter den normal intelligenten Prüflingen überwiegen die leichten Hydrocephali (8 von 14 Kindern); schwere Formen wurden hier nicht gesehen. Dieselbe Feststellung bezieht sich auf jene Kranken, bei denen keine Störungen der Sprachentwicklung bestehen (von 9 Kindern ohne Sprachstörungen haben 6 einen leichten, 3 einen mittelschweren Hydrocephalus). Schwere Formen wurden auch hier vermißt.

Tabelle 4

Intelligenz-grad	Keine Sprachstörungen					Patienten mit Sprachstörungen						Gesamt-zahl der Pro-banden
	Zahl der Patien-ten	Grad des Hydro-cephalus			Zeitpunkt der cere-bralen Schä-digung	Zahl der Patien-ten	Art der Sprachstörungen	Grad des Hydro-cephalus			Zeitpunkt der cerebralen Schädigung	
		leicht	mittel	schwer				leicht	mittel	schwer		
Normale Intelligenz (einschl. 3 überdurchschnittl.)	8	5	3		natal 3 0,9 J. 1 1,3 J. 1 3 J. 1 13 J. 1 ? J. 1	6	1 Taubheit 1 Hörstummheit 3 schlechte Artikulation (6 J., 7 J., 17 J.) 1 geringer Wortschatz (6 J.)	— 1 1 —	1 — — 1	— — — —	4 Mon. natal ? ? 2 pränatal	14
Grenz-debilität	—					2	Stammeln, Paragrammatismus geringer Wortschatz	1	1	—	2 pränatal	2
Debilität	1	1			5 J.	4	Stammeln Agrammatismus gering. Wortschatz	2	1	1	1 ? 2 pränatal	5
Imbezilli-tät	—					7	4 kaum Sprachentwicklung 3 Stammeln Agrammatismus	2	5		1 pränatal 5 natal 1 2 J.	7
Idiotie	—					13	9 keine Sprache 2 Gutturallaute 2 Lallen	5	5	3	5 pränatal 3 natal 3 im 1. Lebensjahr 2 nach d. 1. Lebensj.	13
Sa.:	9	6	3	—		32		13	15	4		41

Einen schweren Hydrocephalus hatten nur deutlich oligophrene und gleichzeitig sprachgestörte Kinder (1 Debiler, 3 Idioten). Andererseits finden sich aber auch unter den Idioten und Imbezillen nur leichte hydrocephale Veränderungen (bei 7 von 12 entsprechenden Probanden).

6 Kinder mit normaler Intelligenzentwicklung hatten einen Hydrocephalus mittleren Grades. Dieser Befund beweist die Möglichkeit einer weitgehenden Restitution und Kompensation der an das Gehirn gebundenen geistigen Leistungen trotz selbst gröberer, sich in einem Hydrocephalus äußernder morphologischer Veränderungen des Gehirns. Der Arzt ist also nicht berechtigt — von den schweren hydrocephalen Veränderungen abgesehen —, ohne weiteres aus einem pathologischen Pneumencephalogramm mit hydrocephaler Veränderung auf geistige Minderleistungsfähigkeit zu schließen. Es ist möglich, in entsprechenden Fällen lediglich eine vorsichtige, aber keineswegs eine schlechte Prognose zu stellen. Es sei aber noch einmal daran erinnert, daß psychische Labilität und motorische Rückständigkeit bei hydrocephalen Kindern häufig bestehen. Bei der Beurteilung der Zukunftsaussichten solcher Kinder ist dieser Tatsache Rechnung zu tragen.

Wir können nicht mit wünschenswerter Sicherheit entscheiden, unter welchen Umständen besonders schwere Entwicklungsschäden und Regressionen eines bereits erreichten Entwicklungsstandes bei Hydrocephalus erfolgen. Pränatale und perinatale Schäden sind bei den intellektuell am tiefsten stehenden Kindern zwar besonders häufig. Sie finden sich aber auch dort, wo ein noch relativ günstiger Entwicklungsverlauf beobachtet wurde. Für die Intelligenzentwicklung sind Schwere und Dauer der Grundkrankheit ähnlich wichtig wie der Zeitpunkt der Erkrankung.

Vergleiche mit Ergebnissen anderer Untersucher sind schwer möglich, weil die jeweilige Zusammensetzung des Krankengutes differiert. Im Zusammenhang mit dieser Erhebung ist eine ganz neue Studie von J. RANSOHOFF, K. SHULMAN und R. A. FISHMAN — J. Pediat. **56**, 3 (1960) — von Bedeutung. Die Autoren beziehen sich außerdem auf noch nicht veröffentlichte Erhebungen von C. RILEY. Ergebnisse älterer Mitteilungen (*8, 18*) über eine stets nur dürftige Intelligenzentwicklung hydrocephaler Kinder dürfen, wie unser Krankengut zeigt, nicht verallgemeinert werden.

Unsere bisherigen Mitteilungen beziehen sich auf Probanden mit stationärem Hydrocephalus. Die *Hydrocephalie* bei akuter entzündlicher, seltener bei traumatischer Hirnläsion, ist davon zu unterscheiden. Hier ist bei rascher Behebung des Grundleidens weitgehende *Rückbildung* der hydrocephalen Hirnkammererweiterung möglich.

Als Beispiel erwähnen wir einen bei Krankheitsbeginn 6 Mon. alten Säugling mit linksseitigem rhinogenem Hirnabsceß, der bei konservativer Behandlung im Laufe von 4 Wochen ausheilte. Die hochgradige Hirnkammererweiterung besonders auf der erkrankten Hemisphäre hatte sich bei einer Kontrolle nach 3 Mon. bis auf einen symmetrischen leicht- bis mittelgradigen Hydrocephalus zurückgebildet. Die motorische Entwicklung des damals schwer kranken, jetzt fast 2jährigen Kindes verlief ungestört, lediglich die der Sprache ist noch nicht altersgemäß.

Über die Prognose von Kindern mit stationärem Hydrocephalus läßt sich allgemein folgendes sagen: Nur die Hälfte der Patienten mit zumeist sehr früh erfolgter schwerer cerebraler Schädigung besteht aus Imbezillen und Idioten. Etwa ein Drittel erreichte eine normale Intelligenz, und in Einzelfällen trat keine Minderung überdurchschnittlicher Begabung ein. Die Möglichkeit einer späteren sozialen Lebensbewährung besteht für die Hälfte dieser Probanden, wenn wir hierzu auch die schulfähigen Kinder mit verminderter Intelligenz bis zur Debilität rechnen.

Postmeningitischer und -encephalitischer Hydrocephalus. Von den 41 Kranken haben 10 besonderes Interesse, weil bei diesen eine zumeist klinisch behandelte akute entzündliche Erkrankung des ZNS einen später stationären Hydrocephalus verschiedener Schwere hervorgerufen hatte.

Die Übersicht (Tab. 5) zeigt, daß ein bei Erkrankungsbeginn (abakterielle Meningitis) allerdings schon 13jähriger mit leichtem Hydrocephalus keine Einbuße seiner Intelligenz

Tabelle 5

Intelligenz-grad	Zusätzliche Störungen		Art der zusätzlichen Störungen	Grad des Hydro-cephalus	Art der entzündlichen Erkrankungen	Lebensalter bei der	
	ohne	mit				Er-krankung	Nach-unter-suchung
Normale Intelligenz (5 Prob.; 4 mit, 1 ohne zusätzl. Störung.)	1	—		leicht	abakterielle Meningitis	13 J.	19 J.
		1	motor. Retardierung, Affektlabilität	leicht	Masernencephalitis	1,1J.	6. J
		1	spastische Diplegie u. Affektlabilität	mittel	Influenzameningitis	0,10 J.	7 J.
		1	Taubheit	mittel	eitrige Meningitis	0,4 J.	7 J.
		1	gestörte Sprachentwicklung und motor. Rückstand	mittel	Virusmeningitis	0,9 J.	8 J.
Idiotie (5 Prob.)		1[1]	cerebrale Anfälle, Erethie	leicht	subchron. Meningoencephalitis	0,3 J.	7 J.
		1[1]	schwere Erethie	leicht	Meningoencephalitis	0,2 J.	9 J.
		1	spast. Hemiplegie, torpides Verhalten	mittel	eitrige Meningitis	1,0 J.	6 J
		1[1]	Opticusatrophie, torpides Verhalten	schwer	eitrige Influenza-Meningo-Encephalitis	1,0 J.	6 J
		1	spastische Diplegie, torpides Verhalten	schwer	eitrige Meningitis	0,5 J.	9 J.

[1] Diese 3 Kinder bedürfen dauernder Anstaltspflege.

erlitten hat. Bei der Nachuntersuchung mit 18 Jahren war die intellektuelle Leistungsfähigkeit nach wie vor überdurchschnittlich (Abitur: „sehr gut"). Sein zurückhaltendes Wesen und die etwas langsame Sprechweise konnten nicht eindeutig als Zeichen organischer Störungen bewertet werden.

Die übrigen 4 Probanden, die einen Intelligenzquotienten von 100 und mehr aufwiesen, boten allerdings Störungen des psychischen Verhaltens, der Motorik, der Sprachentwicklung und in einem Fall auch eine spastische Diplegie. Bei diesen Kindern mit befriedigender Gesamtentwicklung nach vorausgegangener entzündlicher Cerebralerkrankung bestanden nur leichte und mittelgradige Hydrocephali.

Schwerste bleibende Schäden, Stillstand und Rückschritt der Entwicklung begegneten uns bei 5 Kindern mit leichtem, mittlerem und schwerem Hydrocephalus. Diese Kranken überstanden im ersten Lebensjahr eine eitrige Hirnhautentzündung und sind auf den Stand von Idioten gesunken. Von 13 Idioten, die wir bei dieser Studie ermittelten, waren nicht weniger als 5 im ersten Lebensjahr an einer bakteriellen Meningitis oder Meningo-Encephalitis erkrankt.

Das Schicksal dieser Kranken erhärtet also die Notwendigkeit einer sofort bei Krankheitsbeginn einsetzenden, gezielten und ausgiebigen modernen antibiotischen Behandlung (6, 15).

Zusammenfassend betrachtet, müssen aus dem Vorliegenden folgende für die Prognose wichtigen Folgerungen abgeleitet werden:

1. Frühzeitige, optimale Meningitisbehandlung

2. Gewissenhafte Prophylaxe pränataler, perinataler und frühkindlicher Hirnschäden.

Literatur

(*1*) BICK, G.: Die Bedeutung des Hydrocephalus internus für die chronische Meningitis tuberculosa. Z. Kinderheilk. **69**, 99 (1951). — (*2*) BRONISCH, F. W.: Hirnatrophische Prozesse im mittleren Lebensalter. Stuttgart: G. Thieme 1951.

(*3*) DAVIDOFF, L. M., and C. G. DYKE: The demonstration of normal cerebral structures by means of encephalography. Bull. neurol. Inst. N. Y. **3**, 147, 418 (1934).

(*4*) GLAUS, A.: Beitrag zur Psychopathologie des Hydrocephalus congenitus internus und von Spätfolgen der epidemischen Meningitis. Schweiz. med. Wschr. **81**, 523 (1951). — (*5*) GÖLLNITZ, G.: Über das normale Encephalogramm im Kindesalter. Nervenarzt, **22**, 101 (1951). Die Bedeutung der frühkindlichen Hirnschädigung für die Kinderpsychiatrie. Leipzig: Thieme 1954.

(*6*) HEIM, L.: Die antibiotische Behandlung der Meningitis purulenta im Kindesalter. Wien. klin. Wschr. **71**, 385 (1959). — (*7*) HODENFELD,: Zit. n. W. STROHMAYER: Angeborene und im frühen Kindesalter erworbene Schwachsinnszustände. Handbuch der Geisteskrankheiten. Hrsg. BUMKE. Bd. X. Berlin: Springer 1928.

(*8*) IBRAHIM, J.: Der chronische Hydrocephalus im Kindesalter. In: Lehrbuch der Nervenkrankheiten. Hrsg. H. CURSCHMANN. Berlin: Springer 1909. — (*9*) IBRAHIM, J.: Organische Erkrankungen des Nervensystems. Handbuch der Kinderheilkunde, Hrsg. PFAUNDLER-SCHLOSSMANN. 4. Aufl., Bd. IV, S. 241—398. Berlin: Vogel 1931.

(*10*) KEHRER, H. E.: Der Hydrocephalus internus und externus, seine klinische Diagnose und Therapie. Basel, New York: S. Karger 1955.

(*11*) LAFON, R., C. GROS et J. M. ENJALBERT: Les hydrocéphalies latentes en psychiatrie. Rev. neurol. **82**, 435 (1950); ref. Zbl. ges. Neurol. Psychiat. **114**, 150 (1951).

(*12*) NORDEN, J.: Binetarium. Hilfsmittel zur Intelligenzprüfung nach BINET-BOBERTAG. Neue erw. Aufl. Göttingen, Stuttgart: Hogrefe 1956.

(*13*) OSERETZKY, N. J.: Entwicklung der kindlichen Motorik. Z. Kinderforsch. **35**, 332 (1929).

(*14*) RUPP, B.: Katamnestische Untersuchungen an Kindern mit Hydrocephalus internus unter besonderer Berücksichtigung der psychischen Symptomatik und der Frage der Kompensationsmöglichkeiten. Inaugural-Dissertation, Würzburg 1959. STRÖDER, J., u. W. KÜNZER: Tratamiento con acromicina de las meningitis purulentas. Progresos en Pediatria. Barcelona, marzo 1957. — (*16*) STUTTE, H.: Zur Klinik des chronischen Hydrocephalus internus im Kindes- und Jugendalter. Z. ges. Neurol. Psychiat. **173**, 495 (1941).

(*17*) WECHSELBERG, K.: Chronisch-encephalopathische Zustandsbilder und ihre Prognose bei der Meningitis tuberculosa („Meningo-encephalopathia tuberculosa chronica"). Mschr. Kinderheilk. **101**, 222 (1953). — Normalisierung der geistigen und körperlichen Entwicklung eines als „Defektheilung" entlassenen Kindes nach Meningitis tuberculosa (5jährige Katamnese). Kinderärztl. Prax. **23**, 73 (1955).

(*18*) ZIEHEN, TH.: Die Geisteskrankheiten des Kindesalters. Berlin: Reuther u. Reichard 1915.

8a. Asphyxia of full term and premature neonates*

By

A. Minkowski

With 3 Figures

Nobody can, at the present time, produce accurate statements and proper data on the subject for the following reasons:

1. The term asphyxia is open to criticism. We have chosen it rather than anoxia, in agreement with Windle (*A*), because "anoxia" per se is too limited and too precise.

Anoxia, meaning lack of oxygen, could be measured either in terms of O_2 partial pressure or O_2 percentage of saturation in the blood, either from arteries in the newborn, or from sampling of the blood from umbilical vein or arteries. One should bear in mind that, contrary to previous ideas, the blood from umbilical arteries probably represents the foetal arterial blood, at least in goats and sheep.

Besides, the O_2 percentage of saturation in a systemic artery does not represent the O_2 percentage of saturation in the arterial blood of the brain. Moreover, this rough level does not represent either the foetal or neonatal tolerance to anoxia or the amount of anaerobic life that the brain can sustain (which is longer and higher in the foetus). On the other hand, "asphyxia" is unfortunately vague and is the equivalent of distress; it could be of foetal (far more important) or of prenatal origin (probably less damaging).

2. The methods of following-up are different and explain the discrepancies in results. As Bailey points out clearly in the book edited by Windle (*A*), there are 3 types of studies:

a) Some are retrospective (selection of a group of patients showing the dependent variable such as mental retardation and reviewing the histories; which, as a whole, is an entirely unreliable method).

b) Prospective research, letting nature select the cases, taking all babies born during a particular time, while the investigator makes a measurement of a variable, i. e. time of first breath [as Tardieu (*10*)] or blood oxygen content in the foetal blood [ourselves, McKinney (*A*)] or in the newborn's blood [Apgar (*1*)].

c) Selection of patients whose birth histories give evidence of neonatal asphyxia and locating them in the present in order to measure the dependent variable.

The "Baudelocque's" follow-up

For the past few years, using the "prospective type of research" (type b from Bailey), we have followed-up approximately 1,000 individuals with the following technique:

1. Careful record of gestation, delivery, pre- and postnatal history;

2. Sampling of blood of the umbilical vein before the first breath and measurement of O_2 content and capacity (done in 300 cases).

3. Neurological examination at birth and after 1, 5, 8 days and 2 and 4 weeks always by the same examiner, Dr. S. Ste Anne Dargassies (*9*), who has been using André'-Thomas' and her own techniques for the past 10 years.

4. EEG at birth and within the following days, if necessary.

Follow-up

At the following ages: 3, 6 and 9 months, 1 year, 18 months; 2, 3, 4, 5, 6, 7, 9, 11, 13 and 15 years we performed:

1. Neurological examinations by Dr. S. Ste Anne Dargassies, up to 2 years of age, Dr. Bergés and Dr. A. Nodot from 2 to 15.

* Work done with the help of the Association for the Aid of Crippled Children.

2. EEG [Dr. Dreyfus-Brisac (*3*)].

3. Psychometric tests (Mlle I. Lézine), with Brunet-Lézine developmental test, Terman and Binet-Simon tests.

4. Physical examinations (Dr. A. Minkowski (*7*)].

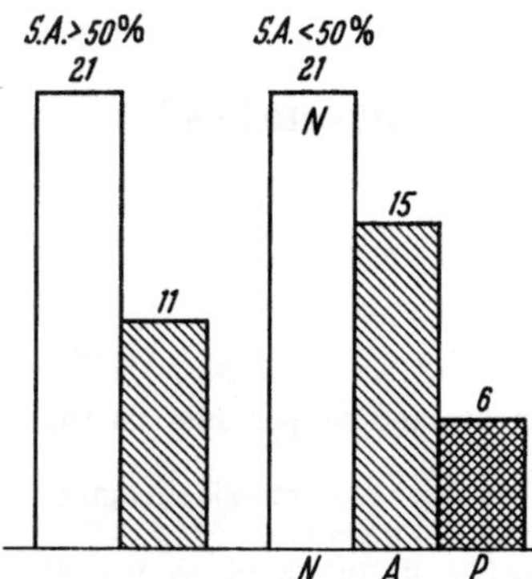

Fig. 1. Psychomotor development in relation to degree of perinatal oxygen deficiency. (P = gross psychomotor defects, A = minor psychomotor defects, N = normal children, $S.A.$ = O_2 saturation in the blood of the umbilical vein at birth

As an example out of those 1,000 cases planned to be studied, we give the results for one year of study dealing mainly with asphyxia before full term.

Table 1 and Figure 1 show the results of our study: Fig. 1 shows in black the gross psycho-motor defects, crossed the minor ones, in white the normal children; one can see that all severely involved children (after 3—5 years) belong to the series of less than 50% O_2 saturation in the blood from the umbilical vein at birth before the first breath and cry. Studies of that kind have also been performed later by Apgar et al. (*1*).

Another type of study emerges from Tardieu's (*10, 11*) work in taking as a basis neonatal apnoea of more or less than 15 minutes duration; there is a definite relationship between apnoea of more than 15 minutes and the incidence of severe psycho-motor defects.

At the present time, nothing definite can be said. It is possible that the collaborative project of the National Institute of Health (USA) will bring a more accurate answer to the problem.

Table 1

I. Total number of cases: 143

    26 from 6 to 7 months
    62 from 7 to 8 months
    39 from 8 to 9 months
    12 term-born
    4 post-mature

II. Entirely normal children: 58

    8 from 6 to 7 months
    26 from 7 to 8 months
    18 from 8 to 9 months
    5 term-born
    1 post-mature

III. Severe cerebral palsy: 8

    Without epilepsy   7

    1 from 6 to 7 months
    3 from 7 to 8 months
    2 from 8 to 9 months
    1 post-mature

    With epilepsy   1 term-born

IV. Global retardation: 25

Severe: 12   Mild: 13

5 from 6 to 7 months   5 from 6 to 7 months
4 from 7 to 8 months   7 from 7 to 8 months
3 from 8 to 9 months   1 from 8 to 9 months

V. Dominant motor retardation: 11

Severe: 7   Mild: 4

2 from 6 to 7 months   1 from 6 to 7 months
4 from 7 to 8 months   2 from 8 to 9 months
1 term-born   1 term-born

VI. Dominant speech retardation: 37

Severe: 15	Mild: 22
1 from 6 to 7 months	2 from 6 to 7 months
7 from 7 to 8 months	9 from 7 to 8 months
5 from 8 to 9 months	8 from 8 to 9 months
1 term-born	2 term-born
1 postmature	1 postmature

VII. Epilepsy: 5

0 from 6 to 7 months
2 from 7 to 8 months
2 from 8 to 9 months
1 post-mature

VIII. Other Convulsions: 22   (isolated, hyperthermic, during sleep)

4 from 6 to 7 months
10 from 7 to 8 months
7 from 8 to 9 months
1 term-born

IX. Poor social conditions: 17

With speech defects: 10	Without speech defects: 7
3 from 6 to 7 months	1 from 6 to 7 months
4 from 7 to 8 months	1 from 7 to 8 months
3 from 8 to 9 months	4 from 8 to 9 months
	1 term-born

X. Normal children with abnormal EEG: 10

4 from 6 to 7 months
3 from 7 td 8 months
2 from 8 to 9 months
1 post-mature

XI. Ocular disorders: 36

Strabism: 24	Fibroplasia: 5	Reduced vision: 7
6	4	3 from 6 to 7 months
12	1	2 from 7 to 8 months
4	0	2 from 8 to 9 months

XII. Children that can be regarded as normal: 107/143

Entirely normal:	58
Slight global retardations:	13
Slight motor retardations:	4
Slight speech retardations:	22
Normal children with abnormal EEG:	10

Prematurity

This problem was studied on the same basis as the above mentioned follow-up. We give the charts of the long-term course of psychic development in terms of I. Q. (6).

Fig. 2 and 3 show the long-term course of prematurity:

1. The earlier birth (as compared to full-term), the longer the period required to catch up with a normal I. Q. (5 years for the 6 month boy).

2. Girls catch up quicker than boys.

3. No late prognosis is possible at birth, whatever the seriousness of the neurological condition.

4. In a long follow-up, it is clearly shown that there is hope of improvement for a long time, as long as 4 years for instance in boys born at 6 months (I. Q. of 75 at 4 years, improving only around 5 years of age).

5. There is still disagreement in data on long-term prognosis: among the more recent ones, one may quote the favourable prognosis reported by Rossier et al. (8). Out of 156 prematurely born babies of less than 1,500 g seen again between 4 and 7 years of age:

122 were absolutely normal (degree IV)
16 had minor reeducable defects (degree III)
14 with gross psycho-motor defects (I. Q. less than 75) (degree II)
4 idiots (degree I).

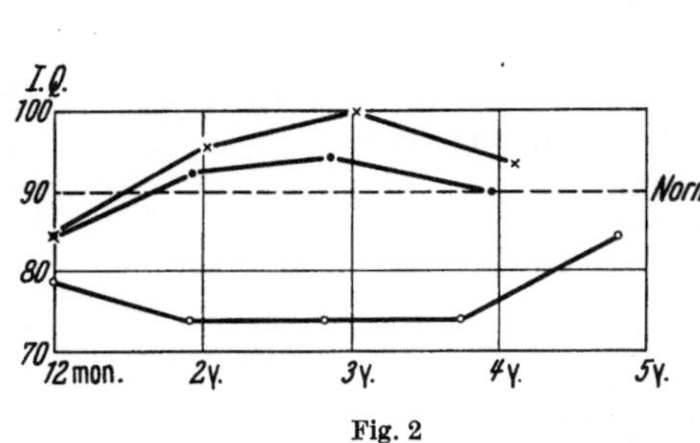
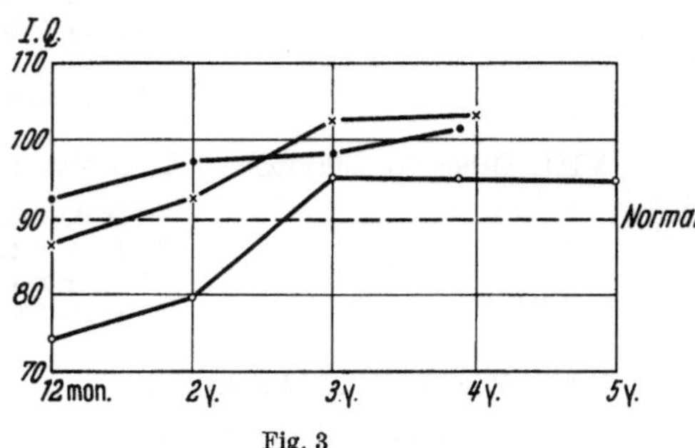

Fig. 2

Fig. 3

Fig. 2. Average intelligence quotient of prematurely born boys in relation to duration of pregnancy; o——o 24 boys (mens VI) 2 of them with cerebral defect, ×——× 48 boys (mens VII) 2 of them with cerebral defect; ●——● 36 boys (mens VIII) 3 of them with cerebral defect

Fig. 3. Average intelligence quotient of prematurely born girls in relation to duration of pregnancy. o——o 29 girls (mens VI) 2 of them with cerebral defect; ×——× 56 girls (mens VII) 2 of them with cerebral defect; ●——● 41 girls (mens VIII) 0 of them with cerebral defect

These data agree with J. Hess' (5) statistics: Out of 212 prematures with less than 1,260 g at birth:

126 were found in degree IV
54 were found in degree III
21 were found in degree II
11 were found in degree I

More recently the Cornell Group [Dann et al. (2)] has published data on 73 children weighing less than 1,000 g, in which we should keep in mind that 12 out of 73 have an I. Q. of less than 80. Out of 43 similar children not available for reexamination, 19 were known to be mentally retarded and 5 of these were in institutions. This high percentage of mental deficiency accords with our own impression and raises an ethical problem in helping such individuals to survive; society has the absolute duty to take care of them.

References

(1) Apgar, V., B. R. Girdany, R. McIntosh and H. C. Taylor: Neonatal anoxia. A study of the relation of oxygenation at birth to intellectual development. Pediatrics 15, 653 (1955).

(2) Dann, M., S. Z. Levine and E. V. New: The development of prematurely born children with birth weights or minimal postnatal weights of 1,000 grams or less. Pediatrics 22, 1037 (1958). — (3) Dreyfus-Brisac, C.: Electroencephalography in infancy, in: Die physiologische Entwicklung des Kindes. S. 29—40. Heidelberg: Springer-Verlag 1959.

(4) Graham, F. K., M. M. Pennoyer, B. M. Caldwell, M. Greenman and A. F. Hartmann: Relationship between clinical status and behavior test performance in a newborn group with histories suggesting anoxia. J. Pediat. 50, 177 (1957).

(5) Hess, J., and E. Lundeen: The premature infant. Philadelphia, Pa.: Lippincot 2nd ed. 1949.

(6) Lézine, I.: Le développement psychomoteur des jeunes prématurés. Et. néo-natal. 7, 1 (1958).

(7) MINKOWSKI, A., et S. STE ANNE DARGASSIES: Le rétentissement de l'anoxie foetale sur le système nerveux central. Rev. franç. Et. clin. biol. 1, 531 (1956).

(8) ROSSIER, A.. J. MICHELIN et CAMARET: Bilan éloigné de 156 prématurés de poids de naissance inférieur à 1,500 gr. Etude d'une série homogène. Arch. franç. Pédiat. 15, 251 (1958).

(9) STE ANNE DARGASSIES, S.: La maturation neurologique du prématuré. Et. néo-natal. 4, 71 (1955).

(10) TARDIEU G.: Fréquence de l'apnée de la naissance dans les antécédents des encéphalopathies infantiles. Rev. neurol. 89, 22 (1953). — (11) TARDIEU, G., et J. TRÉLAT: L'avenir des nouveau-nés ranimés. Rev. neurol. 89, 259 (1953).

Other papers are to be found in:

(A) Neurological and psychological deficits of asphyxia neonatorum edited by W. F. WINDLE. Springfield, Ill.: Charles C. Thomas 1958.

(B) A wide experience in the field of prematurity has been acquired by Drs H. KNOBLOCH and PASSAMANICK. The Ohio University College of Medicine, Children's Hospital, Columbus, Ohio.

8b. Frühgeborene

Von

G.-A. von Harnack

Mit 4 Abbildungen

Die Frage nach dem Schicksal der Frühgeborenen ist scheinbar leicht zu beantworten, wenn man nur einen genügend langen Zeitraum überblickt: Die Prozentsätze der Früh- und Spätsterblichkeit, der Anteil der geistig oder körperlich unterentwickelten Probanden und ihrer speziellen Gebrechen scheinen ausreichende Belege zu sein. Ein Rückblick auf die Untersuchungen der letzten 40 Jahre zeigt, daß man anfangs tatsächlich so vorgegangen ist und daß man erst allmählich die verschiedenen methodischen Fehlerquellen erkannte.

Die systematische Forschung setzte 1919 mit Ylppö in Berlin ein. Seine Ergebnisse ließen das spätere Schicksal der Frühgeborenen nicht besonders günstig erscheinen. Sie sind aber offensichtlich durch die schlechten Verhältnisse der Kriegsjahre mitbedingt. Wesentlich ungünstiger noch sind die Ergebnisse Cappers in Wien. Ein großer Teil der Kinder seines Beobachtungsgutes kam aus sozial schlechtgestellten Kreisen, zahlreiche Kinder waren unehelich. Bei späteren Untersuchungen besonders aus den USA ließ man daher die unehelichen Frühgeborenen z. T. unberücksichtigt und kam nun zu günstigeren Ergebnissen. In der Intelligenzentwicklung z. B. schienen die Kinder nicht unter dem Durchschnitt zu stehen.

Diesen Untersuchungen ist der Fehler vorzuwerfen, daß sie eine Auslese im Positiven darstellen. Berücksichtigt wurden z. T. nur die Kinder, die von ihren fürsorglichen Eltern regelmäßig den Spezialambulanzen wieder vorgestellt wurden. Außerdem verglich man die Ergebnisse der jeweiligen Serie unbesehen mit einem als allgemeingültig angesehenen Durchschnittsmaßstab. Es erhob sich also dringlich die Forderung nach einer speziellen Vergleichsgruppe, die in sozialer Hinsicht der Probandengruppe möglichst gleichen mußte. Die auf diese Weise erhobenen Befunde lagen in der Mitte zwischen dem anfänglichen Pessimismus und dem Optimismus der dreißiger Jahre.

Doch noch waren die Ergebnisse sehr unterschiedlich, da die Kontrollgruppe nicht nur in sozialer Hinsicht — wie sich herausstellte —, sondern auch in anderer Beziehung mit den Probanden übereinstimmen muß. Es wurde allmählich klar herausgearbeitet, daß sich das für den behandelnden Pädiater einheitliche und durch das Geburtsgewicht abgegrenzte Kollektiv der Frühgeborenen heterogen zusammensetzt. Es sind in dieser Gruppe häufiger als bei Reifgeborenen vertreten Kinder mit folgenden Charakteristika (Tab. 1): Mädchen aus dem Grunde, weil sie bei der Geburt im Durchschnitt leichter sind als Knaben; umgekehrt gilt: bei gleichem Geburtsgewicht sind Mädchen im Durchschnitt reifer als Knaben. Aus diesem Grunde müßte strenggenommen die Gewichtsabgrenzung der Frühgeborenen nicht einheitlich 2 500 g lauten, sondern bei Mädchen etwas niedriger liegen als bei Knaben. Daß gesundheitliche Störungen der Mutter in der Schwangerschaft zu einem vorzeitigen Abbruch der Tragzeit führen, leuchtet ohne weiteres ein; ebenso, daß kleinwüchsige Menschen im Durchschnitt auch ein niedrigeres Geburtsgewicht haben. Allerdings schwankt das Geburtsgewicht der Reifgeborenen innerhalb sehr viel engerer Grenzen als das Erwachsenengewicht.

Die Übersicht läßt deutlich werden, welche Anforderungen an ein Vergleichskollektiv zu stellen sind: Am zweckmäßigsten wird jedes Frühgeborene mit je einem „Kontrollkinde" verglichen (sog. „Zwillings"-Bildung). Das Vergleichskind muß das gleiche Geschlecht und die gleiche Stellung innerhalb der Geschwisterreihe haben. Unter den Frühgeborenen sind die Mehrlinge und die Kinder mit angeborenen Mißbildungen außer Betracht zu lassen, weil für sie kaum Vergleichskinder zu finden wären. Die Mütter der Kontrollkinder müssen gleich alt sein und müssen aus der gleichen sozialen Schicht stammen wie die Probanden. Gesundheitliche

Störungen, insbesondere gynäkologische Leiden, dürfen nicht häufiger sein als bei den Müttern der Probanden. Die Eltern dürfen im Durchschnitt nicht größer sein als die der Probanden und müssen der gleichen Rasse angehören. Schließlich muß bei der Nachuntersuchung ein möglichst hoher Prozentsatz der Probanden wieder aufgefunden werden, so daß weder im Positiven noch im Negativen eine Auslese erfolgt.

Tabelle 1. *Unter „Frühgeborenen" sind überrepräsentiert*

bzgl. Kind:

Mädchen
Mehrling
Erstgeborene
Kinder am Ende einer längeren Geschwisterreihe
Hereditäre Störungen und angeborene Fehlbildungen

bzgl. Mutter:

Höheres Alter
Schwangerschaftstoxikose, Placenta praevia usw.
Endokrine Störungen
Schwere körperliche Arbeit in der Schwangerschaft

bzgl. Eltern:

Individueller Kleinwuchs
Kleinwüchsige Rasse (Japaner)
Durchschnittlich niedrigeres Geburtsgewicht (Neger)

Die Länge dieser Aufzählung zeigt, daß es sich um praktisch nicht zu erfüllende Idealforderungen handelt, und tatsächlich entspricht keine der vorliegenden Untersuchungen ganz den notwendigen Kriterien. Am nächsten kommt allen Anforderungen die groß angelegte Erhebung des Population Investigation Committee, die 1946 in England eingeleitet wurde und über die DOUGLAS und andere wiederholt berichteten (vgl. außerdem *1, 8, 22—25*). Diese Untersuchungen geben aber auch nicht auf alle Fragen Antwort; wir müssen daher das Bild, das wir vom Schicksal der Frühgeborenen entwerfen wollen, aus vielen kleinen Mosaiksteinen zusammensetzen und jeden Stein daraufhin prüfen, ob er in der speziellen Fragestellung den notwendigen Kriterien genügt.

Folgende Fragen sind zu beantworten:

1. Wie hoch ist die Sterblichkeit der Frühgeborenen in der ersten Lebenszeit?

2. Wie hoch ist sie in den folgenden Jahren?

3. Sind Frühgeborene auch nach Erreichen eines Gewichtes von 3 kg anfälliger für Krankheiten als Reifgeborene?

4. Wie häufig verläuft die körperliche Entwicklung unterdurchschnittlich?

5. Verfügen Frühgeborene seltener über eine normale Intelligenz als Reifgeborene?

6. Wie ist die spätere Lebensbewährung?

Angesichts der Fülle der angeschnittenen Probleme können die Antworten nur in großen Zügen gegeben werden.

1. Die *Sterblichkeit* der Frühgeborenen *in der ersten Lebenszeit* ist entscheidend abhängig vom Geburtsgewicht, wie die Zusammenstellung von drei großen Statistiken in der Abb. 1 zeigt: Es handelt sich um Erhebungen, die jeweils an einer geschlossenen Bevölkerungsgruppe angestellt wurden.

Die zahlreichen Erfahrungsberichte aus Kinderkliniken sind für die objektive Bewertung der Prognose nur von begrenztem Wert, da sie entscheidend von der Zusammensetzung des Beobachtungsgutes beeinflußt werden. Je enger eine Kinderklinik mit einer Frauenklinik zusammenarbeitet, desto schlechter ist ihre Statistik — so paradox das klingt —, weil ihr alle Kinder sofort aus dem Kreißsaal überwiesen werden. Demgegenüber schneidet eine Kinderklinik besser ab, wenn sie weiter von der Frauenklinik entfernt ist, weil nur denjenigen Frühgeborenen der Transport zugemutet wird, die eine höhere Vitalität haben. Auch Statistiken aus Frauenkliniken sind nur bedingt brauchbar, da unter den Klinikentbindungen geburtshilfliche Komplikationen bei Frühgeburt häufiger sind als unter den Hausentbindungen. Außerdem sind die Beobachtungszeiträume, auf welche sich die Überlebensraten beziehen, oft sehr verschieden, und die Ergebnisse aus verschiedenen Kliniken sind aus diesem Grunde nicht vergleichbar.

Die dargestellten Gesamtstatistiken aus Göteborg, Maryland und New York City beziehen sich auf die ersten 28 Lebenstage. Sie weisen in den extremen Geburtsgewichtsgruppen recht gleichartige Aufzuchtergebnisse auf; in den Mittelgruppen sind die Ergebnisse weniger homogen. Dies sind die Kinder, bei welchen sich Differenzen der Pflegebedingungen am stärksten in der Überlebensrate widerspiegeln.

In den letzten 10 Jahren scheinen die Aufzuchtergebnisse einen bestimmten oberen Grenzwert zu erreichen. Unter günstigen Bedingungen können in der untersten Gewichtsklasse teilweise bis zu 10% der Frühgeborenen am Leben erhalten werden, unter den bei der Geburt 1000—1500 g wiegenden Frühgeborenen bis zu 60%. Diese oberen Grenzwerte sind anscheinend auch unter optimalen Verhältnissen kaum zu übertreffen, falls nicht neue Methoden der Aufzucht entwickelt werden. Die Lebensfähigkeit als solche scheint bei etwa 600 g zu beginnen (6). Niedrigere Geburtsgewichte bei überlebenden Frühgeborenen muß man mit Skepsis betrachten (397 bzw. 454 g (27, 39)].

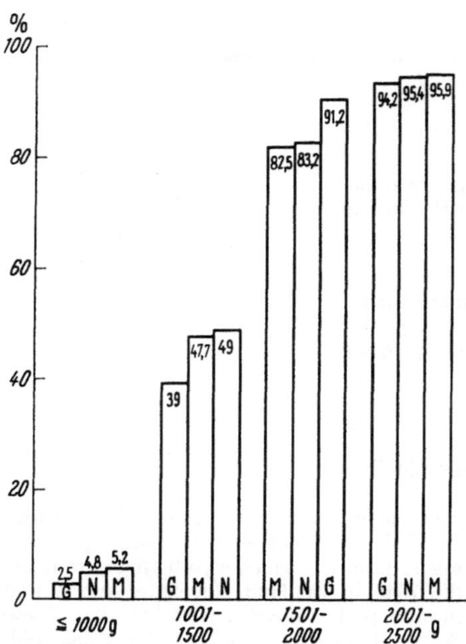

Abb. 1. Überlebende nach 28 Tagen (in Prozent der Lebendgeborenen) in den einzelnen Gewichtsklassen. *G* Göteborg 1948—50, Holmdahl 1952: 677 Frühgeborene; *M* Maryland 1952, Rider et al. 1957: 4700 Frühgeborene; *N* New York City 1955—57, Baumgartner et al. 1959: 3287 Frühgeborene der weißen Rasse

Die Überlebenschancen sind allerdings nicht allein vom Gewicht abhängig, sondern innerhalb der gleichen Gewichtsklasse auch in einem gewissen Ausmaße von der Schwangerschaftsdauer (Abb. 2). Am deutlichsten wird das bei den Frühgeborenen mit einem Geburtsgewicht von $1-1^{1}/_{2}$ kg. Die relative Bedeutsamkeit

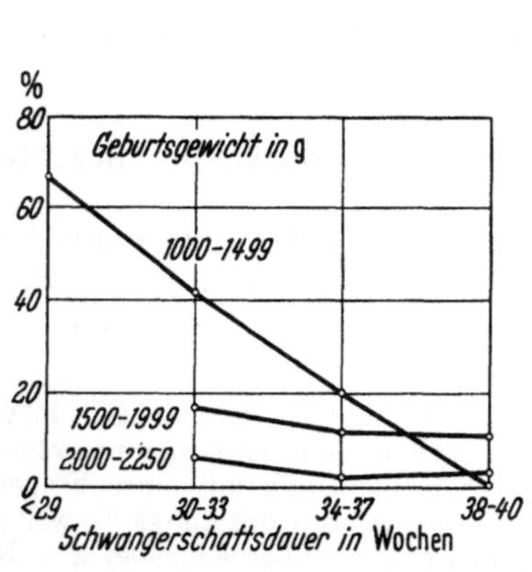

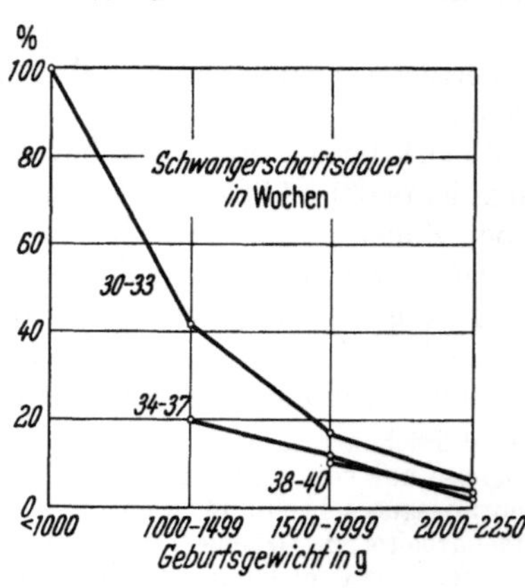

Abb. 2 u. 3. Sterblichkeit der Frühgeborenen in Abhängigkeit von Geburtsgewicht und Schwangerschaftsdauer. (Nach Steiner u. Pomerance)

des Geburtsgewichtes ist aber größer als die der Schwangerschaftsdauer, wie Abb. 3 zeigt: Bei gleicher Schwangerschaftsdauer steigt die Überlebenschance mit steigendem Geburtsgewicht in allen Gruppen an.

2. Auch nach Erreichen des durchschnittlichen Geburtsgewichtes Reifgeborener ist während des ersten Lebensjahres die Sterblichkeit der Frühgeborenen noch erhöht. Nach den Erhebungen von DOUGLAS beträgt vom 2. bis zum 12. Lebensmonat bei Frühgeborenen die monatliche Todesrate auf je 1000 Überlebende 3,4, bei den Kontrollen nur 1,8. Sie ist bei Frühgeborenen also doppelt so hoch. Im 2.—4. Lebensjahr liegt die monatliche Todesrate zwar sehr viel tiefer, ist aber bei Frühgeborenen immer noch doppelt so hoch wie bei Reifgeborenen: 0,4 gegenüber 0,2 bei Reifgeborenen.

Nach dem 4. Lebensjahr scheint die Sterblichkeit der Frühgeborenen nicht mehr erhöht zu sein.

3. Die erhöhte *Sterblichkeit in den beiden ersten Lebensjahren* (nach Abschluß der Neugeborenenperiode) ist im wesentlichen auf ihre erhöhte Anfälligkeit gegenüber Infektionen der unteren Luftwege zurückzuführen. Abb. 4 zeigt, wieviel häufiger die Kinder mit niedrigem Geburtsgewicht an Pneumonie und Bronchitis erkranken (*19*). Die Frühgeborenen mit dem niedrigsten Geburtsgewicht müs-

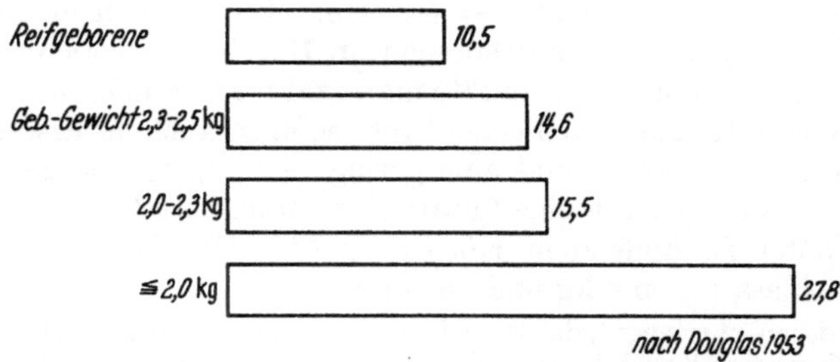

Abb. 4. Bronchitis und Pneumonie im 1. und 2. Lebensjahr. Durchschnittliche monatliche Rate ihres Auftretens bezogen auf je 1000 Exponierte. (Nach DOUGLAS, 1953)

sen mehr als dreimal so häufig ins Krankenhaus aufgenommen werden wie die Reifgeborenen. Die Infektionen der unteren Luftwege bei den Kindern mit dem niedrigsten Geburtsgewicht sind im ersten und zweiten Lebenshalbjahr sogar viermal so häufig wie bei den Reifgeborenen (22, 24). Früher war angenommen worden, daß diese Häufung vor allem auf die im Durchschnitt schlechtere soziale Lage der Frühgeborenen zurückzuführen sei. DOUGLAS konnte aber zeigen, daß die Unterschiede auch innerhalb der einzelnen Sozialschichten bestehen. Die erhöhte Anfälligkeit der Frühgeborenen gegenüber Infektionen der Luftwege muß daher auf eine gewisse physiologische und immunologische Benachteiligung dieser Kinder bezogen werden.

Die erhöhte Zahl der Krankenhauseinweisungen von Frühgeborenen erklärt sich z. T. durch das häufigere Vorkommen von Eingeweidebrüchen, insbesondere Leistenhernien, die operativ beseitigt werden müssen. Weiterhin erfordern Augendefekte wie schwere Refraktionsanomalien und Strabismus ärztliche Behandlung (*15*); die retrolentale Fibroplasie führt häufig zur Blindheit. Um 1945 hatte in den USA etwa jedes 8. Kind mit einem Geburtsgewicht unter 1,4 kg eine retrolentale Fibroplasie (*52*). Seitdem man den Zusammenhang mit der übermäßigen Sauerstoffzufuhr erkannt hat, ist die Zahl der von ihr befallenen Frühgeborenen wesentlich gesunken (*9*).

4. Wie verläuft die *körperliche Entwicklung* der Frühgeborenen? Die Wachstumsintensität des Fetus ist wesentlich größer als die des Säuglings. In den letzten Schwangerschaftswochen nimmt der Fet pro Tag durchschnittlich 19—36 g an Gewicht zu, d. h. er vergrößert sein Körpergewicht täglich um 1,9 bzw. 1,8%. Die Wachstumsrate sinkt im ersten Lebensjahr bereits stark ab. Im 10. Lebensjahr beträgt der prozentuale Gewinn pro Tag bei durchschnittlich 7 g täglich nur noch 0,02%.

Dem zu früh geborenen Kinde fehlen die optimalen Wachstumsbedingungen, da die intrauterine Entwicklung vorzeitig abgebrochen wurde. Infolge der für diesen Entwicklungsstand unphysiologischen Lebensbedingungen vergeht eine längere Zeit bis zum Wiedererreichen des Geburtsgewichtes als beim Reifgeborenen. Dann jedoch können bei reichlichem Nahrungsangebot Wachstumsraten erzielt werden, die ganz denen der Fetalzeit entsprechen. Ein Frühgeborenes von 1000 g, das täglich 19 g, oder ein Frühgeborenes von 2000 g, das täglich 36 g zunimmt, vergrößert sein Gewicht in gleicher Weise wie ein gleichschwerer Fetus. Solche Gewichtszunahmen können bei reichlichem Nahrungsangebot tatsächlich erzielt, z. T. sogar übertroffen werden (17). Im allgemeinen wird man aber wegen der geringen Nahrungstoleranz des Frühgeborenen vorsichtiger sein und sich schon mit niedrigeren Gewichtszunahmen zufriedengeben.

Obwohl der extrauterine Gewichtszuwachs bei Frühgeborenen im Durchschnitt größer ist als bei Reifgeborenen, wiegen sie an ihrem ersten Geburtstag durchschnittlich weniger und sind kleiner als die Reifgeborenen. Der Rückstand ist desto größer, je niedriger das Geburtsgewicht war. Auch wenn nicht das Geburtsalter, sondern das Konzeptionsalter zugrunde gelegt wird, gleicht sich der Rückstand nicht aus. Im Vorschulalter beträgt das Gewichtsdefizit im Durchschnitt 1—1,5 kg und das Längendefizit 2—3 cm (48), im Schulalter beträgt der Gewichtsrückstand 1,5—2,5 kg und das Längendefizit 2—3,5 cm (8, 13, 34). Auch im Erwachsenenalter ist das Kollektiv der Zufrühgeborenen im Durchschnitt kleiner als das der Reifgeborenen (1). An dieser Stelle müßte man exakter formulieren: Das Kollektiv der bei der Geburt unter 2,5 kg schweren Probanden ist auch im Erwachsenenalter durch ein niedrigeres Gewicht und eine geringere Körpergröße gekennzeichnet, und zwar deshalb, weil generell eine lineare Beziehung besteht zwischen Geburtsgewicht und später zu findendem Körperbau (34, 37). Dies gilt auch für die Geburtsgewichtsklassen von 4 kg und darüber.

Es ist erneut daran zu erinnern, daß die Kinder mit einem Geburtsgewicht von 2,5 kg und darunter kein einheitliches Kollektiv darstellen. Ganz allgemein kann gesagt werden, daß ein Kind eine größere Chance hat, durchschnittliche Erwachsenenmaße zu erreichen, wenn seine Untergewichtigkeit bei der Geburt auf mütterliche Faktoren zurückzuführen war, als wenn sie ihre Ursache im Kinde selbst hatte. Kinder, deren Untergewichtigkeit auf mütterliche Faktoren zu beziehen ist, können schon im ersten Lebensjahr die Durchschnittsmaße erreichen. Douglas stellte an seinem Beobachtungsgut fest: Die untergewichtig geborenen Kinder, welche mit 4 Jahren ihre Kontrollen in Größe und Gewicht erreichten, hatten Mütter, die im Durchschnitt so groß waren wie die Mütter der betreffenden Kontrollkinder. Dies ist ein indirekter Beweis dafür, daß das durchschnittlich ungünstigere Abschneiden der sog. Frühgeborenen zum großen Teil auf die konstitutionell untermaßigen zurückzuführen ist, die eben schon bei ihrer (meist termingerechten) Geburt untermaßig waren.

Die *Verzögerung der statischen Entwicklung* entspricht bei den Frühgeborenen der höheren Gewichtsklassen dem Zeitraum, um welchen sie zu früh zur Welt kamen. Bei den Kindern mit sehr niedrigem Geburtsgewicht ist die Verzögerung größer, als es dem Zeitpunkt ihrer Geburt entspricht (21). Von Kindern mit einem Geburtsgewicht unter 1360 g konnten nur 50% mit einem Jahr frei sitzen (25). Das durchschnittliche Alter beim Gehenlernen betrug bei den Frühgeborenen mit niedrigstem Geburtsgewicht 18, bei den Reifgeborenen 13 Monate (25).

5. Sind Frühgeborene im späteren Leben im Durchschnitt weniger intelligent als Reifgeborene? Diese Frage ist nur im Zusammenhang mit dem vermehrten Vorkommen von geburtstraumatischen Hirnschäden zu beantworten.

Infolge der stärkeren Zerreißbarkeit der Gefäße sind bei Frühgeborenen *Geburtstraumen* ohne Zweifel häufiger als bei Reifgeborenen. Einige erliegen dem Trauma, ein Teil überlebt es. Spastische Cerebralparalysen, Epilepsie und Intelligenzdefekte sind die Folge. Auch die Hyperbilirubinämie, welche nicht durch Blutgruppeninkompatibilität bedingt ist, erhöht das Risiko dadurch, daß sie zum Kernikterus führen kann. Hierbei sind dann die choreo-athetoiden Formen des Cerebralschadens häufiger. Die Prozentsätze aller Frühgeborenen, bei denen später entweder *Intelligenzdefekte* oder die verschiedenen Formen des Cerebralschadens gefunden wurden, schwanken in der Literatur (Tab. 2). Bei der Betrachtung der Tabelle muß berücksichtigt werden, daß unterschiedliche Methoden der Intelligenzerfassung verwandt wurden und die Abgrenzung des „Normalen" keineswegs immer übereinstimmt. Gerade die Abgrenzung der leichteren Defekte bereitet erhebliche Schwierigkeiten. Ich habe in der Tabelle nach Möglichkeit nur die Kinder mit einem Intelligenzquotienten von unter 70 erfaßt.

Die Prozentzahlen schwanken zwischen 11,2 und 2. Das Mittel beträgt etwa 7,5%; diese Zahl gibt wahrscheinlich die Größenordnung zutreffend wieder. Sehr viel niedrigere Prozentzahlen oder gar das völlige Fehlen von Defekten lassen den Verdacht aufkommen, daß in der betref-

Tabelle 2. *Prozentsatz der Frühgeborenen mit Intelligenzdefekten, spastischer Cerebralparalyse, Epilepsie*

	%		%
BRANDER (1936) . .	11,2	BLEGEN (1952) . . .	7,5
VOEGELI (1940). . .	11,2	DUYZING (1935) . .	6,6
HESS (1953)	11,1	SCHÖBERLEIN (1938)	6,3
YLPPÖ (1919) . . .	10,5	MOHR (1930)	6,2
ROSANOFF (1934) . .	10,3	SUNDE (1930) . . .	5,7
BESKOW (1949) . .	8,7	BEITEL (1939) . . .	2,5
PEIPER (1936) . . .	7,5	KOENIG (1950) . . .	2,0

fenden Statistik eine positive Auslese vorliegt oder daß die Untersuchungen methodisch unzureichend waren, denn mit 0,5—1,5% derartiger Defekte muß schon im Durchschnitt gerechnet werden. Es wurden auch sehr viel höhere Prozentsätze als 11,2 in der Literatur niedergelegt. Für diese Ergebnisse gilt umgekehrt, daß eine negative Auslese vorgelegen haben muß bzw. daß eine Normierung der Befunde durch eine Kontrollserie fehlte (*3, 14, 36, 46*).

Im allgemeinen wird man annehmen können, daß der durchschnittliche Prozentsatz der Schulunfähigen und Hilfsschüler von etwa 1,5% bei den Frühgeborenen um das 3—4fache erhöht ist. Bei einem Geburtsgewicht von über 1,5 kg ist er nur geringfügig erhöht, während er bei unter 1,5 kg Geburtsgewicht z. T. auf über 10% ansteigt. Im Durchschnitt aber liegt er [auch nach anderen Berechnungen (2)] sicher unter 10%.

Die Prozentsätze in der Tabelle ordnen sich weder im Sinne einer fallenden noch einer steigenden Tendenz während der letzten Jahrzehnte. Jedenfalls ist bisher nicht erkennbar, ob die Verbesserung der Aufzuchtbedingungen und damit die Senkung der Frühgeborenensterblichkeit zu einem häufigeren Überleben geistig oder körperlich defekter Kinder geführt hat.

Es erhebt sich nun die sehr wichtige Frage, ob nur Gehirntraumen zur Intelligenzminderung führen können oder auch die Unreife an sich. Für die Bedeutung der Unreife als Schädigungsfaktor könnten die Befunde (*25*) sprechen, bei denen das Beobachtungsgut nicht nur nach Gewichtsklassen aufgegliedert wurde, sondern auch danach, ob bei der Geburt ein Schock, Cyanose oder Atemstörungen oder in den nächsten Tagen cerebrales Schreien und Krämpfe als Zeichen eines möglichen Hirnschadens bestanden hatten. Danach ist der Entwicklungsquotient in stärkerem Maße vom Geburtsgewicht abhängig als vom Vorhandensein einer perinatalen Schädigung. Im gleichen Sinne könnte auch das häufige Vorkommen von EEG-Abweichungen bei klinisch unauffälligen Frühgeborenen sprechen (*40*).

Daß die geistige Entwicklung in gleicher Weise wie die statische vor allem bei sehr niedrigem Geburtsgewicht verzögert verläuft, ist leicht einzusehen. Mehr als 6 Worte sprechen konnten 50% von den kleinsten Frühgeborenen erst mit $2^{1}/_{4}$ Jahren, der Kontrollkinder mit $1^{1}/_{4}$ Jahren (*25*). Spezielle Schwierigkeiten scheint das Lesenlernen zu bereiten (DOUGLAS).

Von zahlreichen Autoren wird übereinstimmend über das gehäufte Vorkommen von nervösen *Verhaltensstörungen* aller Art berichtet (*12, 16, 25, 32*). So fand

Brander im Schulalter noch 14,5% Kinder mit Enuresis oder 4,8% mit Stottern. Andere Autoren berichten über häufigeres Vorkommen von Konzentrationsstörungen, Hyperaktivität, Schlafstörungen, Angstzuständen, Kontaktstörungen usw. Ohne Zweifel sind die Verhaltensstörungen zum guten Teil durch die übermäßige Sorge der Eltern, die Überbehütung und Verwöhnung zu erklären, die den anfangs schwächlichen und anfälligen Kindern zuteil wird.

6. Über die *spätere Lebensbewährung* der Frühgeborenen vermag uns die umfangreiche Untersuchung von Alm am besten Auskunft zu geben. Er ermittelte 1953 das Schicksal von 1000 Frühgeborenen und 1000 Kontrollkindern, die zwischen 1901 und 1920 geboren wurden. Es handelte sich nur um ehelich geborene Knaben. Die wichtigsten Ergebnisse habe ich in Tab. 3 zusammengefaßt. Cere-

Tabelle 3. *Spätschicksal frühgeborener Personen männlichen Geschlechts im Alter von 20—40 Jahren* (Alm, *Schweden 1953*)

	Frühgeborene		Kon-trollen
	Einlinge	Mehrlinge	
Pensionsempfänger (wegen Intelligenzdefektes, Epilepsie oder spastischer Cerebralparalyse) (%)	(759) 3,5[1]	(240) 2,8	(1002) 0,7
Nicht tauglich bei Musterung (%)	17,1	15,3	12,5
Durchschnittliches Jahreseinkommen (in Kronen) . . .	6080	5900	6270
Straffällig geworden (%)	5,8	3,5[1]	8,5

[1] Signifikante Differenz gegenüber Kontrollen. Übrige Differenzen statistisch nicht signifikant.

brale Schädigungen sind häufiger, und in ihrer körperlichen Verfassung schneiden die frühgeborenen Probanden ungünstiger ab. Ihr Jahreseinkommen liegt etwas unter dem Durchschnitt. Sie werden seltener straffällig als die Kontrollpersonen. Seinen Gesamteindruck gibt der Autor folgendermaßen wieder: Die früh geborenen Personen fallen dem Staat keineswegs mehr zur Last als die Personen mit normalem Geburtsgewicht; sie setzen sich fast in jeder Hinsicht ebenso gut durch.

7. *Mehrlingsgeburten.* Alm unterteilt die von ihm nachuntersuchten Frühgeborenen nach einzeln Geborenen und Mehrlingen. Hierbei schneiden die Zwillinge in mehrfacher Hinsicht günstiger ab als die einzeln Geborenen. Das gilt für die Häufigkeit der Cerebralschäden wie für die allgemeine körperliche Verfassung. Überraschend niedrig ist die Zahl der straffällig gewordenen. Ob dies an der geringeren Vitalität der Mehrlinge liegt, kann nicht entschieden werden. Die Differenz ist allerdings nur den Kontrollen gegenüber signifikant, nicht den einzeln geborenen Frühgeborenen gegenüber.

Die Überlebenschancen von frühgeborenen *Zwillingen* werden von mehreren Autoren als besser angegeben als die der gleichgewichtigen einzeln geborenen Kinder. Die zusammengefaßte Letalität aus vier Untersuchungen beträgt bei allen Frühgeborenen 34,3%, bei den Zwillingsfrühgeborenen jedoch nur 25,6% (*29*). Die Ursache könnte darin zu finden sein, daß bei gleichem Geburtsgewicht Zwillingskinder im Durchschnitt reifer sind, da sie eine längere Tragzeit haben. Das Gesagte gilt für die erste Lebenszeit. Alm errechnet für die folgenden Jahre eine höhere Sterblichkeit der Zwillingsfrühgeborenen gegenüber den einzeln geborenen Frühgeborenen. Allerdings haben in seinem Material die Zwillingsfrühgeborenen im Durchschnitt ein etwas niedrigeres Geburtsgewicht, weswegen seine Schlüsse nicht bindend sind.

Bei *Drillingen* sind die Verhältnisse noch extremer. Bei 21 Drillingsgruppen, die wir zu untersuchen Gelegenheit hatten, waren im Alter von 2—9 Jahren die unterdurchschnittlich großen und vor allem die untergewichtigen Kinder in der Mehrzahl. Die 50er Prozentile teilt definitionsgemäß ein durchschnittlich zusammengesetztes Kollektiv in gleiche Teile. Unter den Drillingen überwogen diejenigen, deren Meßwerte unter 50% bzw. 10% lagen. Eine Tendenz zur Normalisierung von Körpergröße und Gewicht war innerhalb der Altersklassen nicht erkennbar. In ihrer körperlich-geistigen Entwicklung wich die Mehrzahl der Drillinge nicht wesentlich vom Durchschnitt ab, gemessen am Zeitpunkt des Gehenlernens und des Sprechens der ersten Wörter. Durchschnittlich mit 15 Monaten wurde das Laufen erlernt. Zum Vergleich seien noch einmal die Untersuchungen DRILLIENs herangezogen. Nach ihren Erhebungen lernten die Reifgeborenen mit 13 Monaten und die Frühgeborenen mit niedrigstem Geburtsgewicht mit 18 Monaten frei laufen.

Zusammenfassend läßt sich feststellen, daß man in der Beurteilung des späteren Schicksals der Frühgeborenen von einem anfänglichen Pessimismus über einen übertriebenen Optimismus mit Hilfe sorgfältiger Vergleiche zu einer realistischen Beurteilung gekommen ist. Wir wissen, daß mit einem erhöhten geburtstraumatischen Risiko gerechnet werden muß, doch entwickeln sich mehr als 90% der überlebenden Frühgeborenen zu körperlich und geistig gesunden Menschen.

Literatur

(1) ALM, I.: The long-term prognosis for prematurely born children. A follow-up study of 999 premature boys born in wedlock and of 1002 controls. Acta paediat. (Uppsala) 42, Suppl. 94 (1953). — (2) ASHER, C., and J. A. F. ROBERTS: A study on birthweight and intelligence. Brit. J. soc. Med. 3, 56 (1949).

(3) BARLOW, A.: Prognosis in prematurity. Arch. Dis. Childh. 20, 184 (1945). — (4) BAUMGARTNER, L., H. JACOBZINER and J. PAKTER: A critical survey of the New York program for the care of premature infants. J. Pediat. 54, 725 (1959). — (5) BEITEL, L.: Testergebnisse bei frühgeborenen Kindern. Z. Kinderheilk. 61, 533 (1939). — (6) BERNARDI, M.: Rilievi biometrici e psichici in sogetto di 19 anni nato prematuramente con peso di g 600. Minerva pediat. (Torino) 3, 22 (1951). — (7) BESKOW, B.: Mental disturbances in premature children at school age. Acta paediat. (Stockh.) 37, 125 (1949). — (8) BLEGEN, S. D.: The premature child. The incidence, aetiology, mortality and the fate of the survivors. Acta paediat. (Uppsala) 42, Suppl. 88 (1953). — (9) BOYD, J. T., and K. M. HIRST: Incidence of retrolental fibroplasia in England and Wales in 1951. Brit. med. J. 1955, No. 4931, 83. — (10) BRANDER, T.: Besteht ein Zusammenhang zw. dem Geburtsgewicht und dem IQ bei Frühgeborenen? Mschr. Kinderheilk. 63, 341 (1935). — (11) BRANDER, T.: Über die Bedeutung des partus praematurus für die Entstehung gewisser cerebraler Affektionen, mit besonderer Berücksichtigung schwererer und leichterer Grade exogen bedingter Unterbegabung. Acta psychiat. scand. 12, 313 (1936). — (12) BRANDER, T.: Einige psycho- und neuropathische Züge bei frühgeborenen Kindern im Schulalter. Z. Kinderpsychiat. 6, 1 u. 53 (1939). — (13) BRANDER, T.: Länge und Gewicht bei frühgeborenen Kindern im Schulalter. Vorläufige Mitteilung. Acta paediat. (Uppsala) 28, Suppl. 1 (1940).

(14) CAPPER, A.: The fate and development of the immature and premature child. Amer. J. Dis. Child. 35, 443 (1928). Zit. n. ILLINGWORTH, HARVEY u. JOWETT. — (15) CASTRÉN, J. A.: Das Auge beim Frühgeborenen unter bes. Berücksichtigung der retrolentalen Fibroplasie. Klin. Wschr. 37, 165 (1959). — (16) COMBERG, M.: Über Schicksal und Entwicklung von Frühgeborenen bis zum Spiel- und frühen Schulalter. Z. Kinderheilk. 43, 462 (1927).

(17) DACIS, J., J. R. O'CONNELL, and L. E. HOLT: J. Pediat. 33, 570 (1948). — (18) DANN, M., S. Z. LEVINE and E. V. NEW: The development of prematurely born children with birth weights or minimal postnatal weights of 1000 g or less. Pediatrics 22, 1037 (1958). — (19) DOUGLAS, J. W. B., and C. MOGFORD: The results of a national inquiry into the growth of prematures from birth to 4 years. Arch. Dis. Childh. 28, 142 (1953). — (20) DOUGLAS, J. W. B.: Mental ability and school achievement of premature children at 8 years of age. Brit. med. J. 1956 I, 1210. — (21) DOUGLAS, J. W. B.: The age at which premature children walk. Med. Off. 95, 33 (1956). — (22) DRILLIEN, C. M.: Studies in prematurity, part. 4. Development and progress of the prematurely born child in the pre-school-period. Arch. Dis. Childh. 23, 69 (1948). —

(23) Drillien, C. M.: Growth and development in a group of children of very low birth weight. Arch. Dis. Childh. 33, 10 (1958). — (24) Drillien, C. M.: A longitudinal study of the growth and development of prematurely and maturely born children. Arch. Dis. Childh. 33, 417 (1958); 33, 423 (1948). — (25) Drillien, C. M.: A longitudinal study of the growth and development of prematurely and maturely born children, part III: Mental development. Arch. Dis. Childh. 34, 37 (1959).—(26) Duyzing, A.: Über die Frühgeburt und das zu früh geborene Kind. Arch. Gynäk. 159, 524 (1935).

(27) Fakim, H.: Survival of a 16-oz. baby. Brit. med. J. 2, 445 (1950).

(28) Gleiss, J.: Beiträge zum Frühgeburtenproblem der Gegenwart. 2. Mitt. Hirnschaden- häufigkeit und Frühgeburt. Z. Kinderheilk. 73, 137 (1953). — (29) Grünfelder, N. J.: Unter- suchungen über das Schicksal der Frühgeborenen der Jahre 1949—1953. Diss. Zürich 1956.

(30) Hess, J. H.: Experiences gained in a thirty year study of prematurely born infants. Pediatrics 11, 425 (1953). — (31) Holmdahl, K.: The programme for premature infants in Gothenburg, Sweden. The principles of treatment and the results obtained. Acta paediat. (Stockh.) 41, 1 (1952). — (32) Howard, P. J., and C. H. Worrell: Premature infants in later life. Study of intelligence and personality of 22 premature infants at ages 8 to 19 years. Pediatrics 9, 577 (1952).

(33) Illingworth, R. S., C. C. Harvey and S.-Y. Gin: Relation of birth weight to physical development in childhood. Lancet 1949 II, 598. — (34) Illingworth, R. S., C. C. Harvey and G. H. Jowett: The relation of birth weight to physical growth. Arch. Dis. Childh. 25, 380 (1950).

(35) Koenig, H.: What happens to prematures? Amer. J. publ. Hlth 40, 803 (1950). — (36) Korthauer, O.: Was erreichen wir mit der Anstaltspflege kleinster Frühgeburten? Z. Geburtsh. Gynäk. 94, 104 (1928).

(37) Lowe, C. R., and J. R. Gibson: Weight at third birthday related to birth weight, duration of gestation, and birth order. Brit. J. prev. soc. Med. 7, 78 (1953).

(38) Mohr, G. J., and P. Bartelme: Mental and physical development of children pre- maturely born. Amer. J. Dis. Child. 40, 1000 (1930). — (39) Monro, J. S.: A premature infant weighting less than one pound at birth who survived and developed normally. Canad. med. Ass. J. 40, 69 (1939).

(40) Nasso, I., u. A. Verga: Our experience of the late prognosis of prematurity. Ann. Paediat. Fenn. 3, 302 (1957).

(41) Peiper, A.: Unreife und Lebensschwäche. Leipzig: Thieme 1937. — (42) Polani, P.E.: Prematury and "cerebral palsy". Brit. med. J. 1958 II, 1497.

(43) Reese, A. B.: Albrecht v. Graefes Arch. Ophthal. 41, 527 (1949). — (44) Rider, R. V., P. A. Harper, H. Knobloch and S. E. Fetter: An evaluation of standards for the hospital care of premature infants. J. Amer. med. Ass. 165, 1233 (1957). — (45) Rosanoff, A., and Ch. Inman-Kane: Relation of premature birth and underweight condition at birth to mental deficiency. Amer. J. Psychiat. 13, 829 (1934).

(46) Schachter, M.: Le prognostic éloigné, neuro-mental d'un prémature de 860 g. Minerva pediat. (Torino) 2, 355 (1955). — (47) Schöberlein, W.: Zur Frage der Entwicklung der Unreifgeborenen. Mschr. Kinderheilk. 76, 80 (1938). — (48) Speirs, A. L.: An anthropo- metric study of prematurely born children at the age of 5 years. Arch. Dis. Childh. 31, 395 (1956). — (49) Steiner, M., and W. Pomerance: Studies on prematurity: II. Influence of fetal maturity on fatality rate. Pediatrics 6, 872 (1950). — (50) Sunde, A.: Die Prognose der Frühgeborenen und die Prophylaxe des Geburtstraumas. Acta obstet. gynec. scand. 9, 477 (1930).

(51) Taylor, E. S., J. R. Phalen and H. L. Dyer: Effect of obstetric difficulties and maternal disease on premature infant mortality. J. Amer. med. Ass. 141, 904 (1949). — (52) Terry, T. L.: Extreme prematurity and fibroblastic overgrowth of persistent vascular sheath behind each crystalline lens; preliminary report. Amer. J. Ophthal. 25, 203 (1942).

(53) Voegeli, B.: Untersuchungen über die Intelligenzentwicklung frühgeborener Kinder. Arch. Klaus-Stift. Vererb.-Forsch. 15, 295 (1940).

(54) Wall, M.: Über die Weiterentwicklung frühgeborener Kinder mit besonderer Berück- sichtigung späterer nervöser, psychischer und intellektueller Störungen. Mschr. Geburtshilfe. (Basel) 37, 456 (1913).

(55) Ylppö, A.: Zur Physiologie, Klinik und zum Schicksal der Frühgeborenen. Z. Kinder- heilk. 24, 1 (1919). — (56) Ylppö, A.: Das Wachstum der Frühgeborenen von der Geburt bis zum Schulalter. Z. Kinderheilk. 24, 111 (1919).

9. Toxoplasmose, konnatale

Von

H. Genz

Mit 1 Abbildung

Seit die ersten beiden Fälle von neonataler Toxoplasmose in Europa intra vitam diagnostiziert wurden und der Nachweis des Erregers gelang (*1*), ist diese Anthropozoonose vielfach diskutiert worden. Wie bei kaum einer anderen der hier behandelten Krankheiten gingen die Ansichten der Autoren schon über die Frage, wann eine Toxoplasmoseerkrankung als gesichert angesehen werden kann, weit auseinander, denn nur höchst selten gelingt der direkte mikroskopische Nachweis von Toxoplasmen in Körperflüssigkeiten oder bioptisch gewonnenem Material. Wohl darf bei einwandfreien Versuchsbedingungen auch die Isolierung des Erregers im Tierexperiment als schlüssiger Beweis für das Vorliegen einer Toxoplasmose gelten, doch wird auch mit dieser Methode — wie die Ergebnisse zahlreicher später durchgeführter autoptischer Untersuchungen beweisen — selbst bei akuten Encephalo-Meningitiden nur ein Teil der tatsächlichen Infektionen erfaßt. Man ist deshalb auf die Serodiagnostik angewiesen, die bislang manchen Angriffen ausgesetzt war. Wir dürfen aber heute wohl daran festhalten, daß sowohl der Sabin-Feldman-Test als auch die Komplementbindungsreaktion spezifische und reproduzierbare Reaktionen sind. Kritische Einwendungen sind unseres Erachtens nurmehr am Platze, wenn sich die Diagnose bei einem älteren Individuum allein auf serologische Titerwerte stützt, da wir wissen, daß ebenso wie bei der Tuberkulose mit zunehmendem Alter eine steigende Durchseuchung der Bevölkerung ohne manifeste Erkrankung erfolgt. Im Säuglingsalter, in dem die Durchseuchungsquote noch gleich 0 zu setzen ist, hat jedes positive serologische Resultat ein ganz anderes, beträchtliches Gewicht, sofern es durch eine genügend lange Verlaufskontrolle gesichert und damit z. B. eine passive, diaplacentare Antikörperübertragung ausgeschlossen ist.

Wir möchten uns daher auf die konnatale Form der Erkrankung beschränken, die ja auch im Hinblick auf die Spätprognose vor allem interessiert und von der wir in den Jahren 1950—1958 in Berlin 64 als einwandfrei gesichert zu betrachtende Fälle aufdecken konnten, hiervon 48 in der eigenen Klinik. Außer Betracht bleiben weitere 9 von Kindern und Erwachsenen erworbene Infektionen und 8 noch nicht länger als 1 Jahr zurückliegende Erkrankungen.

Diese — gemessen an der Zahl der in der Literatur mitgeteilten Beobachtungen — auffallende Häufung von Erkrankungen möchten wir auf die ungewöhnliche Tierliebe der Berliner — es gibt allein 98000 registrierte Hunde — und vor allem auf die Tierhaltung unter den denkbar ungünstigsten Bedingungen einer unter Wohnungsnot leidenden Millionenstadt zurückführen.

Die konnatale Toxoplasmose hat eine hohe *Letalität*. Man schätzt sie grob auf etwa 20%. Von unseren Patienten sind ihr bislang 19 erlegen: 1 Kind wurde tot geboren, 4 starben innerhalb der ersten 10 Lebenstage und 3 bis zum Alter von 4 Wochen, die übrigen erst nach längerem, monatelangem Kranksein. Die meisten der überlebenden Kinder konnten wir fortlaufend beobachten. Bis auf 2, die inzwischen mit ihren Eltern für uns unerreichbar verzogen waren, haben wir auch die restlichen in der letzten Zeit noch einmal zu Nachuntersuchungen erfassen können. Die Beobachtungszeit lag zwischen einem und neun Jahren. Bei 12 Kindern sind bereits 6—9 Jahre seit der Diagnosestellung verstrichen, für 27 betrug die Zeitspanne 2—5 Jahre, für die restlichen 8 etwa 1 Jahr. So sind 5 Kinder heute bereits 10—12 Jahre alt, 16 zwischen 5 und 9 Jahren, 21 stehen im 2.—5. Lebensjahr. 3 Säuglinge schließlich haben wir als jüngste in den Tagen um ihren 1. Geburtstag noch einmal nachuntersucht.

Es sei vorweggenommen, daß von diesen 45 Kindern nur 11 klinisch unauffällig geblieben sind, $^1/_6$ aller Erkrankten etwa, zu denen vielleicht noch 2 hinzugerechnet werden dürfen, die Restbefunde ohne wesentlichen Krankheitswert zeigten.

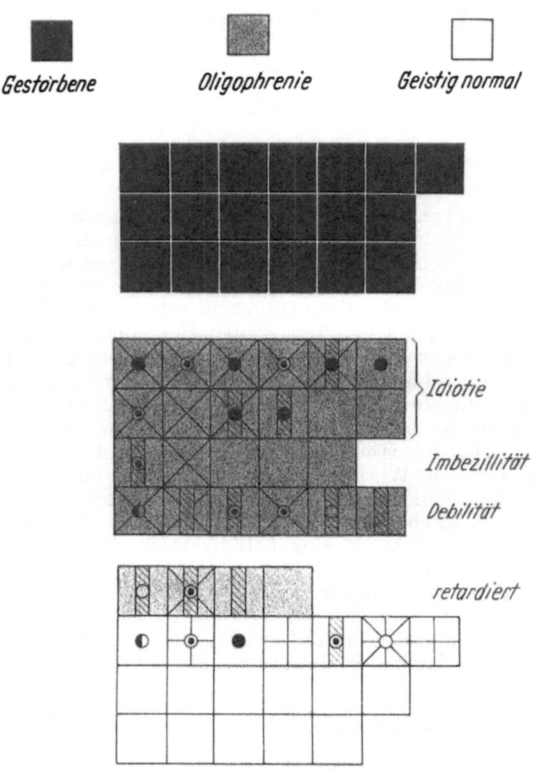

Abb. 1. Spätfolgen der konnatalen Toxoplasmose. 64 Fälle in Berlin (West) 1950—1958.

Wir haben in Abb. 1 unser Krankengut in 3 große Gruppen aufgeteilt: 1. die 19 Kinder, die ad exitum kamen, 2. die sich geistig normal entwickelten und 3. die in ihrer geistigen Entwicklung eindeutig hinter ihren Altersgenossen zurückblieben. Das sind 23, von denen heute im Alter von 3—10 Jahren 12 derart schwere intellektuelle Schädigungen aufweisen, daß mit Sicherheit damit gerechnet werden muß, daß sie stets auf die Hilfe anderer angewiesen sein werden. 11 leiden an leichteren Schwachsinnsformen: 5 sind als imbezill, 6 als debil anzusehen. 2 von ihnen besuchen bereits die Hilfsschule, 3 wurden das erste oder zweite Mal von der Einschulung zurückgestellt.

Von einer Reihe von Autoren sind derartige Folgezustände der Toxoplasmose-Encephalo-Myelomeningitis mit einem bis zur Idiotie reichenden *Intelligenzdefekt* beschrieben worden. Meist handelt es sich jedoch um Einzelmitteilungen. Ein direkter Vergleich unserer Beobachtungen mit dem Krankengut anderer Autoren in bezug auf die Häufigkeit des Auftretens von psychomotorischen und anderen Residualerscheinungen ist daher nicht möglich. Aus den eingangs erwähnten Gründen haben wir bewußt auf serologische Reihenuntersuchungen, wie sie z. B. an älteren in Anstalten lebenden Kindern mit postencephalitischen Restzuständen durchgeführt wurden (*2, 5*), verzichtet. Wir können daher diese Serien ebenfalls nicht in unsere Betrachtung einbeziehen und sind auch außerstande, uns zu der umgekehrten Frage, wie viele Oligophrenien toxoplasmosebedingt sein mögen, zu äußern.

Als zweite Hauptgruppe der Folgezustände konnataler Toxoplasmose seien die *neurologischen Residuen* herausgestellt, soweit sie von schwerwiegender Auswirkung sind. Unberücksichtigt bleiben also Reflexdifferenzen, Tremor, Sensibilitätsausfälle usw. 10 unserer Kinder aber wurden in ihrer statischen Entwicklung durch spastische Lähmungen oder Kontrakturen, 4 weitere durch Störungen des extrapyramidalen Systems und Athetosen erheblich behindert, darunter waren allerdings nur 2 Kinder, die grobe neurologische Ausfallserscheinungen zeigten, ohne daß gleichzeitig ein wesentlicher Rückstand der intellektuellen Entwicklung vorlag.

Bei knapp der Hälfte der 64 Toxoplasmosekinder waren im akuten Stadium der Erkrankung *Krämpfe* aufgetreten. Bei 12 Kindern blieb darüber hinaus ein Anfallsleiden als Restzustand bestehen. Für die Fälle, in denen das Krampfleiden erst nach mehr oder weniger langem Intervall wieder einsetzte, läßt sich der sichere Beweis, daß es mit der Toxoplasmose im causalen Zusammenhang steht, nicht immer erbringen.

Allgemein geläufig ist die Beteiligung des *Sehorgans* an der akuten Erkrankung: Das Pseudocolobom der Macula gilt als pathognomisch. Wir haben durch dieses ebenso wie durch die toxoplasmotisch bedingten Mikrophthalmien, Netzhautablösungen oder Opticusatrophien unter Umständen mit einer erheblichen Beeinträchtigung des Sehvermögens zu rechnen. Von den Kindern, die wir mehrmals ophthalmologisch kontrollieren lassen konnten, wiesen insgesamt 27 eine Amaurose oder eine dieser fast gleichzusetzende Amblyopie auf. 7 der blinden Kinder sind unter den Überlebenden, ferner 9 mit einer hochgradigen Sehschwäche und 2, die das Sehvermögen nur auf einem Auge verloren.

Damit ist die Reihe der von uns beobachteten Spätfolgen noch nicht erschöpft. Gestützt durch die Häufigkeit des Vorkommens entsprechender Störungen, vertreten wir die Auffassung, daß die Toxoplasmen nicht nur im zweiten oder letzten Drittel der Schwangerschaft auf den Fetus übergehen können; sahen wir bei unseren Patienten doch immerhin 12 angeborene *Herzfehler* und 14 weitere Mißbildungen. 5 Kinder waren taub. Aus diesen wohl kaum zufällig angetroffenen Störungen ergeben sich ebenfalls Folgen, die die Kinder noch nach Jahren wesentlich behindern können.

Wenn wir auch annehmen dürfen, daß nach wie vor zahlreiche Erkrankungen unerkannt bleiben, ist die Toxoplasmose — trotz der weltweiten Verbreitung des Erregers — offenbar keine sehr häufige Krankheit. Sie stellt aber unter besonderen Bedingungen ein ernstzunehmendes klinisches und sozialhygienisches Problem dar. Dieses Problem läßt sich, da sich die Infektion und der in erster Linie zu den so weittragenden Spätfolgen führende Krankheitsablauf meist in utero abspielt, im großen und ganzen nur durch prophylaktische Maßnahmen angehen. Eine Behandlung des Säuglings kommt im allgemeinen zu spät und vermag die schweren Schädigungen, die das Kind bereits vor der Geburt erlitten hat, nicht mehr auszugleichen; allenfalls kann sie noch weitere Zerstörungen aufhalten.

Das gilt wahrscheinlich weniger für die Fälle, in denen das Neugeborene sichere Zeichen einer floriden Meningoencephalitis bietet und die Infektion erst kurz vor der Geburt erfolgt sein dürfte. Wir haben deshalb 13 Fälle ausgewählt, bei denen die Liquorbefunde und die sonstigen klinischen Symptome in diese Richtung wiesen.

Von diesen 13 in der akuten Phase der Krankheit mit Daraprim, Supronal und einem Tetracyclin behandelten Patienten sind 5 gestorben, 3 schwerstens cerebral geschädigt und noch dazu blind, während 5 andere geheilt werden konnten, wobei in 2 Fällen allerdings der Verlust des Sehvermögens in Kauf genommen werden mußte. Es waren uns also nur zweifelhafte Erfolge beschieden. Immerhin entmutigen sie uns nicht, in jedem Fall diesen therapeutischen Versuch zu wiederholen.

Wenn wir auf der anderen Seite unser Ziel darin sehen, die infizierten Mütter möglichst frühzeitig in der Schwangerschaft zu erfassen und vorsorglich eine Behandlung durchzuführen, so ist festzustellen, daß dieses Problem mit den heute zur Verfügung stehenden serologischen Testmethoden noch nicht als endgültig gelöst angesehen werden kann. Um so bedauerlicher ist es, daß es meist versäumt wird, bei sicheren Fällen den Infektionsquellen nachzugehen und diese auszuschalten, was nicht zuletzt darauf beruht, daß die Toxoplasmose bis heute noch nicht zu den meldepflichtigen Krankheiten rechnet.

Wir berichteten über eigene Untersuchungen bei 64 Patienten mit konnataler Toxoplasmose, von denen 19 starben und nur 13 die Erkrankung ohne schwerwiede Schäden überstanden. Die übrigen boten nach 1- bis 9 jähriger Beobachtung Residuen neurologischer, psychischer und mentaler Art in vielfältiger Kombination. Entsprechend der Eigenart der Lokalisation der Toxoplasmose fanden wir bei nahezu $^1/_3$ der Überlebenden eine Amaurose oder Amblyopie.

Literatur

(1) Bamatter, F.: Toxoplasmosis. Mit besonderer Berücksichtigung der Embryopathia toxoplasmotica. Ergebn. inn. Med. Kinderheilk. **3**, 652—828 (1952).

(2) Fisher, O. D.: Toxoplasma infection in English children. Lancet **261**, 904—906 (1951).

(3) Jirovec, O., J. Jira, V. Fuchs u. R. Peter: Studien mit dem Toxoplasmintest. Zbl. Bakt., I. Abt. Orig. **169**, 129—159 (1957).

(4) Piekarski, G., u. H. von Thörne: Zur Parasitologie, Pathologie und Serologie tödlicher Infektionen mit Toxoplasma gondii. Klin. Wschr. **28**, 606—609 (1950).

(5) Thalhammer, O.: Über die Diskrepanz zwischen der Häufigkeit von mütterlicher Toxoplasmainfektion und der Zahl angeborener Toxoplasmoseerkrankungen. Wien. klin. Wsch. **67**, 697—700 (1955).

10. Mongolismus

Von

I. GAMSTORP

Der sogenannte Mongolismus wurde im Jahre 1866 von LANGDON-DOWN (*5*) beschrieben, welcher die geistige Zurückgebliebenheit als eine Regression zu primitiven Rassen ansah und eine „ethnische Klassifizierung der Schwachsinnigen" gab. Eine Gruppe von Schwachsinnigen hat eine gewisse oberflächliche Ähnlichkeit zur mongolischen Rasse, daher wurde diese zur „mongolischen Form des Schwachsinns" gerechnet. Diese Theorie wurde bald aufgegeben, der ursprüngliche Name aber, obzwar unzureichend, blieb bestehen.

Da die Formes frustes schwer abgrenzbar sind, soll der Mongolismus hier auf das vollständige Krankheitsbild beschränkt bleiben. In dieser Darstellung wird ÖSTER (*20*) gefolgt, der den Mongoloiden als einen geistig zurückgebliebenen Menschen mit mindestens zwei für den Mongolismus typischen physischen Stigmata definiert.

Häufigkeit und Ätiologie

Die Häufigkeit des Mongolismus wird bei Neugeborenen mit 0,1—0,2% (*9, 15, 21, 26*), in größerem Material mit 0,16—0,17% (*4, 20*) angegeben. Vor über 50 Jahren wurde zum ersten Mal darauf hingewiesen, daß sich unter den Müttern von mongoloiden Kindern eine übermäßig große Anzahl von älteren Frauen befindet (*8*); diese Beobachtung ist mehrfach bestätigt worden (*1, 20, 22, 23*). Das Auftreten von Mongolismus unter Kindern von Müttern über 45 Jahren ist ungefähr 1,8% im Gegensatz zu weniger als 0,1% von Müttern unter 20 Jahren (*20*). Ungefähr 30% der Mütter von mongoloiden Kindern sind bei der Geburt des Kindes über 40 Jahre alt (*1, 20*). Jedoch müssen offensichtlich noch andere Faktoren eine Rolle spielen. Zum Beispiel wird die Bedeutung von genetischen Faktoren viel diskutiert. Der Genotyp der Mütter scheint wichtiger zu sein als der des Patienten (*24*), eine Theorie, die bestärkt wird durch das etwas häufigere Vorkommen von Mongolismus unter den Geschwistern der mongoloiden Kinder (*2*) und Halbgeschwistern mit derselben Mutter (*23*), das niedrige Alter der Mütter in Familien mit Vererbung durch die Mutter (*23*) und das vermutlich erhöhte Vorkommen der Inzucht bei den Eltern der Mütter von mongoloiden Kindern (*24*). Eineiige Zwillinge sind anscheinend immer konkordant, während die zweieiigen Zwillinge gewöhnlich diskordant sind (*13*). Mongoloide gehören viel häufiger zu derselben Blutgruppe (AB0, Rh, Lewis und Kell) wie ihre Mütter, als statistisch zu erwarten wäre (*25*). Neuerdings wurde entdeckt, daß Mongoloide ein überzähliges Autosom haben, d. h. sie haben 47 anstatt 46 Chromosomen (*16*). Die Bedeutung dieses Befundes ist noch ungeklärt.

Es muß betont werden, daß die Zahl und die Kombination der mongoloiden Merkmale von Fall zu Fall verschieden ist, kein Mongoloider alle mongoloiden Stigmata trägt und ein und dasselbe Merkmal nicht bei allen Mongoloiden zu finden ist (*18*). Man kann keine Wechselbeziehung zwischen der Anzahl mongoloider Stigmata und der geistigen Entwicklung der Patienten erkennen.

Komplikationen

Die Mongoloiden sind eine Gruppe von Kindern, welche von Geburt an äußerst anfällig sind. Sie sind häufig *Frühgeborene* (*30*), bei ungefähr 20% liegt das Geburtsgewicht unter 2 500 g (*18*). Mißbildungen findet man oft und in jedem Organsystem. Am häufigsten und am wichtigsten sind angeborene *Herzfehler*, welche im Sektionsmaterial mongoloider Kinder in 30% (*1*) bis 55% (*20*) als Todesursache gefunden wurden. Meistens handelt es sich um einen Septumdefekt, welcher jedoch oft mit anderen Mißbildungen des Herzens verbunden ist. Bei der klinischen

Untersuchung der Mongoloiden aller Altersgruppen wird eine Herzaffektion in etwa 10% der Fälle gefunden, eine Ziffer, die natürlich viel größer im frühen Kindesalter ist und in höheren Alterklassen abnimmt. *Andere Mißbildungen:* Atresie der Speiseröhre, Stenose des Zwölffingerdarms, Meningomyelocele, Nierenmißbildungen usw. sieht man ebenfalls im Sektionsmaterial, sie werden in ungefähr 10% als Todesursache mongoloider Kinder diagnostiziert (*4, 20*).

Besonders im Kindesalter sind Mongoloide für *Infektionen* empfänglich. Viel häufiger als bei Normalen findet man Infektionen der oberen Atmungsorgane, sie werden oft durch Pseudokrupp und Bronchopneumonie, im Säuglingsalter durch Gastroenteritis kompliziert. Infektionen aller Art sind die Haupttodesursache bei ungefähr der Hälfte aller in den ersten Lebensjahren verstorbenen Mongoloiden (*4, 26*). Jene, die das Kindesalter überleben, werden im Laufe der Zeit weniger empfänglich für Infektionen, nach der Pubertät haben sie Infektionskrankheiten nicht häufiger als andere Erwachsene. Eine Ausnahme sind die Schleimhäute des Auges, welche lebenslang empfindlich bleiben, und deshalb sieht man oft Blepharitis und Blepharoconjunctivitis bei Mongoloiden jeden Alters.

Die *Leukämie*, die im Jahre 1930 zum ersten Mal bei Mongolismus beschrieben wurde (*3*), ist bei über 30 Fällen beobachtet worden (*31*). Diese Kombination ist um einige 100 Male höher, als auf Grund der Statistik zu erwarten wäre (*14*), als Todesursache ist die Leukämie bei Mongoloiden ungefähr 20 mal häufiger als in der Normalbevölkerung (*31*).

Epileptische Anfälle kommen ebenso häufig vor wie in der Durchschnittsbevölkerung (*18, 20*).

Verlauf und Prognose

Säuglingsalter. Die Sterblichkeit der mongoloiden Säuglinge ist noch immer sehr hoch. Von den lebend geborenen Mongoloiden sterben ungefähr 30% im ersten Monat und 50—55% im ersten Jahr (*4, 20, 26*). Hauptursache dafür ist die Häufigkeit frühgeborener Kinder; andere wichtige Faktoren sind angeborene Herzfehler und Infektionen.

Mongoloide sind im Säuglingsalter oft dystrophisch, schwer zu ernähren und durch Infekte des Respirations- und Verdauungstraktes bedroht. Während der zweiten Hälfte des ersten Jahres wird das Zurückbleiben der geistigen Entwicklung immer auffallender.

Im *Kindesalter* fällt die Sterblichkeit ab, bleibt aber höher als die der Normalbevölkerung. Die Haupttodesursachen sind auch hier Mißbildungen des Herzens und Infektionen. Infekte der oberen Luftwege sind viel häufiger als die Gastroenteritis. Von 100 lebend geborenen mongoloiden Kindern erreichen etwas über 40 das Alter von 5 Jahren und ungefähr 40 das Alter von 10 Jahren (*4, 26*). Überraschenderweise ist während der ganzen Kindheit die Sterblichkeit bei Mädchen höher als bei Knaben, so daß der Geschlechtsindex ($\male : \female$), der bei Geburt etwas über 1 beträgt, mit einem Jahr 1,2 erreicht und mit 8 Jahren ungefähr 1,5 (*4*). Die Kinder lernen meistens zwischen 1 und 6 Jahren das Laufen, viele lernen auch sprechen und verstehen. Ihr Temperament ändert sich in dieser Altersspanne; während sie anfangs sehr ruhig und passiv sind, werden sie später aktiver, so daß sie eine stetige Überwachung benötigen. Sie interessieren sich für ihre Umgebung, beobachten gut und sind für Imitation sehr begabt. Meist sind sie sehr freundlich und gutmütig, deshalb anpassungsfähiger und oft umgänglicher als andere schwachsinnige Kinder. Nur wenige lernen lesen, noch weniger rechnen. Vielen kann man praktische Arbeit beibringen, so daß sie unter Beaufsichtigung im Haushalt oder in der Landwirtschaft arbeiten können. Ihre geistige Entwicklung ist langsam und hört oft bei einem geistigen Alter von 4—6 Jahren auf. Die meisten müssen in

Hilfsschulen oder Anstalten für geistig Zurückgebliebene aufgenommen werden *(6, 19)*.

Erwachsenenalter. Einige der Mongoloiden erreichen trotz der hohen Sterblichkeit das Erwachsenenalter. Die gegenüber der Norm erhöhte Sterblichkeit hält auch im Erwachsenenalter an. Die angeborenen Herzfehler sind auch in dieser Altersgruppe eine bedeutsame Todesursache. Nur einige Dutzend Fälle von Mongoloiden im Alter von über 50 sind beschrieben; der älteste ist 70 Jahre alt geworden *(6, 20)*. Vor einigen Jahrzehnten war die Tuberkulose noch die häufigste Todesursache, vor allem unter den Insassen von Anstalten, sie wurde bei Sektionen in ungefähr 75% der Mongoloiden im Alter von über 10 Jahren gefunden *(1)*. In neuerer Zeit ist das aber nicht mehr der Fall.

Mongoloide weisen eine starke Tendenz zu frühzeitigem Altern auf, was besonders deutlich an der Elastizitätsabnahme der Haut bemerkt werden kann. Die Alternstendenz zeigt sich ebenfalls in der geistigen Haltung, die Aktivität schwindet frühzeitig, so daß sie als Erwachsene mühelos zu beaufsichtigen sind und zur Korpulenz neigen. Viele zeigen im Alter von 35—50 Jahren einen Intelligenzschwund, Apathie, Vergeßlichkeit, Unsauberkeit und neurologische Symptome in Form von Tremor, Spasmen mit erhöhten Sehnenreflexen und einem positiven Babinski-Zeichen. Diese Symptome schreiten fort, machen den Patienten nach einigen Jahren bettlägerig und führen meist zum Tode infolge Pneumonie. Das klinische und pathologisch-anatomische Bild stimmt mit demjenigen der senilen Demenz weitgehend überein. Die arteriosklerotischen Veränderungen sind auffallend gering *(10, 11, 12)*.

Die sexuelle Aktivität der Mongoloiden ist reduziert und beschränkt sich hauptsächlich auf Masturbation; Behaarung der Pubes und Axillae sowie Bartentwicklung sind dürftig. Der Penis ist oft hypoplastisch, die Testes sind klein und weich, Kryptorchismus ist häufig. Die Brüste erwachsener Frauen sind oft kindlich und enthalten relativ wenig Drüsengewebe, Menarche und Menopause treten gewöhnlich in normalem Alter auf, und die Menses sind regelmäßig *(20)*. Es ist bekannt, daß mongoloide Frauen schwanger werden und ein Kind gebären können; es kommt aber nur selten vor. Fünf gründlich dokumentierte Fälle sind beschrieben. Das Kind war in 2 Fällen mongoloid *(17, 27)*, in 2 anderen Fällen normal *(7, 28)*, im fünften Fall stark zurückgeblieben, aber ohne irgendwelche Merkmale des Mongolismus *(29)*. Nachkommen mongoloider Männer sind nicht bekannt *(20)*.

Literatur

(1) BENDA, C. E.: Mongolism and cretinism. New York 1949. — *(2)* Böök, J. A., and S. C. REED: Empiric risk figures in mongolism. J. Amer. med. Ass. **143**, 730 (1950). — *(3)* BREWSTER, H. F., and H. E. CANNON: Acute lymphatic leukemia; report of case in 11 months mongolian idiot. New Orleans med. surg. J. **82**, 872 (1930).

(4) CARTER, C. O.: A life-table for mongols with the cause of death. J. ment. Defic. Res. **2**, 64 (1958).

(5) Down, J. LANGDON: Observations on an ethnic classification of idiots. London Hosp. Rep. **3**, 259 (1866).

(6) FORSSMAN, H.: Frekvens och åldersfördelning hos ett material av mongoler på svenska anstalter. Svenska Läk.-Tidn. **54**, 1893 (1957). — *(7)* FORSSMAN, H., and T. THYSELL: A woman with mongolism and her child. Amer. J. ment. Defic. **62**, 500 (1957).

(8) HJORTH, B.: Mongoloididiotiens aetiologi. Nyt. T. Abnormvaes. **8**, 265 (1906). — *(9)* HUG, E.: Das Geschlechtsverhältnis beim Mongolismus. Ann. paediat. Basel **177**, 31 (1951).

(10) JELGERSMA, H. C.: Die frühzeitige Dementia senilis bei Mongoloiden; eine klinische Studie. Fol. psychiat. neerl. **61**, 367 (1958). — *(11)* JELGERSMA, H. C.: Another case of early senile dementia in mongolism. Fol. psychiat. neerl. **61**, 501 (1958). — *(12)* JERVIS, G. A.: Early senile dementia in mongoloid idiocy. Amer. J. Psychiat. **105**. 102 (1948).

(13) KEAY, A. J.: The significance of twins in mongolism in the light of new evidence. J. ment. Defic. Res. **2**, 1 (1958). — *(14)* KRIVIT, W., and R. A. GOOD: Simultaneous occurrence of leukemia and mongolism; report of 4 cases. A. M. A. J. Dis. Child. **91**, 218 (1956).

(15) Landtman, B.: On relationship between maternal conditions during pregnancy and congenital malformations. Arch. Dis. Childh. **23**, 237 (1948). — (16) Lejeune, L., M. Gautier et R. Turpin: Les chromosomes humaines en culture de tissus. C. R. Acad. Sci. (Paris) **248**, 602 (1959). — (17) Lelong, M., P. Borniche, Kreisler et Baudy: Mongolisme issu de mère mongolienne. Arch franç. Pédiat. **6**, 231 (1949). — (18) Levinson, A., A. Friedman and F. Stamps: Variability of mongolism. Pediatrics **16**, 43 (1955).

(19) Malzberg, B.: Some statistical aspects of mongolism. Amer. J. ment. Defic. **54**, 266 (1950).

(20) Öster, J.: Mongolism. Kopenhagen 1953.

(21) Parker, G. F.: Incidence of mongoloid imbecility in the newborn infant; 10 year study covering 27931 births. J. Pediat. **36**, 493 (1950). — (22) Penrose, L. S.: On interaction of heredity and environment in study of human genetics, with special reference to mongolian imbecility. J. Genetics **25**, 407 (1932). — (23) Penrose, L. S.: Maternal age in familial mongolism. J. Ment. Sci. **97**, 738 (1951). — (24) Penrose, L. S.: Observations on the aetiology of mongolism. Lancet **1954 II**, 505. — (25) Penrose, L. S.: Similarity of blood antigens in mother and mongol child. J. ment. Defic. Res. **1**, 107 (1957).

(26) Record, R. G., and A. Smith: Incidence, mortality, and sex distribution of mongoloid defectives. Brit. J. prev. soc. Med. **9**, 10 (1955). — (27) Rehn, A. T., and E. Thomas jr.: Family history of a mongoloid girl who bore a mongoloid child. Amer. J. ment. Defic. **62**, 496 (1957).

(28) Sawyer, G. M.: Case report: reproduction in mongoloid. Amer. J. ment. Defic. **54**, 204 (1949). — (29) Schlaug, R.: A mongolian mother and her child; a case report. Acta genet. (Basel) **7**, 533 (1957). — (30) Smith, A., and T. McKeown: Pre-natal growth of mongoloid defectives. Arch. Dis. Childh. **30**, 257 (1955). — (31) Stewart, A., J. Webb and D. Hewitt: A survey of childhood malignancies. Brit. med. J. **1**, 1495 (1958).

11. Enuresis

Von

H. Asperger

Die Thematik der Enuresis (E.) läßt erkennen, daß man diese nicht genauso abhandeln kann wie andere klar erfaßbare Krankheitsbilder. Eine exakte Statistik wird der Aufgabe nicht gerecht, weil es um die überzeugende Schilderung von Persönlichkeitsbildern gehen muß. Schon wenn man sich mit der Behandlung bettnässender Kinder beschäftigt, wird klar, daß es sich dabei um sehr verschiedene Typen handelt. Und ganz das gleiche zeigt sich, wenn man fragt, was aus jenen Persönlichkeiten wird, die als Kinder bettgenäßt haben.

Die Literatur über dieses Leiden ist sehr groß. Aber die meisten Autoren, die es abhandeln, sprechen von „der" Ursache, schildern „den" Typus des Bettnässers, als gäbe es nur eine bzw. einen (*3, 5*). Aber diese Vereinheitlichung stimmt mit der Realität nicht überein, sofern man nur einen Blick für individuelle Persönlichkeiten hat. Die organischen Ursachen der Enuresis (einschließlich der entzündlich bedingten) stehen außerhalb dieser Betrachtung.

Viele Autoren, die sich mit der Prognose der E. beschäftigen, machen sich des Fehlers schuldig, daß sie über Erfolge und Mißerfolge allzu bald nach Abschluß einer Behandlung, z. B. einer Spitalaufnahme, berichten, wodurch das Bild immer zu günstig erscheint. Wer aber auf diesem dornigen Gebiet längere Zeit Erfahrung hat, weiß, daß bettnässende Kinder unter der mächtigen Suggestivwirkung der Spitalbehandlung rein zu sein scheinen, daß die Besserung sogar oft noch einige Zeit anhält, daß es aber nach Monaten oder Jahren unter dem Einfluß neuer, auch psychischer Schädigungen zu Rückfällen kommt, die in kurzfristige Erfolgsstatistiken nicht eingehen, um so mehr, als die Eltern in diesen Fällen das Vertrauen zum behandelnden Arzt oder überhaupt auf die Erfolgsmöglichkeiten irgendeiner Behandlung verloren haben und nicht mehr beim Arzt erscheinen. Ich darf mir dieses kritische Wort um so mehr erlauben, als ich selbst (*1*) 1934 den gleichen Fehler begangen habe. Aus neuerer Zeit (1957) gibt es eine Arbeit (*10*), in der an einem großen Material auf Grund einer Befragung ein Vierteljahr nach Spitalentlassung über die Heilung der Enuresis geurteilt wird; dies halten wir nach dem oben Gesagten für unzulässig.

Wenn wir die Fragestellung nach der Spätprognose der E. richtig verstehen, muß diese lauten: Woher, vor allem aus welchen Persönlichkeiten kommt das Leiden? Und was wird nicht nur aus der E., sondern aus der Persönlichkeit der bettnässenden Kinder? Beides sind sehr weite Fragenkomplexe; in einem Kurzbericht sind darüber nur Aufzählungen möglich.

I. Innere Ursachen

1. Heredität: So sehr die Zahlen schwanken (30 bis über 50%), kann an der Bedeutung dieses Faktors nicht gezweifelt werden (*1, 2, 7, 9, 12, 14*).

2. Cerebrale Schäden, besonders Epilepsie: Die E. kann manifestes Anfallssymptom sein, aber auch ohne dieses findet sich bei Enuretikern in 20—80% ein abnormes EEG (*4, 8, 9, 11,*

22*

13). Diese Befunde haben sich angeblich auf antiepileptische Behandlung gebessert. EEG-Veränderungen sind im wesentlichen Zeichen eines cerebralen Reifungsrückstandes — und das führt uns zum nächsten, wohl dem wichtigsten Punkt.

3. Reifungsverzögerung: Bis zu einem gewissen Alter ist das Einnässen physiologisch. Die Beherrschung der Blasenfunktion ist von der Persönlichkeitsreifung abhängig. Es ist nicht verwunderlich, daß allgemein reifungsverzögerte Schwachsinnige und die in anderer Hinsicht retardierten Neuropathen (jener Typ unter ihnen nämlich, den wir als „unzentriert", als hemmungsschwach, als amorph bezeichnen) die größte Zahl von Bettnässern stellen; das ist auch der Typ, der als „der" Enuretiker bezeichnet wird (*3*) und den wir als „Enuresis-Charakter" beschrieben haben (alles gehen und alles laufen lassend, wie er es gerade will). Gerade bei diesem Typ kommt es besonders darauf an und hat die besten Aussichten, durch eine heilpädagogische Menschenführung eine höhere Persönlichkeitsintegration zu erreichen. Es gibt aber isolierte Reifungsverzögerungen auf diesem Gebiet auch bei intellektuell und charakterlich höchst Differenzierten, etwa bei hochintellektuellen Autistischen mit einem typisch „gestörten Körperschema", einer „Fremdheit ihrem Körper gegenüber", einer Instinktstörung, die eine E. in sich schließen kann (*2*).

4. Stoffwechselstörungen: Seltenere Fälle endokriner, besonders hypophysärer Genese oder mit vegetativen Störungen und exorbitanter Nykturie; vielleicht läßt sich auch die bei Enuretikern so häufige abnorme Schlaftiefe hierzu rechnen.

II. Äußere Ursachen

1. Als fördernde äußere Faktoren kann ungenügende Kleidung (vor allem Unterkleidung), Durchnässung, allzu wasserreiche, harntreibende Kost (Milch, Kartoffeln), Fieberzustände u. a. genannt werden.

2. Die Psychogenese der E., bedingt durch Faktoren, die im familiären und Schulmilieu des Kindes gelegen sind und auf sein emotionales Verhalten einwirken, vor allem im Sinn der Ängstigung und "frustration". Diese Faktoren, vor allem im gegenwärtigen tiefenpsychologischen Schrifttum so sehr hervorgehoben, haben zweifellos große Bedeutung, aber sie müssen unserer Überzeugung nach als in Spannung mit den endogenen, konstitutionellen Ursachen stehend gesehen werden, wenn man nicht in ein unipolares Denken hineingeraten will.

Nun zur Frage der Prognose des „Symptoms" Enuresis. Das Bettnässen kann mit oder ohne Behandlung plötzlich, auch nach Rezidiven, in jedem Lebensalter aufhören, sei es, daß es endlich zur Reifung der Hemmungsfunktionen kommt, sei es, daß die Behandlung wichtige Impulse zur Nachreifung beiträgt, sei es, daß traumatisierende Faktoren, welche die Enuresis ausgelöst haben, wegfallen. Weitaus die meisten Fälle heilen auf diese Weise bis zur Pubertät aus. Wie für manche andere Störungen bedeutet die Pubertät — jene Phase der letzten Persönlichkeitsintegration, der Selbstfindung des Ich, der Entwicklung der höchsten Hemmungsfunktionen — auch für fast alle der noch verbleibenden E.-Fälle die Heilung. Nicht selten hören wir, daß das Leiden bei bettnässenden Mädchen schlagartig mit der ersten Menstruation verschwindet. Es bleiben nur vereinzelte Fälle, die darüber hinaus noch einnässen, bis zur Heirat, bis zum ersten Kind, ja manche während des ganzen Lebens, zumindest sporadisch, in einer besonderen seelischen Situation, die als Stress wirkt, oder infolge eines sonstigen auslösenden Ereignisses.

Abschließend soll das Problem der sonstigen Persönlichkeitsentwicklung Erwähnung finden. Literaturangaben auf diesem Gebiet sind sehr spärlich, wir fanden nur eine bemerkenswerte Arbeit über Nachuntersuchungen bei Schweizer Pilotenanwärtern (*6*): Unter denen, die als Kinder bettgenäßt hatten, fanden sich in etwa der Hälfte der Fälle Zeichen einer abnormen Persönlichkeitsentwicklung, einer „neurotischen Stigmatisation". Ich selbst arbeite an einer noch nicht ganz abgeschlossenen Nachuntersuchung ehemaliger Bettnässerpatienten der dreißiger und vierziger Jahre. Bei diesen bestätigt sich, was schon an den einzelnen Patienten erkennbar ist: Überdurchschnittlich häufig sind intellektuell Reduzierte, die meisten nur leichteren Grades; das mag eine Folge der Auslese unseres Materials sein. Es sind darunter aber auch geistig Differenzierte, mit Matura, intellektuellem

Beruf oder aparten Interessen. Bei der großen Mehrzahl sind die neuropathischen Zustandsbilder, die vegetativen Fehlschaltungen auf körperlichem und psychischem Gebiet genau so evident wie damals bei den Kindern. Besonders eindrucksvoll und häufig sind aber die Zeichen des Infantilismus, der Reifungsverzögerung, zu deren Symptomen die E. gehört. Bei beiden Geschlechtern hört man von einer Verzögerung des Pubertätseintritts bis zum 17., 18. Jahr, obwohl sonst bekanntlich eine Vorverlegung der Pubertät um etwa zwei Jahre beobachtet wird. Es finden sich Infantilismen in den Gesichtszügen, in der Psychomotorik und besonders im Verhalten: Typische Störungen der sozialen Anpassung, Haltlosigkeit, mehrmaliger Berufswechsel, ,,Durchgehen`` und ernstere kriminelle Geschehnisse. Auffallend häufig sind sexuelle Besonderheiten wie herabgesetzte Libido, die eventuell erst in der Ehe langsam erwacht, und Frigidität bei weiblichen Personen. Weit über dem Durchschnitt finden sich häufig auch endokrine Auffälligkeiten und degenerative Stigmen.

Ich bin mir bewußt, daß ein Versuch, in diesem kurzen Beitrag eine so weite Problematik zu besprechen, nicht voll gelingen kann. Aber in den Aufbau dieses Buches, das uns nicht weniger als einen Aufriß der gesamten medizinischen Problematik unserer Zeit bietet, sollten diese Fragen skizzenhaft hineingestellt werden, weil ihre medizinische und soziale Bedeutung groß ist.

Literatur

(1) ASPERGER, H., u. J. SIEGL: Zur Behandlung der E. Arch. Kinderheilk. **2**, 88 (1934). —
(2) ASPERGER, H.: Heilpädagogik. 2. Aufl. Wien: Springer 1956.
(3) BENJAMIN, K. in: Psychopathologie des Kindesalters.
(4) GUNNARSON, S. u. a.: Acta. paediat. (Uppsala) **40**, 496 (1951).
(5) MENZEL, K.: Münch. med. Wschr. **95**,557 (1953).
(6) MÜLLER, CH.: Zur Katamnese der E. noct. Schweiz. Arch. Neurol. Psychiat. **75**, 172 (1955).
(7) ORANSKY: Zit. bei SCHAPER.
(8) SAUVAGE, R.: Intérêt de l'électroencéphalogramme dans l'énurésie. Acta urol. belg. **26**, 268 (1958). — (9) SCHAPER, G.: Ein Beitrag zur Behandlung einnässender Kinder. Med. klin. **52**, 346 (1957). — (10) STICHERLING, G.: Über Heilerfolge und Mißerfolge bei der Behandlung E.-kranker Kinder. Gesundh.-Wes. **12**, 1580 (1957).
(11) TEMMES, Y., u. a.: Acta paediat. (Uppsala) **43**, 259 (1954). — (12) THIESSEN: Zit. bei SCHAPER. — (13) TURTON, CH.: Arch. Dis. Child. **28**, 193 (1953).
(14) WEITZ: Zit. bei SCHAPER.

VII. Allergische und fakultativ-allergische Erkrankungen

1a. Asthma bronchiale

Von

H. MAI

Das Schicksal Asthmakranker ist auffallend selten untersucht worden. Auf weite Sicht ist eine Prognose für den einzelnen Kranken zwar grundsätzlich nicht möglich, doch können durch langfristige Katamnesen gewisse Prognoseregeln gewonnen werden, obwohl sich der statistischen Beurteilung erhebliche Schwierigkeiten entgegenstellen.

Allein schon die eindeutige Definition des Krankheitsbildes kann zweifelhaft erscheinen. Soll z. B. die asthmatische Bronchitis des Säuglings statistisch erfaßt oder beiseite gelassen werden? Zwar bleiben manche bronchospastischen Ereignisse kurzfristige Episoden, doch werden bisweilen aus solchen Kindern, wie wir beobachten konnten, echte Asthmatiker; also muß man sie mitzählen. Noch weniger verläßlich ist eine Anamnese, wenn sie eine Vielzahl unsicherer Angaben enthält, am schwierigsten dagegen ist die Unterteilung nach therapeutischen Gesichtspunkten; denn die Asthma-Behandlung muß individuell gestaltet und deshalb sehr unterschiedlich durchgeführt werden. Im folgenden wird die Therapie deshalb ganz unberücksichtigt gelassen.

Wir überblicken annähernd 650 Asthmatiker, von denen allerdings 279 Erwachsene nur anamnestisch beurteilt werden können. Die Katamnesen der beobachteten Kinder sind oft nicht lang genug, so daß ihre Bewertung mit Vorbehalt geschehen muß. Ein Dezennium ist nämlich für die prognostische Bewertung keine beweiskräftige Zeitspanne. So kann ein im Kleinkindesalter kurzfristig aufgetretenes Asthma jahrelang ruhen und in oder nach der Pubertät wieder in Erscheinung treten. Dehnt man die Beobachtungszeit über die Pubertät auf das junge Erwachsenenalter aus, so können die optimistischen Erfahrungen der Kinderärzte nicht bestätigt werden.

Über das Ergehen unserer asthmakranken Patienten lassen sich folgende Angaben machen: Die Prognose, die einem asthmatisch kranken *Säugling* gestellt werden muß, ist zwar keineswegs schlecht, aber ungewiß. Dabei werden hochgradige Atemnot, Erwachsenentypus des Anfalls und erbliche Belastung mit Ekzem oder Asthma die Heilungsaussichten verdüstern.

Umgekehrt geben bronchospastische Zeichen leichterer Art, besonders in Begleitung von Infekten, mehr Hoffnung, daß es sich nur um eine „asthmatiforme Bronchitis" handelt. Leider zeigen aber unsere langfristigen Verlaufsbeobachtungen, daß dies nicht die Regel ist. Nicht selten sind solche Erscheinungen Anfänge echten, jahrzehntelangen Asthmas. Umgekehrt hören schwere Säuglingserkrankungen nach kürzerem oder längerem Bestehen oft ganz auf.

Bei Manifestation im *2. Lebensjahr* finden sich noch ähnliche Verhältnisse, doch nimmt die Häufigkeit asthmoider Episoden ab, das echte Asthma dagegen zu. Die Prognosestellung gewinnt damit etwas an Sicherheit. Immerhin waren etwa $^2/_5$ aller Patienten der ersten beiden Lebensjahre vom Schulalter an gesund, bis zum Beginn der Pubertät etwa die Hälfte.

Im *3. und 4. Lebensjahr* ändern sich die Verhältnisse merklich. Die Vorhersage gewinnt mit der weiteren Abnahme asthmatoider Bronchitiden an Urteilskraft, doch verschlechtert sich die Prognose hinsichtlich der Dauer. Bis zur Einschulung fanden wir noch $^1/_6$, mit 10 Jahren knapp $^1/_3$, bis zum Beginn der Geschlechtsreifung die Hälfte gesund.

Innerhalb der ersten 4 Lebensjahre beginnt die Mehrzahl kindlicher Asthmaleiden. Späterer Beginn läßt geringere Heilungshoffnung zu. Wir zählten bei den vom 5. Lebensjahr an erkrankten bis zum Ende der Kindheit nicht einmal ein volles Drittel Heilungen.

Von allen während der gesamten Kindheit erkrankten Patienten würden bis zum Ende der Pubertät 90% anfallsfrei. Besser als jede Therapie, auch eine hormonale, wirkt sich die Geschlechtsreifung aus; sie stellt in der Prognose des Kinderarztes einen besonders sicheren Faktor dar.

Wir haben 278 erwachsene Asthmatiker nach dem Beginn ihres Leidens befragt. 55 von ihnen sind seit ihrer Kindheit krank, und zwar 25 seit der späteren, 30 aber seit der frühen Kindheit. Dieser Beginn entspricht in erstaunlicher Übereinstimmung jenem Zehntel, welches wir aus der frühen Kindheit heranwachsen und Asthmatiker bleiben sahen. Es gibt diesseits und jenseits der Pubertät Asthmatiker, doch sind es zu $^9/_{10}$ andere Individuen. Nur $^1/_{10}$ gleitet krank bleibend durch die Pubertätsentwicklung.

Die Letalität ist in der Kindheit ganz bedeutungslos; kein Kind kommt allein an Asthma zu Tode. Beim Erwachsenen sind Todesfälle im Anfall selten, aber doch sicher beobachtete Ereignisse; sie hängen von der Leistungsfähigkeit des Kreislaufs (rechtes Herz) entscheidend ab.

Zuletzt noch ein prognostisches Teilproblem: Beeinflußt Asthma den Erwerb und Verlauf einer Tuberkulose? Nichts deutet nach unseren Erfahrungen auf einen gegenseitigen Einfluß. Sowohl Entstehung wie auch Prognose sind voneinander völlig unabhängig, beim Kind wie beim Erwachsenen.

Literatur

(*1*) BUFFUM, W. P.: The prognosis of asthma in infancy. J. Allergy **30**, 165 (1959).

(*2*) CLARKE: Zit nach Handbuch der inneren Medizin IV/2, 696 (1956).

(*3*) HARNACK, G. A. v., u. B. PANTEN: Asthma bronchiale im Kindesalter. Mschr. Kinderheilk. **105**, 255 (1957).

(*4*) MAI, H.: Asthma und Lungentuberkulose. Ergebnisse der gesamten Tuberkuloseforschung. XII, 175. Stuttgart: Georg Thieme 1954.

(*5*) UFFORD, W. J. CH. VAN: Beobachtungen über Verbreitung und Anstieg des Asthma bronchiale und anderer allergischer Krankheiten. 3. Europ. Allergie-Kongress Florenz 1956. In Allergie und Asthma **3**, 104 (1957). — (*6*) UNGER, L., and A. A. WOLF: Treatment of bronchial asthma. J. Amer. med. Ass. **121**, 325 (1943).

(*7*) WILLIAMS, D. A.: Intern. Allergiekongress Zürich 1951. Zit. nach Jahresbericht des deutschen Allergikerbundes 1957, 93 ff. — (*8*) WOLFER, R., u. M. HÖCHLI: Zürich Häufigkeitsverteilung des Asthmas nach dem Lebensalter bei Krankheitsbeginn. Handbuch der inneren Medizin IV/2, 691 (1956). — (*9*) WORINGER, P.: De l'eczéma à l'asthme. Bull. Soc. Pédiat. Paris **36**, 406 (1938).

1b. Das im Kindesalter erworbene Asthma bronchiale

Von

G.-A. VON HARNACK

Mit 3 Abbildungen

Ob ein Asthmatiker zu einem bestimmten Zeitpunkt „geheilt" war, kann streng genommen erst bei seinem Tode mit Sicherheit konstatiert werden. Jede vorherige Aussage ist nicht zuverlässig; ihre relative Zuverlässigkeit nimmt mit der Länge des symptomfreien Intervalls jedoch zu. Je kürzer dieses Intervall ist, desto günstiger muß dieses Resultat ausfallen im Verhältnis zum wahren Resultat, das erst nachträglich festzustellen ist: Jeder symptomfreie Asthmatiker bleibt zeitlebens ein potentieller Asthmatiker. Für die statistische Bearbeitung müssen wir daher eine willkürliche Abgrenzung des Begriffes „vorläufige Heilung" vornehmen. Wir sahen solche Patienten als vorläufig geheilt an, die seit mindestens einem Jahr nicht mehr an Asthmaanfällen oder sonstigen Atembeschwerden gelitten hatten.

Unsere Erfahrungen gründen sich auf die Nachuntersuchungen von 500 Probanden, welche als Kinder an Asthma bronchiale erkrankt waren. Wir berücksichtigten nur solche Patienten, die an eigentlichem „Anfalls-Asthma" litten und ließen — wegen der Unsicherheit der Abgrenzung chronischer Bronchitiden — Patienten mit asthmatoider oder spastischer Bronchitis unberücksichtigt. Im Jahre 1954 wurden die Probanden von uns selbst untersucht, im Jahre 1959 verschickten wir Fragebogen an die gleichen Personen. Bisher liegen die Ergebnisse von 300 Probanden vor, von denen 106 auch ambulant untersucht werden konnten.

Die Probanden waren 1954 zum größten Teil 13—18 Jahre alt und hatten 1959 dementsprechend ein Alter von 18—23 Jahren. Das Untersuchungsergebnis geht aus Abb. 1 hervor. Es zeigt sich, daß die Ergebnisse 5 Jahre später nicht wesentlich besser sind. Betrachtet man die Heilungsquote in den einzelnen Jahrgängen, so ist auch hier keine Progredienz festzustellen: Bei zunehmendem Alter nimmt

<table>
<tr><td valign="top">

Tabelle 1. *Von den vorläufig Geheilten sind ohne Asthmaanfälle*

Seit 10 und mehr Jahren .	4%
seit 5—9 Jahren	18%
seit 1—4 Jahren	8%
Gesamt	**30%**

</td><td valign="top">

Tabelle 2. *211 Patienten, die bei der Nachuntersuchung noch Beschwerden haben*

berufsunfähig	2%
eingeschränkt berufsfähig	11%
Berufswechsel notwendig	3%
Behinderung in der Berufsausübung insgesamt .	16%

</td></tr>
</table>

die Zahl der Heilungen nicht zu. Insgesamt 30% der Probanden sind „vorläufig geheilt". Das erscheinungsfreie Intervall beträgt bei ihnen in der Mehrzahl 5 Jahre und darüber (Tab. 1). Etwa jeder sechste derjenigen Asthmatiker, welche zur Zeit der Untersuchung noch Beschwerden hatten, wurde in der einen oder anderen Weise in seinem beruflichen Fortkommen behindert (Tab. 2).

Die Untersuchungsergebnisse sind vom Grade der allergischen Belastung deutlich abhängig: Die Patienten, welche noch andere allergische Manifestationen aufwiesen (z. B. Ekzem), hatten eine deutlich schlechtere Prognose als diejenigen, welche keine weiteren allergischen Symptome boten (Abb. 2).

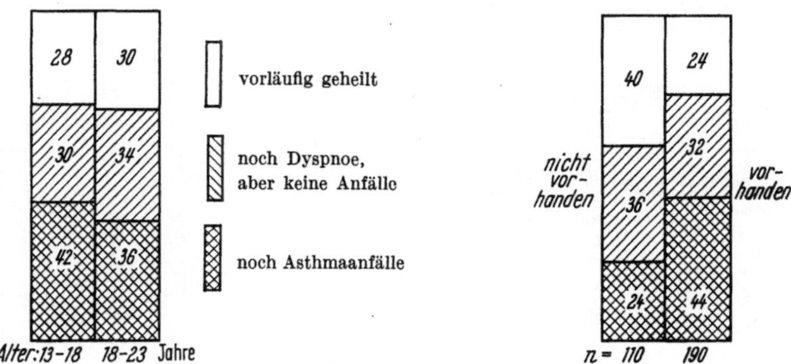

Abb. 1. Ergebnis zweimaliger Nachuntersuchung bei 300 Probanden (in %)

Abb. 2. Abhängigkeit des Untersuchungsergebnisses von der allergischen Belastung

Wir befragten die Patienten, welche Faktoren nach ihrem Eindruck asthmatische Beschwerden auslösen. Witterungseinflüsse standen bei weitem an der Spitze: 57% der noch an Asthma leidenden Probanden gaben an, daß Witterungseinflüsse bei ihnen zu Anfällen führen. Dabei handelte es sich um sehr verschiedenartige Witterungsfaktoren. Während die Mehrzahl Nebel und feuchte oder schwüle Luft anschuldigten, legten andere dem Wetterumschwung allgemein eine ursächliche Bedeutung bei. Vereinzelt wurden aber auch gerade trockene Luft, Hitze oder klarer Frost genannt. 45% der Asthmatiker schuldigten Inhalationsallergene an, wie Staub, pflanzliche oder tierische Allergene, Zigarettenrauch oder spezifische Gerüche. Erkältungen führten bei 24% zu Anfällen; seelische Erregung bei 22% und körperliche Anstrengung bei 21%. Nahrungsmittelallergene wie Fisch, Ei, Milch oder Hülsenfrüchte spielten nur bei 5% eine Rolle. Da beim einzelnen Patienten mehrere Auslösungsursachen zusammenkommen können, ist die Summe der Prozentsätze größer als 100. Die Angaben der Patienten sind — wie alle subjektiven Eindrücke — nur mit Einschränkung zu verwerten. Immerhin machen sie deutlich, daß die Bedeutung der klar definierten Allergene für die Anfallsauslösung gegenüber der Bedeutung der unspezifischen Reize zahlenmäßig stark zurücktritt.

Die Prognose des im Kindesalter erworbenen Asthma bronchiale ist nach den vorliegenden Ergebnissen nicht günstig: Nur 30% der ehemaligen Patienten ist seit einem Jahr oder länger ohne Beschwerden. Zu einem gleichlautenden Resultat kommt RYSSING (5), der bei der Nachkontrolle von 281 ehemaligen Klinikpatienten feststellte, daß nach dem Pubertätsalter nicht mehr als etwa 30% der Patienten symptomfrei werden. UNGER (6) nennt einen Prozentsatz von 32 und BROCK (1) von 33. Im Beobachtungsgut von MAI (3) und in dem von RACKEMANN (4) liegt die Heilungsquote höher. Nun muß aber betont werden, daß die Art des Beobachtungsgutes von entscheidender Wichtigkeit für die Größe der Heilungsquote ist.

Bei unserem Beobachtungsgut handelt es sich um Hamburger Kinder, denen durch die „Heil- und Genesungsfürsorge für Kinder und Jugendliche" ein Kuraufenthalt ermöglicht wurde. Es fehlen also diejenigen Kinder, welche so leicht befallen waren, daß ein Kuraufenthalt nicht erforderlich erschien. Andererseits war die Erkrankung im Durchschnitt nicht so schwer wie bei einem Beobachtungsgut, das sich nur aus ehemaligen Klinikpatienten zusammensetzt. Wichtig aber ist der Gesichtspunkt, daß die Erkrankung bei zahlreichen unserer Patienten zur Zeit der Verschickung schon seit mehreren Jahren bestand. Durch die Heilverschickung wurden die Patienten uns bekannt. In welchem Maße der Zeitpunkt des Eintrittes in das Beobachtungskollektiv die Nachuntersuchungsergebnisse beeinflußt, beweist die Abb. 3. Die linke Abbildung läßt erkennen, daß erst im 16. Lebensjahr ein Drittel der Patienten symptomfrei ist — also rund 15 Jahre nach Erkrankungsbeginn im 1. bzw. 2. Lebensjahr. Von den Kindern, welche im 8.—12. Lebensjahr erkrankten, sind ebenfalls im 16. Lebensjahr (also nach durchschnittlich nur 6 Jahren) ein Drittel der Probanden symptomfrei. Die Prognose dieser Spätform des Asthma bronchiale ist aber nur scheinbar soviel besser, weil hier Erkrankungsbeginn und Eintritt ins Beobachtungskollektiv zeitlich eng beieinander liegen, die Kinder mit früh erworbenem Asthma aber bei ihrem Eintritt ins Kollektiv schon seit 6—7 Jahren an Asthma litten. Diejenigen Patienten, welche früh erkrankten, dann aber rasch geheilt wurden, gelangten gar nicht erst ins Beobachtungskollektiv. Für diese Asthmaform steht also nur ein Beobachtungsgut zur Verfügung, das nach Schwere ausgelesen ist. Über den Einfluß der einzelnen Therapieformen auf die Prognose ist kaum eine Aussage möglich, da sich fast alle Patienten verschiedenartiger Behandlungsmethoden bedienten.

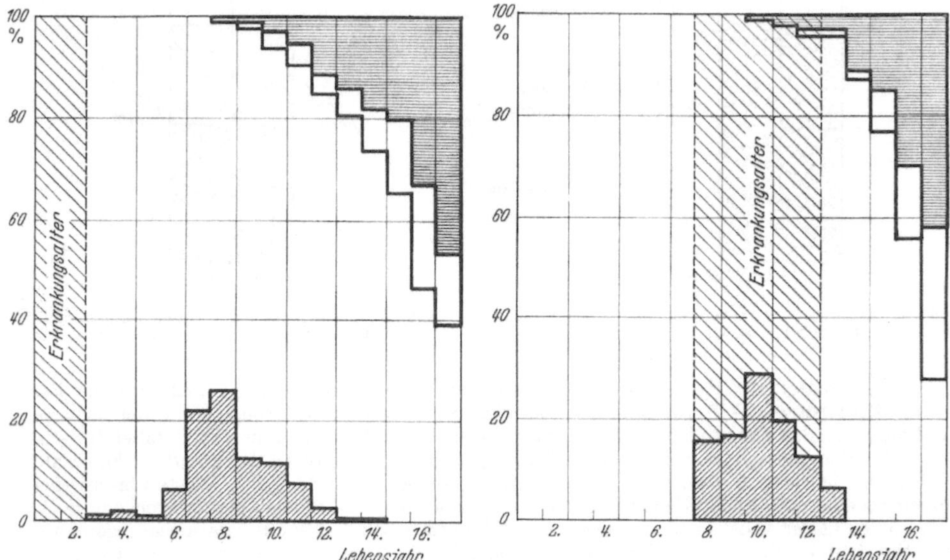

Abb. 3a u. b. Prozentsatz der in der betreffenden Altersstufe vorläufig geheilten Probanden (waagerecht schraffiert) und der Probanden, welche noch gelegentlich an Dyspnoe leiden, aber keine Anfälle mehr haben (leere Säulen). Die Säulen (schräg schraffiert) geben an, wieviel Prozent der Kinder in der betreffenden Altersklasse in das Beobachtungskollektiv eintraten, woraus sich die durchschnittliche Asthmadauer bei Beobachtungsbeginn ergibt. a) Kinder, welche im 1. und 2. Lebensjahr an Asthma bronchiale erkrankten. Zahl der beobachteten Kinder im 8. Lebensjahr = 140, im 17. Lebensjahr = 76. b) Kinder, welche im 8. bis 12. Lebensjahr an Asthma bronchiale erkrankten. Zahl der beobachteten Kinder im 10. Lebensjahr = 84, im 17. Lebensjahr = 72. (Aus von Harnack und Panten 1957)

Die *Schlußfolgerungen*, die wir ziehen können, müssen nach dem Gesagten vorsichtig formuliert werden: Von den 300 Probanden, welche in ihrer Kindheit an Asthma bronchiale erkrankten und welche im 6.—12. Lebensjahr noch an Asthma von Anfallscharakter litten, waren im Alter von 18—23 Jahren nur ein knappes Drittel (30%) symptomfrei. Ein Drittel ist noch zeitweise dyspnoisch, ohne eigentliche Anfälle zu haben (34%), und etwas mehr als ein Drittel der Probanden (36%) leidet noch mit 18—23 Jahren an Asthmaanfällen.

Literatur

(1) Brock, J.: Das Bronchialasthma und seine Behandlung mit besonderer Berücksichtigung des Kindesalters. Ergebn. inn. Med. Kinderheilk. **65**, 139 (1945).

(2) Harnack, G. A. v., u. B. Panten: Asthma bronchiale im Kindesalter, Ergebnisse einer Nachuntersuchung von 500 Patienten. Mschr. Kinderheilk. **105**, 255 (1957).

(3) Mai, H., u. P. Braunsteiner: Katamnesen kindlicher Asthmatiker. Münch. med. Wschr. **93**, 1005 (1951).

(4) Rackemann, F. M., and M. C. Edwards: Asthma in children. A follow-up study of 688 patients after an interval of 20 years. New. Engl. J. Med. **246**, 815, 858 (1952). — *(5)* Ryssing, E.: Continued follow-up investigation concerning the fate of 298 asthmatic children. Acta paediat. (Uppsala) **48**, 255 (1959).

(6) Unger, L.: Bronchial asthma in children: Treatment and results. A thirty year study. Ann. Allergy **10**, 574 (1952).

1c. Asthma bronchiale

Von

A. Jores und H. Kahr

Mit 2 Abbildungen

Wie aus der Bundesstatistik der Krankenkassen hervorgeht, waren im Jahre 1954 allein durch Asthma bronchiale 22751 Arbeitsunfähigkeitsfälle bedingt. So stellen die Asthmatiker ein nicht unerhebliches Kontingent der chronisch Kranken und schließlich der vorzeitig Invalidisierten. Während wir in der Literatur eine ganze Reihe von Untersuchungen finden über den unmittelbaren Heilerfolg der verschiedensten Maßnahmen bei Asthma bronchiale, fehlt es völlig an langfristigen Nachuntersuchungen, die uns einen Einblick darüber geben könnten, wie weit diese berichteten Erfolge wirklich von Dauer sind.

Aus diesem Grunde wurde die Spätprognose des Asthma bronchiale anhand der Resultate einer Nachuntersuchung und einer Auswertung von Fragebogen erarbeitet. Das Krankengut zerfällt in zwei Gruppen (Abb. 1).

Die Gruppe I umfaßt 123 Patienten, die in der Spezialklinik für Psychosomatische Medizin einer Psychotherapie in Kombination mit anderen Heilmaßnahmen, wie autogenes Training, Atemgymnastik und Bindegewebsmassage, unterzogen worden waren. Medikamente wurden in dieser Klinik nur dann angewandt, wenn der Zustand so schwer war, daß er dies erforderte. Die Gruppe II umfaßt 77 Patienten, die in der Klinik oder in der Poliklinik in Behandlung gestan-

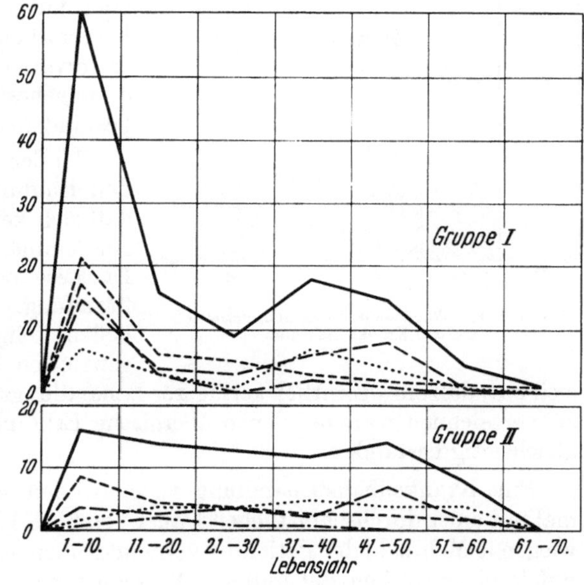

	Gesamtz.	geheilt	wesentl. gebess.	gebess.	ungebess.
Gruppe I	123	23	40	37	23
Gruppe II	77	5	26	23	23

Abb. 1. Heilungsergebnisse unter Berücksichtigung des Asthmabeginns

den haben. Die Behandlung wurde mit den heute üblichen Medikamenten durchgeführt in Kombination mit physikalischer Therapie. Bei beiden Patientengruppen handelte es sich um Kranke, die in den Jahren 1949—1956 behandelt worden sind, so daß zum Datum der Nachuntersuchung mindestens 3 Jahre zur Beurteilung vergangen waren.

Die Gruppe II wurde im wesentlichen durch Fragebogen erfaßt. In diesen Fragebogen versuchten wir, eine Auskunft zu bekommen über Art, Schwere und Häufigkeit von Begleitkrankheiten im Bereich des Respirationstraktes, über allergische Erkrankungen gleicher oder anderer Lokalisation beim Patienten selbst bzw. in dessen Familie. Besonderer Wert wurde auf die Erfassung von familiär gehäuft auftretendem Asthma gelegt. Auch die klimatischen Faktoren in ihrem Einfluß auf das Befinden wurden untersucht. Es wurde weiter nach dem Verhalten der Patienten im Anfall, der Häufigkeit der Anfälle und ihrer auslösenden Ursachen nach der Ansicht des Patienten gefragt. Wie erhielten weiter Auskünfte über Häufigkeit und Dauer sowie über den Erfolg von Krankenhausbehandlung und Kuraufenthalt.

Der *Erfolg der Heilmaßnahmen* wurde am Grad der Arbeitsfähigkeit objektiviert. Es wurden vier Gruppen unterschieden. 1. geheilte Patienten — es bestand volle Arbeitsfähigkeit und Freiheit von Anfällen. 2. wesentlich gebesserte Patienten — bei voller Arbeitsfähigkeit waren die selten auftretenden Anfälle medikamentös oder mit anderen Maßnahmen leicht zu beherrschen. 3. gebesserte Patienten — diese waren nur eingeschränkt arbeitsfähig. 4. ungebesserte Patienten — bei diesen bestand Arbeitsunfähigkeit.

Bei der Auswertung der Angaben über den Einfluß von Klimafaktoren fiel auf, daß sich keinerlei Korrelation ergab etwa zur familiären Belastung, zur allergischen Diathese oder zu der Schwere der Erkrankung. Auch die Behandlungserfolge ließen keine Beziehungen zu den eben genannten Größen erkennen. Hier ergab

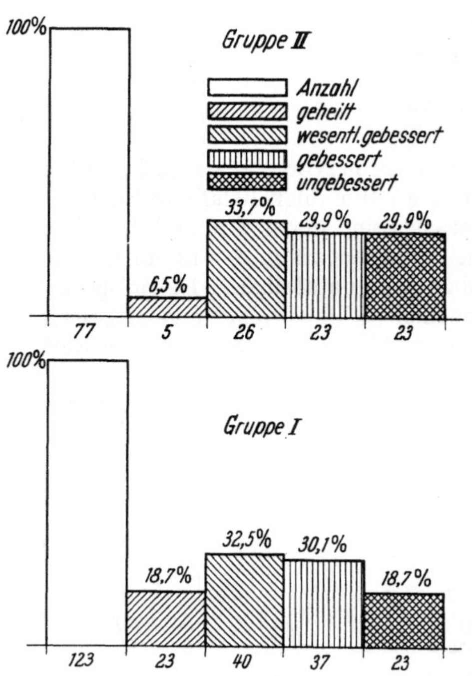

Abb. 2. Krankheitsdauer in Jahren, bezogen auf den Krankheitsbeginn

sich nur, daß ein wesentlich geringerer Behandlungserfolg bei denjenigen Patienten zu verzeichnen war, bei denen allergische Erkrankung und familiäre Belastung gleichzeitig bestanden.

Eine Krankenhausbehandlung wurde bei den meisten unserer Patienten zweimal mit einer durchschnittlichen Dauer von 6—8 Wochen durchgeführt. Die überwiegende Mehrzahl der Patienten verneinte einen länger als 4 Wochen anhaltenden Erfolg einer solchen Behandlung. Verschickungen waren ein- bis dreimal jeweils für 4, 8 und 12 Wochen bewilligt worden. Auch hier war der Behandlungserfolg nicht gut. Er wurde von der Hälfte der Patienten überhaupt negiert, während eine Besserung über einen Zeitraum von 6 Monaten aus $^2/_3$ der restlichen Antworten entnommen werden konnte.

Das nachfolgende Diagramm faßt die Behandlungserfolge zusammen (Abb. 2). Es läßt erkennen, daß das Prädikat „geheilt", d. h. Anfallsfreiheit für mindestens 3 Jahre, in der psychotherapeutischen Gruppe 18,7% der Patienten betrifft, in der medikamentösen Gruppe nur 6,5%. Die wesentlich gebesserte Gruppe wie überhaupt auch die gebesserte und die ungebesserte unterscheiden sich prozentual nicht wesentlich voneinander.

Doch kommt ein wichtiger Unterschied nicht zum Ausdruck. Das ist nämlich die Tatsache, daß in der wesentlich gebesserten Gruppe I 40% der Patienten angaben, daß sie bei Anfällen nicht mehr zum Medikament greifen, sondern sich mit Hilfe der Atemgymnastik, des autogenen Trainings, helfen können. Ebenso kommt in der Tabelle nicht zum Ausdruck, daß der psychotherapeutisch behandelte Asthmatiker auch dann, wenn er noch nicht anfallsfrei ist, dem ganzen asthmatischen Geschehen völlig anders gegenübersteht als der nicht psychotherapeutisch behandelte Kranke. Das Unheimliche des asthmatischen Geschehens, das den Menschen plötzlich und unerwartet anfällt, hat seinen Charakter verloren. Der Patient hat Einblicke bekommen in die innerseelischen Zusammenhänge und steht damit dem Geschehen ruhiger, abwartender gegenüber und ist viel besser in der Lage, damit fertigzuwerden.

In der Gruppe II haben selbstverständlich alle Patienten bei Anfällen Medikamente genommen. Auch hierüber haben wir gewisse Erhebungen angestellt. Es fand sich, daß Präparate, die Adrenalin, Atropin, Ephedrin und auch Phenazone enthielten, der Reihenfolge ihrer Nennung entsprechend Anwendung fanden. 16 unserer Patienten haben Cortison oder eines seiner Derivate benutzt. Alle 16 mit gutem Erfolg, so daß sich auch aus unseren Untersuchungen ergibt, daß heute zweifellos die Cortisone das sicherste Mittel in der Behandlung des Asthmas sind. Daß die Gabe der Cortisone als Dauertherapie nicht ohne erhebliche Bedenken ist, braucht hier nur am Rande vermerkt zu werden.

Die Spätprognose des Asthmas ist vom Zeitpunkt des Auftretens der Krankheit und der Schwere und Häufigkeit der Anfälle abhängig. Die medikamentösen Maßnahmen wie Kurverschickung usw. führen praktisch nie zu einer Heilung. Die Psychotherapie führt bei jugendlichen Patienten mit Krankheitsdauer unter 5 Jahren jenseits des 30. Lebensjahres zu den besten Erfolgen. So sehen wir heute in der Psychotherapie die einzige Methode, die in der Lage ist, wenigstens einen gewissen Prozentsatz der Asthmatiker zu heilen. Bei weiterem Ausbau dieser Methode und vor allen Dingen bei der frühzeitigen Anwendung insbesondere im jugendlichen Alter läßt sich das schwere Schicksal des Asthmatikers abwenden.

2a. Ekzem

Von

G. W. KORTING

Hier soll vorwiegend vom endogenen Ekzem (atopische Dermatitis, konstitutionelles Ekzem) die Rede sein, weil es ein jahrzehntelang überschaubares, charakteristisches Krankheitsschicksal darstellt und am häufigsten eine chronische Erkrankung der Kinder und jugendlichen Erwachsenen ist.

Das endogene Ekzem umfaßt in genotypisch fixierter Weise entweder gleichzeitig oder im Wechsel vornehmlich die Symptome Ekzem, Asthma und Heuschnupfen. Es hat gegenüber den beiden anderen Ekzemtypen, dem vulgären und seborrhoischen, die Eigenschaft, den Betroffenen fast immer einen großen Teil seines Lebens zu begleiten, ihn im Alter aber, zumindest in seiner cutanen Reaktionsform, wieder zu verlassen, also eine „Krankheit der jungen Leute" (5) zu sein. Die durch den Wechsel von Reaktionsort und -art gekennzeichneten Hauterscheinungen des endogenen Ekzems (z. B. exsudativ-ekzematöse Frühreaktion an Gesicht und Kopf = „Milchschorf", im Schulalter solide derbe Cutisverdickungen = „Beugenekzem") beginnen nicht immer ausschließlich nach dem ersten Trimenon, sondern in seltenen Fällen bereits in den ersten Lebenswochen, auch wenn man die Dermatitis seborrhoides (S. 358) abtrennt.

Das sog. Kinderekzem ist in der Mehrzahl der Fälle [69% (16)] die erste Phase des endogenen Ekzems. Untersucht man von früher Jugend bekannte endogene Ekzematiker 15—20 Jahre später, so finden sich unter ihnen asthmoide Beschwerden bei einem Viertel bis zur Hälfte, Hautveränderungen bei einem weiteren Viertel und rhinitische Erscheinungen bei einem Zehntel der Fälle [93 Beobachtungen (26)]. Bei 84 anderen wegen eines Kinderekzems Behandelten wurde nach 13—22 Jahren festgestellt (33), daß 55% der Überlebenden (6 waren an verschiedenen Infektionen gestorben) noch im Alter von 13 Jahren und mindestens 18% bis zu ihrem 20. Lebensjahr an dem Ekzem litten. Umgekehrt waren von 509 Fällen mit endogenem Ekzem der Tübinger Klinik nur 2,8% über 45 Jahre alt.

Diese Zahlenangaben veranschaulichen das Leiden 1. als eine chronische Erkrankung — und zwar sowohl im Sinne der langen Bestandsdauer der einzelnen Krankheitsherde wie der gehäuften Rückfälligkeit [vgl. (14)] und 2. als eine «maladie des jeunes gens». Weiterhin ist wichtig, daß auch die cutane Reaktionsweise des endogenen Ekzematikers sich im Laufe des Lebens wandelt. Der im Alter erfolgende Rückgang der Reaktionsbereitschaft führt zu einer Beschränkung auf umschriebene, torpide Lichenifikationen oder großknotige, an eine Prurigo nodularis erinnernde, monomorphe Prurigoreaktionen.

Man wird die Angehörigen eines Kindes mit Ekzem (25) also über den Rückgang des Leidens mit fortschreitendem Alter aufklären, jedoch nicht verschweigen können, daß solche Kinder nach unseren Erfahrungen in 17,09% auch an Asthma bronchiale [normaler örtlicher Asthma-Index 0,1783% (34)] und in 11,5% an einer Rhinitis vasomotorica [Durchschnittsmorbidität etwa 1% (2, 7, 27, 28, 29)] erkranken. Es gibt jedoch auch endogene Ekzemsippen ohne asthmatische Krankheitsbereitschaft, wie neuere familienpathologische Erhebungen (31) und Lungenfunktionsprüfungen (22) gezeigt haben. Das Auftreten von Migräne und vor allem von Epilepsie beträgt beim endogenen Ekzematiker nach unserer Zusammenstellung etwa das Doppelte gegenüber dem Durchschnittsvorkommen dieser Krankheiten in der Bevölkerung [vgl. auch (*8*)].

Prognostisch weitaus bedeutungsvoller ist die Bedrohung des endogenen Ekzematikers durch Veränderungen am Auge in Form des sog. *Ekzemstars*, der in Form des frühzeitigen axialen Kapselepithelstars von intensiver weißer Farbe und schildförmiger Gestalt vorwiegend als Cataracta dermatogenes (*1*), Cataracta syndermatotica (*20*) bzw. Cataracta neurodermitica (*19*) eingeordnet wird. Bevorzugt befallen werden von dieser Cataractform männliche Patienten, die noch nicht das 3. Lebensjahrzehnt erreicht, aber ausnahmslos schwere cutane Reaktionsformen ihres Leidens haben. Einzelne Autoren verfügen über zahlreiche Beobachtungen (z. B. *6*), wir selbst fanden die Linsentrübung ohne systematische Spaltlampenüberprüfung in einer Häufigkeit von 0,35%. Andere Autoren, die diese regelmäßig durchführten, kamen zu einem weitaus höheren Prozentsatz [10 bzw. 20,4% (*6*), 10% (*21*)]. Im Gegensatz zu dem Vorkommen der Linsentrübungen reicht die bisherige Erfahrung über eine Korrelation mit Netzhautablösungen (zum Teil bei gleichzeitigen Ceratoconus-Trägern) zu sicherer Beurteilung nicht aus (vgl. *3, 9, 17, 32*).

Eine weitere, wenn nicht spätprognostische, doch ernste Komplikation des endogenen Ekzems ist die Besiedlung mit Vaccine- oder Herpes simplex-Virus als sog. *Eczema vaccinatum* bzw. *herpeticatum*, ein unter Umständen rezidivierendes Ereignis (*23*), das trotz antibakterieller Prophylaxe der Sekundärinfektionen in Einzelfällen zum Tode führen kann (*11, 18*).

Damit kommen wir zur Frage der *Letalität* des endogenen Ekzems. Der Ekzemtod (vgl. *12, 4* und S. 359) unter den klinischen Zeichen von Hyperthermie, Dyspnoe und langsam sich entwickelndem Koma ereilt Kinder häufig zu Beginn der Klinikaufnahme (*10*). Bei einem akuten Todesfall eines Kindes mit endogenem Ekzem in der Tübinger Hautklinik wurde autoptisch eine purulente Otitis media acuta gefunden. In anderen Fällen waren keine überzeugenden pathologisch-anatomischen Daten zu ermitteln (vgl. *30*). Beim erwachsenen endogenen Ekzematiker ist ein plötzlicher Tod im Status asthmaticus möglich, wobei in einem Falle unserer Klinik eine maximale Lungenblähung und eine Verstopfung der Bronchiolen und mittleren Bronchien bei Rechtsdilatation des rechtshypertrophierten Herzens nachzuweisen war. Der Ekzempatient ist jedoch keinesfalls in besonderem Maße durch solche Ereignisse bedroht (*15*).

Zusammenfassend ergibt sich, daß der endogene Ekzematiker mit steigendem Lebensalter, etwa nach dem 35. Lebensjahr, hauterscheinungsärmer wird, so daß schließlich beim 45jährigen nur noch in knapp 3% gering ausgedehnte Restlichenifikationen oder besonders grobknotige Prurigopapeln vorhanden sind. Dagegen kann das Asthma bronchiale auch über diesen Zeitpunkt hinaus weiterbestehen und mit zunehmendem Alter in den Vordergrund der Symptomatik rücken. Von den Komplikationen ist das Eczema herpeticatum und vaccinatum, besonders aber die Linsentrübung der meist 20—25jährigenKranken hervorzuheben. Eine erhöhte Lebensgefährdung besteht mit Ausnahme der Möglichkeit des äußerst seltenen Ekzemtodes und des tödlichen Ausganges eines Status asthmaticus beim endogenen Ekzem nicht.

Literatur

(*1*) ANDOGSKY, N.: Klin. Mbl. Augenheilk. **52**, 824 (1915).

(*2*) BAAGØE, K. H.: Om allergiske lidelsers forekomst. Hospitalstidende **79**, 888 (1936). — (*3*) BALYEAT, R. M.: Complete retinal detachment (both eyes), with special reference to allergy as a possible primary etiological factor. Amer. J. Ophthal. **20**, 580 (1937). — (*4*) BERNHEIM-KARRER, L.: Ekzemtod und Myocarditis. Z. Kinderheilk. **35**, 120 (1923); Beitrag zur Kenntnis der Ekzemtodesfälle. Jb. Kinderheilk. **12**, (III. F. 62), 776 (1905). — (*5*) BROCQ, L.: Ann. Derm. Syph. (Paris) **1892**, 1100; **1894**, 3; **1896**, 1002. — (*6*) BRUNSTING, L. A., W. B. REED and H. BAIR: Occurrence of cataracts and keratoconus with atopic dermatitis. Arch. Derm. Syph. (Chicago) **72**, 237 (1955).

(*7*) CATSCH, A.: Konstitution und allergische Diathese. Z. menschl. Vererb. u. Konstit.-Lehre **26**, 218 (1943). — (*8*) COHEN, S. G., and E. R. JANJIGIAN: Epilepsy associated with seasonal allergic rhinitis. Ann. intern. Med. **42**, 178 (1955). — (*9*) COLES, R. S., and J. LAVAL:

Retinal detachments occurring in cataract associated with neurodermatitis. Arch. Ophthal. (Paris) **48**, 30 (1952).

(*10*) Davies, T.: Sudden death in infantile eczema. Brit. J. Derm. **52**, 182 (1940).

(*11*) Fischer, H. R.: Eczema vaccinatum mit tödlichem Ausgang. Z. Haut- u. Geschl.-Kr. **14**, 305 (1953). — (*12*) Förster, F.: Über Myokarditis und Gefäßerkrankungen im Kindesalter, insbesondere nach akuten Infektionskrankheiten. I. Teil: Akute primäre Myokarditis, Myokarditis nach Verbrennungen, bei Erkrankungen der Haut und bei Diphtherie. Dtsch. Arch. klin. Med. **85**, 35 (1906).

(*13*) Garsche, R.: Der plötzliche Tod im Kindesalter; V. Anhang: Der Ekzemtod. Ergebn. inn. Med. Kinderheilk. N. F. **1**, 171 (1949). — (*14*) Gottron, H. A.: Diskussion zum Vortrag Miescher: Die Chronizität beim Ekzem. Zbl. Haut- u. Geschl.-Kr. **102**, 245 (1959); Hautarzt **10**, 284 (1959); Lichen simplex chronicus Vidal. Beitr. in: Gottron/Schönfeld: Dermatologie und Venerologie III/1, 611. Stuttgart: Thieme 1959; Retikulosen der Haut. Beitr. in: Gottron Schönfeld: Dermatologie und Venerologie IV. Stuttgart: Thieme, z. Z. in Druck. — (*15*) Gottron, H. A., u. G. W. Korting: Dermatologische Letalitätsprobleme. Beitr. in: Gottron/ Schönfeld: Dermatologie und Venerologie V. Stuttgart: Thieme, z. Z. im Druck.

(*16*) Hiller, E.: Klin. Wschr. **1951**, 409. — (*17*) Hurlbut, W. B., and A. N. Domonkos: Cataract and retinal detachment associated with atopic dermatitis. Arch. Ophthal. **52**, 852 (1954).

(*18*) Keidan, S. E., K. McCarthy and I. C. Haworth: Fatal generalized vaccinia with failure of antibody production and absence of serum gamma globulin. Arch. Dis. Childh. **28**, 110 (1953). — (*19*) Kochs, A.: Arch. Derm. **193**, 363 (1951). — (*20*) Kugelberg, J.: Klin. Mbl. Augenheilk. **92**, 484 (1934).

(*21*) Lobitz, W. C., and R. L. Dobson: Physical and physiological clues for diagnosting eczema. J. Amer. med. Ass. **161** (13), 1226 (1956). — (*22*) Lutz, E., u. G. W. Korting: Zur Lungenfunktion des endogenen Ekzematikers. Arch. klin. exp. Derm. **205**, 597 (1958).

(*23*) Meyer-Rohn, J.: Derm. Wschr. **135**, 653 (1957). — (*24*) Miescher, G.: Die Chronizität beim Ekzem. Zbl. Haut- u. Geschl.-Kr. **102**, 244 (1959). — (*25*) Morris, G. E.: Atopic dermatitis: Role of food allergy Ann. Allergy **16**, 599 (1958).

(*26*) Purdy, M. J.: The long-term prognosis in infantile eczema. Brit. med. J. **1953**, 4824, 1366.

(*27*) Rehsteiner, R.: Beiträge zur Kenntnis der Verbreitung des Heufiebers. Inaug. Diss. Zürich 1926. — (*28*) Riviere, B.: Over allergische huidreaties beij nichtallergische personen. Inaug.-Diss. Leiden 1932.

(*29*) Scheppegrell, W.: Hay fever, its cause and prevention. J. Amer. med. Ass. **66**, 707 (1916). — (*30*) Schleyer, F.: Unaufgeklärte Fälle von plötzlichem Tod im Kindesalter. Med. Klin. **1951**, 166. — (*31*) Schnyder, U. W.: Neurodermitis und Allergien des Respirationstraktes. Dermatologica **110**, 289 (1955). — (*32*) Spencer, W. H., and J. J. Fisher: The association of keratoconus with atopic dermatitis. Amer. J. Ophthal. Ser. 3, **47**, 332 (1959).

(*33*) Vowles, M., R. P. Warin and J. Apley: Infantile eczema: Observations on natural history and prognosis. Brit. J. Derm. **67**, 53 (1955).

(*34*) Zipperlen, V. R.: Über das örtliche Vorkommen von Asthma bronchiale in Württemberg und Hohenzollern. Arch. Hyg. (Berlin) **113**, 1 (1935).

Weitere Schrifttumsangaben siehe:

G. W. Korting: „Zur Pathogenese des endogenen Ekzems". Stuttgart: Thieme 1954, sowie: „Das endogene Ekzem" in „Dermatologie und Venerologie" von Gottron/Schönfeld Bd. III/1, S. 549. Stuttgart: Thieme 1959.

2b. Das kindliche Ekzem

Von

H.-J. HEITE

Mit 2 Abbildungen

Die Frage nach dem späteren Schicksal von Menschen, die als Säuglinge an ekzematösen Hauterscheinungen (Eczema infantum und „Dermatitis seborrhoides") erkrankt waren, ist wiederholt untersucht worden (vgl. Tab. 1). Unter den auftretenden allergischen Fortsetzungskrankheiten spielen die ekzematösen Hauterscheinungen die wichtigste Rolle. Welcher Typ der verschiedenen möglichen Ekzemformen jedoch später vorgefunden wird, ist bisher nicht untersucht worden.

Tabelle 1. *Versuch einer tabellarischen Zusammenstellung bisheriger Untersuchungen über die Spätprognose des frühkindlichen Ekzems.* (Wegen der unterschiedlichen Anlage der katamnestischen Erhebungen und der etwas unterschiedlichen Auswahl des Krankengutes sind die Zahlen nur bedingt vergleichbar)

Autor	Zahl der Patienten mit Eczema infantum	Häufigkeit allergischer Fortsetzungskrankheiten				
		Keine; auch nach Pubert. erscheinungsfrei in %	Ekzematöse Hauterscheinung in %	Asthma bronchiale in %	Rhinitis allergica in %	Migräne in %
BODDIN (*1*) (1930)	33	42,4	57,6	33,3		
BRUNSTING (*3*) (1936)	71	32,3				
RÖSCH (*11*) (1937)	155	30,3	40,9	17,4	18	4,5
WORINGER (*14*) (1940 u. 1943) . . .				15—20		
PURDY (*10*) (1953)	93	29,0	24,7	40,0	42	7,5
VOWLES-WARIN-APLEY (*13*) (1955) .	78		55,0			
GRAYSON-SHAIR (*6*) (1959)	35		34,3	23,6	36,6	

Die Bearbeitung dieser Frage wird dadurch erschwert, daß das Kinderekzem vorwiegend vom Pädiater erfaßt wird und die verschiedenen allergischen Fortsetzungskrankheiten (Ekzem, Rhinitis allergica, Asthma bronchiale, Migräne) sich auf verschiedene medizinische Fächer verteilen. Trotz dieser Schwierigkeit gelang es, 124 Eczema infantum-Patienten im Alter von 14 Jahren und darüber nachzuuntersuchen. Unseren Ergebnissen liegt das gleiche Krankengut zugrunde, wie es von OEHME (S. 358) anhand von Fragebogen ausgewertet wurde. Beide Methoden — Nachuntersuchungen und Fragebogenerhebung — ergeben etwas verschiedene Resultate, z. B. der Heilungsquote; beide Erhebungsmethoden bedingen eine etwas andere Auswahl aus dem Gesamtkrankengut und ergänzen sich daher gegenseitig.

Im Laufe der Untersuchungen erwies es sich als notwendig, eine Anzahl hautgesunder Kontrollpersonen mit leerer Anamnese hinsichtlich allergischer Erkrankungen vergleichend zu untersuchen; hierzu stellten sich dankenswerterweise 70 Medizin-Studenten zur Verfügung.

Neben einer genauen Inspektion des gesamten Hautorgans und einer gezielten Anamnese wurden folgende Hautfunktionsprüfungen durchgeführt:

1. Die Reaktion auf Nicotinsäurebenzylester „Rubriment", (*2, 5, 7, 8*),

2. die Größe der Histaminreaktion (*4*) (Quaddel und Erythem) nach intracutaner Injektion von 0,1 ml 1 : 20000,

3. die Reaktion auf intracutane Acetylcholininjektion (*12*) (0,1 ml der 5%igen Lösung).

Die Untersuchungen und Testungen wurden gemeinsam mit TH. GRIMMEL und zum Teil mit A. W. ENGELHARDT durchgeführt.

I. Häufigkeit allergischer Spätmanifestationen

In Abb. 1 ist zusammengestellt, wie häufig 5 der bekanntesten allergischen
Krankheiten als Fortsetzungskrankheiten des Kinderekzems aufgetreten sind.
Nur 38 von 124 Probanden (= 30%) sind von allergischen Krankheiten verschont
geblieben; die besondere Häufigkeit ekzematöser Hauterkrankungen (über 50%
der Patienten) kann auch hierbei bestätigt werden. Den häufig festzustellenden

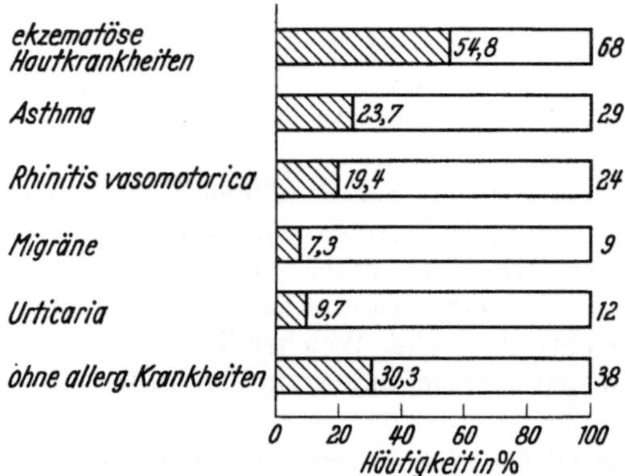

Abb. 1. Häufigkeit allergischer Krankheiten im Erwachsenen-Alter bei 124 nachuntersuchten Patienten
mit frühkindlichem Ekzem

Befund einer Kombination mehrerer allergischer Krankheiten berücksichtigt
Tab. 2. Ekzematöse Erscheinungen treten nur zum kleineren Teil für sich allein
auf, in der Mehrzahl der Fälle in Kombination mit anderen Allergosen; auch die
anderen Allergosen sind isoliert seltener als in Kombination mit dem Ekzem; eine
Kombination nichtekzematöser Allergosen untereinander wiederum ist recht selten

Tabelle 2. *Häufigkeit von Kombinationen allergischer Krankheiten
bei 124 Eczema infantum Patienten*

Keine allergische Krankheit	38	30,6%
Ekzem (allein)	28	22,6%
Ekzem + andere allergische Krankheiten	40	32,3%
Ekzem + Asthma	14	11,3%
Ekzem + Rhin. vas.	9	7,3%
Ekzem + Asthma + Rhin. vas.	9	7,3%
Ekzem + andere allergische Krankheiten	8	6,4%
Ekzem (insgesamt)	68	54,8%
Eine andere allergische Krankheit	13	11,3%
2 oder mehr andere allergische Krankheiten	5	4,0%
	124	100%

(nur in 4% der Fälle). Unter den Kombinationen steht die Gruppe „Ekzem +
Asthma" mit 11% an der Spitze, während die Kombination des Ekzems mit
Rhinitis allergica oder beiden Erkrankungen etwa gleich häufig vorkommt. Der
Symptomenkomplex Ekzem-Asthma-Rhinitis allergica wurde also in mehr oder
weniger vollständiger Ausprägung bei 32 von 124 Nachuntersuchten (= 26%)
gefunden.

In 14 Fällen (= 11%) waren die Spätmanifestationen allergischer Erkrankungen so schwer, daß eine ausgesprochene *berufliche Behinderung* eintrat. In 13 Fällen handelte es sich um ein Handekzem, und zwar bei 6 Frauen und 7 Männern. 3 der Frauen berichteten über eine Behinderung bei der Hausarbeit; 3 weitere bei beruflicher Tätigkeit als Friseuse, als kaufmännische Angestellte der Lebensmittelbranche bzw. als Lederanstreicherin einer Schuhfabrik; die beiden letzteren hatten ihren Beruf wechseln müssen und sind jetzt als Packerinnen tätig. Unter den Männern fanden sich je ein Beamter und kaufmännischer Angestellter, die durch das Handekzem sogar bei Schreib- und Büroarbeit beeinträchtigt wurden. Weitere Behinderung wurden von einem Drogisten bei Fotoarbeiten berichtet, von einem Seemann bei Anstreicherarbeiten auf dem Schiff, einem Former beim Umgang mit Formsand und einem Landwirt bei landwirtschaftlicher Arbeit. Ferner ist noch ein Polsterer zu erwähnen, der seinen Beruf aufgeben mußte, da Polsterstaub Asthmaanfälle auslöste.

Zusammenfassend ergibt sich also in über 10% der nachuntersuchten Patienten eine deutliche, den Beruf störende Behinderung. Dadurch wird die soziale Bedeutung der Spätfolgen des frühkindlichen Ekzems beleuchtet.

II. Versuch einer Aufgliederung nach Art der ekzematösen Krankheitserscheinungen

Man nimmt allgemein an, daß dem frühkindlichen Ekzem hinsichtlich späterer Hautkrankheiten drei Manifestationen folgen können (*9*): die Neurodermitis, das seborrhoische Ekzem und die sog. Ichthyosis vulgaris. Wir versuchten in Nachprüfung dieser Anschauung zu klären, wie häufig diese drei Fortsetzungskrankheiten noch im Erwachsenenalter gefunden werden, gegebenenfalls welche Ekzemtypen bei Spätmanifestation an der Haut vorkommen.

Dieses Ziel wurde auf vier verschiedenen Wegen zu erreichen versucht:

1. durch morphologisch-klinische Diagnostik, wenn bei Nachuntersuchung Krankheitserscheinungen vorhanden waren;

2. durch Hautfunktionsproben mittels Rubriment, Histamin und Acetylcholin,

3. durch Berücksichtigung einiger dermatologischer Nebenbefunde (sog. „Kleinigkeitsdiagnostik"),

4. durch Auswertung anamnestischer Angaben über Unverträglichkeitserscheinungen gegenüber banalen Umweltnoxen (Sonnenbestrahlung, Kontakt mit Wolle, Seife oder Heftpflaster).

Auf Punkt 1 und 3 sei etwas näher eingegangen.

a) Morphologisch-klinische Diagnostik vorhandener Krankheitserscheinungen. Zur Zeit der Nachuntersuchung waren bei 124 Probanden in 66 Fällen keinerlei Krankheitserscheinungen an der Haut nachweisbar. Eine Statistik darüber, mit welcher Häufigkeit bei den restlichen 58 Fällen die einzelnen Ekzemformen vorgefunden wurden, stößt auf mancherlei Abgrenzungsschwierigkeiten. Der wesentliche Grund hierfür lag darin, daß etliche Patienten nur geringfügige und auch wenig charakteristische Krankheitserscheinungen aufwiesen. Hier kann die diagnostische Zuordnung bis zu einem gewissen Teil Ermessensfrage werden und mehr unsere Auffassung über die verschiedenen Ekzemformen als den objektiven Befund widerspiegeln.

Unter dieser einschränkenden Voraussetzung ergeben sich etwa folgende Zahlen:

klassische Neurodermitis . . . . 17 Fälle

ausgesprochenes mikrobiell-seborrhoisches Ekzem . . . . 8 Fälle

geringfügige und wenig charakteristische lichenifizierte Ekzeme . . 25 Fälle

Ichthyosis vulgaris . . . . 6 Fälle

Psoriasis vulgaris . . . . 2 Fälle

Gesamtzahl mit Erscheinungen bei der Nachuntersuchung . . . . . 58 Fälle

Wenn man den Begriff der Neurodermitis eng faßt, sind also etwa $^1/_3$ der Patienten mit manifesten Krankheitserscheinungen klassische Neurodermitiker. Faßt man aber den Neurodermitisbegriff weiter, rechnet die weniger charakteristischen lichenifizierenden Ekzeme hinzu und zählt auch die Patienten mit nur geringfügigen Hauterscheinungen mit, so würde man insgesamt 42 von 58 untersuchten Patienten (= 72%) in die Neurodermitisgruppe einordnen.

Demgegenüber treten die 8 Patienten mit eindeutigen Erscheinungen eines mikrobiell-seborrhoischen Ekzems zurück. Auch die Ichthyosis-Gruppe ist zahlenmäßig mit rund 10% geringfügig vertreten. In der Literatur ist verschiedentlich die Frage der Zugehörigkeit der Ichthyosis vulgaris zu den Fortsetzungskrankheiten des kindlichen Ekzems bzw. der Zusammenhang mit der Neurodermitis diskutiert worden. Das eindeutige Vorfinden von 6 Patienten mit Ichthyosis vulgaris verdient daher besondere Erwähnung.

b) Berücksichtigung sog. „Kleinigkeitsdiagnostik". Im Rahmen der Nachuntersuchung wurde auf folgende dermatologische Einzelbefunde geachtet, ihr Vorhandensein oder Fehlen sorgfältig registriert:

1. Ceratosis follicularis spinolosa („Spinulosismus" oder auch „Spinulismus" genannt),
2. zahlreiche Follikulitiden, insbesondere am Rücken und am Kopf,
3. Acne vulgaris
4. Acrocyanose
5. ichthyosiforme Schuppung, insbesondere an den Streckseiten der Oberarme, Ober- und Unterschenkel.

In Abb. 2 ist die Häufigkeit dieser Einzelsymptome bei dem Eczema infantum-Kollektiv und dem Kontrollkollektiv vergleichend gegenübergestellt. Spinulosismus, Follikulitiden und ichthyosiforme Schuppung werden in der Eczema infantum-Gruppe signifikant häufiger vorgefunden als in der Kontrollgruppe. Die Acne dagegen und die Acrocyanose zeigen keine nennenswerten Häufigkeitsunterschiede.

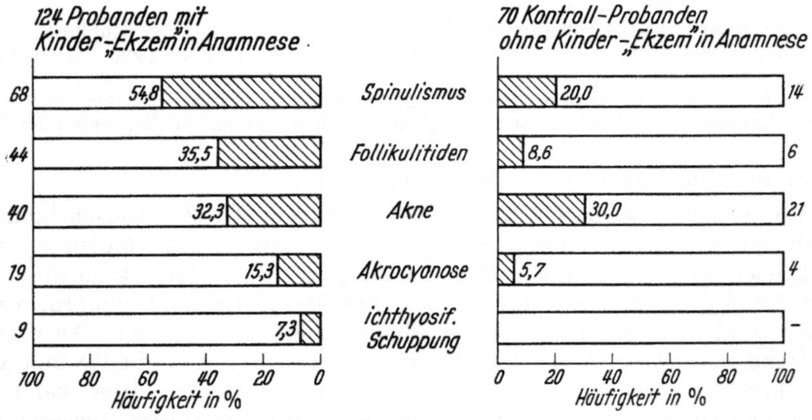

Abb. 2. Häufigkeit einiger dermatologischer Einzelbefunde bei der Nachuntersuchung von 124 Patienten mit frühkindlichem Ekzem und von 70 gesunden Kontroll-Probanden mit „leerer" Anamnese

Der auffälligste Unterschied wird anhand des Symptomes Ceratosis follicularis spinulosa beobachtet. Ein stärkerer Spinulosismus, besonders an Oberarm und Oberschenkel, mit sehr zahlreichen Hyperkeratosen, so daß die Haut ein grobes reibeisenähnliches Tastbild ergibt, fand sich nur in der Eczema infantum-Gruppe und war bei den 70 Kontrollprobanden nicht vorhanden. In letzter Gruppe waren nur Keratosen geringeren Grades und wesentlich seltener vertreten. Wir möchten daher meinen, daß der stark ausgeprägte Spinulosismus ein recht beachtlicher Hinweis auf das Vorliegen eines Eczema infantum in der Anamnese ist.

c) Zusammenfassende Auswertung aller Befunde. Eine Zusammenfassung der morphologisch klinischen Befunde, der Funktionsprüfungen, der sog. „Kleinigkeitsdiagnostik" sowie der Unverträglichkeitserscheinungen wurde in der Weise vorgenommen, daß die korrelative Verknüpfung der Einzel-Tatbestände geprüft wurde.

Von den Ergebnissen, die an anderer Stelle ausführlich publiziert werden, sei erwähnt, daß die anämische Rubrimentreaktion und gehäufte Follikulitiden, ferner auch Sonnenunverträglichkeit und Weißreaktion auf Acetylcholin negativ korreliert sind, d. h. sich gegenseitig in etwa ausschließen. Andererseits sind anämische Rubrimentreaktion und Acetylcholin-Weißreaktion — beide charakteristisch für die Neurodermitis — positiv korreliert. Ein signifikantes Parallelgehen zeigen auch Follikulitiden und Sonnenunverträglichkeit. Anhand des gleichzeitigen Vorkommens der beiden letzten Kriterien wurde versucht, den seborrhoischen Konstitutionstyp zu erfassen — mangels eines anderen geeigneten Testkriteriums.

Berücksichtigt man diese Gesichtspunkte, so ergibt sich unabhängig von der zufälligen Manifestation von krankhaften Hauterscheinungen bei den Nachuntersuchungen etwa folgende Aufgliederung:

30% ohne allergische Fortsetzungskrankheiten,

55% mit ekzematösen Hauterscheinungen;

diese 55% teilen sich etwa auf in:

18% mit ausgeprägter schwerer Neurodermitis,

16% mit leichteren lichenifizierenden Ekzemen, besonders an den Händen,

15% mit ausgesprochenem mikrobiell-seborrhoischen Ekzem,

6% mit Ichthyosis vulgaris (einschl. Eczema in ichthyotico).

Literatur

(1) BODDIN, M.: Med. Klin. **1930**I, 270. — *(2)* BOLTE, O.: Hautarzt **3**, 304 (1952). — *(3)* BRUNSTING, L. A.: Arch. Derm. **34**, 935 (1936).

(4) ENGELHARDT, A. W., J. FUNK u. H.-J. HEITE: Arch. klin. exp. Derm. **207**, 339 (1958).

(5) FRIEDRICH, H., u. F. AICHINGER: Derm. Wschr. **1950**, 881.

(6) GRAYSON, L. D., and H. M. SHAIR: Ann. Allergy **17**, 57 (1959).

(7) HEITE, H.-J., u. G. WEBER: Arch. klin. exp. Derm. **204**, 327 (1957); HEITE, H.-J., u. F. F. DOERR: Arch. klin. exp. Derm. **204**, 543 (1957).

(8) ILLIG, L.: Derm. Wschr. **1952**, 753.

(9) KORTING, G.: Zur Pathogenese des endogenen Ekzems. Stuttgart: Georg Thieme 1954.

(10) PURDY, M. J.: Brit. med. J. **4824**, 1366 (1953).

(11) RÖSCH, E.: Das Schicksal des Patienten mit exsudativem Ekzematoid (Rost). Diss. Freiburg 1937.

(12) STÜTTGEN, G., u. H. KRAUSE: Allergie u. Asthma **3**, 206 (1957).

(13) VOWLES, M., R. P. WARIN and J. APLEY: Brit. J. Derm **67**, 53 (1955).

(14) WORINGER, P.: Das Säuglingsekzem. Stuttgart: Wiss. Verlagsgemeinschaft 1943; Mschr. Kinderheilk. **85**, 348 (1940/41).

2c. Säuglingsekzem
(Eczema infantum und Dermatitis seborrhoides)

Von

J. OEHME

Mit 2 Abbildungen

Das Ekzem des Säuglings ist keine einheitliche Krankheit. MORO (*8*) hat die Dermatitis seborrhoides vom Eczema infantum auf Grund des Zeitpunktes seines Auftretens, des Ausfalles allergischer Teste und morphologischer Kriterien abgetrennt. Diese Abtrennung erfolgte vor allem nach pathogenetischen Gesichtspunkten; prognostische Argumente konnten erst einige Jahre später beigebracht werden. WORINGER (*13, 14*) hat auf die unterschiedliche Prognose beider Erkrankungen zuerst aufmerksam gemacht. Verwertbare Nachuntersuchungen über das Spätschicksal dieser Kinder liegen aber nicht vor, da alle Erhebungen bisher den Verlauf des Säuglingsekzems nicht getrennt darstellten (*7, 10, 11*).

Unsere Erhebungen mittels Fragebogen erstreckten sich auf 161 Säuglinge mit Eczema infantum und 79 Säuglinge mit Dermatitis seborrhoides, die in den Jahren 1921—53 stationär behandelt wurden. Bei der Nachuntersuchung waren 5—37 Jahre verflossen, beim Gros der Patienten lag die Erkrankung 15—30 Jahre zurück.

1. Eczema infantum

Beim Säuglingsekzem werden Knaben doppelt so häufig befallen wie Mädchen. Das Manifestationsalter hat einen Gipfel zwischen dem 5. und 7. Lebensmonat (Abb. 1); dieser liegt später als bei der Dermatitis seborrhoides. Für die Beurteilung des Verlaufes ist es zweckmäßig, das universelle Säuglingsekzem und das Gesichtsekzem gesondert zu besprechen.

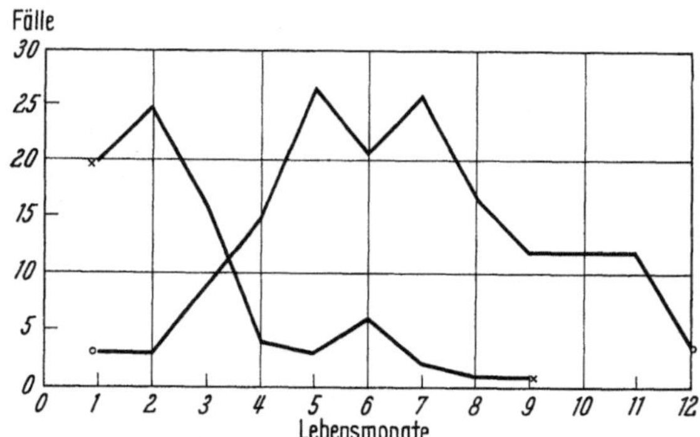

Abb. 1. Manifestationsalter des Eczema infantum (161 Fälle) o——o und der Dermatitis seborrhoides (79 Fälle) x——x

Unter unseren 161 Patienten mit Eczema infantum befinden sich 146 mit einem universellen Ekzem, von denen 100, d. h. $^2/_3$ der Fälle, ausheilten. Im einzelnen wurden bis zum 2. Lebensjahr 53,4%, nach 6jähriger Krankheitsdauer 62,1% von seiten der Haut beschwerdefrei; später heilten noch weitere Fälle (Abb. 2). Die Besserung kann ohne ersichtlichen Grund, aber auch nach Infektionskrankheiten, besonders Masern und Scharlach, nach Impfungen und während der Schwangerschaft auftreten; Verschlechterungen während dieser Zeiten sind seltener.

Insgesamt stehen den 100 geheilten 46 ungeheilte Fälle gegenüber. Dabei ist allerdings zu bedenken, daß unter der Rubrik „ungeheilt" Patienten verschiedenen Schweregrades zusammengefaßt sind.Vielfach wird von einer deutlichen Besserung berichtet (38 Fälle), während nur in 9 Fällen eine Verschlechterung bzw. ein Übergang in eine Neurodermitis angegeben wird.

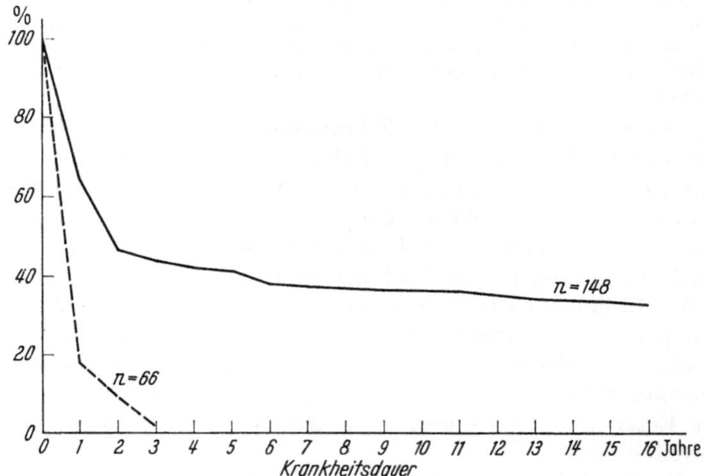

Abb. 2. Abheilung des beim Eczema infantum —— und der Dermatitis seborrhoides - - - -

Bei unseren Probanden beobachteten wir einen sog. Ekzemtod [Lit. bei (2)] nur einmal als Folge einer Sepsis. Dieser wurde früher mit dem Status thymico-lymphaticus bzw. der Tetanie in Beziehung gebracht; offenbar kann er Folge umfangreicher Salbenverbände und dadurch behinderter Exsudation sein. Der Ekzemtod wird heute seltener beobachtet, zumal auch die interstitielle Myokarditis als Folge einer Diphtherieintoxikation keine Rolle mehr spielen dürfte.

Tabelle 1. *Eczema infantum* (161 Patienten)

Zusätzlich	Universelles Ekzem		Gesichtsekzem	
	Geheilt	Ungeheilt	Geheilt	Ungeheilt
	100	46	13	2
Asthma	22	12	—	—
Urticaria . . .	8	4	—	—
Heuschnupfen .	14	10	—	—

Allergische Folgekrankheiten wie Asthma, Nesselfieber und Heuschnupfen beobachteten wir in gleicher Häufigkeit bei den Geheilten und Ungeheilten, insgesamt 70 mal (Tab. 1). Das spätere Auftreten allergischer Folgekrankheiten kann durch die Hormonbehandlung des Ekzems nicht verhindert werden (1). 23% unserer Patienten mit universellem Ekzem bekamen später Asthma. Dieser Prozentsatz stimmt gut mit den Angaben anderer Autoren überein (3, 6, 11); englische Untersucher fanden bei ihren katamnestischen Erhebungen 30—50% Asthma (9, 12). Meist tritt das Asthma auf, wenn das Ekzem sich bessert, manchmal erst nach einem mehrjährigen Intervall; beide Krankheiten können sich aber auch unmittelbar abwechseln. Die Heilungsaussichten des Asthmas sind dabei etwas ungünstiger, wenn es mit Ekzem alternierend vorkommt (4, 5).

Prognostisch günstiger als das universelle ist das im Gesicht lokalisierte Ekzem. Moro spricht von „verhältnismäßig guten Heilungsaussichten". Von unseren 15 Fällen blieben nur 2 ungeheilt; die bessere Prognose wird noch deutlicher durch das Fehlen allergischer Folgekrankheiten (Tab. 1).

2. Dermatitis seborrhoides

Die Dermatitis seborrhoides ist eine typische Dermatose des 1. Trimenons und befällt die Geschlechter ohne Unterschied. Das Alter bei Krankheitsbeginn weist in unserem Krankengut einen Gipfel im 2. Lebensmonat auf (Abb. 1). Eine Rechtfertigung für die Abtrennung dieser weniger mit Seborrhoe als vielmehr mit Parakeratose einhergehenden Hauterkrankung vom Ekzem ist außer den schon genannten Kriterien in den deutlichen prognostischen Unterschieden zu sehen.

In 80% unserer Fälle heilt die Erkrankung bereits im 1. Lebensjahr, ein kleiner Rest folgt im 2.—3. Lebensjahr (Abb. 2). Mehrfach wird noch heute über starke Schuppenbildung am Kopf geklagt. Auch bei der Generalisationsform, der Leinerschen Erkrankung, besteht nur einmal von 9 Fällen eine Hautüberempfindlichkeit (Hg-Dermatitis nach Anwendung von „grauer Salbe"). Allergische Folgekrankheiten fehlen bei der Dermatitis seborrhoides im Gegensatz zum Ekzem fast völlig. Von den 79 Fällen hatten später nur je 2 Nesselsucht und Asthma. Es muß nachträglich in Zweifel gezogen werden, ob bei diesen Fällen statt der Dermatitis seborrhoides in Wirklichkeit nicht ein Eczema infantum vorgelegen hat.

Zusammenfassend gestatten unsere langfristigen Beobachtungen an 161 Patienten mit Eczema infantum und 79 Patienten mit Dermatitis seborrhoides folgende Feststellungen:

1. Beim Eczema infantum heilen $^2/_3$ der Fälle, bevorzugt in den ersten 2 Jahren. Allergische Folgekrankheiten sind häufig; in 23% unserer Fälle wurde Asthma beobachtet. Die Prognose des Gesichtsekzems ist besser, besonders auch, weil Asthma und andere Allergosen als Folgekrankheit nicht beobachtet wurden.

2. Die Dermatitis seborrhoides heilt zu 80% im ersten Lebensjahr, der Rest bis zum 3. Lebensjahr. Allergische Folgekrankheiten sind selten.

Literatur

(1) Debré, R., P. Mozziconacci, N. Masse et N. Dupny-Joie: Traitement de l'eczéma du nourrisson. Arch. franç. Pédiat. **13**, 1 (1956).

(2) Garsche, R.: Der plötzliche Tod im Kindesalter. Ergebn. inn. Med. Kinderheilk. N. F. **1**, 171 (1949). — (3) Grayson, L. D., and H. M. Shair: Atopic Dermatitis: a review of eight years. Ann. Allergy **17**, 57 (1959).

(4) Harnack, G. A. v., u. B. Panten: Asthma bronchiale im Kindesalter. Mschr. Kinderheilk. **105**, 255 (1957).

(5) Mai, H.: Katamnesen kindlicher Asthmatiker. Münch. med. Wschr. **93**, 1006 (1951). — (6) Meenan, F. O.: Prognosis in infantile eczema. Irish J. Med. Sci. **378**, 79 (1959). — (7) Moro, E., u. L. Kolb: Über das Schicksal von Ekzemkindern. Mschr. Kinderheilk. **9**, 428 (1910). — (8) Moro, E.: Ekzema infantum und Dermatitis seborrhoides. Berlin: J. Springer 1932.

(9) Purdy, M. J.: The long-term prognosis in infantile ekzema. Brit. Med. J. **I, 1366**, (1953).

(10) Rost, G. A., and A. Marchionini: Asthma-Ekzem, Asthma, Prurigo und Neurodermitis als allergische Hautkrankheiten. Würzburger Abhandlungen Bd. 27, H. 10. Leipzig: C. Kabitzsch 1932. — (11) Rösch, E.: Das Schicksal der Patienten mit exsudativem Ekzematoid (Rost). Inaug. Diss. Freiburg 1937.

(12) Vowles, M., R. P. Warin and J. Aplex: Infantile eczema: Observations in natural history and prognosis. Brit. J. Derm. **67**, 53 (1955).

(13) Woringer, P.: Studien über Säuglingsekzem. Mschr. Kinderheilk. **85**, 348 (1940/41).— (14) Woringer, P.: Das Säuglingsekzem. Stuttgart: Wiss. Verlagsgesellschaft 1943.

3a. Cöliakie

Von

W. Rupp

Mit 1 Abbildung

Bis zur Entdeckung der Gluten-Intoleranz war eine exakte Diagnose der Cöliakie nicht möglich, weil die „idiopathische Cöliakie-Krankheit" von anderen Formen der chronischen Verdauungsinsuffizienz nicht sicher abzutrennen war. Auch besteht keine Einigkeit über die Berechtigung des verwirrenden Begriffes „Cöliakie-Syndrom". In älteren Publikationen werden die Bezeichnungen primäre und sekundäre Formen des Cöliakiesyndroms verwendet (1). Bei Beurteilung prognostischer Angaben in älteren Arbeiten muß darum immer bedacht werden, daß kein einheitliches Krankengut vorlag. Erst ab 1938 wurde die große Gruppe der cystischen Pankreasfibrose aus dem Cöliakiesyndrom ausgeklammert. Eine weitere Schwierigkeit liegt in den verschiedenen Diätformen, welche je nach Ansicht über die Pathogenese wechselten. Nur so sind die großen Unterschiede in Letalität und Prognose, welche sich in der Literatur finden, zu erklären.

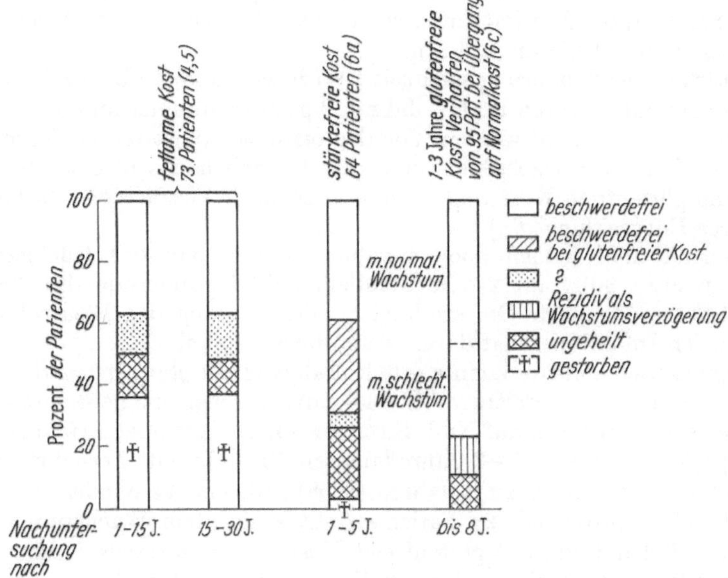

Abb. 1. Prognose der Cöliakie in Abhängigkeit von der Art der Ernährung (s. Text)

Vor 1939 betrug die durchschnittliche Letalität von Kindern mit Cöliakie 15% (4), schwankte aber in weiten Grenzen zwischen 0 und 50% (6b). In England wurde bis etwa 1947 die Auffassung vertreten, daß Fett der schädliche Nahrungsbestandteil sei. Die schlechten Erfolge der *fettfreien Diät*, die im Kohlenhydratanteil nicht beschränkt war, dokumentiert sich in Letalitätsziffern bis zu 30% (6b).

Bei Untersuchungen von 32 Patienten nach 4—19 Jahren war kein einziger geheilt. Bei fettarmer oder normaler Kost hatten 5 Patienten dauernde und 14 intermittierende Durchfälle. 15 Patienten litten an Bauchkoliken. 19 Patienten waren mehr als 10% untergewichtig; ferner bestand eine statistisch signifikante Untermaßigkeit von durchschnittlich 7%. Bei allen Kindern waren röntgenologische und biochemische Zeichen der Cöliakie nachweisbar (2).

Bei Nachuntersuchungen nach einem längeren Zeitraum ergibt sich folgendes Bild (Abb. 1): Von Hardwick (*4*) wurden 1939 73 Kinder, welche zwischen 1923 und 1938 wegen Cöliakie stationär behandelt worden waren, nachuntersucht. Über ein Drittel war verstorben, 14% litten an Cöliakie, 14% waren bis zu 3 Jahre und 23% über 3 Jahre lang beschwerdefrei. Über den Rest waren keine Angaben zu erhalten. — 15 Jahre später, nämlich 1956, konnten von den 37 Überlebenden noch 25 nachuntersucht werden (*5*). Ein Patient war in der Zwischenzeit verstorben, 11 konnten nicht mehr ermittelt werden. 4 Patienten hatten immer noch dauernde oder rekurrierende Beschwerden, bei 4 weiteren wurden Resorptionsstörungen im Darm nachgewiesen. Von diesen 8 Patienten war die Hälfte 15 Jahre zuvor als „über 3 Jahre geheilt" bezeichnet worden. Auch die beschwerdefreien Patienten waren untermaßig und untergewichtig. Bei den Frauen war die Menarche, bei den Männern die Ausbildung der sekundären Geschlechtsmerkmale verzögert (*5*).

Ähnlich ungünstig wie die Ergebnisse dieser Nachuntersuchungen sind auch die Angaben, welche von Erwachsenen mit einheimischer Sprue (idiopathische Steatorrhoe) erhalten wurden: Etwa ein Drittel hatte schon im Kleinkindesalter eine chronische Verdauungsinsuffizienz (*5*).

Im Gegensatz zu den englischen Ansichten wurde besonders von Herter und seinen Schülern Howland und Haas eine *stärkefreie Diät* empfohlen (*3a*). Von 191 mit Bananendiät behandelten Kindern konnten nach 1—1¹/₂ Jahren 190 „klinisch geheilt" werden, d. h. sie zeigten bei Normalkost gutes Gedeihen und normale Stühle (*3b*). Durch die von Fanconi (*1*) angegebene Früchte-Gemüse-Diät konnte die Letalität zwar auch gesenkt werden, die Spätergebnisse sind aber nicht so günstig: Von 22 im Kinderspital Zürich behandelten Patienten waren im Alter von 17—30 Jahren 14 beschwerdefrei, 7 gebessert und 1 litt an idiopathischer Steatorrhoe. Alle Patienten wiesen jedoch noch geringe Störungen der Darmfunktion und Fettoleranz auf (*7*).

Unter stärkefreier Ernährung sank seit 1947 in England die Letalität auf etwa 2%. Von 64 Patienten waren nach 5 Jahren 2 gestorben (einer an einem Unfall) und 3 konnten nicht erreicht werden. Von den restlichen 59 waren bei Normalkost 25 beschwerdefrei, aber wachstumsverzögert, 15 gediehen schlecht. 19 Kinder erhielten eine glutenfreie Kost und zeigten auch nach Zusatz von Stärke keine Störung ihrer Entwicklung (*6a*).

Abschließend muß jedoch noch erwähnt werden, daß der Rückgang der Letalität von etwa 30% auf 2% nicht allein auf die Änderung der Diätform zurückgeführt werden darf. Die erfolgreiche Bekämpfung der Elektrolytkrisen und bakteriellen Infektionen hat daran wesentlichen Anteil.

Die Prognose der Cöliakie konnte seit Einführung der *glutenfreien Kost* durch die Verfasser des folgenden Beitrages (S. 364) ganz entscheidend gebessert werden. Die Letalität sank praktisch auf Null. Sheldon (*6*) verfügt über Erfahrungen an 95 Cöliakiepatienten, welche 1—3 Jahre lang seit 1950 glutenfrei ernährt wurden. Bei Nachuntersuchungen bis zu 8 Jahren (1958) gediehen 44 Kinder auch unter Normalkost zufriedenstellend. 28 Patienten mit schlechtem Wachstum mußten einer weiteren Behandlung mit glutenfreier Kost von mindestens 1 Jahr Dauer zugeführt werden, unter welcher sich das Wachstum jedoch nicht beschleunigte. Diese Kinder hatten teils auch kleinwüchsige Eltern. — Bei den restlichen 23 Kindern kam es unter Normalkost zum Rückfall: Bei 11 von ihnen traten alle typischen Symptome wieder auf, bei weiteren 12 war der ungünstige Einfluß der glutenhaltigen Nahrung nur an der Wachstumsverzögerung zu erkennen. Alle 23 Kinder besserten sich unter neuerlicher glutenfreier Kost. Als jedoch nach einem Jahr wieder Normalkost verabreicht wurde, blieben nur 7 Patienten unauffällig, bei 8 kam es zum zweiten Rückfall (*6c*).

Demnach liegt noch keine Entscheidung über die Frage vor, wie lange die glutenfreie Kost gegeben werden muß, d. h. ob es Cöliakiekranke gibt, bei denen die Diät über viele Jahre nicht abgesetzt werden darf.

Literatur

(*1*) FANCONI, G.: Der intestinale Infantilismus und ähnliche Formen der chronischen Verdauungsstörung. Ihre Behandlung mit Früchten und Gemüsen. Jb. Kinderheilk. Beih. **21**, 1 (1928).

(*2*) GERRARD, J. W., C. A. C. Ross, R. ASTLEY, J. M. FRENCH and J. M. SMELLIE: Celiac disease: is there natural recovery? Quart. J. Med. **24**, 23 (1955).

(*3a*) HAAS, S. V.: The value of the banana in the treatment of celiac disease. Amer. J. Dis. Child. **28**, 421 (1924). — (*3b*) HAAS, S. V., and M. P. HAAS: The treatment of coeliac disease with the specific carbohydrate diet. Report on 191 additional cases. Amer. J. Gastroent. **23**, 344 (1955). — (*4*) HARDWICK, C.: Prognosis in celiac diesease. Arch. Dis. Childh. **14**, 279 (1939).

(*5*) LINDSAY, M. K. M., B. E. C. NORDIN and A. P. NORDMAN: Late prognosis in coeliac disease. Brit. med. J. 1956I, 14.

(*6a*) SHELDON, W., and D. LAWSON: The management of coeliac disease. Lancet 1952II, 902. — (*6b*) SHELDON, W. Prognosis of celiac disease with particular reference to growth. Gt. Ormond St. J. **1956**, 31. — (*6c*) SHELDON, W.: Celiac disease. Kenneth D. BLACKFAN Memorial lecture. Pediatrics **23**, 132 (1959).

(*7*) ZELLWEGER, H., and P. LÄUCHLI: Herterscher Infantilismus und Sprue. Katamnestische Untersuchungen von 22 Coeliakiepatienten. Helv. paediat. Acta **5**, 330 (1950).

3b. Celiac Disease

By

H. A. WEIJERS, W. K. DICKE and J. H. VAN DE KAMER

Since the first description of celiac disease by GEE in 1888, various opinions have been published as regards the prognosis of this disease. As the treatment of this affection changed so very drastically after DICKE's demonstration of the deleterious influence of wheat gluten in 1950, the prognosis has also undergone a profound change.

Since 1950 several publications dealing with the prognosis have appeared, for example by GERRARD and co-workers (1955), by SHELDON (1959) and by VAN LOOKEREN CAMPAGNE (1959).

When the present prognosis is considered, the following facts should be taken into account. Of late the disease has apparently been undergoing a change in the sense that the cases for treatment are not only considerably fewer in number but also of a far milder type, so that the clinical picture is much less clear than in the period 1945—1955, when many serious cases were observed. The consequence of all this is that at present it is often far from simple to establish the diagnosis.

It is, therefore, a primary requirement to adhere rigidly to the accepted criteria for idiopathic celiac disease, in order to prevent confusion — also as regards the prognosis.

The following signs and symptoms are characteristic for celiac disease:

1. infantilism and dystrophy;
2. voluminous, foul-smelling fatty stools;
3. general hypotonia with swollen abdomen;
4. a typical psychic condition.

The diagnosis of idiopathic celiac disease should not be made unless *all* these signs and symptoms are present, and pancreas fibrosis, abdominal lymph node blockade, biliary and hepatic disturbances etc. have been excluded as causes of the manifestations mentioned above.

We believe that it is of great importance to define the diagnosis as clearly as possible, because the treatment and the prognosis of idiopathic celiac disease are confused by the fact that clinical pictures closely resembling celiac disease but essentially different are often taken for celiac disease. For example, chronic diarrhea caused by ganglioneuroma is described as a celiac-disease-like picture, but without justification, because it is not attended by steatorrhea. The same is true of starch intolerance and some forms of milk allergy. Special care should, therefore, be taken in the demonstration of the steatorrhea.

It is, further, our experience that the patients who conform to all diagnostic criteria, are also without exception sensitive to wheat. It should, however, be borne in mind that sometimes it may take up to two months before a manifest reaction to wheat arises: this is true especially of the mild cases seen at the present time.

The following statements on the prognosis of idiopathic celiac disease refer only to cases with the above mentioned criteria.

As wheat gluten causes the signs and symptoms to become manifest and this substance is the decisive factor in the course of the disease, it is no wonder that the prognosis is absolutely favourable provided the patients are kept on a wheat-free diet; this opinion is shared by GERRARD, SHELDON, VAN LOOKEREN CAMPAGNE. Although the sensitivity to wheat of patients with celiac disease is based on a constitutional disorder, it appears that some of the patients need not remain on a wheat-free diet for the whole of their lives. In other words, in some cases the prognosis remains equally good when, in the long run, wheat is used again. This depends, however, on the time at which the wheat gluten is added again to the diet. Experience has taught us that it is not possible to re-introduce wheat with impunity before the dystrophy, the infantilism, the voluminous foul-smelling fatty stools, the hypotonia, the swollen abdomen, as well as the typical mental state have entirely disappeared. If this rule is not adhered to, relapses are to be feared though these may not arise for a long time. In some patients a slight steatorrhea will gradually develop again after a long period of vague abdominal complaints, whilst other patients will suffer chiefly from renewed psychic difficulties.

However, great care is also necessary when wheat is added to the diet again after every sign or symptom has disappeared, for it will now be revealed whether the patient is only compensated, i. e., free from signs and symptoms because his diet did not contain any wheat gluten, or cured, which means that the constitutional defect has been corrected. In the first case the reintroduction of wheat will eventually cause relapses, mainly resulting in stunting of growth; in the second case no difficulties will arise in any respect, even in the long run. If these relapses occur — it may take years before they become manifest — they can be counteracted by re-introducing a wheat-free diet.

The conclusion is that the prognosis is absolutely favourable provided the wheat-free diet is continued long enough. It is wrong to add wheat to the diet again until all signs and symptoms of the disease have disappeared.

After the re-introduction of wheat the patient must remain under accurate observation for some years to find out whether he is only compensated or really cured.

References

(1) GERRARD, J. W., C. A. C. ROSS and J. M. SMELLIE: Coeliac disease. Results of late treatment with gluten-free wheat diet. Lancet **268**, 587 (1955).

(2) SHELDON, W.: Celiac disease. Pediatrics **23**, 132 (1959).

(3) LOOKEREN CAMPAGNE VAN, W.: Een enquête bij coeliakiepatienten (An enquiry in coeliac disease patients). Academical Thesis Leyden 1959.

4a. Acute rheumatic fever

By

P. Hall

With 4 Figures

The prognosis in acute rheumatic fever can be divided into two parts, the early prognosis or the mortality during the acute attack, and the late prognosis, or, in other words, the incidence of rheumatic heart disease (R. H. D.) after acute rheumatic fever. The figures given in the literature vary (*1, 2, 5, 6, 8, 11*). This can be explained by the fact that the frequency of the disease is decreasing and differs in incidence not only in different parts of the world, but also in different regions of the same country (*7, 9, 15, 16*).

For example, the forms of acute rheumatic fever in Western Europe are mild compared with the malignant forms in Mexico (*10*). In addition, the materials on record differ from one another in composition. It is, therefore, difficult to give a survey of the literature in a few words. A recent review of the literature (*14*) is concluded by the following remark: "The need continues for well conducted, large scale epidemiologic studies in rheumatic disease...." The surveys available have been either large scale population studies, which represent an adequate cross section of the public, but lack diagnostic accuracy, or community, hospital or clinical surveys with accurate diagnosis but inadequate population coverage. In Malmö in the southern part of Sweden there are no private clinics or private hospitals but a single town hospital serving the entire population of 210,000 inhabitants. The hospital,

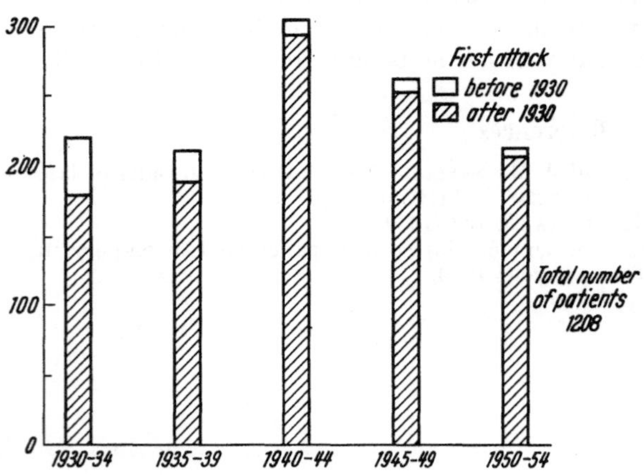

Fig. 1. Acute rheumatic fever

a teaching hospital of the University of Lund, has had, at least in the department of medicine, a high autopsy rate — 95%, which has enabled us to check the accuracy of the clinical diagnosis fairly well. From discussions we have had with colleagues from other countries, we have got the impression that this is a rather unique set-up, and we have tried to extract as much information as possible out of it. Preliminary reports on this work have been published by G. Biörck (*3, 4*).

During the years 1930—54 a diagnosis of acute rheumatic fever or chorea was made in 1,437 patients, of whom 100 (7%) had symptoms of chorea, 371 (25.8%) had symptoms from the heart and 1.208 (84.1%) had joint symptoms. It is the last mentioned group I will describe in detail.

In fig. 1 we can see the total material divided into 5 five-year groups. The solid columns represent cases with the first attack during the period and the open columns, 90 patients, those who had their first attack before 1930; as can be seen, many years may elapse between the first and the second attack. Acute rheumatic fever is becoming less common but it is interesting to note that the incidence was highest during the 1940—44 period whilst in 1935—39 the total number of cases was almost the same as in 1950—54. But the picture is quite different if we correct the figures for the increase in the population during 1930—54.

The figures to the right in table 1 show a mean standardized morbidity rate — corrections have been made as to age and sex in the population.

The incidence of acute rheumatic fever during 1940—49 is higher than 1930—39 but the figure for 1950—54 is lower than in earlier years. It is remarkable that the frequency of acute rheumatic fever decreases in the age groups 10—19 and 20—29 years.

The sex ratio in this material is 524 males: 684 females and the difference is significant. It is also remarkable that the age distribution shows a relatively high incidence of advanced age (fig. 2), which cannot be explained by the fact that 90 patients had their first attack (open columns) before 1930. — During the observation period the mean age of the males at the time of the first attack was almost constant, but for females it tended to increase.

During 1958 we reviewed all our cases, except 89 patients who had died during the period 1930—58, and 236 who could not be traced or had moved. 64% of the survivors (46% of the total material) were examined during 1953 to 1959; we found a frequency of R.H.D. around 11%. This is very low compared with the literature, even if we assume that all patients who died during the period had R.H.D.

But a very important question now arises: "How accurate has the diagnosis of acute rheumatic fever been ?"

Table 1. *Acute rheumatic fever*
1118 patients with first attack after 1930

Age	0—9	10—19	20—29	30—39	40—49	> 50	Mean standardized morbidity rate
1930—34	1,4	2,6	1,8	1,1	0,7	0,7	114,0
35—39	0,6	2,6	2,1	0,9	1,2	1,1	113,6
40—44	0,9	3,7	2,9	2,0	1,0	1,4	164,8
45—49	1,5	2,2	2,3	1,6	0,9	1,0	130,5
50—54	1,2	1,5	1,7	1,1	0,8	0,9	98,9

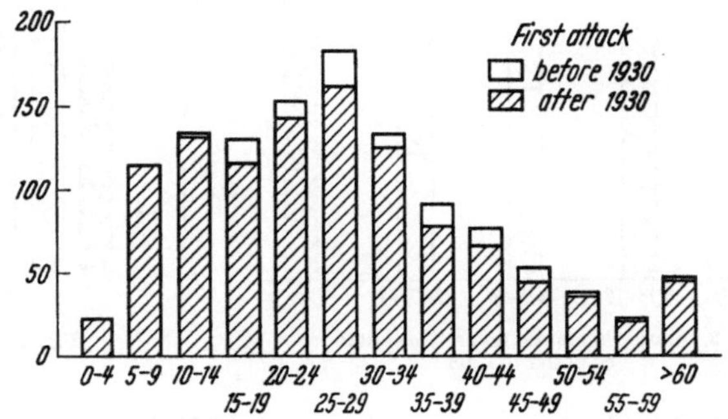

Fig. 2. Acute rheumatic fever. Total number of patients 1208.
Age distribution

Table 2. *Acute rheumatic fever*
Total number of patients 1208

	1930—34	35—39	40—44	45—49	50—54	Total number of cases
Number of patients	220	211	304	261	212	1208
Follow-up 1958						
Deaths.	26	22	23	12	6	89—7,4%
Not traced . . .	67	55	63	36	15	236—19,5%
Survivors						
Examined . . .	69	95	159	157	82	562—46,5%
Not examined .	58	39	59	56	109	321—26,6%

To judge this we divided the material into three groups.

Group A. — Patients with manifestations of acute rheumatic fever fulfilling the criteria of JONES (*13*).

Group B. — Patients with major or minor manifestations according to JONES, but not enough manifestations to satisfy the criteria. The uncertain group.

Group C. — Patients with symptoms which the clinicians had thought might be rheumatic fever, though to-day it is impossible to say from the hospital records whether the patients really had rheumatic fever. In this group the diagnosis was less reliable, though all the patients had joint symptoms. This is the very doubtful group.

Fig. 3 shows the result. It should be observed that during the last 5 year period the number of patients in all three groups is the same, while group C was continuously increasing.

Fig. 4 shows the age distribution; as expected, the most certain cases are in the low age classes, though a fair number are above 25.

The next question is the early and the late prognosis in these groups of certain, uncertain and very doubtful acute rheumatic fever. In group A there are 26 patients who died during the observation period and only 8 of them died during the acute phase — less then 2%. The corresponding figures in group B are 16 and in group C 45 patients. The figures in group A are in agreement with what may be found in the literature. The high mortality in group C is due to tuberculosis, malignant tumors or bacterial endocarditis.

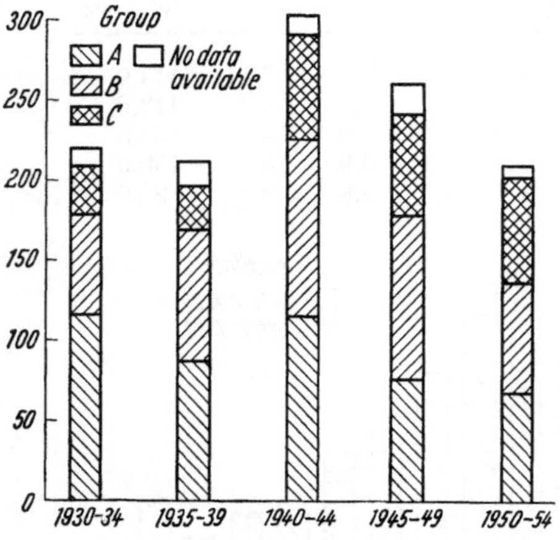

Fig. 3. Acute rheumatic fever. Total number of patients 1208

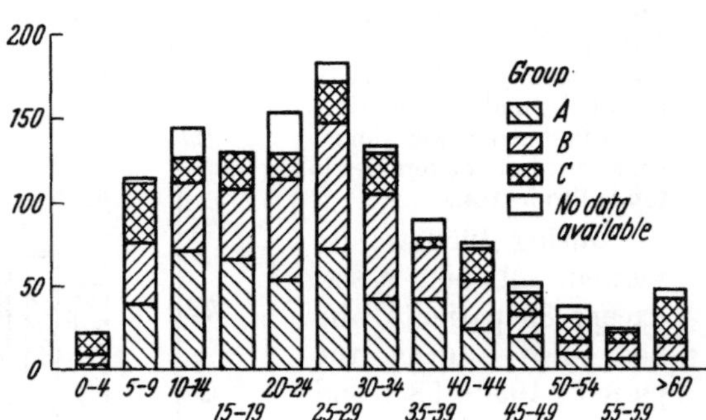

Fig. 4. Acute rheumatic fever. Total number of patients 1208. Age distribution

Table 3 gives the incidence of R.H.D. in the different groups — the late prognosis. In group A there are 20% with R.H.D., in group B 7% and in group C 1%. These frequencies of R.H.D. may be somewhat too low because we have an additional 15% in which R.H.D. is suspected but not yet proved. Group C is not rheumatic fever, if rheumatic fever is to be understood as a disease causing R.H.D.

In group A — with certain rheumatic fever — the risk of getting a further attack is 25.8% during an observation period of 5—25 years, in group B 23% and in group C 13.7%. The risk of developing R.H.D. after acute

Table 3. *Results of the follow-up examination in 562 patients with acute rheumatic fever during 1930-54*

Group	Rheumatic heart disease	Observation cases	No valvular heart disease	Number of patients
A	54	40	172	266
	20,3%	15,0%	64,7%	
B	16	29	168	213
	7,5%	13,6%	78,9%	
C	1	11	71	83
	1,2%	13,3%	85,5%	

rheumatic fever increases after every new attack and in the group with certain rheumatic fever the incidence is 50% after three attacks.

To sum up:

1. Acute rheumatic fever is becoming less common, especially in 10—30 age classes where the risk of developing R.H.D. is high.

2. The *early prognosis* is very good nowadays, less than 2% mortality. It is better to-day than it was 10 years ago.

3. The *late prognosis* or the incidence of R.H.D. after acute rheumatic fever is 20% in the certain group, but this figure can be lowered if new attacks can be prevented, for example, by penicillin (*12*), since the risk of developing R.H.D. increases with every new attack of rheumatic fever.

References

(1) ARNSÖ, E., K. BRÖCKNER-MORTENSEN and B. HASTRUP: Follow-up study of patients with rheum. f., with special reference to chronic cardiac and articular disease. Acta med. scand. **91**, 77 (1951). — (2) ASH, R.: Prognosis of rheumatic infection in childhood — a statistical study. Amer. J. Dis. Child. **52**, 280 (1936).

(3) BIÖRCK, G., and P. HALL: Follow-up studies in rheumatic fever patients. Acta rheum. scand. **1**, 119 (1955). — (4) BIÖRCK, G.: Rheumatic heart disease as a problem of preventive cardiology. Paper read at the second world congress for cardiology. J. Chron. Dis. **1**, 591 (1955). — (5) BLAND, E. F., and T. D. JONES: The delayed appearance of heart disease after rheumatic fever. J. Amer. med. Ass. **113**, 1380 (1939). — (6) BLAND, E. F., and T. D. JONES: Rheumatic fever and rheumatic heart disease: A 20 year report on 1.000 patients followed since childhood. Circulation **4**, 836 (1951).

(7) CLEMMESEN, S.: Rheumatic fever statistics in Denmark from 1878 to 1946, and their significance in prophylaxis. Acta med. scand. **243**, 109 (1949).

(8) EDSTRÖM, G.: Febris rheumatica. Eine Studie in ihrer Epidemiologie, Klinik und Prognose, mit besonderer Berücksichtigung der Verhältnisse in Schweden. Lund Berling 1935. — (9) EDSTRÖM, G.: Rheumatismens betydelse som folksjukdom i Sverige. Upsala Läk. Fören. Förh. **49**, 303 (1944).

(10) GIL, J. R.: Paper read at the symposium for consultants on rheumatic fever and rheumatic heart disease. Postgraduate Medical School. London 1958.

(11) JACOBSSON, E.: Rheumatic fever with chorea minor. Uppsala: Almquist & Wiksells. 1946.

(12) MORTIMER, E. A., and C. H. RAMMELKAMP: Prophylaxis of Rheumatic fever. Circulation **15**, 1144 (1956).

(13) RUTSTEIN, D. D., W. BAUER, A. DORFMAN, E. R. GROSS, J. A. LICHTY, H. B. TAUSSIG, and R. WHITTEMORE: Jones criteria (modified) for guidance in the diagnosis of rheumatic fever. Circulation **13**, 617 (1956).

(14) SMYTH, C. J., et al.: Rheumatism and arthritis review of American and English literature of recent years I. Ann. intern. Med. **50**, p. 366 (1959).

(15) WEDUM, A. G., and B. G. WEDUM: Rheumatic infections in Cincinnati Hospitals. Amer. J. Dis. Child. **67**, 182 (1944). — (16) WILSON, M. G., W. N. LIM and A. M. BIRCH: The decline of rheumatic fever. Recurrence rates of rheumatic fever among 782 children for twenty-one consecutive calendar years (1936—1956). J. Chron. Dis. **7**, 183 (1958).

4b. Rheumatische Herzklappenfehler

Von

F. Anschütz

Mit 4 Abbildungen

Bei der Verlaufsbeobachtung von rheumatischen Klappenfehlern fallen die großen Unterschiede der Krankheitsschwere und der Krankheitsdauer auf. Sehr kurze Verlaufszeiten erlebt man bei jugendlichen Patienten mit immer wieder rekurrierender Endokarditis und schweren 2- oder 3-Klappenfehlern, längere Krankheitsverläufe bei Knopflochstenosen ohne jeden rheumatischen Befund in Anamnese oder klinischem Status; daneben sieht man aber nicht selten Patienten, die nach einer eindeutigen rheumatischen Infektion mit bekanntem Herzfehler jahrzehntelang arbeitsfähig bleiben und erst im 6. oder sogar 7. Lebensjahrzehnt dekompensieren und sterben.

Anhand eigener Beobachtungen (*1, 2*) soll versucht werden, die Bedeutung des Klappendefektes, der anhaltenden rheumatischen Entzündung und der im Alter komplizierend hinzutretenden Arteriosklerose für den Ablauf der rheumatischen Herzklappenfehler darzulegen. Den mitgeteilten Untersuchungen liegen die Krankengeschichten von insgesamt 833 Patienten zugrunde, die in den Jahren von 1948—1959 in der Kieler Med. Klinik behandelt wurden. Von den 833 Kranken litten 540 an einem rheumatischen Herzklappenfehler, 240 an einer Kreislaufdekompensation wegen einer Kardiosklerose und 53 an einer subakuten bakteriellen Endokarditis.

Um den Ablauf der Erkrankung beurteilen zu können und um vergleichbare Zeitangaben zu erhalten, wurden folgende Zeitpunkte soweit wie möglich den Krankenblättern entnommen:

1. Das Lebensalter, in dem die zum Klappenfehler führende Grundkrankheit durchgemacht wurde.

2. Das Datum der bleibenden, die Arbeitsfähigkeit oder die Lebensgewohnheiten beeinträchtigenden Herzbeschwerden, die im weiteren Verlauf ohne oder mit nur geringen Unterbrechungen bis zur Kreislaufdekompensation führten.

3. Der Zeitpunkt der manifesten an Stauungssymptomen in Anamnese oder Befund feststellbaren Kreislaufdekompensation.

4. Datum des Todes.

Während das unter 3 und 4 genannte Datum recht genau festzulegen ist, bestehen bei der Festlegung des Zeitpunktes der ersten bleibenden Herzbeschwerden gewisse Schwierigkeiten, da die Art der Beschwerden stark von der Persönlichkeit des Kranken abhängig ist. Praktisch wurde dieser Zeitraum dadurch festgestellt, daß bei vorliegender Dekompensation gefragt wurde, wie lange der Kranke bereits sich durch seinen Klappenfehler beeinträchtigt gefühlt habe.

Auch die Feststellung des Lebensalters, in dem die zum Klappenfehler führende Grundkrankheit bestand, ist mit einem erheblichen Unsicherheitsfaktor verbunden, da die in Schüben verlaufenden Endokarditiden keineswegs bei der ersten rheumatischen Erkrankung zum Klappendefekt führen müssen, sondern auch erst zu einem späteren Zeitpunkt das Vitium verursachen können (*8*).

Leider ließen sich nicht aus allen Krankengeschichten die genannten Daten mit ausreichender Sicherheit entnehmen, so daß für Teilfragen nur Teilkollektive verwertet werden konnten. Es wurden nur eindeutige Angaben verwendet.

Trotz der aufgeführten Unsicherheiten ergaben sich recht klare zeitliche Beziehungen zwischen dem Auftreten der ersten bleibenden Herzbeschwerden, der Manifestation der Kreislaufdekompensation und dem Tode. In Abb. 1 ist links der Zeitraum zwischen den bleibenden Herzbeschwerden und der Dekompensation und rechts zwischen Dekompensation und Tod dargestellt. Für dieses Diagramm konnten mit Ausnahme der Aorten-Mitralfehler und der Aorten-Mitral-Tricuspidalfehler sämtliche rheumatischen Klappenfehler verwendet werden, da sich mit Hilfe des χ^2-Testes keine signifikanten Verlaufsunterschiede erbringen ließen. Die Abbildung zeigt, daß bei 74% der Erkrankten innerhalb von 5 Jahren nach Beginn der bleibenden Beschwerden die Kreislaufdekompensation nachweisbar war und daß bei 75% bereits ein Jahr nach der Kreislaufdekompensation der Tod eingetreten war.

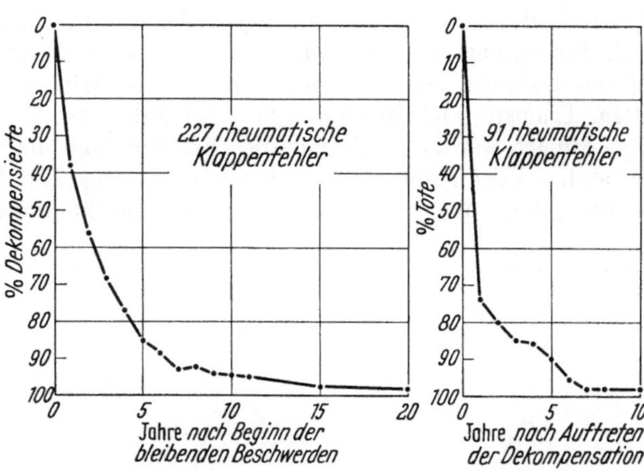

Abb. 1. Prozentuales Eintreten der ersten Dekompensation nach den ersten bleibenden Herzbeschwerden (links) und des Todes nach der ersten Dekompensation

Die Angaben in der Literatur über die *Lebensaussichten* schwanken zwischen langen Zeiträumen bei Klappenfehlern (*4, 9, 10, 11, 13, 16, 17*) und kurzen Verlaufsformen bei akut rheumatischen Krankheitsbildern (*3, 5, 7, 19, 20*). Die unterschiedlichen Zeitangaben der verschiedenen Autoren beruhen auf der Unmöglichkeit, ein Zeitintervall zwischen der Grundkrankheit und dem Auftreten der bleibenden Herzbeschwerden festzulegen.

Abb. 2 zeigt die Beziehung zwischen dem Lebensalter bei der den Krankengeschichten entnommenen Grundkrankheit und dem Auftreten der bleibenden Herzbeschwerden für die kombinierten Mitralfehler. Man erkennt, daß während der ganzen Lebenserwartung ohne zeitlichen Zusammenhang mit der Grundkrankheit die Herzbeschwerden mit nachfolgender Dekompensation und Tod auftreten können. Die Ursache für diese fast gleichmäßige Streuung des Insuffizienzbeginns ist in der vollkommenen Wahllosigkeit, mit der eine rekurrierende Endomyokarditis die Herzleistung verschlechtert, zu suchen.

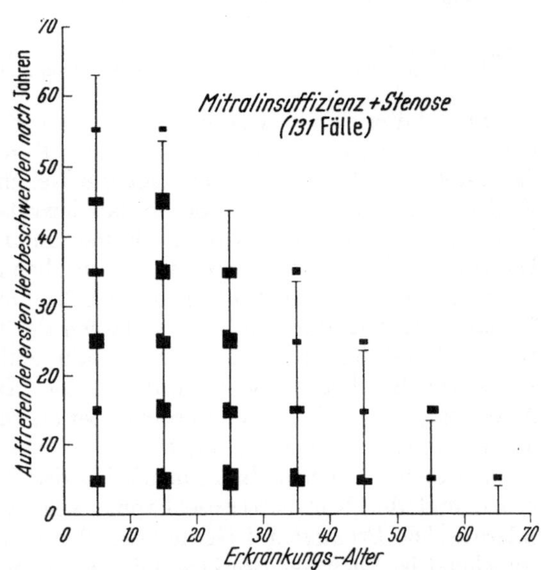

Abb. 2. Kombinierte Mitralfehler. Länge des beschwerdefreien Intervalls (Ordinate) für die verschiedenen Erkrankungsalter zusammengefaßt in Dekaden (Abscisse). Jeder Fall ein Kästchen

Im Gegensatz zu den im Bild gezeigten kombinierten Mitralfehlern bekommen die Kranken mit reiner Mitralstenose nach unseren Erhebungen fast alle innerhalb von 10—15 Jahren Beschwerden und Insuffizienzzeichen. Die Aorten-Mitralfehler entstehen vorwiegend nur bis zum 25. Lebensjahr und haben meist sehr kurze beschwerdefreie Intervalle und nur in einzelnen Fällen längere Verläufe. Das Auftreten der Aorten-Mitralfehler und deren vorwiegend kurze ungünstige Verlaufszeit hängt mit der Heftigkeit und dem Weiterbestehen der rheumatischen Entzündung im jugendlichen Alter zusammen (5, 7).

Die Bedeutung der rheumatischen Entzündung geht in unserem Krankengut
auch daraus hervor, wie häufig in der Anamnese eine rheumatische Entzündung
gefunden wurde. Danach konnte eine polyarthritische Anamnese bei den Aorten-
Mitral-Tricuspidal-Fehlern in 100% der Fälle und bei den Aorten-Mitralfehlern in
85% eruiert werden, während dies bei den kombinierten allein die Mitralis betreffenden Vitien nur in 63% der Fälle gelang. Die Kranken mit reiner Mitralstenose gaben sogar nur in 48% der Fälle eine rheumatische Anamnese an.

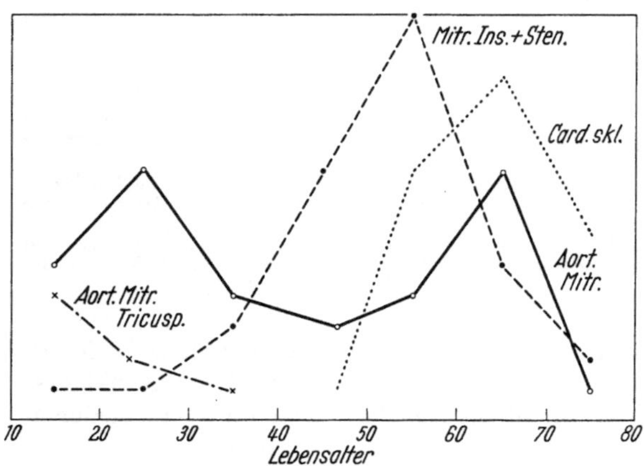

Abb. 3. Sterbealter von 78 Patienten mit einem Klappenfehler und
269 Patienten mit einer Dekompensation bei Kardiosklerose

Unter der Voraussetzung, daß heftige polyarthritische Grundkrankheiten anamnestisch angegeben werden und blande rheumatische Fieberzustände unbemerkt
vorübergehen, weisen diese Zahlen darauf hin, daß schwere rheumatische Infektionen zu 2 und 3 Klappenfehlern und zur nichtheilenden Endokarditis führen,
während leichtere Infekte nur eine Klappe hämodynamisch schädigen und dann
spontan ausheilen. Diese Verhältnisse werden durch Abb. 3 erläutert, in der
das Sterbealter von 78 Patienten mit einem Klappenfehler sowie von 269 kreislaufdekompensierten Patienten mit einer Kardiosklerose und intakten Klappen
dargestellt ist. Die Abbildung zeigt die Neigung der Aorten-Mitral-Tricuspidal-
Fehler zum jugendlichen Alter, so daß jenseits des 25. Lebensjahres ein solcher
Fehler nicht beobachtet wurde. Die meisten Patienten waren um 15 Jahre alt.
Die Aorten-Mitralfehler zeigen einen auffallenden 2gipfligen Verlauf des Sterbealters. Das erste Maximum liegt um das 20. Lebensjahr und ist entsprechend den
3-Klappenfehlern durch das Weiterlaufen der floriden Endokarditis zu erklären.
Der 2. Gipfel liegt um das 65. Lebensjahr und fällt mit dem Gipfel des Sterbealters bei Kardiosklerose zusammen. Die Kardiosklerose entsteht durch die
Arteriosklerose der kleinsten Coronararterien, führt zu einer Myokardfibrose cordis
und zur Herzinsuffizienz (6, 14, 18).

Aus dem zeitlichen Zusammenfallen des 2. Sterbegipfels der Aorten-Mitralvitien und der Kardiosklerose kann geschlossen werden, daß hier die arteriosklerotischen Prozesse am Herzmuskel den letalen Ablauf herbeiführen. Dementsprechend ist auch der Sterbegipfel der kombinierten Mitralfehler im 5. Lebensjahrzehnt durch die zusätzliche Kardiosklerose zu erklären. Es handelt sich bei
diesen Patienten meist um Frauen, die um das 20. Lebensjahr den rheumatischen
Infekt durchmachten und erst 20—30 Jahre später, nachdem sie immer arbeitsfähig geblieben waren und mehrfache Geburten durchmachten, in den ominösen
Verlauf mit Beschwerden, Dekompensation und Tod übergingen (4).

Der Einfluß von entzündlichen oder degenerativen Prozessen an Herzmuskel
und Endokard auf den Ablauf des relativ sicher festzulegenden Intervalls De-

kompensation/Tod ist in Abb. 4 dargestellt. Demnach ist der Verlauf um so schneller und ungünstiger, je florider die Entzündungen an den Klappen oder im Myokard ablaufen. Den längsten und damit günstigsten Verlauf zeigt die Kardiosklerose, bei der mit intakten Klappen degenerative Prozesse im Herzmuskel langsam ablaufen. Der unterschiedliche Verlauf zwischen Endokarditis lenta, den 2- und 3-Klappenfehlern, den kombinierten Mitralfehlern und der Kardiosklerose ist durch den χ^2-Test signifikant gesichert.

Die Auswertung des dargestellten Krankengutes ergibt, daß für das Schicksal der Herzklappenfehler die Abheilung der entzündlichen Vorgänge am Herzen von größter Bedeutung ist. Ein abgeheilter Prozeß mit Klappendefekt wird bei der großen Anpassungsfähigkeit des Herzmuskels in einer relativ kurzen Zeit aus-

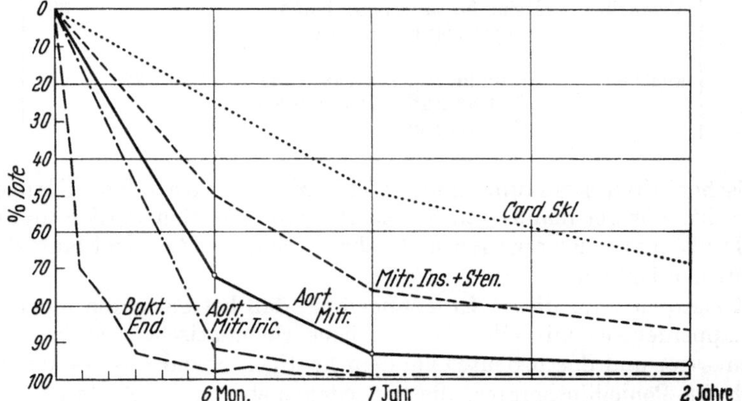

Abb. 4. Prozentuales Eintreten des Todes nach der ersten Dekompensation für 53 Fälle einer subakuten bakteriellen Endokarditis (Bakt. End.), 8 Aorten-Mitral-Tricuspidalfehler (Aort. Mitr. Tric), 53 Aorten-Mitralfehler (Aort. Mitr.), 198 kombinierte Mitralfehler (Mitr. Ins. + Sten.) und 269 Dekompensationen bei Kardiosklerose (Kard. Skl.)

geglichen, in welcher die Muskelhypertrophie das für die tägliche Belastung des Lebens ausreichende Maß erreicht. Diese Anpassungsfähigkeit wird durch den langen Verlauf der hämodynamisch leichter ausgleichbaren kombinierten Mitralfehler belegt. Hier werden die zur Überwindung des Klappendefektes notwendigen Muskelkräfte erst durch die arteriosklerotischen Veränderungen im Myokard beeinträchtigt, so daß Dekompensation und Tod eintreten.

Selbstverständlich kann aber auch ein Klappendefekt, der vollkommen ausgeheilt ist, so schwerwiegend und hämodynamisch so ungünstig sein, daß er wie bei der reinen Mitralstenose schon innerhalb von 10—15 Jahren zu Dekompensation und Tod führt, auch wenn jede floride Entzündung vermißt wird. Es soll aber hier daran erinnert werden, daß wir reine Mitralstenosen mit 40jähriger Anamnese beobachtet haben und daß GERHARDT eine leichte Mitralstenose für den günstigsten Klappenfehler hält (12, 15).

In Tab. 1 sind die so beschriebenen Verlaufsformen zusammengefaßt. Der schnelle ungünstige Verlauf ergab eine durchschnittliche Zeit von 2 Jahren und gleicht damit dem Verlauf der Endokarditis lenta mit 1,5 Jahren (2). Der schnelle Verlauf der Mitralstenose beträgt in unserem Krankengut mit großer Streuung 8 Jahre, während die inaktiven kombinierten Mitralfehler im Mittel eine Verlaufsdauer von 25 Jahren zeigen.

Wenn die Entzündungserscheinungen nicht zum Abheilen gebracht werden können, verläuft ein Herzklappenfehler schnell zum Tode. Die Abhängigkeit zwischen Heftigkeit der Entzündung und Schnelligkeit des letalen Verlaufs ist dabei so deutlich, daß die Spätprognose der Herzklappenfehler hauptsächlich von der Heilung der rheumatischen Infektion und erst in zweiter Linie vor dem Klappendefekt abhängt. Ein hämodynamisch nicht zu ungünstiger Klappendefekt ohne floride Entzündungen schränkt die Lebenserwartung nicht wesentlich ein, wenn erneute rheumatische Schübe ausbleiben. Eine zeitliche Beziehung zwischen

Tabelle 1. *Verlaufsformen rheumatischer Klappenfehler*

Verlaufsform	Ätiologie		Verlaufszeit (Jahre)			Fallzahl
	Endokarditis	Klappendefekt	Min.	Mitt.	Max.	
Sehr schnell	floride	2 u. 3-Klappenfehler	1	2	20	38
Schnell	abgeheilt	Reine Mitralstenose, hämo-dynamisch ungünstig	2	8	30	33
Langsam	abgeheilt	Aorteninsuff., Aortenstenose, Mitralinsuff., Kombiniertes Mitralvitium	3	25	50	128

rheumatischer Ersterkrankung und beschwerdeverursachendem Klappenfehler besteht nicht. Vor der manifesten Kreislaufdekompensation werden im allgemeinen 5 Jahre Beschwerden angegeben, 2 Jahre nach der ersten Kreislaufdekompensation tritt der Tod ein.

Die Konsequenz aus diesen Erhebungen ist, daß bei Patienten mit rheumatischen Klappenfehlern mit allen Mitteln neue rheumatische Schübe vermieden werden müssen, und das bedeutet bei dem heutigen Stand unseres Wissens eine gewissenhafte Penicillintherapie, die bei jedem fieberhaften Zustand wiederholt werden sollte.

Literatur

(1) Anschütz, F., u. H. Ch. Drube: Über das Schicksal der Herzkranken mit erworbenem Klappenfehler. Dtsch. Arch. klin. Med. **203**, 497 (1956). — (2) Anschütz, F., H. Ch. Drube u. A. Horster: Über das Schicksal von Herzkranken mit Kardiosklerose. Dtsch. Arch. klin. Med. **204**, 741 (1958). — (3) Ash, R.: The first ten years of rheumatic infection in childhood. Amer. Heart J. **36**, 89 (1948).

(4) Backer, L. A., and D. Musgrave: Nach Friedberg (8). Ann. intern. Med. **26**, 901 (1947). — (5) Bland, E. F., and T. D. Jones: The natural history of rheumatic fever, a 20 years perspective. Circulation 4, 836 (1951).

(6) Delius, L.: Der Herzmuskel bei primären Störungen des Gefäßsystems. Verh. dtsch. Ges. Kreisl.-Forsch. **23**, 157 (1956).

(7) Edström, G.: Die Klinik des rheumatischen Fiebers. Ergebn. inn. Med. Kinderheilk. **52**, 439 (1937).

(8) Friedberg, Ch. K.: Erkrankungen des Herzens. Dtsch. Übersetzung E. Gill. Stuttgart 1959. — (9) Friedberg, Ch. K.: Über den günstigen Verlauf der endokarditischen Herzklappenfehler. Z. klin. Med. **116**, 759 (1931). — (10) Friedemann, R.: Einfluß der Herzklappenfehler auf die Lebensdauer. Z. klin. Med. **130**, 382 (1936).

(11) Gerhardt, D.: Die Herzklappenfehler. Wien, Leipzig 1913.

(12) Hampeln, P.: Zur Frage der Mitralstenose. Dtsch. med. Wschr. **1908**, 1301. — (13) Hebbert, F. J., u. J. Rankin: Mitralvalve disease over the age of 50. Acta med. scand. **150**, 101 (1954). — (14) Huchard, L.: Traité clinique des maladies du coeur et de l'aorte. Paris 1899.

(15) Martin, A. T.: Nach Friedberg (8), J. Amer. med. Ass. **117**, 1663 (1941).

(16) Plesch, J.: Spezielle Pathologie und Therapie innerer Krankheiten. Bd. IV, Teil II, S. 1001 (1925).

(17) Romberg, E.: Lehrbuch der Krankheiten des Herzens. Stuttgart 1925.

(18) Spang, K.: Altersherz und Kardiosklerose. Dtsch. med. Wschr. **79**, 318 (1954). — (19) Stroud, W. D., and P. H. Twaddel: Fifteen years observation of children with rheumatic heart disease. J. Amer. med. Ass. **114**, 629 (1940).

(20) Wilson, M. G.: Rheumatic fever. The Commonwealth Found, New York 1940.

4c. Die rheumatische Erkrankung bei Kindern

Von

F. Graser

Mit 3 Abbildungen

Für die Prognose der rheumatischen Erkrankung ist ihr Beginn im Kindesalter insofern von Bedeutung, als in einem hohen Prozentsatz das Herz beteiligt ist und die Karditis im Vorschulalter besonders schwer verläuft (*8, 12, 18, 26, 28, 30*).

In Übereinstimmung mit einer Reihe anderer Autoren konnten Köttgen und Callensee (*15*) feststellen, daß die Sterblichkeit bei jungen Kindern hoch liegt

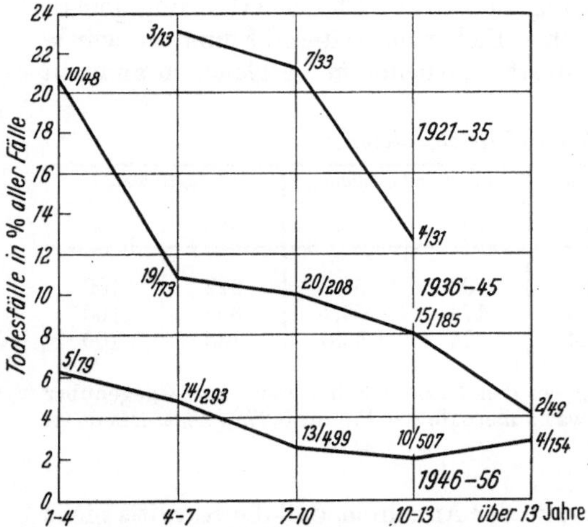

Abb. 1. Die Letalität des rheumatischen Fiebers in der Zeit von 1921—1935, 1936—1945 und 1946—1956 in 23 deutschen Kinderkliniken in Abhängigkeit vom Lebensalter (*14*)

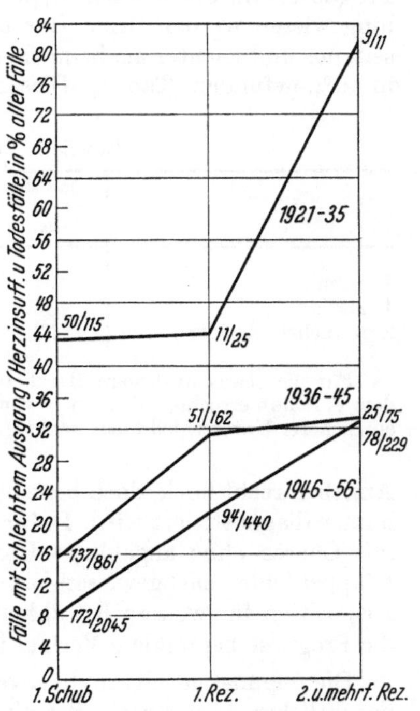

Abb. 2. Der prozentuale Anteil der schlechten Ausgänge des rheumatischen Fiebers bezogen auf Erstmanifestation und Rezidive (*14*)

(Abb. 1). Ob dabei die diagnostischen Schwierigkeiten bzw. ein später Therapiebeginn die schlechte Prognose mitbestimmt haben, ist nicht klar. Das Auftreten des rheumatischen Fiebers im Vorschulalter ist jedoch selten und belastet die Krankheitsprognose infolgedessen nur wenig.

Größere prognostische Bedeutung hat dagegen die Art der Manifestation der rheumatischen Erkrankung. Wenn nach Wilson (*28*) die Prognose mit zunehmender Dauer des ersten Krankheitsschubes ungünstiger wird, so ist dabei das Ausmaß der Herzbeteiligung bestimmend. Die rheumatische *Karditis* ist nicht allein wegen der zurückbleibenden Klappendefekte gefürchtet, sondern der Ausgang der Krankheitsschübe wird auch durch die Herzmuskelentzündung mitbestimmt (*7*). Wenn auch die Herzbeteiligung mit einer Häufigkeit von 70—80% nicht abgenommen hat (*15*), so verläuft die Karditis doch nicht mehr so schwer wie früher. Die schweren Verlaufsformen des rheumatischen Fiebers sind in den letzten Jahrzehnten daher seltener geworden (Abb. 2). Dies trifft sowohl für die schwere Myokarditis mit Herzdilatation wie für die bösartigen subchronischen Verlaufsformen zu. Auch das seltenere Auftreten von Noduli und dem Leinerschen Exanthem im Rahmen des rheumatischen Fiebers spricht für eine Milderung des Verlaufs, denn beide Symptome gelten bekanntlich als prognostisch ungünstig. Nach klinischen Erfahrungen mußte bislang in rund 40% aller Fälle von rheumatischem Fieber, d. h. bei etwa der Hälfte der Karditisfälle mit der Ausbildung eines Klappendefektes gerechnet werden. Diese werden im allgemeinen nur bedrohlich, wenn frische karditische Schübe auftreten. Die stenosierenden Veränderungen an den Ostien, insbesondere der Mitralis, sind während des Kindesalters meist noch nicht so hochgradig und die Dauer der mechanischen Überbelastung ist noch nicht ausreichend, daß die Kompensationsfähigkeit des kindlichen Herzens überfordert wird. Stauungserscheinungen und mehr noch starke Herzdilatationen reduzieren die Lebenserwartung der betroffenen Kinder, wie aus den katamnestischen Untersuchungen von BLAND und JONES (2) hervorgeht.

Die *Chorea minor* hat ohne weitere rheumatische Manifestationen eine gute Prognose. Auf die seltenen hyperkinetischen Residuen (*16, 19, 21*) kann hier nur hingewiesen werden. Eine Herzbeteiligung ist bei der Chorea erfahrungsgemäß seltener und leichter als beim rheumatischen Fieber im weiteren Sinne; sie wurde in 46% gefunden (Tab. 1). Dieser Prozentsatz erscheint im Vergleich zu anderen

Tabelle 1. *Choreafälle und Herzbeteiligung*

	mit Herzbeteiligung		ohne Herzbeteiligung		zusammen	
	abs.	%	abs.	%	abs.	%
1. Schub	424	46	498	54	922	100
1. Rezidiv	133	43,3	174	56,7	307	100
2. u. mehrf. Rezidiv . . .	59	44,4	74	55,6	133	100

Für die etwas niedrigere Herzbeteiligung bei den Rezidiv-Fällen der Chorea gegenüber dem 1. Schub errechnet sich ein χ^2 von 6,64, was außerhalb der IW für 0,27% liegt. Damit ist ein sicherer Unterschied nicht nachzuweisen.

Angaben recht hoch, doch besteht Grund zu der Annahme, daß die Karditis nicht immer diagnostiziert wird. Dafür spricht, daß bei 25% der ehemaligen Patienten mit Chorea ohne angebliche Herzbeteiligung 20 Jahre nach Krankheitsbeginn Klappenfehler nachgewiesen wurden (vgl. *14*). Obwohl die Karditis eine gewisse Disposition für weitere Krankheitsschübe mit Herzaffektionen (*14*) bedeutet, ist die Prognose bei mildem Verlauf in der Regel günstig (vgl. *2*).

Die ungünstigen Krankheitsverläufe des rheumatischen Fiebers sind zu einem beachtlichen Teil durch *Rezidive* bedingt. Bei einem Viertel der Kinder mit Rezidiven kommt es schon unter der klinischen Behandlung zu einer Herzinsuffizienz bzw. zum Tod (*15*). WILSON (*26, 28*) fand die Rezidivgefahr bei familiärer Disposition und im Pubertätsalter relativ groß. Mehrfachrezidive haben eine besonders schlechte Prognose (*15*) (Abb. 2).

Die *Letalität* des rheumatischen Fiebers war im Kindesalter früher so hoch, daß sie 1943 für größer gehalten wurde als bei „irgend einer bei uns zur Zeit auftretenden Infektionskrankheit" (*7*). Inzwischen ist seine Letalität in den zivilisierten Ländern jedoch zurückgegangen. Da Zusammensetzung und Beobachtungsdauer des Krankengutes wechseln, schwanken die Angaben zwischen 4,5% (*9*) und 20% (*11*). In der Sammelstatistik von 23 deutschen Kinderkliniken (*15*) (Abb. 1) zeigt die Gesamtletalität einen Abfall von 19,2% auf 3,7%; die *Frühsterblichkeit* sank von 13% auf 2,4% ab. In einer englisch-amerikanischen Studie über das rheumatische Fieber (1955) (*4*) ergab sich eine Letalität von 1,2% im ersten Jahr nach Krankheitsbeginn. BLAND und JONES (*2*) (Tab. 2) ermittelten die *Spätsterblichkeit* aus einem Krankengut mit Erstmanifestation zwischen 1921 und 1931, die aber für heute nicht mehr zutreffen dürfte; das gilt auch für die prozentuale Verteilung der Todesursachen (Abb. 3). Für die Untersuchung der Spätsterblichkeit nach Rezidivprophylaxe und operativer Behandlung der Vitien (S. 61) bedeuten die Daten von BLAND und JONES aber eine wert-volle Vergleichsmöglichkeit. Insgesamt ist die Prognose heute zwar günstiger als vor 20 Jahren, doch liegt die Letalität auch heute noch höher als bei vielen anderen Infektions-krankheiten des Kindes.

Eine Reihe von Autoren, z. B. COX und SCHLESINGER (*5*), vertritt die Auffassung, daß der Rückgang der Sterblichkeit durch eine spontane Verlaufsmilderung der Krank-heit und nicht durch die *Therapie* bedingt ist, sei es die Fokalsanierung oder die medikamen-töse Behandlung mit Salicylaten, Aminophe-nazonen, Penicillin und Corticoiden. Die *Ton-sillektomie* wird seit der kritischen Studie von KAISER (*13*) nicht mehr uneingeschränkt empfohlen (*1, 3, 7, 10, 20*). Bei aller Zurück-haltung muß ihr bei chronischer Mandelent-

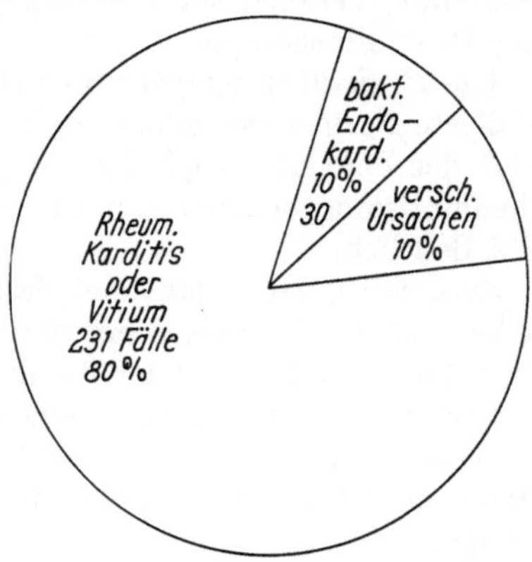

Abb. 3. Die Todesursachen von 291 Fällen rheumatischen Fiebers, die innerhalb von 20 Jahren nach der Erstmanifestation verstorben waren (*2*)

zündung im Rahmen des 1. Krankheitsschubes aber ein günstiger Effekt zuerkannt werden, denn KÖTTGEN und CALLENSEE (*15*) fanden bei den während des rheumatischen Fiebers Tonsillektomierten eine niedrigere Rezidivquote als bei Nicht-

Tabelle 2. *Nachuntersuchungen bei 1000 Pat. mit rheum. Fieber (1921—1951)* nach BLAND und JONES

	o. B.	Vitium	Todesfälle
Ausgangsbefund	374	653	—
nach 10 Jahren.	323	475	202
nach 20 Jahren.	319	380	301

operierten (Tab. 3). Diese Wirkung läßt sich nicht für Tonsillektomien nachweisen, die vor Beginn des rheumatischen Fiebers durchgeführt wurden. Der indizierten Tonsillektomie kommt beim rheumatischen Fieber der Kinder deshalb eine gewisse prognostische Bedeutung zu.

Tabelle 3. *Tonsillektomie während des 1. Schubes oder unmittelbar danach bei Polyarthritis mit Herzbeteiligung in den Jahren 1946—1956*

Stadium der Polyarthr. während der Klinikbeobachtung	Tonsillekt. während des 1. Schubes oder unmittelbar danach		nicht tonsillektomiert		zusammen	
	abs.	%	abs.	%	abs.	%
1. Schub	654	45,4	786	54,6	1440	100
Rezidive	166	30,8	372	69,2	538	100
zusammen	820		1158		1978	

Die *medikamentöse Therapie* mit Salicylaten, Aminophenazonen und Corticoiden erfährt zwar fast allgemein eine günstige Beurteilung, doch wurde ihr Nutzen für die Karditisverhütung durch britisch-amerikanische Gemeinschaftsuntersuchungen (*4*) in Frage gestellt, in denen eine Beeinflussung der Karditis durch die Salicylat-Corticoidmedikation nicht nachgewiesen werden konnte. Doch wurde in Mitteilungen weiterer Autoren ein therapeutischer Effekt von Corticoiden in hoher Dosis gegenüber der Karditis bestätigt. Nach Dorfmann u. Mitarb. (*5*) kommt es unter einer intensiven, über viele Wochen durchgeführten Salicylat- und Steroidbehandlung seltener zur Ausbildung eines bleibenden Vitiums als bei ausschließlicher Penicillintherapie.

Die *Penicillinprophylaxe* der Rezidive wird allgemein anerkannt, ihre zweckmäßigste Form wird jedoch noch diskutiert (*17, 22, 23, 24, 25, 29, 31*). Welcher Wert der Penicillinprophylaxe im Hinblick auf die Spätprognose des kindlichen Rheumatismus beizumessen ist, macht die Senkung der Rezidivhäufigkeit um 80% deutlich.

Zusammenfassend läßt sich feststellen, daß die Prognose des rheumatischen Fiebers auch bei Kindern entscheidend von der Herzbeteiligung abhängt. Neben der Schwere und Dauer der Karditis sowie der Zahl der Rezidive ist das Lebensalter bei Krankheitsbeginn prognostisch wichtig. In allen Altersstufen ist während der letzten Jahrzehnte eine rückläufige Letalität des rheumatischen Fiebers der Kinder zu verzeichnen. Eine systematische Rezidivprophylaxe verspricht weitere Erfolge.

Literatur

(*1*) Ash, R.: Amer. J. Dis. Child. **52**, 280 (1936).

(*2*) Bland, E. F., and T. D. Jones: Ann. intern. Med. **37**, 1006 (1952); Circulation **4**, 836 (1951). — (*3*) Burke, J. B.: Brit. med. J. **1956** I, 538.

(*4*) Cooperative Rheumatic Fever Study: Circulation **11**, 343 (1955). — (*5*) Cox, P. J., and B. E. Schlesinger: Gt. Ormond Str. J. **11**, 38 (1956).

(*6*) Dorfmann, A., u. Mitarb.: IX. Int. Congr. of Paediatrics Scientific Prog. P. 132. Montreal 1959.

(*7*) Fanconi, G., u. H. Wissler: Der Rheumatismus im Kindesalter. Dresden und Leipzig 1943. — (*8*) Fischer, V. E.: Amer. J. Dis. Child. **48**, 590 (1934). — (*9*) Friedländer, A., u. E. Mannheimer: Nord. Med. **24**, 2218 (1944).

(*10*) Girand, P., u. Mitarb.: Pediatrics **12**, 564 (1957).

(*11*) Hässler, E., u. L. Möller: Jb. Kinderheilk. **136**, 257 (1932).

(*12*) McIntosh, R., and Ch. L. Wood: Amer. J. Dis. Child. **49**, 835 (1935).

(*13*) Kaiser, A. D.: Amer. J. Dis. Child. **41**, 568 (1931). — (*14*) Keith, J. D., R. D. Rowe and P. Vlad: Heart disease in infancy and childhood. New York 1958. — (*15*) Köttgen, U., u. W. Callensee: Statistische Untersuchungen zum kindlichen Rheumatismus. Darmstadt 1959. — (*16*) Kraus, St.: Schweiz. Arch. Neurol. **34**, 1 (1934).

(*17*) Labesse, J., u. Mitarb.: Sem. Hôp. Paris **33**, 2005 (1957). — (*18*) Leiber, B.: Altersbiologie des akuten Rheumatismus. Dresden und Leipzig 1952). — (*19*) Lesné, E., Mitarb.: Rev. franç. Pédiat. **11**, 583 (1935). — (*20*) Lichtwitz, L.: Pathologie der Funktionen und Regulationen. Leiden 1936. — (*21*) Lourdes, Levy, M. de: Rev. Port. Pediat. Puevicult **18**, 417 (1955).

(*22*) Massel, B. F., u. Mitarb.: J. Amer. med. Ass. **146**, 1469 (1951). — (*23*) Mozziconacci, P.: Sem. Hôp. Paris **34**, 212 (1958).

(*24*) Rammelkamp, Ch., u. Mitarb.: Bull. N. Y. Acad. Med. **28**, 321 (1952).

(*25*) W. H. O., Technical Report Nr. 126, 1957). — (*26*) Wilson, M. G.: Rheumatic fever. New York 1940. — (*27*) Wilson, M. G.: Eugen. Quart. **3**, 38 (1956). — (*28*) Wilson, M. G., and R. Lubschez: J. Amer. med. Ass. **138**, 794 (1948). — (*29*) Wood, H. F., u. Mitarb.: New Engl. J. Med. **257**, 394 (1957).

(*30*) Yakub, E. E.: Pediatrija **40**, 2, 13 (1957).

(*31*) Zucker, W. J.: Hlth Rep. **72**, 895 (1957).

VIII. Andere entzündliche Erkrankungen

1. Hepatitis infectiosa (Virushepatitis)

Von

G. A. MARTINI

Mit 1 Abbildung

Obwohl der Erregernachweis bei der Hepatitis bisher nicht gelungen ist, bestehen hinreichende Gründe anzunehmen, daß es sich um eine Viruskrankheit handelt. Vorwiegend epidemiologische Untersuchungen haben dazu geführt, zwei Viren anzunehmen: Virus A, das vermutlich enteral, Virus B, das wahrscheinlich parenteral übertragen wird. Beide erzeugen das gleiche klinische Bild; es ist im Einzelfall schwer zu sagen, welche Hepatitisart vorliegt. Ferner wird für die Diagnose in erster Linie das Symptom ,,Gelbsucht" herangezogen, wobei die anikterischen Fälle aus verständlichen Gründen unberücksichtigt bleiben. Es besteht aber begründeter Verdacht, daß die anikterische Verlaufsform der ikterischen zahlenmäßig nicht

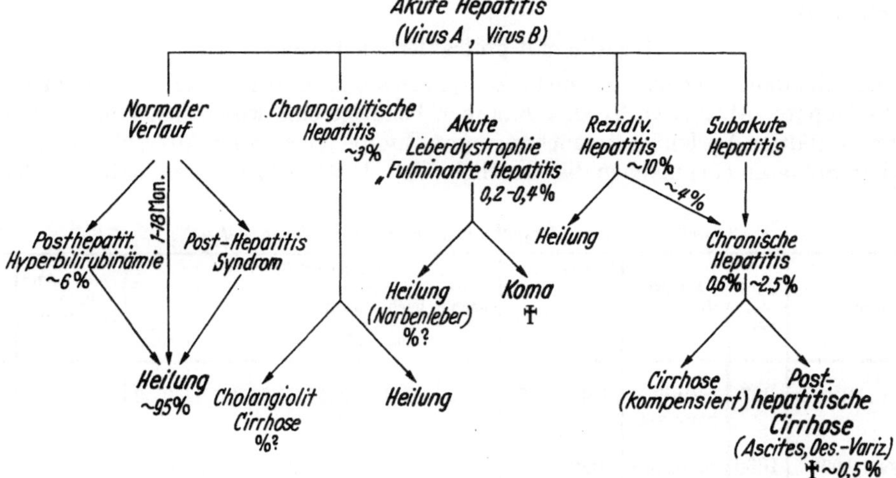

Abb. 1. Verlaufsformen der akuten Virushepatitis und deren mutmaßliche Häufigkeit. (Die Prozentzahlen stammen von verschiedenen Autoren und können daher nicht zu 100% addiert werden)

nachsteht. Alle Angaben zu Fragen der Morbidität, Letalität und Spätprognose sind daher so lange als ungenau und unsicher anzusehen, bis es durch eine spezifische serologische Methode gelingen wird, beide Hepatitisformen untereinander und von anderen epidemischen, toxischen oder infektiösen Gelbsuchtsformen abzugrenzen. Dieser Vorbehalt gilt daher auch für alle Angaben, die im folgenden Bericht erscheinen.

Zunächst ist es wichtig, eine klare begriffliche Scheidung aller Krankheitszustände vorzunehmen, die man als Folge der Virushepatitis erkannt hat. Der sehr unterschiedliche natürliche Ablauf der Virushepatitis wird durch das Schema von BLOOMFIELD (5) dargestellt. Danach können wir unterscheiden 1. die akute Hepatitis, die stürmisch verläuft und unmittelbar zum Tode führt; 2. die akute Hepatitis, die zu völliger Ausheilung führt 3. die akute Hepatitis, die scheinbar ausheilt oder latent bleibt und nach Rückfällen oder unterschwelligem Verlauf schließlich in der Leberinsuffizienz endet; 4. die latente Hepatitis, die von vornherein schleichend und unbemerkt verläuft und im Stadium der Insuffizienz ,,manifest" wird. In der Abb. 1 sind alle sicher bekannten Verläufe und ihre mutmaßliche Häufigkeit zusammengestellt.

Allgemein hat die Virushepatitis eine günstige Prognose. Die *Letalität* liegt bei großen Epidemien unter gesunden Männern im Militäralter zwischen 0,04 und 0,08% (*15*) und zwischen 0,2—0,4% (*30*) einer Durchschnittsbevölkerung. Die Letalität bei Säuglingen ist höher, am niedrigsten im Jugendalter und steigt mit zunehmendem Alter wieder an. In den USA besteht nach Sherman und Eichenwald (*33*) bei Frauen zwischen Menarche und Menopause im Vergleich zu gleichaltrigen Männern eine höhere Letalität. Von diesen, an großen Zahlen gewonnenen Ergebnissen gibt es Abweichungen. Besonders bemerkenswert sind hier die Beobachtungen der jüngsten Zeit aus Basel und Kopenhagen. In Basel stieg die Letalität von 0,7% im Jahre 1942 auf 20% im Jahre 1946 (*26*). In Kopenhagen stieg in der gleichen Zeit die Letalität von 0,8% auf 4,4% an (*4*). In beiden Städten war die Sterblichkeit besonders hoch bei Frauen in der Menopause.

Wesentlich höher ist die Letalität für die Hepatitis nach Bluttransfusionen (Virus B). Diese ist nahezu altersunabhängig und wird in erster Linie mitbestimmt durch die Grundkrankheit, derentwegen die Blutübertragung notwendig war. Hier steigt die Letalität bis zu 20% und höher (*16*).

Ebenso ist die Letalität erhöht bei Säuglingen (*10*) und in manchen Epidemien unter schwangeren Frauen (*34*). In eigenen Beobachtungen jedoch war die Letalität in dieser Gruppe gegenüber anderen Frauen im gebärfähigen Alter nicht erhöht (*25*).

Hepatitis mit protrahiertem Verlauf

Die Heildauer der akuten, nicht komplizierten Hepatitis beträgt etwa ein bis sechs Monate. Aber etwa $^1/_5$ aller Kranken benötigt eine wesentlich längere Zeit Sehr sorgfältige Verlaufsuntersuchungen an Zivilpersonen aller Altersklassen (*21*) und an Soldaten (*11*) machen dies deutlich (Tab. 1). Dabei zeigt sich, daß 92% der

Tabelle 1. *Nachuntersuchungen bei akuter Virushepatitis*

Autor	Zahl der Fälle	Art des Krankengutes	Altersgruppen		ausgeheilt (in %)						erst nach Jahren >7 beschwerdefrei	chronisch
			unter 50 J.	über 50 J.	nach 1 Mon.	nach 3 Mon.	nach 6 Mon.	nach 12 Mon.	nach 18 Mon.	nach 24 Mon.		
Klima u. Rieder 1959	327	Zivilpersonen	180	135	14,3	52,6	78,2	91,7	96,3	97,2		2,8
Cullinan 1958	1030	Soldaten	1030	—	68	87	92	95	95,6		3,2+1,2 (ungewiß)	

Soldaten bereits nach 6 Monaten beschwerdefrei sind, während diese Zahl bei den Zivilisten erst nach 12 Monaten erreicht wird. Aus mehreren Beobachtungsreihen an ehemaligen Soldaten geht weiter hervor, daß nur etwa 5% nach mehr als einem Jahr noch pathologische klinische und/oder Laboratoriumsbefunde aufwiesen (*27*). Wir sprechen in diesen Fällen von Hepatitis mit protrahiertem Verlauf, wobei selbst noch nach Jahren eine völlige Ausheilung zu erwarten ist (*11*).

Rezidivierende Hepatitis

In der Mehrzahl aller Fälle ist der Heilverlauf glatt. Ein Teil der zunächst scheinbar ausgeheilten Kranken bekommt jedoch ein echtes Rezidiv, meistens dann, wenn der Patient durch Aufstehen und berufliche Tätigkeit stärker belastet wird. Die Zahlenangaben schwanken zwischen $1^1/_2$% (*16*), 2,7% (*21*), 8,3% (*11*) und 14% (*23*). Auch diese Rezidivfälle kommen fast immer zur Ausheilung. Nur 2 von 49 Kranken, d. h. etwa 4% mit rezidivierender Hepatitis entwickelten eine chronische Hepatitis. Beträgt das beschwerdefreie Intervall mehr als 12 Monate, so muß man mit der Annahme eines Rezidivs vorsichtig sein. Es besteht durchaus die Möglichkeit einer neuen Infektion mit einem anderen Virusstamm (*23*).

Chronische Hepatitis — Posthepatitische Cirrhose

Die Bezeichnung chronische Hepatitis wird verwendet, wenn Störungen der Leberfunktion 12—16 Monate nach Überstehen der akuten Hepatitis nachweisbar sind, oder wenn die bioptischen Befunde einen Umbau der Leberarchitektur anzeigen. Nach den vorhandenen Unterlagen ist damit zu rechnen, daß etwa 4% der Fälle mit rezidivierender oder Hepatitis mit verlängerter Heildauer in eine chronische Form übergehen. Das wären etwa 0,6% der ursprünglichen Fälle mit akuter Virushepatitis. Diese Zahlenangaben stammen jedoch z. T. aus Untersuchungen an gesunden Soldaten; bei Zivilpersonen scheint der Prozentsatz höher zu sein [2,8% (*21*)]. Aber auch diese chronische Hepatitis kann, wie bioptische Untersuchungen gezeigt haben (*11, 31*), noch ausheilen. Der Übergang in eine echte posthepatitische Cirrhose ist demnach selten. Nicht mehr als 0,5% der ursprünglich Erkrankten entwickeln eine posthepatitische Cirrhose (*36*). Es muß allerdings gesagt werden, daß hier die Meinungen noch weit auseinander gehen. Es gibt sogar hervorragende Kenner der Virushepatitis, die die Entwicklung einer Cirrhose aus einer Hepatitis ganz bestreiten (*9, 24*). Auf der anderen Seite liegen ausreichend gesicherte bioptische Befunde von Einzelfällen vor, die den allmählichen Übergang aus einer akuten Hepatitis in eine posthepatitische, sogenannte postnekrotische Cirrhose belegen (*2, 4, 19, 22, 31*). Man darf heute wohl sagen, daß eine solche Entwicklung möglich, aber selten ist. Im eigenen Krankengut von etwa 400 Fällen sahen wir 2 Kranke, bei denen ein direkter Übergang aus der akuten Hepatitis in eine posthepatitische Lebercirrhose mit Sicherheit nachgewiesen werden konnte. Beide Patienten waren über 60 Jahre alt und hatten einen Diabetes.

Ganz allgemein lautet die Frage nicht so sehr: Kommt ein Übergang einer Hepatitis in eine Cirrhose überhaupt vor?, sondern: Warum erfolgt sie nicht häufiger (*36*)? Beobachtungen von mehreren Autoren (*1, 3, 4, 8, 35*) lassen darauf schließen, daß Frauen um die Menarche und um die Menopause besonders zu einer chronischen Entwicklung der akuten Lebererkrankung neigen. Freilich muß auch hier die eingangs gemachte Einschränkung wiederholt werden, daß die Gleichsetzung von akut einsetzender Gelbsucht mit Virushepatitis so lange nicht zulässig ist, als ein spezifischer Nachweis fehlt. Gerade in diesen beiden Personengruppen sind die morphologischen Veränderungen zum Zeitpunkt der Erstmanifestation oft schon weit fortgeschritten. Vielleicht spräche man bei dieser Gruppe besser von „idiopathischer Lebercirrhose", um die Besonderheit dieser Verlaufsform ätiologisch nicht zu präjudizieren (*25a*).

Welcher Art nun sind die Untersuchungen, die den Übergang von akuter Hepatitis in eine Cirrhose beweisen können? Es sind drei Untersuchungswege beschritten worden, um die Zahl der posthepatitischen Cirrhosen zu ermitteln.

1. Verlaufsbeobachtungen und Nachuntersuchungen. Tab. 2 zeigt das Ergebnis von sehr sorgfältigen Erhebungen zweier Untersuchergruppen (*27, 38*). Diese haben ehemalige Soldaten noch mehrere Jahre nach überstandener Hepatitis klinisch nachuntersucht. Dabei wurde eine Reihe Leberfunktionsproben und bei geringstem Anhalt für eine funktionelle Störung bzw. bei vorhandener Leber- und Milzvergrößerung eine bioptische Untersuchung vorgenommen. Gleichzeitig wurden entsprechende Kontrollgruppen untersucht. Es zeigte sich, daß die Zahl der pathologischen Leberfunktionsproben in beiden Gruppen etwa gleich war. Daraus ist zu schließen, daß man mit einem pathologischen Ausfall der Leberfunktionsproben in einem gewissen Prozentsatz der Durchschnittsbevölkerung

rechnen muß, auch wenn keine Hepatitis vorausgegangen ist. Das heißt natürlich nicht, daß im Einzelfall eine nach vorausgegangener Hepatitis nachgewiesene Cirrhose nicht doch eine Folge dieser Hepatitis ist. Jedoch wurde unter 367 nur 1 Patient mit Cirrhose(*38*), unter 364 keiner gefunden (*27*).

Tabelle 2. *Nachuntersuchungen bei ehem. Soldaten*
Prozentsatz der pathologischen Befunde

	Art des Testes	Hepatitis		Kontrollgruppe	
		Zahl der Fälle	%	Zahl der Fälle	%
	Bilirubin i. S.				
Zieve et al.	> 1,0 mg-%	367	4,4	379	5,0
	> 2,0 mg-%		1,1		0,0
Neefe et al.	> 2,0 mg-%	318	1,3	330	1,8
	Thymol				
Zieve et al.	$\geqq$ 6 E	364	5,8	377	3,7
Neefe et al.	> 2,5 E	318	3,5	327	4,3
	Zinksulfat				
Zieve et al.	$\geqq$ 15 E	366	1,1	319	1,6
Neefe et al.	$\geqq$ 5 E	316	8,2	248	2,8
	Hippursäuretest				
Zieve et al.	> 0,8 g	357	3,4	372	5,4
	Bromsulphalein-retention (45 min)				
Zieve et al.	> 5%	366	21,0	378	23,8
	> 10%		3,6		5,3
Neefe et al.	> 10%	303	8,6	254	2,4

Tabelle 3. *Vergleich der ätiologischen Faktoren bei Cirrhose aus 3 deutschen Kliniken*

	Kalk (Kassel) %	Siede (Darmstadt) %	Martini (Hamburg) %
Hepatitis	31	20	12 ⎱
Hepatitis + Alkohol + Salvarsan + Diabetes			15 ⎰ 27
Alkohol	8,5	9	22 ⎱
Alkohol + andere Ursachen			23 ⎰ 45
Mangelernährung (Kriegsgefangenschaft usw.)	10	8,3	4,4
Syphilis (Salvarsan)	2,5	3,2	7 ⎱
Salvarsan (+ Alkohol + Hepatitis)			11 ⎰ 18

2. Andere Untersucher haben katamnestische Beobachtungen bei sicher nachgewiesener Cirrhose angestellt. Hier schwanken die Zahlenangaben beträchtlich; 6,5% (*29*), 10% (*31*), 15% (*18*), 30—34% (*20*). Tab. 3 zeigt die Erhebungen aus drei deutschen Kliniken. Im eigenen Krankengut waren unter 114 Cirrhosekranken 12%, die in früheren Jahren eine Hepatitis durchgemacht hatten. An dieser Stelle soll aber nachdrücklich auf die Fragwürdigkeit solcher Erhebungen hingewiesen werden, da sie die anderen ursächlichen Faktoren zu leicht außer acht lassen. Ich habe versucht, am eigenen Krankengut die Faktoren aufzugliedern. Dabei zeigte sich, daß für eine beträchtliche Anzahl keine erkennbare Ursache aufzufinden ist und daß bei den Kranken, die eine Hepatitis in der Anamnese aufweisen, vielfach andere Faktoren wie Alkohol, Salvarsan, Diabetes, Arzneimittel und Unterernährung hinzukommen.

3. Der dritte Weg sind epidemiologische Untersuchungen (*4*). Auf Grund der Meldepflicht der Hepatitis in Dänemark seit 1900 konnte die Zahl der Hepatitisfälle mit der Zahl der Cirrhosetodesfälle in Beziehung gesetzt werden. Daraus ist zu entnehmen, daß bei Frauen über 15 Jahren eine eindrucksvolle Beziehung zwischen der Hepatitisfrequenz mit der Cirrhoseletalität besteht. Bei Männern der gleichen Altersgruppe war diese Beziehung nicht nachweisbar.

Wir haben zum Vergleich ähnliche Erhebungen für Hamburg angestellt. Der zweifellos vorhandene Anstieg der Cirrhoseletalität ist hier längst nicht so eindeutig auf die vorausgegangene Hepatitisfrequenz zu beziehen. Man kann mit Recht fragen, welche besonderen Umstände in Kopenhagen zu der Häufung an „posthepatitischer" Cirrhose geführt haben. Es muß offen bleiben, ob diese chronisch verlaufenen Fälle vornehmlich bei Frauen in der Menopause tatsächlich auf eine Virushepatitis zurückgingen oder besondere Umweltfaktoren für die schwere Verlaufsform verantwortlich waren.

Posthepatitische Hyperbilirubinämie und Posthepatitissyndrom

Bei einem gewissen Prozentsatz von Kranken mit akuter Virushepatitis bleiben Restbeschwerden über Monate und Jahre bestehen, ohne daß sich funktionelle oder morphologische Ausfälle nachweisen lassen. Die Angaben über die Häufigkeit schwanken in größeren Nachuntersuchungsreihen zwischen 2% (*23*), 6% (*21*) und 7,9% (*28*) für die posthepatitische Hyperbilirubinämie.

Für das Posthepatitissyndrom sind Zahlenangaben schwer zu ermitteln. Es handelt sich hier vorwiegend um Medizinstudenten, Schwestern und jüngere Ärzte. Daraus ist geschlossen worden, daß bei diesem „Syndrom" die Kenntnis der möglichen Folgen einer Hepatitiserkrankung eine Art Neurotisierung herbeigeführt hat.

Therapie und Prognose

Zum Schluß erhebt sich die Frage, ob wir mit Hilfe der Therapie Komplikationen vermeiden oder günstig beeinflussen können. Bettruhe und Diät gelten nach wie vor als Grundlage jeder Therapie der akuten Hepatitis. Um so erstaunlicher ist das Ergebnis sorgfältiger Untersuchungen an amerikanischen Soldaten in Korea (*9*). Patienten, die aufstehen durften, wenn sie sich danach fühlten, erholten sich wesentlich schneller als die einer Kontrollgruppe, die zu strikter Bettruhe gezwungen wurde. Die Krankheitsdauer konnte auf diese Weise nicht unerheblich abgekürzt werden. Die optimale Diät wurde ebenfalls in vergleichenden Untersuchungen festgelegt. Dabei zeigte sich, daß Kranke, die 3000 Calorien mit je 150 g Eiweiß und Fett bekamen, sich am schnellsten erholten. Es bleibe zunächst dahingestellt, wie weit diese Ergebnisse, die an kräftigen, sonst gesunden jungen Männern erhoben wurden, bei Kranken aller Altersgruppen erwartet werden können.

Das Für und Wider in der Verwendung von Corticosteroiden bei der akuten, nicht komplizierten Hepatitis, soll hier nur angedeutet werden. Die meisten Untersucher wählen als Kriterium für den günstigen Einfluß den raschen Bilirubinabfall, wobei eine Verminderung des Serumbilirubins um 50% innerhalb einer Woche als Erfolg angesehen wird. Zur Kritik dieser Bewertung muß aber gesagt werden, daß dabei zu wenig der Spontanablauf berücksichtigt wird. Patienten, die mit Gelbsucht ins Krankenhaus kommen, haben meistens schon vorher den höchsten Bilirubinwert erreicht. Welche Maßnahmen auch immer durchgeführt werden, sie können zum scheinbaren Erfolg werden.

Die Virushepatitis hat eine relativ günstige Heilungstendenz, so daß man mit differenten Maßnahmen, wie der Corticosteroidbehandlung vielleicht nur störend in den Heilverlauf eingreift. Diese Auffassung wird gestützt durch zahlreiche Angaben, nach denen es nach Absetzen der Corticosteroide zu Rezidiven gekommen ist (*13*). Es ist daher die Corticosteroidwirkung als "whitewashing effect" bezeichnet worden. Mehr als vielleicht bei jeder anderen Krankheit gilt für die Hepatitis das Wort: Natura sanat.

Zusammenfassung

Die Virushepatitis ist eine Krankheit mit relativ guter Heilungstendenz. Etwa 95% aller Fälle heilen 1—4 Monate nach Beginn der Erkrankung ohne Restzustände aus. Etwa 5% aller ausgeheilten Fälle haben noch mehrere Jahre nach der akuten Erkrankung eine Hyperbilirubinämie. Ein kleiner Prozentsatz weist noch nach Jahren Beschwerden auf, die als „Posthepatitissyndrom" zusammengefaßt werden. Dieser Zustand besteht ohne funktionelle oder morphologische Schädigung der Leber.

Die Letalität der akuten Hepatitis beträgt zwischen 0,04 und 0,4% für die Hepatitis Virus A, bis zu 20% für die Hepatitis nach Bluttransfusionen. Für diese hohe Letalität in der letzten Gruppe ist in erster Linie die jeweilige Grundkrankheit verantwortlich.

Etwa 10% aller Kranken mit akuter Hepatitis erfahren 1 oder 2 Rezidive; auch diese Verlaufsform kommt meistens zur Ausheilung. Nur etwa 4% aus dieser Gruppe gehen in eine chronische Hepatitis über, die gleichfalls noch nach Jahren ausheilen kann.

Der Übergang in eine posthepatitische Cirrhose ist selten und wird auf 0,5% aller Erkrankungsfälle geschätzt. Eine besondere Häufung chronischer Verlaufsformen mit tödlichem Ausgang erfolgte in einigen örtlichen Epidemien bei Frauen in der Menopause.

Literatur

(1) Alsted, G.: Amer. J. med. Sci. 213, 257 (1947). — (2) Axenfeld, H., u. K. Brass: Frankfurt. Z. Path. 57, 147 (1942).

(3) Bearn, A. G., H. G. Kunkel and R. J. Slater: Amer. J. Med. 21, 3 (1956). — (4) Bjørneboe, M.: In Hepatitis Frontiers Boston 1957, p. 563. — (5) Bloomfield, A. L.: Amer. J. med. Sci. 195, 249 (1938). — (6) Butt, H.: Amer. med. Ass. J. 158, 116 (1955).

(7) Caravati, C. M.: Sth. med. J. (Bgham, Ala.) 37, 251 (1944). — (8) Cattan, R., T. Vesin et R. Haeb: Rev. med.-chir, Pancréas 33, 121 (1958). — (9) Chalmers, T. C., et al.: J. clin. Invest. 34, 1163 (1955). — (10) Craig, J. M., u. B. H. Landing: Arch. Path. 54, 321, (1952). — (11) Cullinan, E. R., R. C. King and J. S. Rivers: Brit. med. J. 1958 I, 1315.

(12) Eppinger, H.: Die Leberkrankheiten. Berlin 1937. — (13) Evans, A. S., H. Sprinz and R. S. Nelson: Ann. intern. Med. 38, 1134 (1953).

(14) Fernando, P. B.: Quart. J. Med. 20, 403 (1951).

(15) Gutzeit, K.: Münch. med. Wschr. 89, 61, 185 (1942).

(16) Havens, W. P. Ir.: Medicine 27, 279 (1948). — (17) Havens, W. P. Ir.: Ann. intern. Med. 44, 199 (1956). — (18) Howard, R., and C. J. Watson: Arch. intern, Med. 80, 1 (1947).

(19) Kalk, H.: Dtsch. med. Wschr. 72, 308 (1947). — (20) Kalk, H.: Verh. dtsch. Ges. inn. Med. 63, 196 (1957). — (21) Klima, R., u. H. Rieder: Wien. med. Wschr. 109, 416 (1959). — (22) Krarup, N. B., u. K. Roholm: Acta med. scand. 108, 306 (1941). — (23) Kunkel, H. G., D. H. Labby and C. Hoagland: Ann. intern. Med. 27, 202 (1947).

(24) Lucké, B., and T. B. Mallory: Amer. J. Path. 22, 867 (1946).

(25) Martini, G. A., G. A. v. Harnack u. J. H. Napp: Dtsch. med. Wschr. 78, 661 (1953). — (25a) Martini, G. A., u. W. Dölle: Klin. Wschr. 38, 13 (1960). — (26) Müller, Th.: Schweiz. med. Wschr. 77, 30,796 (1947).

(27) Neefe, J. R., et al.: Ann. intern. Med. 43, 1 (1955).

(28) Post, J.: Ann. intern. Med. 33, 1378 (1950).

(29) Ratnoff, O. D., u. A. J. Patek: Medicine 21, 207 (1942).

(30) Selander, P.: Acta paediat. (Uppsala) (Suppl. 4) 23, 3 (1939). — (31) Sherlock, Sh.: Lancet 1948 I, 817. — (32) Sherlock, Sh., and V. Walshe: Lancet 1946 II, 428. — (33) Sherman, J. L., and H. F. Eichenwald: Ann. intern. Med. 44, 1049 (1956). — (34) Smetana, H.: In Hepatitis Frontiers Boston (1957).

(35) Waldenström, J.: Dtsch. Gesellschaft Verd. u. Stoffwechselkr. Sonderband 1952, 113. — (36) Watson, C. J.: Ciba Sympos. Liver Diseases London 1951, p. 116. — (37) Watson, C. J., and F. W. Hoffbauer: Ann. intern. Med. 25, 159 (1946).

(38) Zieve, L., E. Hill, S. Nesbitt and B. Zieve: Gastroenterology 25, 495 (1953).

2. Die primär chronische Polyarthritis

Von

J. R. Bierich

Das Krankheitsbild der primär chronischen Polyarthritis (p. c. P.) ist beim Kind bunter und vielgestaltiger als beim älteren Menschen. Neben der schleichend verlaufenden Form, die man beim Erwachsenen zu sehen gewohnt ist, kennen wir als akut einsetzende Formen die Stillsche Krankheit und, nicht klar davon abgrenzbar, die „Subsepsis allergica".

Beide Syndrome kommen vorwiegend in den ersten 6 Lebensjahren vor. Sie stellen Allgemeinerkrankungen dar, die nicht allein die Gelenke, sondern auch andere Gewebe mesodermalen Ursprungs betreffen. Die von Still hervorgehobene Trias besteht aus multiplen Gelenkschwellungen, Lymphknotenschwellungen und einer Milzvergrößerung. Milz- und Lymphknotenschwellungen sind jedoch nur unspezifische Teilerscheinungen einer weiter ausgreifenden Gesamtreaktion des Mesenchyms, an der u. a. auch die Haut und die serösen Häute teilnehmen. Herz- und Leberbeteiligung sind keine Seltenheit. Mit Ausnahme der Exantheme hat bereits Still alle diese Symptome beschrieben.

Systematische Untersuchungen über die Frühformen des juvenilen Rheumatismus verdanken wir Schlesinger und Isdale u. Bywaters (8, 10). Nach ihren Feststellungen treten Milz- und Lymphknotenschwellungen im allgemeinen nicht zu Beginn der Erkrankung, sondern erst im späteren Verlauf auf. Charakteristische Frühsymptome sind dagegen die makulopapulösen Exantheme, die die Autoren bei einem großen Teil der Kinder mit Morbus Still sahen, und die auch wir oft beobachtet haben. Es sind die gleichen Exantheme, die Wissler (13) bei der Subsepsis allergica beschrieben hat. Auch der Fieberverlauf und die hohe Leukocytose entsprechen den Befunden bei dieser Erkrankung. Die Grenzen zwischen M. Still und Subsepsis allergica sind fließend. Die beiden Syndrome sollen darum im folgenden gemeinsam behandelt werden.

Bywaters bezweifelt die Berechtigung einer Unterteilung der kindlichen p. c. P. in verschiedene Untergruppen. Unseres Erachtens rechtfertigt indessen die höhere Rate an Komplikationen und die größere Letalität bei der Stillschen Krankheit ihre gesonderte Besprechung.

Im Schrifttum finden sich nur wenige Veröffentlichungen über die kindliche p. c. P. — eine immerhin seltene Erkrankung —, welche ein Krankengut aufweisen, das zahlenmäßig für die Beurteilung der Spätprognose ausreicht. Auch das Krankengut unserer Klinik ist für eine statistische Auswertung zu klein und soll daher im folgenden unberücksichtigt bleiben.

Die umfangreichsten Kontrolluntersuchungen sind kürzlich von Ansell und Bywaters (1) publiziert worden. Von 216 Kindern, die wegen p. c. P. behandelt worden waren, wurden 116 nach 5 Jahren und 35 nach 10 Jahren kontrolliert. Die Patienten mit M. Still im engeren Sinne wurden in diesen Untersuchungen nicht als besondere Gruppe behandelt, da wie erwähnt keine sicheren Unterschiede im Verlauf der verschiedenen Formen der p. c. P. gesehen wurden. Der funktionelle Status wurde von den Autoren gradweise beurteilt.

Grad 1: Völlig ans Bett gefesselt und hospitalisiert.

Grad 2: Auf Bett und Rollstuhl angewiesen.

Grad 3: Hochgradig beeinträchtigte Beweglichkeit, nicht berufsfähig.

Grad 4: Beeinträchtigte Beweglichkeit; für ausgesuchte Arbeiten voll berufsfähig

Grad 5: Keine Beeinträchtigung der normalen Aktivität; normale Arbeiten sind durchführbar.

Die nachuntersuchten Patienten wurden nach dem Zeitpunkt, zu dem sie zuerst vom Arzt gesehen wurden, in zwei Gruppen eingeordnet. Als „frühe" Fälle wurden die Patienten bezeichnet, die im ersten Jahr der Erkrankung zum Arzt kamen, als „späte" die übrigen.

Tab. 1 demonstriert die Untersuchungsbefunde 5 Jahre nach Beginn der Erkrankung.

Sowohl im Hinblick auf die Aktivität der Krankheit als auf den funktionellen Status sind die Nachuntersuchungsergebnisse der „frühen" Gruppe erstaunlich gut. Bei 44% der Fälle war 5 Jahre nach Erkrankungsbeginn keine Aktivität der Gelenkprozesse und keine Beeinträchtigung der Gelenkfunktionen mehr nachweisbar. Bei 98% wurde die Gelenkbeweglichkeit mit Grad 4—5 beurteilt. Demgegenüber waren die Resultate der „späten" Gruppe deutlich schlechter. Der Unterschied zwischen den beiden Gruppen geht darauf zurück, daß die leichteren, innerhalb des ersten Jahres zur Heilung kommenden Fälle nur in der ersten Gruppe zu finden sind. Die zweite Gruppe stellt somit eine Selektion dar und kann für die Gesamtbeurteilung der Prognose nicht als repräsentativ angesehen werden.

Tabelle 1. *Nachuntersuchungen bei p. c. P. 5 Jahre nach Krankheitsbeginn* (nach Ansell und Bywaters)

	Frühe Fälle		Späte Fälle	
	Anzahl	%	Anzahl	%
Gesamt	55	100	61	100
Gelenkfunktion, Grad 5 und 4	54	98	37	61
BSG < 20 mm/Std.	42	76	28	46
symptomfrei	24	44	8	13
Krankheit klin. inaktiv . . .	42	76	20	33
inaktiv, mit Residuen . . .	19	—	11	—

Die gute Rückbildungstendenz der Gelenkerscheinungen bei den früh erfaßten Fällen geht noch deutlicher aus Tab. 2 hervor, in der der Gelenkstatus bei der Erstuntersuchung den Befunden bei der 5-Jahres-Kontrolle gegenübergestellt wurde.

20 anfangs ans Bett gefesselte Patienten zeigten nach 5 Jahren die gleiche gute Gelenkbeweglichkeit wie solche, die zu Beginn nur wenig beeinträchtigt gewesen waren. Der funktionelle Status der gesamten Gruppe besserte sich im Mittel von 2,5 auf 4,7. 35 Fälle wurden sowohl nach 5 als nach 10 Jahren kontrolliert; 7 davon waren früherfaßte, 28 späterfaßte Fälle. Nur 1 Patient zeigte bei der Nachuntersuchung eine Verschlechterung seiner Gelenkfunktionen. Der Grad der Besserung war in der zweiten Fünf-Jahresperiode jedoch wesentlich geringer als in der ersten Periode. Der funktionelle Status nach 10 Jahren wurde im Mittel mit 3,9 beurteilt — gegenüber 3,4 nach 5 Jahren.

Tabelle 2. *Funktioneller Status zu Beginn und nach 5 Jahren* (nach Ansell und Bywaters)

Status zu Beginn (Grad)	Anzahl der Patienten	Status nach 5 Jahren (Grad; Mittelwert)
5	5	4,8
4	8	4,9
3	15	4,8
2	8	4,6
1	19	4,7
Gesamt 2,5	55	4,7

Ein orientierender Überblick über den Krankheitsverlauf wurde bei 200 Patienten gewonnen. Fortlaufende Aktivität, gewöhnlich mit progredientem Verlauf, wurde bei 62 Patienten (31%) beobachtet (Beobachtungsdauer 1—14, im Mittel 6,2 Jahre), rezidivierende Aktivität mit geringen bleibenden Veränderungen bei 43 Patienten (21,5%; Beobachtungsdauer 3—19, im Mittel 10,4 Jahre). Bei 95 Patienten (47,5%) wurde die Polyarthritis während der Beobachtungszeit (2—17, im Mittel 7,4 Jahre) inaktiv. In der letzten Gruppe, die annähernd die Hälfte der Kranken ausmacht, dauerte die Aktivität 1—12 Jahre, im Mittel 3,1 Jahre, bei 35 Kindern sogar weniger als ein Jahr.

Sehr ähnlich sind die Beobachtungen, die EDSTRÖM in Schweden gemacht hat (5). Der Autor hat 1958 über 161 Patienten mit p. c. P. berichtet, von denen 90 fünf Jahre nach Beginn der Erkrankung oder später kontrolliert wurden. Bei 5 dieser 90 Fälle handelte es sich um einen M. Still. Tab. 3 zeigt die Resultate der Nachuntersuchungen bei den übrigen 85 Kindern.

62% der Patienten waren bei der Kontrolle symptomfrei und ohne Aktivität. Die aktive Phase dauerte bei diesen Kindern durchschnittlich 2—3 Jahre, was mit den Befunden von ANSELL und BYWATERS übereinstimmt. War die Arthritis länger aktiv, so kam es gewöhnlich zur Invalidität.

Tabelle 3. *Nachuntersuchungsergebnisse bei 85 Pat. mit p. c. P.* (nach EDSTRÖM)

Untersuchungsbefunde	Gesamt	mit	ohne
		Goldtherapie	
ohne Defekte geheilt .	53 (62%)	39 (63%)	14 (61%)
unvollkommen geheilt	16 (19%)	12 (19%)	4 (17%)
noch aktiv; invalide; tot	16 (19%)	11 (18%)	5 (22%)
Gesamt	85 (100%)	62 (100%)	23 (100%)

Sämtliche von EDSTRÖM beobachteten Patienten hatten Salicylate erhalten, ein Teil zusätzlich Gold. Corticosteroide waren bei dieser Gruppe, deren Behandlung 1950 abgeschlossen wurde, nicht gegeben worden. Wie aus der 2. und 3. Kolonne der Tab. 3 hervorgeht, führte die Goldtherapie nicht zu besseren Resultaten als die Behandlung mit Salicylaten allein. Ab 1951 trat an die Stelle der Goldtherapie die Behandlung mit Hormonen (ACTH, Cortison, Prednison, Prednisolon). Auch diese Therapie änderte an dem Endresultat der Krankheit nichts. Von 53 nachuntersuchten Patienten, die Hormone erhalten hatten, waren 33 (63%) symptomfrei. Zu ähnlichen Ergebnissen kamen auch ANSELL, BYWATERS und ISDALE, die 25 Kinder alternierend mit Aspirin und Cortison behandelten (2). Demnach ist es offenbar ohne wesentliche Bedeutung, mit welchem von diesen Mitteln behandelt wird.

GROKOEST u. Mitarb. haben Nachuntersuchungen bei 110 Patienten mit p. c. P. angestellt (7). Die Zeitspanne zwischen Krankheitsbeginn und Kontrolle schwankten beträchtlich; im Mittel betrug das Intervall 9,3 Jahre. 8 Patienten waren gestorben, 76% der übrigen 102 zeigten bei der Kontrolle keine Beeinträchtigung der Gelenkfunktionen mehr. Bei 32% war die Gelenkbeweglichkeit eingeschränkt, meistens in geringem Maß; nur 2 Patienten waren auf den Rollstuhl angewiesen.

Über 72 Kinder mit p. c. P. hat FYFE berichtet (6); 56 von ihnen konnten nachuntersucht werden. Die Intervalle zwischen Erkrankungsbeginn und Kontrolle schwankten zwischen einigen wenigen und 25 Jahren. Als inaktiv bezeichnete der Autor solche Fälle, bei denen die Gelenke seit mindestens 2 Jahren frei von Schmerzen und Empfindlichkeit gewesen waren. Diese Kriterien waren in 34 Fällen, d. h. in 61%, gegeben. Auch bei 6 weiteren Kindern war der Gelenkprozeß zurzeit der Nachuntersuchung inaktiv; die Erkrankung war aber erst innerhalb der vergangenen 2 Jahre zur Ruhe gekommen, so daß sie definitionsgemäß als noch aktiv bezeichnet wurde. Zählt man diese Fälle zu den inaktiven, wie es in den vorher genannten Publikationen geschehen ist, so ergibt sich mit einer Inaktivierung bei 71% aller Patienten eine ebenso günstige Prognose wie bei den vorgenannten Autoren. Von den von FYFE als inaktiv bezeichneten 34 Fällen waren 25 (65%) völlig symptomfrei, 12 (35%) zeigten Restsymptome, 5 davon schwere Verkrüppelungen mit mehrfachen Ankylosen. Auch FYFE bestätigt die Erfahrung, daß die Aktivität der Erkrankung bei den günstig ausgehenden Fällen von kurzer Dauer, meistens weniger als 3 Jahre ist, während die Arthritis bei den Fällen, die nicht völlig ausheilen, wesentlich länger dauert.

Den bisher zitierten günstigen Erfahrungsberichten steht die Publikation Barkins mit wesentlich schlechteren Resultaten gegenüber. Von 51 Kindern mit p. c. P. waren bei der Kontrolle 11 verstorben. 21 (51,5%) der 40 Überlebenden hatten eine so gute Gelenkbeweglichkeit, daß sie den Anforderungen des Alltags gewachsen waren; die Gelenkfunktionen entsprechen etwa dem Grade 4—5 der Einteilung von Ansell und Bywaters (s. o.). Von den übrigen 19 Patienten waren 7 bettlägerig oder auf den Rollstuhl angewiesen.

Der Grund für diese schlechteren Ergebnisse ist darin zu suchen, daß Barkin von einem prognostisch ungünstigeren Krankengut ausgegangen ist. Seine Patienten stammen aus einem Hospital für chronische Krankheiten, vor allem Arthritis, dasjenige von Fyfe und von Grokoest u. Mitarb. dagegen aus pädiatrischen und internen Kliniken. Während letztere alle Formen der kindlichen p. c. P. zu sehen bekommen, wird in Rheumaheilstätten, deren Zugänge im allgemeinen nicht vom praktischen Arzt direkt, sondern von Krankenhäusern kommen, nur eine bestimmte Auswahl von Kindern aufgenommen, — nämlich solche, die auf die übliche Therapie ungenügend ansprechen und nicht in ambulante Behandlung entlassen werden können.

Extraartikuläre Manifestationen

Auf die extraartikulären Manifestationen bei der p. c. P. wurde schon anfangs kurz hingewiesen. Sie treten vor allem bei jungen Kindern auf und kommen besonders häufig im Rahmen des M. Still und der Subsepsis allergica vor. Doch auch außerhalb dieser Syndrome, die noch besonders erörtert werden sollen, werden Karditis, Lymphknotenvergrößerung und Milztumor angetroffen. Im folgenden wollen wir nur diejenigen Symptome besprechen, die eine Beziehung zur Spätprognose der p. c. P. haben.

Eine *Herzbeteiligung* wurde nicht allein beim rheumatischen Fieber beobachtet, sondern auch bei der p. c. P. Im Rahmen der Polyserositis, die vor allem beim M. Still vorkommt, tritt die Perikarditis mehr und die Endokarditis weniger in den Vordergrund als beim rheumatischen Fieber. Die prozentuale Verteilung der verschiedenen Karditisformen bei der p. c. P. läßt sich indessen nicht sicher beurteilen, da die klinischen Daten in dem vorliegenden Schrifttum unzureichend sind. Bywaters bezweifelt, daß es überhaupt Endo- und Myokarditiden gibt, die auf die p. c. P. selbst zurückzuführen sind (*4*). Wir beschränken uns in Tab. 4 auf die Angabe „Herzbeteiligung".

Die höchste Prozentzahl kardialer Manifestationen weist die Serie von Barkin auf. Das mag damit zusammenhängen, daß der Anteil der schweren Fälle mit langdauernder Aktivität in dieser Beobachtungsreihe besonders groß war. Bei den leichten und kurzdauernden Fällen ist eine Herzbeteiligung selten. Auch der Anteil an Kindern mit M. Still ist in der Reihe Barkins mit 25% groß; Edström berichtet, daß von seinen 7 Patienten mit M. Still alle eine Herzbeteiligung aufwiesen.

Tabelle 4. *Herzbeteiligung bei der p. c. P.*

Autor	Pat. gesamt	Herzveränderungen	
		absolut	%
Ansell u. Bywaters . . .	216	9	4[1]
Edström	161	21	13
		(+19	+12)[2]
Sury	109	8	7
Fyfe	56	6	9
Barkin	51	16	31

[1] Nur Perikarditiden.
[2] Leichtere, passagere Störungen.

Wieweit zwischen p. c. P. und rheumatischem Fieber Beziehungen bestehen, ist noch immer umstritten und letztlich unklar. In einzelnen Fällen mögen die kardialen Manifestationen bei Kindern mit p. c. P. auf eine Zweiterkrankung mit rheumatischem Fieber zurückzuführen gewesen sein. Von 5 Patienten mit Herzbeteiligung, die Fyfe beobachtete, hatten 3 eine Chorea, ein weiterer ein Erythema marginatum. Diese Symptome machen es höchst wahrscheinlich, daß ein rheumatisches Fieber vorgelegen hat. Zweifellos können aber nicht alle kardialen Symptome bei der p. c. P. durch eine gleichzeitige Erkrankung an rheumatischem Fieber erklärt werden. — Auf eine Behandlung mit Corticosteroiden sprechen die Carditiden gut an.

Die *Amyloidose* ist eine seltene Komplikation der p. c. P. In Tab. 5 sind die Daten zusammengestellt, die in der Literatur hierüber niedergelegt sind. In dem kleinen Krankengut BARKINs finden sich, verglichen mit den anderen Serien, auch im Hinblick auf die Amyloidose unverhältnismäßig viele Fälle. Die niedrigen Erkrankungsziffern, die EDSTRÖM und ANSELL und BYWATERS angeben, dürften den wahren Verhältnissen näher kommen, da ihnen ein weitgehend unausgelesenes Material zugrundeliegt.

Tabelle 5. *Amyloidose bei p. c. P.*

Autor	Pat. gesamt	ge- sichert	wahr- schein- lich	ge- storben
ANSELL u. BYWATERS . .	216	5	1	1
EDSTRÖM	161	2	0	1
GROKOEST u. Mitarb. . . .	110	?	?	2
BARKIN	51	5	3	1

Die unterschiedliche Amyloidoserate in den vier Serien zeigt, daß die Komplikation bei schweren und langdauernden Erkrankungen (BARKIN) gehäuft auftritt. Auch in der Serie von ANSELL und BYWATERS waren es vor allem maligne verlaufende Fälle von p. c. P., die eine Amyloidose bekamen. Nach Beobachtungen von BYWATERS bilden sich amyloidotische Leber- und Nierenveränderungen unter Umständen zurück, wenn die Aktivität des rheumatischen Krankheitsprozesses nachläßt.

Augenbeteiligung wurde, wie Tab. 6 zeigt, bei 7% der darauf untersuchten Patienten beobachtet.

In allen diesen Fällen bestand eine Iritis. Bei 7 der 12 Patienten EDSTRÖMS war außerdem die Choreoidea affiziert, was eine Visusminderung zur Folge hatte. Bei 3 Patienten lag eine bandförmige Keratitis vor, ebenso bei 4 Fällen von ANSELL und BYWATERS. Von 7 Patienten mit

Tabelle 6. *Augenbeteiligung b.p.c.P.*

Autor	Pat. gesamt	Augen- beteiligung
ANSELL u. BYWATERS	116	8
EDSTRÖM .	161	12
GROKOEST	110	7
Gesamt .	387	27(=7%)

Iritis, die GROKOEST u. Mitarb. beobachteten erblindeten 2. — Therapeutische Versuche in den letzten Jahren ergeben, daß die Iritis mit Cortisonderivaten günstig zu beeinflussen ist.

Das *Wachstum* kann durch die p. c. P. sowohl allgemein wie lokal gestört werden. Wie andere chronische Erkrankungen führt auch die chronische Polyarthritis unter Umständen zu einer Reduktion des Längenwachstums und des Gewichtsansatzes. Fälle mit beträchtlichem Minderwuchs oder Marasmus sind jedoch selten. Bei der Nachuntersuchung von 94 Patienten mit langdauernder Erkrankung erhielten GROKOEST u. Mitarb. folgende Resultate: 54 Patienten mit schleichendem Krankheitsverlauf (mittlere Krankheitsdauer 10 Jahre; Durchschnittsalter 19,9 Jahre) erreichten ein Gewichtsperzentil von 44 ± 7,8%, 40 Patienten mit remittierendem Verlauf (mittlere Krankheitsdauer 8,6 Jahre, Durchschnittsalter 17,8 Jahre) ein Perzentil von 62 ± 11,1%. Die beiden Gruppen unterscheiden sich in signifikanter Weise weder untereinander, noch gegenüber dem Durchschnitt einer vergleichbaren gesunden Personengruppe.

Lokalisierte Wachstumsstörungen treten infolge der unmittelbaren Nachbarschaft der betroffenen Gelenke und der Epiphysenfugen häufiger auf. Eine Stimulation des Wachstums, die zu einer Verlängerung der Knochen führt, wird im Bereich des Kniegelenks öfters beobachtet. Im allgemeinen erfolgt aber eher ein vorzeitiger Schluß der Epiphysenfugen und damit eine Verkürzung des betreffenden

Knochens. Verkürzungen einzelner Metacarpalia und Finger sind keine Seltenheit. Eine Unterentwicklung der Mandibula, wahrscheinlich infolge Befalls des Temporo-mandibulargelenkes ist häufig und gibt dem Gesicht ein vogelartiges Aussehen. Bei 101 Patienten, die Grokoest u. Mitarb. wegen p. c. P. nachuntersuchten, fanden sie 47mal (46%) lokalisierte Wachstumsstörungen.

In Tab. 7 sind die Zahlenangaben zusammengestellt, die sich im Schrifttum über die *Sterblichkeit* bei der p. c. P. finden.

Tabelle 7. *Die Letalität bei der p. c. P.*

Autor	Pat. gesamt	Todesfälle	
		gesamt	p. c. P.-Folgen
Ansell u. Bywaters . . .	216	9	2
Grokoest u. Mitarb. . . .	110	8	3
Fyfe	56	3	2
Barkin	51	11	4

Da sehr langfristige Beobachtungen zugrundegelegt sind, bei Barkin z. B. bis zu 40 Jahren, ist der Anteil der Todesfälle aus unspezifischer Ursache groß. Die spezifische Letalität ist, wie die Tabelle ergibt, gering. Von insgesamt 433 Patienten starben nur 11 an den direkten Folgen der Grundkrankheit. Bei 5 Patienten war die Todesursache eine Herzinsuffizienz aufgrund rheumatischer Klappenfehler. Wieweit diese Karditiden durch die p. c. P. selbst bedingt waren, muß nach dem Obengesagten allerdings offen bleiben. Der pathologisch-anatomische Befund bei den beiden Patienten Fyfes war der einer klassischen Endokarditis bei rheumatischem Fieber. — 5 von 433 Patienten gingen an einer Niereninsuffizienz infolge Amyloidose zugrunde. Ein Kind starb mit 5 Jahren im Verlauf einer hochakuten progredienten rheumatischen Erkrankung.

Die Publikationen von Fyfe und Barkin enthalten keine Angaben über die Krankheitsdauer der nachuntersuchten Patienten; die Beobachtungszeiten variierten der Schilderung nach beträchtlich. Bei Ansell und Bywaters handelte es sich um Kontrollen 10 Jahre nach Beginn der Erkrankung, und auch die Nachuntersuchungen Groekosts wurden im Mittel nach 9,3 Jahren durchgeführt. Beurteilt nach den 326 Patienten dieser Autoren beträgt die Letalität der kindlichen p. c. P. innerhalb der ersten 10 Jahre 1,5%.

Morbus Still

Diese besser als Stillsches Syndrom bezeichnete Krankheit (*9*), vorwiegend bei jüngeren Kindern beobachtet, verläuft im Gegensatz zur p. c. P. vom Erwachsenentypus meistens als akute schwere Allgemeinerkrankung. Häufig zeigen sich die Gelenksymptome nicht zu Beginn, sondern erst im späteren Verlauf, und auch dann treten sie oft hinter den übrigen Krankheitserscheinungen zurück. Daß diese Form der Erkrankung mehr Todesopfer fordert als die gewöhnliche chronische Polyarthritis, die sich weitgehend auf die Gelenke beschränkt, ist verständlich. Vor allem sind es Karditiden, die den Kindern drohen. Alle 7 Kinder mit M. Still, die Edström behandelte, hatten Herzaffektionen, 5 von ihnen wurden weiter beobachtet; 2 starben an Herzinsuffizienz, ein drittes an Amyloidose. Die beiden Kinder, die Fyfe an den Folgen der rheumatischen Erkrankung verlor, starben ebenfalls infolge einer Karditis. Ob in diesen Fällen ein M. Still vorlag, läßt sich den Angaben des Autors nicht entnehmen. Ansell und Bywaters verloren durch unmittelbare Folgen der Grundkrankheit nur 2 von 216 Kindern. Eines starb in einer perakuten Krankheitsphase, wahrscheinlich unter dem Bild eines Morbus Still. Stoeber und Kölle meinen, daß der M. Still früher, vor der Cortisonära, meistens letal verlaufen sei.

Tatsächlich hat die Einführung der Corticosteroide in die Therapie des M. Still die ungünstige Prognose erheblich verbessert. Von SCHLESINGER, EDSTRÖM und GIBSON wurden auf dem Symposion über p. c. P. anläßlich des 9. Internationalen Kongresses für Pädiatrie die Corticosteroide bei dieser Form der Erkrankung als lebensrettend bezeichnet.

Schlußfolgerungen

Wie die zitierten Beobachtungen ergeben, ist die Prognose der kindlichen p. c. P. im Hinblick auf die *Wiederherstellung der Gelenkfunktionen* wesentlich günstiger, als bisher gemeinhin angenommen worden ist. Geht man von sämtlichen Erkrankungsfällen, incl. der leichten, aus, so betrug der Prozentsatz der völlig Geheilten 5 Jahre nach Beginn oder später zwischen 44—67%; in etwa 75% der Fälle war die Krankheit zur Zeit der Nachuntersuchung inaktiv geworden. Damit ist die Prognose der p. c. P. im Kindesalter deutlich besser als beim Erwachsenen, eine Tatsache, die wahrscheinlich mit der größeren Dicke der Gelenkknorpel des Kindes zu erklären ist (*1*).

Eine ätiotrope medikamentöse Therapie der p. c. P. gibt es nicht. Die symptomatische Behandlung mit Salicylaten, Phenylbutazon und Hormonen hemmt, solange sie durchgeführt wird, die arthritischen Entzündungsprozesse, lindert die Schmerzen, gestattet eine größere Beweglichkeit der Gelenke und ermöglicht auf diese Weise eine ausgiebige physikalische Behandlung. Diese muß den Schwerpunkt der therapeutischen Bemühungen bilden. Die Anwendung der Corticosteroide hat die Prognose der Gelenkveränderungen gegenüber den Resultaten der Salicylat- und Goldtherapie nicht gebessert.

Verschiedene extraartikuläre Manifestationen werden dagegen durch die Corticosteroide günstig beeinflußt. Die Prognose der Karditis und der Iritis ist durch ihre Anwendung besser geworden.

Die spezifische *Letalität* der p. c. P., d. h. die Rate an Todesfällen, die in direktem Zusammenhang mit der Grundkrankheit steht, ist gering; sie beträgt innerhalb der ersten 10 Jahre nach Krankheitsbeginn etwa 1,5%. Todesursachen sind vor allem Herzinsuffizienz und Amyloidose.

Ein relativ großer Anteil dieser Todesfälle betrifft Kinder mit *M. Still*. Die Letalität dieser Erkrankung ist bisher wesentlich höher als 1,5% gewesen. Doch sprechen der M. Still bzw. die akuten systematisierten Formen der p. c. P. auf die Corticosteroidtherapie sehr gut an, so daß eine Besserung der Prognose anzunehmen ist.

Literatur

(*1*) ANSELL, M. B., and E. G. L. BYWATERS: Prognosis in Still's disease. Bull. rheum. Dis. 9, 189 (1959). — (*2*) ANSELL, B. M., E. G. L. BYWATERS and I. C. ISDALE: Comparison of cortisone and aspirin in treatment of juvenile rheumatoid arthritis. Brit. med. J. 1956 II, 1075. — (*3*) BARKIN, R. E.: The clinical course of juvenile rheumatoid arthritis. Bull. rheum. Dis. 3, 19 (1952). — (*4*) BYWATERS, E. G. L.: Chronischer Rheumatismus im Kindesalter. Ann. Nestle 13, 20 (1958). — (*5*) EDSTRÖM, G.: Rheumatoid arthritis and Still's disease in children. Arthr. and Rheum. 1, 497 (1958). — (*6*) FYFE, W. M.: Rheumatoid arthritis in childhood. Glasg. med. J. 36, 102 (1955). — (*7*) GROKOEST, A. W., A. I. SNYDER and C. RAGAN: Some aspects of juvenile rheumatoid arthritis. Bull. rheum. Dis. 8, 147 (1957). — (*8*) ISDALE, I. C., and E. G. L. BYWATERS: The rash of rheumatoid arthritis and Still's disease. Quart. J. Med. 25, 377 (1956). — (*9*) SACREZ, R., et J. G. JUIF: Etude critique de quelques observations de rheumatisme chronique de l'enfant. Arch. franç. Pédiat. 14, 623 (1957). — (*10*) SCHLESINGER, B.: Rheumatoid arthritis in the young. Brit. med. J. 1949 II, 197. — (*11*) STOEBER, E., u. G. KÖLLE: Klinik und Therapie der primärchronischen Polyarthritis im Kindesalter. Med. Klin. 51, 2197 (1956). — (*12*) SURY, B.: J. Bone, Jt. Surg. 35 B, 514 (1953); zit. bei 6. — (*13*) WISSLER, H.: Subsepsis allergica. Helv. paediat. Acta 13, 405 (1958).

3. Bronchiektasen beim Kind

Von

G. Vermeil

Die Bronchektasie ist keine Krankheit sui generis, sondern Folge mehrerer Krankheiten bzw. pathologischer Prozesse. Sie hat aber ihre eigenen, von der Ursache relativ unabhängigen Komplikationen und ihre eigene Entwicklung; insofern ist eine zusammenfassende Untersuchung erlaubt. Wenn man die Krankheitsursachen berücksichtigt, stellen sich zwei Hindernisse in den Weg:

1. Keine der zugänglichen Statistiken, außer derjenigen von Mathey und seinen Mitarbeitern (10), bemüht sich um einen Zusammenhang zwischen der Ätiologie und dem Verlauf. Der Grund liegt in der Tatsache, daß die Kenntnis der verschiedenartigen Ätiologie erst aus jüngster Zeit stammt.

2. Die ätiologischen Kenntnisse sind noch unvollständig, und der physiopathologische Mechanismus wird teils noch diskutiert.

Deshalb ist größte Vorsicht geboten, wenn man über eine Gruppe von Krankheiten und nicht über ein präzise definiertes einheitliches Krankheitsbild berichtet. Hinzu kommen die Unsicherheiten mehrerer Publikationen, in denen die Auswahl der Kranken, die Grundlagen der Diagnose und die Behandlungsmethoden verschieden sind.

Wir werden nacheinander den spontanen Verlauf, den Einfluß der nichtchirurgischen und der chirurgischen Behandlungsmethoden und schließlich diejenigen Faktoren untersuchen, auf die sich die Prognose stützen kann.

Jedoch sei daran erinnert, daß viele Fälle von Bronchiektasien unerkannt bleiben, solange sie wenig oder nicht infiziert sind. Diese günstigen Fälle erscheinen nicht in den Statistiken, sondern nur solche Patienten, die so starke Beschwerden haben, daß ein Spezialist aufgesucht werden muß.

Spontaner Verlauf der nicht behandelten Bronchiektasen

Wir haben unter Nichtberücksichtigung der operierten Fälle die Sterblichkeitsziffern bis 1942 auf Tab. 1 notiert, das heißt aus einer Periode, als die Wirksamkeit der konservativen Behandlung noch relativ schlecht war.

Tabelle 1. *Sterblichkeit der nicht operierten Patienten*
(Statistiken vor 1942)

Autor und Datum der Publikation	Anzahl der Fälle	Dauer der Beobachtungsperiode Jahre	Sterblichkeit Zahl	%
Neil 1931	31	5	10	30
Seror 1939 (17) . . .	35 Kinder	2—10	1	3
	44 Erwachs.	2—40	12	27
Perry u. King 1940 (12)	210	1—20	66	31
Riggins 1941 (14) . .	85	15	12	14
Ogilvie 1941 (11) . .	33	5	9	27
Bradshaw 1941 . . .	225	5	79	35
Summe	663		189	28

Dieses Zahlenmaterial enthält alle Todesfälle, einschließlich derjenigen, die nicht direkt auf die Bronchiektasie zurückzuführen sind. Eine Unterscheidung der

Todesursachen ist in dem größten Teil dieser Arbeiten nicht gemacht worden. Die Sterblichkeitsziffern bei den einzelnen Autoren stimmen so weitgehend überein, daß man das arithmetische Mittel von 28% als zulässig betrachten kann, d. h. ohne Behandlung stirbt ungefähr ein Drittel der Patienten im Verlaufe von 20 Jahren nach der Diagnose.

Behandlungsmöglichkeiten

I. Wirkung der nicht chirurgischen Behandlung

Tabelle 2. *Vermeidbare Todesfälle (durch antibakterielle Mittel)*
(Statistiken bis 1948)

Autor und Datum der Publikation	Anzahl der Todesfälle	Vermeidbare Todesursachen		Summe	%
SEROR 1939 (*17*) .	12	Pneumonie	1	2	91
		Lungenbrand	6		
		Lungenabsceß	1		
		Gehirnabsceß	2		
		Meningitis	1		
BRADSHAW u. Mitarb. 1941 (*2*)	59	Pneumonie	23	42	72
		Brand o.Absceß d. Lunge	9		
		Tuberkulose	6		
		Pleura Empy.	2		
		Gehirnabsceß	5		
WISSLER u. HOTZ 1948 (*20*)	9	Pneumonie	5	6	66
		Gehirnabsceß	1		
Summe	80			59	75

Die hier zitierten Publikationen, in denen die Todesfälle mit genügender Präzision bekannt sind, berechtigen zu der Annahme, daß 75% der Todesfälle mit

Tabelle 3. *Sterblichkeit der nicht operierten Patienten*
(Statistiken nach 1948)

Autor und Datum der Publikation	Anzahl der Fälle	Dauer der Beobachtungsperiode Jahre	Sterblichkeit	
			Zahl	%
WISSLER u.HOTZ 1948(*20*)	38	8—17	9	26
JEUNE u.Mitarb.1954 (*8*)	38	10—22	2	5
BOUTE u. VAN GEFFEL 1954 (*1*)	39	10	9	25
LINDSKOG u. HUBBEL 1955 (*9*)	77	1—15	15	21
STRANG 1956 (*18*) . . .	46	8—20	12	26
FRANKLIN 1958 (*5*) . .	191	3—34	4	2
VERMEIL 1959	23	10—20	0	0
Summe	450		51	11%

den heutigen antibakteriellen Mitteln hätten vermieden werden können. Selbst wenn diese Prozentzahl zu hoch gegriffen ist, und auf 70 oder sogar 60% reduziert würde, ist diese Feststellung bemerkenswert.

Wir haben absichtlich in den Tab. 1 und 3 die Statistik von Diamond und van Loon (*3*) nicht berücksichtigt, weil sie nur besonders leichte Fälle registriert. Wir sehen in obiger Statistik, daß der gesamte Sterblichkeitsprozentsatz auf 11% gefallen ist und die Schwankungen der Prozentzahlen verschiedener Autoren auffallend groß sind im starken Gegensatz zu denjenigen im Zeitraum vor 1942. Die günstigsten Sterblichkeitsziffern finden sich bei Kranken, die einer regelmäßigen und aktiven Behandlung unterzogen wurden, wie zum Beispiel: Klimatische Kuren, Hängelage, Nasen- und Nebenhöhlen-Behandlungen, antibiotische Kuren.

2. Resultate bei chirurgischen Eingriffen, Operationsletalität

Die Sterblichkeitsziffer bei Operationen wird laufend kleiner; sie war in den Anfangsjahren der Thoraxchirurgie größer als 10% und ist heute praktisch null geworden. Dieser Erfolg ist folgenden Faktoren zuzuschreiben: Vervollkommnung der chirurgischen Technik, sorgfältigere Auswahl der zu operierenden Patienten und ihre bessere Vorbereitung zur Operation.

Postoperative Spätsterblichkeit. Diese ist in einem Großteil der Veröffentlichungen schwer zu erfassen, da die Trennung der Sterblichkeit während und nach der Operation nicht exakt ist. Nur drei Statistiken (*10, 12, 18*) geben eine präzise Auskunft: 2 Todesfälle ohne direkte Abhängigkeit von der Operation bei 121 Operierten (*12*), sowie 5 auf 160 (*18*) und 7 auf 145 (*10*) (wovon bei 4 der Tod nicht auf die Bronchiektasie zurückzuführen ist). Man darf bei der Betrachtung dieser Resultate nicht vergessen, daß die für eine Operation geeigneten Fälle ausgewählt wurden, so daß die schwersten Fälle hier nicht erscheinen.

Zustand der Überlebenden. Tab. 4, die auf 13 Autoren beruht (*4, 5, 7, 8, 9, 10, 11, 12, 16, 18, 19, 20* und eigene Patienten), gestatten einen Vergleich des Zustandes der operierten und nichtoperierten Kranken.

Tabelle 4. *Vergleich zwischen operierten und nicht operierten Kranken aus 13 Statistiken, unter Abzug der Gestorbenen und der nicht mehr erreichbaren Patienten*

	Anzahl der Fälle	Resultate					
		Gut oder sehr gut		Mittelmäßig		Schlecht	
		Zahl	%	Zahl	%	Zahl	%
Nicht operiert	528	297	56	167	32	64	12
Operiert	1 522	1 228	81	180	12	114	7

Selbst wenn man die Auswahl der zu operierenden Patienten in Rechnung stellt und dabei den Optimismus mancher Chirurgen bei der Beurteilung des Gesundheitszustandes ihrer operierten Patienten zugute hält, zeigen diese Ziffern die Leistungsfähigkeit der operativen Behandlung.

Mehrere Faktoren spielen bei der Prognosestellung eines mit Bronchiektasen behafteten Kranken eine Rolle: Anatomie, Behandlungsmöglichkeiten, Ätiologie und Alter des Patienten.

Anatomie (Ausdehnung, Topographie, Typus der Schädigungen).

Eine Ausdehnung über mehr als die Hälfte der Lungenfläche ist ein sehr schlechtes Zeichen; wenn sie $^3/_4$ der Lungenfläche beträgt, stirbt der Patient mit größter Wahrscheinlichkeit in einigen Jahren.

Der topographische Befund, d. h. in erster Linie ein- oder beidseitiger Befall, ist entscheidend für jene Krankheitsprozesse, die sich auf die Hälfte der Atemorgane oder weniger ausdehnen. Zum Beispiel sind Bronchiektasen beider Unterlappen sehr viel nachteiliger als der isolierte Befall einer ganzen Lunge, weil die einseitige Lokalisation einen chirurgischen Eingriff erlaubt.

Therapeutische Möglichkeiten. Die einzige Chance einer vollkommenen Heilung ist die chirurgische Therapie. Diese muß sich aber auf lokalisierte und stabilisierte Formen beschränken. Die präoperative Beobachtungs- und Behandlungsperiode soll solange als notwendig andauern, bis der Patient in einem absolut befriedigenden Zustand auf den Operationstisch gebracht werden kann. In diesem Fall ist die Sterblichkeit praktisch null und das Endresultat ausgezeichnet.

Wenn die chirurgische Behandlung nicht möglich ist, soll man nicht alle Hoffnung aufgeben; die Wirksamkeit der symptomatischen Behandlung ist nicht abzustreiten. Die Erfolge, die man in spezialisierten Zentren damit erreicht, sind erstaunlich. Jedoch muß die Pflege mit großer Regelmäßigkeit über mehrere Jahre aufrecht erhalten werden, was von dem Patienten, seiner Familie und dem behandelnden Arzt eine gewisse Ausdauer verlangt, die keineswegs immer vorhanden ist.

Die *Ätiologie* spielt, wie oben erwähnt, eine beachtliche, aber schwer abzuschätzende Rolle. Man kann trotzdem zwei Gruppen gegenüberstellen: 1. Bronchiektasen mit lokaler Ursache (beim Kind handelt es sich hauptsächlich um Tuberkulose und Fremdkörper). 2. Anscheinend spontan auftretende Bronchiektasen. Die Prognose der ersteren ist wesentlich besser. In der Statistik von MATHEY befinden sich 94% Erfolge (darunter 91% vollkommen Geheilter) für die Bronchiektasen mit lokaler Ursache im Gegensatz zu 84% Erfolgen (darunter nur 61% vollkommen Geheilter) bei den übrigen Formen.

Nach der Pubertät vermindern sich die Krankheitserscheinungen wesentlich. Obwohl die Bronchiektasen nicht zurückgehen, führen viele Erwachsene, die als Kind Dauerbeschwerden hatten, ein fast normales Leben.

Schließlich muß noch der Verlauf der Grundkrankheit erwähnt werden. Es ist eine Abnahme der nach Tuberkulose auftretenden Bronchiektasen vorauszusehen, weil die Tuberkulosedurchseuchung nachläßt und die jetzigen Behandlungsmethoden (Chemotherapie und Cortison) die tuberkulösen Bronchialstenosen vermindern werden. Es scheint auch, daß die Zahl der bilateralen Bronchiektasen mit Nasenhöhlenentzündung des Kindes stark rückläufig ist; jedoch ist dies wissenschaftlich noch keineswegs untermauert. Es wäre denkbar, daß die systematische Anwendung der Antibiotica in allen Fällen einer Erkrankung der Atemwege des Kindes (eine Methode, die als unkritisch verpönt ist) einen günstigen prophylaktischen Einfluß hat.

Zusammenfassung. Der spontane Verlauf der Bronchiektasie war früher in ungefähr 30% der Fälle tödlich. Ausgedehnte Formen liegen auch heute noch außerhalb unserer therapeutischen Möglichkeiten. Bei allen Fällen, bei denen nicht mehr als die Hälfte der Lungenfläche befallen ist, kann das Weiterleben mit mehr oder weniger Beschwerden als gesichert angesehen werden; dies hängt aber wesentlich von der Art und Ausdauer der Behandlung ab. Bei den einseitigen Formen garantiert die chirurgische Behandlung, sofern sie überhaupt notwendig ist, beinahe eine völlige Genesung.

Literatur

(1) BOUTE, M., et R. VAN GEFFEL: Pronostic éloigné des affections bronchique chroniques non tuberculeuses de l'enfance. Acta tuberc. belg. **45**, 166 (1954). — *(2)* BRADSHAW, H. H., F. J. PUTNEY and L. H. CLERF: The fate of patients with untreated bronchiectasis. J. Amer. med. Ass. **116**, 2561 (1941).

(3) DIAMOND, S. and E. L. VAN LOON: Bronchiectasis in childhood. J. Amer. med. Ass. **118**, 771 (1942). — *(4)* DYGGVE, H., and C. E. GUDBJERG: Bronchiectasis in children. A follow-up study of surgical treatment in seventeen cases. Acta paediat. scand. **47**, 193 (1958).

(5) FRANKLIN, A. W.: The prognosis of bronchiectasis in childhood. Arch. Dis. Childh. **33**, 19 (1958).

(6) GINSBERG, R. L., J. C. COOLEY, A. M. OLSEN and J. W. KIRKLIN: An analysis of unfavorable results in the surgical treatment of bronchiectasis. J. thorac. Surg. **30**, 331 (1955).

(7) HOLMES SELLORS, T.: Bronchiectasis. Bronches 4, 261 (1954).

(8) JEUNE, M., P. MOUNIER-KUHN et M. PREAULT: Enquête sur l'avenir éloigné des bronchectasies de l'enfance. Acta tuberc. belg. **45**, 176 (1954).

(9) LINDSKOG, G. E., and D. S. HUBBEL: An analysis of 215 cases of bronchiectasis. Surg. Gynec. Obstet. **100**, 643 (1955).

(10) Mathey, J., J. J. Galey, G. Oustrieres et G. Vermeil: La bronchectasie est-elle une maladie chirurgicale ? Résultats éloignés chez 145 opérés. Sem. Hôp. Paris **32**, 1186 (1956).
(11) Ogilvie, A. G.: The natural history of bronchiectasis. Arch. intern. Med. **68**, 395 (1941).
(12) Perry, K. M. A., and D. S. King: Bronchiectasis. A study of prognosis based on a follow-up of 400 patients. Amer. Rev. Tuberc. 41, 531 (1940). — *(13)* Preault, M.: Les formes radiocliniques des bronchiectasies de l'enfant. Leur traitement en milieu spécialisé. Hôpital (Paris) No. **605**, 352 (1951).
(14) Riggins, H. M.: Bronchiectasis. Morbidity and mortality of medically treated patients. Amer. J. Surg **54**, 50 (1941). — *(15)* Roles, F. C., and G. S. Todd: Bronchiectasis. Diagnosis and prognosis in relation to treatment. Brit. med. J. **2**, 639 (1933).
(16) Santy, P.: Dilatation des bronches. Encyclopédie Médico-Chirurgicale. Plèvre-Poumon-Médiastin. — *(17)* Seror, M.: Pronostic et traitement des bronchiectasies de l'enfant. Thèse Paris 1939. — *(18)* Strang, C.: The fate of children with bronchiectasis. Ann. intern. Med. **44**, 630 (1956). — *(19)* Swieringa, T.: Traitement chirurgical des bronchiectasies et ses résultats. Bronches. 4, Nr. 4 (1954).
(20) Wissler, H., u. M. L. Hotz: Zur Prognose der Bronchiektasien im Kindesalter. Helv. paediat. Acta **3**, 475 (1948).

4. Pleuraempyem

Von

H.-J. PEIPER

In den beiden ersten Lebensjahren ereignen sich Pleuraeiterungen sehr viel häufiger als später, weil die kindliche Lunge auf Grund einer noch unzureichenden Infektabwehr in dieser Altersstufe anfälliger und eine abscedierende Pneumonie deshalb oft im Spiele ist. Hierin liegt auch die Erklärung für die große Sterblichkeit im Säuglingsalter, die zwar deutlich gesenkt werden konnte, als die Antibiotica zur Anwendung kamen, aber dennoch zu wünschen übrig ließ, weil die Zunahme der virulenten Staphylokokkeninfektionen diese ungünstig beeinflußte. Wahrscheinlich ist die Verschiebung der Erregerhäufigkeit unter dem Einfluß der Antibiotica zustande gekommen. Die Staphylokokkenempyeme des Kindesalters haben in den letzten 10 Jahren im Vergleich zu den Pneumokokkenempyemen allgemein an Häufigkeit zugenommen, wodurch sich das Bild prognostisch ungünstig veränderte (*12, 14, 17, 21*). Während wir in der vorantibiotischen Ära 34% Staphylokokken- und 28% Pneumokokkeninfektionen fanden, waren es von 1948—1959 44% Staphylokokken- und nur 11% Pneumokokken-Empyeme.

Beim Erwachsenen sind nach unserem Krankengut Pneumokokken als Empyemerreger fast doppelt so häufig wie Strepto- und Staphylokokken. Sie sind die harmlosesten Erreger, neigen aber durch Fibrinbildung und Eitereindickung zu chronischem Verlauf. In höherem Lebensalter verschlechtert sich die Prognose quoad vitam wieder außerordentlich.

Im Gegensatz zu dem Empyem der Säuglinge haben nur die der Erwachsenen und älteren Kindern eine erwähnenswerte Spätprognose. Dem späteren Schicksal der *Pleuraempyeme im Kindesalter* wurde wenig Beachtung geschenkt, weil sie erfahrungsgemäß nach Überstehen der akuten Lebensgefahr meist ohne chirurgische Eingriffe ausheilen. Antibiotische Behandlung und wiederholte Pleurapunktionen nehmen den wichtigsten Platz in der Behandlung ein. ZUCKSCHWERDT und ZETTEL (*33*) berichteten, daß von 192 Kindern 82,6% durch Punktionsbehandlung mit intrapleuraler und parenteraler Penicillinzufuhr geheilt werden konnten.

Von 200 Säuglingen und Kindern, die von 1940—1959 in der Univ.-Kinderklinik Marburg behandelt worden waren, kamen 61 im akuten Stadium ad exitum. Von den 139 nach Hause entlassenen zeigten die Röntgenbilder bei 21 Kranken zum Zeitpunkt der Entlassung noch erhebliche Resthöhlen. Die bis zu 12 Jahren durchgeführten Nachuntersuchungen (*10*) ergaben, daß in 18 von 20 Fällen eine Restitutio ad integrum eingetreten war. In 2 von 139 Fällen jedoch blieb die endgültige Heilung aus und konnte erst chirurgisch erzielt werden. In einer der wenigen Publikationen, die sich mit der Spätprognose kindlicher Empyeme beschäftigt haben, wurde über ähnliche Ergebnisse berichtet (*26*). Eine Spontanheilung ist demnach bei kindlichen Empyemen fast die Regel.

Die bei der Krankenhausentlassung der Kinder beobachteten wandständigen Verschattungen sind nicht durch Schwarten, sondern durch einen Resterguß bedingt. Die guten Resorptionsbedingungen beim Kinde führen im weiteren Verlauf meist zur völligen Ausheilung. Wie unsere Erfahrungen (s. o.) zeigen, ist die Entwicklung jedoch nicht prinzipiell günstig und kann Anlaß zu chirurgischem Vorgehen bieten.

Beim *Erwachsenen* liegen die Verhältnisse anders, hier scheint die Häufigkeit der *chronischen Empyeme und Resthöhlen* zugenommen zu haben. Sie werden oft jahrelang als Pleuraschwarten fehlgedeutet (*2, 6*). Dauerhafte Empyemresthöhlen bilden sich nach 5—6 Monaten aus (*20*), können aber auch noch nach dieser Zeit gelegentlich durch eine systematische Saugbehandlung ausgeheilt werden.

Folgende Faktoren spielen bei der Ausbildung chronischer Empyemresthöhlen eine ursächliche Rolle:

ein Fehler in der Drainage (*2, 3*) fand sich in 27 von 100 Fällen,

ein Pyopneumothorax, der durch eine Bronchusfistel unterhalten wird,

eine Pneumokokkeninfektion, die Schwartenbildungen besonders begünstigt,

Penicillininstillationen als Ursache für stärkere Verschwartungen oder ungenügende Sekretableitung,

ein intrapleuraler Fremdkörper, der eine Infektion unterhält.

Eine jahrelang bestehende Empyemresthöhle bringt zahlreiche Gefahren mit sich (*2, 15, 23*). Eine Pneumonie, eine Sepsis, Blutungen, eine Amyloidose, nicht selten Hirnabscesse und Meningitis, eine toxische Polyneuritis, gelegentlich auch eine Myokarditis können das Schicksal besiegeln. Die Schwarten führen häufig zur Einschränkung der Lungenfunktion mit schwerer Herz- und Kreislaufbelastung. Durch Narbenzug kann sich eine Skoliose entwickeln. SELLORS und CRUICKSHANK (*22*) verloren von 622 Fällen allein 45 während der Behandlung an derartigen Komplikationen.

Im frühen Stadium des chronischen Empyems sind Erfolge durch eine enzymatische Ausräumung mit Streptokinase und Streptodornase, zusammen mit einer Antibioticatherapie, zu erzielen (*1, 5, 24, 27*). Eine ausreichend lange Saugdrainage mit hohem Unterdruck kann zusammen mit intensiver Atemgymnastik noch eine Wiederentfaltung der Lunge herbeiführen. Wenn dies nicht gelingt, so liegt eine sehr starrwandige Resthöhle oder eine innere Fistel vor. Die *Dekortikation* evtl. mit Verschluß einer inneren Fistel ist hierbei in den letzten Jahren zur Methode der Wahl geworden. Voraussetzung ist, daß die spezifischen oder unspezifischen Prozesse in der kollabierten Lunge weitgehend abgeheilt sind, und eine Reaktivierung nach der Ausdehnung äußerst unwahrscheinlich erscheint. Ist das Lungenparenchym infolge vorausgegangener abscedierender Pneumonie narbig verändert, so daß eine Lösung des Schwartensackes unmöglich ist, kann eine gleichzeitige Lobektomie erforderlich sein. Das gleiche gilt für kollabierte Lungenteile, die funktionell wertlos oder Sitz von chronischen Eiterprozessen sind. Der günstigste Zeitpunkt für die Dekortikation fällt in die 3.—5. Woche, ist aber noch nach Jahren möglich, wenn auch mit geringerem funktionellen Erfolg. Bei völliger Ausdehnung der Lunge erfolgt stets eine Ausheilung des Empyems.

Es gibt bisher nur wenige Untersuchungen über die *Lungenfunktion nach Dekortikation* (*8, 18, 30, 31*). Danach scheint die Wiederherstellung der Lungenfunktion weitgehend von dem Fehlen oder Vorhandensein parenchymaler Veränderungen abzuhängen und nicht so sehr von der Dauer des präoperativen Lungenkollapses. PATTON u. Mitarb. (*18*) fanden bei ihren Nachuntersuchungen über 3 Jahre hinweg eine zunehmende Funktionsverbesserung bei den Kranken mit nur geringen Parenchymveränderungen, im Mittel 47% des Atemgrenzwertes und 31% der Vitalkapazität. Kranke mit fortgeschrittenen Parenchymschäden zeigten eine Verschlechterung der Funktion im frühen postoperativen Verlauf, die sich meist nicht mehr besserte.

Die Bronchospirometrie ergab bei Kranken mit geringen Parenchymveränderungen eine durchschnittliche Steigerung der Sauerstoffaufnahme um 172% und der Vitalkapazität um 136% auf der betroffenen Seite, während Veränderungen bei stärkeren Parenchymschäden nicht zu finden waren. WERBER und MAURATH (*30*) wiesen anhand von 18 Fällen die funktionellen Vorteile der Dekortikation gegenüber anderen thoraxchirurgischen Eingriffen eindrucksvoll nach. Neben Normalisierung einer präoperativen Hypoxie bestätigten sie eine Zunahme der Atemreserven.

Die pulmonale Angiographie kann bei älteren Resthöhlen Aufschluß über die Reexpansionsfähigkeit und den funktionellen Zustand der kollabierten Lunge geben (*16*).

Auch bei fester Verwachsung der ganzen visceralen Schwarte mit der Lungenoberfläche wird man heute auf den verstümmelnden Eingriff einer Thorakoplastik zurückgreifen müssen, wobei wir die Hellersche Jalousieplastik bevorzugen.

In früheren Jahren waren die Erfolge mit dem kollapstherapeutischen Verfahren bereits beachtlich. So hatte BERNHARD (*3, 4*) unter 100 Fällen nur eine Letalität von 3% nach der Heller-Plastik und fand bei seinen Nachuntersuchungen nur 9 Rezidive.

Er erwähnte aus dem ausländischen Schrifttum eine Zusammenstellung von MEAD über Rezidive nach operativ behandelten Empyemen; unter 869 Fällen waren solche 14 mal aufgetreten (2). Während GULEKE in derartigen Fällen echte Rezidive annahm, betont BERNHARD, daß die Lunge sicherlich nie ganz ausgedehnt war und eine Resthöhle fortbestanden habe. Diese Ansicht hat sich inzwischen nach den Beobachtungen der letzten Nachkriegsjahre durchgesetzt. LAUBER (15) verlor nach 55 Thorakoplastiken 6 Kranke, 49 wurden geheilt. Nachuntersuchungen wurden jedoch nicht erwähnt. STRAHBERGER (25) verlor 9 von 48 Kranken nach der Thorakoplastik, 34 Kranke wurden geheilt, bei 5 Kranken bestand weiterhin eine Resthöhle. In dem Krankengut von SCHEICHER (20) starben von 350 Kranken 58 (= 16,6%), 43 (= 12,1%) an den Folgen der Thorakoplastik. Nach 110 Heller-Plastiken verlor er 10 Kranke (= 9,09%), an Hirnabscessen, Pneumonien und Sepsis. Bei 140 Operierten konnte er eine Ausheilung in mindestens 23,4% nachweisen.

Die Fortentwicklung der Thoraxchirurgie hat es in den letzten Jahren ermöglicht, in vielen Fällen mit der Dekortikation außer einer Heilung des Empyems auch eine Erhaltung des Thoraxgefüges und eine Besserung der Lungenfunktion zu erreichen.

ZUCKSCHWERDT (32, 33) hatte bei 161 Dekortikationen eine Letalität von 2,5% und sah danach nur 2 Resthöhlen zurückbleiben. WATERMAN u. Mitarb. (29) gaben bei 172 Fällen eine Letalität von 2,3% bei 11 schlechten Ergebnissen an. KERGIN (13) führte 48 Dekortikationen aus und erzielte 44 gute Ergebnisse, in 4 Fällen keine Besserung. SAMSON (19) teilte über mehr als 100 Fälle und VALLE (28) über 152 aus dem Koreakrieg mit, in denen die Dekortikationen ohne einen einzigen Todesfall ausgeführt wurden.

Von 1951—1959 wurden von uns (Klinik Zenker) 27 Dekortikationen wegen unspezifischer Empyeme ausgeführt, davon 8 mit zusätzlichen Lungenresektionen. Unter letzteren war ein Todesfall zu verzeichnen, einmal war eine spätere Thorakoplastik wegen eines Restempyems notwendig, in einem anderen Fall dehnte sich die Lunge ebenfalls nicht völlig aus. Die übrigen 24 Kranken waren nach der Operation geheilt.

Zusammenfassend sei noch einmal hervorgehoben, daß die Prognose des chronischen Empyems nicht mehr so ernst ist wie früher. Die Fortentwicklung der chirurgischen Behandlungsmöglichkeiten (Dekortikation) hat zu einer Verkürzung des Krankheitsverlaufs, zu einer Senkung der Operationsletalität und zu besseren funktionellen Ergebnissen geführt. Bei Kindern treten chronische Empyeme selten auf, so daß man sich mit antibiotischer Therapie und Pleurapunktionen im akuten Stadium begnügen kann. Bei Säuglingen besteht eine Alternative zwischen Heilung oder tödlichem Ausgang des akuten Pleuraempyems.

Literatur

(1) BENZING, H.: Die Fermentbehandlung der Pleuraempyeme unter besonderer Berücksichtigung der Ergebnisse der Trypsinbehandlung. Z. Ges. inn. Med. 8, 515 (1953). — (2) BERNHARD, FR.: Über Rezidive nach operativ behandelten Pleuraempyemen und latente chronische Pleuraempyeme. Dtsch. med. Wschr. 72, 662 (1947). — (3) BERNHARD, FR.: Über die Versorgung der Empyemresthöhle mit der Gitterplastik nach HELLER. Bruns' Beitr. klin. Chir. 177, 153 (1948). — (4) BERNHARD, FR.: Behandlung der Empyemresthöhlen unter Berücksichtigung der Totalresthöhlen. Zbl. Chir. 74, 971 (1949). — (5) BETHGE, J., K. HORATZ u. F. STÜRZBECHER: Die intrapleurale Anwendung von Streptokinase-Streptodornase bei postoperativem Pleuraempyem. Bruns' Beitr. klin. Chir. 193, 167 (1956). — (6) BRUNNER, A.: Dtsch. med. Wschr. 1955, 1080; Münch. med. Wschr. 1955, 1080. — (7) BUCH, K.-G. VON: Die Eiterungen der Lunge und des Brustfells im Säuglings- und Kindesalter. Inaug.-Diss. Marburg/Lahn 1956.
(8) CARROLL, D., J. MCCLEMENT, A. HIMMELSTEIN and A. COURNAND: Pulmonary function following decortication of the lung. Amer. Rev. Tuberc. 63, 231 (1951).
(9) HEBERER, G.: Die pleuro-pulmonalen Eiterungen des Kindes- und Säuglingsalters. Langenbecks Arch. klin. Chir. 281, 598 (1956). — (10) HEBERER, G., W. SCHERMULY u. K.-G. VON BUCH: Das spätere Schicksal der Pleuraempyeme im Säuglings- und Kindesalter. Dtsch. med. Wschr. 82, 280, 286 (1957). — (11) HEBERER, G., H.-J. PEIPER u. HH. LÖHR: Die Diagnose und Behandlung von Fremdkörpern im Thorax. Ergebn. Chir. Orthop. 41, 201 (1958). —

(12) Hertzler, J. H., A. E. Miller and W. M. Tuttle: Present concepts in the treatment of empyema in children. Arch. Surg. (Chicago) 68, 838 (1954).

(13) Kergin, G.: The treatment of chronic pleural empyema. Ann. roy. Coll. Surg. Engl. 17, 271 (1955). — *(14)* Klassen, K.-P.: Pulmonary decortication for fibrino-fibrothorax and empyema in children. Surgery 27, 235 (1950).

(15) Lauber, H. J., u. A. Reuber: Das klinische Bild der Empyemresthöhle mit besonderer Berücksichtigung der Komplikationen. Dtsch. med. Wschr. 72, 661 (1947). — *(16)* Löhr, Hh., H. Scholze, W. Klinner u. R. Zenker: Zur Indikationsstellung bei der chirurgischen Behandlung der spezifischen und unspezifischen Empyemresthöhle auf Grund der selektiven Lungenangiographie. Langenbecks Arch. klin. Chir. 285, 1 (1957).

(17) Moyson, Fr., et A. Duprez: Aspect actuel du traitement chirurgical des pleurésies purulentes du nourrisson. Acta chir. belg. 53, Suppl. 3, 42 (1954).

(18) Patton, W. E., T. R. Watson and E. A. Gaensler: Pulmonary function before and at intervals after surgical decortication of the lung. Surg. Gynec. Obstet. 95, 477 (1952).

(19) Samson, P. C.: Total pulmonary decortication. J. thorac. Surg. 16, 127 (1947). — *(20)* Scheicher, A.: Die chirurgische Behandlung der Empyemresthöhle unter besonderer Berücksichtigung der totalen und der großen Resthöhle. Zbl. Chir. 74, 960 (1949). — *(21)* Schmidt, E. F.: Zur Behandlung des kindlichen Pleuraempyems. Mschr. Kinderheilk. 104, 340 (1956). — *(22)* Sellors, T. H., and G. Cruickshank: Chronic empyema. Brit. J. Surgery 38, 411 (1950/51). — *(23)* Sohn, A.: Über Verhütung und Behandlung von Empyemfisteln und Empyemresthöhlen. Zbl. Chir. 72, 1057 (1947). — *(24)* Spatz, F.: „Rippenfell" in Handbuch der Thoraxchirurgie von Derra. Berlin-Göttingen-Heidelberg: Springer-Verlag 1958. — *(25)* Strahberger, E.: Über plastische Eingriffe beim chronischen Pleuraempyem. Wien. klin. Wschr. 1953, 1033.

(26) Thiel, H.: Spätschicksale jugendlicher Pleuraempyeme. Inaug.-Diss. Breslau 1938. — *(27)* Tillet, W. S., Sherry Sol and C. Th. Read: The use of streptocinase u. streptodornase in the treatment of chronic empyema. J. thorac. Surg. 21, 325 (1951).

(28) Valle, D.: (Zitat nach Heberer, Peiper, Löhr).

(29) Waterman, D. H., S. E. Damm and W. K. Rogers: Clinical evaluation of decortication. J. thorac. Surg. 33, 1 (1956). — *(30)* Werber, M., u. J. Maurath: Die Dekortikation der Lunge unter Berücksichtigung funktioneller Ergebnisse. Langenbecks Arch. klin. Chir. 274, 1 (1952). — *(31)* Wright, G. W., L. B. Yee, G. F. Filley and A. Stranahan: Physiologic observations concerning decortication of the lung. J. thorac. Surg. 18, 372 (1949).

(32) Zuckschwerdt, L.: Die Dekortikation in der Behandlung der Empyemresthöhle. Zbl. Chir. 74, 969 (1949). — *(33)* Zuckschwerdt, L., u. H. Zettel: Das Pleuraempyem und seine Folgezustände, mit besonderer Berücksichtigung der Dekortikation. Dtsch. med. Wschr. 1952, 896.

Sachverzeichnis